M. Trepel
Neuroanatomie

Martin Trepel

Neuroanatomie
Struktur und Funktion

Mit 284 meist zweifarbigen Abbildungen
und 23 Tabellen

2., überarbeitete Auflage

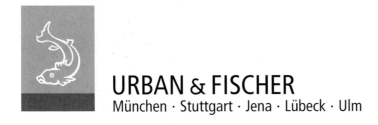

URBAN & FISCHER
München · Stuttgart · Jena · Lübeck · Ulm

Zuschriften und Kritik an:
Urban & Fischer
Lektorat Lehrbuch
Dr. Dorothea Hennessen
Karlstraße 45
80333 München

Adresse des Autors:
Dr. Martin Trepel
Med. Universitätsklinik Freiburg, Abteilung 1
Hugstetter Straße 55
79106 Freiburg
e-mail: trepel@mm11.ukl.uni-freiburg.de

Die Deutsche Bibliothek – CIP-Einheitsaufnahme

Trepel, Martin:
Neuroanatomie : Struktur und Funktion ; mit Tabellen / Martin Trepel. – 2., komplett überarb. Aufl. – München ; Jena : Urban und Fischer, 1999
   ISBN 3-437-41296-5

Alle Rechte vorbehalten
2., überarbeitete Auflage März 1999
© 1999 Urban & Fischer Verlag
München · Stuttgart · Jena · Lübeck · Ulm

01 02 03   5 4 3 2

Für Copyright in bezug auf das verwendete Bildmaterial siehe Abbildungsnachweis.

Das Werk einschließlich aller seiner Teile ist urheberrechtlich geschützt. Jede Verwertung außerhalb der engen Grenzen des Urheberrechtsgesetzes ist ohne Zustimmung des Verlages unzulässig und strafbar. Das gilt insbesondere für Vervielfältigungen, Übersetzungen, Mikroverfilmungen und die Einspeicherung und Verarbeitung in elektronischen Systemen.
Um den Textfluß nicht zu stören, wurde bei Patienten und Berufsbezeichnungen die grammatikalisch maskuline Form gewählt. Selbstverständlich sind in diesen Fällen immer Frauen und Männer gemeint.

Programmplanung: Dr. med. Dorothea Hennessen
Lektorat: Alexander Gattnarzik
Herstellung: Christine Jehl
Satz: Kösel, Kempten
Druck: Appl, Wemding
Bindung: Monheim, Monheim
Fotos/Zeichnungen: siehe Abbildungsnachweis
Umschlaggestaltung: prepress Ulm GmbH, Ulm

Aktuelle Informationen finden Sie im Internet unter der Adresse: Urban & Fischer: http://www.urbanfischer.de

Vorwort

„Ob wir nun aber unsere Bemühung bloß für anatomisch erklären so müßte sie doch, wenn sie fruchtbar, ja wenn sie in unserem Falle auch nur möglich sein sollte, stets in physiologischer Rücksicht unternommen werden. Man hat also nicht bloß auf das Nebeneinandersein der Teile zu sehen, sondern auf ihren lebendigen, wechselseitigen Einfluß, auf ihre Abhängigkeit und Wirkung."

J.W. von Goethe
(Entwürfe zu einem osteologischen Typus, 1796)

Die Neuroanatomie ist ein äußerst faszinierendes Gebiet. Dies nicht nur wegen ihrer Bedeutung für unser Selbstverständnis, sondern auch, weil sie in alle medizinische Disziplinen hineinspielt. Insbesondere ein so wichtiges klinisches Fach wie die Neurologie kann ohne fundierte Neuroanatomiekenntnisse unmöglich verstanden werden. Dabei ist es jedoch essentiell, daß sich Anatomie nicht in der Beschreibung der Morphologie erschöpft: Struktur ist immer die Grundlage der Funktion, sie ist niemals nur Selbstzweck! Deshalb muß eine Neuroanatomie, die sich an Studenten der Medizin wendet, *funktionell* und *klinisch orientiert* gelehrt werden.

Aufbau und Funktionsweise des Nervensystems sind jedoch dem Anfänger nicht leicht zugänglich, da sie häufig unabhängig voneinander gelernt und daher nicht verstanden werden. So wird die Neuroanatomie von den Lernenden oft nur widerstrebend angegangen und nicht selten nach mehreren Anläufen enttäuscht und entmutigt aufgegeben: Selbst anfängliches Interesse schlägt dann um in Langeweile oder Unmut.

Das **Grundkonzept** dieses Lehrbuches ist es daher, die enge Verknüpfung von Morphologie, Funktion und Klinik deutlich zu machen. Das Buch ist aus der intensiven Arbeit mit Studenten entstanden, deren Wünsche und Anregungen aufgegriffen und berücksichtigt wurden. Auf Details, die für die Ausbildung des Arztes unwichtig erschienen, wurde deshalb weitgehend verzichtet, sofern sie nicht ausdrücklich Gegenstand der ärztlichen Vorprüfung sind. Dafür konnte Raum geschaffen werden für viele **klinische Hinweise.** Diese sollen den Bezug zur Praxis unterstreichen und die Lehrinhalte anschaulicher und verständlicher machen. Ergänzend wird versucht, dem Vorkliniker anhand von **Fallbeispielen** mit dazugehörenden Fragen die klinische Denkweise näher zu bringen, die darin besteht, von einem *Symptom* über eine ausgefallene *Funktion* auf eine geschädigte *Struktur* zu schließen.

Beim Verfassen des Buches wurden die Punkte des Gegenstandskataloges berücksichtigt. Ebenso wurde der Inhalt aller bis dato zur Verfügung stehender MC-Prüfungsfragen zur Neuroanatomie in den Text eingearbeitet.

Zur Benutzung des Buches: Grundsätzlich bauen die einzelnen Kapitel (bedingt ausgenommen „Peripheres Nervensystem" und „Sinnesorgane") vom Verständnis her aufeinander auf. Man wird sich daher am besten zurechtfinden, wenn man beim Bearbeiten die vorgegebene Reihenfolge einhält.

Auf eine klare und einheitliche **Gliederung** der einzelnen Kapitel wurde besonders Wert gelegt. Dies erleichtert die Übersicht beim Lesen ebenso wie das Nachschlagen. Des weiteren wurde konsequent versucht, weniger Wichtiges durch Kleindruck von Wichtigerem abzuheben, so daß eilige Leser oder Anfänger ohne den Zusammenhang zu verlieren, die kleingedruckten Passagen überspringen können.

Am Ende jedes Kapitels finden sich eine **Zusammenfassung** und kommentierte **Wiederholungsfragen** bzw. der Verweis auf ebenfalls kommentierte klinische **Fallbeispiele.** Die Zusammenfassungen

Vorwort

sollen zum einen das gerade Gelesene noch einmal im Überblick wiederholen. Zum anderen können sie vor Prüfungen und Testaten als Repetitorium verwendet werden. Die Wiederholungsfragen ermöglichen eine Überprüfung des Lernerfolges, so daß sie auch als Vorbereitungshilfe für mündliche Prüfungen dienen können.

Ich hoffe sehr, daß ein wenig von der Freude und der Faszination, die mich beim Schreiben geleitet haben, auch auf den Leser überspringen kann.

An die Benutzer des Buches geht die herzliche Bitte um kritische Stellungnahme. Schreiben Sie mir, für Hinweise und Anregungen bin ich stets offen und sehr dankbar!

Die zweite Auflage

Die zweite Auflage behält das erfolgsbewährte Grundkonzept des Buches bei.

Neu hinzugekommen sind Kapitel über das Gedächtnis, das enterische Nervensystem und eine ausführliche Übersicht über die Transmitter des Zentralnervensystems im Anhang. Mehrere Kapitel bzw. Abschnitte wurden neu geschrieben und erweitert, um sie dem derzeitigen Kenntnisstand anzupassen und den Wünschen vieler Leser zu entsprechen (so z. B. über die Embryologie des Nervensystems, die vegetative Steuerung der Harnblase, die Interaktion zwischen Nerven- und Immunsystem oder die zirkumventrikulären Organe). Der gesamte übrige Text einschließlich der Literaturverweise wurde kritisch überarbeitet und – auch unter Berücksichtigung der neu geltenden anatomischen Nomenklatur – aktualisiert. Durch konsequente Straffung ist der Text in der zweiten Auflage trotz mehrerer Ergänzungen kaum umfangreicher geworden. Neu hinzugekommen sind außerdem klinische Schnittbildverfahren (als Normalbefunde und klinische Fallbeispiele), da sie große praktische Bedeutung haben und letztlich nichts anderes als angewandte Anatomie sind. Die Fallbeispiele in Kapitel 14 sind bewußt unbebildert geblieben, um zu unterstreichen, daß sie frei erfunden sind und nicht die Verknüpfung einzelner realer Patientenschicksale mit ihnen suggeriert werden soll.

Ich wünsche mir, daß das Buch den Lesern auch in der zweiten Auflage nicht nur den Umgang mit diesem komplexen, aber spannenden Gebiet erleichtert, sondern auch Freude und Interesse daran wecken kann.

Frau Dr. C. Wegerer gilt mein ganz besonderer Dank für die stete Unterstützung bei der Arbeit an der Neuauflage. Prof. Dr. Schumacher (Abt. Neuroradiologie, Universitätsklinikum Freiburg), PD Dr. Petersen (Abt. Neuroradiologie, Universitätsklinikum Tübingen), Prof. Dr. Langer (Abt. Radiologie, Universitätsklinikum Freiburg) sowie Dr. Zyroff und D. Sanchez (Scripps Clinic, San Diego) danke ich für die Genehmigung zur Veröffentlichung in ihrer Abteilung entstandener radiologischer Aufnahmen. Dr. Walther (Physiologisches Institut, Universität Marburg) bin ich für die sorgfältige Durchsicht des gesamten Buchtextes sehr dankbar. Folgenden weiteren Personen danke ich für wichtige Anregungen, die in den neuen Text eingeflossen sind: Prof. Dr. Dichgans (Neurologische Universitätsklinik Tübingen), Prof. Dr. Jirikowski (Institut für Anatomie, Universität Jena), Prof. Dr. Karten (Dept. of Neurosciences, UC San Diego), Prof. Dr. Klessen (Anatomisches Institut, Universität Tübingen), Prof. Dr. Klockgether (Neurologische Universitätsklinik Bonn), Prof. Dr. Pabst (Abt. Anatomie, Medizinische Hochschule Hannover), Frau Prof. Dr. Reisert (Abt. Anatomie und Zellbiologie, Universität Ulm), Prof. Dr. Thier (Neurologische Universitätsklinik Tübingen), Prof. Dr. Tiedemann (Anatomisches Institut, Universität Heidelberg), Dr. W. Trepel, Dr. F. Trepel, PD Dr. Vogel (Anatomisches Institut, Universität Tübingen), Prof. Dr. Vollrath (Anatomisches Institut, Universität Mainz). Weitere Unterstützung hat die Neuauflage durch Prof. Dr. Mertelsmann (Medizinische Universitätsklinik Freiburg) und Dr. Pasqualini (The Burnham Institute, San Diego) erfahren.

Den Mitarbeitern des Verlages Urban & Fischer, insbesondere Herrn Gattnarzik, Frau Dr. Hennessen und Frau Jehl bin ich für die weiterhin sehr gute Zusammenarbeit dankbar.

Schließlich danke ich allen Studenten, die mir durch Zuschriften Interesse bekundet oder Änderungswünsche geäußert haben.

San Diego, im Januar 1999

Martin Trepel

Inhaltsverzeichnis

1 Grundlagen, Begriffe und Definitionen ... 1

1.1 Gliederung des Nervensystems ... 1
1.2 Funktionsprinzip des Nervensystems ... 1
1.3 Zytologie und Histologie des Nervensystems ... 2
1.3.1 Das Neuron ... 2
1.3.2 Gliagewebe ... 5
1.3.2.1 Periphere Gliazellen ... 5
1.3.2.2 Zentrale Gliazellen ... 6
1.3.3 Blut-Hirn-Schranke ... 8
1.3.4 Struktur des peripheren Nervs ... 8
1.3.5 Periphere Ganglien ... 9
1.4 Afferent und efferent, sensibel und motorisch ... 9
1.5 Transmittersysteme ... 10
1.6 Graue und weiße Substanz im ZNS ... 11
1.7 Entwicklungsgeschichte des Nervensystems ... 11
1.7.1 Embryogenese des Nervensystems ... 11
1.7.2 Histogenese des Nervensystems ... 13
1.7.3 Regionale Entwicklung des Nervensystems ... 14
1.8 Zusammenfassung ... 17
Wiederholungsfragen ... 17
Lösungen ... 18
Weiterführende Literatur ... 18

2 Peripheres Nervensystem ... 19

2.1 Allgemeine Grundlagen ... 19
2.2 Spinalnerven (Nn. spinales) ... 20
2.2.1 Segmentale und periphere Innervation ... 20
2.2.2 Rami anteriores und Rami posteriores der Spinalnerven ... 23
2.2.3 Rumpfwandinnervation, Nn. intercostales ... 23
2.2.4 Plexus cervicalis ... 25
2.2.5 Plexus brachialis ... 27
2.2.6 N. cutaneus brachii medialis und N. cutaneus antebrachii medialis ... 29
2.2.7 N. ulnaris ... 29
2.2.8 N. musculocutaneus ... 31
2.2.9 N. medianus ... 32
2.2.10 N. axillaris ... 34
2.2.11 N. radialis ... 35
2.2.12 Plexus lumbosacralis ... 36
2.2.13 N. iliohypogastricus und N. ilioinguinalis ... 38
2.2.14 N. genitofemoralis ... 38
2.2.15 N. cutaneus femoris lateralis ... 38
2.2.16 N. obturatorius ... 38
2.2.17 N. femoralis ... 40
2.2.18 N. gluteus superior und N. gluteus inferior ... 41
2.2.19 N. cutaneus femoris posterior ... 41
2.2.20 N. ischiadicus ... 42
2.2.20.1 N. fibularis (N. peroneus) ... 42
2.2.20.2 N. tibialis ... 44
2.2.21 N. pudendus ... 45
2.2.22 Plexus coccygeus ... 46
2.2.23 Zusammenfassung: Grundlagen des peripheren Nervensystems und Spinalnerven ... 47
Wiederholungsfragen ... 48
2.3 Hirnnerven (Nn. craniales) ... 49
2.3.1 I. Hirnnerv, N. olfactorius ... 49
2.3.2 II. Hirnnerv, N. opticus ... 50
2.3.3 III. Hirnnerv, N. oculomotorius ... 50
2.3.4 Ganglion ciliare ... 52
2.3.5 IV. Hirnnerv, N. trochlearis ... 53
2.3.6 V. Hirnnerv, N. trigeminus ... 54
2.3.6.1 N. ophthalmicus (V1) ... 55
2.3.6.2 N. maxillaris (V2) ... 55
2.3.6.3 N. mandibularis (V3) ... 57
2.3.7 VI. Hirnnerv, N. abducens ... 60
2.3.8 VII. Hirnnerv, N. facialis ... 61
2.3.9 Ganglion pterygopalatinum und Ganglion submandibulare ... 63
2.3.10 VIII. Hirnnerv, N. vestibulocochlearis ... 64
2.3.11 IX. Hirnnerv, N. glossopharyngeus ... 65
2.3.12 Ganglion oticum ... 67
2.3.13 X. Hirnnerv, N. vagus ... 67
2.3.14 XI. Hirnnerv, N. accessorius ... 71
2.3.15 XII. Hirnnerv, N. hypoglossus ... 72
2.3.16 Durchtritt der Hirnnerven durch die Schädelbasis ... 73
2.3.17 Zusammenfassung: Hirnnerven ... 75
Wiederholungsfragen ... 76
Weiterführende Literatur ... 76

3 Rückenmark (Medulla spinalis) ... 79

3.1 Äußere Gestalt, Lage und Gliederung .. 79
3.2 Rückenmarkshäute und entsprechende Räume 82
3.3 Rückenmarksquerschnitt 83
3.4 Graue Substanz des Rückenmarks 84
   3.4.1 Hinterhorn 84
   3.4.2 Seitenhorn 85
   3.4.3 Vorderhorn 85
   3.4.4 Reflexbögen 86
3.5 Weiße Substanz des Rückenmarks ... 87
   3.5.1 Sensible (aufsteigende) Bahnen .. 88
   3.5.2 Motorische (absteigende) Bahnen .. 90
3.6 Blutversorgung des Rückenmarks 93
3.7 Zusammenfassung 94

Wiederholungsfragen 95
Weiterführende Literatur 95

4 Gliederung und Außenansicht des Gehirns 97

4.1 Gliederung und Definitionen 97
4.2 Lateral-, Basal- und Medialansicht des Gehirns 97
4.3 Zusammenfassung 101

Wiederholungsfragen 101
Lösungen 101
Weiterführende Literatur 101

5 und 6 Hirnstamm

5 Verlängertes Mark (Medulla oblongata) und Brücke (Pons) 103

5.1 Abgrenzung, äußere Gestalt und Gliederung 103
5.2 Hirnnervenkerne 106
   5.2.1 Grundlagen 106
   5.2.2 Lokalisation der Hirnnervenkerne im Hirnstamm 106
   5.2.3 Kerne des N. oculomotorius ... 107
   5.2.4 Kern des N. trochlearis 107
   5.2.5 Kerne des N. trigeminus 109
   5.2.6 Kern des N. abducens 110
   5.2.7 Kerne des N. facialis 110
   5.2.8 Kerne des N. vestibulocochlearis . 111
   5.2.9 Kerne des N. glossopharyngeus . 113
   5.2.10 Kerne des N. vagus 113
   5.2.11 Kerne des N. accessorius 114
   5.2.12 Kern des N. hypoglossus 114
   5.2.13 Die Hirnnervenkerne: Übersicht . 116
5.3 Weitere Kernkomplexe in Medulla oblongata und Pons 116
   5.3.1 Olivenkernkomplex und oliväres System . 116
   5.3.2 Brückenkerne, Ncll. pontis ... 117
   5.3.3 Ncl. gracilis und Ncl. cuneatus . 118

5.4 Überblick über Querschnitte durch Medulla oblongata und Pons ... 118
5.5 Zusammenfassung 121

Wiederholungsfragen 122
Weiterführende Literatur 122

6 Mittelhirn (Mesencephalon) 123

6.1 Abgrenzung, äußere Gestalt und Gliederung 123
6.2 Tectum mesencephali 124
   6.2.1 Colliculi superiores 124
   6.2.2 Colliculi inferiores 125
6.3 Tegmentum mesencephali 125
   6.3.1 Ncl. ruber 125
   6.3.2 Substantia nigra 126
   6.3.3 Formatio reticularis 128
   6.3.4 Zentrale Verschaltung der Augenmuskelkerne, Augenbewegungszentren ... 132
6.4 Crura cerebri 134
6.5 Bahnsysteme des Hirnstamms 135
   6.5.1 Kortikospinale und kortikonukleäre Bahn . 135
   6.5.2 Kortikopontine Bahnen 136
   6.5.3 Lemniscus medialis 136
   6.5.4 Tractus spinothalamicus 136
   6.5.5 Lemniscus lateralis 137
   6.5.6 Fasciculus longitudinalis medialis . 137
   6.5.7 Fasciculus longitudinalis posterior . 137
   6.5.8 Tractus tegmentalis centralis . 137
6.6 Zusammenfassung 138

Wiederholungsfragen 139
Weiterführende Literatur 139

7 Kleinhirn (Cerebellum) 141

7.1 Äußere Gestalt und Gliederung 141
7.2 Mikroskopische Anatomie der Kleinhirnrinde 144
   7.2.1 Purkinje-Zellschicht (Stratum purkinjense) 144
   7.2.2 Körnerschicht (Stratum granulosum) . 145
   7.2.3 Molekularschicht (Stratum moleculare) .. 145
   7.2.4 Verschaltungsprinzip der Kleinhirnrinde . 145
7.3 Afferente und efferente Verbindungen des Kleinhirns 147
   7.3.1 Afferente Bahnen 147
   7.3.1.1 Pedunculus cerebellaris inferior . 147
   7.3.1.2 Pedunculus cerebellaris medius . 148
   7.3.1.3 Pedunculus cerebellaris superior .. 149
   7.3.2 Weiterleitung der Impulse von der Rinde zu den Kleinhirnkernen 150
   7.3.3 Kleinhirnkerne und efferente Bahnen ... 150
   7.3.3.1 Pedunculus cerebellaris inferior . 151
   7.3.3.2 Pedunculus cerebellaris superior .. 152
7.4 Funktion des Kleinhirns 154
7.5 Klinische Aspekte: Funktionsstörungen des Kleinhirns 156
7.6 Zusammenfassung 157

Wiederholungsfragen 158
Weiterführende Literatur 158

8 Zwischenhirn (Diencephalon) 161

8.1 Abgrenzung, äußere Gestalt und Gliederung 161
8.2 Thalamus 162
8.2.1 Spezifischer Thalamus (Palliothalamus) .. 164
8.2.2 Unspezifischer Thalamus (Truncothalamus) 168
8.2.3 Funktionsausfall bei Schädigung des Thalamus 169
8.3 Hypothalamus 169
8.3.1 Kerngebiete des Hypothalamus und ihre Funktion 170
8.3.1.1 Vordere Kerngruppe des Hypothalamus . 170
8.3.1.2 Mittlere Kerngruppe des Hypothalamus . 171
8.3.1.3 Hintere Kerngruppe des Hypothalamus .. 172
8.3.2 Faserverbindungen des Hypothalamus .. 173
8.4 Hypophyse 173
8.5 Epithalamus 176
8.5.1 Epiphyse (Glandula pinealis) 176
8.5.2 Habenula und Stria medullaris 177
8.5.3 Area pretectalis 177
8.5.4 Commissura posterior 177
8.6 Subthalamus 177
8.7 Zusammenfassung 178

Wiederholungsfragen 179
Weiterführende Literatur 179

9 Großhirn (Telencephalon) 181

9.1 Äußere Gestalt und Gliederung 181
9.1.1 Entstehung der Hirnlappen und Rotation der Hemisphären 185
9.1.2 Entwicklungsgeschichtliche Gliederung der Hemisphären 185
9.1.3 Rindenfeldergliederung nach Brodmann . 186
9.2 Basalganglien und assoziierte Strukturen, zentrale Regulation der Motorik 186
9.2.1 Lage und Morphologie der Basalganglien 187
9.2.2 Striatum 188
9.2.3 Pallidum (Globus pallidus) 191
9.2.4 Ncl. subthalamicus 191
9.2.5 Genaueres Verschaltungsprinzip der Basalganglien 191
9.2.6 Claustrum 192
9.2.7 Zusammenwirken der Basalganglien und zentrale Regulation der Motorik 193
9.2.8 Basalganglien als oberstes Zentrum des extrapyramidalen Systems? 194
9.3 Paleokortex und Riechhirn 195
9.3.1 Bulbus olfactorius, Tractus olfactorius und Riechrinde 195
9.3.2 Septumregion (Area septalis) 195
9.3.3 Corpus amygdaloideum 196
9.3.4 Basale Vorderhirnstrukturen 196
9.4 Archikortex, Hippocampus und Gedächtnissystem 196
9.4.1 Hippocampus 196
9.4.2 Histologie des Hippocampus und des Archikortex 198
9.4.3 Gedächtnis 198
9.5 Limbisches System 199
9.5.1 Bestandteile des limbischen Systems 199
9.5.2 Gyrus cinguli 200
9.5.3 Funktion des limbischen Systems 200
9.6 Zusammenfassung Großhirn: Grundlagen, Basalganglien, Paleo- und Archikortex 201
9.7 Neokortex 202
9.7.1 Funktionelle Gliederung 202
9.7.2 Histologie des Neokortex 203
9.8 Frontallappen 204
9.8.1 Gyrus precentralis, Pyramidenbahn und pyramidale Motorik 204
9.8.2 Prämotorische/supplementärmotorische Rinde und frontales Augenfeld 207
9.8.3 Motorisches Sprachzentrum 208
9.8.4 Frontales Blasenzentrum 209
9.8.5 Präfrontale Rinde 209
9.9 Parietallappen 210
9.9.1 Somatosensible Bahnen, afferentes System zur sensiblen Rinde 210
9.9.2 Gyrus postcentralis, primäre somatosensible Rinde 213
9.9.3 Sekundäre somatosensible Rinde 214
9.9.4 Gyrus angularis 214
9.9.5 Hinterer Parietallappen 214
9.10 Okzipitallappen und visuelles System . 214
9.10.1 Sehbahn, afferentes System zur Sehrinde . 214
9.10.2 Primäre Sehrinde 216
9.10.3 Sekundäre Sehrinde 217
9.11 Temporallappen, auditorisches System und zentrale Regulation der Sprache .. 218
9.11.1 Hörbahn, afferentes System zur Hörrinde 218
9.11.2 Primäre Hörrinde 219
9.11.3 Sekundäre Hörrinde 219
9.11.4 Einige sprachassoziierte Schaltkreise ... 221
9.12 Inselrinde (Lobus insularis) 222
9.13 Bahnsysteme des Großhirns 222
9.13.1 Balken (Corpus callosum) 223
9.13.2 Capsula interna 223
9.14 Frontal- und Horizontalschnitte durch das Groß- und Zwischenhirn .. 225
9.14.1 Stellenwert 225
9.14.2 Frontalschnitte 225
9.14.3 Horizontalschnitte 228
9.15 Zusammenfassung Großhirn: Neokortex und Fasersysteme 232

Wiederholungsfragen 233
Weiterführende Literatur 233

10 Liquor-, Ventrikelsystem und Hirnhäute 237

10.1 Liquor- und Ventrikelsystem 237
10.1.1 Ventrikelsystem 237
10.1.2 Liquorbildung und Plexus choroideus ... 238
10.1.3 Liquorresorption 239
10.1.4 Funktion des Liquors: Polster des Gehirns oder subtile Signalvermittlungsinstanz? 239
10.2 Hirnhäute (Meningen) 240
10.2.1 Dura mater 240

Inhaltsverzeichnis

10.2.2	Arachnoidea mater	241
10.2.3	Pia mater	242
10.2.4	Liquorzisternen	242
10.2.5	Innervation und Blutversorgung der Meningen	243
10.3	Zusammenfassung	243
	Wiederholungsfragen	244
	Weiterführende Literatur	244

11 Blutversorgung des Gehirns 245

11.1	Versorgungsprinzip	245
11.2	Große zuführende Gefäße	245
11.2.1	A. carotis interna	245
11.2.2	A. vertebralis	247
11.2.3	Circulus arteriosus cerebri	247
11.3	Die drei großen Gehirnarterien	248
11.3.1	A. cerebri anterior	249
11.3.2	A. cerebri media	250
11.3.3	A. cerebri posterior	252
11.4	Hirnvenen und intradurale Sinus	253
11.4.1	Oberflächliche Venen	253
11.4.2	Tiefe Venen	255
11.4.3	Intradurale Sinus	255
11.5	Zusammenfassung	258
	Wiederholungsfragen	259
	Weiterführende Literatur	259

12 Vegetatives Nervensystem 261

12.1	Funktionelle Grundlagen	261
12.2	Anatomische Grundlagen	263
12.3	Transmitter und Rezeptoren	264
12.4	Vegetative (autonome) Plexus	266
12.5	Sympathikus	266
12.5.1	Halsteil des Truncus sympathicus	267
12.5.2	Brustteil des Truncus sympathicus	268
12.5.3	Bauch- und Beckenteil des Truncus sympathicus	268
12.6	Parasympathikus	269
12.6.1	Hirnstammzentren	269
12.6.2	Sakrale Zentren	270
12.7	Vegetative Kontrolle von Harnblase, Rektum und Genitalien	271
12.7.1	Harnblase	271
12.7.2	Rektum	273
12.7.3	Genitale	274
12.8	Viszerale Afferenzen und Head-Zonen	274
12.9	Enterisches Nervensystem	275
12.10	Zusammenfassung	277
	Wiederholungsfragen	278
	Weiterführende Literatur	279

13 Sinnesorgane 281

13.1	Auge	281
13.1.1	Augapfel (Bulbus oculi)	282
13.1.1.1	Übersicht und Aufbau	282
13.1.1.2	Bulbuswand	283
13.1.1.3	Innere Strukturen	289
13.1.2	Visuelle Reflexe	291
13.1.3	Umgebungsstrukturen und Schutzorgane des Auges	292
13.1.4	Augenmuskeln	294
13.2	Ohr	296
13.2.1	Äußeres Ohr	296
13.2.2	Mittelohr	298
13.2.3	Innenohr	301
13.3	Geruchsorgan	308
13.4	Geschmacksorgan	308
13.5	Haut und Hautanhangsgebilde	309
13.5.1	Haut	309
13.5.1.1	Allgemeines und Funktion	309
13.5.1.2	Mikroskopische Anatomie	310
13.5.2	Sinnesorgane der Haut	312
13.5.3	Hautanhangsgebilde	313
13.6	Sinnesorgane des Bewegungsapparates	315
13.7	Zusammenfassung	316
13.7.1	Auge	316
13.7.2	Ohr	317
13.7.3	Geruchs- und Geschmacksorgan	318
13.7.4	Haut und Hautanhangsgebilde	318
13.7.5	Sinnesorgane des Bewegungsapparates	319
	Wiederholungsfragen	319
	Weiterführende Literatur	320

14 Fallbeispiele mit Wiederholungsfragen 323

14.1	Spinalnerven	323
14.2	Hirnnerven	327
14.3	Rückenmark	329
14.4	Gehirn	330
14.5	Lösungen	337
14.5.1	Spinalnerven	337
14.5.2	Hirnnerven	339
14.5.3	Rückenmark	342
14.5.4	Gehirn	342

Anhang 347

Tabelle der Transmittersysteme	347
Schlüssel zum Gegenstandskatalog für die ärztliche Vorprüfung	351
Abbildungsnachweis	353
Register	354
Abkürzungsverzeichnis	374

Grundlagen, Begriffe und Definitionen

1.1 Gliederung des Nervensystems

Das Nervensystem ist in vieler Hinsicht das komplizierteste funktionelle System des Körpers. Es ermöglicht dem Menschen die Kommunikation mit seiner Umwelt und liefert damit die Grundlage für ein dieser Umwelt sinnvoll angepaßtes Leben. Seine wichtigsten Funktionen stehen im Dienste der Wahrnehmung, der Integration des Wahrgenommenen, des Denkens und Fühlens sowie der Auslösung angemessener Verhaltensweisen.

Man kann das Nervensystem auf verschiedene Weise unterteilen. So unterscheidet man in erster Linie ein

- zentrales Nervensystem
  (= Zentralnervensystem)

von einem

- peripheren Nervensystem.

Das **Zentralnervensystem** (ZNS) umfaßt *Gehirn* und *Rückenmark*, die beide einer gemeinsamen embryonalen Anlage entstammen und auch funktionell wie anatomisch untrennbar miteinander verbunden sind. Geschützt durch die Knochen des Schädels und der Wirbelsäule ist das ZNS umhüllt von den *Hirn-* bzw. *Rückenmarkshäuten* (*Meningen*) in ein Flüssigkeitskissen gebettet, das als *Hirn-* oder *Nervenwasser* (*Liquor cerebrospinalis*) bezeichnet wird. Diese Flüssigkeit dient dem ZNS unter anderem als Polsterung in seiner harten knöchernen Hülle. Sie ist auch in einem speziellen Hohlraumsystem innerhalb des ZNS, den sog. *Hirnventrikeln*, zu finden. Das ZNS besteht aus grauer und weißer Substanz (s. Kap. 1.6), die es in *Rinde*, *Mark* und *Kerne* gliedern. Auch die äußere Gestalt des ZNS weist eine bestimmte Gliederung auf, die später eingehender besprochen wird.

Das **periphere Nervensystem** (PNS) kann man als „Rezeptions- und Ausführungsorgan des ZNS" bezeichnen. Es ist in den zahlreichen *Nerven* repräsentiert, die den Körper durchziehen und als *sensible* oder *motorische* Leitungsbahnen entweder Impulse von der Peripherie zum ZNS (sensibel) oder vom ZNS in die Peripherie (motorisch) tragen.

Eine weitere Unterteilung ist diejenige in

- *somatisches Nervensystem*

und

- *vegetatives Nervensystem*.

Diese Unterteilung kann sowohl im zentralen als auch im peripheren Nervensystem getroffen werden. Das *somatische* („*animalische*") Nervensystem dient motorisch der *willkürlichen* Ansteuerung der Skelettmuskeln und sensibel der *bewußten* Wahrnehmung der Körperperipherie. Das *vegetative* (auch: *autonome* oder *viszerale*[1]) Nervensystem setzt sich aus zwei Anteilen, dem *Sympathikus* und dem *Parasympathikus*, zusammen und dient der *unbewußten* und *unwillkürlichen* Steuerung der inneren Organe und damit zahlreicher lebenswichtiger Vorgänge, wie z.B. Atmung, Verdauung und Blutdruckregulation. Auch die Informationen, die über den sensiblen Teil des vegetativen Nervensystems dem ZNS zugeleitet werden (Mitteilung von den vegetativen Vorgängen in den Organen), gelangen meist nicht zum Bewußtsein.

1.2 Funktionsprinzip des Nervensystems

Das Nervensystem erfüllt seine Aufgabe auf der Grundlage folgender, stark vereinfachter Funktionsprinzipien: Periphere Sinnesreize werden über einen *Rezeptor*[2] wahrgenommen und über eine *sensible Nervenfaser* dem *ZNS* zugeleitet, wo die angekommenen (*afferenten*) Impulse integratorisch

---

[1] viscera (lat.) = Eingeweide
[2] recipere (lat.) = aufnehmen

1 Grundlagen, Begriffe und Definitionen

verarbeitet werden. Dabei bildet das ZNS zahlreiche *Neuronenkreise* (Hintereinanderschaltung von Nervenzellen) aus, die im Dienst dieser Verarbeitung stehen und schließlich an einer Nervenzelle enden, die mit einer ableitenden, *motorischen Faser* (*efferent*) wieder vom ZNS fortzieht, um in der Peripherie die Impulse des ZNS an ein Erfolgsorgan, meist eine Muskelzelle bzw. -faser (oder z. B. auch eine Drüse), weiterzugeben.

1.3 Zytologie und Histologie des Nervensystems

Das Nervensystem ist aus *Nervengewebe* aufgebaut, das sich aus *Nervenzellen* (*Neuronen*) und einem eigenen, speziellen „Bindegewebe", den *Gliazellen*[3], zusammensetzt.

1.3.1 Das Neuron[4]

Die funktionelle Grundeinheit des Nervensystems ist die Nervenzelle (*Neuron, Ganglienzelle*). Während das *periphere Nervensystem* vorwiegend aus den *Nervenzellfortsätzen* (= *Nervenfasern*) zusammengesetzt ist, die gebündelt als *periphere Nerven* den Körper durchziehen, ist das *ZNS* überwiegend aus *ganzen Neuronen* (Fortsätze und Zellkörper) aufgebaut, die durch ihre Aneinanderkettung und Vernetzung die Funktion und Arbeitsweise des ZNS überhaupt erst möglich machen. Das gesamte menschliche Nervensystem enthält ca. 10^{12} Neurone. Der Aufbau eines Neurons soll hier nur einführend beschrieben werden, soweit es zum allgemeinen Verständnis der Funktionsweise des Nervensystems notwendig ist. Für weitere Details sei auf ausführlichere Nachschlagewerke der Histologie verwiesen. Alle Nervenzellen (Neurone) haben die Fähigkeit, elektrische Erregungen (*Aktionspotentiale*) weiterzuleiten. Grundsätzlich besteht ein Neuron zum einen aus einem **Zellkörper** (*Soma* oder *Perikaryon*[5]), der den Zellkern enthält, und zum anderen aus einem oder mehreren **Fortsätzen**. Die Fortsätze werden in **Dendriten** (dienen dem Erregungsempfang) und **Axone** (= *Neuriten*, dienen der Erregungsweitergabe) unterteilt (Abb. 1.1). In der Regel besitzt ein Neuron nur *ein* Axon, kann aber als multipolare Nervenzelle sehr viele

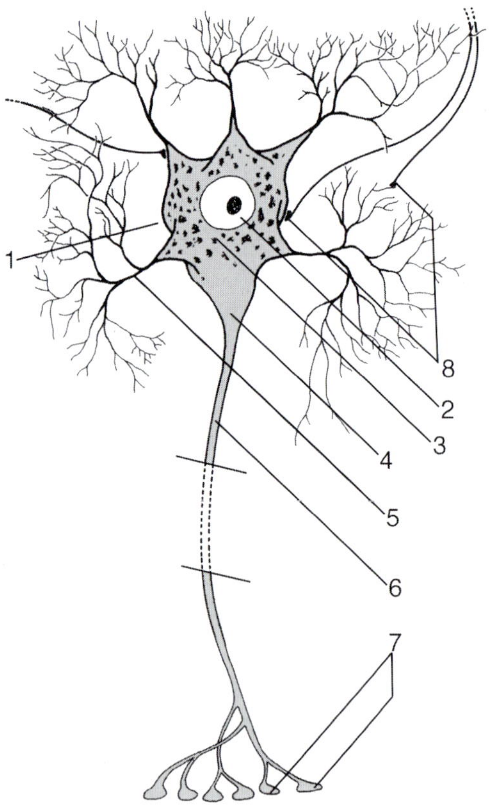

Abb. 1.1 **Prototyp einer Nervenzelle (Neuron).**
(Aus Wheater, Burkitt, Daniels [10])
1 Perikaryon (Soma), **2** Zellkern mit Nukleolus, **3** rauhes endoplasmatisches Retikulum, das typischerweise im Bereich des Axonursprungs fehlt (= **4** Axonkegel), **5** Dendrit, **6** Axon, **7** synaptische Endknöpfchen, **8** synaptische Endknöpfchen anderer Nervenzellen.

Dendriten haben, die meist reicher verzweigt sind[6] als das Axon. Die Fortsätze können je nach Lokalisation des Neurons bis zu einem Meter lang sein.

Das Perikaryon ist als Stoffwechselzentrum der Nervenzelle aufzufassen, in dem fast alle Stoffe synthetisiert und von hier aus in die Fortsätze transportiert werden. Folgerichtig befindet sich im Perikaryon ein stark entwickeltes rauhes endoplasmatisches Retikulum (hohe Proteinsyntheserate!), das im Bereich des Axonursprungs stark reduziert ist oder fehlt (sog. *Axonkegel*, Abb. **1.1**, 4). Weiterhin findet man in dem meist sehr großen Kern typischerweise einen deutlich erkennbaren Nukleolus (ebenfalls ein Hinweis auf hohe Stoffwechselaktivität). Von großer Bedeutung ist, daß in ausdifferenzierten Neuronen keine Zentriolen zu finden sind. Das bedeutet, daß diese Zellen ihre Teilungsfähigkeit eingebüßt haben. *Der Untergang von Nervenzellen nach der Geburt ist deshalb in der Regel nicht mehr durch erneute Zellteilung ausgleichbar!*

---

[3] glia (gr.) = Kitt, Leim
[4] neuron (gr.) = Nerv
[5] perikaryon (gr.) = das den Kern Umgebende. Oft wird dieser Ausdruck auch nicht für den ganzen Zellkörper, sondern nur das um den Kern befindliche Zytoplasma verwendet.

[6] dendron (gr.) = Baum

Zytologie und Histologie des Nervensystems 1.3

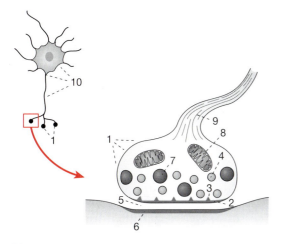

Abb. 1.2 Schematischer Bau einer Synapse.
1 Synaptisches Endknöpfchen, **2** präsynaptische Membran. Diese enthält kleine, ins Zellinnere ragende, pyramidenförmige Verdickungen, die **3** aktiven Zonen, an denen der in **4** synaptischen Vesikeln gespeicherte Neurotransmitter in den 20–50 nm weiten **5** synaptischen Spalt ausgeschüttet wird. **6** Postsynaptische Membran, die an dieser Stelle durch zahlreiche Membranproteine (u. a. die Transmitterrezeptoren) verdichtet ist (sog. „postsynaptic density"). Neben den synaptischen Vesikeln gibt es im präsynaptischen Abschnitt auch noch größere, elektronenmikroskopisch dunklere **7** sekretorische Granula (auch: „dense core vesicles"), die lösliche Proteine enthalten. **8** Mitochondrien, **9** Neurotubuli, **10** Neuron.

Anders als bei den Dendriten findet man am Ende eines *Axons* eine terminale Aufzweigung (*Telodendron*). Die Enden dieser Aufzweigungen wiederum weisen kleine, knötchenförmige Auftreibungen auf, die *synaptischen Endknöpfchen*. Diese bilden zusammen mit der Zellmembran der nachfolgenden Zelle und dem dazwischenliegenden Spalt die sog. **Synapsen**[7] (Details in Abb. **1.2**). An den Synapsen findet die Erregungsübertragung von einem Neuron zum nächsten statt. Das geschieht dadurch, daß eine an den Endknöpfchen ankommende Erregung zu einem Einstrom von Kalziumionen an der *präsynaptischen* (vor dem synaptischen Spalt liegenden) *Zellmembran* führt. Dies führt zur Verschmelzung von in den Endknöpfchen befindlichen *synaptischen Vesikeln* mit der präsynaptischen Membran, wodurch eine in ihnen gespeicherte chemisch definierte Substanz in den *synaptischen Spalt* ausgeschüttet wird. Dies ist das Funktionsprinzip der **chemischen Synapse**. Die in den Spalt ausgeschüttete Substanz wird als *Transmitter* (Überträgerstoff) bezeichnet. Es gibt verschiedene Transmittersubstanzen. Der Transmitter bindet an der nachfolgenden Nerven-, Muskel- oder Drüsenzelle (kurz: Erfolgszelle) an definierte Rezeptoren, erregt deren Membran (*postsynaptische Membran*) elektrisch und vermittelt auf diese Weise das Signal von Zelle zu Zelle weiter. Ein Transmitter kann aber je nach Beschaffenheit des Rezeptors (s. u.) nicht nur erregend, sondern auch hemmend auf die nachfolgende Zelle wirken. Die Wirkung des Transmitters auf die Rezeptoren der Erfolgszelle wird sehr schnell z. B. dadurch beendet, daß er entweder wieder in die präsynaptische Zelle aufgenommen oder von Enzymen, die im synaptischen Spalt vorhanden sind, gespalten wird.

Ein Neuron bekommt von zahlreichen anderen Nervenzellen erregende oder hemmende Informationen über die Synapsen vermittelt, die an seinen Dendriten (*axodendritische Synapsen*), am Soma (*axosomatische Synapsen*) und z. T. am Axon (*axoaxonale Synapsen*) dicht bei dicht sitzen (z. T. mehr als 20 000 pro Nervenzelle!). Am häufigsten sind axodendritische und axosomatische Synapsen (Abb. **1.1**, *8*). Die Nervenzelle summiert die Anzahl der ankommenden *Erregungen*, zieht davon gewissermaßen die Summe der *hemmenden* Impulse ab und leitet die daraus gegebenenfalls resultierende Erregung weiter.

Der Transmitter (oder zumindest eine inaktive Vorstufe) wird in der Regel im Perikaryon synthetisiert und dort am Golgi-Apparat in Vesikel verpackt. Von hier aus wird der Transmitter u. a. entlang von *Neurotubuli* (elektronenmikroskopisch sichtbare, kanälchenartig aufgebaute fibrilläre Proteine) durch das Axon in einer Geschwindigkeit von bis zu 400 mm pro Tag (also unter Umständen über viele Tage) bis zur Synapse transportiert (anterograder Transport). Dieser axonale Transport kann auch retrograd (zum Perikaryon hin) erfolgen mit Stoffen, die von der Nervenzelle an der Synapse aufgenommen worden sind. Da der Transport sowohl in retro- als auch in anterograder Richtung sehr aufwendig ist, scheint es sinnvoll, daß an den Synapsen ein ausgeschütteter Transmitter im Sinne eines „recycling" von der präsynaptischen Membran der meisten Neurone wieder aufgenommen und erneut in Vesikel verpackt wird (*re-uptake* des Transmitters), so daß der axonale Transport neuer Transmitter aus dem Perikaryon nur in geringerem Maße notwendig ist.

An wenigen Neuronen des ZNS findet man auch *Dendriten*, an denen, wie sonst nur am Ende eines Axons, Transmitter ausgeschüttet werden. Man spricht dann von *dendro-dendritischen Synapsen*. Bei den noch selteneren *somato-dendritischen Synapsen* wird vom Soma (Perikaryon) aus Transmitter ausgeschüttet.

Jeder einzelne Teil des Neurons ist für seine Funktion wichtig. Durch das Organisationsprinzip der Synapsen ist die Erregungs*weitergabe* eines Neurons an sein Erfolgsorgan in einer bestimmten Richtung festgelegt („Einbahnstraßenprinzip"). Die Erregungs*ausbreitung* innerhalb einer Zelle hingegen ist nicht an die Synapsen, sondern lediglich an die Zellmembran gebunden und kann deshalb im Neuron gleichermaßen orthograd (anterograd) in Richtung Synapse als auch retrograd in Richtung Perikaryon oder gar über dieses hinaus in die

---
[7] synapsis (gr.) = Verknüpfung

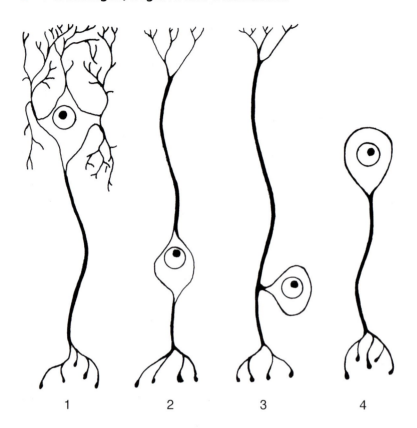

Abb. 1.3 Neuronentypen; Axon mit synaptischen Endknöpfchen stets nach unten zeigend. (Modifiziert nach Wheater, Burkitt, Daniels [10])
1 Multipolares Neuron, **2** bipolares Neuron, **3** pseudounipolares Neuron, **4** unipolares Neuron.

Dendriten gerichtet sein. Dies spielt klinisch in der elektrophysiologischen Funktionsdiagnostik peripherer Nerven eine große Rolle.

Neuronentypen. Nervenzellen lassen sich in *multipolare, bipolare, unipolare* und *pseudounipolare Neurone* einteilen (Abb. **1.3**). Mit Abstand am häufigsten sind **multipolare Neurone** (Abb. **1.3**, *1*). Sie zeichnen sich durch *mehr als zwei Fortsätze* aus, die vom Perikaryon ihren Ursprung nehmen. Von diesen oben exemplarisch besprochenen multipolaren Neuronen unterscheiden sich die anderen vom Funktionsprinzip her nicht. **Bipolare Nervenzellen** (Abb. **1.3**, *2*) haben neben dem Axon nur *einen* reizwahrnehmenden Fortsatz, funktionell gesehen ein Dendrit (der allerdings elektronenmikroskopisch in seiner Feinstruktur eher einem Axon gleicht, jedoch als reizwahrnehmender Fortsatz keine synaptischen Endknöpfchen besitzt). **Unipolare Neurone** (Abb. **1.3**, *4*) haben nur ein Axon und keine Dendriten. Die Reizwahrnehmung findet bei diesen Zellen entweder über Synapsen am Perikaryon oder am Axon statt. Die **pseudounipolaren Neurone** (Abb. **1.3**, *3*) schließlich sind praktisch nur in den sensiblen Ganglien der Spinalnerven und Hirnnerven zu finden. Sie haben scheinbar nur *einen* Fortsatz, der vom Perikaryon aus entspringt, sich dann aber in einen axonalen und einen dendritischen Fortsatz aufzweigt. Diese Zellen entstehen aus *ursprünglich bipolaren* Zellen durch Verschmelzung der beiden Fortsätze. Der dendritische Fortsatz pseudounipolarer Neurone wird häufig auch als *dendritisches* oder *peripheres Axon* bezeichnet, weil er nicht nur die Feinstruktur eines Axons besitzt, sondern auch – wie sonst nur axonale Fortsätze – eine Markscheide besitzt (s. u.). Diesem wird dann der axonale Fortsatz als *zentrales Axon* (bzw. *zentraler Neurit*) gegenübergestellt. Die Erregung, die von dem afferenten Fortsatz einer pseudounipolaren Nervenzelle in Richtung Perikaryon geleitet wird, springt direkt an der Verzweigungsstelle vom dendritischen auf den axonalen Fortsatz über, ohne über das Perikaryon zu verlaufen, um so anschließend über den axonalen Fortsatz zu den terminalen Synapsen zu gelangen.

Motorische Endplatte. Die meisten Synapsen im peripheren Nervensystem werden in den Skelettmuskeln gebildet. Die Synapse an der Skelettmuskelfaser wird *motorische Endplatte* genannt. Der Transmitter an der motorischen Endplatte ist Acetylcholin. Ein Axon kann mit seinen Aufzweigungen sehr viele Muskelfasern versorgen, wobei die Gesamtheit von Muskelfasern, die von *einem* Axon erregt werden, mit diesem zusammen als *motorische Einheit* bezeichnet werden.

Plastizität von Synapsen. Wenngleich die Anzahl an Neuronen bereits vor der Geburt für den Rest des Lebens feststeht und von da an nur noch abnehmen kann, trifft für die Anzahl und Ausbildung der Synapsen das genaue Gegenteil zu. Sie bilden sich zu einem Hauptteil erst im Laufe der ersten Lebensjahre aus, und ihre Neubildungsfähigkeit bleibt für das ganze Leben erhalten. Wahrscheinlich ist jeder neue Lernvorgang mit der Neubildung von Synapsen verknüpft. Dennoch ist die Fähigkeit, neue synaptische Kontakte zu bilden, von Region zu Region im ZNS verschieden und auch nicht zu jeder Lebensphase gleich. Manche Hirnregionen verlieren ihre „Lernfähigkeit" nach bestimmten Entwicklungsperioden, so daß Gewebeuntergänge in diesen Bereichen nicht durch ein Neuaussprossen neuronaler Fortsätze mit entsprechenden Synapsenbildungen kompensationsfähig sind.

Elektrische Synapsen. Obwohl die oben beschriebene *chemische Synapse* (Signalweitergabe mittels eines Transmitters) das Funktionsprinzip ist, das beim Menschen mit großem Abstand am häufigsten anzutreffen ist, gibt es auch noch eine andere Art interneuronaler Signalvermittlung, die *elektrische Synapse*. Diese kommt durch eine Verbindung zweier Nervenzellen über interzelluläre Ionenkanäle (*Nexus*) zustande, die einen Ionenaustausch zwischen beiden Zellen ermöglicht, so daß die elektrische Erregung von einem Neuron auf das andere übertragen werden kann, ohne einen Transmitter und damit eine chemische Synapse zu benötigen. Diese Art der Erregungsübertragung von Zelle zu Zelle ist z.B. im Herzmuskel- oder auch im glatten Muskelgewebe der Normalfall, während sie im Nervensystem eine Ausnahme darstellt.

Einteilung der Nervenfasern nach Kaliber und Leitungsgeschwindigkeit. Die Geschwindigkeit, mit der eine Nervenfaser elektrische Erregung weiterleitet, steigt proportional zu ihrem Kaliber. Entsprechend teilt man die Nervenfasern in drei Klassen ein: *A*- (am schnellsten), *B*- und *C-Fasern* (am langsamsten, in der Regel *marklose* Nervenfasern, s.u.). Die A-Fasern kann man noch in *Aα*- (am schnellsten), *Aβ-*, *Aγ-*, *Aδ-Fasern* (am langsamsten) einteilen. Es existieren noch weitere Einteilungen dieser Art (z.B. I–IV für bestimmte sensible Fasern), auf die hier jedoch nicht eingegangen werden kann.

Klinik Neuronale Regeneration. Wird der Fortsatz eines Neurons unmittelbar in der Nähe des Perikaryons geschädigt, geht die gesamte Nervenzelle zugrunde. Wird der Fortsatz aber etwas weiter distal durchtrennt, stirbt innerhalb weniger Tage nur der distale, abgetrennte Teil ab (*absteigende* oder *Waller-Degeneration*). Ebenso zerfällt die umgebende Markscheide (s.u.) des abgetrennten distalen Fortsatzanteils. Das Perikaryon des betroffenen Neurons schwillt an, der Kern wird randständig und die Nissl-Schollen zerfallen, doch stirbt die Zelle als solche meist nicht ab. Während beim Menschen im ZNS eine *Regeneration* der durchtrennten Nervenfaser in der Regel nicht mehr möglich ist, kann im peripheren Nervensystem die Markscheide und Endoneuralscheide durch Proliferation bzw. Wiederauswachsen der Schwann-Zellen (s.u.) neu gebildet werden. Diese Schwann-Zellen mit ihrer Markscheide dienen damit als unerläßliche mechanische und (durch Sekretion von Wachstumsfaktoren) chemische „Leitschiene" für den mit etwa 1–2 mm pro Tag wieder auswachsenden Neuriten. Voraussetzung hierfür ist, daß der periphere Nerv nicht vollständig durchtrennt ist, d.h., daß seine bindegewebige Hülle (s.u.) erhalten ist bzw. durch operative Maßnahmen wiederhergestellt wird.

1.3.2 Gliagewebe

Außer Neuronen findet man im Nervensystem auch *Gliazellen*, die für die neuronale Funktion absolut unentbehrlich sind. Die Gliazellen des zentralen können von denen des peripheren Nervensystems unterschieden werden. Während die peripheren Gliazellen vor allem *einen* Typus (mit mehreren Differenzierungsformen) bilden, gibt es im ZNS *mehrere* Arten von Gliazellen, die nach Funktion und Morphologie vollkommen unterschiedlich sind. Auch stammen die peripheren Gliazellen embryonal aus der Neural*leiste* ab (s.u.), während die zentralen Gliazellen (mit einer Ausnahme) wie die Neurone aus dem Neural*rohr* entstehen.

1.3.2.1 Periphere Gliazellen

Bei den peripheren Gliazellen handelt es sich in erster Linie um die

- *Schwann-Zellen*,

die für die sog. *Ummarkung* (*Myelinisierung*[8]) neuronaler Fortsätze in der Peripherie verantwortlich sind. Weitere Differenzierungsformen peripherer Gliazellen finden sich im enterischen Nervensystem (s. Kap. 12.9) oder als *Mantelzellen* in den sensiblen Ganglien (s. Kap. 1.3.5).

Markscheidenbildung. Die axonalen (und bei pseudounipolaren auch die dendritischen) Fortsätze einer Nervenzelle sind von einer mehrschichtigen Hülle aus Gliazellmembranen umgeben, der sog. *Mark-* oder *Myelinscheide*, die die Fortleitung der neuronalen Impulse auf Grund einer elektrischen Isolierung beschleunigen kann. So unterscheidet man *stark ummarkte* von *schwach ummarkten* Fortsätzen bis hin zu sog. „marklosen" Fortsätzen, die allerdings im peripheren Nervensystem meist dennoch eine geringe, wenn auch nur schwache Myelinisierung aufweisen (s.u.). Es besteht eine positive Korrelation zwischen dem Querschnittsdurchmesser eines Axons und der Stärke der Ummarkung, so daß sehr dicke neuronale Fortsätze in der Regel stark und sehr feine Fortsätze schwach ummarkt und bei einem Querschnitt von weniger als 1–2 μm marklos sind. Im peripheren Nervensystem wird eine Nervenfaser von mehreren Schwann-Zellen umhüllt, die hintereinander entlang dieser Nervenfaser liegen und zwischen sich kleine Lücken lassen, die sog. *Ranvier-Schnürringe*. Der Bereich zwischen zwei Schnürringen wird *Internodium* genannt.

Der eigentliche Vorgang der Ummarkung verläuft folgendermaßen: Im Lauf der Entwicklung legt sich

---
[8] myelos (gr.) = Mark

1 Grundlagen, Begriffe und Definitionen

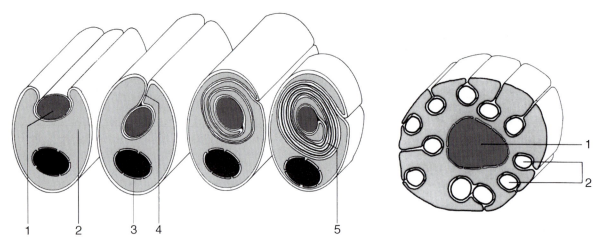

Abb. 1.4 Ummarkung eines Nervenzellfortsatzes. (Aus Wheater, Burkitt, Daniels [10])
a Vorgang der Ummarkung im Querschnitt.
1 Axon, **2** Schwann-Zelle, **3** Zellkern der Schwann-Zelle, **4** Mesaxon, **5** Markscheide
b „Marklose" Nervenfasern. Die Schwann-Zelle legt sich um mehrere Nervenfasern herum.
1 Zellkern der Schwann-Zelle, **2** Nervenfasern.

eine Schwann-Zelle dem Nervenfortsatz an, umhüllt ihn und wächst dann wahrscheinlich mehrere Male exzentrisch-kreisförmig um ihn herum, so daß am Ende im Querschnitt eine lamellenartige Struktur entsteht, die bei elektronenmikroskopischer Betrachtung sichtbar wird (Abb. **1.4a**). Je nachdem, wie dick die Schicht dieser Lamellen ist, spricht man von *starker* oder *schwacher Ummarkung*. Die Markscheide dient der elektrischen Isolierung, so daß eine Depolarisation (Erregung) der Zellmembran hier nicht erfolgen kann. Dies ist lediglich an den *marklosen Schnürringen* möglich. Auf diese Weise springt die Erregung sehr schnell von Schnürring zu Schnürring weiter, so daß bei der Erregungsleitung sehr viel Zeit eingespart wird (sog. *saltatorische Erregungsleitung*[9]), was um so effektiver ist, je größer die Abstände zwischen den Ranvier-Schnürringen sind. Auch steigt die Geschwindigkeit der Erregungsleitung mit zunehmender Dicke der Markscheide, weil dann die Isolierung besser ist.

Die Markscheide der sog. „marklosen" Nervenfortsätze bildet sich so, daß sich *eine* Schwann-Zelle mit ihrem Zytoplasma um *mehrere* Fortsätze herumlegt. Im Querschnitt *fehlt daher die Lamellenstruktur*, dennoch ist aber eine Minimalummarkung und damit elektrische Isolierung gegeben (Abb. **1.4b**). Im ZNS kommen auch völlig marklose Neurone vor.

1.3.2.2 Zentrale Gliazellen

Wir können vier Typen von Gliazellen im ZNS unterscheiden:

- *Astrozyten*
- *Oligodendrozyten*
- *Mikro- bzw. Mesoglia*
- *Ependymzellen*.

Die Funktion und Morphologie der einzelnen Gliazellen ist sehr unterschiedlich und z. T. wandlungsfähig.

Diese Gliazellen machen vom Volumen her insgesamt beinahe die Hälfte des gesamten ZNS aus und stellen ca. 90% seiner Zellen!

Astrozyten. Diese sternförmigen Zellen[10] erinnern in ihrer Morphologie auf den ersten Blick an Nervenzellen (Abb. **1.5**, *1*). Sie bestehen ebenfalls aus einem, allerdings kleinen, Zellkörper und zahlreichen Fortsätzen, die sich aber nicht so stark verzweigen und auch eine andere Struktur als neuronale Fortsätze aufweisen. Man kann Astrozyten mit zahlreichen, schlanken und wenig verzweigten (*fibrilläre Astrozyten*) von solchen mit reicher verzweigten und dickeren Fortsätzen (*protoplasmatische Astrozyten*, Abb. **1.5**, *1*) unterscheiden. Die fibrillären Astrozyten kommen vor allem in der weißen Substanz des ZNS vor, während die protoplasmatischen Astrozyten eher in der grauen Substanz des ZNS zu finden sind, wo sich die Perikaryen der Nervenzellen befinden (s. u.).

Die **Funktionen** der Astrozyten sind sehr vielfältig. Einerseits schreibt man ihnen eine generelle strukturgebende Stützfunktion im ZNS zu, ähnlich dem Bindegewebe im übrigen Körper. Entsprechend wird auch zugrundegegangenes Gewebe im Gehirn durch Proliferation von Astrozyten

---

[9] saltare (lat.) = tanzen, springen

[10] aster (gr.) = Stern

1.3 Zytologie und Histologie des Nervensystems

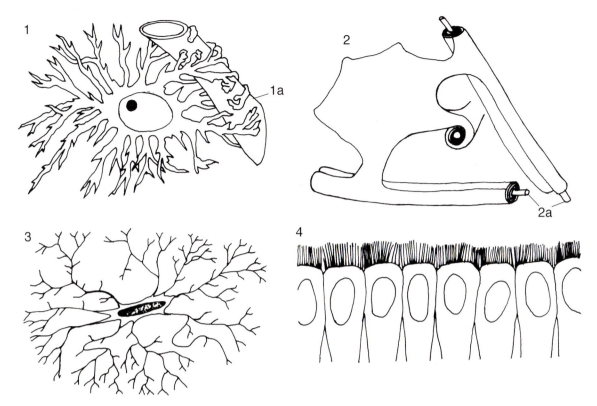

Abb. 1.5 Gliazellen des Zentralnervensystems. (Modifiziert nach Wheater, Burkitt, Daniels [10])
1 Astrozyt (umgreift mit seinen Fortsätzen eine Hirnkapillare = **1a**), **2** Oligodendrozyt (bildet mit seinen Fortsätzen Markscheiden um Axone = **2a**), **3** Mikroglia (spezielle Form von Makrophagen), **4** Ependymzellen.

„ersetzt" (sog. *Glianarben*). Weiterhin ziehen die Astrozyten mit zahlreichen Fortsätzen zu den Blutgefäßen (Abb. **1.5**, *1a*). Dort sind sie einerseits am Austausch von Nährstoffen und Stoffwechselprodukten zwischen Neuronen und Blut beteiligt (Neurone selbst kommen mit der Blutbahn nicht in Berührung!). Andererseits wirken sie mit ihren perivaskulären Fortsätzen entscheidend an der Ausbildung der *Blut-Hirn-Schranke* (s. u.) mit.

Weitere wichtige Aufgaben von Astrozyten sind: Beteiligung an der Differenzierung von Neuronen während der Embryonalentwicklung des ZNS, Beteiligung an der Wiederaufnahme von in ihrer Umgebung ausgeschütteten Transmittern (somit Einfluß auf Signalvermittlung von Neuronen), aktive Veränderung des interzellulären Ionenmilieus (dadurch Modulation der Erregbarkeit der umliegenden Nervenzellen), Beteiligung an immunologischen Abwehrvorgängen im Gehirn, Synthese antioxidativer Substanzen (Schutz umliegenden Nervengewebes vor schädlichen Agenzien, sog. *Neuroprotektion*). Darüber hinaus vermutet man, daß Astrozyten mit ihren Fortsätzen die Synapsenbildung zwischen Neuronen blockieren und umgekehrt auch ermöglichen können, wenn sie ihre Fortsätze aktiv zurückziehen und über Wachstumsfaktoren aktiv das Axonwachstum fördern. Damit könnten sie bei Lernprozessen eine wichtige Funktion innehaben. Astrozyten nehmen also eine hochkomplexe Stellung in der physiologischen Aktivität der Nervenzellen ein und sind an der Informations-verarbeitenden Funktion des ZNS entscheidend beteiligt.

Oligodendrozyten. Auch diese Zellen haben einen Zellkörper mit – wie der Name andeutet – wenigen Fortsätzen[11], die aber nur kurz und kaum verzweigt sind. Sie sind die zentralnervösen Äquivalente der Schwann-Zellen des peripheren Nervensystems, d.h. sie sind die

- *Markscheidenbildner des ZNS*.

Allerdings erfolgt die Markscheidenbildung hier in anderer Form als für das periphere Nervensystem beschrieben (Kap. 1.3.2.1). Die Oligodendrozyten umhüllen die neuronalen Fortsätze nicht wie die Schwann-Zellen mit ihrem Zelleib, sondern lediglich mit ihren Fortsätzen. Da ein Oligodendrozyt mehrere Fortsätze hat, kann er auch mehrere Axone oder Dendriten gleichzeitig umhüllen (Abb. **1.5**, *2*).

Klinik Die Tatsache, daß Oligodendrozyten als Markscheidenbildner im ZNS für die Funktion der dortigen Neurone unerläßlich sind, hat große klinische Bedeutung. Die *Multiple Sklerose* ist eine krankhafte Autoimmunreaktion des Körpers, die selektiv gegen Oligodendrozyten gerichtet ist, so daß im ZNS (und nur dort) die Markscheiden zerstört werden. Die begleitende Entzündungsreaktion führt zum teilweisen oder völligen

---
[11] oligos (gr.) = wenig, dendron (gr.) = Baum

1 Grundlagen, Begriffe und Definitionen

Funktionsverlust der betroffenen Nervenzellfortsätze, auch wenn diese als solche gar nicht direkt angegriffen werden. So kommen dann fortschreitende Lähmungen, Sensibilitätsverluste etc. zustande, die allerdings z.T. wieder reversibel sind, da sich nach Abklingen der Entzündung die Markscheiden – wenn auch nicht beliebig häufig – durch Zellteilung der Oligodendrozyten wieder regenerieren und neu aufbauen können.

Mikro- oder Mesoglia (Hortega-Zellen). Diese Zellen weisen die größten Formvariationen aller Zellen im ZNS auf. Meist tragen sie Fortsätze (Abb. **1.5**, *3*). Im Gegensatz zu den anderen Zellen des ZNS sind sie nicht ortsständig, sondern können sich zwischen dem dichten Fasergeflecht, das sie umgibt, von einer Stelle zur anderen bewegen und damit Form und Position ständig ändern. Ihrer Herkunft nach sind sie auch keine Derivate des Neuralrohrs, sondern ins ZNS eingewanderte *Makrophagen*. Entsprechend ist auch ihre Funktion: Sie dienen als Abräum- und Abwehrzellen, indem sie Reste untergegangenen Gewebes ebenso wie Antigen-Antikörper-Komplexe phagozytieren. Sie helfen bei der Gewebergeneration und können auch ins ZNS eingedrungene Mikroorganismen direkt zerstören. Beim Zustandekommen immunologischer Abwehrvorgänge im Gehirn spielen sie eine Schlüsselrolle. Man könnte sie somit gleichsam als eine Kombination von „Müllabfuhr und Polizei" im ZNS bezeichnen, was sie insofern besonders wichtig macht, als das ZNS ansonsten ein immunologisch schlecht abgedecktes Organ ist (keine Lymphgefäße, kein lymphatisches Gewebe, kaum freie Bindegewebszellen).

Ependymzellen. Diese Gliazellen erinnern in ihrem Aussehen an iso- bis hochprismatische Epithelzellen (Abb. **1.5**, *4*). Sie kleiden die inneren Liquorräume (Ventrikel) mit einer Zellschicht aus[12], die den Liquor vom unmittelbaren Hirngewebe trennt. An ihrer Oberfläche tragen sie zum einen Kinozilien zum Zwecke des Liquortransportes und zum anderen zahlreiche Mikrovilli, was auf eine starke Sekretions- oder Resorptionstätigkeit hinweist (s. Kap. 10.1.4).

1.3.3 Blut-Hirn-Schranke

Zweck der Blut-Hirn-Schranke ist es, Stoffe, die nicht in das ZNS gelangen sollen, am Durchtritt durch die Kapillarwand im ZNS-Bereich zu hindern. Diese Barriere ist aus drei Schichten aufgebaut: den Endothelien der Kapillaren, der darunterliegenden Basalmembran und schließlich den Fortsätzen von Astrozyten, deren Endigungen eng aneinandergereiht an der Basalmembran der Hirnkapillaren liegen und damit die dritte und äußere Schicht der Blut-Hirn-Schranke bilden. Die eigentliche „Filterschicht" ist jedoch das Endothel mit seinen *tight-junctions* (besonders dichte Interzellularverbindungen), deren Bildung durch die Astrozytenfortsätze induziert wird. Auf diese Weise wird eine Barrikade für alle sonst kapillargängigen Stoffe gebildet, die dadurch *selektiv* durchgelassen oder an der Penetration in das sehr empfindliche Hirngewebe gehindert werden. Dies geschieht in Abhängigkeit von der chemisch-physikalischen Beschaffenheit des Stoffes (Molekülgröße, Ionen-Ladung etc.). Aber auch andere, differenziertere Unterscheidungskriterien zwischen einzelnen Nährstoffen, Hormonen, Elektrolyten oder „Giftstoffen" finden bei dieser Selektion Anwendung.

Klinik Unter krankhaften Bedingungen, insbesondere im Rahmen einer Entzündung (z.B. bei Infektionen des ZNS, in der Nähe wachsender Tumoren oder nach Gewebetraumatisierung) kann die Blut-Hirn-Schranke durchlässig werden, was man meist kurz als *Schrankenstörung* bezeichnet. Infolgedessen können Stoffe (auch bestimmte Medikamente, was man sich therapeutisch zunutze macht, oder Kontrastmittel, was bei radiologischen Untersuchungen eine große Rolle spielt) in das umgebende Hirn- oder Rückenmarksgewebe gelangen, die sonst durch die Dichte der Schranke an der Penetration ins gesunde ZNS-Gewebe gehindert werden.

1.3.4 Struktur des peripheren Nervs

Mehrere Axone und/oder Dendriten, die u.U. von Markscheiden umhüllt sind, bilden jeweils die *Nervenfasern* eines peripheren Nervs. Das sie umgebende Bindegewebe ordnet die Nervenfasern zu Bündeln und unterteilt so den Nerv in mehrere Kompartimente. Auf diese Weise kommt die charakteristische Querschnittsstruktur des Nervs im histologischen Bild zustande (Abb. **1.6**). So werden die markscheidenumhüllten Axone (Abb. **1.6**, *1*) durch sehr dünne Bindegewebslamellen voneinander getrennt, die als *Endoneuralscheide* bezeichnet werden (Abb. **1.6**, *3*). Diese besteht aus retikulären Fasern und einer Basalmembran. Mehrere Axone werden von kollagenem Bindegewebe, dem *Endoneurium*, als angedeutete Bündel voneinander getrennt (Abb. **1.6**, *4*). Von diesen Bündeln werden wieder einige durch das bindegewebige *Perineurium* zu größeren und runden Faszikeln zusammengefaßt (Abb. **1.6**, *5 und 6*). Eine unterschiedlich große Anzahl solcher Faszikel wird nun durch das *Epineurium* (Abb. **1.6**, *7*) zum gesamten peripheren Nerv zusammengefaßt und im umgebenden Gewebe fixiert. Der Sinn dieser aufwen-

---
[12] ependyma (gr.) = Oberkleid

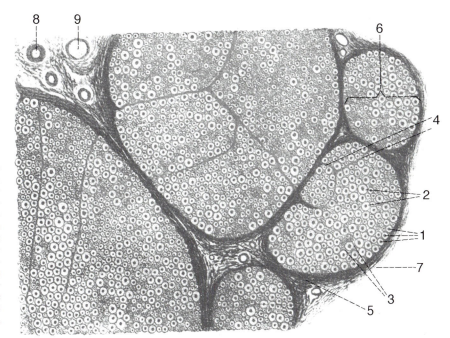

Abb. 1.6 Querschnitt durch einen peripheren Nerv. (Aus Sobotta/Histologie [8])
1 Nervenfasern (Axone, Dendriten), **2** Markscheiden (durch Präparataufbereitung bei der Färbung herausgelöst), **3** Endoneuralscheide (trennt einzelne ummarkte Nervenfasern voneinander), **4** Endoneurium (faßt Gruppen von Nervenfasern zusammen), **5** Perineurium (faßt Gruppen von **6** Nervenfaserbündeln zusammen), **7** Epineurium (faßt alle Nervenfaserbündel zu einem peripheren Nerv zusammen), **8** Arterie, **9** Vene.

digen Bindegewebsverschalung besteht zum einen darin, eine gewisse elastische Beanspruchbarkeit (durch einen hohen Gehalt des Bindegewebes an elastischen Fasern) zu gewährleisten und zum anderen einen generellen Schutz gegen potentielle Druckschädigungen von außen zu bieten. Schließlich führt die bindegewebige Umhüllung auch versorgende Gefäße, die die Schwann-Zellen ernähren (nicht aber die Nervenfasern, deren Versorgung vom Perikaryon aus erfolgt).

1.3.5 Periphere Ganglien

Das ZNS besteht zu einem beträchtlichen Teil aus Perikaryen. Im peripheren Nervensystem findet man hingegen überwiegend die dendritischen und axonalen *Fortsätze* von Neuronen, die sich zu *peripheren Nerven* bündeln. Die einzigen *Perikaryen*, die man im peripheren Nervensystem findet, liegen in den sog.

- *Ganglien*.

Ein Ganglion ist eine *Ansammlung von Nervenzellen*. (Man darf diesen Begriff nicht mit dem Begriff *Ganglienzelle* verwechseln, der ein anderer Ausdruck für Nervenzelle/Neuron ist.) Es gibt zum einen motorische Ganglien, die als Bestandteile des vegetativen Nervensystems in Kap. 12 beschrieben werden. Zum anderen findet man als Bestandteile sensibler Nervenbahnen die in der Nähe des ZNS befindlichen, bis zu erbsengroßen sensiblen Ganglien. Diese sind als Spinalganglien entlang des Rückenmarks und als Hirnnervenganglien im Bereich der Schädelbasis, also direkt unterhalb des Gehirns, lokalisiert.

Histologisch findet man in den sensiblen Ganglien die Perikaryen nur *pseudounipolarer Neurone* (einzige Ausnahme: sensorisches Ganglion des VIII. Hirnnervs: bipolare Neurone), die von peripheren Gliazellen umhüllt werden, welche wie die Schwann-Zellen aus der Neuralleiste abstammen und hier auf Grund ihrer Anordnung als *Mantel-*, *Kapsel-* oder *Satellitenzellen* bezeichnet werden (vgl. Lehrbücher der mikroskopischen Anatomie).

1.4 Afferent und efferent, sensibel und motorisch

Diese Begriffe beziehen sich auf die Charakterisierung von bestimmten Nervenfasern und werden in den nachfolgenden Kapiteln immer wieder verwendet. *Afferent* bedeutet **a**nkommend oder z**u**führend, *efferent* bedeutet ableitend oder **we**gführend. Wenngleich die Begriffe *afferent* und *sensibel* bzw. *efferent* und *motorisch* sehr häufig synonym verwendet werden, so ist das doch nicht immer korrekt. Was die unmittelbaren Zu- und Abgänge des ZNS angeht, ist die Gleichsetzung tatsächlich berechtigt: Jede Afferenz (ankommende Nervenfaser) *zum ZNS* ist definitionsgemäß *sensibel* (bzw. sensorisch), und jede Efferenz (wegführende Nervenfaser) *vom ZNS* ist definitionsgemäß *motorisch* (wobei motorisch nicht zwangsläufig und unmittelbar etwas mit Bewegung zu tun haben muß). Was die *intrazentralen* (im ZNS stattfindenden) Verschaltungen angeht, ist die Gleichsetzung allerdings unberechtigt, ja sogar falsch und irreführend. Ein Beispiel mag das verdeutlichen: Man betrachte die Nervenfasern, die von der Großhirnrinde ins Rückenmark ziehen. Sie sind für das Großhirn auf jeden Fall eine *Efferenz*, für das Rückenmark jedoch eine *Afferenz* und haben dabei mit dem Begriff *sensibel* überhaupt nichts zu tun, im Gegenteil, sie stehen in diesem Fall im Dienst der Motorik. Man sieht, daß der Begriff *afferent* oder *efferent* primär eine Frage des Betrachtungsstandpunktes ist und eine Nervenfaser im ZNS immer gleichzeitig efferent *und* afferent ist. Ob sie dabei sensibel oder motorisch ist, muß getrennt davon betrachtet werden. Bei einem sehr großen Anteil der intrazentralen Fasern ist eine Zuordnung zu den Begriffen sensibel oder motorisch ohnehin nicht oder nur sehr begrenzt möglich.

In diesem Zusammenhang soll auch der Begriff **Projektion** erklärt werden. Wenn ein Neuron eine efferente Nervenfaser z.B. vom Rückenmark (Medulla spinalis) zum Kleinhirn (Cerebellum) schickt, dann *projiziert* dieses Neuron ins Kleinhirn. Man spricht in diesem Fall von einer *spinocerebellären Projektion*. Die Neurone, die auf diese Weise mit ihren langen Fortsätzen Information auf weiter entfernte Gebiete übertragen, werden entsprechend *Projektionsneurone* genannt. Ihnen stehen die sog. *Interneurone* (Zwischenneurone) gegenüber, die mit ihren Fortsätzen auf ein eng umschriebenes Gebiet begrenzt bleiben.

1.5 Transmittersysteme

Ein Transmittersystem wird durch einen Verbund von Neuronen dargestellt, die den gleichen Transmitter oder auch eine gleiche Gruppe von chemisch ähnlichen Transmittern einsetzt. Es gibt eine ungemein große Zahl an nachweisbaren Transmittersubstanzen. Einige der Transmittersysteme, die besonders wichtig und klinisch relevant sind, werden hier herausgegriffen und kurz besprochen. Im peripheren Nervensystem spielen ganz besonders die Transmitter *Acetylcholin* (lokalisiert in der motorischen Endplatte und im zweiten parasympathischen Neuron) sowie *Noradrenalin* (im zweiten sympathischen Neuron) eine Rolle. Andere Transmitter kommen ebenfalls vor, stehen aber funktionell nicht so im Vordergrund. Im ZNS kommen neben den eben erwähnten Substanzen die Aminosäuren *Glutamat, Gamma-Aminobuttersäure (GABA)* und *Glycin*, verschiedene *biogene Amine (= Monoamine)* und diverse *(Neuro-)Peptide* als Transmitter in den einzelnen Neuronenpopulationen vor. Man spricht dann von *GABAergen, cholinergen, glutamatergen, dopaminergen* etc. Neuronen. Sowohl im zentralen als auch im peripheren Nervensystem kann ein einzelnes Neuron jedoch auch mehr als nur einen Transmitter verwenden. Ein zweiter Transmitter in einem Neuron wird als *Kotransmitter* bezeichnet, der isoliert oder gemeinsam mit dem ersten Transmitter des Neurons ausgeschüttet werden kann. Als Kotransmitter sind Neuropeptide (z.B. *Substanz P, Enkephalin* u.v.a.m.) besonders häufig.

Eine besondere, erst in den letzten Jahren in ihrer Bedeutung erkannte Kotransmitterform ist *Stickstoffmonoxid* (= NO), besonders im enterischen Nervensystem, aber auch an zahlreichen Stellen im ZNS. Dies ist der erste bekannte gasförmige Neurotransmitter, der entsprechend auch nicht wie andere Neurotransmitter in Membranvesikeln verpackt ist. Auf bestimmte Stimuli hin diffundiert NO durch die terminale Membran des Neurons über den synaptischen Spalt hinweg in die Erfolgszelle, um dort z.B. deren Erregbarkeit durch einen anderen Neurotransmitter zu modulieren. Im Gehirn spielt NO auf diese Weise eine große Rolle bei Lernvorgängen.

Wichtig ist, daß

- *exzitatorische* (erregende) Transmitter

und

- *inhibitorische* (hemmende) Transmitter

Tabelle 1.1	Die wichtigsten Neurotransmitter
Substanzklasse	**Transmitter**
Acetylcholin	Acetylcholin
Monoamine	Dopamin Serotonin Noradrenalin Adrenalin Histamin
Aminosäuren (exzitatorisch)	Glutamat Aspartat
Aminosäuren (inhibitorisch)	Gamma-Amino-Buttersäure (GABA) Glycin
Neuropeptide	Substanz P Endorphine Enkephaline Dynorphin Neurotensin Somatostatin Oxytocin Vasopressin Vasoaktives Intestinales Polypeptid (VIP) Neuropeptid Y Cholecystokinin
gasförmige Transmitter	Stickstoffmonoxid (NO)

unterschieden werden. Die exzitatorischen Transmitter *stimulieren* die elektrische Erregung der nachfolgenden Zelle, die inhibitorischen *unterdrücken* sie. Dabei muß man aber stets berücksichtigen, daß die Tatsache, ob eine Substanz hemmend oder erregend wirkt, vom *Rezeptor* an der Erfolgszelle abhängt und nicht von der Substanz selbst. Ein Transmitter kann gleichermaßen hemmend und erregend wirken, je nachdem, auf welchen Rezeptor er trifft. Ein bekanntes Beispiel ist das Noradrenalin im sympathischen Nervensystem. Je nachdem, ob es auf einen *Beta-Rezeptor* oder auf einen *Alpha-Rezeptor* an den glatten Gefäßmuskelzellen trifft, wirkt es auf diese dilatierend oder kontrahierend. Entsprechend verhält es sich auch mit vielen Transmittersubstanzen des ZNS. Dennoch gibt es Substanzen, die auf Grund der vorhandenen spezifischen Rezeptoren in der Regel *nur* exzitatorisch oder *nur* inhibitorisch wirken. Die wichtigsten (weil häufigsten) exzitatorischen Transmitter sind Glutamat und Acetylcholin. Der häufigste inhibitorische Transmitter ist GABA, aber auch die Aminosäure Glycin kommt oft in dieser hemmenden Funktion vor.

Tabelle **1.1** gibt einen Überblick über die wichtigsten Neurotransmitter (im Anhang, S. 347 ff., ist diese Tabelle durch die Lokalisation der Neurone im ZNS, die den jeweiligen Transmitter verwenden, erweitert). Der Anfänger kann und muß diese Tabelle (noch) nicht im Detail verstehen. Sie soll an dieser Stelle vor allem einen Eindruck der vorhandenen Transmittervielfalt geben. Nach dem Studium der Rückenmarks- und Gehirnkapitel dieses Buches kann man auf Tabelle **1.1** oder die Übersicht auf S. 347 ff. zurückgreifen, um sich (z. B. für Prüfungen) eine zusammenfassende Übersicht der dort besprochenen Transmitter zu verschaffen.

Klinik In der Klinik versucht man bei vielen Krankheiten, einzelne Transmittersysteme gezielt mit Medikamenten zu beeinflussen. So greift das bekannte Medikament *Valium®* (*Diazepam*) an den GABAergen Synapsen an und wirkt über diese allgemein dämpfend auf das ZNS (Verwendung als „*Tranquilizer*", *Schlafmittel* oder *Antiepileptikum*). Andere Beispiele sind das beim Parkinson-Syndrom (s. S. 127) verwendete *L-Dopa* und bestimmte Medikamente gegen *schizophrene Syndrome*, die beide – einmal exzitatorisch, einmal inhibitorisch – an dopaminergen Synapsen ansetzen.

1.6 Graue und weiße Substanz im ZNS

Das gesamte ZNS ist in graue und weiße Substanz gegliedert. *Graue Substanz* findet man dort, wo sich die *Perikaryen* der zentralnervösen Neurone ansammeln. Die Masse ihrer *Fortsätze zusammen mit Gliagewebe* bildet die *weiße Substanz*, in der keine Perikaryen zu finden sind. Der die Perikaryen in der grauen Substanz unmittelbar umgebende Filz aus Nervenfasern und Gliazellen wird als *Neuropil* bezeichnet. Die graue Substanz im ZNS gruppiert sich so, daß sie nach außen hin von weißer Substanz umgeben ist, so daß sie sog.

- *Nervenkerne (Nuclei)*

bildet. Diese Kerne können so konfluieren, daß z. B. das gesamte Rückenmark einen einzigen großen Komplex grauer Substanz besitzt, der von weißer Substanz umgeben ist. Im Gehirn konfluieren diese Kerne nur ausnahmsweise miteinander, so daß ein Kern gegen den anderen meist gut abgrenzbar bleibt. *Ein Kern ist also ein in der Regel abgrenzbarer Teil des ZNS, der aus einer Ansammlung von Perikaryen der Nervenzellen besteht.*

Im Groß- und Kleinhirn kommt *zusätzlich* zu diesen Kernen die graue Substanz in Form der sog.

- *Rinde*

vor. Sie umhüllt als *Großhirnrinde* bzw. *Kleinhirnrinde* die weißen Substanzen der entsprechenden Hirnteile vollständig von außen. Nicht nur vom histologischen Aufbau, sondern auch funktionell verhalten sich Rinde und Kerne im ZNS vollkommen unterschiedlich und müssen deshalb streng unterschieden werden.

1.7 Entwicklungsgeschichte des Nervensystems

Die Embryonalentwicklung des Nervensystems kann hier nur knapp dargestellt werden, wobei für den Anfänger manches unverstanden bleiben muß. Im einzelnen wird deshalb auf Lehrbücher der Embryologie verwiesen.

1.7.1 Embryogenese des Nervensystems

Die Entwicklung des Nervensystems während der Embryonalzeit beinhaltet folgende drei Schlüsselschritte:

- Induktion
- Neurulation
- Bläschenformation.

Induktion. Nachdem sich beim Embryo die drei übereinanderliegenden Keimblätter Endoderm, Mesoderm und Ektoderm entwickelt haben, ent-

1 Grundlagen, Begriffe und Definitionen

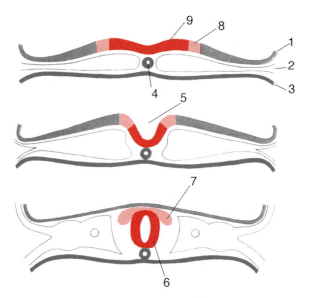

Abb. 1.7 Abschnürung von Neuralleiste und Neuralrohr aus dem Ektoderm (Neurulation).
Querschnitt durch einen Embryo in drei verschiedenen Entwicklungsstadien (von oben nach unten Embryonaltag 18–20). (Aus Benninghoff [1])
1 Ektoderm, **2** Mesoderm, **3** Endoderm, **4** Chorda dorsalis. **5** Neuralrinne, aus der sich das **6** Neuralrohr abschnürt. Die **7** Neuralleiste entsteht an der **8** Übergangszone von **9** Neuralplatte zu Restektoderm.

steht durch Anreiz (*Induktion*) des darunterliegenden Mesoderms und der Chorda dorsalis (primitive Längsachse des Embryos) im Ektoderm etwa am 17. Embryonaltag das *Neuroektoderm*. Dieses bildet eine spezialisierte Region, die *Neuralplatte*, aus welcher der größte Teil des Nervensystems entsteht (Abb. **1.7**, *9*).

Neurulation. Am 18. Embryonaltag vertieft sich die Neuralplatte zur *Neuralrinne*, senkt sich nach unten in Richtung Mesoderm und schnürt sich schließlich als *Neuralrohr* ab (*Neurulation* im engeren Sinne, Abb. **1.7**). Am Rand der Neuralrinne spaltet sich weiterhin die *Neuralleiste* ab (Abb. **1.7**, *7*), die vor allem das Zellmaterial des peripheren Nervensystems liefert (s. Kap. 1.7.2). Aus dem vorderen, im Kopfabschnitt gelegenen Ende des Neuralrohrs bildet sich das Gehirn, während aus dem hinteren, im Rumpfabschnitt gelegenen Teil das Rückenmark entsteht. Aus dem Hohlraum des Rohrs entwickelt sich später das Ventrikelsystem.

Am vorderen und hinteren Ende ist das Neuralrohr zunächst noch offen. Am 25. Embryonaltag schließt sich das vordere (Kopf-)Ende (*Neuroporus rostralis*), zwei Tage später das hintere Ende (*Neuroporus caudalis*).

Klinik Fehlentwicklungen im Stadium der Neurulation führen zu sog. *dysraphischen Defekten*[13]. Bleibt der Schluß des *Neuroporus rostralis* aus, kommt es zu einer postnatal nicht mit dem Leben vereinbaren Fehlbildung, dem sog. *Anencephalus*[14]. Dies ist ein weitgehendes oder vollständiges Fehlen des Groß- und Zwischenhirns sowie des Schädeldaches. Bleibt der Schluß des *Neuroporus caudalis* aus, kommt es zur Ausbildung einer sog. *Spina bifida*[15]. Sie zeichnet sich durch einen unvollständigen Schluß der Wirbelbögen aus und kann verschiedene Schweregrade annehmen: von einer Fehlbildung, die äußerlich nicht erkennbar ist (*Spina bifida occulta*[16]), bis hin zu einem Herausquellen des Rückenmarks samt den Rückenmarkshäuten (Meningen) aus dem fehlgebildeten Wirbelkanal (sog. *Meningomyelozele*). Diese Fehlbildung ist mit dem Leben vereinbar und operativ häufig korrigierbar.

Bläschenformation. Nach dem Schluß des Neuralrohrs bilden sich im vorderen, größeren Abschnitt des Neuralrohrs die sog. *Hirnbläschen*. Zunächst entstehen ein vorderes *Prosencephalon*(= *Vorderhirn*)*bläschen*, ein mittleres *Mesencephalon* (= *Mittelhirn*)*bläschen* und ein hinteres *Rhombencephalon*(= *Rautenhirn*)*bläschen*. Dies sind die drei sog. *Primärbläschen* (Abb. **1.8**). Am 32. Embryonaltag teilt sich das Rhombencephalonbläschen weiter in ein *Myelencephalon*- (zukünftige Medulla oblongata) und ein *Metencephalonbläschen*. Aus letzterem wiederum spaltet sich anschließend noch das *Cerebellum*(= *Kleinhirn*)*bläschen* ab, während sich das Prosencephalonbläschen danach noch einmal in ein hinteres *Diencephalon*(= *Zwischenhirn*)- und ein davorliegendes *Telencephalon*(= *Endhirn*)*bläschen* teilt. Die fünf intermediär entstandenen Bläschen (Tel-, Di-, Mes-, Met- und Myelencephalon) werden *Sekundärbläschen* genannt. Später spaltet sich das Endhirnbläschen in zwei *Hemisphärenbläschen* auf, die das Zwischenhirn überwachsen. Aus dem Zwischenhirnbläschen wächst gleichzeitig auf beiden Seiten ein *Augenbläschen* (spätere Anlage des N. opticus und der Retina, Netzhaut) heraus (Abb. **1.8** und **1.10a**, *9*).

Durch ungleichmäßiges Wachstum der Bläschen entstehen in der Achse des Neuralrohrs *Flexuren*, die sich jedoch z.T. im Laufe der weiteren Entwicklung wieder ausgleichen. Bestehen bleibt eine Flexur zwischen Mes- und Diencephalon, die zu einem Abkippen der Neuralrohrachse zwischen Mittel- und Zwischenhirn um etwa 60° nach vorne führt.

---

[13] dys (gr.) = abnormal, gestört; raphe (gr.) = Naht (im Sinne eines gestörten Verschlusses des Neuralrohrs)
[14] an = ohne, encephalon (gr.) = Gehirn
[15] spina (lat.) = Rückgrat, Wirbelsäule; bifida (lat.) = zweigeteilt
[16] occulta (lat.) = versteckt

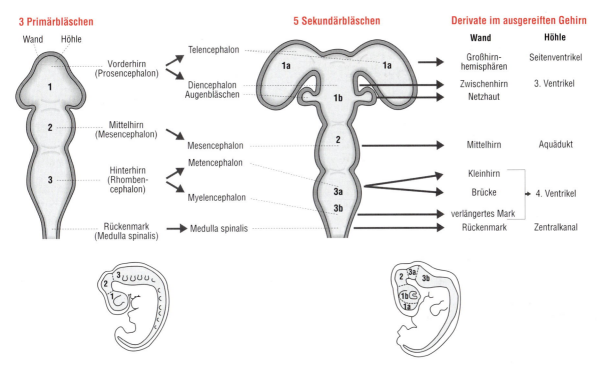

Abb. 1.8 Schema der Differenzierung der drei primären zu den fünf sekundären Hirnbläschen und ihre Derivate im ausgereiften Gehirn. Unten ist die Lage der entsprechenden Hirnabschnitte in situ gezeigt (links etwa 4. Embryonalwoche, rechts etwa 5. Embryonalwoche).

1.7.2 Histogenese des Nervensystems

Das Neuralrohr besteht ebenso wie die Neuralleiste aus *Neuroepithel*. Aus diesem Neuroepithel entwickeln sich später die Nerven- und Gliazellen. Die bindegewebigen Anteile, die an das Nervensystem assoziiert sind – wie z. B. harte Hirnhaut, Blutgefäße und Mikrogliazellen –, entstehen aus dem umgebenden Mesenchym (Ausnahme: weiche Hirnhäute, s. u.). Dabei entstehen aus dem Neuralrohr die Zellen für das Zentralnervensystem (zentrale Nervenzellen und zentrale Gliazellen, s. Kap. 1.3.2.2), während die Neuralleiste das Zellmaterial der sensiblen und der vegetativen Nerven bzw. Ganglien, der peripheren Gliazellen (s. Kap. 1.3.2.1), Zellen des Nebennierenmarks, Melanozyten und die Zellen der weichen Hirnhäute liefert.

Aus einer gemeinsamen Vorläuferzelle des Neuroepithels entwickelt sich zum einen der *Neuroblast*, aus dem sich die Nervenzellen (Neurone) entwickeln, und zum anderen der *Glioblast*, aus dem sich die Gliazellen (mit Ausnahme der Mikroglia) entwickeln. Die Histogenese des Nervensystems (**Neurogenese**) beinhaltet als die beiden entscheidenden Schritte zunächst die zelluläre *Differenzierung* und anschließend die zelluläre *Maturation* (Reifung).

Die neuronale **Differenzierung** beinhaltet zunächst die *Proliferation* der Neuroblasten, gefolgt von der *Migration* der entstandenen Zellen in charakteristische Positionen des sich entwickelnden Nervensystems. Die sich anschließende neuronale **Maturation** beinhaltet folgende Vorgänge: Zunächst erfolgt das zielgerichtete Auswachsen von Axonen, die ihr Ziel mit Hilfe hochspezialisierter, mikroskopisch sichtbarer Auftreibungen am Ende des Axons, dem *Wachstumskegel* (meist englisch als *growth cone* bezeichnet), finden. Weitere Maturationsschritte sind die Bildung von Dendriten, die Expression der charakteristischen biochemischen Eigenschaften eines Neurons (insbesondere spezifische Transmitterexpression) und schließlich die Bildung synaptischer Kontakte mit anderen Neuronen, die für die Entwicklung des ZNS eine entscheidende Rolle spielt.

Durch die Zellmigration werden in der Wand des Neuralrohrs drei mikroskopisch abgrenzbare Zellschichten sichtbar:

1. eine dem Hohlraum zugewandte, innere *ventrikuläre Zone* (Stratum ependymale, wo die Zellproliferation stattfindet, Abb. **1.9**, *1*),
2. eine *intermediäre (Mantel-)Zone* (Stratum palliale[17], Abb. **1.9**, *2*), und
3. ganz außen eine *marginale Zone* (Stratum marginale, Abb. **1.9**, *3*).

Im Laufe der weiteren Entwicklung wird insbesondere im kaudalen Neuralrohrbereich der Hohlraum auf Kosten der an Dicke zunehmenden Neuralrohrwand immer kleiner und die drei o. g. Schichten grenzen sich immer deutlicher voneinander ab.

Die in der inneren (ventrikulären) Zone stattfindende Zellproliferation vollzieht sich größtenteils *pränatal*. Man schätzt, daß in der Pränatalzeit phasenweise bis 20 000 neue Neurone pro Minute im sich entwickelnden Gehirn und Rückenmark entstehen. Doch entstehen nicht alle

---

[17] pallium (lat.) = Mantel

1 Grundlagen, Begriffe und Definitionen

Neuronentypen in allen Regionen zur gleichen Zeit. Grundsätzlich entwickeln sich motorische vor sensiblen Neuronen, während sich Interneurone (Zwischenneurone) als letzte entwickeln. Gliazellen schließlich proliferieren erst nach den Neuronen in größerem Umfang, jedoch hält ihre Bildung (im Gegensatz zur neuronalen) bis lange Zeit nach der Geburt an. Während der Embryonal- und Fetalzeit entstehen fast doppelt so viele Neurone, wie schließlich im adulten Gehirn vorhanden sind. Die im Laufe der weiteren Entwicklung nicht mehr benötigten Neurone beseitigen sich selbst im Rahmen eines genetisch determinierten, *programmierten Zelltodes*, der als sog. *Apoptose* sichtbar wird (die Zelle fragmentiert sich selbst in kleine, membrangebundene Partikel, die sich z.T. auflösen, z.T. von Abräumzellen phagozytiert werden). Ist dieser Vorgang des programmierten Zelltodes gestört (man kann dies tierexperimentell durch Ausschalten der für Apoptose unerläßliche Gene untersuchen), kommt es zu einer nicht lebensfähigen Mißbildung mit einem zum Zeitpunkt der Geburt weit überdimensionierten Gehirn, das z.T. aus einer nicht geschlossenen Schädeldecke herauswuchert.

Man kann zwei verschiedene „Wachstumsschübe" des entstehenden ZNS voneinander abgrenzen. Der erste vollzieht sich von der 10.–18. Embryonalwoche, der zweite beginnt in der 30. Woche und endet erst mit dem zweiten Lebensjahr.

Klinik Die erste intensive Wachstumsphase (10.–18. Woche) ist besonders empfindlich für endogene (z.B. chromosomale Anomalien) oder exogene (z.B. Strahlung, virale Infektionen) Störungen. So können z.B. Infektionen der Mutter in dieser Periode mit bestimmten Viren zu schweren Mißbildungen des Gehirns (mit mentaler Retardation und Blindheit nach der Geburt) führen. Die zweite Phase (30. Woche bis zweites Lebensjahr) ist eher vulnerabel gegenüber nutritiven Umwelteinflüssen wie Rauchen und Alkoholkonsum der Mutter oder Mangelernährung.

Myelinisierung. Die Markscheidenbildung (Myelinisierung) des ZNS durch Oligodendrozyten (s. Kap. 1.3.2.2) ist ein später Teil der Entwicklung. Sie beginnt erst unter dem Reiz neuronaler Impulse im 6. Embryonalmonat und hält bis ins Erwachsenenalter hinein an. Dabei werden verschiedene funktionelle Systeme zu unterschiedlichen Zeiten mit Markscheiden ausgestattet (generell sensible Systeme vor motorischen). Auch werden weiter kaudal gelegene ZNS-Abschnitte früher als weiter rostrale myelinisiert (z.B. Rückenmark im zweiten Schwangerschaftstrimenon, Großhirnhemisphären frühestens 1 bis 2 Monate postnatal beginnend).

1.7.3 Regionale Entwicklung des Nervensystems

Die folgenden Abschnitte sind besser zu verstehen, wenn man bereits etwas mit der Makroskopie des ZNS vertraut ist, weshalb der Leser hinsichtlich der Verhältnisse am adulten Rückenmark und Gehirn auf Kap. 3, 4 und 10 verwiesen werden muß. Weiterhin werden viele Besonderheiten der regionalen ZNS-Entwicklung in einzelnen Abschnitten der Kap. 3–9 dargestellt und sind deshalb hier nicht ausgeführt (z.B. Hemisphärenrotation u.a.).

Grund- und Flügelplatte. Im Neuralrohr unterscheidet man einen ventral gelegenen, später *somatomotorischen* Längsabschnitt, die *Grundplatte (Lamina basalis)* und einen dorsal gelegenen, später *somatosensiblen* Abschnitt, die *Flügelplatte (Lamina alaris)*. Dazwischen liegen die später viszeromotorischen und viszerosensiblen Längsabschnitte. Diese Gliederung des Neuralrohrs beeinflußt die gesamte weitere Entwicklung des ZNS. Grund- und Flügelplatte liefern gemeinsam das Zellmaterial für das spätere Rückenmark sowie den Hirnstamm (Medulla oblongata, Pons und Mesencephalon). Das Cerebellum (Kleinhirn) hingegen entsteht ebenso wie das Di- und Telencephalon (Zwischen- und Großhirn) ausschließlich aus der Flügelplatte.

Rückenmark. Im Rückenmark wird die embryonale Gliederung in eine zentrale Höhle (den späteren Zentralkanal) sowie eine ventral davon gelegene Grund- und eine dorsal davon gelegene Flügelplatte bis zur Ausreifung beibehalten (Abb. 1.9). Aus der Mantelzone (der mittleren Zellschicht des Neuralrohrs, s.o.) der Grundplatte entsteht das Vorderhorn mit den *Motoneuronen*, aus der Mantelzone der Flügelplatte das Hinterhorn mit *sensiblen Neuronen*, aus der Übergangszone von Grund- und Flügelplatte entstehen die *viszeromotorischen* bzw. *viszerosensiblen* Rückenmarksanteile.

Neben der Rückenmarksanlage liegen die embryonalen Achsensegmente, die sog. *Somiten*, aus denen sich die einzelnen Wirbelkörper und die später einem bestimmten Rückenmarks- bzw. Wirbelsäulensegment zuzuordnenden Muskeln bilden. Bereits in der 4. Embryonalwoche sprossen Axone der Motoneurone der Grundplatte des Neuralrohrs in die Peripherie zu den aus den Somiten entstehenden Muskelanlagen und bilden die *Vorderwurzel* des Rückenmarks. Kurze Zeit später treten Axone aus den sich im Bereich der Neural*leiste* bildenden Spinalganglien in die Flügelplatte und bilden die *Hinterwurzel* des Rückenmarks. In der 14. Embryonalwoche sind mikroskopisch bereits fast alle Zellgruppen des adulten Rückenmarks erkennbar.

Zu Beginn der Embryonalzeit sind Rückenmark und die umgebende Wirbelsäulenanlage gleich lang. In der weiteren Entwicklung bleibt jedoch das Rückenmark im Wachstum zurück und die Wirbelsäule wächst nach kaudal immer weiter über das Rückenmark hinaus, so daß beim Neugeborenen, erst recht aber beim Erwachsenen, das Rückenmark deutlich kürzer als der Wirbelkanal ist (s. Kap. 3.1).

Medulla oblongata und Pons. Diese beiden kaudal gelegenen Gehirnteile entstehen aus dem Myelencephalon- und dem Metencephalonbläschen. In diesem Abschnitt des embryonalen Gehirns öffnet sich der zentrale Hohlraum des Neuralrohrs nach dorsal, so daß der nach dorsal in diesem Stadium nur von einer dünnen Membran bedeckte vierte Ventrikel entsteht. Dieser Vorgang drängt die Flügelplatte in der Mitte auseinander, die so zur Seite geschoben wird und *lateral* der Grundplatte zu liegen kommt. Aus der (jetzt medial gelegenen) *Grundplatte* entstehen die *motorischen*, aus der (jetzt lateral gelegenen) *Flügelplatte* die *sensiblen* Hirnnervenkerne (Abb. **1.9**). Dazwischen liegen die später viszeromotorischen und viszerosensiblen Hirnnervenkerne. Im Laufe der weiteren Entwicklung wird diese mediolaterale Gliederung in motorische und sensible Teile zunehmend aufgelockert, und sensible Kerne reichen auch weiter nach medial.

Neben den sensiblen Hirnnervenkernen sind auch die Oliven- und die Brückenkerne (s. Kap. 5) Derivate der Flügelplatte.

Cerebellum. Das Kleinhirn entwickelt sich aus einer beidseitigen Ausstülpung der Flügelplatte des Metencephalons („rhombencephale Lippe", Abb. **1.10a**, *4*), die nach hinten auswächst und von dorsal her den vierten Ventrikel zunehmend überdeckt (Abb. **1.10b**, *6*). Das Cerebellum ist ein sehr spät ausreifender Gehirnanteil. Das schnellere Wachstum setzt erst in der 30. Embryonalwoche ein, hält dafür aber durch das ganze erste Lebensjahr hindurch an. In einer transient während der Kleinhirnentwicklung auftretenden Zellschicht der Kleinhirnrinde, der später wieder verschwindenden *äußeren* Körnerschicht, sollen sogar noch Monate nach der Geburt neue Neurone entstehen.

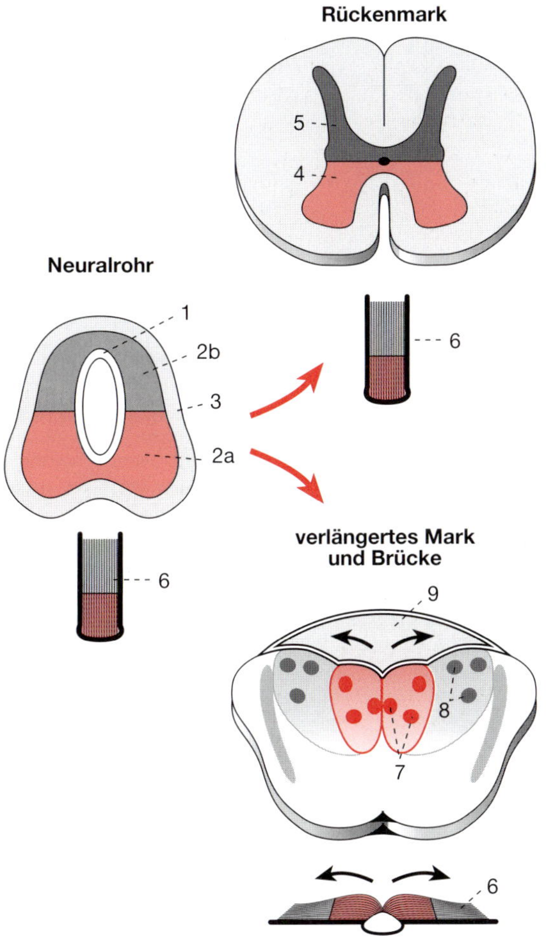

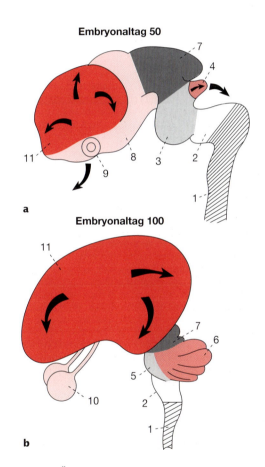

Abb. 1.9 Schema der Differenzierung von Grund- und Flügelplatte im Rückenmark (oben) und unteren Hirnstamm (unten).
Das Neuralrohr gliedert sich histologisch in **1** ventrikuläre Zone, **2** intermediäre (Mantel-)Zone und **3** marginale Zone. Die **2a** Grundplatte im Bereich der intermediären Zone und ihre Derivate sind rot, die **2b** Flügelplatte und ihre Derivate sind grau dargestellt. Im Rückenmark (rechts oben) bleibt die ventrodorsale Gliederung von Grund- und Flügelplatte (im späteren motorischen **4** Vorderhorn und sensiblen **5** Hinterhorn) erhalten. Im unteren Hirnstamm dagegen (rechts unten) öffnet sich das Neuralrohr nach dorsal wie ein **6** Buch, das aufgeschlagen wird (diese Analogie ist jeweils unter den Schaubildern dargestellt), wodurch die ursprünglich ventrodorsale Gliederung in eine mediolaterale übergeht. Dadurch kommen die Grundplattenderivate in Form der späteren **7** motorischen Hirnnervenkerne mehr medial zu liegen, während die Flügelplattenderivate in Form der späteren **8** sensiblen Hirnnervenkerne mehr lateral zu liegen kommen. **9** vierter Ventrikel (der durch die Neuralrohröffnung nach dorsal entsteht).

Abb. 1.10 Äußere Gehirnentwicklung.
a Embryonaltag 50.
b Embryonaltag 100.
Pfeile deuten Wachstumsrichtungen an.
1 Rückenmark, **2** Medulla oblongata. **3** Metencephalon, aus dem dorsal die **4** „rhombencephale Lippe" als Anlage des Cerebellums herauswächst, so daß am 100. Embryonaltag (**b**) im Metencephalon der **5** Pons vom **6** Cerebellum klar abgegrenzt werden kann. **7** Mesencephalon, **8** Diencephalon (nur am 50. Embryonaltag von lateral erkennbar), **9** Augenbläschen, das am 100. Embryonaltag bereits zum **10** Auge ausdifferenziert ist, **11** Telencephalon, das durch nach vorne, hinten und unten ausgerichtetes Wachstum das Diencephalon und großteils auch das Mesencephalon bis zum 100. Embryonaltag überwachsen hat.

1 Grundlagen, Begriffe und Definitionen

Mesencephalon. Das Mittelhirn entsteht aus dem Mesencephalonbläschen (Abb. 1.10, 7). Das spätere *Tegmentum* (der ventral gelegene Mittelhirnanteil, vgl. Kap. 6.1) entsteht aus der *Grundplatte* und enthält motorische Hirnnervenkerne sowie weitere für die Motorik wichtige Kerne wie den Ncl. ruber und die Substantia nigra. Die dem Mittelhirn dorsal aufsitzende Vierhügelplatte, das *Tectum* (enthält wichtige Kerne des Seh- und Hörsystems), entsteht ausschließlich aus der *Flügelplatte*. Im Gegensatz zu den anderen Hirnbläschen wird die Wand des Mesencephalonbläschens im Laufe der weiteren Entwicklung auf Kosten des Lumens immer dicker, so daß von letzterem schließlich nur noch ein enger Kanal, der *Aquädukt*, übrigbleibt.

Diencephalon. Das Zwischenhirn entsteht nur aus der *Flügelplatte*. Embryonal wird das Zwischenhirn hauptsächlich in drei Anteilen angelegt, die aus entsprechenden Ausbuchtungen der lateralen Bläschenwand des Diencephalons entstehen: *Epithalamus* (der im Laufe der weiteren Entwicklung zurückbleibt), *Thalamus* (der größte Zwischenhirnanteil am adulten Gehirn) und *Hypothalamus*, der den zweitgrößten Zwischenhirnanteil am adulten Gehirn ausmacht. Ein weiterer Zwischenhirnanteil, *Subthalamus* (der Zellmaterial zu Teilen der späteren Basalganglien liefert, s. u.), wird im Laufe der weiteren Entwicklung nach lateral Richtung Großhirn abgedrängt. Zur ontogenetisch dem Diencephalon zugehörigen Augenentwicklung s. u. Zur Entwicklung der basal dem Zwischenhirn anliegenden Hypophyse s. Kap. 9.4.

Auge. In der 3. Embryonalwoche erscheint auf beiden Seiten des Vorderhirns ein *Augenbläschen* (Abb. 1.10a, 9 und Abb. 1.11a, 1), das mit dem späteren Diencephalon durch eine stielförmige, anfänglich hohle, später durch aus der Retina einsprossende Axone ausgefüllte Struktur, dem *Augenbecherstiel* (= später *N. opticus*), verbunden bleibt (Abb. 1.11b, 6). In dem dem Augenbläschen gegenüberliegenden Ektoderm bildet sich eine Verdickung, die *Linsenplakode* (Abb. 1.11a, 4), die sich aus dem Ektoderm abhebt, auf das Augenbläschen zuwächst und die spätere *Linse* bildet. Während sich die Linsenanlage langsam vom Ektoderm ablöst (Abb. 1.11b, 4), wird sie durch das Augenbläschen umwachsen, aus dem so der *Augenbecher* entsteht (Abb. 1.11b, 5). Der Augenbecher umwächst die Linse nicht vollständig, sondern läßt eine kleine Öffnung bestehen (Abb. 1.11b, 7), die spätere Pupille, an deren Rand die *Iris* gebildet wird. Die *Retina* (Netzhaut), der lichtwahrnehmende Augenanteil, entsteht vollständig aus dem Augenbläschen und damit direkt aus der neuroektodermalen Gehirnanlage. Die *Kornea* (Hornhaut) bildet sich z.T. aus dem Ektoderm, z.T. aber auch, ebenso wie die *Uvea* (Aderhaut) und *Sklera* (Lederhaut) des Auges, aus dem Mesoderm.

Basalganglien. Diese später im Marklager des Großhirns liegenden Kerne (im einzelnen s. Kap. 9.2) entstehen aus einem Zellhügel am Boden der Telencephalonbläschen, im Bereich des Übergangs zum Zwischenhirn. Während das *Striatum*, der größte Kern der Basalganglien, ganz aus dem Zellmaterial des Telencephalonbläschens entsteht, entwickeln sich Teile des *Globus pallidus* (des nächstgrößten Basalganglienkerns) nur zum Teil (externes Pallidumsegment) aus einer telencephalen Anlage. Zum größeren Teil (Teil des externen Segments und internes Segment) entsteht das Pallidum ebenso wie der funktionell eng dazugehörige *Ncl. subthalamicus* aus dem Subthalamus des Zwischenhirns.

Großhirnhemisphären. Die entwicklungsgeschichtlichen Besonderheiten der Großhirnhemisphären (Hemisphä-

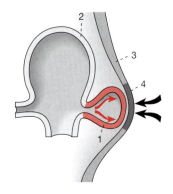
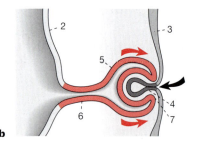

Abb. 1.11 Augenentwicklung in zwei Stadien (a und b). Pfeile deuten Wachstumsrichtungen an.
1 Augenbläschen, das sich aus dem **2** Diencephalonbläschen herausbildet. Das Augenbläschen induziert im angrenzenden **3** Ektoderm die **4** Linsenplakode, die in Richtung Augenbläschen auswächst. Anschließend wächst das Augenbläschen als **5** Augenbecher um die Linsenanlage herum. Der Augenbecher bleibt über den **6** Augenbecherstiel mit dem Diencephalonbläschen verbunden. **7** Öffnung des Augenbechers, die später die Pupille bildet.

renrotation, Kortexeinteilung) werden in Kap. 9.1.1 und 9.1.2 beschrieben.

Ventrikelsystem. Mit der Bildung der Hirnbläschen (s. o.) weitet sich auch das Innere des Neuralrohrs zu größeren, mit Flüssigkeit gefüllten Hohlräumen aus, die im Dreibläschenstadium entsprechend den Vesikeln als *Prosocele*, *Mesocele* und *Rhombocele* bezeichnet werden. Im Fünfbläschenstadium heißen sie entsprechend den Vesikeln: zwei *laterale Telocelen*, die die Seitenventrikel bilden, *Diocele*, die (gemeinsam mit einer *medialen Telocele*) den dritten Ventrikel bildet, *Mesocele*, die später den *Aquädukt* bildet sowie *Meta-* und *Myelocele*, die gemeinsam den vierten Ventrikel bilden.

Klinik Wenn die Hohlraumverbindungen zwischen den Vesikeln – später den Ventrikeln – verengt ist, kommt es zu einer Passagestörung der Flüssigkeit (dem späteren *Liquor cerebrospinalis*). Meist ist dies im Bereich des Mesencephalons (Mittelhirns) der Fall, da der Hohlraum in Form des Aquädukts hier besonders eng wird. Eine solche Passagestörung in der Embryonalzeit führt zu einem Liquoraufstau mit stark ausgeweiteten Ventrikeln und Ausdünnung der Hirnsubstanz. Dieses Krankheitsbild des angeborenen *Hydrocephalus* („Wasserkopf") fällt durch einen viel zu großen Gehirnschädel auf, da der Schädelknochen in seinem Wachstum dem Druck von innen nachgibt und sich ausweitet. Zum Krankheitsbild des Hydrocephalus vgl. auch Kap. 10.1.3.

1.8 Zusammenfassung

Das Nervensystem dient der Kommunikation mit der Umwelt. Wahrnehmung von Sinnesreizen, Integration der Reizinformation und entsprechende Reizantwort sind seine Hauptaufgaben. Man gliedert es in das *zentrale* und das *periphere Nervensystem* ebenso wie in das *somatische* und das *vegetative Nervensystem*. Das **zentrale Nervensystem** (ZNS) setzt sich aus Gehirn und Rückenmark zusammen, die beide innerhalb des Schädels bzw. Wirbelkanals in *Liquor cerebrospinalis* eingebettet sind. Das ZNS gliedert sich in *graue* und *weiße Substanz*, wobei die graue die Zellkörper der Nervenzellen, die weiße nur deren Fortsätze enthält. Das **periphere Nervensystem** besteht überwiegend aus Nervenzellfortsätzen, den *Nerven* (Nervenzellkörper finden sich hier nur in den *peripheren Ganglien*). Das **somatische Nervensystem** dient der bewußten sensiblen Wahrnehmung und der bewußten motorischen Steuerung der Körperperipherie. Das **vegetative Nervensystem** steuert (in der Regel unbewußt) die Funktion der inneren Organe und ist damit für die Aufrechterhaltung des inneren Körpermilieus verantwortlich.

Das Nervensystem besteht aus Neuronen und Gliazellen. **Neurone** bestehen aus einem Zellkörper (*Perikaryon*) und einem oder mehreren Fortsätzen (*Axon* und *Dendriten*). Nach Anzahl der Fortsätze unterscheidet man *uni-, pseudouni-, bi-* und *multipolare* Neurone. Neurone können elektrische Signale leiten und an nachfolgende Zellen über *Synapsen* weitergeben. Dabei bedienen sie sich chemisch definierter Substanzen, die *Transmitter* genannt werden.

Gliazellen bilden *Markscheiden* um die Fortsätze von Neuronen. Die Markscheiden dienen vor allem der verbesserten Erregungsleitung, sie werden peripher von den *Schwann-Zellen*, zentral von den *Oligodendrozyten* gebildet. Im ZNS gibt es noch weitere Gliazellen: *Astrozyten* (u.a. Stütz- und Ernährungsfunktion und Bildung der Blut-Hirn-Schranke), *Mikroglia* (Phagozytenfunktion) und *Ependymzellen* (Auskleidung der inneren Liquorräume).

Periphere Nerven bestehen aus den Axonen und Dendriten von Nervenzellen, deren Perikaryon innerhalb des ZNS oder in einem Ganglion nahe beim ZNS liegt. Ihre Fortsätze werden nicht nur von Markscheiden, sondern auch von Bindegewebslamellen umhüllt, die den Nerv mechanisch belastbarer und elastischer machen. Als *afferent* werden dabei diejenigen Nervenfasern bezeichnet, die *zum ZNS* ziehen und somit sensibel sind, als *efferent* diejenigen, die *vom ZNS* wegziehen, also motorisch sind. Innerhalb des ZNS sind sensibel und afferent sowie motorisch und efferent nicht mehr gleichzusetzen.

Man kann im ZNS verschiedene **Transmittersysteme** unterscheiden. Dies sind Neuronengruppen, die sich jeweils durch die Verwendung eines bestimmten Transmitters auszeichnen. Man spricht dabei von cholinergen, dopaminergen etc. Neuronengruppen. Grundsätzlich unterscheidet man erregende (exzitatorische) von hemmenden (inhibitorischen) Transmitterwirkungen auf die Effektorzelle, wobei die jeweilige Wirkung von der Beschaffenheit des Rezeptors an der postsynaptischen (Effektor-)Zelle bestimmt wird.

Entwicklungsgeschichte. Das Nervensystem entsteht embryologisch aus dem Ektoderm. Dabei entwickelt sich durch den Vorgang der *Neurulation* das *Neuralrohr*, das später zum ZNS wird, und die *Neuralleiste*, die später Zellen des peripheren Nervensystems sowie der weichen Hirnhäute und des Nebennierenmarks liefert. Das Neuralrohr gliedert sich in einen Rückenmarksanteil und einen Gehirnanteil. Im Gehirnanteil entstehen einzelne *Hirnbläschen*, die die Anlage für die späteren Gehirnabschnitte bilden (*Großhirn-, Zwischenhirn-, Mittelhirn-* und *Rautenhirnbläschen*). Das Auge entsteht größtenteils aus dem Zwischenhirnbläschen. Aus dem Hohlraum dieser Gehirn- oder Neuralrohrbläschen entsteht das spätere Ventrikelsystem.

Die Neuralrohrwand gliedert sich in einen vorderen Abschnitt, die *Grundplatte*, und einen hinteren Abschnitt, die *Flügelplatte*. Aus der Grundplatte entstehen die (motorischen) Vorderhornzellen des Rückenmarks, die motorischen Hirnnervenkerne und der gesamte ventrale Abschnitt des Mittelhirns (*Tegmentum mesencephali*). Aus der Flügelplatte entstehen die (sensiblen) Hinterhornzellen des Rückenmarks, die sensiblen Hirnnervenkerne, der dorsale Abschnitt des Mittelhirns (*Tectum mesencephali*), das Kleinhirn, das Zwischenhirn und das Großhirn.

Wiederholungsfragen

1. Umreißen Sie grob die Aufgaben des somatischen und des vegetativen Nervensystems!
2. Schildern Sie kurz den Aufbau eines Neurons! Erläutern Sie kurz die Aufgaben, die den einzelnen Anteilen einer Nervenzelle zukommen.
3. Wie heißen und welche Aufgaben erfüllen periphere Gliazellen?
4. Welche Aufgabe kommt den Oligodendrozyten zu?
5. Was bedeutet afferent und efferent?
6. Nennen Sie die wichtigsten exzitatorischen und inhibitorischen Transmitter!
7. Wo findet man im peripheren Nervensystem Perikaryen von Nervenzellen?
8. Aus welchen embryonalen Anteilen des Nervensystems entstehen die Zellen des zentralen und aus welchen Anteilen die Zellen des peripheren Nervensystems?
9. Zählen Sie die 5 Sekundärbläschen des embryonalen Gehirns auf und geben Sie deren Derivate im adulten Gehirn an.
10. Was entsteht im ZNS aus der Grundplatte, was aus der Flügelplatte?

1 Grundlagen, Begriffe und Definitionen

Lösungen

1. Somatisches NS: motorisch willkürliche Ansteuerung der Skelettmuskeln, sensibel bewußte Wahrnehmung der Körperperipherie und ihrer Umgebung. Vegetatives NS: Gliederung in Sympathikus und Parasympathikus; unwillkürliche und unbewußte Steuerung der inneren Organe und ihrer Funktion (Atmung, Verdauung, Kreislauf etc.).
2. Gliederung in Perikaryon, Dendrit (bei multipolaren Nervenzellen mehrere) und Axon (stets nur eines). Das Axon verzweigt sich zum Telodendron, an dessen Ende die synaptischen Endknöpfchen stehen. Die Dendriten dienen der Erregungsaufnahme, die Synapsen der Erregungsweitergabe. Das Perikaryon unterhält den Stoffwechsel der Nervenzelle (Transmitterproduktion, Energiegewinnung etc.).
3. Schwann-Zellen. Markscheidenbildung.
4. Markscheidenbildung im ZNS (klinische Bedeutung bei der Multiplen Sklerose!).
5. Afferent = zuführend (im Fall einer afferenten Faser von der Peripherie zum ZNS gleichbedeutend mit sensibel). Efferent = wegführend, ableitend (im Fall einer efferenten Faser vom ZNS in die Peripherie gleichbedeutend mit motorisch).
6. Besonders wichtig sind: Exzitatorisch: Glutamat, Acetylcholin. Inhibitorisch: GABA, Glycin.
7. In den sensiblen (Spinal- und Hirnnerven-) Ganglien sowie in den motorischen vegetativen Ganglien.
8. Zellen des ZNS: Neuralrohr. Zellen des PNS: Neuralleiste.
9. Myelencephalonbläschen (adultes Gehirn: Medulla oblongata = verlängertes Mark), Metencephalon (adultes Gehirn: Pons und Cerebellum = Brücke und Kleinhirn), Mesencephalonbläschen (adultes Gehirn: Mesencephalon = Mittelhirn), Diencephalonbläschen (adultes Gehirn: Diencephalon = Zwischenhirn), Telencephalon (adultes Gehirn: Telencephalon = Großhirn).
10. Grundplatte: Vorderhorn des Rückenmarks, motorische Hirnnervenkerne, Tegmentum des Mittelhirns. Flügelplatte: Hinterhorn des Rückenmarks, sensible Hirnnervenkerne, Olivenkerne der Medulla oblongata, Brückenkerne, Tectum des Mittelhirns, Kleinhirn, Zwischenhirn (einschließlich Auge), Großhirn.

Weiterführende Literatur

Christopherson, K. S., D. S. Bredt: Nitric oxide in excitable tissues: physiological roles and disease. J. Clin. Invest. 100 (1997) 2424–2429.

Fishman, R. A.: Blood-brain-barrier. In: Fishman, R. A.: Cerebrospinal fluid in diseases of the Nervous System, pp 43–69. W. B. Saunders Comp., Philadelphia 1992.

Forsyth, R. J.: Astrocytes and the delivery of glucose from plasma to neurons. Neurochem. Int. 28 (1996) 231–241.

Fu, S. Y., T. Gordon: The cellular and molecular basis of peripheral nerve regeneration. Mol. Neurobiol. 14 (1997) 67–116.

Hansson, E., L. Ronnback: Astrocytes in glutamate neurotransmission. FASEB J. 9 (1995) 343–350.

Heimer, L.: Neurohistology. In: Heimer, L.: The Human Brain and Spinal Cord, pp 145–168. Springer, New York – Berlin 1995.

Janzer, R. C., M. C. Raff: Astrocytes induce blood-brain-barrier properties in endothelial cells. Nature 325 (1987) 253–257.

Kandel, E. R., J. H. Schwartz, T. M. Jessell: Principles of Neural Science, pp 120–269 and 296–308. Elsevier, New York – Amsterdam 1991.

Kreutzberg, G. W.: Microglia: a sensor for pathological events in the CNS. Trends Neurosci. 19 (1996) 312–318.

Kuida, K., T. F. Haydar, C. Y. Kuan, Y. Gu, C. Taya, H. Karasuyama, M. S. Su, P. Racik, R. A. Flavell: Reduced apoptosis and cytochrome c-mediated caspase activation in mice lacking caspase 9. Cell 94 (1998) 325–337.

Levitan, I. B., L. K. Kaczamarek: The Neuron. Oxford Univ. Press, New York – Oxford 1991.

Ludin, H. P.: Pathophysiologie des peripheren Nervensystems. In: Zwiener, U., H. P. Ludin, H. Petsche (Hrsg.): Neuropathophysiologie, pp 81–127. Gustav Fischer, Jena 1990.

Matthews, G.: Neurotransmitter release. Ann. Rev. Neurosci. 19 (1996) 219–233.

McLaurin, J. A., V. W. Yong: Oligodendrocytes and myelin. Neurologic Clinics 13 (1995) 23–49.

Moore, K. L., T. V. N. Persaud: The developing human, pp 385–432, W. B. Saunders Comp., Philadelphia 1993.

O'Rahilli, R., F. Müller: Human embryology and teratology, pp 253–304, Wiley-Liss, New York 1992.

Peters, A., S. L. Palay: The morphology of synapses. J. Neurocytology 25 (1996) 687–700.

Powell, E. M., S. Meiners, N. A. DiProspero, H. M. Geller: Mechanisms of astrocyte-directed neurite guidance. Cell Tissue Res. 290 (1997) 385–393.

Raine, C. S.: The Norton Lecture: a review of the oligodendrocyte in the multiple sclerosis lesion. J. Neuroimmunol. 77 (1997) 135–152.

Schwab, M. E.: Structural plasticity of the adult CNS. Negative control by neurite growth inhibitory signals. Int. J. Dev. Neurosci. 14 (1996) 379–385.

Wilson, J. X.: Antioxidant defense of the brain: a role for astrocytes. Canad. J. Physiology & Pharmacology. 75 (1997) 1149–1163.

2 Peripheres Nervensystem

2.1 Allgemeine Grundlagen

Das periphere Nervensystem ist das *Rezeptor*- und *Effektororgan* des zentralen Nervensystems. Es leitet ihm die afferenten, sensiblen Informationen aus der Peripherie zu und trägt die Impulse, die in der „Zentrale" ausgearbeitet wurden, zu den Erfolgsorganen. Prinzipiell kann man sieben verschiedene Informationsqualitäten bzw. Fasertypen unterscheiden, durch die periphere Nerven charakterisiert sind:

1. **Somatomotorische Fasern:** Diese Fasern versorgen ausschließlich die Skelettmuskulatur. Sie sind grundsätzlich willkürlich innervierbar.
2. **Allgemein-somatosensible Fasern**[1]**:** Sie vermitteln Impulse aus der Haut, den Schleimhäuten nahe den Körperöffnungen, den Muskelspindeln und den Rezeptoren in Gelenkkapseln und Sehnen. Diese Art der Wahrnehmung kann zwar grundsätzlich, muß aber nicht zum Bewußtsein gelangen.
3. **Speziell-somatosensible Fasern**[1]**:** Sie leiten die Impulse aus der Netzhaut des Auges und dem Innenohr (Gehör und Gleichgewicht).
4. **Allgemein-viszeromotorische Fasern**[1]**:** Sie versorgen die glatte Muskulatur der Eingeweide, die Herzmuskulatur und die Drüsen mit parasympathischen oder sympathischen Impulsen. Sie werden *als einzige Fasern* peripherer Nerven außerhalb des ZNS noch einmal synaptisch von einem ersten auf ein zweites Neuron umgeschaltet und sind grundsätzlich *nicht* willkürlich innervierbar.
5. **Speziell-viszeromotorische Fasern**[1]**:** Diese nur bei Hirnnerven vorkommenden Fasern waren phylogenetisch ursprünglich viszeromotorisch im o.g. Sinn und innervieren die sog. *Kiemenbogenmuskulatur* (Begriff aus der Embryologie, in erster Linie für Gesichts-, Kau-, Kehlkopf- und Schlundmuskulatur). Beim Säugetier und beim Menschen entsprechen diese Fasern jedoch funktionell somatomotorischen Fasern (siehe 1.), da die innervierte (quergestreifte) Muskulatur willkürlich betätigt wird.
6. **Allgemein-viszerosensible Fasern**[1]**:** Über diese Fasern werden Impulse aus den Eingeweiden und Blutgefäßen zum ZNS geleitet (z.B. Blutdruck oder O_2-Gehalt des Blutes). Sie gelangen – mit Ausnahme von Schmerzempfindungen aus dem Eingeweidebereich – meist nicht zum Bewußtsein.
7. **Speziell-viszerosensible Fasern**[1]**:** Diese Art von Fasern vermittelt die Sinnesimpulse aus der Riechschleimhaut und den Geschmacksknospen der Zunge. Gemeinsam mit den speziell somatosensiblen Fasern (Auge, Ohr) werden diese Fasern auch als *sensorische Fasern* bezeichnet. Dieser Ausdruck wird im folgenden bevorzugt.

Der *vegetative* (*viszerale*) Teil des peripheren Nervensystems (PNS) wird in Kap. 12 besprochen. Im *somatischen* Anteil des PNS besteht der efferente (motorische) Anteil aus dem Axon jeweils *eines* Neurons (nicht *zweier* hintereinandergeschalteter Neurone wie im vegetativen Nervensystem), dessen Perikaryon bei Spinalnerven im Vorderhorn des Rückenmarks und bei Hirnnerven im Hirnstamm lokalisiert ist. Auch der *afferente (sensible)* Anteil besteht nur aus jeweils einem Neuron, dessen Perikaryon aber nicht direkt im Rückenmark oder Hirnstamm liegt, sondern in einem stets kurz vor dem ZNS lokalisierten *Ganglion*. Im Fall der Spinalnerven sind das die in den Intervertebrallöchern liegenden *Spinalganglien*. Hiervon müssen streng die *viszeromotorischen Ganglien* unterschieden werden, die in Kap. 12.2 besprochen werden. Im Gegensatz zu den multipolaren Neuronen in den vegetativen Ganglien sind die afferenten Neurone

---

[1] Um das Adverb „speziell" oder „allgemein" als zur entsprechenden Informationsqualität (z.B. „somatosensibel") zugehörig zu kennzeichnen, so daß ein fester Fachbegriff entsteht (z.B. „allgemein-somatosensibel"), wird hier vom sonstigen Sprachgebrauch abweichend jeweils ein Bindestrich eingefügt.

2 Peripheres Nervensystem

in den sensiblen Ganglien nahezu ohne Ausnahme *pseudounipolar*.

Periphere Nerven enthalten selten *nur eine* der oben unter 1. bis 7. aufgeführten Leitungsqualitäten. Meist führen sie gleichzeitig somato*motorische* und somato*sensible* oder viszero*motorische* und viszero*sensible* Fasern. Hiervon gibt es aber Ausnahmen, denn es existieren auch Nerven mit nur einer Leitungsqualität, so daß man *rein motorische*, *rein sensible* oder *gemischte Nerven* unterscheidet.

Ein motorischer Nerv innerviert häufig mehrere Muskeln, die nicht selten ganz unterschiedliche Funktion haben. Da ein Nerv aber aus Axonen von vielen tausend Nervenzellen besteht, die vom ZNS aus alle selektiv angesteuert werden können, ist selten der ganze periphere Nerv aktiv, sondern nur bestimmte Axone, die wiederum bestimmte Muskelgruppen innervieren und aktivieren.

Bezüglich der sensiblen Versorgung der Haut ist jedem peripheren Nerv ein bestimmtes Areal zugeordnet, das er innerviert (*Maximalgebiet*). Am Rande dieser Areale überdeckt sich das Versorgungsgebiet des einen immer mit dem Versorgungsgebiet eines anderen, benachbarten Nervs, so daß in diesen Regionen eine gewisse Koinnervation besteht. Das Areal, das ein Nerv gänzlich alleine innerviert, wird *Autonomgebiet* des Nervs genannt.

Klinik Bei einer Schädigung eines peripheren Nervs resultiert ein *kompletter* Sensibilitätsausfall (*Anästhesie*) nur im Autonomgebiet, während am Rande des jeweiligen Maximalgebietes, wo die Koinnervation mit dem benachbarten Nerv besteht, lediglich eine Sensibilitätsabschwächung (*Hypästhesie*) vorliegt.

Grundsätzlich unterscheidet man *Spinalnerven*, die ihren Ausgang vom Rückenmark nehmen, von *Hirnnerven*, die ihren Ausgang vom Gehirn nehmen. Das motorische und sensible Versorgungsgebiet der Spinalnerven umfaßt den Rumpf, die Extremitäten und einen Teil des Halses, während das Versorgungsgebiet der Hirnnerven der Kopf- und Halsbereich ist (wobei der bis weit in den Bauchraum hinein vorreichende viszerale Anteil des N. vagus eine Ausnahme bildet).

2.2 Spinalnerven (Nervi spinales)

Man unterscheidet nach dem Austritt aus dem entsprechenden Rückenmarksabschnitt folgende Gruppen von Spinalnerven:

- *zervikale* (auf beiden Seiten jeweils 8, C1–C8)
- *thorakale* (auf beiden Seiten jeweils 12, Th1–Th12)
- *lumbale* (auf beiden Seiten jeweils 5, L1–L5)
- *sakrale* (auf beiden Seiten jeweils 5, S1–S5).

Die kleinen, sich kaudal an die Sakralnerven anschließenden Kokzygealnerven spielen funktionell eine untergeordnete Rolle und werden deshalb hier nur der Vollständigkeit halber erwähnt.

Die Spinalnerven weisen gegenüber den Hirnnerven einige Besonderheiten auf, auf die vor der Besprechung der einzelnen Nerven eingegangen wird.

2.2.1 Segmentale und periphere Innervation

Wie in Kap. 3.1 näher ausgeführt wird, treten die Rückenmarksnerven in segmentaler Anordnung durch das Foramen intervertebrale aus dem Spinalkanal aus. Sie teilen sich unmittelbar danach in einen dorsalen und ventralen Ast (s. Kap. 2.2.2). Im Bereich des Rumpfes ziehen diese Nervenbündel auch weiter in segmentaler Anordnung in die Peripherie, wo sie sensibel und motorisch z. B. als *Nn. intercostales* die Brust- und Bauchwand versorgen. Man kann also einem bestimmten Teil der Rumpfwand einen bestimmten versorgenden Nerv zuordnen, der auch genau einem Rückenmarkssegment entspricht (**segmentale** oder **radikuläre Innervation**[2]). Diese segmentalen Regionen werden in Hinsicht auf das von ihnen sensibel versorgte Hautareal *Dermatome*[3] genannt (Abb. **2.1**).

Im Bereich der Extremitäten ist dies anders. Zwar findet man auch hier eine segmentale Innervation, wie die Abb. **2.1** klarmacht. Hier entspricht aber dem sensiblen Versorgungsgebiet *eines* peripheren Nervs eine Fläche, die *mehrere* (oder Teile von mehreren) Rückenmarkssegmente(n) einnimmt. Dies kommt dadurch zustande, daß im Bereich der Extremitäten-versorgenden Rückenmarkssegmente (Zervikal-, Lumbal- und Sakralmark) die vorderen Äste (Rr. anteriores, s. u.) der Spinalnerven nach ihrem Austritt aus dem Wirbelkanal sog. *Plexus* (= Geflechte) bilden, in die die segmental getrennten Spinalnerven eintreten, sich kompliziert durchflechten, Fasern austauschen und als gemischt-segmentale periphere Extremitätennerven wieder austreten (Abb. **2.2**). Häufig treten dabei mehr periphere Nerven aus dem Plexus aus, als Spinalnerven eingetreten sind. Sie haben *eigene*, nicht mit den Grenzen der segmentalen Innervation identische Versorgungsgebiete, was im Vergleich zur segmentalen Innervation als **periphere Innervation** be-

---

[2] radix (lat.) = Wurzel, von Spinalnervenwurzel
[3] derma (gr.) = Haut; tome (gr.) = Abschnitt

Spinalnerven (Nervi spinales) 2.2

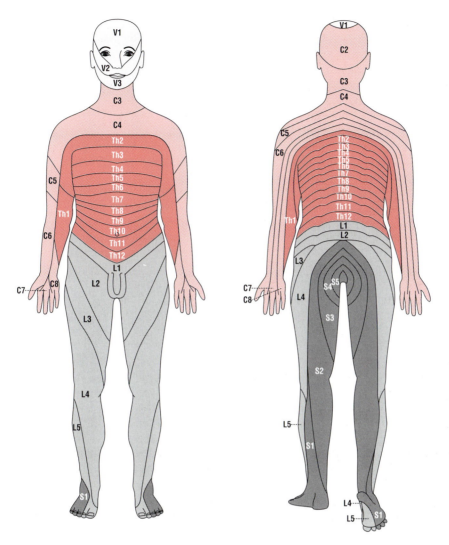

Abb. 2.1 Schema der segmentalen sensiblen Innervation (*Dermatome*). Jedem der durch Linien voneinander getrennten Hautareale ist ein Rückenmarkssegment zuzuordnen, das mit seinen sensiblen Fasern dieses Dermatom innerviert. Zu beachten ist, daß sich die Dermatome zweier benachbarter Segmente an den Randzonen überlappen können, so daß bei der Schädigung eines Rückenmarkssegmentes oder eines Spinalnervs im betroffenen Dermatom eine (wenn auch stark eingeschränkte) Restsensibilität erhalten bleiben kann.

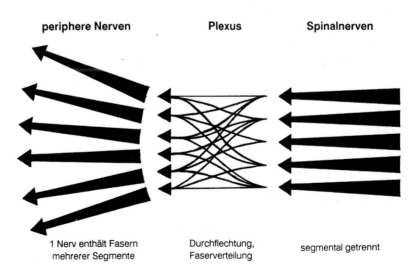

Abb. 2.2 Schematisiertes Prinzip der Plexusbildung. Spinalnerven treten segmental getrennt in einen Plexus ein, tauschen Fasern miteinander aus und verlassen ihn als gemischtsegmentale periphere Nerven.

zeichnet wird. Von großer Bedeutung ist, daß die Fasern, die diese peripheren Nerven enthalten, in den Extremitäten wiederum in segmental geordneter Weise enden, so daß man auch an den Extremitäten eine Dermatomeinteilung vorfindet (vgl. Abb. 2.1). Das heißt, wenn ein Nerv beispielsweise Teile aus den Segmenten L1–L4 mitführt, enden die Fasern aus L2 in dem zugehörigen Dermatom des Segmentes L2 am Oberschenkel. Die Fasern aus L3 enden dann darunter im entsprechenden Dermatom für L3, die aus L4 wiederum darunter usw. Dabei enden diese Fasern also zwar segmental getrennt, decken aber von den vollständigen segmentalen Dermatomen nur den Bereich ab, der dem Versorgungsgebiet des betreffenden peripheren Nervs entspricht (Abb. 2.3). Die Fasern des benachbarten peripheren Nervs, der ebenfalls Anteile aus den Segmenten L2–L4 führt, enden dann in den Teilen der Dermatome L2–L4, die an das Versorgungsgebiet des erstgenannten Nervs angrenzen und seinem eigenen Innervationsgebiet entsprechen. So werden also die segmentalen Dermatome im Extremitätenbereich durch die segmentale Endigung der Fasern *mehrerer Nerven* gebildet. Hier liegt also periphere *und* segmentale Innervation vor, nur sind beide nicht wie im Rumpfwandbereich identisch, sondern in ihren Grenzen *unterschiedlich*.

Wie oben bereits generell für periphere Nerven angedeutet, „verwischen" sich die Grenzen der segmentalen Innervation in der Realität etwas dadurch, daß die Nervenendigungen eines Segmentes noch in den Dermatombereich des benachbarten Segmentes hineinreichen, so daß sich die einzelnen Dermatome „dachziegelartig" überlappen. So kommt es, daß beim Ausfall eines *einzelnen* Segmentes eine – oft kaum merklich verminderte – Restempfindlichkeit im betroffenen Dermatom erhalten bleibt.

Die segmental geordnete Endigung der Fasern peripherer Nerven gilt neben dem sensiblen auch für den motorischen Anteil des peripheren Nervensystems. Auch Muskeln haben hinsichtlich ihrer Innervation ein segmental geordnetes Muster, so daß einem Muskel bestimmte ihn versorgende Rückenmarkssegmente zugeordnet werden können (z. B. L1–L3 für den M. iliopsoas), wobei diese Segmente natürlich gleichzeitig auch andere Muskeln innervieren können. Manche Muskeln werden ausschließlich oder wenigstens überwiegend aus einem Segment versorgt, so daß sie zum „Kennmuskel" dieses Segmentes werden (z. B. M. extensor hallucis longus für das Segment L5), was in der Klinik bei Schädigungen einzelner Rückenmarkssegmente oder einzelner Spinalnervenwurzeln diagnostisch große Wichtigkeit erlangen kann. Die wichtigsten Kennmuskeln sind mit den ihnen zugeordneten Segmenten in Tabelle 2.1 aufgeführt.

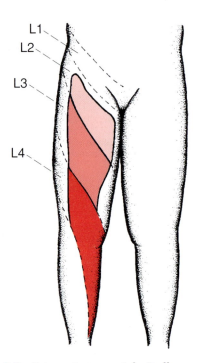

Abb. 2.3 Getrennt segmentale Endigung der sensiblen Fasern eines an sich gemischt-segmentalen Nervs. Hier am Beispiel sensibler Äste des N. femoralis. Beachte, daß die sensiblen Fasern des Nervs zwar segmental getrennt enden, dabei aber nur *Teile* der Dermatome L2–L4 abdecken. Die restlichen Teile der Dermatome werden von den ebenfalls getrennt segmental endenden sensiblen Fasern anderer peripherer Nerven abgedeckt.

Tabelle 2.1 Die wichtigsten Kennmuskeln mit den ihnen zugeordneten Rückenmarkssegmenten.

Kennmuskel	Segment(e)
M. deltoideus	C5
M. biceps brachii	(C5–)C6
M. brachioradialis	(C5–)C6
M. triceps brachii	C7
M. pronator teres	C7
Kleinfingerballenmuskeln	C8
Mm. interossei	C8
Mm. vastus medialis und laterales (M. quadriceps femoris)	(L3–)L4
M. tibialis anterior	L4
M. extensor hallucis longus	L5
M. tibialis posterior	L5
M. triceps surae	S1(–S2)

Klinik Die Differenzierung von peripherer und segmentaler Innervation hat klinisch allergrößte Bedeutung. Man kann so an den Ausfallserscheinungen unterscheiden, ob es sich um eine Schädigung der spinalen Wurzel in unmittelbarer Rückenmarksnähe (also proximal des Eintritts in den Plexus) oder um eine Schädigung des peripheren Nervs handelt. Liegt z. B. ein Sensibilitätsverlust im Bereich oberhalb des Knies vor, der sich bis auf die Medialseite des Unterschenkels erstreckt, bei gleichzeitig erhaltener Empfindlichkeit im oberen

Bereich des ventralen Oberschenkels, entspricht das einem Ausfall des Segmentes L4, da sich die Empfindungsstörung über die Grenzen der Innervationsgebiete des in Frage stehenden peripheren Nervs (N. femoralis) hinaus erstreckt und andere Teile (L2 und L3) dieses Nervs offensichtlich nicht beeinträchtigt (vgl. Abb. 2.3). Liegt hingegen ein Sensibilitätsausfall am ganzen ventralen Oberschenkel vor, der sich nach medial auf den Unterschenkel fortsetzt, bei erhaltener Empfindlichkeit im *medialen* Oberschenkelbereich, entspricht das dem Ausfall des Versorgungsgebietes des gesamten N. femoralis, während Teile aus den Dermatomen L2–L4, die nicht mit dem N. femoralis verlaufen (mediale Oberschenkelseite) intakt sind, so daß eine segmentale Schädigung unwahrscheinlich ist. In der klinischen Praxis ist es also von großer Bedeutung, die Innervationsgebiete der einzelnen peripheren Nerven ebenso wie die segmentale Anordnung der Dermatome zu kennen.

Es gibt vier von den oben erwähnten **Plexus**, die im Bereich der Zervikal-, Lumbal- und Sakralwirbelsäule gebildet werden:

- *Plexus cervicalis*
- *Plexus brachialis*
- *Plexus lumbalis*
- *Plexus sacralis*.

Dabei versorgen die peripheren Nerven, die aus dem Plexus cervicalis hervorgehen, den Halsbereich, diejenigen aus dem Plexus brachialis die obere Extremität. Die Nerven aus dem lumbalen und sakralen Plexus versorgen die untere Extremität, sie werden auch häufig als *Plexus lumbosacralis* zusammengefaßt.

2.2.2 Rami anteriores und Rami posteriores der Spinalnerven

Die motorischen Vorder- und sensiblen Hinterwurzeln des Rückenmarks vereinigen sich zum gemeinsamen Durchtritt durch das Foramen intervertebrale, indem sie den Spinalnerv des zugehörigen Segmentes bilden. Kurz nach Verlassen des Wirbelkanals aber teilt sich der Spinalnerv in einen vorderen Ast, *R. anterior*, und einen hinteren Ast, *R. posterior*. Nur der **R. anterior** beteiligt sich an der Bildung der Plexus und versorgt damit die Extremitäten und den Hals, sowie (*ohne* vorherige Plexusbildung) mit den Interkostalnerven die lateroventrale Rumpfwand. Die entsprechenden Plexusbildungen und peripheren Nerven werden in den folgenden Kapiteln besprochen.

Der **R. posterior** hingegen bildet keine Plexus und verzweigt sich erneut in einen *medialen* and *lateralen Ast*, die motorisch die autochthone Rückenmuskulatur (*M. erector spinae*) innervieren. Entsprechend der Innervation durch die medialen oder lateralen Äste der Rr. posteriores wird die autochthone Rückenmuskulatur in einen *medialen* und einen *lateralen Trakt* unterteilt. Diese Muskeln ermöglichen eine Streckung, Seitwärtsbeugung und Drehung der Wirbelsäule. Sensibel versorgen die Rr. posteriores in ebenfalls streng segmentaler Anordnung (da sie vorher keinen Plexus durchlaufen) die mediale Rücken-, Nacken- und Hinterkopfshaut (Abb. 2.4a).

Der R. posterior aus C2 bildet im Halsbereich den großen, das Hinterhaupt sensibel versorgenden *N. occipitalis major*, während der R. posterior aus C1 (*N. suboccipitalis*) rein motorisch ist. Im lumbalen und sakralen Bereich bilden die Rr. posteriores die becken- und gesäßversorgenden *Nn. clunium superiores* und *medii*, während die *Nn. clunium inferiores* von anterioren Ästen der Spinalnerven gebildet werden (Äste des N. cutaneus femoris posterior).

2.2.3 Rumpfwandinnervation, Nn. intercostales

Die anterioren Äste der *thorakalen* Spinalnerven beteiligen sich (z. T. mit Ausnahme von Th1) als einzige nicht an einer Plexusbildung und ziehen segmental getrennt in die Peripherie. Sie versorgen sensibel und motorisch die Rumpfwand und bilden dabei die 12 zwischen den Rippen verlaufenden *Nn. intercostales* (Abb. 2.4b). Zunächst verlaufen diese nach Verlassen des Wirbelkanals direkt an der Innenseite der Thoraxwand. Später ziehen sie dann zwischen den Mm. intercostales externi und interni, z. T. auch *in* den Mm. intercostales interni dem Verlauf der Rippen folgend nach vorne. Sie werden dabei von den Aa. und Vv. intercostales begleitet, so daß alle drei Leitungsbahnen (von oben nach unten: Vene, Arterie, Nerv) am *Unterrand* der zugehörigen Rippe zu finden sind (Abb. 2.4b, 7–9).

Klinik Diese topographischen Verhältnisse spielen eine große Rolle bei der *Pleurapunktion*. Sie wird durchgeführt, um mit einer Nadel ggf. vorhandene Flüssigkeit im Pleuraspalt (z. B. *Pleuraerguß*) abzusaugen. Dabei sticht man *am Oberrand* und niemals am Unterrand einer kaudalen Rippe ein, um so auf jeden Fall die Verletzung der beschriebenen Leitungsbahnen zu vermeiden.

Die *oberen sechs Interkostalnerven* innervieren **motorisch** die Mm. intercostales sowie die Mm. serrati posteriores superiores und inferiores und enden im Bereich des Sternums. **Sensibel** versorgen sie wie alle Interkostalnerven das ihnen zugehörige jeweilige Dermatom Th1–Th6. Die *Interkostalnerven Th7–Th12*, deren Zwischenrippenraum nach vorne hin nicht mehr am Sternum und damit in der Medianebene endet, nehmen, indem sie dem Verlauf der Rippen folgen und ihn über deren Ende

2 Peripheres Nervensystem

hinaus fortsetzen, einen nach ventral abwärts gerichteten Weg und enden vorne im Bereich der Linea alba. Sie versorgen **motorisch** die entsprechende Interkostalmuskulatur Th7–Th12 und, nachdem sie den Interkostalraum verlassen haben, die großen ventralen Bauchmuskeln: Mm. obliquus abdominis externus und internus, M. transversus abdominis und M. rectus abdominis. **Sensibel** innervieren sie die ihren Dermatomen entsprechenden Hautareale Th7–Th12. Alle Interkostalnerven geben etwa im Bereich der vorderen Axillarlinie einen *R. cutaneus lateralis* und im Bereich der Parasternallinie einen *R. cutaneus anterior* ab, die sich jeweils wieder in einen medialen und einen lateralen Ast (bzw. posterioren und anterioren bei R. cutaneus lateralis) aufteilen (Abb. **2.4b**, 5 und 6). Mit diesen Ästen wird dann das entsprechende

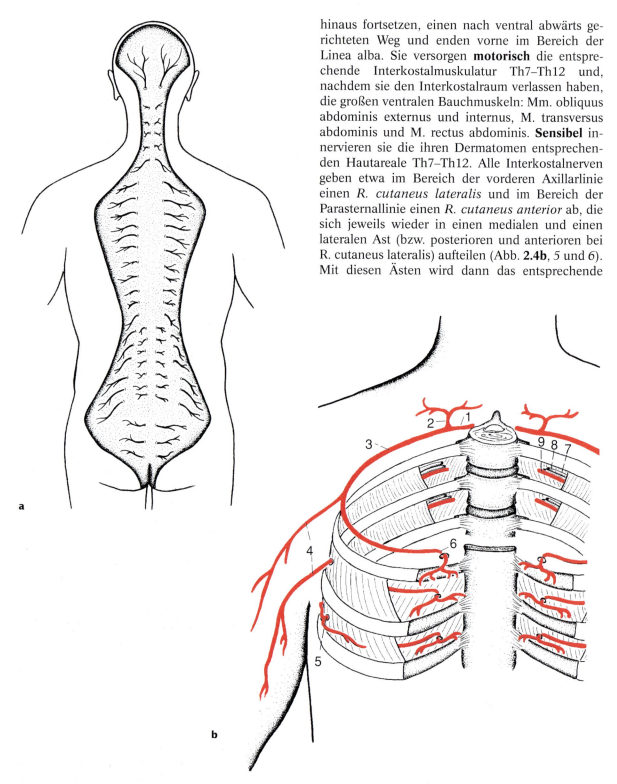

Abb. 2.4 Rr. anteriores und Rr. posteriores.
a Sensible Innervation durch die Rr. posteriores.
b Verlauf der Interkostalnerven.
1 Spinalnerv Th2, **2** R. posterior (gabelt sich nach dorsal noch einmal in einen medialen und lateralen Ast auf), **3** R. anterior des Spinalnervs Th2 (= Interkostalnerv 2), **4** N. intercostobrachialis des zweiten bzw. dritten Interkostalnervs, **5** R. cutaneus lateralis (hier: des vierten Interkostalnervs) mit Aufteilung in R. posterior und R. anterior, **6** R. cutaneus anterior mit Aufteilung in R. medialis und R. lateralis, **7** V. intercostalis, **8** A. intercostalis, **9** N. intercostalis 3. Beachte, daß Interkostalnerven keinen Plexus durchlaufen und deshalb die Innervationsgebiete dieser peripheren Nerven der segmentalen Innervation entsprechen.

Hautareal sowie das darunterliegende Pleura- bzw. Peritonealgebiet **sensibel** versorgt.

Der *erste* N. intercostalis beteiligt sich als einziger der thorakalen Spinalnerven am Plexus brachialis, versorgt aber dennoch mit einem kleinen Ast den ersten Interkostalraum. Der *letzte* Interkostalnerv verläuft unterhalb der letzten Rippe und wird deshalb auch *N. subcostalis* genannt.

Klinik Beim *Bauchhautreflex* bestreicht man rasch mit einem spitzen Gegenstand die Bauchhaut in Höhe verschiedener Segmente und löst dadurch eine Kontraktion des entsprechenden Bauchwandabschnittes aus. Dies kann z.B. bei der Höhenlokalisation von thorakalen Rückenmarksschäden wichtig werden, erlaubt aber nur eine relativ grobe Zuordnung.

Der zweite und oft auch der dritte Interkostalnerv gibt einen kollateralen Ast zur oberen Extremität ab, der von der medialen Wand der Achselhöhle aus zum Arm läuft und im Bereich des medialen Oberarms mit dem *N. cutaneus brachii medialis* aus dem Plexus brachialis anastomosiert. Dieser Kollateralast wird als *N. intercostobrachialis* bezeichnet (Abb. **2.4b**, *4*).

Klinik Auf Grund seines Verlaufs in der Achselhöhle kann der rein sensible N. intercostobrachialis große diagnostische Bedeutung gewinnen. Beim *Mammakarzinom* – dem häufigsten malignen Tumor der Frau – das lymphogen in erster Linie in die Lymphknoten der Achselhöhle metastasiert, kann es bei entsprechenden Tochtergeschwülsten (Metastasen) zu einer Komprimierung und damit Reizung dieses Nervs kommen, was sich in einem schmerzhaften Ziehen an der medialen Oberarmseite äußert. Bei solchen Symptomen – erst recht bei entsprechender Krankengeschichte mit vorherigem Mammakarzinom – muß deshalb immer an eine Metastasierung in die Achselhöhle gedacht werden.

2.2.4 Plexus cervicalis

Der Plexus cervicalis wird aus den anterioren Ästen der vier obersten Spinalnerven **(C1–C4)** gebildet und versorgt motorisch und sensibel die Halsregion. Dabei reichen seine Äste auch über die zervikalen Grenzen hinaus. Kaudal dehnen sie sich sensibel bis über das Schlüsselbein aus und versorgen kranial auch noch die Haut am seitlichen Hinterkopf und am Kieferwinkel (Abb. **2.5b**). Weiterhin versorgt der Plexus cervicalis außer den Halsmuskeln motorisch und sensibel das Zwerchfell.

Der Plexus (Abb. **2.5a**) liegt seitlich der Halswirbelsäule in der Tiefe unter dem M. sternocleidomastoideus, wo er zwischen den Mm. scaleni und dem M. levator scapulae in das seitliche Halsdreieck eintritt und eine „Schlaufe" (*Ansa cervicalis*) bildet.

Die Ansa cervicalis bildet sich durch den Zusammenschluß einer *Radix superior* (Abb. **2.5a**, *2*), die aus den Wurzeln von C1 und (Teilen von) C2 besteht und sich in ihrem Verlauf vorübergehend dem N. hypoglossus (XII. Hirnnerv) anlagert sowie einer *Radix inferior* (Abb. **2.5a**, *3*), die aus Wurzelanteilen von C2 und C3 gebildet wird. Von der Ansa cervicalis gehen die Äste zur Versorgung der unteren Zungenbeinmuskulatur ab (jeweils ein Ast für den M. omohyoideus, M. sternothyroideus, M. thyrohyoideus und M. sternohyoideus; Abb. **2.5a**, *4*). Eine weitere „Schlaufe" (die manchmal als *Ansa cervicalis superficialis* bezeichnet wird) bildet einer der Hautäste des Plexus cervicalis (*N. transversus colli*, s.u.) in Form einer Anastomose mit dem platysmaversorgenden Ast des N. facialis (*R. colli n. facialis*).

Nicht unmittelbar aus der Ansa cervicalis, sondern aus einem gesonderten Zusammenschluß einzelner Äste aus C1–C4 gehen die **sensiblen Nerven** des Plexus cervicalis hervor:

- *N. occipitalis minor* (C2, C3)
- *N. transversus colli* (C2, C3)
- *N. auricularis magnus* (C2, C3)
- *Nn. supraclaviculares* (C3, C4).

Sie treten meist in einem gemeinsamen Punkt, dem *Punctum nervosum*, an die Oberfläche (im Bereich des mittleren Drittels des M. sternocleidomastoideus an dessen Hinterrand) und verzweigen sich dann subkutan (Abb. **2.5b**). Dabei versorgen sie die folgenden Hautbereiche: den vor und knapp hinter dem Ohr liegenden (*N. auricularis magnus*; Abb. **2.5b**, *2*), den daran angrenzenden Bereich nach dorsal bis an die Grenze des Innervationsgebietes des – aus den Rr. posteriores stammenden – N. occipitalis major (*N. occipitalis minor*; Abb. **2.5b**, *1*), den Bereich des lateralen und ventralen Halses (*N. transversus colli*, Abb. **2.5b**, *4*) und die Schulter mit Schlüsselbeingrube und oberstem Brustbereich (*Nn. supraclaviculares*; Abb. **2.5b**, *3*).

Die **motorischen Nerven** des Plexus cervicalis gehen z.T. als feine Äste für die infrahyale Muskulatur aus der Ansa cervicalis profunda hervor (s.o.).

Ein besonders wichtiger und großer Nerv, der sich aus den Wurzeln C3 und C4 (geringenteils auch C5) bildet, ist der

- *N. phrenicus,*

der **motorisch** und **sensibel** das Zwerchfell[4] versorgt sowie mit einigen sensiblen Fasern das angrenzende Pleura- bzw. Peritonealgewebe und den Herzbeutel. Sein Verlauf ist in Abb. **2.5c** dargestellt. Er zieht am Hals nahe dem *M. scalenus anterior* nach unten, tritt vor der A. subclavia und hinter der V. subclavia in den Thoraxraum ein und läuft dann im vorderen Bereich des Mediastinums

---

[4] phren (gr.) = Zwerchfell

2 Peripheres Nervensystem

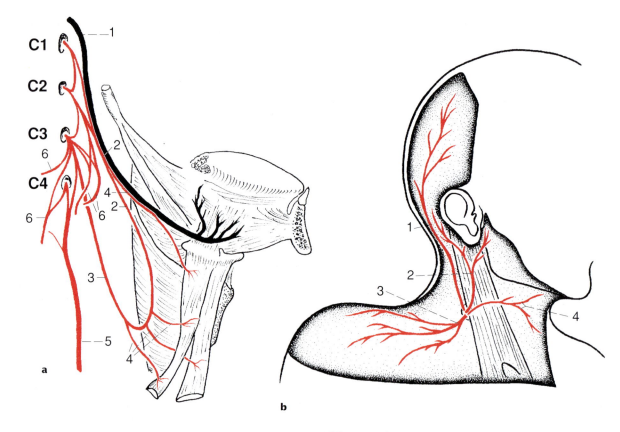

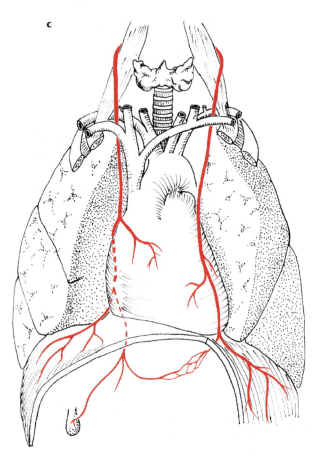

Abb. 2.5 Plexus cervicalis.
a Struktur und Verlauf des Plexus cervicalis. (Modifiziert nach einer Zeichnung von Spitzer, in Feneis: Anatomisches Bildwörterbuch, Thieme 1993)
1 N. hypoglossus (XII. Hirnnerv), dem sich intermediär die **2** Radix superior der Ansa cervicalis anlagert; **3** Radix inferior der Ansa cervicalis. Von dieser gehen **4** die Äste zur infrahyalen Muskulatur ab. **5** N. phrenicus, **6** sensible Äste zum Punctum nervosum.
b Nerven des Punctum nervosum und ihr sensibles Versorgungsgebiet (schattiert). Beachte den Austritt der Nerven am Punctum nervosum etwa im mittleren Drittel des Hinterrandes des M. sternocleidomastoideus.
1 N. occipitalis minor, **2** N. auricularis magnus, **3** Nn. supraclaviculares, **4** N. transversus colli.
c Verlauf des N. phrenicus. (Modifiziert nach einer Zeichnung von Spitzer, in Feneis: Anatomisches Bildwörterbuch, Thieme 1993)

zwischen Pleura und Perikard nach unten (klinisch wichtig!), um dabei beide sensibel zu innervieren und schließlich mit mehreren Ästen motorisch das Zwerchfell zu versorgen. Mit sensiblen Endästen (*Rr. phrenicoabdominales*) tritt er im Bereich der Herzspitze (links) bzw. Foramen venae cavae (rechts) durch das Zwerchfell. Er innerviert das Zwerchfell sowie das viszerale und parietale Peritoneum der angrenzenden Oberbauchorgane sensibel. Der N. phrenicus spielt als *der einzige Nerv, der motorisch das Zwerchfell (kräftigster Atemmuskel!) versorgt*, eine erhebliche Rolle bei der Atmung.

Spinalnerven (Nervi spinales) 2.2

Klinik Der N. phrenicus kann in seinem Verlauf sehr leicht bei Halsverletzungen, vor allem aber durch seine enge topographische Beziehung zu Perikard und Pleura sowohl bei Herzbeutel- als auch bei Rippenfellentzündungen (*Perikarditis* bzw. *Pleuritis*) oder bei Herzoperationen geschädigt werden. Bei einem Ausfall des N. phrenicus resultiert auf der entsprechenden Seite ein im Röntgenbild sichtbarer *Zwerchfellhochstand*, der (vor allem im Liegen) erhebliche Atembeschwerden verursachen kann.

Eine *Reizung* des N. phrenicus löst rhythmische, rasche Kontraktionen des Zwerchfells aus: den Schluckauf (*Singultus*). Klinisch kann dieser auch bei beginnender Fehlregulation des Gehirns im Rahmen eines *steigenden Hirndrucks* in Erscheinung treten.

Teile der Wurzeln C1–C4 ziehen auch direkt zu den tiefen Halsmuskeln (M. longus capitis, M. longus colli, M. rectus capitis anterior, M. rectus capitis lateralis sowie Mm. scaleni), ohne sich an der Plexusbildung zu beteiligen. Weiterhin können aus dem Plexus cervicalis Äste zu den ansonsten vom N. accessorius versorgten M. sternocleidomastoideus und M. trapezius ziehen.

Bedeutung der zervikalen Spinalnervenwurzeln für die Atmung. Ein großer Teil der funktionell besonders wichtigen Atemmuskeln wird aus den oberen vier bis fünf Zervikalsegmenten versorgt (Zwerchfell und z. T. Mm. scaleni). Das ist klinisch sehr wichtig. Es bedeutet, daß Rückenmarksschädigungen *unterhalb* des Segmentes C4 zwar Querschnittslähmungen verursachen, die unter Umständen alle vier Extremitäten betreffen (= sog. *hohe Querschnittslähmung, Tetraplegie*), die Atmung aber weitgehend unbeeinträchtigt lassen; die Funktion der möglicherweise ausgefallenen Mm. intercostales wird dann von den anderen Atemmuskeln, speziell dem Zwerchfell übernommen. Schädigungen *oberhalb* des Segmentes C4 können jedoch die Zuleitung der Impulse aus dem Atemzentrum im Hirnstamm zu den Rückenmarkssegmenten C1–C4 unterbrechen, auch wenn diese selbst intakt sind, so daß ein Überleben dieser Schädigung nicht bzw. nur mit künstlicher Beatmung möglich ist. Mehr zu Querschnittslähmungen, ihrer Ursache und Symptomatik s. S. 92 ff.

2.2.5 Plexus brachialis

Der Plexus brachialis schließt sich nach kaudal unmittelbar dem Plexus cervicalis an und wird aus den anterioren Rami der Wurzeln **C5–C8** sowie **Th1** gebildet (sehr wenige Fasern erhält er auch aus C4 und Th2). Seine Durchflechtung ist ungleich komplizierter als die des Plexus cervicalis, worauf aber hier nicht in allen Details eingegangen werden soll (vgl. auch Abb. **2.6**).

Der Plexus bildet sich in der Tiefe des seitlichen Halsdreiecks. Dort ziehen die Fasern der Spinalnerven C5–Th1 gemeinsam mit der A. subclavia durch die *Skalenuslücke* (zwischen M. scalenus anterior und M. scalenus medius), um sich anschließend zunächst zu drei Primärsträngen, *Truncus superius, Truncus medius* und *Truncus inferius*, zusammenzuschließen, deren Äste den

- **supraklavikulären Teil**

des Plexus bilden. Er zieht dann mit der A. subclavia nach kaudolateral und tritt, die Klavikula dorsal passierend, in die Achselhöhle ein, um dann den

- **infraklavikulären Teil**

des Plexus zu bilden. Hier bilden sich durch erneute Verflechtung zunächst drei Sekundärstränge (*Fasciculi*), die hinsichtlich ihrer topographischen Lage zur A. axillaris als

- *Fasciculus lateralis*
- *Fasciculus medialis* und
- *Fasciculus posterior*

benannt werden. Diese topographischen Bezeichnungen beziehen sich auf die Lage der A. axillaris *bei angewinkeltem Arm*, so daß sie einen annähernd vertikalen Verlauf hat. Aus den *Fasciculi* gehen die den Arm und die Hand versorgenden Nerven ab. Die (rein motorischen) Nerven zu den Schultergürtelmuskeln gehen hingegen überwiegend aus den *Trunci* z. T. supraklavikulär, z. T. infraklavikulär aus dem Plexus ab (oft entspringt ein Teil auch erst aus den Fasciculi). Vereinfachend ist also folgendes festzuhalten:

1. **Motorische Versorgung der Schultergürtelmuskulatur:** vorwiegend *Äste aus den Trunci* (supra- und infraklavikulär).
2. **Motorische und sensible Versorgung des Arms und der Hand:** Ausschließlich *Äste aus den Fasciculi* (infraklavikulär).

Ebenfalls grundsätzlich festzuhalten ist die Verteilung der oberen (C5–C6) und unteren (C7–Th1) Segmente auf die obere Extremität, was auch in Hinsicht auf die motorische Versorgung wichtig ist. Die oberen Segmente (C5–C6) versorgen dabei vorwiegend die Muskeln des Schultergürtels und ventralen Oberarms. Die Wurzel C7 versorgt den M. triceps brachii und ansonsten gemeinsam mit den unteren Segmenten (C8–Th1) die distalen Extremitätenmuskeln.

Bereits vor der Bündelung der Fasern zu den Trunci gehen kurze motorische Äste aus dem Plexus zu den tiefen Halsmuskeln und zu den Mm. scaleni ab.

2 Peripheres Nervensystem

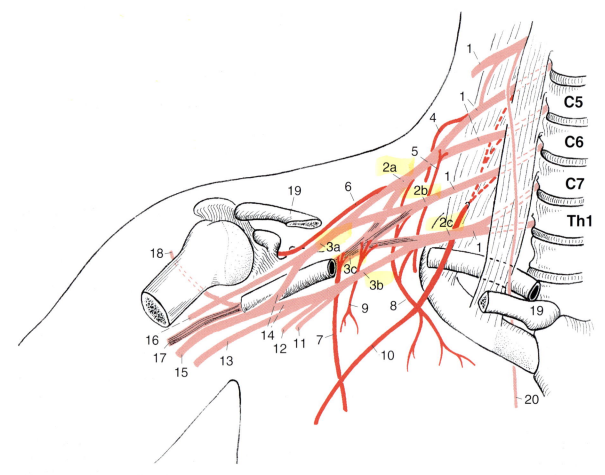

Abb. 2.6 Lage, Struktur und Äste des Plexus brachialis. Mittleres Drittel von A. subclavia und Klavikula entfernt. Beachte den Austritt des Plexus zwischen M. scalenus anterior und medius (gemeinsam mit A. subclavia). Danach supraklavikulär die Bildung der drei Trunci und infraklavikulär die Umlagerung der Fasern zu den drei Fasciculi um die A. axillaris (z.T. modifiziert nach einer Zeichnung von Spitzer, in Feneis: Anatomisches Bildwörterbuch, Thieme 1993)
1 Spinalnerven C4–Th1, **2** Trunci (**2a** Truncus superior, **2b** Truncus medius, **2c** Truncus inferior), **3** Fasciculi (**3a** Fasciculus lateralis, **3b** Fasciculus medialis, **3c** Fasciculus posterior). Aus den Trunci (oft auch teilweise aus den Fasciculi) gehen die dunkelrot dargestellten sieben Nerven zur Schultergürtelmuskulatur hervor: **4** N. dorsalis scapulae, **5** N. subclavius, **6** N. suprascapularis, **7** N. thoracodorsalis, **8** Nn. pectorales (mit Aufteilung in Nn. pectorales mediales und laterales), **9** N. subscapularis, **10** N. thoracicus longus. Aus den (infraklavikulären) Fasciculi gehen die (hellrot dargestellten) Nerven für Arm und Hand ab: **11** N. cutaneus brachii medialis, **12** N. cutaneus antebrachii medialis, **13** N. ulnaris, **14** Medianusschlinge, **15** N. medianus, **16** N. musculocutaneus, **17** N. radialis, **18** N. axillaris. **19** Klavikula, **20** N. phrenicus (aus Plexus cervicalis).

Von den sieben Plexus-brachialis-Ästen zu den Schultergürtelmuskeln gehen vier supraklavikulär und drei infraklavikulär ab.

Aus der **Pars supraclavicularis** (Äste zweigen aus den Trunci ab):

- N. dorsalis scapulae (C5): zieht zum M. levator scapulae und zu den Mm. rhomboidei major und minor (Abb. **2.6**, 4).
- N. subclavius (C5–C6): sehr kurzer Verlauf zum M. subclavius unter dem Schlüsselbein (Abb. **2.6**, 5).
- N. thoracicus longus (C5–C7): verläuft an der lateralen Thoraxwand von der Achselhöhle aus nach unten und innerviert den M. serratus anterior (Abb. **2.6**, 10).
- N. suprascapularis (C5–C6): teilt sich in mehrere Äste und versorgt nach dorsal verlaufend die Mm. supraspinatus und infraspinatus (Abb. **2.6**, 6).

Aus der **Pars infraclavicularis** (Äste zweigen aus den distalen Trunci oder aus den proximalen Fasciculi ab):

- N. thoracodorsalis (C6–C8): verläuft nach hinten, um den großen M. latissimus dorsi (und z.T. den M. teres major) zu innervieren (Abb. **2.6**, 7).

- *N. subscapularis* (C5–C6): innerviert den M. subscapularis und den M. teres major (Abb. **2.6**, *9*).
- *Nn. pectorales* (C5–C7): ziehen nach vorne und versorgen die Mm. pectoralis major und minor (Abb. **2.6**, *8*).

Klinik **Plexusschädigung.** Der Plexus kann auf seinem engen Weg durch die Skalenuslücke komprimiert werden, so z. B. bei der Ausbildung einer Halsrippe, bei sehr ungeschickten Armbewegungen, die den Plexus nach hinten ziehen und ihn dabei gegen den M. scalenus medius pressen oder auch bei falscher Armlagerung während einer Narkose. Wird der Plexus im Bereich des lateralen Halsdreiecks geschädigt, resultieren sowohl Ausfälle der Schultergürtel- als auch der Arm- und Handmuskulatur, wohingegen bei einer Läsion des Plexus im Bereich der Axilla u. U. nur die Nerven für Arm und Hand geschädigt werden können, da diejenigen für die Schultergürtelmuskulatur bereits vorher abgegangen sind, was zu einer arm- und handbetonten Lähmung mit entsprechenden Sensibilitätsausfällen führt.

Man unterscheidet ansonsten klinisch *obere* (Erb-)*Plexuslähmungen* von *unteren* (Klumpke-)*Plexuslähmungen*. Die oberen Plexuslähmungen betreffen mehr die Wurzelfasern C5 und C6, die unteren vor allem die Fasern aus C7–Th1. Entsprechend unterschiedlich ist das Lähmungsbild: Bei oberer Lähmung ist hauptsächlich die Schultergürtel- und Oberarmmuskulatur (ohne Ellenbogenstrecker) betroffen, bei unterer Lähmung die Unterarm- und Handmuskulatur (einschließlich Ellenbogenstrecker).

Läsion des N. thoracicus longus und Läsion des N. thoracodorsalis. Diese beiden Nerven verlaufen beide in der Achselhöhle an der lateralen Thoraxwand so, daß sie bei Operationen mit axillären Lymphknotenentfernungen gefährdet sind und nicht selten geschädigt werden. Die Läsion des N. thoracodorsalis äußert sich dabei in einer deutlichen Innenrotations- und Adduktionsschwäche des Arms (M. latissimus dorsi). Die Läsion des N. thoracicus longus (M. serratus anterior) ist noch eindrucksvoller und kann nicht nur bei oben erwähnten Operationen, sondern auch z. B. beim langen Tragen eines schlecht sitzenden Rucksacks oder dergleichen erfolgen (sog. *Rucksacklähmung*): Sie resultiert in einem abstehenden medialen Schulterblattrand (*Scapula alata*), einer erschwerten Anteversion und einer kaum mehr möglichen Elevation des Arms über die Horizontale.

Aufteilung der Faszikel. Die drei Faszikel (Fasciculus posterior, medialis und lateralis) teilen sich in Höhe der Axilla in sieben arm- und handversorgende periphere Nerven auf. Dabei gehen aus dem medialen *vier*, aus dem lateralen und posterioren Faszikel jeweils *zwei* Nerven hervor (medialer und lateraler Faszikel bilden dabei mit jeweils einem Ast einen gemeinsamen Nerv, so daß sieben Endnerven entstehen):

Fasciculus medialis:
- *N. cutaneus brachii medialis* (Th1–Th2)
- *N. cutaneus antebrachii medialis* (C8–Th1)
- *N. ulnaris* (C8–Th1)
- *N. medianus, Radix medialis* (C8–Th1)

Fasciculus lateralis:
- *N. musculocutaneus* (C5–C7)
- *N. medianus, Radix lateralis* (C6–C7)

Fasciculus posterior:
- *N. axillaris* (C5–C6)
- *N. radialis* (C6–C8).

2.2.6 N. cutaneus brachii medialis und N. cutaneus antebrachii medialis

Beide Nerven sind *rein sensibel*, führen Fasern der Segmente C8–Th1, gehen aus dem *Fasciculus medialis* hervor und versorgen die Haut der Medialseite des Arms.

Der **N. cutaneus brachii medialis** nimmt nach seiner Entstehung aus dem medialen Faszikel meist noch in Höhe der Achselhöhle den *N. intercostobrachialis* auf (aus dem N. intercostalis 2, vgl. Kap. 2.2.3), wodurch sich erklärt, daß er auch Fasern aus dem Thorakalsegment 2 mitführt, nachdem der Plexus brachialis ja nur bis zum Segment Th1 reicht. Der N. cutaneus brachii medialis tritt bereits in Höhe der Achselfalte an die Oberfläche und versorgt dann die *mediale Haut des Arms zwischen Achselhöhle und Ellenbogen* (Abb. **2.7a**, *1*; **b**, *7*).

Der **N. cutaneus antebrachii medialis** zieht unter der Körperoberflächenfaszie von der Achselhöhle aus entlang der Medialseite des Oberarms, um dann kurz oberhalb des Ellenbogengelenks an die Oberfläche zu treten, wo er sich in zwei Äste aufteilt und die *mediale Haut des Unterarms* versorgt (Abb. **2.7a**, *2*; **b**, *6*).

Klinik Der N. cutaneus antebrachii medialis liegt in der Ellenbeuge direkt neben einer großen Hautvene. Er kann bei intravenösen Injektionen in diesem Bereich verletzt werden; entweder direkt durch die Nadel oder durch versehentlich außerhalb der Vene ins Gewebe injizierte Arzneimittel.

2.2.7 N. ulnaris

Der N. ulnaris (C8–Th1) ist ein *gemischter Nerv* (enthält motorische und sensible Fasern), dessen Innervationsgebiet sich auf den Unterarm beschränkt.

Verlauf (Abb. **2.8a**): Nachdem er sich aus dem *Fasciculus medialis* abgespalten hat, verläuft der Nerv, ohne einen Ast abzugeben, in der medialen

2 Peripheres Nervensystem

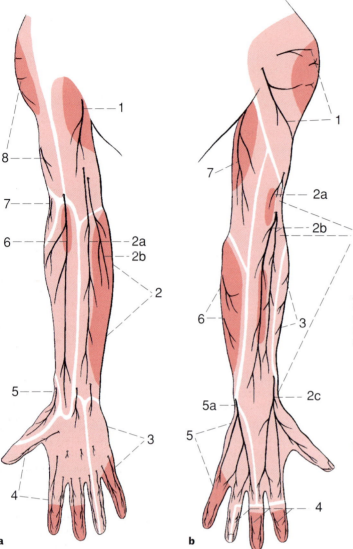

Abb. 2.7 Hautnerven der oberen Extremität mit ihren Innervationsgebieten (Autonomgebiete dunkler dargestellt). (Aus Benninghoff [1])
a Ventralansicht.
1 N. cutaneus brachii medialis, **2** N. cutaneus antebrachii medialis (mit **2a** R. anterior und **2b** R. posterior), **3** N. ulnaris, **4** N. medianus, **5** N. radialis (R. superficialis), **6** N. cutaneus antebrachii lateralis (aus N. musculocutaneus), **7** N. cutaneus brachii lateralis inferior (aus N. radialis), **8** N. cutaneus brachii lateralis superior (aus N. axillaris).
b Dorsalansicht.
1 N. cutaneus brachii lateralis superior (aus N. axillaris), **2** N. radialis mit **2a** N. cutaneus brachii posterior, **2b** N. cutaneus antebrachii posterior, **2c** R. superficialis, **3** N. cutaneus antebrachii lateralis (aus N. musculocutaneus), **4** N. medianus, **5** N. ulnaris (**5a** R. dorsalis N. ulnaris), **6** N. cutaneus antebrachii medialis, **7** N. cutaneus brachii medialis.

Bizepsfurche des Oberarms nach distal (Abb. 2.8a, 2), durchbohrt dann etwa in der Oberarmmitte das Septum intermusculare mediale, um dann dorsal am Epicondylus medialis des Ellenbogens in den *Sulcus ulnaris* zu gelangen, wo er unmittelbar subkutan tastbar ist (Abb. 2.8a, 3). Weiter zieht er dann (gemeinsam mit der A. und V. ulnaris) unter dem M. flexor carpi ulnaris zum Handgelenk, wo er *nicht* durch den Karpalkanal, sondern in einem fibrösen Kanal (*Guyon-Loge*) über das Retinaculum musculorum flexorum hinwegzieht und sich in seine Endäste, *R. superficialis* (sensibel) und *R. profundus* (motorisch) aufzweigt, die sensibel und motorisch Teile der Hand versorgen (Abb. 2.8a, 6 und 7). Auch am Unterarm gibt er bereits motorische und sensible Äste ab.

Motorisch versorgt der N. ulnaris am Unterarm nur zwei Muskeln: den M. flexor carpi ulnaris (Handbeugung) und die ulnare Hälfte des M. flexor digitorum profundus (Beugung vor allem des 4. und 5. Fingers). Weitere motorische Äste gehen vom *R. profundus* ab, der einen Bogen in der Tiefe der palmaren Handseite beschreibt (Abb. 2.8a, 7). Dabei versorgt er die Muskulatur des Kleinfingerballens (M. flexor brevis digiti minimi, M. abductor digiti minimi und M. opponens digiti minimi), die für die Beugung, Abduktion und Opposition des kleinen Fingers zuständig sind. Weiterhin innerviert er motorisch alle Mm. interossei dorsales und palmares (Beugung in den Finger*grund*- und Streckung in den Finger*end*gelenken) und die beiden ulnaren Mm. lumbricales. Schließlich innerviert er mit seinen motorischen Endästen am Daumenballen den M. adductor pollicis und das Caput profundum des M. flexor pollicis brevis.

Sensibel innerviert der N. ulnaris die dorsale

Spinalnerven (Nervi spinales) 2.2

Dabei gibt er bereits in der Mitte des Unterarms den *R. dorsalis* ab (Abb. **2.8a**, *4*), der den medialen Handrücken und die dorsale Haut des kleinen Fingers, sowie Teile des vierten (an der Basis auch des dritten) Fingers versorgt. Etwas weiter distal geht im vorderen Drittel des Unterarms der *R. palmaris* ab, der die Haut über dem Kleinfingerballen versorgt (Abb. **2.8a**, *5*). Die palmare Haut des kleinen Fingers sowie die angrenzende Hälfte des vierten Fingers wird vom *R. superficialis* innerviert, der in Höhe des Handgelenks bei der Endaufzweigung des Nervs entsteht.

Eine Übersicht über den N. ulnaris gibt Tabelle **2.2**.

Klinik Der N. ulnaris wird zumeist an seinem Verlauf im Sulcus ulnaris am Epicondylus medialis geschädigt, da er dort zum einen unmittelbar dem Knochen anliegt, zum anderen ungeschützt direkt unter der Haut verläuft. Daher kann er sowohl bei entsprechenden Knochenfrakturen als auch bei dauerndem Druck von außen (ungünstige Lagerung bei Narkose, ausgedehntes Aufstützen des Ellenbogens bei bestimmten Tätigkeiten) sehr leicht verletzt werden. Den stechend-brennenden, in den kleinen Finger ausstrahlenden Schmerz bei kurzer und abrupter Traumatisierung des Nervs durch Anstoßen des Ellenbogens kennt jeder. Das *Leitsymptom* einer bleibenden Ulnarisschädigung ist die

- **Krallenhand** (Abb. **2.8b**).

Sie kommt dadurch zustande, daß die Fingerbeuger, die ja überwiegend vom N. medianus innerviert werden und deshalb funktionstüchtig sind, in den Endgelenken beugen, während die Innervation der in den Grundgelenken beugenden und in den Endgelenken streckenden Mm. interossei und Mm. lumbricales ausfällt. Weiterhin können auf Grund des Ausfalls der Mm. interossei auch die Finger nicht mehr gespreizt werden. Da Opposition des kleinen Fingers und Adduktion des Daumens ebenfalls ausfallen, können sich diese beiden Glieder nicht mehr berühren, was man mit der *Kleinfinger-Daumen-Probe* überprüft. Auch fällt bei einer Ulnarisläsion oft eine *Atrophie* (Abflachung) des Kleinfingerballens und der Interossealmuskulatur (zwischen den Mittelhandknochen) auf. Die sensiblen Ausfälle entsprechen den in Abb. **2.7** gezeigten Feldern (**a**, *3*; **b**, *5*), wobei eine (relativ seltene) Schädigung des N. ulnaris in Höhe des Handgelenks nur einen Sensibilitätsverlust im Bereich des ventralen 4. und 5. Fingers zur Folge hat, da die anderen sensiblen Äste bereits am Unterarm abgehen.

Eine Läsion der Spinalnervenwurzel C8 verursacht klinisch ein sehr ähnliches Erscheinungsbild wie eine Ulnarisschädigung. Man kann beide differentialdiagnostisch dadurch unterscheiden, daß sich bei einer C8-Läsion die Sensibilitätsstörung auf den medialen Unterarm ausdehnt (vgl. Abb. **2.1**), während sie bei einer Ulnarisschädigung auf die Hand beschränkt bleibt.

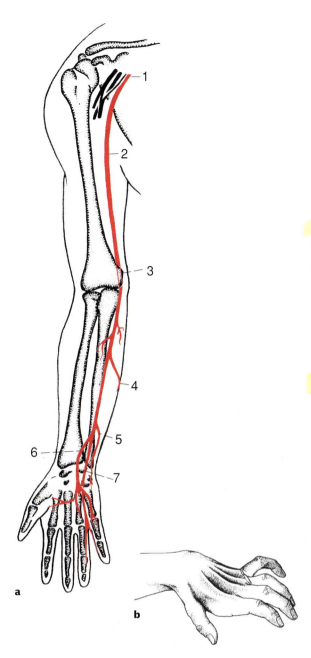

Abb. 2.8 N. ulnaris.
a Verlauf (Ventralansicht des Arms).
1 Fasciculus medialis, **2** Verlauf des N. ulnaris im Sulcus bicipitalis medialis, **3** Verlauf im Sulcus ulnaris um den Epicondylus medialis herum, **4** R. dorsalis (rein sensibel für den Handrücken), **5** R. palmaris (rein sensibel für den Kleinfingerballen), **6** R. superficialis (rein sensibel), **7** R. profundus (rein motorisch).
b Krallenhand bei Läsion des N. ulnaris. Beachte die Atrophie der Mm. interossei und der Muskulatur im Bereich des Daumengrundgelenkes (M. adductor pollicis). (Aus Broser [2])

und ventrale Handfläche an der Medialseite, wobei er den kleinen Finger ganz, den angrenzenden vierten Finger nur partiell versorgt (Abb. **2.7a**, *3*; **b**, *5*).

2.2.8 N. musculocutaneus

Dieser gemischte Nerv erhält Fasern aus den Segmenten C5–C7 und zweigt aus dem Fasciculus lateralis ab. Er durchbohrt in seinem **Verlauf** den M. coracobrachialis, den er gleichzeitig innerviert

2 Peripheres Nervensystem

Tabelle 2.2 N. ulnaris (C8–Th1).

Innervation	motorisch	sensibel
vom Unterarm aus	• M. flexor carpi ulnaris • M. flexor digitorum prof. (ulnarer Anteil)	• dorsale und palmare Handfläche (ulnar) • dorsale Teile des IV. und V. Fingers
von der Hand aus • R. profundus	• Muskulatur des Kleinfingerballens • Mm. lumbricales III und IV • Mm. interossei dorsales und palmares • M. adductor pollicis • M. flexor pollicis brevis (Caput profundum)	—
• R. superficialis	—	• palmare Teile des IV. und V. Fingers

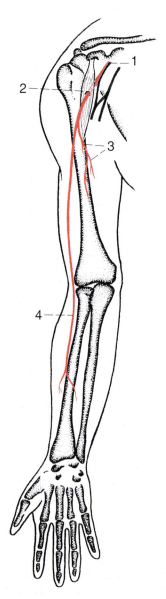

Abb. 2.9 Verlauf des N. musculocutaneus (Ventralansicht des Arms).
1 Fasciculus lateralis, **2** Durchtritt des Nervs durch den M. coracobrachialis, **3** Äste zum M. biceps brachii und M. brachialis, **4** N. cutaneus antebrachii lateralis.

und zieht dann an der Ventralseite des Oberarms zwischen M. brachialis und M. biceps brachii nach distal, um in Höhe der Ellenbeuge die Faszie zu durchbrechen und an die ventrale Oberfläche zu gelangen (zum Verlauf vgl. Abb. **2.9**).

Der Name des Nervs zeigt, daß er einen motorischen und einen sensiblen Anteil hat. Mit dem **motorischen** versorgt er *die Beugermuskulatur* des Oberarms: den M. brachialis, beide Köpfe des M. biceps brachii und weiterhin den M. coracobrachialis (kein Beuger im Ellenbogengelenk, wirkt nur auf das Schultergelenk). Der **sensible** Anteil tritt als *N. cutaneus antebrachii lateralis* in der Ellenbeuge unter die Haut und versorgt die *laterale Seite* des Unterarms sensibel (Abb. **2.7a**, *6*; **b**, *3*).

Klinik Die – seltene – Schädigung des N. musculocutaneus im oberen Drittel des Oberarms ist leicht an der entsprechenden Sensibilitätsstörung und an der starken Einschränkung der Beugungsfähigkeit im Ellenbogengelenk diagnostizierbar. Bei einem – häufiger vorkommenden – Trauma des Nervs in Höhe des Ellenbogens sind entsprechend nur sensible Ausfälle zu erwarten, da die motorische Versorgung der Oberarmbeuger bereits vorher abgeht. Da der N. musculocutaneus – ähnlich wie der N. cutaneus antebrachii medialis – in der Ellenbeuge direkt einer großen Hautvene anliegt, kommt eine Läsion dieser Art bisweilen durch ärztliche Schuld bei intravenösen Injektionen vor, z. B. wenn die Nadel aus dem Gefäß rutscht und so Substanzen, die sonst im Blut sogleich verdünnt würden, schädigend auf den Nerv einwirken können.

Wichtiger Reflex: *Bizepssehnenreflex* (Schlag auf die mit dem Finger getastete Bizepssehne in der Ellenbeuge bewirkt Beugung im Ellenbogengelenk). Kennreflex für das Segment C6.

2.2.9 N. medianus

Auch dieser große Nerv ist *gemischt sensibel und motorisch*. Er beschränkt sich in seinem Versorgungsbereich auf den Unterarm und die Hand.

Spinalnerven (Nervi spinales) 2.2

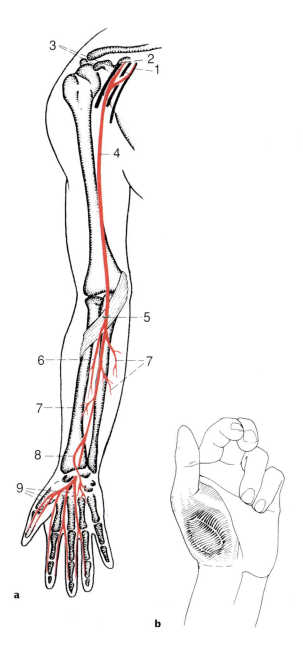

Abb. 2.10 N. medianus.
a **Verlauf** (Ventralansicht des Arms).
1 Fasciculus medialis, **2** Fasciculus lateralis, **3** Medianusschlinge, **4** Verlauf des Nervs im Sulcus bicipitalis medialis, **5** Durchtritt des Nervs durch den M. pronator teres, **6** N. interosseus antebrachii anterior (mit Ästen zu den tiefen Unterarmbeugern und zum M. pronator quadratus), **7** Äste zu den oberflächlichen Unterarmbeugern, **8** R. palmaris n. mediani (rein sensibel), **9** Endaufzweigung des Nervs.
b **Schwurhand bei Läsion des N. medianus** beim Versuch, eine Faust zu machen. Beachte die Atrophie des Daumenballens durch Lähmung des Hauptteils seiner Muskulatur. (Aus Benninghoff [1])

Seine Fasern empfängt er aus den Segmenten C6–Th1.

Verlauf (Abb. **2.10a**): Der N. medianus entsteht aus den *Fasciculi medialis* und *lateralis*, die beide jeweils eine Wurzel des Nervs abgeben, die sich dann in der stets gut identifizierbaren *Medianusschlinge* vor der A. axillaris zum N. medianus vereinigen (Abb. **2.10a**, *3*). Dieser verläuft dann wie der N. ulnaris in der medialen Bizepsfurche auf dem Septum intermusculare nach distal (durchbohrt dieses aber *nicht*) und zieht, ohne einen Ast abzugeben, zur Ellenbeuge. Dort durchbohrt er den M. pronator teres (Abb. **2.10a**, *5*), um dann am Unterarm zwischen M. flexor digitorum superficialis und M. flexor digitorum profundus zum Handgelenk zu ziehen. Hier verläuft er unter dem Retinaculum musculorum flexorum *durch den Karpaltunnel (Canalis carpi)* und spaltet sich dann an der ventralen Handfläche in seine Endäste (*Nn. digitales palmares communes* und *Nn. digitales palmares proprii*) auf (Abb. **2.10a**, *9*). Bereits am Unterarm gibt er motorische Äste für die dortigen Muskeln sowie sensible Äste für den Handrücken und die Volarfläche der Hand ab (Abb. **2.10a**, *6–8*).

Motorisch versorgt der N. medianus am Unterarm den *größten Teil der Beugermuskeln* und *sämtliche Pronatoren*: Dabei innerviert er den M. flexor digitorum superficialis und – als früh abzweigender *N. interosseus antebrachii anterior* – die radiale Hälfte des M. flexor digitorum profundus, den M. flexor pollicis longus, den M. flexor carpi radialis und (wenn vorhanden) den M. palmaris longus. Alle diese Muskeln *beugen im Handgelenk und z.T. in den Fingergelenken*. Weitere motorische Unterarmäste gehen zum M. pronator teres (Muskeln, die von Nerven durchbohrt werden, werden in der Regel auch von diesen innerviert) und zum M. pronator quadratus. Nach Durchtritt durch den Karpalkanal gibt er weitere motorische Äste *zum Daumenballen* (M. opponens pollicis, M. flexor pollicis brevis und M. abductor pollicis brevis) und zu den Mm. lumbricales I–III ab. Er ist damit auch ein besonders wichtiger Nerv für die Beweglichkeit des Daumens.

Sensibel versorgt der N. medianus die Haut der radialen zwei Drittel der Hohlhand mit den Fingern I–III und der radialen Hälfte des Ringfingers, sowie an der Dorsalseite der Hand die distalen Enden des Zeige- und Mittelfingers und des halben Ringfingers (Abb. **2.7a, b**, *4*). Dabei geht der Ast für die sensible Versorgung der Haut über dem *Daumenballen* und der *Hohlhand* bereits im letzten Drittel des Unterarms als *R. palmaris* ab, während die sensible Innervation der *Finger* aus den Endaufzweigungen des Nervs in der Hohlhand stammt. Dies hat klinische Bedeutung.

Übersicht über den N. medianus s. Tabelle **2.3**.

33

2 Peripheres Nervensystem

Tabelle 2.3 N. medianus (C8–Th1).

Innervation	motorisch	sensibel
vom Unterarm aus	*Beuger:* • M. flexor digitorum superf. • M. flexor digitorum prof. (radialer Anteil) • M. flexor carpi radialis • M. palmaris longus • M. flexor pollicis longus *Pronatoren:* • M. pronator teres • M. pronator quadratus	• Daumenballen • radiale $^{2}/_{3}$ der Hohlhand
von der Hand aus (= *nach* Durchtritt durch den Karpalkanal)	*Daumenballenmuskulatur:* • M. opponens pollicis • M. flexor pollicis brevis • M. abductor pollicis brevis	• *palmar* Finger I–III, Teile von IV • *dorsal* Teile von II–IV

Klinik Das klassische Symptom der N.-medianus-Läsion ist die

- *Schwurhand* (Abb. **2.10b**).

Der Patient kann bei der Aufforderung, eine Faust zu machen, nur die beiden ulnaren Finger etwas beugen (Versorgung der ulnaren Hälfte des M. flexor digitorum profundus durch den N. ulnaris), während sich weder der Daumen (Ausfall der Daumenballenmuskulatur und des M. flexor pollicis longus) noch Zeige- und Mittelfinger (Ausfall des M. flexor digitorum superficialis und entsprechender Teile des M. flexor digitorum profundus) beugen lassen. Auch ist eine Beugung im Handgelenk (Ausfall der eben genannten Muskeln und des M. flexor carpi radialis) oder eine Pronation (Ausfall beider Pronatoren) kaum mehr möglich. Die Hand ist in ihrer Gebrauchsfähigkeit stark eingeschränkt. So ist z. B. das Greifen von Gegenständen, das eine Opposition des Daumens und eine Beugefähigkeit sämtlicher Finger voraussetzt, erheblich erschwert oder unmöglich. Durch Lähmung des M. opponens pollicis kann bei der klinischen Untersuchung, ähnlich wie bei einer Ulnarisläsion, die Kleinfinger-Daumen-Probe pathologisch ausfallen. Eine Sensibilitätsstörung findet man in den Arealen entsprechend Abb. **2.7a,b**, *4*.

Der N. medianus wird sehr häufig bei seinem Durchtritt durch den Karpaltunnel geschädigt, der bei starker Fehlbeanspruchung und -belastung der Hand (meist jedoch ohne erkennbare Ursache) durch reaktive Bindegewebsproliferation zum Engpaß für den Nerv werden kann, so daß das klinische Bild des *Karpaltunnelsyndroms* entsteht. Dieses ist durch eine Atrophie des Daumenballens mit Funktionsausfall der entsprechenden Muskeln (Opposition, Abduktion, z.T. Beugung) sowie einem Sensibilitätsausfall bzw. Schmerzen in den entsprechenden Fingerarealen charakterisiert. *Eine Schwurhand besteht dagegen nicht*, da die Fingerbeugerinnervation bereits am Unterarm erfolgt.

2.2.10 N. axillaris

Der gemischte N. axillaris besteht aus Fasern der Segmente C5 und C6 und geht zusammen mit dem N. radialis aus dem *Fasciculus posterior* hervor (Abb. **2.11a**, *2*). In seinem **Verlauf** wendet er sich unmittelbar nach seiner Abzweigung nach hinten, um auf der Schultergelenkkapsel dem Knochen nah anliegend medial um das Collum chirurgicum des Humerus herum nach dorsal zu verlaufen. Dort tritt er dann aus aus der *lateralen Achsellücke* aus und zieht unter dem M. deltoideus diesen innervierend nach vorne. Vor dem Durchtritt durch die Achsellücke gibt er noch einen motorischen Ast an den M. teres minor und einen sensiblen Ast für die Haut über dem M. deltoideus (*N. cutaneus brachii lateralis superior*) ab, die beide gemeinsam mit dem Hauptstamm des Nervs aus der Achsellücke austreten.

Neben seiner **sensiblen** Hautversorgung (Abb. **2.7a**, *8*; **b**, *1*) spielt der Nerv **motorisch** mit der Innervation der beiden erwähnten Muskeln eine sehr wichtige Rolle bei allen Bewegungen im Schultergelenk, ganz besonders bei der Abduktion und Außenrotation.

Klinik Am häufigsten wird der N. axillaris bei Schultergelenksluxationen verletzt (Verlauf auf der Gelenkkapsel!). Des weiteren kann er besonders leicht bei seinem Verlauf um das *Collum chirurgicum* bei Oberarmfrakturen geschädigt werden, die an dieser Stelle relativ häufig sind (daher der Name). Es resultiert dann neben der Empfindungslosigkeit im Versorgungsgebiet des Nervs (Abb. **2.7a**, *8*; **b**, *1*) eine deutliche motorische Einschränkung im Schultergelenk, wobei entsprechend der wichtigsten Funktion des M. deltoideus eine merkliche Minderung der Abduktionsfähigkeit und entsprechend der wichtigsten Funktion des M. teres minor eine deutliche Schwäche bei der Außenrotation im Vordergrund steht, was die betroffene obere Extremität in ihrer Einsatzfähigkeit stark einschränkt.

2.2.11 N. radialis

Der N. radialis gehört zu den größten Nerven aus dem Plexus brachialis und geht, Fasern aus C5–C8 mitführend, aus dem *Fasciculus posterior* hervor. Er ist *der* Versorger der Streckermuskulatur des gesamten Arms.

Verlauf (Abb. **2.11a**): Zunächst schließt er sich dem N. ulnaris und dem N. medianus an, mit denen er in die mediale Bizepsfurche eintritt. Nach einer kurzen dortigen Strecke wendet er sich aber (zusammen mit der A. profunda brachii) in die Tiefe ab, um in einem spiraligen Verlauf dorsal um den Humerusschaft herumzuziehen, wo er im *Sulcus n. radialis* direkt dem Knochen anliegt (Abb. **2.11a**, *7*). Er erscheint dann wieder oberhalb der Ellenbeuge auf der lateralen Seite zwischen M. brachialis und M. brachioradialis und teilt sich unmittelbar danach in seine beiden Endäste, den *R. profundus* und den *R. superficialis*, auf (Abb. **2.11a**, *9* und *11*). Der rein sensible R. superficialis läuft weiter am medialen Rand des M. brachioradialis nach vorne in Richtung Handgelenk und zieht in der Mitte dieser Strecke dann nach dorsal zum Handrücken. Der motorische R. profundus hingegen durchbohrt distal der Ellenbeuge den M. supinator, den er auch innerviert (Abb. **2.11a**, *10*) und läuft in der Tiefe, die Streckermuskeln des Unterarms innervierend nach vorne, um im Bereich des Handgelenks als dünner Endast (*N. interosseus antebrachii posterior*) zu verschwinden.

Motorisch innerviert der N. radialis – mit bereits *vor seinem Spiralverlauf um den Humerus* abgehenden Ästen – den M. triceps brachii, den einzigen Strecker im Ellenbogengelenk. Weiterhin versorgt er den M. brachioradialis (leichte Beugung im Ellenbogengelenk), M. extensor carpi radialis longus und M. extensor carpi radialis brevis (Streckung und Radialabduktion im Handgelenk), den M. supinator (Supination) sowie *sämtliche Finger- und Handgelenkstrecker* (M. extensor digiti communis, M. extensor digiti minimi, M. extensor pollicis longus, M. extensor pollicis brevis, M. extensor carpi ulnaris und M. abductor pollicis longus). Er ist damit der *einzige versorgende Nerv der Streckermuskulatur des Ober- und Unterarms!*

Sensibel gibt der Nerv zahlreiche Zweige bereits am Oberarm während seines Verlaufs im Sulcus n. radialis (bzw. kurz davor) ab (Abb. **2.7a**, *7*; **b**, *2*): den *N. cutaneus brachii lateralis inferior*, der das seitliche Oberarmareal unterhalb des Versorgungs-

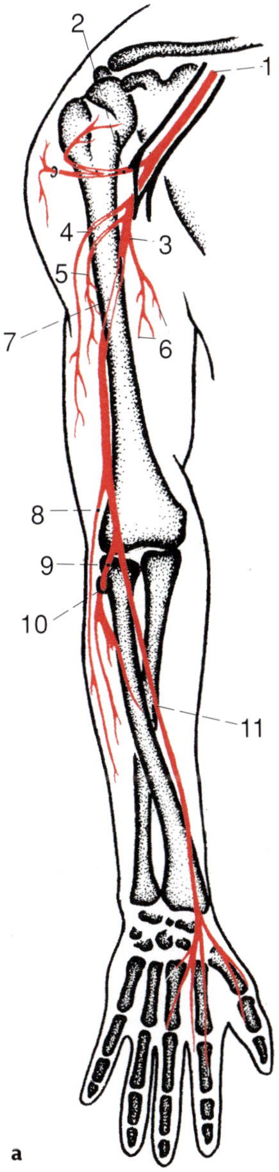

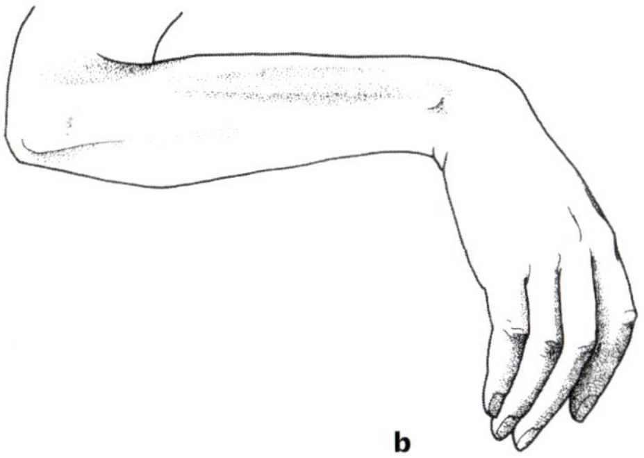

Abb. 2.11 Nerven des Fasciculus posterior (N. axillaris und N. radialis).
a Verlauf (Ansicht von ventral, Unterarm in Pronationsstellung).
1 Fasciculus posterior, **2** N. axillaris mit Verlauf um das Collum chirurgicum des Humerus, Durchtritt durch die laterale Achsellücke und Aufteilung in einen motorischen und einen sensiblen Ast. **3** N. radialis, **4** N. cutaneus brachii lateralis inferior, **5** N. cutaneus brachii posterior, **6** motorische Äste zum M. triceps brachii, **7** Verlauf des Nervs im Sulcus n. radialis, **8** N. cutaneus antebrachii posterior, **9** R. profundus (rein motorisch) mit **10** Durchtritt durch den M. supinator, **11** R. superficialis (rein sensibel).
b Fallhand bei Läsion des N. radialis. Beachte die Atrophie am dorsalen Unterarm durch Lähmung der Extensoren. (Aus Broser [2])

gebietes des N. axillaris innerviert (Abb. 2.7a, 7), weiterhin den *N. cutaneus brachii posterior*, der die Streckseite des Oberarms versorgt (Abb. 2.7b, 2a), und schließlich den *N. cutaneus antebrachii posterior*, der die Haut an der Dorsalseite des Unterarms versorgt (Abb. 2.7b, 2b). Aus dem R. superficialis gehen darüber hinaus die Hautäste für die Dorsalfläche der Hand hervor, die das in Abb. 2.7b, 2c gezeigte Areal innervieren.

Eine Übersicht über den N. radialis gibt Tabelle 2.4.

Klinik Der N. radialis wird besonders häufig bei Oberarmbrüchen in seinem dazu prädisponierenden Verlauf entlang dem Humerusschaft geschädigt. Eine entsprechende Läsion des Nervs verursacht das charakteristische Symptom der

- *Fallhand* (Abb. 2.11b).

Sie ist durch eine Unfähigkeit der Streckung im Handgelenk und in den Fingergrundgelenken gekennzeichnet und kommt dadurch zustande, daß sämtliche Hand- und Fingerstrecker durch Wegfall der Innervation funktionslos geworden sind. Auch ist ein kraftvoller Faustschluß nicht mehr möglich, da hierzu die Fingerbeuger durch leichte Extension im Handgelenk in Vorspannung versetzt werden müssen. Weiterhin fällt eine Schwäche bei der Supination auf, die aber nicht vollständig unmöglich ist, da auch der vom N. musculocutaneus innervierte M. biceps supinieren kann. Sensibilitätsstörungen bestehen in den Arealen entsprechend Abb. 2.7b, 2, können aber variieren, je nachdem, in welcher Höhe der Nerv in seinem Verlauf im Sulcus n. radialis lädiert worden ist. Die Streckung im Ellenbogen ist bei dieser Art der Radialisschädigung nicht beeinträchtigt, da die Äste zum M. triceps bereits vorher abgehen. Lediglich wenn die Läsion des Nervs ganz oben eintritt, kann auch im Ellenbogengelenk nicht mehr gestreckt werden.

Wichtige Reflexe: *Trizepssehnenreflex* (Schlag auf die Sehne des M. triceps knapp oberhalb des Ellenbogens bewirkt Streckung im Ellenbogengelenk). Gleichzeitig *Kennreflex* für das Segment C7. *Radiusperiostreflex* (Schlag auf die Sehne des M. brachioradialis im distalen Drittel des Unterarms bewirkt geringfügige Beugung und Pronation im Ellenbogengelenk). Gleichzeitig *Kennreflex* für das Segment C6.

2.2.12 Plexus lumbosacralis

Die Rr. anteriores der Lumbalnerven L1–L3 bilden unter geringer Beteiligung des 12. Thorakalnervs und des 4. Lumbalnervs den *Plexus lumbalis*, während die anterioren Äste der Segmente L4–L5 zusammen mit denen der sakralen Segmente S1–S3 den *Plexus sacralis* bilden. Beide Plexus sind über die Fasern der Wurzel L4 miteinander verbunden und werden so als *Plexus lumbosacralis* zusammengefaßt (Abb. 2.12).

Unmittelbar aus dem Plexus lumbalis ziehen kurze Äste zu den Hüftmuskeln (M. quadratus lumborum, M. psoas major und M. psoas minor). Als größere Äste gehen aus dem Plexus lumbalis folgende 6 Nerven hervor:

- *N. iliohypogastricus* (Th12–L1)
- *N. ilioinguinalis* (Th12–L1)
- *N. genitofemoralis* (L1–L2)
- *N. cutaneus femoris lateralis* (L2–L4)
- *N. obturatorius* (L2–L4)
- *N. femoralis* (L1–L4).

Tabelle 2.4 N. radialis (C5–C8).

Innervation	motorisch	sensibel
vom Oberarm aus		
■ *vor* Radialiskanal	■ M. triceps brachii	■ untere Hälfte des lateralen Oberarms
■ *im* Radialiskanal	—	■ Dorsalseite des Oberarms ■ Dorsalseite des Unterarms
■ *nach* Radialiskanal	radiale Muskelgruppe des Unterarms: ■ M. brachioradialis ■ M. extensor carpi radialis brevis ■ M. extensor carpi radialis longus	—
vom Unterarm aus		
■ *R. profundus*	■ M. supinator sämtliche Extensoren: ■ M. extensor digiti communis ■ M. extensor digiti minimi ■ M. extensor pollicis longus ■ M. extensor pollicis brevis ■ M. extensor carpi ulnaris ■ M. abductor pollicis longus	
■ *R. superficialis*	—	■ lat. $^3/_4$ der dorsalen Handfläche ■ Finger I ganz, II–III partiell

Spinalnerven (Nervi spinales) 2.2

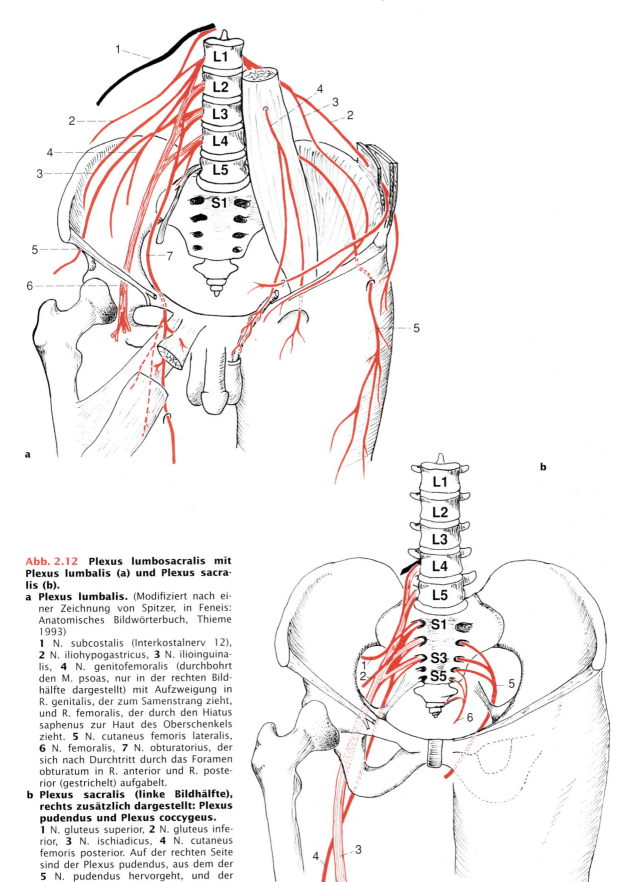

Abb. 2.12 Plexus lumbosacralis mit Plexus lumbalis (a) und Plexus sacralis (b).

a Plexus lumbalis. (Modifiziert nach einer Zeichnung von Spitzer, in Feneis: Anatomisches Bildwörterbuch, Thieme 1993)
1 N. subcostalis (Interkostalnerv 12), **2** N. iliohypogastricus, **3** N. ilioinguinalis, **4** N. genitofemoralis (durchbohrt den M. psoas, nur in der rechten Bildhälfte dargestellt) mit Aufzweigung in R. genitalis, der zum Samenstrang zieht, und R. femoralis, der durch den Hiatus saphenus zur Haut des Oberschenkels zieht. **5** N. cutaneus femoris lateralis, **6** N. femoralis, **7** N. obturatorius, der sich nach Durchtritt durch das Foramen obturatum in R. anterior und R. posterior (gestrichelt) aufgabelt.

b Plexus sacralis (linke Bildhälfte), rechts zusätzlich dargestellt: Plexus pudendus und Plexus coccygeus.
1 N. gluteus superior, **2** N. gluteus inferior, **3** N. ischiadicus, **4** N. cutaneus femoris posterior. Auf der rechten Seite sind der Plexus pudendus, aus dem der **5** N. pudendus hervorgeht, und der **6** Plexus coccygeus dargestellt.

Diese Äste sind in ihrem Verlauf mehr auf die *ventrale Seite* und die *obere Hälfte* der unteren Extremität orientiert.

Auch aus dem **Plexus sacralis** ziehen unmittelbar kurze Äste zu Hüftmuskeln (M. obturatorius internus, Mm. gemelli, M. piriformis, M. quadratus femoris). Weiterhin gehen aus diesem Plexus folgende 4 (5) Äste hervor:

- *N. gluteus superior* (L4–S1)
- *N. gluteus inferior* (L5–S2)
- *N. cutaneus femoris posterior* (S1–S3)
- *N. ischiadicus* (L4–S3), gliedert sich in:
  - *N. fibularis communis* (L4–S2)
  - *N. tibialis* (L4–S3).

Im Gegensatz zu den Nerven des Plexus lumbalis sind diese Äste in ihrem Verlauf deutlich an der *Dorsalseite* der unteren Extremität orientiert.

2.2.13 N. iliohypogastricus und N. ilioinguinalis

Beide Nerven führen Fasern der Segmente Th12 und L1 und sind an der kaudalen Versorgung der Bauchmuskulatur sowie an der sensiblen Innervation der darüberliegenden Haut beteiligt.

Der **N. iliohypogastricus** (Abb. **2.12a**, *2*) ist von Verlauf und Innervation her den Interkostalnerven sehr ähnlich: Er zieht in einem Bogen kaudal des N. subcostalis (letzter Interkostalnerv) parallel zu diesem hinter der Niere in der Bauchwand nach ventral und gibt an der Seite einen sensiblen *R. cutaneus lateralis* und vorne einen sensiblen *R. cutaneus anterior* ab, mit denen er **sensibel** die Haut oberhalb des Leistenbandes versorgt (Abb. **2.13a**, *10*; **b**, *1*). **Motorisch** versorgt er zusammen mit dem N. ilioinguinalis die kaudalsten Abschnitte der Bauchmuskeln.

Der **N. ilioinguinalis** (Abb. **2.12a**, *3*) verläuft unterhalb des N. iliohypogastricus in der Bauchwand nach ventral und dann entlang dem Leistenkanal bis zu den Labia majora bzw. dem Skrotum. **Sensibel** versorgt er den obersten Teil der Labia majora bzw. des Skrotums und die Haut des Mons pubis. **Motorisch** innerviert er kaudale Bereiche der Bauchmuskulatur.

2.2.14 N. genitofemoralis

Der N. genitofemoralis (Abb. **2.12a**, *4*) verläuft unterhalb des N. iliohypogastricus und des N. ilioinguinalis und durchbohrt den M. psoas. Anschließend teilt er sich auf dem M. psoas in seine beiden Äste, den *R. genitalis* und den *R. femoralis* auf. Der *R. genitalis* verläuft durch den Leistenkanal entlang dem Lig. teres uteri bzw. dem Samenstrang bis hinein in die großen Schamlippen bzw. das Skrotum (vgl. Abb. **2.12a**), deren Haut er **sensibel** innerviert. Auch das gegenüberliegende Hautareal des medialen Oberschenkels wird von ihm versorgt (Abb. **2.13a**, *1b*). **Motorisch** innerviert dieser Ast den M. cremaster. Der *R. femoralis* zieht nicht durch den Leistenkanal, sondern durch den Hiatus saphenus an die Oberfläche und innerviert **sensibel** das an das Hautgebiet des R. genitalis lateral angrenzende Areal (Abb. **2.13a**, *1a*).

2.2.15 N. cutaneus femoris lateralis

Dieser Nerv ist *rein sensibel* und führt Fasern der Segmente L2–L4. Er **verläuft** entlang dem M. iliopsoas abwärts, in der Lacuna musculorum ganz lateral unter dem Leistenband hindurch, um dann seinen Verlauf fast rechtwinklig zu ändern, so daß er die Fascia lata durchbrechend an die laterale Oberfläche des Oberschenkels gelangt (Abb. **2.12a**, *5*). Dort versorgt er **sensibel** den in Abb. **2.13** gezeigten Bereich an der Seite des Oberschenkels (Abb. **2.13a**, *9*; **b**, *2*).

Klinik Durch seinen fast rechtwinklig abbiegenden Verlauf in Höhe der Spina iliaca anterior superior kann der Nerv dort leicht durch zusätzlichen Druck geschädigt werden. Es resultieren zunächst Schmerzzustände und Mißempfindungen (Kribbeln) und später eine Empfindungslosigkeit an der Seite des Oberschenkels.

2.2.16 N. obturatorius

Der N. obturatorius entsteht aus Teilen der Wurzeln L2–L4 und ist *gemischt* sensibel und motorisch.

Verlauf (Abb. **2.12a**, *7*): Er zieht hinter dem M. psoas etwas unterhalb der Linea terminalis an der Wand des kleinen Beckens entlang nach ventrokaudal, um dann nach unten durch das *Foramen obturatum* aus dem Becken auszutreten, wodurch er seinen Namen erhalten hat. Nachdem er anschließend noch einen Ast zum M. obturatorius externus abgegeben hat, teilt er sich in einen *R. anterior* und einen *R. posterior* (vgl. Abb. **2.12a**). Der *R. anterior* verläuft zwischen dem M. adductor brevis und M. adductor longus nach distal, versorgt mit einigen Muskelästen (*Rr. musculares*) die benachbarten Adduktoren und zieht dann als *R. cutaneus* an die mediale Oberschenkelhaut, die er im Segmentbereich L3 **sensibel** versorgt (Abb. **2.13a**, *3*; **b**, *10*). Der *R. posterior* zieht unter dem M. adductor longus zum M. adductor magnus.

Spinalnerven (Nervi spinales) 2.2

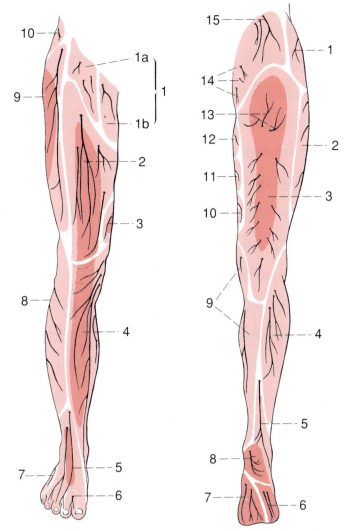

Abb. 2.13 Hautnerven der unteren Extremität mit ihren Innervationsgebieten (Autonomgebiete dunkler dargestellt). (Aus Benninghoff [1])

a Ventralansicht.
1 N. genitofemoralis mit **1a** R. femoralis und **1b** R. genitalis, **2** Rr. cutanei anteriores (aus N. femoralis), **3** R. cutaneus des N. obturatorius, **4** N. saphenus (aus N. femoralis), **5** N. fibularis (peroneus) superficialis, **6** N. fibularis (peroneus) profundus, **7** N. suralis (aus N. fibularis und N. tibialis), **8** N. cutaneus surae lateralis (aus N. fibularis), **9** N. cutaneus femoris lateralis, **10** N. iliohypogastricus.

b Dorsalansicht.
1 N. iliohypogastricus, **2** N. cutaneus femoris lateralis, **3** N. cutaneus femoris posterior, **4** N. cutaneus surae lateralis (aus N. fibularis); **5–8** N. tibialis: **5** N. suralis (aus N. tibialis und N. fibularis), **6** N. plantaris lateralis, **7** N. plantaris medialis, **8** Rr. calcaneares; **9** N. saphenus (aus N. femoralis), **10** R. cutaneus des N. obturatorius, **11** Rr. cutanei anteriores (aus N. femoralis), **12** R. genitalis des N. genitofemoralis, **13** Nn. clunium inferiores (aus N. cutaneus femoris posterior), **14** Nn. clunium medii (aus den Rr. posteriores der Spinalnerven), **15** Nn. clunium superiores (aus den Rr. posteriores der Spinalnerven).

Motorisch innerviert der N. obturatorius *alle Adduktoren des Oberschenkels*, wobei der R. posterior den M. adductor magnus und der R. anterior die restlichen Adduktoren versorgt.

Eine Übersicht über den N. obturatorius gibt Tabelle 2.5.

Klinik Der Nerv kann durch seinen Verlauf entlang des kleinen Beckens bei Unfällen mit Beckenfrakturen (z. B. häufig bei Motorrad- und Fahrradfahrern) leicht verletzt werden. Es resultiert neben dem Sensibilitätsausfall an der medialen Oberschenkelseite eine Unfähigkeit, das Bein zu adduzieren, was sich in deutlichen Gang- und Standschwierigkeiten und einer Unfähigkeit äußert, das Bein der betroffenen Seite über das andere zu schlagen.

Tabelle 2.5	N. obturatorius (L2–L4).	
Innervation	**motorisch**	**sensibel**
vor der Teilung	▪ M. obturatorius externus	—
R. anterior	▪ M. adductor longus ▪ M. adductor brevis ▪ M. gracilis ▪ (M. pectineus, gemeinsam mit N. femoralis)	▪ distales Drittel des medialen Oberschenkels (mediale Anteile des Dermatoms L3)
R. posterior	▪ M. adductor magnus	—

39

2 Peripheres Nervensystem

Eine minimale Restfunktion hinsichtlich der Adduktion kann noch erhalten sein, da der M. pectineus und der M. adductor magnus zu einem geringen Teil vom N. femoralis bzw. tibialis mitinnerviert werden.

Wichtiger Reflex: *Adduktorenreflex* (Schlag auf die mit dem Finger getastete Sehne des M. adductor magnus knapp oberhalb des Epicondylus medialis femoris bewirkt Adduktion des Oberschenkels).

2.2.17 N. femoralis

Dies ist der größte und längste Nerv des Plexus lumbalis. Er erhält Fasern aus allen vier am Plexus beteiligten Lumbalsegmenten (L1–L4) und ist *gemischt* sensibel und motorisch.

Verlauf (Abb. **2.14**): Der N. femoralis verläuft am lateralen Rand des M. psoas major abwärts, um dann ganz medial durch die *Lacuna musculorum* unter dem Leistenband hindurchzuziehen. Gleich bei Erreichen des ventralen Oberschenkels teilt sich der Nerv in einen motorischen und zwei sensible Anteile. Die sensiblen *Rr. cutanei anteriores* ziehen unmittelbar durch die Fascia lata zur ventralen Oberschenkelhaut (Abb. **2.14**, *1*). Die motorischen *Rr. musculares* ziehen zur Streckermuskulatur des Oberschenkels. Der N. femoralis setzt seinen Verlauf dann nur noch durch den verbleibenden, rein sensiblen *N. saphenus* fort, der mit der A. und V. femoralis in den Adduktorenkanal eintritt (Abb. **2.14**, *2*). Kurz vor Ende des Kanals durchbohrt er das Septum intermusculare vastoadductorium, um so über den medialen Kniegelenksspalt hinweg an die mediale Seite des Unterschenkels zu gelangen, wo er die Haut zwischen Knie- und Fußgelenk innerviert (Abb. **2.14**, *4*).

Motorisch versorgt der N. femoralis den M. iliopsoas (Hüftbeugung), den M. quadriceps femoris (Kniestreckung und geringfügig Hüftbeugung), den M. sartorius (Kniestreckung und Hüftbeugung) sowie mit einigen Ästen den M. pectineus (Außenrotation im Hüftgelenk und Adduktion). *Alle Beuger im Hüftgelenk* und *alle Strecker im Kniegelenk* werden also vom N. femoralis versorgt.

Sensibel innerviert der N. femoralis die ventrale Haut des Oberschenkels und die mediale Haut des Unterschenkels sowie das Kniegelenk (Abb. **2.13a**, *2* und *4*; **b**, *9*).

Eine Übersicht über den N. femoralis gibt Tabelle **2.6**.

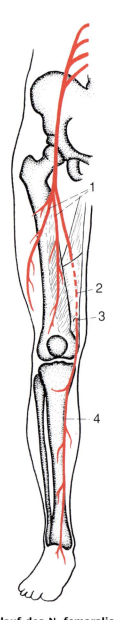

Abb. 2.14 Verlauf des N. femoralis.
1 Abgabe von Muskelästen (Rr. musculares) und Hautästen (Rr. cutanei anteriores) am Oberschenkel, **2** Verlauf des N. saphenus im Adduktorenkanal mit anschließendem **3** Durchtritt durch Septum intermusculare vastoadductorium, **4** weiterer Verlauf als N. saphenus.

Klinik Der *komplette Ausfall* des N. femoralis ist selten, da sein Verlauf bis zu seiner Aufzweigung relativ gut geschützt ist. Tritt er dennoch ein, kann im Kniegelenk nicht mehr gestreckt und im Hüftgelenk nur mehr sehr schwer gebeugt werden (geringe Beugung ist noch durch die direkten Muskeläste zum M. psoas aus dem Plexus lumbalis möglich). *Teilläsionen* des N. femoralis sind häufiger, vor allem der N. saphenus ist durch seinen ungeschützten Verlauf zwischen Knochen und Haut an der Medialseite des Kniegelenks Verletzungen oder Druckschäden ausgesetzt. Ein Sensibilitätsverlust am medialen Unterschenkel ist die Folge. Auch kann der N. femoralis in Höhe des Leistenbandes leicht bei Leistenbruchoperationen geschädigt werden (oder etwas oberhalb davon bei gynäkologischen Operationen). In diesem Fall ist dann die Hüftbeugung im Gegensatz zur Kniestreckung weitgehend unbeeinträchtigt, da die Innervation des M. iliopsoas bereits vorher erfolgt.

Wichtiger Reflex: Die motorische Funktion des N. femoralis wird bei nahezu jeder klinischen Routineunter-

Spinalnerven (Nervi spinales) 2.2

Tabelle 2.6 N. femoralis (L1–L4).

Innervation	motorisch	sensibel
oberhalb des Leistenbandes	• M. iliopsoas	—
vom Oberschenkel aus • Rr. musculares	• M. pectineus • M. sartorius *alle Oberschenkelstrecker:* • M. quadriceps femoris	—
• Rr. cutanei anteriores	—	• ventrale Seite des Oberschenkels (ventr. Teile der Dermatome L2–L4)
• N. saphenus	—	• medio-ventrale Seite des Unterschenkels (medialer Teil des Dermatoms L4) • Kniegelenk

suchung geprüft. Schlag auf die verlängerte Sehne des M. quadriceps, um dessen Muskeleigenreflex auszulösen: *Patellarsehnenreflex*. Bei entsprechenden Femoralisschäden, aber auch bei neurologischen Erkrankungen völlig anderer Art kann sich das Reflexmuster *vermindern* bzw. ganz *wegfallen* (z. B. bei Rückenmarksschädigungen in Höhe L2–L4), u. U. aber auch *verstärken* (z. B. bei Rückenmarksläsionen oberhalb von L2).

2.2.18 N. gluteus superior und N. gluteus inferior

Beide Nerven sind *rein motorisch* und stammen aus dem Plexus sacralis.

N. gluteus superior (Abb. **2.12b**, *1*). Er führt Fasern der Segmente L4–S1, verläßt das Becken zusammen mit den Vasa glutea superiora durch das *Foramen suprapiriforme* und zieht mit zahlreichen Fasern zu den Mm. gluteus medius und minimus sowie mit einem Ast zum M. tensor fasciae latae. Der N. gluteus superior innerviert alle drei Muskeln *motorisch*. Er bewirkt so im Hüftgelenk eine Abduktion, die alle drei Muskeln durchführen und eine leichte Außenrotation, die vor allem von den beiden Glutealmuskeln herrührt.

Klinik Der N. gluteus superior ist auf Grund seines Verlaufs bei einer unsachgemäß durchgeführten intramuskulären Injektion besonders gefährdet. Bei einer Läsion des Nervs beobachtet man das
• Trendelenburg-Zeichen.

Dieses ist dadurch gekennzeichnet, daß die Abduktion oder genauer, die Annäherung von Oberschenkel und lateralem Rumpf im Hüftgelenk, nicht mehr möglich ist. Das äußert sich dann nicht nur bei der tatsächlichen Abduktionsbewegung, sondern vor allem beim Belasten des Beines der betroffenen Seite *als Standbein*, wo die Mm. glutei medius und minimus normalerweise ein Abkippen des Beckens zur Spielbeinseite verhindern. Kurz: *Das Trendelenburg-Zeichen zeigt sich beim Gehen und ggf. Stehen als ein Abkippen des Beckens auf die (gesunde) Spielbeinseite* (Abb. **2.15**).

N. gluteus inferior (Abb. **2.12b**, *2*). Dieser Nerv führt Fasern aus L5–S2 und zieht gemeinsam mit einigen anderen Leitungsbahnen durch das *Foramen infrapiriforme*, von wo aus er den M. gluteus maximus versorgt, der *der* Strecker im Hüftgelenk ist und je nach Anteil auch eine Außenrotation oder eine Innenrotation bewirken kann.

Klinik Wie der N. gluteus superior ist auch dieser Nerv bei einer unsachgemäßen intramuskulären Injektion gefährdet (seine Schädigung ist jedoch seltener). Bei seiner Läsion kommt es zu einer starken Einschränkung der Streckung im Hüftgelenk. Das zeigt sich beim Aufstehen, beim Treppensteigen oder auch beim Fahrradfahren.

2.2.19 N. cutaneus femoris posterior

Dieser *rein sensible* Nerv stammt aus den Segmenten S1–S3 und verläßt das kleine Becken zusammen mit dem N. gluteus inferior, der A. und V. glutea inferior, dem N. ischiadicus, dem N. pudendus und den Vasa pudenda durch das *Foramen infrapiriforme*, um unter dem M. gluteus maximus zur Subkutis des dorsalen Oberschenkels nach kaudal zu ziehen (Abb. **2.12b**, *4*). Dabei gibt er die *Nn. clunium inferiores* als **sensible Äste** ab, die (die Versorgung der Nn. clunium superiores und medii aus den Rr. posteriores der Spinalnerven nach unten ergänzend) den kaudalen Bereich des Gesäßes innervieren (Abb. **2.13b**, *13*). Der restliche

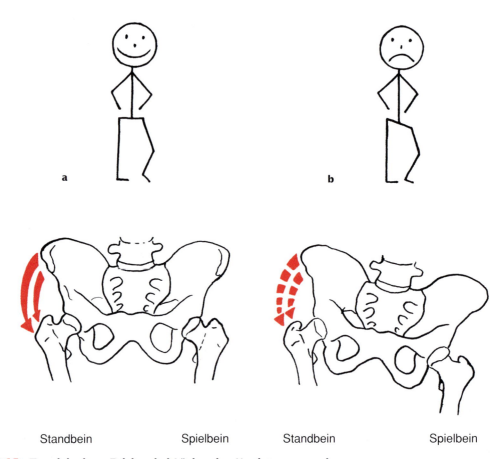

Abb. 2.15 Trendelenburg-Zeichen bei Läsion des N. gluteus superior.
a Gesunder Zustand: Beim Standbein wird das Abkippen der Hüfte in Richtung Spielbein durch Kontraktion der Mm. glutei medius und minimus (rote Pfeile) verhindert.
b Lähmung der Mm. glutei medius und minimus (unterbrochene Pfeile): Das Becken kippt in Richtung Spielbein ab.

Teil des Nervs versorgt an der Dorsalseite des Oberschenkels den sensiblen Bereich der Dermatome S1–S3 (Abb. **2.13b**, 3).

2.2.20 N. ischiadicus

Dies ist der kräftigste Nerv des Plexus lumbosacralis, *gemischt* motorisch und sensibel. Er ist (mit Ausnahme des sensiblen N. saphenus aus dem N. femoralis) der *einzige Nerv, der den Unterschenkel versorgt.* Er verläßt das kleine Becken ebenfalls durch das Foramen infrapiriforme und zieht dann an der dorsalen Seite des Oberschenkels abwärts, bis er sich in der Kniekehle in den

- *N. fibularis communis*

und den

- *N. tibialis*

aufteilt. Im Grunde genommen existieren diese beiden Nerven bereits von Beginn an völlig getrennt und sind auch problemlos bereits in der Hüftgegend voneinander isolierbar. Sie werden lediglich von einer gemeinsamen Bindegewebshülle umgeben, so daß der Eindruck eines einzigen Nervs entsteht.

2.2.20.1 N. fibularis (N. peroneus)[5]

Verlauf (Abb. **2.16a**): Der N. fibularis wird aus den Segmenten L4–S2 gespeist und verläuft als *N. fibularis communis* lateral dem N. tibialis anliegend an der dorsalen Oberschenkelseite zwischen den ischiokruralen Muskeln nach unten, wobei er motorische Äste zum Caput breve des M. biceps femoris abgibt (Abb. **2.16a**, 2). In Höhe der Kniekehle trennt er sich vom N. tibialis und gibt zwei Hautäste ab: den *N. cutaneus surae lateralis* (für die laterale Unterschenkelhaut) und den *R. communi-*

---
[5] Häufig wird der N. fibularis auch *N. peroneus* genannt. Diese Bezeichnung ist besonders im klinischen Sprachgebrauch üblich, so daß man sie ebenfalls kennen sollte.

Spinalnerven (Nervi spinales) 2.2

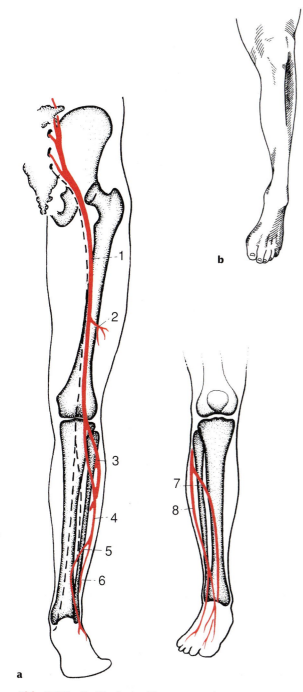

Abb. 2.16 N. fibularis (N. peroneus).
a Verlauf (gestrichelte Linie = N. tibialis).
1 N. fibularis communis am Oberschenkel, 2 Ast zum Caput breve des M. biceps femoris, 3 Verlauf des N. fibularis communis um das Fibulaköpfchen, 4 N. cutaneus surae lateralis, 5 R. communicans zum N. cutaneus surae medialis (geht oft auch weiter oben aus dem N. fibularis communis ab), mit dem er zusammen den 6 N. suralis bildet. 7 N. fibularis profundus, 8 N. fibularis superficialis.
b Läsion des N. fibularis am linken Bein. Der Fuß kann nicht dorsalextensiert werden und hängt in Flexions- und Supinationsstellung schlaff herab. Beachte die Einsenkung am lateralen Unterschenkel und Fußrücken durch Atrophie der Fibularis- bzw. Extensorenmuskeln. (Aus Broser [2])

cans fibularis (entspringt auch sehr oft erst weiter distal aus dem N. cutaneus surae lateralis), der sich mit einem Ast des N. tibialis zum sensiblen *N. suralis* vereinigt (Versorgung der Unterschenkelhinterseite, Abb. **2.16a**, *6*). Danach zieht der N. fibularis communis lateral um das Fibulaköpfchen, diesem direkt anliegend, herum, wo er durch die Haut tastbar sein kann (Abb. **2.16a**, *3*). An der ventralen Unterschenkelseite angelangt, tritt der Nerv in den M. fibularis longus ein und teilt sich dort in den *N. fibularis profundus* und den *N. fibularis superficialis* auf (Abb. **2.16a**, *7* und *8*).

Der *N. fibularis superficialis* verläuft, die beiden Mm. fibulares (Mm. peronei) versorgend, zwischen diesen abwärts zum Fußrücken, wo er mit zwei Endästen die Haut des Fußrückens und des lateralen Fußrandes sensibel inneviert (*N. cutaneus dorsalis medialis* und *N. cutaneus dorsalis intermedius*).

Der *N. fibularis profundus* ist überwiegend motorisch und tritt nach der Teilung des N. fibularis communis nach vorne durch das Septum intermusculare in die Extensorenmuskelloge ein. Dort zieht er zwischen M. tibialis anterior und M. extensor hallucis longus abwärts zum Fußrücken, wobei er motorisch alle langen (M. tibialis anterior und M. extensor hallucis longus, M. extensor digitorum longus) und kurzen (M. extensor digitorum brevis und M. extensor hallucis brevis) Streckermuskeln innerviert. Schließlich versorgt er mit seinem sensiblen Endast neben den Zehengrundgelenken auch sensibel die Haut im ersten Zwischenzehenraum.

Zusammenfassend kann man für das **motorische** Innervationsgebiet des N. fibularis festhalten: Mm. fibulares (*Pronation* im unteren Sprunggelenk des Fußes durch den *N. fibularis superficialis*) sowie *alle langen und kurzen Unterschenkel- bzw. Zehenstrecker* (*Dorsalextension* im oberen Sprunggelenk und den Zehengelenken durch den *N. fibularis profundus*). Das **sensible** Innervationsgebiet des N. fibularis ist die Dorsalseite (zusammen mit dem N. tibialis als *N. suralis*) und Lateralseite (*N. cutaneus surae lateralis*) des Unterschenkels sowie der Fußrücken mit dem lateralen Fußrand (*N. fibularis superficialis*): Abb. **2.13a** *5–8*, **b** *4 und 5*.

Eine Übersicht über den N. fibularis gibt Tabelle **2.7**.

Klinik Eine Läsion des N. fibularis tritt besonders häufig an seinem exponierten Verlauf um das Fibulaköpfchen herum ein. Dort kann er bei *Fibulafrakturen*, vor allem aber durch *Kompression* von außen sehr leicht geschädigt werden (Unfälle, Fehllagerung bei Narkosen, schlecht sitzende Gipsschalen, bisweilen sogar längeres Übereinanderschlagen der Beine). Gelegentlich wird der Nerv auch in seinem gemeinsamen Verlauf mit dem N. tibialis in Höhe des Beckens bei falsch plazierten

2 Peripheres Nervensystem

Tabelle 2.7 N. fibularis (N. peroneus, L4–S2).

Innervation	motorisch	sensibel
vom Oberschenkel aus	• M. biceps femoris, Caput breve	• laterale Seite des Unterschenkels • distale Hälfte des dorsalen Unterschenkels (zus. mit N. tibialis)
vom Unterschenkel aus • **N. fibularis superficialis**	• M. fibularis (peroneus) longus • M. fibularis (peroneus) brevis	• Fußrücken und lateraler Fußrand
• **N. fibularis profundus**	*alle Unterschenkel- und Fußextensoren:* • M. tibialis anterior • M. extensor digitorum longus • M. extensor hallucis longus • M. extensor digitorum brevis • M. extensor hallucis brevis	• Interdigitalraum I

intramuskulären Injektionen geschädigt. Tritt eine Schädigung des Nervs ein, fallen die *Extensoren* des Unterschenkels in ihrer Funktion aus, so daß der Fuß schlaff herabhängt (Abb. **2.16b**). Er muß deshalb beim Gehen immer übermäßig stark angehoben werden, was man auch als *Hahnen-* oder *Steppergang* bezeichnet, der die Fibularisläsion (klinisch: „Peroneuslähmung") meist auf den ersten Blick erkennen läßt. Während diesen Patienten der Zehenspitzengang mit Hilfe noch möglich ist (die Fuß*beuger* sind ja nicht beeinträchtigt), ist der Fersengang nicht mehr möglich. Sensible Ausfälle finden sich entsprechend am Fußrücken, während bei einer Fibularisläsion am Fibulaköpfchen die Sensibilität am seitlichen und hinteren Unterschenkel ungestört ist, da die entsprechenden Äste vorher abgehen.

Die Kenntnis, daß der N. fibularis profundus als einziger Nerv in der Extensorenloge des Unterschenkels verläuft, macht man sich diagnostisch in der Unfallchirurgie zunutze. Bei einer schweren Unterschenkelfraktur kommt es sehr häufig zu Ödem oder Blutung in die Extensorenloge und durch den damit verbundenen starken Druckanstieg zur Komprimierung und Schädigung der dort liegenden Strukturen (Blutgefäße, Nerven, Muskeln; sog. *Kompartment-Syndrom*). Das kann dazu führen, daß die Extremität teilamputiert werden muß, wenn man nicht rechtzeitig Maßnahmen ergreift. Man prüft bei Verletzungen dieser Art daher die Sensibilität im ersten Zwischenzehenraum. Ist sie intakt, kann der N. fibularis profundus nicht lädiert sein, und ein massiver Druckanstieg in der Extensorenloge kann mit großer Wahrscheinlichkeit ausgeschlossen werden.

2.2.20.2 N. tibialis

Der N. tibialis ist ein *gemischt motorisch-sensibler* Nerv und führt Fasern aus den Segmenten L4–S3.

Verlauf (Abb. **2.17**): Der N. tibialis liegt medial vom N. fibularis und hat bis zum Kniegelenk den gleichen Verlauf wie dieser, wobei er Äste zur Versorgung der gesamten ischiokruralen Muskulatur (mit Ausnahme des kurzen Bizepskopfes) und einige Fasern zum M. adductor magnus abgibt (Abb. **2.17**, *1*). In der Kniekehle setzt er nach Trennung vom N. fibularis den geraden Verlauf des

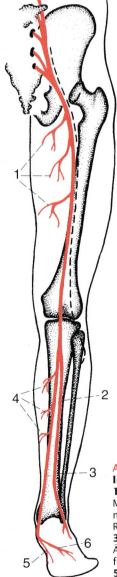

Abb. 2.17 Verlauf des N. tibialis (gestrichelte Linie = N. fibularis). **1** Motorische Äste zur ischiokruralen Muskulatur, **2** N. cutaneus surae medialis, der zusammen mit dem R. communicans des N. fibularis den **3** N. suralis bildet. **4** Motorische Äste zu den oberflächlichen und tiefen Flexoren des Unterschenkels. **5** N. plantaris medialis, **6** N. plantaris lateralis.

2.2 Spinalnerven (Nervi spinales)

N. ischiadicus nach kaudal fort, verschwindet zwischen den beiden Köpfen des M. gastrocnemius und läuft zwischen dem M. soleus und den tiefen Unterschenkelflexoren abwärts. Er zieht dann mit den Sehnen der tiefen Unterschenkelflexoren unter dem Malleolus medialis hindurch an die Plantarseite des Fußes, um sich dabei in seine beiden Endäste *N. plantaris medialis* und *N. plantaris lateralis* aufzuzweigen (Abb. 2.17, 5 und 6). Mit diesen Ästen versorgt er die gesamte Plantarmuskulatur und die Haut der Fußsohle.

Noch vor seinem Eintritt zwischen die beiden Köpfe des M. gastrocnemius gibt der N. tibialis den sensiblen *N. cutaneus surae medialis* ab, der sich mit dem R. communicans des N. fibularis communis (s. o.) zum *N. suralis* vereinigt und die Haut an der Dorsalseite des Unterschenkels bis in den lateralen Fußrandbereich hinein versorgt (Abb. 2.17, 3). Weitere Äste gibt der N. tibialis in seinem Verlauf am Unterschenkel an die gesamte dortige Beugermuskulatur ab (M. gastrocnemius, M. soleus, M. plantaris, M. tibialis posterior, M. flexor digitorum longus und M. flexor hallucis longus; Abb. 2.17, 4).

Der N. tibialis versorgt also **motorisch** die *Beugermuskulatur* (für Sprunggelenk und Zehengelenke) des Unterschenkels und alle *plantaren Fußmuskeln*. Das **sensible** Versorgungsgebiet beschränkt sich auf das Innervationsareal des N. suralis (den er zusammen mit dem N. fibularis bildet) und die plantare Fläche des Fußes (Abb. 2.13b, 5–8).

Eine Übersicht über den N. tibialis gibt Tabelle 2.8.

Klinik Eine Schädigung des N. tibialis, die viel seltener ist als die des N. fibularis, resultiert in einem Ausfall der Fußbeuger, so daß die Fußspitze durch das funktionelle Übergewicht der vom N. fibularis versorgten Extensoren beim Gehen dezent nach oben gezogen ist (mangelndes Abrollen des Fußes). Ein Zehenstand ist dann nicht mehr möglich, der Fersengang jedoch noch einwandfrei, was man sich diagnostisch zunutze macht.

Am häufigsten tritt eine Läsion des Nervs im Bereich des medialen Knöchels durch Verletzungen oder durch Druck bei seinem Durchtritt unter dem Retinakulum ein. In diesem Fall ist eine Flexion des Fußes noch möglich, da die Unterschenkelbeuger ja bereits *vor* dem Knöchel innerviert werden. Es fällt dann lediglich ein Sensibilitätsausfall an der Fußsohle und eine Überstreckung der Zehen in den Grundgelenken wegen des funktionellen Übergewichts der Zehenstrecker auf, die jetzt nicht mehr durch die kurzen plantaren Fußmuskeln antagonisiert werden.

Wichtige Reflexe: *Achillessehnenreflex (Tricepssurae-Reflex;* Schlag auf die Achillessehne bewirkt Plantarflexion des Fußes), gleichzeitig *Kennreflex* für das Segment S1 (–S2). *Tibialis-posterior-Reflex* (Schlag auf die Sehne des M. tibialis posterior unterhalb des Malleolus medialis am Fußgelenk bewirkt leichte Flexion und Supination des Fußes). Gleichzeitig *Kennreflex* für das Segment L5.

2.2.21 N. pudendus

Der N. pudendus entstammt formal nicht mehr dem Plexus sacralis, an dem sich nur Fasern bis hinab zu S3 beteiligen, sondern entsteht aus einem eigenen kleinen Geflecht aus den anterioren Ästen der Wurzeln S2–S4, das manchmal gesondert als *Plexus pudendus* bezeichnet wird. Dieser für die Funktion des Beckenbodens äußerst wichtige Nerv zieht aus dem *Foramen ischiadicum majus* durch das *Foramen infrapiriforme* nach außen, biegt dann um das Lig. sacrospinale nach kaudal und tritt direkt durch das *Foramen ischiadicum minus* wieder ins Becken ein (Abb. 2.12b, 5). Dort verläuft der Nerv in der lateralen Wand der Fossa

Tabelle 2.8 N. tibialis (L4–S3).

Innervation	motorisch	sensibel
vom Oberschenkel aus	*ischiokrurale Muskulatur:* ▪ M. semimembranosus ▪ M. semitendinosus ▪ M. biceps femoris, Caput longum	—
vom Unterschenkel aus	*alle Unterschenkelflexoren:* ▪ M. gastrocnemius ▪ M. soleus ▪ M. plantaris ▪ M. tibialis posterior ▪ M. flexor digitorum longus ▪ M. flexor hallucis longus	▪ distale Hälfte des dorsalen Unterschenkels (zus. mit N. fibularis)
vom Fuß aus	▪ gesamte plantare Muskulatur (Klein- und Großzehenmuskulatur, kurze Zehenbeuger)	▪ gesamte Fußsohle

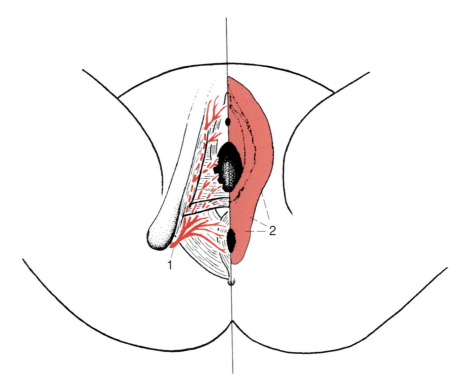

Abb. 2.18 Verlauf des N. pudendus und sein sensibles Innervationsgebiet.
Verlauf des **1** N. pudendus entlang des unteren Schambeinastes im Canalis pudendalis (Alcock), dabei Abgabe von motorischen Ästen zur Beckenbodenmuskulatur und zur Haut des Damms. **2** Sensibles Innervationsgebiet des N. pudendus.

ischioanalis zusammen mit den Vasa pudenda interna im *Canalis pudendalis* (*Alcock-Kanal*) entlang dem unteren Schambeinast nach vorne. Dabei gibt er mehrere Zweige zum Rektum und zur Beckenbodenmuskulatur ab und endet schließlich als *N. dorsalis penis* bzw. *clitoridis* im äußeren Genitale (Abb. **2.18**, *1*).

Motorisch innerviert er (mit den *Nn. rectales inferiores*, die zusammen mit der A. rectalis inferior zum Rektum ziehen) den quergestreiften M. sphincter ani externus. Weitere motorische Äste gehen zum Beckenboden ab (mit Ausnahme des M. levator ani, der aus direkten Ästen des Plexus pudendus versorgt wird), wodurch der N. pudendus eine Schlüsselfunktion für die *stabile Lage der Beckeneingeweide* und die *Bauchpresse* (Beckenboden), vor allem aber für *Harnkontinenz* (M. transversus perinei profundus) und *Stuhlkontinenz* (M. sphincter ani externus) hat. Weiterhin spielt der N. pudendus durch die Innervation der oberflächlichen Schicht des Beckenbodens eine entscheidende Rolle bei *Sexualfunktionen* (z.B. Ejakulation).

Sensibel versorgt der N. pudendus den unteren Abschnitt des Rektums und den Hautbereich um den Anus, bei der Frau die Labia majora bis nach vorne in Höhe der Klitoris einschließlich des Vestibulum vaginae und der Klitoris selbst (Abb. **2.18**, *2*). Beim Mann innerviert er die Hinterwand des Skrotums und den Penis.

Klinik Der N. pudendus kann bei seinem Verlauf im Alcock-Kanal besonders bei Dammverletzungen, wie sie z.B. bei der Geburt vorkommen können, geschädigt werden. Tritt eine Läsion des N. pudendus ein, resultiert daraus ein Funktionsverlust des Beckenbodens und damit

- *Harninkontinenz* und
- *Stuhlinkontinenz*,

da die willkürlichen Schließmuskeln (M. transversus perinei profundus für die Blase sowie M. sphincter ani externus für den Enddarm) gelähmt sind. Weiterhin fällt die sensible Versorgung des äußeren Genitales und die Innervation der Mm. bulbospongiosus und ischiocavernosus des Beckenbodens aus, was beim Mann zu Impotenz und Zeugungsunfähigkeit führen kann.

2.2.22 Plexus coccygeus

Dieses kleine Geflecht wird von den Rr. anteriores des 4. und 5. Sakralnervs und vom letzten Spinalnerv, dem *N. coccygeus* gebildet (Abb. **2.12b**, *6*). Der Plexus bildet die rein sensiblen, feinen *Nn. anococcygei*, die entlang des Lig. anococcygeum zur Haut über dem Steißbein und zwischen der Steißbeinspitze und dem Anus ziehen.

2.2.23 Zusammenfassung: Grundlagen des peripheren Nervensystems und Spinalnerven

Das periphere Nervensystem dient als Rezeptor- und Effektororgan des ZNS. Ein peripherer Nerv kann folgende Informationsqualitäten leiten: **1.** *somatomotorische Efferenzen* (Skelettmuskulatur), **2.** *allgemein-somatosensible Afferenzen* (Haut, körperöffnungsnahe Schleimhäute, Bewegungsapparat), **3.** *speziell-somatosensible Afferenzen* (Auge, Ohr), **4.** *allgemein-viszeromotorische Efferenzen* (Sympathikus, Parasympathikus), **5.** *speziell-viszeromotorische Efferenzen* (Gesichts-, Kau-, Kehlkopf-, Schlundmuskulatur), **6.** *allgemein-viszerosensible Afferenzen* (innere Organe), **7.** *speziell-viszerosensible Afferenzen* (Riechschleimhaut, Geschmacksknospen). Seh-, Hör, Riech- und Geschmackswahrnehmung werden auch als *sensorische* Afferenzen zusammengefaßt. Ein Nerv kann *eine* oder *mehrere* dieser Informationskategorien führen (*rein sensibler*, *rein motorischer* oder *gemischter Nerv*). Generell unterscheidet man *Hirnnerven* von *Spinalnerven*. Die Hirnnerven treten aus dem Gehirn aus und versorgen den Kopf- und Halsbereich, die Spinalnerven treten aus dem Rückenmark aus und versorgen einen Teil des Halses, sowie Rumpf und Extremitäten.

Anders als Hirnnerven treten die Spinalnerven *in Segmenten geordnet* aus dem Wirbelkanal aus, so daß jedem Intervertebralloch des Wirbelkanals ein Spinalnerv entspricht. Sie teilen sich in einen *R. anterior* und *R. posterior*. Die Rr. posteriores der Spinalnerven versorgen motorisch die autochthone Rückenmuskulatur, sensibel die mediale Haut des Hinterkopfes, Nackens, Rückens und des Gesäßes. Die Rr. anteriores ziehen im Fall der 12 Thorakalnerven segmental getrennt in die Peripherie, wo sie Innervationsgebiete haben, die jeweils einem Rückenmarkssegment entsprechen (im Bereich der Haut sog. *Dermatome*). Dies ist im Bereich der zervikalen, lumbalen und sakralen Spinalnerven anders. Die Rr. anteriores dieser Spinalnerven *durchflechten* sich nach Verlassen des Wirbelkanals und tauschen Fasern miteinander aus, so daß am Ende eines solchen Geflechts (*Plexus*) mehrere *periphere Nerven* vorliegen, die Fasern unterschiedlicher Segmente enthalten. Daher haben diese peripheren Nerven in der Peripherie Innervationsgebiete, die nicht segmental abgegrenzt sind. Gleichwohl aber enden die *einzelnen Fasern* dieser peripheren Nerven in ihrem Innervationsgebiet segmental getrennt. Man unterscheidet so *segmentale* und *periphere Innervation*.

Es gibt vier große Plexus: Plexus cervicalis, Plexus brachialis, Plexus lumbalis und Plexus sacralis.

Rumpfwandinnervation. Diese erfolgt nahezu ausschließlich über die Thorakalnerven (Th1–Th12), die als segmental getrennte *Interkostalnerven* im Zwischenrippenraum am Unterrand jeweils einer Rippe vom Wirbelkanal nach vorne zum Sternum verlaufen. Sie innervieren motorisch die Interkostalmuskulatur und sensibel die darüberliegende Haut. Die Thorakalnerven Th7–Th12 setzen nach dem Ende ihres Zwischenrippenraumes (der ja bereits vor Erreichen der Sternallinie endet) ihren nach abwärts gerichteten Verlauf fort und innervieren sensibel die Bauchwand sowie motorisch die großen Abdominalmuskeln.

Plexus cervicalis. Er bildet sich aus den Segmenten C1–C4 und versorgt **motorisch** einen Großteil der Halsmuskeln sowie mit dem *N. phrenicus*, der zwischen Pleura und Perikard durch das Mediastinum abwärts zieht, das Zwerchfell (wichtigster Atemmuskel). **Sensibel** innerviert er den Plexus cervicalis mit vier Hautnerven, die am *Punctum nervosum* an die Oberfläche treten, die Haut des Halses, der Schulter und eines Teils des seitlichen Kopfes (*N. auricularis magnus, N. occipitalis minor, N. transversus colli, Nn. supraclaviculares*).

Plexus brachialis. Die Spinalnerven C5–Th1 bilden den Plexus brachialis, der mit seinen peripheren Nerven die gesamte obere Extremität versorgt. Der Plexus bildet supraklavikulär drei *Trunci* (*superior, medius* und *inferior*), die sich anschließend infraklavikulär in drei *Fasciculi* (*medialis, lateralis* und *posterior*) umlagern, wobei aus den Trunci und aus den proximalen Fasciculi die 7 rein motorischen Nerven für die Schultergürtelmuskulatur, aus den distalen Fasciculi die 7 gemischten Nerven zur Versorgung des Arms und der Hand hervorgehen. Die 7 Nerven des Plexus brachialis zur Schultermuskulatur sind: *N. dorsalis scapulae* (C5), *N. subclavius* (C5–C6), *N. thoracicus longus* (C5–C7), *N. suprascapularis* (C5–C6), *N. thoracodorsalis* (C6–C8), *N. subscapularis* (C5–C6) und *N. pectorales* (C5–C6). Die 7 Nerven aus den Fasciculi für Arm und Hand werden im folgenden kurz beschrieben:

N. cutaneus *brachii* medialis (C8–Th2) und N. cutaneus *antebrachii* medialis (C8–Th1). Beide gehen aus dem Fasciculus medialis hervor, sind rein sensibel und versorgen die mediale Haut des Arms (N. cutaneus brachii medialis: Oberarm, N. cutaneus antebrachii medialis: Unterarm).

N. ulnaris (C8–Th1). Gemischt sensibler und motorischer Nerv. Er geht ebenfalls aus dem Fasciculus medialis hervor, läuft am medialen Oberarm nach distal, zieht an der Streckerseite um den Ellenbogen herum (*Sulcus n. ulnaris*, Verletzungsgefahr!) und innerviert am Unterarm den M. flexor carpi ulnaris sowie M. flexor digitorum profundus (ulnarer Anteil). An der Hand Aufspaltung in *R. profundus* (rein motorisch für die Muskulatur des Kleinfingerballens) und *R. superficialis* (rein sensibel, für IV. und V. Finger). Der Ausfall des N. ulnaris führt zum klinischen Symptom der *Krallenhand*.

N. musculocutaneus (C5–C7). Dieser gemischte Nerv geht aus dem Fasciculus lateralis hervor, läuft an der Ventralseite des Oberarms nach distal und innerviert motorisch den M. coracobrachialis und die beiden Oberarmbeuger (M. biceps brachii und M. brachialis). Sensibel innerviert er die laterale Haut des Unterarms.

N. medianus (C6–Th1). Kräftiger gemischter Nerv, der aus den Fasciculi medialis und lateralis gemeinsam entsteht. Läuft an der Medialseite des Oberarms nach distal, passiert ventral die Ellenbeuge und innerviert anschließend alle Unterarmbeuger (mit Ausnahme von M. flexor carpi ulnaris und ulnarem Anteil des M. flexor digitorum profundus) sowie *alle Pronatoren*. Ebenfalls vom Unterarm aus innerviert er die radialen zwei Drittel der Hohlhand. Er zieht anschließend durch den Karpaltunnel (Einklemmungsgefahr – *Karpaltunnelsyndrom*) und innerviert in der Hohlhand motorisch die Daumenballenmuskulatur sowie sensibel Teile der Finger I–III. Der Ausfall des kompletten N. medianus verursacht das klinische Symptom der *Schwurhand*.

N. axillaris (C5–C6). Gemischter Nerv, der aus dem Fasciculus posterior hervorgeht und um das Collum chirurgicum des Humerus herum nach dorsal zieht (Verletzungsgefahr bei Schulterluxationen und Knochenbrüchen!). Dort tritt er durch die laterale Achsellücke aus, versorgt den M. teres minor und M. deltoideus sowie die Haut über dem M. deltoideus.

N. radialis (C5–C8). Geht aus dem Fasciculus posterior hervor und ist gemischt sensibel und motorisch. Zieht von medio-proximal nach latero-distal im *Sulcus n. radialis* um den Humerus herum (Verletzungsgefahr bei Knochenbrüchen!). Am Unterarm Aufteilung in den rein sensiblen R. superficialis und den rein motorischen R. profundus. Motorisch versorgt er die *gesamte Streckermuskulatur* des Arms, sensibel den hinteren und laterokaudalen Oberarm, den dorsalen Unterarm und die lateralen zwei Drittel der dorsalen Handfläche mit dem Daumen und Teilen der Finger II–III. Der Ausfall des N. radialis verursacht das klinische Symptom der *Fallhand*.

Plexus lumbosacralis. Kaudal an die Thorakalnerven schließt sich der *Plexus lumbalis* (Th12–L4) an, der über die Wurzel L4 mit dem kaudal folgenden *Plexus sacralis* (L4–S3) verbunden ist, so daß beide zum Plexus lumbosacralis zusammengefaßt werden.

Plexus lumbalis. Aus dem Plexus lumbalis gehen folgende 6 Nerven hervor: N. iliohypogastricus, N. ilioinguinalis, N. genitofemoralis, N. cutaneus femoris lateralis, N. obturatorius und N. femoralis.

Die **Nn. iliohypogastricus** und **ilioinguinalis** (beide **Th12–L1**) innervieren die Bauchwand in ihrem kaudalsten Bereich motorisch und sensibel.

Der **N. genitofemoralis (L1–L2)** zieht mit einem Ast durch den Leistenkanal, mit dem anderen unter dem Leistenband durch, versorgt motorisch den M. cremaster sowie sensibel das Skrotum bzw. die Labia majora und das gegenüberliegende Hautareal des Oberschenkels bis auf die ventrale Seite.

N. cutaneus femoris lateralis (L2–L4). Rein sensibler Nerv, der ganz lateral unter dem Leistenband zur Haut des lateralen Oberschenkels verläuft, die er vollständig innerviert.

N. obturatorius (L2–L4). Gemischter Nerv. Läuft etwas unterhalb der Linea terminalis an der Wand des kleinen Beckens entlang (Verletzungsgefahr bei Beckenbrüchen!) und tritt durch das Foramen obturatum an die Medialseite des Oberschenkels. Er innerviert *sämtliche Adduktoren* des Oberschenkels (M. pectineus nur partiell) und die Haut an der medialen distalen Oberschenkelhälfte.

N. femoralis (L1–L4). Kräftigster Nerv des Plexus lumbalis, gemischt sensibel und motorisch. Verlauf am M. psoas entlang, Durchtritt durch die Lacuna musculorum unter dem Leistenband. Motorisch innerviert er den M. quadriceps femoris, den M. sartorius und den M. pectineus sowie den M. iliopsoas, also *alle Strecker im Knie-* und *alle Beuger im Hüftgelenk*. Sensibel versorgt er die Haut des ventralen Oberschenkels (*Rr. cutanei anteriores*) und des medialen Unterschenkels (*N. saphenus*).

Plexus sacralis. Die 4 (5) Nerven des Plexus sacralis sind: N. gluteus superior, N. gluteus inferior, N. cutaneus femoris posterior und N. ischiadicus, der sich in N. fibularis und N. tibialis gliedert.

N. gluteus superior (L4–S1). Rein motorischer Nerv mit Beckenaustritt durch das Foramen suprapiriforme. Innervation der Mm. glutei medius und minimus. Verletzungsgefahr durch fehlerhafte intramuskuläre Injektion (Ausfall verursacht das *Trendelenburg-Zeichen*).

N. gluteus inferior (L5–S2). Ist rein motorisch und tritt durch das Foramen infrapiriforme aus dem Becken aus. Er innerviert den M. gluteus maximus (*der Hüftstrecker*) und kann ebenfalls durch unsachgemäße intramuskuläre Injektion geschädigt werden.

N. cutaneus femoris posterior (S1–S3). Rein sensibler Nerv mit Beckenaustritt durch das Foramen infrapiriforme. Versorgt das kaudale Gesäß und den gesamten dorsalen Oberschenkel.

N. ischiadicus. Enthält bereits bei seinem Beckenaustritt durch das Foramen infrapiriforme getrennt den N. fibularis und den N. tibialis.

N. fibularis communis (L4–S2). Gemischt sensibel und motorisch, verläuft dorsal bis zum Kniegelenk (dabei Innervation des M. biceps femoris, Caput breve), wendet sich dann um das Fibulaköpfchen herum (Verletzungsgefahr!) nach vorne und teilt sich in N. fibularis superficialis und N. fibularis profundus. Der N. fibularis superficialis versorgt motorisch die Mm. fibulares und sensibel den Fußrücken und lateralen Fußrand. Der N. fibularis profundus innerviert motorisch die *gesamte Streckermuskulatur* des Unterschenkels und des Fußes sowie sensibel den Interdigitalraum I. Ausfall des N. fibularis verursacht das Symptom des *Hahnen-* oder *Steppergangs*.

N. tibialis (L4–S3). Vorwiegend motorisch, verläuft auf der Dorsalseite des Beins bis zum Fuß, umrundet kaudal den Malleolus medialis (Verletzungsgefahr!) und endet an der plantaren Fußfläche. Innerviert motorisch am Oberschenkel die ischiokrurale Muskulatur (Ausnahme M. biceps femoris, Caput breve), am Unterschenkel die *gesamte Beugermuskulatur*, am Fuß alle plantaren Fußmuskeln. Sensibel versorgt er zusammen mit dem N. fibularis den dorso-distalen Unterschenkel, weiterhin die gesamte Fußsohle.

N. pudendus. Dieser geht unabhängig vom Plexus lumbosacralis aus dem Plexus pudendus S2–S4 hervor. Er verläßt das Becken im Foramen infrapiriforme, zieht im Foramen ischiadicum minus wieder ins Becken ein und verläuft in der Fossa ischioanalis entlang dem unteren Schambeinast nach ventral. Versorgt motorisch den Beckenboden, sensibel den Dammbereich und das äußere Genitale. Ausfall des Nervs verursacht Harn- und Stuhlinkontinenz.

Wiederholungsfragen

Wiederholungsfragen zu den Spinalnerven finden sich in Form von **Fallbeispielen** in Kap. 14.1.

2.3 Hirnnerven (Nervi craniales)

Es gibt zwölf Hirnnerven, die mit einer Ausnahme (N. vagus) in ihrem Verlauf und Versorgungsgebiet auf den Kopf-Halsbereich beschränkt sind und ebenfalls mit einer Ausnahme (N. accessorius) aus dem Hirnstamm austreten. Sie werden nach der Reihenfolge des Austritts aus dem Gehirn von rostral nach kaudal numeriert:

I	N. olfactorius	(riechen)
II	N. opticus	(sehen)
III	N. oculomotorius	(Augenbewegung)
IV	N. trochlearis	(Augenbewegung)
V	N. trigeminus	(sensible Gesichts- und motorische Kaumuskelversorgung)
VI	N. abducens	(Augenbewegung)
VII	N. facialis	(motorische Gesichtsversorgung)
VIII	N. vestibulocochlearis	(Hör- und Gleichgewichtswahrnehmung)
IX	N. glossopharyngeus	(sensible Zungen- und sensomotorische Pharynxversorgung)
X	N. vagus	(zahlreich Funktionen)
XI	N. accessorius	(motorische Versorgung zweier Halsmuskeln)
XII	N. hypoglossus	(motorische Zungenversorgung)

Dieses Kapitel behandelt den peripheren Verlauf der Hirnnerven. Die zentralen Kerne der Hirnnerven werden in Kap. 5.2 (Hirnnerven III–XII), Kap. 8.2 (Hirnnerv II) und 9.3 (Hirnnerv I) beschrieben.

2.3.1 I. Hirnnerv, N. olfactorius[6]

Der N. olfactorius (häufig auch Plural: *Nn. olfactorii*) ist ein *rein sensorischer (speziell-viszerosensibler) Nerv* und aus mehreren feinen Fasern (*Fila olfactoria*) zusammengesetzt, die im Bereich der Riechschleimhaut von der oberen Nasenmuschel ihren Ursprung nehmen (Abb. **2.19**). Die Besonderheit dabei ist, daß nicht, wie in den anderen Sinnessystemen (das zum ZNS gehörende Auge ausgenommen) die sensible Nervenzelle in einem

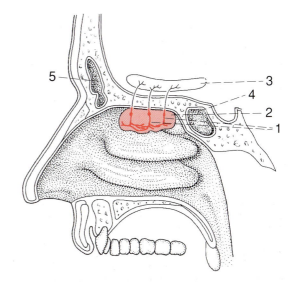

Abb. 2.19 N. olfactorius, Darstellung am medianen Sagittalschnitt. (Aus Benninghoff [1])
1 Nn. olfactorii (Fila olfactoria, in der **2** Riechschleimhaut der Nase) mit Durchtritt durch die Lamina cribrosa des Siebbeins, der oben direkt der **3** Bulbus olfactorius aufliegt, in dem die Riechnerven der jeweiligen Seite enden. **4** Keilbeinhöhle (Sinus sphenoidalis), **5** Stirnhöhle (Sinus frontalis).

Ganglion lokalisiert ist und ihren peripheren Fortsatz zur Sinneszelle und ihren zentralen Fortsatz ins ZNS erstreckt, sondern daß *die Sinneszellen selbst* Axone ausbilden, die sie ins ZNS senden, wo sie dann verschaltet werden. Solche Sinneszellen nennt man *primäre Sinneszellen*, im Gegensatz zu den *sekundären Sinneszellen*, wie sie in Haut, Zunge, Innenohr etc. zu finden sind. Die primären Sinneszellen der Riechschleimhaut bündeln also ihre (marklosen) Fortsätze zu den Fila olfactoria zusammen und ziehen zwischen den Siebbeinzellen hindurch zur Schädelbasis, wo sie das Siebbein in der *Lamina cribrosa*[7] durchbrechen und im zum Großhirn gehörenden *Bulbus olfactorius* enden. Dort werden sie zum erstenmal verschaltet, so daß der Bulbus olfactorius als Hirnnervenkern des I. Hirnnervs aufgefaßt werden kann. Von hier aus werden die olfaktorischen Impulse über den Tractus olfactorius, der sich dem Bulbus olfactorius als langgestielte Struktur dorsal anschließt, in die primäre Riechrinde weitergeleitet.

Klinik Eine Schädigung der Fila olfactoria kommt bei Schädelbasisverletzungen vor, die zu einem Abriß der feinen Fasern bei deren Durchtritt durch die Lamina cribrosa führen können. Die dabei resultierende Unfähigkeit zu riechen wird *Anosmie* (bei Riechminderung *Hyposmie*) genannt. Charakteristisch ist dabei, daß die

---

[6] olfactorius (lat.) = dem Riechen dienend

[7] cribrosa (lat.) = durchlöchert

Kranken *aromatische Stoffe* nicht mehr wahrnehmen können, *scharfe Agenzien* wie z.B. Ammoniak aber schon noch, da diese die Nasenschleimhaut *reizen* und damit über den N. trigeminus wahrgenommen werden. Dies macht man sich klinisch-diagnostisch zunutze. Auffällig ist auch, daß den Betroffenen die Speisen nicht mehr schmecken, da sie kein Aroma, sondern nur noch süß, sauer, salzig und bitter wahrnehmen können.

2.3.2 II. Hirnnerv, N. opticus

Auch der N. opticus (*Sehnerv*) ist ein *rein sensorischer (speziell-somatosensibler) Nerv* und führt die Fasern mit den Impulsen der Sinneszellen aus der Retina des Auges, also die *visuelle Information*. Entwicklungsgeschichtlich ist er als ein Teil des Zwischenhirns zu betrachten (vgl. Kap. 1.7). Er beginnt in der Retina nicht direkt an den Sinneszellen, sondern setzt sich aus Fortsätzen der großen retinalen Ganglienzellen zusammen, die die innerste, dem Licht zugewandte Zellschicht in der Retina bilden (s. S. 287). Diese Fortsätze treten dann gebündelt in der *Sehnervpapille* (*Papilla* oder *Discus n. optici*) zusammen und bilden dort den „blinden Fleck" der Retina. Sie verlassen das Auge etwas medial (nasal) vom hintersten Pol des Bulbus, indem sie die Sklera nach dorsal durchbrechen. Von diesem Punkt an werden sie *von Oligodendrozyten* ummarkt, wie alle zentralnervösen Nervenbahnen, zu denen der N. opticus als Zwischenhirnanteil ja gerechnet werden muß. Auch ist er ebenso wie das Gehirn bereits bei seinem Verlauf in der Orbita von harten und weichen Hirnhäuten umgeben. Der im Durchmesser etwa 4–5 mm dicke N. opticus verläßt dann die Augenhöhle zusammen mit der A. ophthalmica durch den *Canalis opticus* und zieht in die Schädelgrube ein. Dort tritt er über der Hypophyse mit dem N. opticus der kontralateralen Seite im

- *Chiasma opticum*

zusammen, wo die Fasern, die von der *medialen Netzhauthälfte* kommen (visuelle Information des *lateralen Gesichtsfeldes*), zur Gegenseite kreuzen, während die Fasern der *lateralen Netzhauthälfte* (visuelle Information des *medialen* Gesichtsfeldes) das Chiasma *ungekreuzt* durchlaufen. Gekreuzte und ungekreuzte Fasern ziehen dann als *Tractus opticus* weiter lateral an den Crura cerebri vorbei zum *Corpus geniculatum laterale* des Thalamus, wo sie erneut verschaltet werden, um von dort aus zur visuellen Großhirnrinde zu gelangen (vgl. Kap. 9.10.1 und Abb. **9.27**, S. 215).

Klinik Auf die charakteristischen Ausfälle bei einer Schädigung des Chiasma opticum (z.B. durch Hypophysentumoren) wird auf S. 175f. eingegangen. Weitere Schädigungen des N. opticus und der restlichen Sehbahn werden in Kap. 9.10.1 besprochen. Klinisch sehr wichtig sind weiterhin die Stauungspapille und die Multiple Sklerose, die beide in unmittelbarem Zusammenhang mit der Anatomie des N. opticus stehen.

Stauungspapille. Bei gesteigertem intrakraniellem Druck (z.B. durch Tumoren, Blutungen, Liquoraufstau) kann es u.a. durch die Kompression des Sehnervs (Liquordruck im Subarachnoidealraum der Orbita) und Behinderung des venösen Blutabflusses zu einem Anschwellen der Sehnervpapille kommen, die man als deutliche Vorwölbung beim diagnostischen Spiegeln des Augenhintergrundes sehen kann. Eine solche sog. *Stauungspapille* ist stets das Zeichen für einen gesteigerten Hirndruck, kann bei jeder klinischen Routineuntersuchung festgestellt werden und muß immer sofort zu eingehender Exploration der zugrundeliegenden Ursachen Anlaß geben.

Multiple Sklerose am Sehnerv. Die *Multiple Sklerose* ist eine sehr häufige systemische Autoimmunerkrankung, die zu einer Zerstörung der von den Oligodendrozyten gebildeten Markscheiden und damit zu einem Funktionsverlust der entsprechend betroffenen Nervenbahnen führt. Es handelt sich also um eine Erkrankung des *zentralen* Nervensystems. Da auch der N. opticus als zentralnervöser Fasertrakt von Oligodendrozyten ummarkt wird, kann er – was sehr häufig der Fall ist – der Erstmanifestationsort dieser Erkrankung sein, was in einem zunächst partiellen („Schleier vor den Augen", Gesichtsfeldausfälle), dann aber u.U. vollständigen Funktionsverlust des Sehnervs (Blindheit) resultiert.

2.3.3 III. Hirnnerv, N. oculomotorius

Der N. oculomotorius ist ein *gemischt somato- und visceromotorischer Nerv*, der zusammen mit dem IV. und VI. Hirnnerv für die Bewegungen des Augapfels (Bulbus oculi) zuständig ist[8]. Er hat seinen Ursprung im Mittelhirn mit zwei Kernkomplexen, einem somatomotorischen für die Bewegungen der quergestreiften äußeren Augenmuskeln und einem visceromotorischen für die Bewegungen der glatten inneren Augenmuskeln (s. S. 107).

Verlauf (Abb. **2.20a,b**): Der N. oculomotorius verläßt das Mittelhirn vorne zwischen den beiden Hirnschenkeln und verläuft dann nach ventral zur Sella turcica, wo er die Dura mater durchbricht und in den *Sinus cavernosus* eintritt, in dessen Dach bzw. später Seitenwand er dann nach ventral zieht (vgl. Kap. 11.4.3, S. 256). Er gelangt schließlich ganz medial durch die *Fissura orbitalis superior* in die Augenhöhle, wo er sich in einen oberen und einen unteren Ast aufzweigt (Abb. **2.20a**, *2* und *3*). Der kleinere *R. superior* versorgt den

---

[8] oculus (lat.) = Auge; motorius (lat.) = bewegend

2.3 Hirnnerven (Nervi craniales)

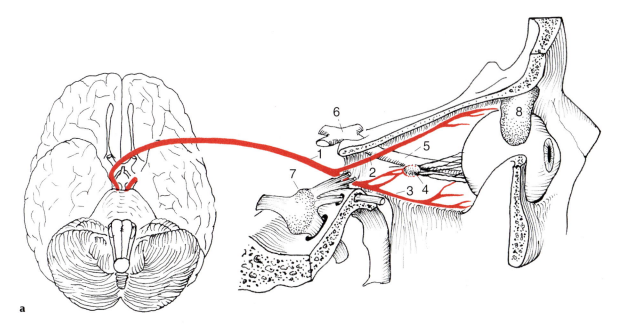

Abb. 2.20 N. oculomotorius.
a **Verlauf.** (Modifiziert nach einer Zeichnung von Spitzer, in Feneis: Anatomisches Bildwörterbuch, Thieme 1993). Beginn des Verlaufs an der Ventralseite des Mittelhirns und **1** Eintritt in die Orbita durch die Fissura orbitalis superior. Anschließend Aufteilung in **2** R. superior und **3** R. inferior, der neben Muskelästen die Rr. ganglionares zum **4** Ganglion ciliare abgibt. **5** N. opticus, **6** Chiasma opticum, **7** Ganglion trigeminale (s. Kap. 2.3.6), **8** Tränendrüse.
b **Muskelinnervation.**
1 R. superior mit **2** Ästen zum M. levator palpebrae superioris (Muskel nicht dargestellt) und **3** M. rectus superior. **4** R. inferior mit Ästen zu: **5** M. rectus medialis, **6** M. rectus inferior, **7** M. obliquus inferior, **8** fibröser Ursprungsring der Augenmuskeln am Beginn des Canalis opticus.
c **Funktion.** Vereinfachtes Schema der Zugrichtungen der vom N. oculomotorius innervierten Muskeln (schwarze Pfeile) am Bulbus. Wirkung der nicht von III innervierten Muskeln ergänzend als gestrichelte Pfeile dargestellt. Aus Übersichtsgründen sind lediglich die linearen, nicht die rotatorischen Wirkungskomponenten dargestellt.

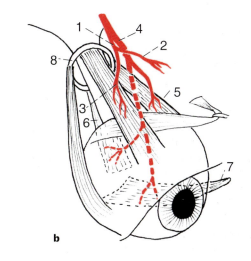

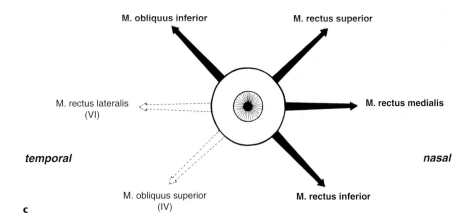

2 Peripheres Nervensystem

- M. rectus superior und
- M. levator palpebrae superioris,

während der größere *R. inferior* den

- M. rectus medialis,
- M. rectus inferior und
- M. obliquus inferior

innerviert (Abb. **2.20b**). Ein weiterer Ast, der die parasympathischen Fasern für die inneren Augenmuskeln (M. sphincter pupillae und M. ciliaris) führt, geht zum Ganglion ciliare (Abb. **2.20a**, *4*).

Funktion: Der III. Hirnnerv versorgt also **somatomotorisch** alle äußeren Augenmuskeln mit Ausnahme des M. rectus lateralis und des M. obliquus superior und ist damit für die Bulbusbewegungen nach oben lateral, oben medial, medial und unten medial zuständig (Abb. **2.20c**). Das heißt, nur die Augenbewegungen nach lateral und unten lateral werden durch andere Hirnnerven generiert (N. IV und N. VI). Weiterhin ist der N. oculomotorius durch die Versorgung des M. levator palpebrae superioris für die Lidhebung verantwortlich. **Viszeromotorisch** versorgt der III. Hirnnerv mit seinen parasympathischen Fasern die glatten inneren Augenmuskeln. Dabei innerviert er den M. ciliaris, der durch eine Entspannung der Zonulafasern die Linsenkrümmung verstärken kann und damit zu einer stärkeren Brechung des Lichtstrahls im Sinne der *Akkommodation* führt (scharfes Sehen in der Nähe). Weiterhin versorgt er den M. sphincter pupillae, der die Pupillenöffnung verengt.

Die Anzahl der Muskelfasern in den äußeren Augenmuskeln, die von einer einzigen okulomotorischen Nervenfaser versorgt werden, ist extrem gering. Sie wird etwa auf drei Muskelzellen pro Axon geschätzt. Dies erlaubt eine sehr feine und selektive Ansteuerung einzelner dieser Augenmuskelfasern vom ZNS aus, was für die hochpräzise Einstellung der Bulbusposition im Sinne eines korrekten dreidimensionalen Sehens ohne Doppelbilder notwendig ist. Die Feinheit der Innervation wird noch deutlicher, wenn man sich vergleichsweise die Innervationsdichte z. B. des M. quadriceps femoris vor Augen hält, wo eine Nervenfaser des N. femoralis auf etwa 1000–10000 Muskelzellen trifft.

Klinik Das Bild einer Schädigung des N. oculomotorius sieht entsprechend der Funktion der betroffenen Muskeln folgendermaßen aus: Das Auge der betroffenen Seite hat als funktionstüchtige Muskeln nur noch den M. rectus lateralis (N. VI) und den M. obliquus superior (N. IV). Es blickt also nach *außen* und *unten* (die ggf. vorhandene rotatorische Wirkungskomponente der gelähmten Muskeln spielt hierbei nur eine geringe Rolle). Da das andere – gesunde – Auge geradeaus blickt, entsprechen sich die Sehachsen beider Retinae nicht mehr, und es resultieren *Doppelbilder*, die auf Grund der Blickabweichung des kranken Auges nach lateral unten schräg übereinanderstehen. Beim Blick in die Richtung des geschädigten Auges (M. rectus lateralis) nach seitlich und nach unten (M. obliquus superior) werden die Doppelbilder weniger, sie verschwinden aber meist nicht ganz. Weiterhin hängt auf Grund des Ausfalls des M. levator palpebrae auf der betroffenen Seite das Augenlid schlaff herunter (*Ptose*). Zusätzlich kommt es durch einen Ausfall der parasympathischen Fasern zu einer Weitstellung der Pupille (*Mydriasis*) und einer mangelnden Akkommodationsreaktion, so daß scharfes Sehen in der Nähe, z. B. Lesen, mit dem betroffenen Auge nicht mehr möglich ist.

Wichtiger Reflex: *Pupillenreflex* (Beleuchtung des Auges, jeweils einseitig, bewirkt Pupillenverengung auf beiden Seiten); Reflexbogenverschaltung s. S. 291f.

2.3.4 Ganglion ciliare

Es gibt vier vegetative Ganglien im Kopfbereich:

- *Ganglion ciliare*
- *Ganglion pterygopalatinum*
- *Ganglion oticum*
- *Ganglion submandibulare.*

All diese Ganglien dienen den *parasympathischen Fasern* aus den verschiedenen Hirnnerven zur Umschaltung vom ersten auf das zweite Neuron der efferenten vegetativen Nervenbahn. Allerdings haben alle vier Kopfganglien auch eine sympathische und eine sensible Wurzel, die in sie eintritt, deren Fasern aber hier *nicht* verschaltet werden. Sie ziehen lediglich hindurch, um sich dann beim Austritt den parasympathischen, umgeschalteten Fasern anzuschließen, so daß alle Fasern gemeinsam das entsprechende Erfolgsorgan vegetativ bzw. sensibel versorgen. (Zum grundsätzlichen Verschaltungsprinzip vegetativer Fasern s. Kap. 12.2.)

Diese vier Ganglien sollen nun jeweils im Anschluß an diejenigen Hirnnerven besprochen werden, die die *parasympathische Wurzel* zu dem jeweiligen Ganglion stellen.

Das kleine **Ganglion ciliare** liegt in der Orbita direkt hinter dem Bulbus oculi lateral des N. opticus (Abb. **2.20a**, *4*) und dient mit seinen efferenten Fasern der vegetativen und sensiblen Versorgung des Auges.

Es hat also wie die anderen Ganglien drei eintretende Wurzeln: eine *parasympathische* (aus dem N. oculomotorius), eine *sympathische* (aus dem Ganglion cervicale superius) und eine *sensible* (aus dem N. nasociliaris des N. trigeminus). Die **parasympathischen Fasern** aus dem III. Hirnnerv wurden in ihrer Bedeutung oben erwähnt und werden hier vom sog. präganglionären auf das sog. postganglionäre Neuron umgeschaltet, um von hier aus zu den glatten inneren Augenmuskeln zu ziehen, wie oben beschrieben. Die **sympathischen Fasern** aus dem zervikalen Grenzstrang durchlaufen das Ganglion unverschaltet und ziehen zum glatten M. dilatator pupillae, der der Pupillenerweiterung dient. Die **sensiblen Fasern** aus dem N. nasociliaris ziehen ebenfalls unverschaltet durch das Ganglion und dienen vor allem der sensiblen Versorgung der Kornea (Hornhaut) des Auges.

Alle efferenten Fasern des Ganglion ciliare ziehen als kurze und feine *Nn. ciliares breves* zur Hinterwand des Bulbus, um dort die Sklera zu durchbrechen und in das Innere des Auges zu gelangen.

Klinik Bei einer Schädigung des Ggl. ciliare (z. B. durch in der Orbita wachsende Tumoren) fällt die Sensibilität der Kornea aus (erloschener Kornealreflex, s. u.) und die Pupille kann nicht mehr auf Lichtreize reagieren, weder mit Erweiterung (bei schwachem Lichteinfall) noch mit Engerstellung (bei starkem Lichteinfall). Tritt dieser Symptomenkomplex auf, ist ein pathologischer Prozeß in der Orbita am wahrscheinlichsten, da nur an dieser Stelle diese drei aus verschiedenen Quellen stammenden Leitungsbahnen zusammentreten. Wenn nur einzelne dieser Symptome isoliert vorliegen, ist eine Schädigung des zugehörigen Hirnnervs oder dessen Zentrums im ZNS anzunehmen.

2.3.5 IV. Hirnnerv, N. trochlearis

Der N. trochlearis ist der dünnste der zwölf Hirnnerven und versorgt als *rein somatomotorischer Nerv* nur einen einzigen Muskel am Auge. Auch er hat wie der vorangegangene Hirnnerv seinen Kern im Mittelhirn.

Verlauf (Abb. **2.21a,b**): Der N. trochlearis tritt am Unterrand der Vierhügelplatte als der einzige Hirnnerv an der Dorsalseite des Gehirns aus, verläuft dann lateral der Hirnschenkel und knapp oberhalb der Brücke nach vorne, wo er durch den Subarachnoidealraum abwärtszieht und am vorderen Ende des Tentorium cerebelli in die Dura eintritt (Abb. **2.21a**, *1*). Unter dieser verläuft er dann in der Seitenwand des *Sinus cavernosus*

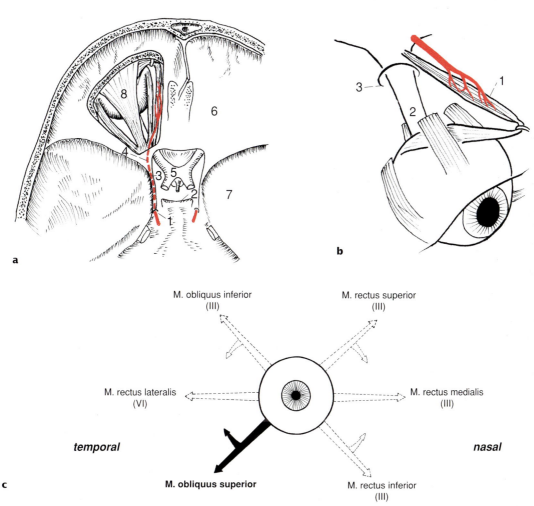

Abb. 2.21 N. trochlearis.
a Verlauf.
1 Eintritt des Nervs in die Dura dorsolateral des **2** Dorsum sellae, **3** Verlauf in der Seitenwand des Sinus cavernosus, **4** Eintritt in die Orbita durch die Fissura orbitalis superior; **5** Chiasma opticum, **6** vordere Schädelgrube, **7** mittlere Schädelgrube, **8** M. levator palpebrae.
b Muskelinnervation (rechts = nasal, links = temporal). **1** M. obliquus superior (alle anderen Augenmuskeln sind reseziert), **2** N. opticus, **3** Canalis opticus.
c Funktion. Schema der Zugrichtung des M. obliquus superior am Bulbus oculi. Wirkung der nicht von IV innervierten Muskeln als gestrichelte Pfeile dargestellt.

nach ventral (vgl. S. 256) und tritt zusammen mit dem ersten Ast des N. trigeminus (N. ophthalmicus), dem N. oculomotorius und dem N. abducens durch die *Fissura orbitalis superior* in die Augenhöhle ein. Dort innerviert er den M. obliquus superior (Abb. **2.21b**).

Funktion: Als versorgender Nerv für den M. obliquus superior ist der N. trochlearis in *Primärstellung* des Bulbus (Geradeausblick) für dessen Bewegung nach *lateral unten* bei gleichzeitiger *Einwärtsrollung* zuständig (Abb. **2.21c**). Es ist dabei zu beachten, daß in *Primärstellung* die *rotatorische Funktion* des Muskels (Einwärtsrollung) im Vordergrund steht. Bei einer *Adduktion* des Bulbus wird der Muskel jedoch zu einem reinen und besonders wichtigen *Senker* (keine Abduktion, keine Rotation, s. Kap. 13.1.4).

Klinik Eine Schädigung des N. trochlearis resultiert in einer Fehlstellung des Auges, die in Primärstellung des Bulbus genau der Zugrichtung des M. obliquus superior entgegengerichtet ist, also geringfügig nach *medial oben*. Da die *rotatorische* Wirkungskomponente (Einwärtsrollung) des Muskels ebenfalls ausgefallen ist, ist der Bulbus gleichzeitig auswärts gerollt (was so von außen gar nicht sichtbar ist). Da dann, wie auch bei einer Schädigung der beiden anderen motorischen Augennerven, die Sehachsen beider Augen nicht mehr übereinstimmen, resultieren daraus *Doppelbilder*, die in diesem Fall entsprechend der Fehlstellung des betroffenen Bulbus schräg verdreht übereinanderstehen. Die Kranken versuchen dies über eine permanente Schiefhaltung des Kopfes, die der ausgefallenen rotatorischen Wirkung des gelähmten Muskels entspricht, auszugleichen. Da bei *Adduktion* des Bulbus der M. obliquus superior der wichtigste Senker ist, werden die Doppelbilder besonders deutlich beim Blick des betroffenen Auges nach *medial unten* (diese Funktion des Muskels kann von den anderen Augenmuskeln am schlechtesten kompensiert werden).

2.3.6 V. Hirnnerv, N. trigeminus

Der N. trigeminus ist *gemischt sensibel und motorisch* (allgemein-somatosensibel und speziell-viszeromotorisch). Mit seinem sensiblen Anteil (*Radix sensoria*, auch: *Portio major n. trigemini*) versorgt er *das gesamte Gesicht*, die *Mund- und Nasenschleimhaut* sowie einen Großteil der *Hirnhäute*. Mit seinem motorischen Anteil (*Radix motoria*,

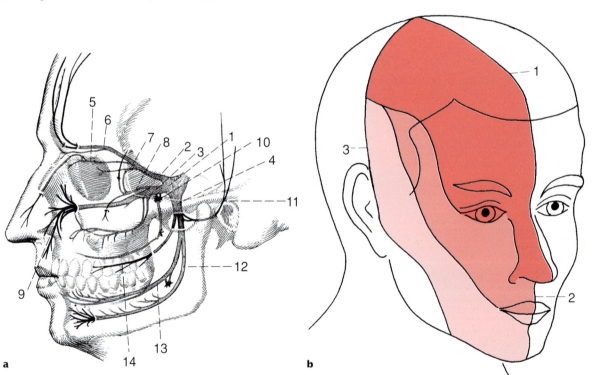

Abb. 2.22 N. trigeminus (Übersicht).
a Übersicht über die drei Hauptanteile des N. trigeminus mit ihren wichtigsten Ästen. (Aus Benninghoff [1])
  1 Ganglion trigeminale, **2** N. ophthalmicus (V1), **3** N. maxillaris (V2), **4** N. mandibularis (V3). *Äste aus V1:* **5** N. nasociliaris, **6** N. frontalis, **7** N. lacrimalis. *Äste aus V2:* **8** N. zygomaticus, **9** N. infraorbitalis, zusätzlich Rr. ganglionares zum **10** Ggl. pterygopalatinum. *Äste aus V3:* **11** N. auriculotemporalis, **12** N. alveolaris inferior, **13** N. lingualis, **14** N. buccalis. Nicht berücksichtigt: motorische Äste zur Kaumuskulatur.
b Sensible Gesichtsversorgung durch die drei Äste des N. trigeminus. (Modifiziert nach Patten: Neurological Differential Diagnosis, Springer 1995.)
  1 Versorgungsgebiet des N. ophthalmicus (V1), **2** Versorgungsgebiet des N. maxillaris (V2), **3** Versorgungsgebiet des N. mandibularis (V3).

auch: *Portio minor n. trigemini*) versorgt er die *Kaumuskulatur*. Er tritt als der dickste Hirnstammnerv an der Lateralseite des Pons aus und zieht nach vorne über die Felsenbeinpyramidenkante, wo er unter der Dura verschwindet (s. Abb. **2.35**, *14*). Dabei bildet er in einer großen Duratasche ein großes sensibles Ganglion, das *Ganglion trigeminale* (*Ganglion Gasseri*), das die Perikaryen eines Großteils der sensiblen Neurone des Kopfes beinhaltet. Im Anschluß an dieses Ganglion gabelt sich der N. trigeminus in drei große Äste auf[9] (Abb. **2.22a**):

- *N. ophthalmicus* (V1)
- *N. maxillaris* (V2)
- *N. mandibularis* (V3).

Diese drei Äste ziehen durch drei getrennte Öffnungen der Schädelbasis und versorgen mit ihren sensiblen Fasern drei streng voneinander zu trennende Bereiche der Gesichtshaut und andere Bereiche des Kopfes (Abb. **2.22b**). Während die beiden oberen Äste des N. trigeminus, V1 und V2, rein sensibel sind, führt der dritte Trigeminusast neben sensiblen auch alle motorischen Fasern für die Kaumuskulatur. Alle drei Äste weisen hinsichtlich ihres weiteren Verlaufs einige Parallelitäten auf: So geben sie alle jeweils einen Ast zur sensiblen Innervation der Hirnhäute ab. Weiterhin gabeln sie sich alle noch einmal in drei weitere sensible Äste auf (wobei bei V3 noch ein sehr feiner vierter und motorische Äste hinzukommen). Prinzipiell zieht dabei der erste zu den jeweils zugeordneten Schleimhautarealen der Kopfeingeweide, der zweite zur medialen und der dritte zur lateralen Haut des Gesichts. Die drei Hauptäste des N. trigeminus mit ihren wichtigsten Ästen (Abb. **2.22a**) werden im folgenden detailliert besprochen.

2.3.6.1 N. ophthalmicus (V1)

Verlauf (Abb. **2.23a, b**): Nach Verlassen des Ganglions tritt der N. ophthalmicus in den Sinus cavernosus ein, in dessen Seitenwand er nach ventral zieht. Er gibt zuerst einen Ast an die Hirnhäute ab (den rückläufigen *R. tentorius*; Abb. **2.23a**, *1*) und zweigt sich dann beim Eintritt durch die *Fissura orbitalis superior* in die Augenhöhle weiter in drei Äste auf: *N. nasociliaris*, *N. frontalis* und *N. lacrimalis* (Abb. **2.23a**, *2–4*). Diese drei Nerven verzweigen sich in der Orbita weiter und ziehen zu ihren Zielorganen.

Der **N. nasociliaris** zieht über den N. opticus hinweg zur medialen Wand der Orbita, an der entlang er nach vorne verläuft (Abb. **2.23b**). Er gibt einen Ast zum Ganglion ciliare (sensible Versorgung des Bulbus oculi, Abb. **2.23b**, *6*), mehrere kleine Äste zur sensiblen Versorgung der Kornea (Abb. **2.23b**, *8*) und schließlich zwei *Nn. ethmoidales* ab (Abb. **2.23b**, *3* und *4*), die die Siebbeinzellen, die Keilbeinhöhle und die Nasenscheidewand versorgen. Mit seinem Endast tritt er am medialen Augenwinkel aus und innerviert in diesem Bereich Haut und Konjunktiva (Abb. **2.23b**, *5*). Anschließend versorgt er die Haut auf dem Nasenrücken bis hinab zur Nasenspitze.

Der **N. frontalis** (Abb. **2.23a**, *3*) zieht als mittlerer der drei Äste im Dach der Orbita nach vorne, um sich in seine beiden Endäste, den *N. supraorbitalis* und den *N. supratrochlearis* aufzuteilen (Abb. **2.23a**, *7–8*). Der N. supraorbitalis zieht mit zwei Ästen durch das *Foramen supraorbitale* (bzw. die *Incisura supraorbitalis*) etwa in der Mitte über der Augenhöhle zur Haut der Stirn, während der N. supratrochlearis zusammen mit dem Endast des N. nasociliaris den medialen Augenwinkel und das Oberlid versorgt.

Der **N. lacrimalis** (Abb. **2.23a**, *4*) verläuft oben lateral in der Augenhöhle über dem M. rectus lateralis zur Tränendrüse im lateralen Augenwinkel. Dabei nimmt er einen postganglionären Ast aus dem Ganglion pterygopalatinum zur sekretorischen Tränendrüseninnervation auf (*R. communicans* des *N. zygomaticus*; Abb. **2.23a**, *6*). Er zieht dann über die Drüse hinweg, an die er die aufgenommenen vegetativen Fasern wieder abgibt und innerviert anschließend sensibel die laterale Haut des Augenwinkels, des Oberlides und der Konjunktiva.

Funktion: Der N. ophthalmicus versorgt sensibel den gesamten Bereich der Orbita bzw. des Auges einschließlich der Kornea, die Haut der Stirn (Abb. **2.22b**, *1*) und mit seinen Schleimhautästen die oberen Nasennebenhöhlen und die Nasenscheidewand.

2.3.6.2 N. maxillaris (V2)

Verlauf (Abb. **2.24**): Auch dieser Ast des N. trigeminus ist rein sensibel. Er zieht nach Verlassen des Ganglions in der basolateralen Wand des *Sinus cavernosus* nach ventral, tritt dann (nach Abgabe eines *R. meningeus* zu den Hirnhäuten) im Foramen rotundum durch die Schädelbasis und erscheint unterhalb von ihr in der Fossa pterygopalatina wieder. Dort teilt er sich in drei Äste auf: *Rr. ganglionares* (Abb. **2.24**, *3*), *N. zygomaticus* (Abb. **2.24**, *5*) und *N. infraorbitalis* (Abb. **2.24**, *7*).

Die **Rr. ganglionares** (Abb. **2.24**, *3*) treten als sensible Wurzel in das vegetative *Ganglion pterygopalatinum* ein (Abb. **2.24**, *4*), verlassen nach dessen Durchtritt in alle Richtungen die Fossa pterygopalatina und innervieren dann die angrenzende Schleimhaut der Nasenmuscheln, der hinteren Siebbeinzellen sowie des harten und weichen Gaumens (*N. palatinus major* und *Nn. palatini minores*).

Der **N. zygomaticus** (Abb. **2.24**, *5*) nimmt in der Fossa pterygopalatina efferente Fasern des dortigen parasympathischen Ganglions auf und tritt dann durch die *Fissura orbitalis inferior* von unten her in die Augenhöhle ein, wo er die eben aufgenommenen parasympathischen Fasern als *R. communicans* zum N. lacrimalis (aus dem

---
[9] trigeminus (lat.) = dreifach

2 Peripheres Nervensystem

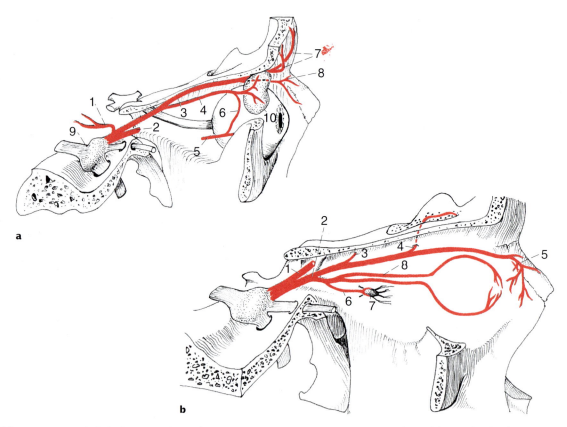

Abb. 2.23 N. ophthalmicus. (Nach Zeichnungen von Spitzer, in Feneis: Anatomisches Bildwörterbuch, Thieme 1993)
a Verlauf des N. frontalis und des N. lacrimalis.
 1 R. meningeus recurrens (R. tentorius) des N. ophthalmicus, **2** N. nasociliaris (reseziert), **3** N. frontalis, **4** N. lacrimalis, der vom **5** N. zygomaticus (aus V2) einen **6** R. communicans zur sekretorischen Innervation der Tränendrüse aufnimmt. Aufspaltung des N. frontalis in: **7** N. supraorbitalis (mit medialem und lateralem Ast) und **8** N. supratrochlearis, **9** Ganglion trigeminale, **10** Tränendrüse (Glandula lacrimalis).
b Verlauf des N. nasociliaris.
 1 N. frontalis mit N. lacrimalis (reseziert), **2** N. nasociliaris, **3** N. ethmoidalis posterior, **4** N. ethmoidalis anterior, **5** Endast zur Versorgung des medialen Augenwinkels, **6** Äste zum **7** Ggl. ciliare, **8** Nn. ciliares longi (Äste zur sensiblen Versorgung der Kornea).

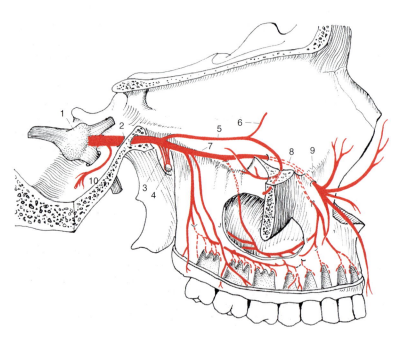

Abb. 2.24 Verlauf und Aufzweigung des N. maxillaris. (Nach einer Zeichnung von Spitzer, in Feneis: Anatomisches Bildwörterbuch, Thieme 1993)
1 Ganglion trigeminale, **2** Durchtritt des Nervs durch das Foramen rotundum, **3** Rr. ganglionares zum **4** Ganglion pterygopalatinum in der Fossa pterygopalatina, **5** N. zygomaticus mit **6** R. communicans zum N. lacrimalis und anschließendem Verlauf durch das Jochbein zum lateralen Gesichtsbereich des N. maxillaris. **7** N. infraorbitalis, der zahlreiche Äste zur Versorgung des Oberkiefers und der darin enthaltenen Zahnalveolen abgibt, über den **8** Canalis infraorbitalis die Orbita wieder verläßt und durch das **9** Foramen infraorbitale in die Subkutis des Gesichts tritt, wo er sich reichhaltig verzweigt. **10** R. meningeus.

N. ophthalmicus) abgibt (Abb. **2.24**, *6*), mit dem sie dann zur Tränendrüse ziehen. Er verläuft dann nach vorne, durchbohrt das Jochbein (Os zygomaticum), um dann in der Schläfengrube wieder zu erscheinen und die Haut über dem Jochbein und dem vorderen Schläfenbereich zu innervieren.

Der **N. infraorbitalis** (Abb. **2.24**, *7*) tritt ebenfalls durch die *Fissura orbitalis inferior* in die Augenhöhle ein, verläuft an ihrem Boden ein Stück weit nach vorne und zieht in den *Canalis infraorbitalis*, der etwas unterhalb des Auges nach außen hin mündet (*Foramen infraorbitale*, Abb. **2.24**, *9*). Hier tritt er wieder aus und versorgt den Hautbereich der Wange zwischen Unterlid und Oberlippe. In seinem Verlauf gibt er noch sensible Äste zum Sinus maxillaris und als *Nn. alveolares superiores* zu den sehr schmerzempfindlichen Zähnen des Oberkiefers ab.

Funktion: Mit seinen sensiblen Ästen versorgt der N. maxillaris also die Gesichtshaut der Wange zwischen Auge und Lippen, sowie den vorderen Schläfenbereich lateral des Auges (Abb. **2.22b**, *2*). Mit weiteren Ästen versorgt er die Schleimhäute eines Großteils der Nasenhöhle und des Gaumens, sowie den knöchernen Oberkiefer mit sämtlichen Oberkieferzähnen.

2.3.6.3 N. mandibularis (V3)

Der N. mandibularis ist der kräftigste der drei Trigeminusäste. Er führt neben den sensiblen Fasern für die untere Gesichtsetage auch diejenigen der motorischen Wurzel, die zu den Kaumuskeln ziehen.

Verlauf (Abb. **2.25a, b**): Der N. mandibularis verläßt die Schädelhöhle durch das *Foramen ovale* und tritt dann in die Fossa infratemporalis ein. Erst dort gibt er seinen *R. meningeus* ab, der zusammen mit der A. meningea media (aus der A. maxillaris) durch das Foramen spinosum wieder in die Schädelhöhle eintritt und die Hirnhäute versorgt (Abb. **2.25b**, *1*). Der **sensible Anteil** zweigt sich dann in vier Äste auf: *N. auriculotemporalis, N. alveolaris inferior, N. lingualis* und den sehr feinen *N. buccalis*. Der **motorische Anteil** teilt sich in mehrere Äste, die dann zu den Kaumuskeln des Unterkiefers und des Mundbodens ziehen.

Der **N. auriculotemporalis** (Abb. **2.25b**, *9*) legt sich mit zwei Wurzeln wie eine Schlinge um die A. meningea media (Abb. **2.25b**, *2*) und zieht dann, nachdem er einige vegetative Fasern aus dem benachbarten parasympathischen Ganglion oticum aufgenommen hat, nach oben durch die Ohrspeicheldrüse hindurch, an die er die aufgenommenen vegetativen Fasern wieder abgibt, und endet schließlich mit seinen sensiblen Endästen in der Haut der Schläfengegend und der Vorderfläche der Ohrmuschel.

Der **N. alveolaris inferior** (Abb. **2.25b**, *4*) ist der kräftigste Ast aus dem N. mandibularis und läuft ebenfalls (lateral vom N. lingualis) zwischen den beiden Mm. pterygoidei von der Fossa infratemporalis aus nach kaudal, um von medial her durch das *Foramen mandibulae* in den Unterkieferkanal einzutreten. In diesem verläuft er, mehrere Äste zu den Unterkieferzähnen und zum umgebenden Zahnfleisch abgebend nach ventral, um in Höhe des Kinns als *N. mentalis* durch das *Foramen mentale* wieder auszutreten (Abb. **2.25b**, *8*). Von hier aus innerviert er mit seinen Endästen die Haut über dem Kinn und dem angrenzenden Unterkieferbereich (pelziges Gefühl im Kinnareal bei Betäubung des N. alveolaris inferior im Rahmen einer zahnärztlichen Behandlung!).

Der **N. lingualis** (Abb. **2.25a**, *2*) nimmt wie der N. auriculotemporalis parasympathische Fasern auf, die aber nicht aus dem Ganglion oticum stammen und damit *postganglionär* sind, sondern als *präganglionäre Fasern* der Chorda tympani aus dem VII. Hirnnerv auf diesen Trigeminusast übertreten (Abb. **2.25a**, *3*). Zusätzlich zu diesen vegetativen treten auch Geschmacksfasern aus der Chorda tympani auf den N. lingualis über. Dieser zieht dann zwischen den beiden Mm. pterygoidei in einem Bogen zum Zungengrund herab, gibt die vegetativen Fasern an das *Ganglion submandibulare* ab und versorgt mit seinen eigenen Fasern *allgemein-somatosensibel*, mit denen aus der Chorda tympani *speziell-viszerosensibel* (Geschmack) die vorderen zwei Drittel der Zunge. Weitere sensible Äste gehen zur Schleimhaut unter der Zunge und zur Gingiva des Unterkiefers.

Der **N. buccalis** schließlich ist ein sehr dünner Ast aus N. mandibularis, der den M. buccinator durchbohrt und dann die Schleimhaut der Wange und des angrenzenden Gingivabereiches innerviert.

Die **motorischen Äste** des N. mandibularis werden nach den Muskeln benannt, die sie versorgen:

- *N. massetericus* (für den M. masseter),
- *Nn. temporales profundi* (für den M. temporalis),
- *Nn. pterygoidei* (für die Mm. pterygoideus lateralis und medialis),
- *N. mylohyoideus* (für die Mundbodenmuskulatur).

Weitere motorische Äste gehen zum M. tensor veli palatini (spannt das Gaumensegel) und zum M. tensor tympani (spannt das Trommelfell im Sinne einer Empfindlichkeitsminderung der Schalleitung).

Funktion: Der N. mandibularis versorgt sensibel die Gesichtshaut über dem Kinn und dem angrenzenden Unterkieferbereich (*N. alveolaris inferior*) bis hinauf zur Schläfe (*N. auriculotemporalis*), Abb. **2.22b**, *3*. Weiterhin innerviert er sensibel die vorderen zwei Drittel der Zunge (Abb. **2.25c**) sowie den Unterkiefer mit sämtlichen Zähnen und die Wangenschleimhaut. Motorisch versorgt er die *gesamte Kaumuskulatur*, d.h. sowohl Kiefer*öffner* (Mundbodenmuskulatur) als auch Kiefer*schließer* (M. masseter, M. temporalis, Mm. pterygoidei).

Eine Übersicht über den gesamten N. trigeminus gibt Tabelle **2.9**.

Klinik Ein Ausfall des kompletten N. trigeminus ist auf Grund der frühen Aufzweigung des Nervs sehr selten. Eher sind einzelne Äste betroffen, was nicht zuletzt auch bei fehlerhaft durchgeführten Lokalanästhesien beim Zahnarzt vorkommen kann. Eine entsprechende Läsion hat einen Sensibilitätsausfall im betroffenen Hautareal zur Folge. Dabei prüft man bei der klinischen Untersuchung immer getrennt die Sensibilität in den drei Arealen der Äste V1–V3 (Abb. **2.22b**). Weiterhin

2 Peripheres Nervensystem

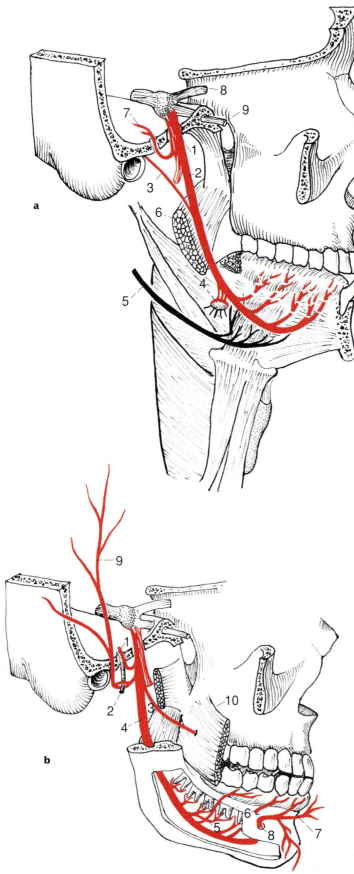
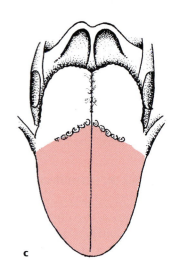

Abb. 2.25 N. mandibularis (nicht berücksichtigt: Rr. musculares zur Kaumuskulatur).
a Verlauf des N. lingualis. (Zur Sichtbarmachung wurde die rechte Hälfte der Mandibula entfernt.)
1 Durchtritt des N. mandibularis durch das Foramen ovale, **2** N. lingualis, dem sich die **3** Chorda tympani (aus dem N. facialis) anschließt und der in seinem Verlauf zur Zunge Äste zum **4** Ganglion submandibulare abgibt. **5** N. hypoglossus, **6** M. pterygoideus lateralis, **7** R. meningeus des N. mandibularis, **8** N. ophthalmicus, **9** N. maxillaris.
b Verlauf von N. auriculotemporalis, N. alveolaris inferior und N. buccalis.
1 R. meningeus, der mit der **2** A. meningea media durch das Foramen spinosum in die Schädelhöhle eintritt. **3** N. buccalis, **4** N. alveolaris inferior, der im Canalis mandibulae durch die Mandibula verläuft, dabei **5** sensible Äste zu den Zahnwurzeln und **6** zum Zahnfleisch (Gingiva) abgibt und schließlich als **7** N. mentalis im **8** Foramen mentale wieder austritt. **9** N. auriculotemporalis (unten Gabelbildung um die **2** A. meningea media), **10** M. buccinator.
c Sensible Versorgung der vorderen zwei Drittel der Zunge durch den N. lingualis.

Hirnnerven (Nervi craniales) 2.3

Tabelle 2.9 N. trigeminus (V).

Innervation	motorisch	sensibel
N. ophthalmicus (V1)		
▪ N. nasociliaris	—	▪ Bulbus oculi mit Kornea ▪ Schleimhaut von Siebbeinzellen, Keilbeinhöhle und Nasenscheidewand ▪ medialer Augenwinkel ▪ Nasenrücken
▪ N. frontalis	—	▪ Stirn und mediales Oberlid
▪ N. lacrimalis	[*viszeromotorisch* Tränendrüse über parasympathische Fasern aus dem N. facialis]	▪ lateraler Augenwinkel und laterales Oberlid
N. maxillaris (V2)		
▪ Rr. ganglionares	—	▪ Schleimhaut der Nasenmuscheln, der Siebbeinzellen, des harten und weichen Gaumens
▪ N. zygomaticus	[*viszeromotorisch* Tränendrüse über parasympathische Fasern aus dem N. facialis, die er zum N. lacrimalis abgibt]	▪ Haut über dem Jochbein und im vorderen Schläfenbereich
▪ N. infraorbitalis	—	▪ Wange zwischen Unterlid und Oberlippe ▪ Schleimhaut des Sinus maxillaris ▪ Oberkieferzähne
N. mandibularis (V3)		
▪ N. auriculotemporalis	[*viszeromotorisch* Ohrspeicheldrüse über parasympathische Fasern aus dem N. glossopharyngeus]	▪ Haut im Schläfenbereich
▪ N. alveolaris inferior	—	▪ Haut im Kinnbereich nach lateral bis Angulus mandibulae ▪ Unterkieferzähne und umgebender Gingivabereich
▪ N. lingualis	[*viszeromotorisch* Gll. submandibularis und sublingualis über parasympathische Äste aus dem N. facialis]	▪ vordere $2/3$ der Zunge (zusätzlich auch *sensorisch* = speziell-viszerosensibel über Geschmacksfasern aus dem N. facialis)
▪ N. buccalis	—	▪ Schleimhaut der Wange und des angrenzenden Gingivabereichs
▪ Äste zu den Kaumuskeln	▪ M. masseter ▪ M. temporalis ▪ Mm. pterygoidei (lat. und med.) ▪ Mundbodenmuskulatur	—
▪ weitere Äste	▪ M. tensor tympani ▪ M. tensor veli palatini	—

sollte man die Sensibilität des Gesichts in konzentrischen Kreisen von innen nach außen untersuchen, was der Anordnung der sensiblen Nervenendigungen im Trigeminuskern im ZNS entspricht, um so u. U. eine zentrale von einer peripheren Trigeminusläsion unterscheiden zu können (s. S. 109 f.). Ist der motorische Anteil des Trigeminus betroffen, resultiert auf der entsprechenden Seite eine Schwäche der Kaumuskulatur, was man beim Kieferschluß, vor allem aber beim Kieferöffnen feststellen kann. Hierbei weicht der Unterkiefer *zur Seite der Schädigung* ab. Das erklärt sich durch den Verlauf der wichtigsten Kieferöffner, der *Mundbodenmuskeln*, die großenteils einen vom Unterkiefer aus nach medial gerichteten Verlauf haben, so daß sie die Mandibula beim Mundöffnen immer etwas nach medial ziehen. Normalerweise gleicht sich dieser Zug nach medial durch den gleichen Zug auf der Gegenseite aus, was beim Ausfall der Innervation des Mundbodens einer Seite wegfällt. Die Mm. pterygoidei werden zwar ebenfalls vom N. mandibularis innerviert, spielen aber entgegen weitverbreiteter Meinung für das Zustandekommen dieses Phänomens eine geringere Rolle.

Weit häufiger als ein *Ausfall* ist in der Klinik eine *Überempfindlichkeit* des N. trigeminus zu beobachten, die meist auf eine Seite oder nur einzelne Äste beschränkt ist (sog. *Trigeminusneuralgie*). Hierbei kön-

2 Peripheres Nervensystem

nen schon kleinste Berührungsreize (manchmal sind nicht einmal diese nötig) heftigste Schmerzattacken im Hautareal des betroffenen Trigeminusanteils auslösen. Charakteristisch ist die Auslösbarkeit eines solchen Schmerzanfalls durch Druck auf den Austrittspunkt des entsprechenden Nervs (Foramina supraorbitale, infraorbitale oder mentale = *Trigeminusdruckpunkte*), was man bei jeder Hirnnervenuntersuchung überprüft. Eine Druckschmerzhaftigkeit der Nervenaustrittspunkte des N. trigeminus findet man auch bei Hirnhautentzündungen oder Vereiterungen der Nasennebenhöhlen.

Wichtiger Reflex: *Kornealreflex* (Berührung der Kornea mit Wattetupfer von der Seite her bewirkt Lidschluß über Kontraktion des M. orbicularis oculi; damit gleichzeitig Reflex für N. facialis, s. Kap. 2.3.8).

2.3.7 VI. Hirnnerv, N. abducens

Der rein somatomotorische N. abducens entspringt mit seinen peripheren Fasern in der Medulla oblongata, wo er am Unterrand der Brücke relativ weit medial den Hirnstamm verläßt. In seinem **Verlauf** (Abb. **2.26a, b**) tritt er am Klivus, auf dem er nach oben zieht, unter die Dura mater und läuft anschließend im *Sinus cavernosus* nach vorne zur *Fissura orbitalis superior*, durch die er mit dem N. oculomotorius, N. trochlearis und den drei Ästen aus dem N. ophthalmicus in die Augenhöhle eintritt. Dort zieht er nach lateral zum M. rectus lateralis, den er als einzigen Muskel versorgt.

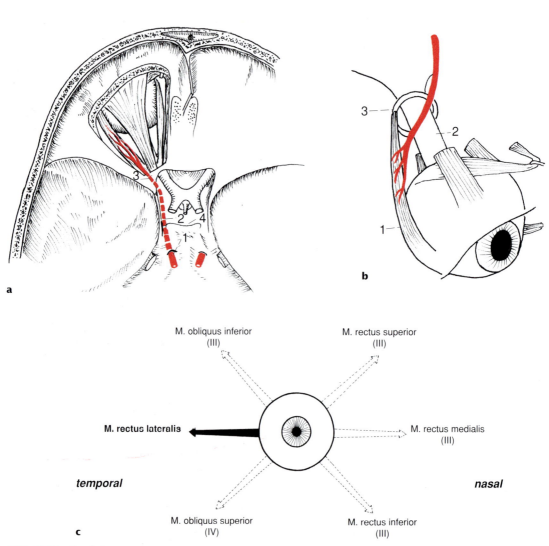

Abb. 2.26 N. abducens.
a **Verlauf.** (Modifiziert nach einer Zeichnung von Spitzer, in Feneis: Anatomisches Bildwörterbuch, Thieme 1993) **1** Eintritt unter die Dura am Klivus, **2** Verlauf durch den Sinus cavernosus, **3** Eintritt in die Orbita durch die Fissura orbitalis superior. **4** Dorsum sellae
b **Muskelversorgung.**
1 M. rectus lateralis (alle anderen Muskeln sind abgetrennt), **2** N. opticus, **3** fibröser Ursprungsring der Augenmuskeln am Beginn des Canalis opticus.
c **Funktion.** Vereinfachtes Schema der Wirkung des vom N. abducens innervierten Muskels (Wirkung aller anderen Muskeln als gestrichelte Pfeile dargestellt).

Funktion: Der N. abducens ermöglicht durch die Innervation des M. rectus lateralis eine *Abduktionsbewegung* des Auges (Abb. **2.26c**).

Klinik Eine Schädigung des N. abducens kann sehr leicht bei seinem Verlauf im Sinus cavernosus erfolgen, wo er bei pathologischen Prozessen besonders gefährdet ist, da er als der einzige Hirnnerv *mitten durch das Lumen* dieses venösen Blutleiters durchzieht. Zur entsprechenden Pathogenese s. Kap. 11.4.3. Auch kann er durch seinen langen Verlauf an der Schädelbasis bei Schädelbasisbrüchen oder basalen Hirnhautentzündungen geschädigt werden. Die Läsion des VI. Hirnnervs resultiert dann entsprechend dem Funktionsverlust des M. rectus lateralis in einer Blickabweichung des Auges der betroffenen Seite *nach medial*. Dies führt (da nun die Sehachsen beider Augen nicht mehr übereinstimmen, vgl. Kap. 2.3.3) zwangsläufig zu Doppelbildern, die nebeneinanderstehen. Sie werden beim Blick des betroffenen Auges nach lateral (in Richtung der Schädigung) stärker und beim Blick nach medial (in Richtung des gesunden Auges) schwächer, da dann der M. rectus lateralis auch physiologischerweise inaktiv ist.

2.3.8 VII. Hirnnerv, N. facialis

Der N. facialis besteht aus zwei Anteilen, einem *Fazialisanteil* im engeren Sinn und einem *Intermediusanteil*. Der Fazialisanteil führt motorische (speziell-visceromotorische) Fasern für die Versorgung der mimischen Muskulatur und der Intermediusanteil parasympathisch-sekretorische Fasern sowie sensorische (speziell-viszerosensible) Geschmacksfasern.

Verlauf (Abb. **2.27**): Intermedius- und Fazialisanteil verlassen den Hirnstamm am Unterrand der Brücke (Kleinhirnbrückenwinkel) separat voneinander und treten dann zusammen mit dem N. vestibulocochlearis durch den *Porus acusticus internus* in den inneren Gehörgang ein, in dem sie den N. vestibulocochlearis bis zum Innenohr begleiten. Im *Canalis facialis* des Felsenbeins biegt der Nerv nach hinten um. Diese Stelle wird als *äußeres Fazialisknie* bezeichnet (Abb. **2.27**, *1*). Hier liegt das Ganglion geniculi für die sensorischen (Geschmacks-)Fasern. Der Canalis facialis führt die Fazialisfasern über die Paukenhöhle hinweg in einem Bogen abwärts, bis sie unten an der Schädelbasis im *Foramen stylomastoideum* zwischen Processus mastoideus und Processus styloideus wieder erscheinen (Abb. **2.27**, *2*). In seinem Verlauf durch das Felsenbein verlassen die parasympathisch-sekretorischen und die sensorischen Fasern den Nerv (als *N. petrosus major* und *Chorda tympani*) und nehmen einen eigenen Verlauf zu ihren Erfolgsorganen (s.u.). Die im Foramen stylomastoideum erschienenen motorischen Nervenanteile

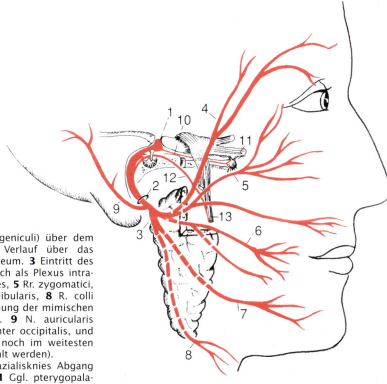

Abb. 2.27 N. facialis.
1 Äußeres Fazialisknie (mit Ganglion geniculi) über dem Innenohr, anschließend absteigender Verlauf über das Mittelohr zum **2** Foramen stylomastoideum. **3** Eintritt des Nervs in die Glandula parotis, wo er sich als Plexus intraparotideus verzweigt in: **4** Rr. temporales, **5** Rr. zygomatici, **6** Rr. buccales, **7** R. marginalis mandibularis, **8** R. colli (zum Platysma). **4–8** dienen der Versorgung der mimischen Muskulatur in der jeweiligen Region. **9** N. auricularis posterior (zum M. occipitofrontalis, Venter occipitalis, und zu den hinteren Ohrmuskeln, die alle noch im weitesten Sinne zu den mimischen Muskeln gezählt werden).
Äste im Os temporale: In Höhe des Fazialisknies Abgang des **10** N. petrosus major, der zum **11** Ggl. pterygopalatinum zieht. **12** Chorda tympani, die zwischen Hammer und Amboß des Mittelohrs hindurchzieht und sich dem **13** N. lingualis (aus V3) anschließt.

ziehen nach vorne zur Glandula parotis und teilen sich in ihr in mehrere Äste auf (*Plexus intraparotideus*), die dann zur mimischen Muskulatur – einschließlich des Platysmas am Hals – ziehen (Abb. **2.27**, *4–8*).

Vor seinem Eintritt in die Ohrspeicheldrüse gibt der N. facialis noch Äste zum hinteren Bauch des M. digastricus und zum M. stylohyoideus ab. Seine Äste zur mimischen Muskulatur teilen sich in *Rr. temporales, Rr. zygomatici, Rr. buccales, R. marginalis mandibularis* und *R. colli* auf. Des weiteren gibt der Nerv hier einige somatosensible (!) Fasern (die zentral aus dem sensiblen Trigeminuskern stammen) zur Versorgung eines kleinen Hautbereichs an der Ohrmuschel ab.

Verlauf des Intermediusanteils: Direkt in Höhe des Ganglion geniculi, das das sensible Ganglion für die Geschmacksfasern des N. intermedius ist, verlassen die präganglionären parasympathischen Fasern für die Tränendrüse als *N. petrosus major* den Hauptstamm des Nervs (Abb. **2.27**, *10*). Sie ziehen im Hiatus canalis nervi petrosi majoris zurück an die Schädelbasis, wo sie unter der Dura ein Stück weit nach vorne verlaufen, um dann im Foramen lacerum wieder abwärts zu ziehen. Von dort aus treten sie in den Canalis pterygoideus ein, der in der Fossa pterygopalatina endet. Hier werden die Fasern im *Ganglion pterygopalatinum* auf das zweite parasympathische Neuron umgeschaltet (Abb. **2.27**, *11*). Die postganglionären Fasern schließen sich dann dem *N. zygomaticus* (aus dem N. maxillaris) an, mit dem sie in die Orbita und von dort schließlich zur Tränendrüse gelangen. Der Verlauf der parasympathischen Fasern vom Hirnstamm bis zur Tränendrüse ist in Abb. **2.28** zusammenhängend dargestellt.

Als nächstes geht im Canalis facialis der kleine *N. stapedius* ab, der den M. stapedius des Mittelohrs innerviert (Funktion s.u.).

Etwas später, bereits kurz vor Verlassen des Canalis facialis, zweigt sich vom Hauptstamm des Nervs die *Chorda tympani* ab (Abb. **2.27**, *12*), die ebenfalls parasympathisch-sekretorische Fasern sowie Geschmacksfasern führt. Sie zieht in einem eigenen Knochenkanal retrograd zum Mittelohr zurück, wo sie in einer Schleimhautfalte *zwischen Hammergriff und Amboß* durch die Paukenhöhle zieht, um dann abwärts zu verlaufen und unten an der Schädelbasis in der Fossa infratemporalis wieder zu erscheinen. Hier schließen sich die Fasern dem *N. lingualis* aus dem N. mandibularis an (Abb. **2.27**, *13*), wobei die sensorischen Geschmacksfasern mit dem Nerv in die vorderen zwei Drittel der Zunge ziehen. Die (präganglionären) sekretorischen Fasern enden bereits im benachbarten *Ganglion submandibulare*, in dem sie auf das jeweilige zweite parasympathische Neuron verschaltet werden. Dessen Fortsätze ziehen dann anschließend zu den Glandulae submandibularis und sublingualis sowie kleineren akzessorischen Zungendrüsen.

Funktion: Mit seinen *speziell-visceromotorischen* Fasern versorgt der N. facialis die gesamte mimische Muskulatur. Er besitzt damit eine Schlüsselstellung für zahllose Funktionen des alltäglichen Lebens, vom Essen, Trinken und Sprechen über den ständig stattfindenden Lidschlag bis hin zur mimischen Ausdrucksfähigkeit. Mit den *sensorischen Fasern* aus der Chorda tympani versorgt er die vorderen zwei Drittel der Zunge (über den N. lingualis; Abb. **2.25c**), wo sich die meisten Geschmacksrezeptoren befinden. Der N. facialis ist damit für den Hauptteil der Geschmacksempfindung verantwortlich. Mit seinen *parasympathischen Fasern* ist er für die Sekretion der Tränendrüse und der Submandibular- sowie Sublingualdrüse, die beide den Hauptteil der gesamten Speichelsekretion bewerkstelligen, zuständig. Mit der Innervation der Tränendrüse und seiner Funktion für den Lidschlag hat der N. facialis doppelte Bedeutung für die unentbehrliche Befeuchtung der Horn- und Bindehaut des Auges.

Mit der Versorgung des M. stapedius schließlich hat der Nerv noch eine Funktion für die Schalldämpfung im Mittelohr. Dieser Muskel setzt am Steigbügel (*Stapes*) an und luxiert diesen ggf. etwas aus seinem membranösen Fenster zum Innenohr heraus, wodurch die Schalleitung verschlechtert wird (zu den Gehörknöchelchen und den dazugehörigen Muskeln vgl. Kap. 13.2.2). So kann selektiv bei sehr lauten oder sehr leisen Schalleinwirkungen das Ohr in seiner Schallempfindlichkeit reguliert und den Gegebenheiten angepaßt werden.

Eine Übersicht über die verschiedenen Anteile des N. facialis mit ihrer Funktion gibt Tabelle **2.10**.

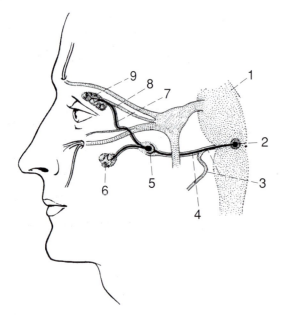

Abb. 2.28 Parasympathische Innervation von Tränen- und Nasendrüsen durch den N. facialis. (Aus Benninghoff [1])
1 Hirnstamm, **2** erstes parasympathisches Neuron (aus Ncl. salivatorius superior), **3** N. facialis, **4** N. petrosus major, **5** Ganglion pterygopalatinum, **6** Drüsen in Nasennebenhöhlen und Gaumen, **7** postganglionäre Fasern zur Tränendrüse (R. communicans des N. zygomaticus), **8** N. lacrimalis (aus V1), **9** Tränendrüse.

Klinik Der N. facialis kann wegen seines komplexen peripheren Verlaufs an vielen Stellen geschädigt werden. Daraus resultiert ein jeweils unterschiedliches Symptommuster, das eine relativ genaue lokalisatori-

Hirnnerven (Nervi craniales) 2.3

Tabelle 2.10 N. facialis (VII).

Innervation	motorisch (speziell-viszero-motorisch)	parasympathisch (allgemein-viszero-motorisch)	sensorisch (speziell-viszero-sensibel)
vom Verlauf im Felsenbein aus			
• vor dem Fazialisknie	—	—	—
• N. petrosus major	—	• Tränendrüse	—
• N. stapedius	• M. stapedius im Mittelohr	—	—
• Chorda tympani	—	• Glandulae submandibularis und sublingualis	• Vordere 2/3 der Zunge (Geschmack)
nach Verlassen des Fazialiskanals in der Schädelbasis	• gesamte mimische Muskulatur • M. digastricus (Venter posterior) • M. stylohyoideus		

sche Zuordnung der Schädigung ermöglicht. Kardinalsymptom der Fazialisläsion ist immer die

- schlaffe Lähmung der Gesichtsmuskulatur.

Hierbei hängt der Mundwinkel auf der betroffenen Seite herunter, die Falten auf der Stirn verstreichen, das Augenlid kann nicht mehr geschlossen werden u.a. Der/die Kranke beklagt auch ein brennendes Gefühl im Auge der betroffenen Seite (Austrocknen der Horn- und Bindehaut durch fehlenden Lidschluß und mangelnde Tränensekretion) und daß beim Trinken die Flüssigkeit aus dem Mund laufe (mangelnder Lippenschluß). Beim Sprechen fällt die Unbeweglichkeit der betroffenen Gesichtshälfte besonders auf.

Je nach Lokalisation der Schädigung können sich fakultativ weitere Symptome zu den genannten einstellen. Tritt die Läsion z.B. im Bereich der Glandula parotis auf (z.B. bei Parotistumoren), ist die Symptomatik rein auf die mimische Muskulatur beschränkt. Tritt die Schädigung im Verlauf des Nervs innerhalb des Canalis facialis auf, kann man zusätzlich – je nachdem, in welcher Höhe die Läsion erfolgt ist – einen Verlust der Geschmacksempfindung in den vorderen zwei Dritteln der Zunge auf der betroffenen Seite und eine Mundtrockenheit (Schädigung vor dem Abgang der Chorda tympani) oder auch zusätzlich noch ein Sistieren der Tränenproduktion (Schädigung vor dem Abgang des N. petrosus major) diagnostizieren. Weiterhin kann eine Schallüberempfindlichkeit (*Hyperakusis*) zu beobachten sein, die durch die Lähmung des M. stapedius erklärbar ist. Tritt schließlich eine Schädigung des Nervs im Bereich des Meatus acusticus internus ein, liegen meist auch Ausfälle des N. vestibulocochlearis (Hören und Gleichgewicht) vor, da beide hier so eng zusammenlaufen, daß eine schädigende Einwirkung von außen in der Regel beide Nerven betrifft. Eine isolierte Schädigung der Chorda tympani und damit Mundtrockenheit sowie Ausfall von Geschmacksempfindung kann man nach schweren Mittelohrentzündungen beobachten, bei denen die Chorda in ihrem Verlauf zwischen den Gehörknöchelchen geschädigt werden kann.

Zur Differenzierung *periphere* und *zentrale Fazialisparese* s. S. 135.

2.3.9 Ganglion pterygopalatinum und Ganglion submandibulare

Beide vegetativen Ganglien empfangen ihre parasympathischen Fasern aus dem N. facialis und werden hier deshalb gemeinsam im Anschluß an ihn besprochen.

Das **Ganglion pterygopalatinum** liegt in der Flügelgaumengrube (Fossa pterygopalatina), wo sich auch der N. maxillaris (V2) in seine drei Zweige aufteilt (sichtbar in Abb. **2.24**, *4* und **2.27**, *11*). Es dient den sekretorischen Fasern für die Tränendrüse zur Umschaltung auf das zweite Neuron (vgl. Abb. **2.28**).

Dieses Ganglion hat wie alle vegetativen Kopfganglien drei zuführende Wurzeln: eine parasympathische (präganglionäre Fasern), eine sympathische (postganglionäre Fasern) und eine sensible. Die **parasympathische Wurzel** stammt aus dem *N. petrosus major* des N. facialis (intermedius), der sich am Ganglion geniculi vom Hauptstamm des Nervs abzweigt (Verlauf s.o.) und über den Canalis pterygoideus die Flügelgaumengrube erreicht, um hier in das Ganglion einzutreten. Dort werden die präganglionären Fasern auf die zweiten parasympathischen Neurone verschaltet und schließen sich dann postganglionär dem N. zygomaticus (aus dem N. maxillaris) an, mit dem sie zur Orbita und von dort aus schließlich zur Tränendrüse gelangen, die sie sekretorisch innervieren. Die **sympathische Wurzel** kommt aus dem Plexus caroticus, der postganglionäre Fasern aus dem Halsgrenzstrang (paravertebrale sympathische Ganglien) führt und einen *N. petrosus profundus* zum Ganglion abgibt. Die **sensible Wurzel** stammt als *Rr. ganglionares* aus dem N. maxillaris. Sowohl sympathische als auch sensible Fasern laufen *unverschaltet* durch das Ganglion hindurch. Die efferenten Fasern des Ganglions laufen z.T. zur Tränendrüse, ansonsten aber in die Nasennebenhöhlen und zum Gaumen, wo sie sekretorisch und sensibel innervieren (Abb. **2.28**).

2 Peripheres Nervensystem

Das **Ganglion submandibulare** liegt oberhalb der Glandula submandibularis (Abb. 2.25a, 4) und innerviert außer dieser auch die Sublingualdrüse sowie einige akzessorische Zungendrüsen.

Die **parasympathische Wurzel** dieses Ganglions stammt aus der Chorda tympani des N. facialis (Intermediusanteil, Verlauf s. o.), die sich in der Fossa infratemporalis dem sensiblen N. lingualis (aus dem N. mandibularis) anschließt. Der N. lingualis gibt die präganglionären parasympathischen und wahrscheinlich auch **sensible Nervenfasern** an das Ganglion ab. Die **sympathische Wurzel** stammt wie beim Ganglion pterygopalatinum aus dem Halsgrenzstrang und erreicht das Ganglion über den Plexus caroticus entlang der A. carotis bzw. anschließend der A. facialis. Während die sensiblen und sympathischen Fasern wieder nicht verschaltet werden, werden die präganglionären parasympathischen Fasern auf das jeweilige zweite Neuron verschaltet, mit dem sie dann zusammen mit den anderen efferenten Fasern des Ganglions alle Speicheldrüsen mit Ausnahme der Glandula parotis innervieren.

2.3.10 VIII. Hirnnerv, N. vestibulocochlearis

Der VIII. Hirnnerv ist *rein sensorisch* (speziellsomatosensibel). Er führt die Afferenzen aus dem Innenohr, zum einen aus der Schnecke (*N. cochlearis*, akustische = auditorische Reize), zum anderen aus Sacculus, Utriculus und den Bogengängen (*N. vestibularis*, statische Reize = Gleichgewichtsbzw. Bewegungsempfindung).

Verlauf: Der **N. cochlearis** beginnt in der Peripherie an den Perikaryen im *Ganglion cochleare* (*Ganglion spirale cochleae*), das sich als spiralisiertes Zellband dem Verlauf der Cochlea folgend im Innenohr befindet. Die peripheren, dendritischen Fortsätze dieser Perikaryen enden an den Sinneszellen des Corti-Organs, während die zentralen Fortsätze in ihrer Gesamtheit den *N. cochlearis* des VIII. Hirnnervs bilden (Abb. 2.29, 5). Der **N. vestibularis** beginnt mit den zentralen Fortsätzen der Perikaryen, die im *Ganglion vestibulare* liegen, das sich in einem gesonderten Fundus im Boden des Meatus acusticus internus (inneren Gehörgangs) befindet. Die peripheren, rezeptiven Fortsätze senden diese Perikaryen zu den Sinneszellen im vestibulären Teil des Innenohrs (Bogengänge, Sacculus und Utriculus), vgl. Abb. 2.29, *3* und *4*; *8–11*. **Beide Anteile** des N. vestibulocochlearis treten dann im knöchernen inneren Gehörgang des Felsenbeins zu einem Nervenstamm zusammen und ziehen durch diesen bis zum Porus acusticus internus, an dem sie in die hintere Schädelgrube eintreten. Der Nerv zieht am Unterrand der Brücke unmittelbar kaudolateral des N. facialis in den Hirnstamm hinein, wo sich cochleäre und vestibuläre Fasern wieder trennen, um in den entsprechenden Hirnnervenkernen, *Ncll. cochleares* und *Ncll. vestibulares*, zu enden.

Funktion: Durch die *sensorische Versorgung* des Innenohrs ist der VIII. Hirnnerv zum einen der *Hörnerv*, zum anderen vermittelt er die Sinnesreize

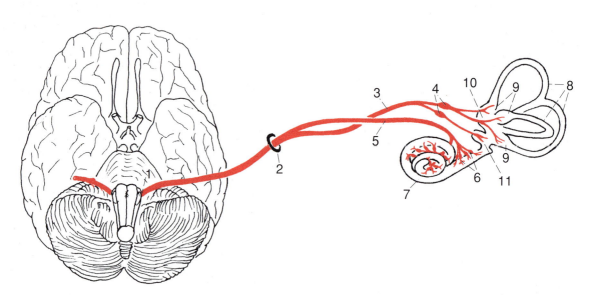

Abb. 2.29 N. vestibulocochlearis.
1 Eintritt des Nervs ins Gehirn am Kleinhirn-Brückenwinkel. **2** Eintritt vom Os temporale (Pars petrosa) in die Schädelhöhle durch den Porus acusticus internus. **3** N. vestibularis mit dem **4** Ganglion vestibulare, **5** N. cochlearis mit dem **6** Ganglion cochleare (= Ganglion spirale, entlang der Schneckenwindung), **7** Schnecke (Cochlea), **8** Bogengänge, **9** Ampullen der Bogengänge (Sitz der Sinneszellen für Drehbeschleunigung), **10** Sacculus, **11** Utriculus (**10** und **11** = Sitz der Sinneszellen für Linearbeschleunigung).

aus dem Vestibularorgan, die dem Gehirn in jedem Augenblick Mitteilung über *Körperlage* (*Position*) und *-bewegung* (*Lokomotion*) geben. Diese sensorischen Impulse geraten zum allergrößten Teil im Gehirn nicht zum Bewußtsein, sondern werden auf Hirnstammebene reflektorisch so verschaltet, daß sie den aufrechten Gang und Stand ebenso ermöglichen wie eine Anpassung der Augenbewegungen an die Körperbewegungen.

Klinik Man muß prinzipiell Schädigungen des vestibulären von solchen des cochleären Anteils des VIII. Hirnnervs unterscheiden. Beide können natürlich auf ihrem Weg durch den Meatus acusticus internus oder von dort zum Kleinhirn-Brücken-Winkel gemeinsam geschädigt werden. Man findet dann sehr häufig auch eine Läsion des N. facialis, da dieser in seinem anfänglichen Verlauf dem VIII. Hirnnerv unmittelbar anliegt. Eine Schädigung des **cochleären Anteils** des VIII. Hirnnervs hat entsprechend seiner Funktion eine

- Schwerhörigkeit oder Taubheit

auf dem Ohr der betroffenen Seite zur Folge. Eine Läsion des **vestibulären Anteils** ist vielschichtiger: Entsprechend den Funktionen des vestibulären Systems bei der *Raumorientierung, Blickstabilisierung* und *Körperhaltung* führt eine akute (= relativ rasch eintretende) Schädigung dieses Systems (unabhängig davon, ob zentral die Kerne oder peripher der Nerv bzw. der Vestibularapparat geschädigt sind) zu

- Schwindelerscheinungen,
- Übelkeit,
- Fallneigung zur erkrankten Seite,
- pathologischem Nystagmus[10].

Diese Symptome treten auf, weil nun vestibuläre, visuelle und somatosensible Afferenzen im Hirnstamm nicht mehr in Übereinstimmung sind. Fällt das vestibuläre System hingegen *langsam progredient* aus, z.B. bei Kompression des Nervs durch einen langsam wachsenden Tumor, zeigen sich meist keine oder nur sehr geringe Ausfallsymptome. Dies erklärt sich dadurch, daß das kontralaterale (gesunde) Vestibularorgan, das ja prinzipiell die gleichen Informationen vermittelt wie das erkrankte ipsilaterale, die Funktion des ausgefallenen Organs übernimmt und so die Schädigung klinisch unauffällig bleibt. Da der Hirnstamm erst „lernen" muß, die Aufgaben des vestibulären Systems mit der Information *aus nur einem* Vestibularorgan zu erfüllen, ist diese Kompensation bei plötzlichem Ausfall des Vestibularorgans nicht möglich, stellt sich aber im Laufe weniger Wochen unter Abklingen der oben beschriebenen Symptome ein.

2.3.11 IX. Hirnnerv, N. glossopharyngeus

Der N. glossopharyngeus hat mit dem N. vagus vieles gemeinsam und hat wie dieser einen allgemein-viszeromotorischen, einen speziell-viszeromotorischen, einen somatosensiblen und einen allgemein- und speziell-viszerosensiblen (sensorischen) Anteil. Er innerviert sensibel und sensorisch einen Teil der Zunge („*glosso-*") sowie sensibel und motorisch einen Teil des Schlundes („*-pharyngeus*").

Verlauf (Abb. **2**.30a): Der N. glossopharyngeus tritt aus dem Hirnstamm zwischen VIII. und X. Hirnnerv unter der Brücke aus. Von dort aus zieht er abwärts zum Foramen jugulare, durch das er die Schädelhöhle zusammen mit dem N. vagus (X) und dem N. accessorius (XI) verläßt. Bei seinem Durchtritt durch die Schädelbasis bildet er zwei Ganglien: das kleinere und rein sensible *Ganglion superius* sowie das etwas größere, sensible und parasympathische *Ganglion inferius* (Abb. **2**.30a, 2 und 3). Er zieht dann in einem Bogen zwischen M. stylopharyngeus und M. styloglossus abwärts zur Zungenwurzel, wo er sich im hinteren Drittel der Zunge mit seinen Endästen verzweigt. In seinem Verlauf gibt er mehrere Äste ab: zur Innervation der Glandula parotis und des Mittelohrs (*N. tympanicus*, Abb. **2**.30a, 4), zur motorischen und sensiblen Versorgung der Pharynxmuskulatur (Abb. **2**.30a, 8; wobei er zusammen mit dem N. vagus den *Plexus pharyngeus* bildet), und schließlich zur viszerosensiblen Versorgung des Sinus caroticus bzw. Glomus caroticum mit seinen Mechano- und Chemorezeptoren (Abb. **2**.30a, 9).

Unmittelbar unter dem Foramen jugulare geht der **N. tympanicus** vom Ganglion inferius ab (Abb. **2**.30a, 4). Er führt viszerosensible und präganglionäre parasympathische Fasern und zieht durch den Canalis tympanicus des Felsenbeins zur Paukenhöhle des Mittelohrs, wo er sympathische Fasern aus dem Plexus caroticus (postganglionär aus dem Halsgrenzstrang) aufnimmt und mit diesen einen *Plexus tympanicus* bildet (Abb. **2**.30a, 5). Er versorgt damit sensibel das Mittelohr und die Tuba auditiva. Anschließend geht vom Plexus tympanicus der *N. petrosus minor* ab, der ähnlich wie der N. petrosus major (aus dem N. facialis) zurück in die Schädelhöhle zieht (im Hiatus canalis n. petrosi minoris). Dort verläuft er unter der Dura ein kleines Stück weit nach vorne, um dann durch das *Foramen lacerum* das Schädelinnere erneut zu verlassen und in der Fossa infratemporalis wieder zu erscheinen, wo er im Ganglion oticum endet (Abb. **2**.30a, 6). Dort werden seine präganglionären parasympathischen Fasern verschaltet und ziehen danach als sekretorische Fasern zur Glandula parotis.

Der **R. sinus carotici** (Abb. **2**.30a, 9) ist ein rein viszerosensibler Ast des N. glossopharyngeus, der abwärts zur Karotisgabelung zieht, wo er sensibel die Chemorezeptoren des Glomus caroticum (CO_2- und O_2-Partialdruckmessung im Blut) und die Pressorezeptoren im Sinus caroticus (Blutdruckmessung) versorgt.

Funktion: Der N. glossopharyngeus innerviert *speziell-viszeromotorisch* zusammen mit dem N. vagus über den Plexus pharyngeus die Schlundmuskulatur, dabei auch den Gaumensegelheber (M. levator veli palatini). Er hat dadurch eine

---

[10] unwillkürliches, rhythmisches „Zittern" der Augen (nystazein (gr.) = nicken)

2 Peripheres Nervensystem

außerordentlich große Bedeutung beim Schluckvorgang, vor allem beim Verschluß der Verbindung vom Mund- zum Nasenraum, der durch den Gaumensegelheber und die oberen beiden Schlundschnürer erfolgt. Der Verschluß verhindert, daß beim Schlucken Speise- oder Flüssigkeitsanteile in den Nasenraum gepreßt werden. Mit der Innervation des Rachens hat der N. glossopharyngeus auch große Bedeutung bei der Sprachbildung. *Allgemein-viszeromotorisch* (parasympathisch) innerviert er die Glandula parotis, die etwa 25% der Gesamt-Speichelproduktion stellt. *Sensibel und sensorisch* versorgt er das hintere Drittel der Zunge (Abb. **2.30b**, *1*), wobei er sensorisch vor allem die der Wahrnehmung von Bitterstoffen dienenden Papillae vallatae innerviert. Weitere sensible Äste hat er zum Naso- und Oropharynxbereich (Abb. **2.30b**, *2*). Durch seine *allgemein-viszerosensiblen* Fasern zum Sinus caroticus und zum Glomus caroticum ist er darüber hinaus von größter Wichtigkeit bei der zentralen Atem- und Kreislaufregulation.

Eine Übersicht über den N. glossopharyngeus gibt Tabelle **2.11**.

Klinik Ein *isolierter* Ausfall des N. glossopharyngeus ist klinisch selten. Sehr häufig sind der X. und XI. Hirnnerv mitbetroffen, da sie alle einen gemeinsamen Austrittpunkt an der Schädelbasis im Foramen jugulare haben. Dort können sie z. B. bei Tumoren in diesem Bereich oder bei Schädelbasisverletzungen geschädigt werden. Eine Glossopharyngeusläsion führt zu sensiblen Ausfällen im oberen Pharynxbereich (Ausfall des Würgereflexes) und des hinteren Drittels der Zunge, wo auch die Geschmacksempfindung auf der betroffenen Seite verloren ist (betrifft vor allem die Wahrnehmung der Qualität „bitter"). Ähnlich wie bei einer Läsion des

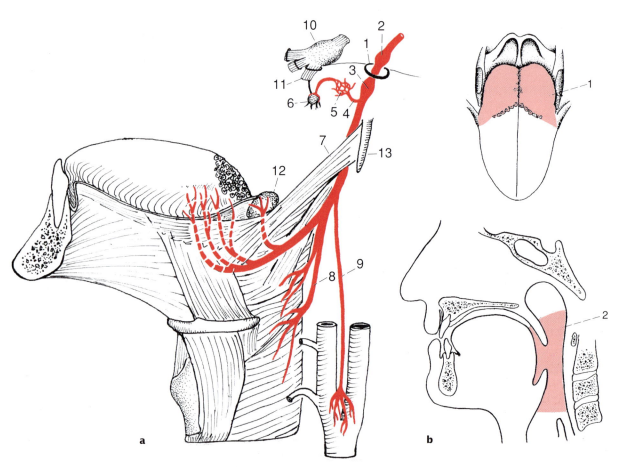

Abb. 2.30 N. glossopharyngeus.
a Verlauf.
1 Durchtritt des Nervs durch das Foramen jugulare der Schädelbasis, **2** Ganglion superius, **3** Ganglion inferius. Danach Abgabe des **4** N. tympanicus, der im Mittelohr (Paukenhöhle) den **5** Plexus tympanicus bildet, um anschließend als N. petrosus minor zum **6** Ggl. oticum zu ziehen. Der Hauptstamm des N. glossopharyngeus zieht dann medial des **7** M. styloglossus zum Zungengrund. Bis dahin Abgabe von **8** Ästen zum Pharynx und einem **9** Ast zu Glomus caroticum und Sinus caroticus (an der Karotisgabelung). **10** Ggl. trigeminale, **11** N. mandibularis (der ebenfalls Äste zum Ggl. oticum abgibt), **12** Tonsilla pharyngea, **13** Processus styloideus.
b Sensibles Innervationsgebiet.
1 Hinteres Drittel der Zunge (Berührung und Geschmack), **2** oberer und mittlerer Pharynx (Berührung).

2.3 Hirnnerven (Nervi craniales)

Tabelle 2.11 N. glossopharyngeus (IX).

Innervation	motorisch (speziell-viszero-motorisch)	parasympathisch (allgemein-viszeromotorisch)	(allgemein-) somatosensibel	allgemein-viszerosensibel (Eingeweide) und speziell-viszerosensibel (= sensorisch, Geschmack)
• N. tympanicus	—	• Gl. parotis (Ohrspeicheldrüse)	• Mittelohr • Tuba auditiva	—
• R. sinus carotici	—	—	—	• Sinus caroticus/ Glomus caroticum
• Rr. pharyngei	• Rachenmuskulatur (zus. mit N. vagus)	• Schleimdrüsen des Rachens	• Schleimhaut des Rachens	—
• Endast des Nervs	—	—	• hinteres Drittel der Zunge	• hinteres Drittel der Zunge (Geschmack)

N. vagus kann das Gaumensegel nicht mehr richtig angehoben werden. Das führt dazu, daß das Gaumenzäpfchen (Uvula) *zur gesunden Seite* abweicht (vgl. Abb. **2.32c**). Gleichzeitig kann die hintere Rachenwand nun dem Gaumensegel nicht mehr richtig angenähert werden, so daß sowohl beim Schlucken als auch beim Sprechen der Oropharynx vom Nasopharynx nicht ausreichend getrennt wird. Infolgedessen tritt einerseits dem Patienten beim Schlucken, besonders beim Trinken, Flüssigkeit und ggf. sehr dünnflüssige Speise aus der Nase wieder aus. Andererseits fällt eine näselnde Aussprache der Vokale auf. Eine Mundtrockenheit (fehlende Innervation der ipsilateralen Glandula parotis) wird hingegen von den Kranken meist nicht beklagt, da der Ausfall *einer* Parotis durch leichte Hypersekretion der anderen Speicheldrüsen kompensiert wird.

2.3.12 Ganglion oticum

Das Ganglion oticum befindet sich medial des Austritts des N. mandibularis unter der Schädelbasis in der Fossa infratemporalis (Abb. **2.31**) und dient zur Umschaltung der sekretorischen Fasern für die Glandula parotis.
Seine **parasympathische Wurzel** empfängt das Ganglion aus dem N. petrosus minor, der ursprünglich als N. tympanicus aus dem N. glossopharyngeus entspringt (Verlauf s.o.). Diese präganglionären Fasern werden im Ganglion verschaltet, schließen sich dann dem N. auriculotemporalis aus V3 an, um über diesen zur Glandula parotis zu gelangen, die sie sekretorisch innervieren. Die **sympathische Wurzel** erreicht das Ganglion über das sympathische Nervengeflecht entlang der A. meningea media, das sich vom Plexus caroticus her fortsetzt. Die **sensiblen Fasern** werden bei diesem Ganglion ausnahmsweise von **motorischen Fasern** begleitet, die beide aus dem N. mandibularis zum Ganglion treten und wie die sympathischen Fasern unverschaltet hindurchziehen. Die **efferenten Fasern** des Ganglions laufen großenteils mit dem N. auriculotemporalis zur Glandula parotis (s.o.), wobei die motorischen Fasern aus dem N. mandibularis auf gesonderten Wegen zu ihren Effektormuskeln, dem M. tensor veli palatini und dem M. tensor tympani, ziehen.

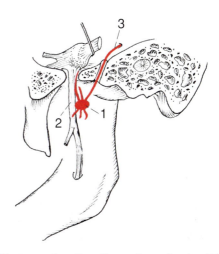

Abb. 2.31 Lage des Ganglion oticum in der Fossa infratemporalis. (Nach einer Zeichnung von Spitzer, in Feneis, Anatomisches Bildwörterbuch, Thieme, 1993)
1 Ganglion oticum, medial des **2** N. mandibularis, **3** N. petrosus minor (aus IX), dessen Austrittsstelle durch die Schädelbasis durch Anheben des Ganglion trigeminale freigelegt ist.

2.3.13 X. Hirnnerv, N. vagus

Der N. vagus hat mit dem N. glossopharyngeus einige Gemeinsamkeiten. Wie dieser hat er einen *allgemein-viszeromotorischen* Anteil, der ihn als den größten parasympathischen Nerv des Körpers ausweist, weiterhin einen *speziell-viszeromotorischen* für die Schlund- und Kehlkopfmuskulatur, einen *sensiblen* ebenfalls für Schlund und Kehlkopf sowie den äußeren Gehörgang und einen *sensorisch-gustatorischen* für einige wenige Geschmacksrezeptoren auf der Epiglottis. *Viszerosensible* Impulse führt er aus Brust- und Baucheingeweiden. Er ist der Hirnnerv mit dem weitesten Innervationsgebiet und reicht als einziger bis hinab in den Brust- und Bauchraum[11].

Verlauf (Abb. 2.32a): Der N. vagus tritt lateral hinter der Olive aus der Medulla oblongata aus und verläßt anschließend mit dem IX. und XI. Hirnnerv durch das *Foramen jugulare* die Schädelhöhle, wobei er wie der N. glossopharyngeus ein kleineres, somatosensibles *Ganglion superius* und ein größeres, viszerosensibles *Ganglion inferius* ausbildet. Im weiteren Verlauf des Nervs kann man einen Kopf-, einen Hals-, einen Brust- und einen Bauchteil unterscheiden.

Der **Kopfteil** gibt zunächst einen kleinen *R. meningeus* zu den Hirnhäuten der hinteren Schädelgrube ab, um dann vom Ganglion superius aus durch den Processus mastoideus zur Haut des äußeren Gehörgangs und zu einem Teil der vorderen Ohrmuschel zu gelangen, die er somatosensibel innerviert (nicht dargestellt in Abb. 2.32a).

Der **Halsteil** zieht im *Gefäßnervenstrang* des Halses mit der A. carotis (*interna*, weiter kaudal *communis*) und der V. jugularis interna abwärts und gibt auf seinem Weg den *R. pharyngeus* ab (Abb. 2.32a, 3), der mit dem N. glossopharyngeus den *Plexus pharyngeus* bildet, welcher motorisch die Muskulatur und sensibel die Schleimhaut des Pharynx innerviert. Der sensible Anteil des N. vagus beschränkt sich im Pharynxbereich vorwiegend auf den kaudalen Anteil. Zwei weitere wichtige Äste gibt der Vagus zum Kehlkopf ab. Der obere Ast, *N. laryngeus superior* (Abb. 2.32a, 4), verläßt den N. vagus bereits am Ganglion inferius und zieht zwischen A. carotis interna und Pharynxwand nach kaudal. Dort teilt er sich über dem Kehlkopf in einen *R. externus* (Versorgung des M. cricothyroideus) und einen *R. internus* (sensible Versorgung der Kehlkopfschleimhaut oberhalb der Stimmritze). Der untere Ast, *N. laryngeus recurrens* (auch: *N. laryngeus inferior*), verläßt den N. vagus etwa in Höhe des Eintritts in den Thorax (links etwas weiter kaudal). Dann biegt er links unter dem Aortenbogen, rechts unter der A. subclavia nach oben um (Abb. 2.32a, 6) und zieht dann zwischen Trachea und Ösophagus retrograd zurück nach oben zum Kehlkopf, wo er die Schleimhaut unterhalb der Stimmlippe und *alle Kehlkopfmuskeln* mit Ausnahme des M. cricothyroideus innerviert.

Klinik Der N. laryngeus recurrens hat (insbesondere auf der linken Seite) durch seinen speziellen Verlauf und seine wichtige Funktion sehr große klinische Bedeutung. Sehr oft wird er durch vom Lungenhilus ins Mediastinum einwachsende Lymphknotenmetastasen eines Bronchialkarzinoms komprimiert. Auch kann der Nerv bei seinem Umbiegen unter dem Aortenbogen, das direkt lateral des Lig. arteriosum erfolgt, zwischen dem Ligament und einem entstehenden *Aortenaneurysma* eingeklemmt und abgedrückt werden. Dies äußert sich in einem einseitigen Funktionsverlust der Kehlkopfmuskeln und damit *Heiserkeit*, die auf diese Weise erstes Symptom eines lebensbedrohlichen Bronchialkarzinoms oder eines Aortenaneurysmas sein kann. Weiterhin wird er durch seinen Verlauf dorsal der Schilddrüsenkapsel nicht selten bei Schilddrüsenoperationen verletzt. Auch dies führt dann zu einseitigem Funktionsverlust der Kehlkopfmuskulatur mit Heiserkeit.

Weitere Äste des Halsteils gehen als parasympathische *Rr. cardiaci cervicales superiores* und *inferiores* zum Plexus cardiacus, um in dessen Ganglien auf das zweite Neuron verschaltet zu werden (Abb. 2.32a, 5). Die postganglionären Fasern innervieren danach den Herz*vorhof* bis zum AV-Knoten – *nicht aber die Kammer!* – parasympathisch, wobei der rechte Vagus den Sinusknoten, der linke Vagus den AV-Knoten innerviert. Gleichzeitig ziehen hierbei viszero*sensible* Fasern aus dem N. vagus zum Herzen.

Der **Brustteil** beginnt mit dem Eintritt des N. vagus in die obere Thoraxapertur (rechts zwischen A. subclavia und V. brachiocephalica, links zwischen Aortenbogen und V. brachiocephalica). Von hier ab enthält er nur noch parasympathische und einige viszerosensible Fasern. Sie ziehen im Mediastinum abwärts, wobei sie *Rr. oesophagei* zum Ösophagus und *Rr. bronchiales* zu den Lungen und Bronchien (jeweils glatte Muskulatur und Schleimdrüsen) abgeben. Danach beginnen sich die Fasern der Nn. vagi beider Seiten zu durchmischen. Sie ziehen hinter dem Lungenhilus vorbei und gliedern sich vor und hinter dem Ösophagus in einen *Truncus vagalis anterior* (90% Fasern aus dem linken Vagus) und einen *Truncus vagalis posterior* (90% Fasern aus dem rechten Vagus) auf (Abb. 2.32a, 10 und 11).

Der **Bauchteil** des N. vagus schließlich beginnt mit dem Durchtritt der beiden Trunci vagales durch den Hiatus oesophageus in das Abdomen, wo sie sich reichhaltig verzweigen. Die Vagusfasern innervieren dabei parasympathisch die Eingeweide des Oberbauchs und den Gastrointestinaltrakt vom Magen über den Dünndarm bis hinab zum Kolon, das sie im Bereich des Colon ascendens und Colon transversum innervieren. Der Versorgungsbereich des N. vagus endet dann im Bereich der linken Kolonflexur. Die dabei oft als *Cannon-Böhm-Punkt* angegebene Grenze zwischen dem Versorgungsgebiet des Vagus und des sakralen Parasympathikus ist keineswegs scharf, sondern es herrscht eine erhebliche Überlappung beider Innervationen im Bereich des linksseitigen Kolons.

---

[11] vagus (lat.) = (weit) umherschweifend

Hirnnerven (Nervi craniales) 2.3

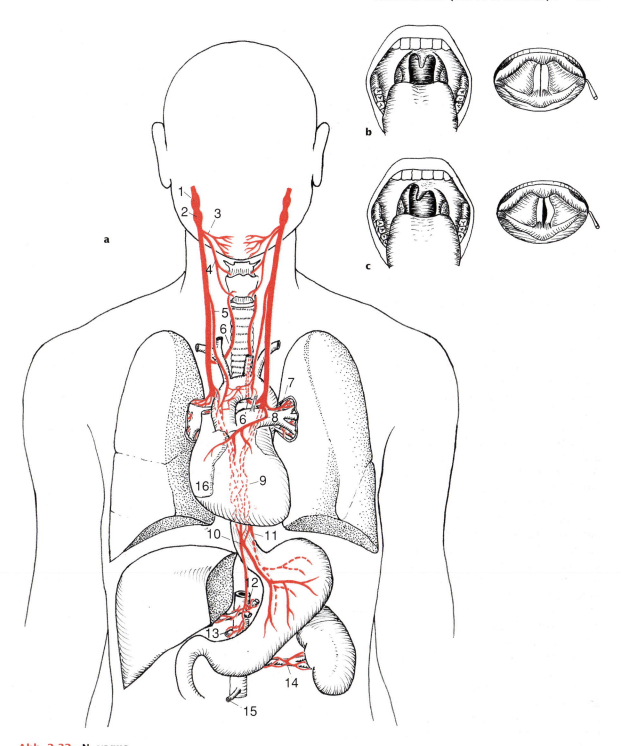

Abb. 2.32 N. vagus.
a Verlauf.
1 Ganglion superius, **2** Ganglion inferius, **3** R. pharyngeus, **4** N. laryngeus superior, **5** R. cardiacus zum Plexus cardiacus, **6** N. laryngeus recurrens, der rechts unter der A. subclavia, links unter dem Aortenbogen umbiegt und zurück zum Kehlkopf verläuft. **7** Plexus pulmonalis, **8** direkte Äste zur Versorgung des Herzvorhofs, **9** Plexus oesophageus (hinter dem Herzen, um den Ösophagus herum), **10** Truncus vagalis anterior, **11** Truncus vagalis posterior, **12** Plexus coeliacus mit abgehenden vagalen Fasern zu Leber, Magen und Milz, **13** Plexus mesentericus superior mit abgehenden vagalen Ästen zu Dünn- und Dickdarm, **14** Rr. renales, **15** A. mesenterica inferior, **16** rechtes Herzohr.
b Normales Bild beim Blick in den Rachen eines Gesunden, rechts daneben normales Bild beim Kehlkopfspiegeln: geschlossene Stimmritzen. (Modifiziert nach Boenninghaus, HNO-Heilkunde, Springer 1990)
c Bild bei Läsion des N. vagus links. Das Gaumenzäpfchen weicht zur gesunden Seite ab, Gaumensegel und Gaumenbögen hängen auf der Seite der Läsion schlaff herunter, und ein Verschluß der Stimmritze ist nicht mehr möglich, weil das linke Stimmband nicht mehr gespannt werden kann.

2 Peripheres Nervensystem

Funktion: Der N. vagus hat auf Grund seines langen und weitreichenden Verlaufs sehr viele Funktionen. **Motorisch** (speziell-viszeromotorisch) innerviert er die Kehlkopfmuskulatur und ist damit einer der wichtigsten Nerven, die das Sprechen und Atmen möglich machen. **Sensibel** versorgt er ebenfalls den Kehlkopf (was bei einer Reizung der Schleimhaut und damit der entsprechenden Nervenfasern reflektorisches Husten auslöst) und neben einem Teil der Ohrmuschel auch den äußeren Gehörgang (was bei heftigen Manipulationen an dieser Stelle ebenfalls zu Husten führen kann, da offenbar die Afferenzen aus dem Gehörgang im Gehirn z. T. auf dasselbe weiterleitende Neuron projizieren wie die Afferenzen aus dem Kehlkopf). **Allgemein-viszerosensibel** versorgt der N. vagus einen Großteil der Eingeweide, die er auch viszeromotorisch innerviert. Hierbei sind vor allem die Versorgung der Lungen (Dehnungsrezeptoren, wichtig bei der Atemregulation, vgl. S. 129), des Herzens und des Aortenbogens (Registrierung der Wandspannung im Dienst der Blutdruckregulation) von großer Bedeutung. **Allgemein-viszeromotorisch** schließlich innerviert der N. vagus alle parasympathisch zu innervierenden Organe vom Halsbereich abwärts bis zur linken Kolonflexur. Der Vagus ist damit das größte efferente System des Parasympathikus. Er sorgt am Gastrointestinaltrakt

Tabelle 2.12 N. vagus

Innervation	motorisch (speziell-viszero-motorisch)	parasympathisch (allgemein-viszeromotorisch)	(allgemein-) somatosensibel	allgemein-viszerosensibel (Eingeweide) und speziell-viszero-sensibel (= sensorisch, Geschmack)
Kopfteil	—	—	• Hirnhaut in der hinteren Schädelgrube • äußerer Gehörgang • Teil der Ohrmuschel	—
Halsteil R. pharyngeus	• Rachenmuskulatur (zus. mit IX)	—	• kaudaler Rachenbereich und Übergang zu Trachea/Ösophagus	• Epiglottis (Geschmacksrezeptoren)
N. laryngeus superior	• M. cricothyroideus	—	• Schleimhaut des Kehlkopfs oberhalb der Stimmritze	—
N. laryngeus recurrens	• sämtliche Kehlkopfmuskeln außer M. cricothyroideus	—	• Schleimhaut des Kehlkopfs unterhalb der Stimmritze	—
Rr. cardiaci	—	• Herzvorhof	—	• Herz und Aortenbogen (Dehnungsrezeptoren)
Brustteil Rr. oesophagei	—	• Ösophagus (Peristaltik)	—	• Ösophagus
Rr. pulmonales	—	• Bronchien/Bronchioli (glatte Muskulatur und Schleimdrüsen)	—	• Lunge (Dehnungsrezeptoren)
Bauchteil	—	• Magen • Darm bis li. Kolonflexur • Leber • Gallenblase • Pankreas • Niere	—	• z.T. Eingeweide des Oberbauches • Darm bis li. Kolonflexur

für eine Peristaltiksteigerung der glatten Muskulatur, eine Sekretionssteigerung der dortigen Drüsen und verändert auch die chemische Zusammensetzung der Sekrete. An den Lungen führt er zu einer Bronchokonstriktion und Sekretionssteigerung der Bronchialdrüsen, was beim *Asthma* eine große klinische Bedeutung hat. Am Herzen führt der N. vagus zu einer Verlangsamung der Herzfrequenz (rechter Vagus) und zu einer Verlangsamung der Erregungsüberleitung von Vorhof zu Kammer (linker Vagus), während er auf die Kontraktionskraft des Herzens keinen Einfluß hat, da er die Kammermuskulatur nicht innerviert.

Eine Übersicht über die verschiedenen Vagusanteile gibt Tabelle **2.12**.

Klinik Die komplette Lähmung des N. vagus ist klinisch nicht sehr häufig. Wenn die Schädigung komplett ist, erfolgt sie in der Regel sehr weit oben am Hals oder (häufiger) im Bereich des Foramen jugulare durch Schädelbasisbrüche oder Tumoren, wobei dann meist auch der IX. und der XI. Hirnnerv mitbetroffen sind (s.o.). Eine Läsion des N. vagus hat mit der des N. glossopharyngeus vieles gemeinsam: die Schluckbeschwerden (Ausfall der Schlundmuskulatur), die Gaumensegellähmung mit der Uvulaabweichung zur gesunden Seite (Abb. **2.32b, c**), die bei der Vaguslähmung noch ausgeprägter ist, und die näselnde Aussprache. Leitsymptom der Vagusschädigung ist jedoch stets die *Heiserkeit* auf Grund der einseitigen Lähmung der Kehlkopfmuskeln. Beim Spiegeln des Kehlkopfes sieht man das Stimmband der betroffenen Seite auch bei Phonation unbeweglich verharren (Abb. **2.32b, c**). Eine beidseitige Stimmbandlähmung durch eine beidseitige Schädigung des N. laryngeus recurrens kann zu schwerster Atemnot führen, da die Stimmritzen nicht mehr weit genug geöffnet werden können (Lähmung des M. cricoarytenoideus posterior, „*Postikuslähmung*"). Weiterhin kann, je nachdem, ob rechts- oder linksseitige Vagusschädigungen auftreten, eine Tachykardie (rechter Vagus – Wegfall der parasympathischen Sinusknoteninnervation) oder eine Arrhythmie (linker Vagus – Wegfall der parasympathischen AV-Knoteninnervation mit AV-Überleitungsstörungen) auffallen.

Je nach Höhenlokalisation der Schädigung können einzelne dieser Symptome wegfallen.

2.3.14 XI. Hirnnerv, N. accessorius

Der N. accessorius ist *rein somatomotorisch* und strenggenommen nur bedingt zu den Hirnnerven zu rechnen. Der einzige Anteil, der tatsächlich aus dem Gehirn kommt, schließt sich nach einem sehr kurzen Verlauf mit dem N. accessorius dem N. vagus an, mit dem er zu dessen Innervationsgebieten zieht. Dieser Anteil wird *Radix cranialis* genannt.

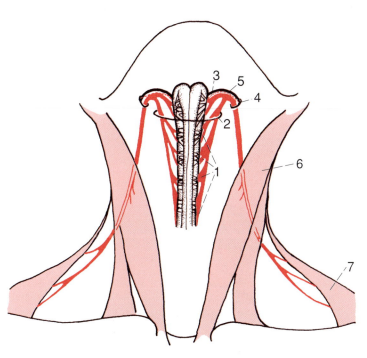

Abb. 2.33 N. accessorius. (Modifiziert nach Benninghoff [1])
Der Nerv entspringt mit **1** sechs Wurzeln als Radix spinalis aus dem Zervikalmark zwischen Vorderwurzeln und Hinterwurzeln (letztere abgetrennt). **2** Eintritt des Nervs mit dem Rückenmark in die Schädelhöhle durch das Foramen magnum, danach schließt sich ihm die **3** Radix cranialis an (gestrichelt dargestellt), die dann beim Durchtritt durch das **4** Foramen jugulare zum **5** N. vagus übertritt. Anschließend zieht der Nerv im lateralen Halsdreieck abwärts, um den **6** M. sternocleidomastoideus und den **7** M. trapezius zu innervieren.

Verlauf (Abb. 2.33): Der eigentliche Ursprung des Nervs liegt im Zervikalmark, wo die entsprechenden Fasern mit sechs Bündeln als *Radix spinalis* zwischen Vorder- und Hinterwurzel das Rückenmark verlassen und mit diesen als N. accessorius durch das *Foramen magnum* in die Schädelhöhle eintreten. Dort zieht der Nerv, vorübergehend die Radix cranialis (Fasern aus dem Ncl. ambiguus der Medulla oblongata) aufnehmend, zum *Foramen jugulare*. Während er die Radix cranialis an den N. vagus abgibt, tritt er mit diesem und dem N. glossopharyngeus durch das Foramen jugulare aus der Schädelhöhle aus und zieht dann im lateralen Halsdreieck nach kaudal. Dabei gibt er Zweige an den M. sternocleidomastoideus ab (Abb. 2.33, 6) und endet schließlich mit zahlreichen Ästen von unten her im M. trapezius (Abb. 2.33, 7).

Funktion: Mit der Innervation des M. sternocleidomastoideus sorgt der XI. Hirnnerv für eine Neigung des Kopfes nach ipsilateral bei gleichzeitiger Wendung des Gesichts nach kontralateral. Durch die Innervation des M. trapezius wird u.a. neben einer Fixierung der Skapula eine Hebung der Schulter ermöglicht und eine Elevation des Arms über die Horizontale erleichtert.

Klinik Eine Schädigung des N. accessorius kommt nicht selten bei Halsverletzungen, großen Operationen in dieser Region (häufig im HNO-Bereich) oder auch nur bei operativer Entfernung eines Lymphknotens im lateralen Halsdreieck vor. Auch bei seinem Austritt aus dem Foramen jugulare kann der Nerv – meist gemeinsam mit den Nn. vagus und glossopharyngeus – lädiert werden (Schädelbasisverletzungen, Tumoren). Bei einer Läsion des N. accessorius resultiert dann eine leichtgradige Schiefhaltung des Kopfes zur *kontralateralen* mit Gesichtswendung zur *ipsilateralen* Seite der Schädigung durch das funktionelle Überwiegen des nicht gelähmten M. sternocleidomastoideus der Gegenseite. Weiterhin fällt bei der klinischen Untersuchung eine z.T. sehr ausgeprägte Schwäche beim Heben des Arms der betroffenen Seite über die Horizontale, eine Schwäche beim Hochziehen der Schulter und ein abstehendes Schulterblatt (*Scapula alata*) auf.

2.3.15 XII. Hirnnerv, N. hypoglossus

Auch dieser Hirnnerv ist *rein somatomotorisch*.

Verlauf (Abb. 2.34): Der N. hypoglossus entspringt mit mehreren Faserbündeln als einziger Hirnnerv *vor der Olive* aus der Medulla oblongata. Er verläßt die Schädelhöhle durch den *Canalis hypoglossi* im Foramen magnum. Unter der Schä-

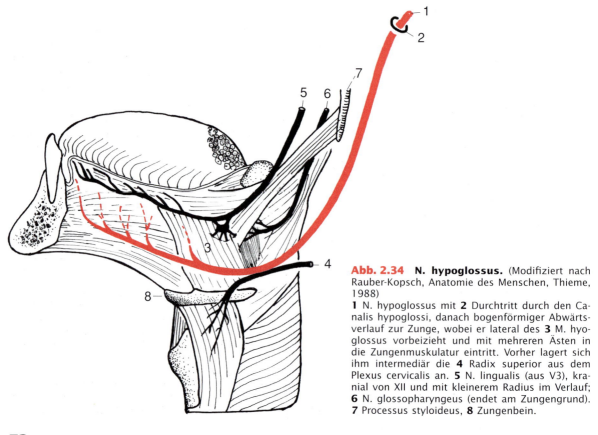

Abb. 2.34 N. hypoglossus. (Modifiziert nach Rauber-Kopsch, Anatomie des Menschen, Thieme, 1988)
1 N. hypoglossus mit **2** Durchtritt durch den Canalis hypoglossi, danach bogenförmiger Abwärtsverlauf zur Zunge, wobei er lateral des **3** M. hyoglossus vorbeizieht und mit mehreren Ästen in die Zungenmuskulatur eintritt. Vorher lagert sich ihm intermediär die **4** Radix superior aus dem Plexus cervicalis an. **5** N. lingualis (aus V3), kranial von XII und mit kleinerem Radius im Verlauf; **6** N. glossopharyngeus (endet am Zungengrund). **7** Processus styloideus, **8** Zungenbein.

delbasis erscheint er dorsal vom N. vagus, zieht dann hinter diesem zur Seite und in einem Bogen herab zwischen A. carotis interna und V. jugularis interna hindurch zum Zungengrund, in den er lateral vom M. hyoglossus eintritt. Er verteilt sich anschließend mit seinen Endästen in der gesamten Zungenmuskulatur.

Funktion: Als einziger Nerv, der motorisch die Zunge versorgt, hat er größte Bedeutung beim Sprechen, Essen, Trinken und Schlucken.

Klinik Eine Schädigung des N. hypoglossus ist leicht zu diagnostizieren: Die Zunge weicht beim Herausstrecken *zur erkrankten Seite* ab, da die Muskulatur, die sie auf der gesunden Seite herausschiebt, von der kranken Seite her kein Widerlager mehr bekommt. Dem Patienten selbst fällt zunächst seine verwaschene und undeutliche Sprache auf, die durch die Lähmung der Zungenmuskulatur verursacht ist. Auch können Schwierigkeiten beim Schlucken auftreten („man bekommt den Bissen nicht herunter"), da beim Schluckakt die Zunge gegen den Gaumen gedrückt werden muß.

2.3.16 Durchtritt der Hirnnerven durch die Schädelbasis

Die zwölf Hirnnerven verlassen das Schädelinnere ausnahmslos an der Schädelbasis. Im folgenden werden die Durchtrittsstellen mit ihren Bezeichnungen anhand Abb. **2.35** noch einmal in einer Übersicht besprochen. Die Öffnungen vieler Hirnnervendurchtrittsstellen in der Schädelbasis sind von der *Dura mater* (= harten Hirnhaut) überzogen, so daß man bei vielen Hirnnerven einen Durchtritt durch die Dura und einen durch die Schädelbasis unterscheiden muß.

In der **vorderen Schädelgrube** treten die Fila olfactoria (N. olfactorius, I) von unten durch die *Lamina cribrosa* des Siebbeins (Abb. **2.35**, *1*). Der Lamina liegt unmittelbar der *Bulbus olfactorius* (als ein Teil des Großhirns) auf, in dem die Riechnerven enden (Abb. **2.35**, *2*). Dorsal davon zieht durch den *Canalis opticus* der N. opticus (II) in die vordere Schädelgrube ein (Abb. **2.35**, *3*). Er wird in seinem Verlauf von der A. ophthalmica (aus der A. carotis interna) begleitet (Abb. **2.35**, *4*). Dorsolateral der Öffnung des Canalis opticus tritt ein ganzes Bündel von Nerven durch die *Fissura orbitalis superior* von der **mittleren Schädelgrube** aus in die Augenhöhle ein, von medial nach lateral: N. abducens (VI; Abb. **2.35**, *10*), N. oculomotorius (III; Abb. **2.35**, *9*), N. trochlearis (IV; Abb. **2.35**, *8*) und ganz lateral schließlich der N. ophthalmicus (V1; Abb. **2.35**, *7*), der hier auch oft bereits in seine drei Endäste N. frontalis, N. lacrimalis und N. nasociliaris aufgeteilt ist. Der Eintritt all dieser Nerven *in die Dura* (Abb. **2.35**, *rechte Seite*) erfolgt nicht erst in der Fissura orbitalis superior, sondern z. T. wesentlich weiter dorsal: Der N. abducens (Abb. **2.35**, *10*) tritt bereits am Clivus in der hinteren Schädelgrube durch die Dura, läuft dann unter der Hirnhaut auf dem Knochen bis zum Sinus cavernosus und durchquert diesen, bis er zur Augenhöhle gelangt. Als der Nerv mit dem längsten intraduralen Verlauf ist er besonders bei Schädelbasisverletzungen und Hirnhautentzündungen gefährdet. Der N. oculomotorius (Abb. **2.35**, *9*) durchbohrt die Dura am dorsolateralen Rand des Sinus cavernosus und läuft in dessen Seitenwand von der Dura bedeckt bis zur Augenhöhle. Der N. trochlearis (Abb. **2.35**, *8*) tritt etwas dorsal des N. oculomotorius durch die Dura und läuft ebenfalls in der Wand des Sinus cavernosus nach vorne. (Durchtritt des N. trigeminus durch die Dura mater s. u.)

Medial von der Fissura orbitalis superior liegt die Sella turcica, in der sich die Hypophyse befindet (Abb. **2.35**, *12*), die allseits vom *Sinus cavernosus* (venöser Blutleiter in der Schädelbasis, s. Kap. 11.4.3) umgeben ist. Hier tritt auch die A. carotis interna durch den *Canalis caroticus* in die Schädelhöhle ein und durchläuft den Sinus cavernosus mit einer in Abb. **2.35** abpräparierten Schlinge (*Karotis-Siphon*, Abb. **2.35**, *5* und *6*).

Ebenfalls in der mittleren Schädelgrube treten der zweite und der dritte Ast des N. trigeminus (N. maxillaris = V2 und N. mandibularis = V3) durch die Schädelbasis: Der N. maxillaris zieht durch das *Foramen rotundum* (Abb. **2.35**, *19*), der N. mandibularis durch das dorsolateral davon gelegene *Foramen ovale* (Abb. **2.35**, *20*). Der Durchtritt *durch die Dura* erfolgt beim N. trigeminus bereits vor seiner Teilung in die drei Hauptäste an der Grenze zwischen hinterer und mittlerer Schädelgruppe an der Oberkante der Felsenbeinpyramide (Abb. **2.35**, *14*). Dort tritt er in eine Duratasche ein, in der er dann das *Ganglion trigeminale* bildet (Abb. **2.35**, *16*).

Etwas dorsolateral des Ganglion trigeminale sieht man *unter der Dura* den N. petrosus major (Abb. **2.35**, *22*; aus dem N. facialis) und den N. petrosus minor (Abb. **2.35** *24*; aus dem N. glossopharyngeus). Sie treten in die Schädelbasis durch den *Hiatus n. petrosi majoris* bzw. *Hiatus n. petrosi minoris* ein, ziehen nach medioventral und verlassen die Schädelhöhle wieder durch das *Foramen lacerum*. Lateral vom Verlauf dieser beiden Nerven zieht die A. meningea media (aus der A. maxillaris) zusammen mit dem R. meningeus (aus dem N. mandibularis) durch das *Foramen spinosum* in die Schädelhöhle (Abb. **2.35**, *25*). Sie bleiben in ihrem Verlauf intradural und versorgen mit zahlreichen Ästen einen sehr großen Bereich der Hirnhäute.

An der Hinterkante der Felsenbeinpyramide verlassen der N. facialis (VII, häufig mit makroskopisch abgrenzbarem Intermediusanteil) und der

2 Peripheres Nervensystem

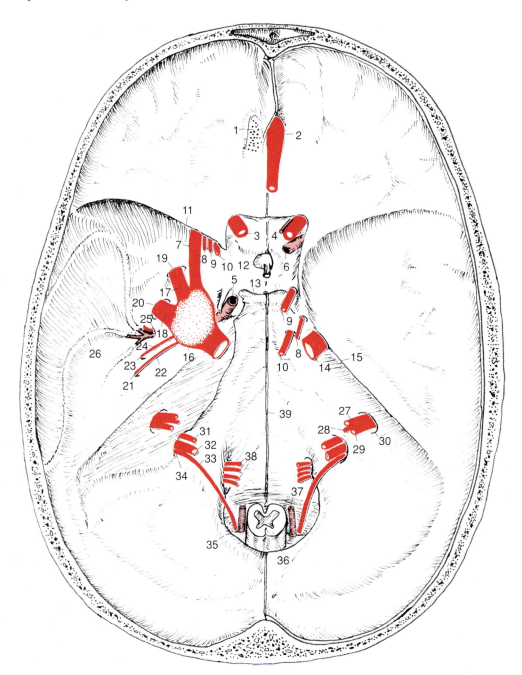

Abb. 2.35 Schädelbasis mit Austrittsstellen der Hirnnerven. Auf der linken Hälfte ist die Dura vollständig entfernt, rechts ist sie erhalten, so daß links die Knochendurchtrittsstellen, rechts die Duradurchtrittsstellen der Nerven zu sehen sind.
1 Lamina cribrosa mit Durchtritt der Riechnerven, die im **2** Bulbus olfactorius enden. **3** N. opticus, der gemeinsam mit der **4** A. ophthalmica durch den Canalis opticus zieht. **5** Eintritt der A. carotis in die Schädelbasis. **6** Austritt der A. carotis interna aus dem Sinus cavernosus, **7** N. ophthalmicus (V1), **8** N. trochlearis, **9** N. oculomotorius, **10** N. abducens (beachte bei **7–10** die Differenz zwischen Duradurchtritt und Knochendurchtritt), **11** Fissura orbitalis superior, **12** Hypophyse, **13** Dorsum sellae, **14** N. trigeminus, der an der **15** Felsenbeinpyramide unter die Dura tritt und das **16** Ganglion trigeminale bildet mit nachfolgender Aufteilung in **7** N. ophthalmicus, **17** N. maxillaris und **18** N. mandibularis. Austritt von **17** und **18** durch **19** Foramen rotundum und **20** Foramen ovale. Dorsolateral davon **21** Hiatus canalis n. petrosi majoris mit Eintritt des **22** N. petrosus major, **23** Hiatus canalis n. petrosi minoris mit Eintritt des **24** N. petrosus minor, **25** Foramen spinosum mit gemeinsamem Eintritt von A. meningea media und R. meningeus (aus V3), deren Verlaufsstrecke als Abdruck im Knochen (**26**) sichtbar bleibt. In der hinteren Schädelgrube gemeinsamer Austritt von **27** N. facialis (mit **28** N. intermedius) und **29** N. vestibulocochlearis durch den **30** Porus acusticus internus. Dorsokaudal davon gemeinsamer Austritt von **31** N. glossopharyngeus, **32** N. vagus und **33** N. accessorius durch das **34** Foramen jugulare. Beachte den Eintritt des N. accessorius durch das **35** Foramen magnum mit dem **36** Rückenmark und der **37** A. vertebralis. **38** N. hypoglossus, **39** Schnittrand der Dura.

Hirnnerven (Nervi craniales) 2.3

N. vestibulocochlearis (VIII) durch den *Porus acusticus internus* die **hintere Schädelgrube** (Abb. **2.35**, *27–30*). Sie verlaufen weiter im *Meatus acusticus internus* in Richtung Innenohr, wobei der N. facialis dann unten durch das Foramen stylomastoideum die Schädelbasis wieder verläßt. Dorsokaudal des Meatus acusticus internus befindet sich das *Foramen jugulare*. Es bildet die Durchtrittsstelle für den N. glossopharyngeus (IX; Abb. **2.35**, *31*), den N. vagus (X; Abb. **2.35**, *32*) und den N. accessorius (XI; Abb. **2.35**, *33*). Der N. accessorius zieht gemeinsam mit dem Rückenmark durch das *Foramen magnum* in die Schädelhöhle herein und verläßt sie durch das Foramen jugulare wieder. Das Foramen jugulare ist auch der Mündungsort zahlreicher intraduraler venöser Sinus (s. Kap. 11.4.3), die ihren Abfluß in der dort beginnenden V. jugularis haben. Als letzter Hirnnerv tritt schließlich der N. hypoglossus (XII) knapp oberhalb des Foramen magnum mit mehreren Faserbündeln aus der hinteren Schädelgrube aus (Abb. **2.35**, *38*).

Klinik Die Kenntnis der Durchtrittsstellen der Hirnnerven durch die Schädelbasis kann von hohem diagnostischen Nutzen sein. So kann z.B. das kombinierte Auftreten von Ausfällen verschiedener Hirnnerven auf eine Schädigung der Schädelbasis hindeuten, wenn es Nerven betrifft, die an gleicher oder ähnlicher Stelle die Schädelbasis verlassen. Der gemeinsame Ausfall der Hirnnerven IX, X und XI läßt beispielsweise mit großer Sicherheit eine Läsion im Bereich des Foramen jugulare vermuten. Der Funktionsverlust der Hirnnerven III, IV, V1 und VI hingegen weist auf eine Schädigung im Bereich der Fissura orbitalis superior hin. Sukzessive Lähmung des N. abducens mit nachfolgendem Ausfall der Nerven III, IV, V1 und V2 erlaubt Rückschluß auf pathologische Veränderungen im Sinus cavernosus. Beispiele dieser Art lassen sich beliebig fortführen und zeigen die klinische Bedeutung dieser topographischen Verhältnisse.

2.3.17 Zusammenfassung: Hirnnerven

Es gibt zwölf Hirnnerven, die sich als solche durch den Abgang aus dem Gehirn und nicht aus dem Rückenmark (wie die Spinalnerven) auszeichnen. Sie werden in der Reihenfolge ihres Austretens aus dem Gehirn von rostral nach kaudal numeriert. Ihr Versorgungsgebiet ist, mit Ausnahme des N. vagus, ausschließlich der Kopf- und Halsbereich.

N. olfactorius (I). Rein sensorischer Nerv (Riechnerv). Er nimmt seinen Ursprung von der Riechschleimhaut, tritt durch die Lamina cribrosa in die Schädelhöhle ein und endet im Bulbus olfactorius.

N. opticus (II). Rein sensorischer Nerv (Sehnerv), der als Teil des Gehirns aufgefaßt werden muß. Er beginnt in der Retina, zieht durch den Canalis opticus in die vordere Schädelgrube ein und bildet über der Hypophyse das *Chiasma opticum* (Kreuzung der Fasern der medialen Netzhauthälften). Er zieht dann als *Tractus opticus* weiter bis zum Corpus geniculatum laterale des Thalamus (Zwischenhirn).

N. oculomotorius (III). Gemischt somato- und visceromotorischer (parasympathischer) Nerv. Er geht vom Mittelhirn aus, läuft seitlich durch den Sinus cavernosus hindurch zur Fissura orbitalis superior und endet in der Augenhöhle. Er innerviert somatomotorisch den Lidheber sowie alle äußeren Augenmuskeln bis auf den M. obliquus superior und den M. rectus lateralis. Dadurch steuert er alle linearen Augenbewegungen bis auf die Bewegung nach lateral und lateral-unten. Im Auge innerviert er parasympathisch die glatten Augenmuskeln. Er führt dadurch zu einer Pupillenverengung und ermöglicht die Akkommodation. Schädigung führt zu Doppelbildern, hängendem Augenlid und erweiterter Pupille.

N. trochlearis (IV). Rein somatomotorischer Nerv, der ebenfalls vom Mittelhirn entspringt (einziger Nerv, der dorsal aus dem Hirnstamm austritt). Er verläuft am lateralen Rand durch den Sinus cavernosus, zieht durch die Fissura orbitalis superior und innerviert in der Augenhöhle den M. obliquus superior, der das Auge nach lateral unten zieht und um eine dorsoventrale Achse einwärtsrotiert.

N. trigeminus (V). Größter Hirnnerv (gemischt motorisch und sensibel), der das gesamte Gesicht und einen Großteil der Schleimhaut des Kopfes sensibel sowie die Kaumuskulatur motorisch versorgt. Er tritt aus dem Pons aus, bildet unter der Dura mater das Ganglion trigeminale und teilt sich danach in drei Hauptäste auf: *N. ophthalmicus*, *N. maxillaris* und *N. mandibularis*. Der **N. ophthalmicus** (V1, rein sensibel) tritt durch die Fissura orbitalis superior in die Augenhöhle ein und verzweigt sich dort wiederum in drei Endäste (*N. nasociliaris, N. frontalis, N. lacrimalis*), die dann vor allem die Stirn, den Nasenrücken sowie den Augapfel sensibel innervieren. Der **N. maxillaris** (V2, rein sensibel) verläßt die mittlere Schädelgrube durch das Foramen rotundum und teilt sich anschließend in der Fossa pterygopalatina in drei Endäste (*N. zygomaticus, N. infraorbitalis, Rr. ganglionares*) auf, die dann vor allem den Gesichtsbereich zwischen Unterlid und Oberlippe, einen Teil der Nasennebenhöhlen und den Oberkiefer (inkl. Zahnwurzeln) versorgen. Der **N. mandibularis** (V3, gemischt sensibel und motorisch) tritt durch das Foramen ovale aus der Schädelbasis aus und teilt sich in motorische Äste für die Kaumuskulatur sowie folgende sensible Äste: *N. alveolaris inferior* für den Unterkiefer (mit Zahnwurzeln) und die Gesichtshaut unterhalb der Oberlippe, *N. auriculotemporalis* für den lateralsten Gesichtsbereich bis hinauf zur Schläfe, *N. lingualis* für die vorderen zwei Drittel der Zunge und schließlich *N. buccalis* für die Wangenschleimhaut und angrenzende Gingiva.

N. abducens (VI). Rein somatomotorischer Nerv. Er entspringt am Unterrand des Pons aus dem Hirnstamm, tritt am Clivus in die Dura ein, zieht in der Mitte durch den Sinus cavernosus hindurch und gelangt durch die Fissura orbitalis superior in die Augenhöhle. Dort innerviert er den M. rectus lateralis (Abduktion des Bulbus).

N. facialis (VII). Gemischt motorischer, parasympathischer und sensorischer Nerv (Qualitäten: speziell-viszeromotorisch, allgemein-viszeromotorisch = parasympathisch, speziell-viszerosensibel = sensorisch/gustatorisch). Er entspringt aus der Medulla oblongata, tritt in den inneren Gehörgang der Schädelbasis ein und erscheint kaudal wieder im Foramen stylomastoideum. Bis dahin gibt er Geschmacksfasern für die vorderen zwei Drittel der Zunge ab und sekretorische (parasympathische) Fasern für alle großen exokrinen Drüsen des Kopfes *außer* der Glandula parotis (Glandula submandibularis, Glandula sublingualis, Glandula lacrimalis). Die speziell-viszeromotorischen Anteile verzweigen sich *in der Glandula parotis* und versorgen von dort aus die gesamte mimische Muskulatur.

N. vestibulocochlearis (VIII). Rein sensorischer Nerv, der aus der Medulla oblongata austritt und im inneren Gehörgang zum Innenohr zieht, dessen sensorische (= speziell-somatosensible) Information, Gehör-, Lage- und Gleichgewichtssinn, er dem Gehirn zuleitet.

N. glossopharyngeus (IX). Gemischt sensibel-sensorischer sowie speziell- und allgemein-viszeromotorischer (parasympathischer) Nerv. Entspringt aus der Medulla oblongata und tritt durch das Foramen jugulare aus der Schädelhöhle aus. Zieht dann in einem Bogen abwärts zur Zunge, deren hinteres Drittel er sensibel und sensorisch (speziell-viszerosensibel) innerviert. Zuvor gibt er parasympathische Fasern für die Glandula parotis sowie motorische und sensible Fasern zur Innervation des Pharynx ab (wichtig beim Schluckvorgang). Weitere viszerosensible Fasern gehen zum Glomus caroticum und Sinus caroticus ab (Presso- und Chemorezeptoren, im Dienst der Kreislauf- und Atmungsregulation).

N. vagus (X). Gemischt somato- und viszerosensibler sowie speziell- und allgemein-viszeromotorischer (parasympathischer) Nerv. Einziger Hirnnerv, der über die Kopf- und Halsregion hinaus innerviert. Er verläßt das Schädelinnere durch das Foramen jugulare (zusammen mit IX und XI) und versorgt am Kopf (zusammen mit IX) den Pharynx sensibel und motorisch. Am Hals innerviert er motorisch und sensibel den Kehlkopf (*N. laryngeus superior* und *N. laryngeus recurrens*, letzterer biegt um den Aortenbogen bzw. die A. subclavia und verläuft zwischen Trachea und Ösophagus – Verletzungsgefahr bei mediastinalen Raumforderungen und Schilddrüsenoperationen!). Ab dem Eintritt des N. vagus in den Brustraum sind nur noch parasympathische und viszerosensible Fasern vorhanden, die im Thorax die Lungen, das Herz und den Ösophagus, im Abdominalbereich (Eintritt durch den Hiatus oesophageus) den Gastrointestinaltrakt mit Anhangsdrüsen von proximal nach distal bis zur linken Kolonflexur (Cannon-Böhm-Punkt) versorgen. Bei Ausfall des Nervs fallen vor allem Heiserkeit (Lähmung der Kehlkopfmuskeln) und Schluckstörungen (partielle Lähmung der Pharynxmuskulatur) auf.

N. accessorius (XI). Rein somatomotorisch. Eigentlich kein echter Hirnnerv, da er aus dem zervikalen Rückenmark entspringt und sich ihm nur vorübergehend Fasern aus dem Hirnbereich anlagern. Er zieht durch das Foramen magnum in die Schädelhöhle ein und verläßt sie durch das Foramen jugulare wieder. Er innerviert den M. sternocleidomastoideus und den M. trapezius. Sein Ausfall verursacht eine Schiefhaltung des Kopfes und Elevationsschwäche des Arms und der Schulter.

N. hypoglossus (XII). Rein somatomotorischer Nerv, der kaudal aus der Medulla oblongata austritt und die Schädelhöhle durch den Canalis hypoglossi verläßt. Er zieht in einem Bogen herab zur Zunge, deren gesamte Muskulatur er innerviert. Läsion des Nervs äußert sich in Störungen wie undeutliche Sprache, Schluckstörungen u.v.m.

Vegetative Ganglien im Kopfbereich. Es gibt vier vegetative (parasympathische) Ganglien im Kopfbereich: *Ganglion ciliare, Ganglion pterygopalatinum, Ganglion submandibulare* und *Ganglion oticum*. Sie dienen den parasympathischen Fasern der Hirnnerven III, VII und IX zur Umschaltung auf das zweite parasympathische Neuron (Umschaltung der parasympathischen *Vagus*neurone außerhalb des Kopfbereichs!). Sie liegen meist in unmittelbarer Nähe der Erfolgsorgane der verschalteten parasympathischen Fasern.

Wiederholungsfragen

Wiederholungsfragen zu den Hirnnerven finden sich in Form von **Fallbeispielen** in Kap. 14.2.

Weiterführende Literatur

Spinalnerven

Brazis, P.W., J.C. Masdeu, J. Biller: Localization in Clinical Neurology, 3rd. ed., pp 1–50. Little, Brown & Comp., Boston – New York 1996.

Leonhardt, H., B. Tillmann, K. Zilles (Hrsg.): Rauber/Kopsch, Anatomie des Menschen, Bd. 4, Topographie der Organsysteme, Systematik der peripheren Leitungsbahnen. Thieme, Stuttgart – New York 1988.

Mathers, L. H.: The Peripheral Nervous System. Addison-Wesley – Tokyo 1985.

Mumenthaler, M., H. Schliack (Hrsg.): Läsionen peripherer Nerven, Diagnostik und Therapie. Thieme, Stuttgart – New York 1987.

Sunderland, S.: Nerve and Nerve Injuries. Churchill Livingstone, Edinburgh – London 1978.

Thalmage, L. P.: The peripheral nerves. In: Thalmage, L.P.: The Neuroanatomic Basis for Clinical Neurology, pp 126–143. McGraw-Hill, New York – Toronto 1977.

Wilbourn, A. J.: Iatrogenic nerve injuries. Neurologic Clinics of North America 16 (1998), 55–82.

Williams, P. L., L. H. Bannister, M. M. Berry, P. Collins, M. Dyson, J. E. Dussek, M. W. J. Ferguson: Gray's Anatomy, pp 1258–1292. Churchill Livingstone, New York – Edinburgh – London 1995.

Hirnnerven

Brazis, P. W., J. C. Masdeu, J. Biller: Localization in Clinical Neurology, 3rd. ed., pp 109–335. Little, Brown & Comp., Boston – New York 1996.

Brodal, A.: The Cranial Nerves. In: Brodal, A.: Neurological Anatomy in Relation to Clinical Medicine, pp 448–577. Oxford Univ. Press, New York – Oxford 1981.

Garrison, D. W.: Cranial Nerves. Charles C. Thomas Publ., Springfield 1986.

Heimer, L.: Cranial nerves. In: Heimer, L.: The Human Brain and Spinal Cord, pp 241–267. Springer, New York – Berlin 1995.

Laine, F. J., W. R. K. Smoker: Anatomy of the cranial nerves. Neuroimaging Clinics of North America 8 (1998) 69–100.

Lang, J., S. Nachbaur, K. Fischer, E. Vogel: Über den N. laryngeus superior und die A. laryngea superior. Acta Anat. 130 (1987) 309–318.

Leonhardt, H., B. Tillmann, K. Zilles (Hrsg.): Rauber/Kopsch, Anatomie des Menschen, Bd. 4, Topographie der Organsysteme, Systematik der peripheren Leitungsbahnen, pp 160–180. Thieme, Stuttgart – New York 1988.

Podvinec, M., C. R. Pfaltz: Studies on the anatomy of the facial nerve. Acta Otolaryngol. 81 (1976) 173–177.

Samii, M., P. J. Jannetta (eds.): The Cranial Nerves. Springer, Berlin – New York 1981.

Williams, P. L., L. H. Bannister, M. M. Berry, P. Collins, M. Dyson, J. E. Dussek, M. W. J. Ferguson: Gray's Anatomy, pp 1225–1258. Churchill Livingstone, New York – Edinburgh – London 1995.

3 Rückenmark (Medulla spinalis)

3.1 Äußere Gestalt, Lage und Gliederung

Das Rückenmark, *Medulla spinalis*, ist der Teil des ZNS, von dem aus die Extremitäten, der Rumpf und zum großen Teil der Hals über *Spinalnerven* versorgt werden. Das Rückenmark liegt im Wirbelkanal und ist wie das Gehirn von *Liquor cerebrospinalis* umgeben. Es reicht beim Erwachsenen vom Ende des Gehirns (= Austrittsstelle des ersten Zervikalnervs, s. u.), das sich im Foramen magnum des Okzipitalknochens befindet, bis hinab etwa zum ersten Lendenwirbelkörper (L1). *Beim Säugling* reicht das Rückenmark noch bis in Höhe von L3, beim Feten bis in den Sakralkanal. Dies erklärt sich dadurch, daß im Lauf der fetalen und postnatalen Entwicklung die Wirbelsäule schneller wächst als das Rückenmark. Da dieses aber oben durch die Verbindung mit dem Gehirn am Schädel indirekt fixiert ist, wächst die Wirbelsäule gewissermaßen unten über das Rückenmark hinaus.

Von außen betrachtet (Abb. 3.1) imponiert das Rückenmark als langer Strang, der zwei Verdickungen aufweist: die *Intumescentia[1] cervicalis* und die *Intumescentia lumbosacralis* (Abb. 3.1, *1* und *2*). Diese Verdickungen sind in den Bereichen ausgebildet, wo die zervikalen bzw. lumbalen Spinalnerven das Rückenmark verlassen. Sie entstehen dadurch, daß die graue Substanz und der Eigenapparat in der weißen Substanz des Rückenmarks (s. u.) in diesen Bereichen besonders stark ausgebildet sind. Das wird verständlich, wenn man bedenkt, daß von hier aus die Extremitäten innerviert werden, was viel aufwendigere Verschaltungen und vor allem zahlreichere Motoneurone nötig macht, als es bei der vergleichsweise weniger differenzierten Innervation des Rumpfes der Fall ist. Unten läuft das Rückenmark im *Conus medullaris*[2] aus (Abb. 3.1, *3*) und setzt sich dann in das nur

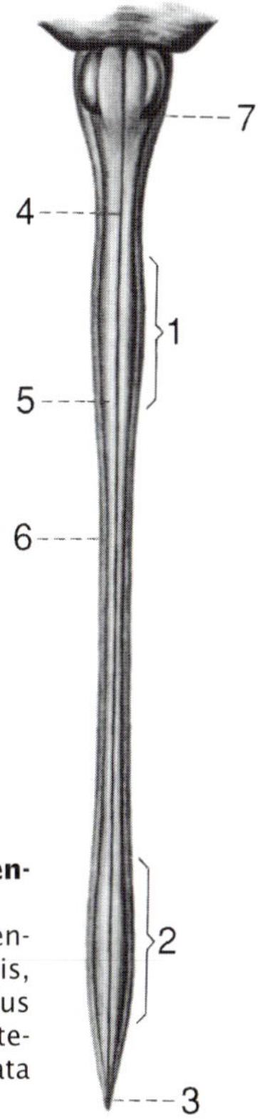

Abb. 3.1 Außenansicht des Rückenmarks. (Aus Benninghoff [1])
1 Intumescentia cervicalis, **2** Intumescentia lumbosacralis, **3** Conus medullaris, **4** Fissura mediana anterior, **5** Funiculus anterior (Vorderstrang), **6** Funiculus lateralis (Seitenstrang), **7** Medulla oblongata (kaudalster Abschnitt des Gehirns).

aus Gliagewebe bestehende *Filum terminale*[3] fort, mit dem es kaudal am Ende des Wirbelkanals im Sakralbereich befestigt ist.

Vorne verläuft in der Mitte von oben bis unten eine kleine Rinne im Rückenmark, *Fissura mediana anterior* (Abb. 3.1, *4*). Eine ähnliche Struktur findet sich auch auf der Rückseite: *Sulcus medianus posterior*. Links und rechts davon laufen jeweils vorne von oben nach unten der *Funiculus anterior* (*Vorderstrang*; Abb. 3.1, *5*) und hinten der *Funiculus posterior* (*Hinterstrang*). Zwischen die-

---
[1] intumescentia (lat.) = Anschwellung
[2] conus (lat.) = Kegel (entsprechend der Form des auslaufenden Rückenmarks)

[3] filum terminale (lat.) = Endfaden

3 Rückenmark (Medulla spinalis)

sen beiden Strängen läuft an der Seite der *Funiculus lateralis* (Seitenstrang; Abb. 3.1, 6). Zwischen Vorder- und Seitenstrang treten im *Sulcus anterolateralis* die *Vorderwurzeln*, zwischen Seiten- und Hinterstrang im *Sulcus posterolateralis* die *Hinterwurzeln* als *Fila radicularia* kontinuierlich aus dem Rückenmark aus und vereinigen sich jeweils in der Höhe eines Intervertebralloches zu den *Spinalnerven*. Das zu jedem dieser Spinalnerven gehörende sensible *Spinalganglion* liegt im jeweils zugehörigen Foramen intervertebrale.

Das Rückenmark kann auf Grund der Austritte der zugehörigen Spinalnerven aus dem jeweiligen Abschnitt der Wirbelsäule gegliedert werden in:

- *Zervikalmark*
- *Thorakalmark*
- *Lumbalmark*
- *Sakralmark*
- *Kokzygealmark*

Dabei kann man jeden dieser Abschnitte noch in *Segmente* einteilen: Ein Segment entspricht dem Rückenmarksabschnitt, aus dem die Fasern für ein Spinalnervenpaar (links und rechts) austreten. Das heißt, es gibt ebenso viele Rückenmarkssegmente wie Spinalnerven, was auch – mit einer Ausnahme (Zervikalmark, s. u.) – der Anzahl der Wirbelkörper der Hals-, Brust-, Lenden- und Sakralwirbelsäule entspricht (ein sich kaudal an das Sakralmark anschließendes, *Kokzygealsegment* spielt funktionell eine untergeordnete Rolle und wird deshalb im folgenden nicht weiter berücksichtigt). Diese Gliederung hat also *nichts* mit der Lagebeziehung des jeweiligen Rückenmarksabschnittes zur Wirbelsäule zu tun, sondern bezieht sich lediglich darauf, wo *die Nervenfasern*, die den entsprechenden Teil des Rückenmarks verlassen, *aus der Wirbelsäule austreten* (Abb. 3.2).

Da das Rückenmark in der Entwicklung langsamer als der Wirbelkanal wächst, entspricht beispielsweise die Lage des Lumbal*marks* nicht mehr derjenigen der Lumbal*wirbelsäule*. Das bedeutet, daß die Nervenwurzeln, die das Rückenmark verlassen, erst ein Stück weit im Wirbelkanal nach unten laufen müssen, bis sie im zugehörigen Foramen intervertebrale austreten können. Daher läuft ab L1, wo das Rückenmark endet, ein Strang von Nervenfaserbündeln (*Cauda equina*[4]) weiter abwärts, der mit jedem Segment nach unten hin dünner wird, da in jedem Foramen intervertebrale ein Spinalnervenpaar den Wirbelkanal verläßt (Abb. 3.2).

Es bleibt noch zu erwähnen, daß die austretende Wurzel ab dem Thorakalsegment 1 (Th1) nach dem

---
[4] cauda equina (lat.) = Pferdeschwanz

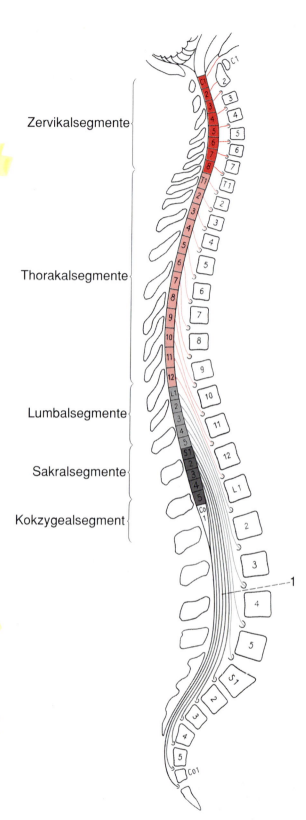

Abb. 3.2 Lage des Rückenmarks im Wirbelkanal. Topographische Beziehungen der Rückenmarkssegmente zu den Wirbelsäulensegmenten. Schematischer Medianschnitt. Beachte, daß es acht zervikale Spinalnerven, aber nur sieben zervikale Wirbelkörper gibt. (Aus Sobotta [7])
1 Cauda equina.

3.1 Äußere Gestalt, Lage und Gliederung

darüberliegenden Wirbel benannt wird (also heißt die Wurzel, die zwischen Lendenwirbel 5 und Sakralwirbel 1 austritt, „Wurzel *L5*"). Im Bereich der Halswirbelsäule ist es umgekehrt: Die austretende Wurzel wird nach dem *darunterliegenden* Wirbel benannt (also heißt z.B. die Wurzel, die zwischen Zervikalwirbel 5 und 6 austritt, „Wurzel *C6*"). Der Grund dafür ist die Tatsache, daß der erste Spinalnerv („C1") zwischen dem Os occipitale und dem ersten Halswirbel (Atlas) austritt. Dadurch wird verständlich, daß es acht zervikale Spinalnerven, aber nur sieben Halswirbel gibt.

Bandscheiben und Spinalnerven. Der Durchtritt des Spinalnervs durch das Foramen intervertebrale und seine topographische Beziehung zu den zwischen jedem Wirbel liegenden *Bandscheiben* (*Disci intervertebrales*) hat größte klinische Bedeutung. Die Bandscheiben bestehen aus einem Gallertkern (*Nucleus pulposus*) und einem Faserring (*Anulus fibrosus*), der ihn umgibt. Sie dienen der Abpufferung von Bewegungen der Wirbelkörper und ermöglichen dabei durch ihre elastische Verformung eine Verteilung des Druckes auf die ganze Fläche des Wirbelkörpers. Direkt dorsal der Bandscheibe liegt, durch das Lig. longitudinale posterius und die Rückenmarkshäute von ihr getrennt, das Rückenmark. Nach ventral ist die Bandscheibe durch das Lig. longitudinale anterius gesichert. Wie man in Abb. **3.3** sieht, läuft unmittelbar *dorsolateral* einer Bandscheibe die *ein Segment tiefer* austretende Spinalnervenwurzel nach unten. Der *im gleichen Segment* austretende Spinalnerv hingegen tritt etwa im oberen Drittel „seines" Wirbelkörpers in einer Aussackung der Dura aus dem Wirbelkanal aus, um dann schräg nach kaudal und ventral zum zugehörigen Foramen intervertebrale zu ziehen, so daß diese Nervenwurzel in Höhe der Bandscheibe sehr weit lateral bereits im Foramen liegt. Ein Austritt der Bandscheibe aus dem Zwischenwirbelraum in den Spinalkanal, wie er bei *Bandscheibenvorfällen* (*Diskushernien*, s.u.) vorkommt, gefährdet auf Grund dieser topographischen Verhältnisse ganz besonders den ein Segment tiefer austretenden Spinalnerv.

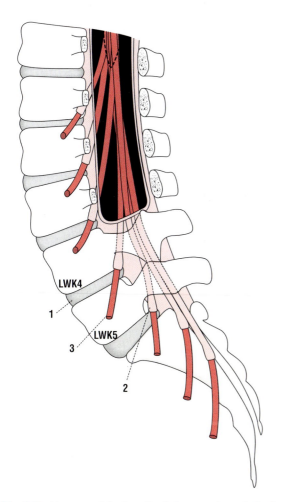

Abb. 3.3 Topographische Beziehung der Spinalnervenwurzeln zu den Bandscheiben im Lumbalbereich. Lateralansicht nach Entfernung von Wirbelbögen und Rückenmarkshäuten.
1 Bandscheibe zwischen viertem und fünftem Lendenwirbelkörper (LWK4/5). Unmittelbar dorsolateral von ihr befindet sich die ein Segment tiefer austretende **2** Spinalnervenwurzel *L5*, während die zwischen LWK4 und LWK5 austretende **3** Spinalnervenwurzel *L4* lateral der Bandscheibe liegt.

Klinik Durch chronische Fehlbelastungen der Wirbelsäule degenerieren die Bandscheiben im Laufe von Jahren und werden spröde, was insbesondere für die Hals- und Lendenwirbelsäule gilt. Bei einer akuten Belastung der Wirbelsäule (z.B. schweres Heben) kann es dann dazu kommen, daß der Anulus fibrosus in Folge einer Degeneration reißt und der Nucleus pulposus der Bandscheibe herausgequetscht wird. Selten rutscht er direkt nach hinten, da die Bandscheibe durch das Lig. longitudinale posterius gesichert wird. Vielmehr gleitet er meist am Lig. longitudinale posterius vorbei nach dorsolateral auf das Foramen intervertebrale zu, da er in dieser Richtung am wenigsten gesichert ist. Im Lumbalbereich schädigt er dabei in der Regel dennoch nicht die unmittelbar an diesem Loch austretende Wurzel, sondern vielmehr diejenige, die ein Loch tiefer austritt, da diese auf ihrem Weg noch etwas weiter medial liegt (sich sozusagen schon auf ihren Austritt vorbereitet) und sich somit direkt in der Gleitbahn des Anulus fibrosus befindet (vgl. Abb. **3.4**). Nur (seltene) Bandscheibenvorfälle, die sehr weit lateral ausgerichtet sind, betreffen die Wurzel, die im gleichen Segment austritt. *Mediale Bandscheibenvorfälle* (die wegen der Sicherung durch das Lig. longitudinale posterius selten sind), können im Zervikalbereich das Rückenmark selbst und lumbal alle dorsal der Bandscheibe verlaufenden Nervenwurzeln (u.U. einen Großteil der Cauda equina) komprimieren. Dann verursachen sie oft akut die Symptome einer Querschnittslähmung (s.u.).

3 Rückenmark (Medulla spinalis)

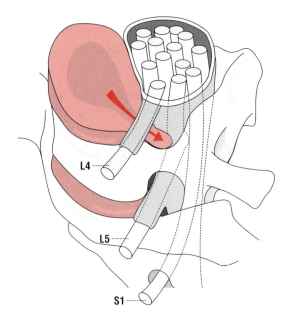

Abb. 3.4 Mediolateraler Bandscheibenvorfall in Höhe des 4./5. Lendenwirbelkörpers. Die ein Segment tiefer austretende Spinalnervenwurzel *L5 wird komprimiert*, während die im gleichen Segment austretende Wurzel *L4 unbeeinträchtigt* bleibt. Ansicht von lateroventral. (Nach Patten: Neurological Differential Diagnosis, Springer 1995).

3.2 Rückenmarkshäute und entsprechende Räume

Wie das Gehirn ist auch das Rückenmark von einer äußeren *harten* und einer inneren *weichen* Hirn- bzw. Rückenmarkshaut umgeben. Die weiche Rückenmarkshaut teilt sich wiederum in zwei Blätter: Das erste, das dem Rückenmark direkt anliegt und es auch bis in seine Furchen hinein noch überzieht, wird

- *Pia mater*

genannt. Das zweite Blatt, das der harten Rückenmarkshaut von innen her anliegt und die Rückenmarksfurchen samt Pia mater von außen her überspannt, wird

- *Arachnoidea mater*

(*Spinnengewebshaut*) genannt. Beide Blätter der weichen Rückenmarkshaut sind sehr dünn und leicht zerreißbar. Ganz anders verhält es sich mit der äußersten Rückenmarkshaut, der

- *Dura mater*.

Sie umhüllt die beiden anderen Häute von außen und besteht aus straffem Bindegewebe.

Auf Grund der Anordnung der Rückenmarkshüllen kann man verschiedene Räume voneinander unterscheiden, die von diesen Hüllen begrenzt werden. Zum einen handelt es sich dabei um den Raum zwischen Dura mater und dem Periost des Wirbelkanals. Er wird als *Epiduralraum* (auch *Periduralraum*) bezeichnet und ist mit Fettgewebe ausgefüllt, in das ein dichter Venenplexus eingebettet ist. Durch den Epiduralraum ziehen die Spinalnerven auf ihrem Weg zum Foramen intervertebrale hindurch. Dura und Arachnoidea sind durch eine spezielle Zellschicht (*Neurothel*) miteinander verwachsen. Der Raum, der zwischen Arachnoidea und Pia mater liegt, heißt *Subarachnoidealraum* und ist mit Liquor cerebrospinalis gefüllt. Er stellt den *äußeren Liquorraum* des Rückenmarks dar und reicht bis hinab zum Sakralwirbel 2. Seine größte Ausdehnung hat er im Bereich unterhalb des Rückenmarksendes, also unterhalb des Lendenwirbelkörpers (LWK) 1. Das liegt daran, daß die Pia mit dem Rückenmark, dem sie direkt aufliegt, in Höhe LWK 1 endet, während Arachnoidea und Dura (die eng aneinanderliegen) auch noch den kaudal davon befindlichen Wirbelkanal von innen her auskleiden.

Klinik Diese Gegebenheiten spielen klinisch eine große Rolle. In verschiedenen Situationen muß man mit einer langen Nadel *einen bestimmten* der oben dargestellten Räume punktieren, wobei man die anatomischen Verhältnisse genauestens kennen und beachten muß:

Lumbalpunktion. Sie wird ausgeführt, um (meist zu diagnostischen Zwecken) Liquor zu gewinnen. Da er im Subarachnoidealraum zu finden ist und dieser wiederum unterhalb von LWK 1 seine größte Ausdehnung hat, sticht man mit einer langen Kanüle etwa in Höhe LWK 3 bis LWK 4 zwischen zwei Wirbelbögen ein, durchsticht den Epiduralraum, die Dura sowie die Arachnoidea und gelangt so in den Subarachnoidealraum.

Peridural-(Epidural)anästhesie. Sie wird eingesetzt, wenn man *selektiv einzelne Spinalnerven* (einzelne Segmente) betäuben will, z.B. bei verschiedenen chirurgischen Eingriffen, in der Geburtshilfe oder bei der Behandlung chronischer Schmerzzustände. Hierzu sticht man wie bei der Lumbalpunktion zwischen zwei Wirbelbögen durch, wobei sich die Höhe des Einstichs nach der Höhe der zu betäubenden Segmente richtet. Nun darf die Kanüle nur bis in den *Epiduralraum* vorgeschoben werden. Dort wird dann in die Umgebung der Spinalnerven das Lokalanästhetikum injiziert. Da der umgebende Raum nicht Liquor, sondern Fettgewebe enthält, bleibt das Medikament weitgehend an der injizierten Stelle, ohne sich allzuweit zu verteilen, so daß die Anästhesie auf Spinalnerven weniger Segmente beschränkt bleibt.

Spinalanästhesie. Sie wird ausgeführt, um *zahlreiche Segmente gleichzeitig* zu betäuben. Hierzu sticht man wie bei der Lumbalpunktion in den Subarachnoidealraum ein und injiziert das Lokalanästhetikum, das sich mit dem Liquor vermischt und dadurch nicht nur einzelne Wurzeln betäubt, sondern bei entsprechender Patientenlagerung wegen der absteigenden Verteilung alle Fasern erreicht, die kaudal der Einstichstelle nach unten laufen.

3.3 Rückenmarksquerschnitt

Das Querschnittsbild zeigt die Gliederung des Rückenmarks in graue und weiße Substanz (Abb. 3.5). Während die graue Substanz die *Perikaryen* der Rückenmarksneurone enthält, befinden sich in der weißen Substanz nur deren *Fortsätze* (Axone und Dendriten).

Die **graue Substanz** des Rückenmarks zeigt eine typische, schmetterlingsähnliche Konfiguration, wobei der breitere Teil der Schmetterlingsflügel nach vorne zeigt und der schmalere nach hinten. Der vordere Teil wird als *Vorderhorn* bezeichnet (*Cornu anterius*, Abb. 3.5, *1*) und enthält Neurone, die im Dienst der *Motorik* stehen (d.h. ihre Axone ziehen zu den Skelettmuskeln) und deshalb *Motoneurone* genannt werden. Der hintere und schmalere Teil des Schmetterlingsflügels wird als *Hinterhorn* bezeichnet (*Cornu posterius*, Abb. 3.5, *2*) und enthält Neurone, die im Dienst der Sensibilität stehen (genauer ausgedrückt: Hier endet ein Großteil der zentralwärts ziehenden Fortsätze der sensiblen Neurone der Spinalganglien). Entsprechend dieser Gliederung in: **ventral/motorisch – dorsal/sensibel** entspringen von den Vorderhörnern die *motorischen Vorderwurzeln* (Abb. 3.5, *3*) und von den Hinterhörnern die sensiblen *Hinterwurzeln* (Abb. 3.5, *4*). Beide vereinigen sich anschließend zum *Spinalnerv*. Im Bereich des Thorakalmarks und – weniger gut sichtbar – des Lumbalmarks ist zwischen Vorder- und Hinterhorn noch das kleinere *Seitenhorn* zu erkennen (*Cornu laterale*, Abb. 3.5, *5*), das Neuronengruppen des vegetativen Nervensystems enthält. Oft werden die Vorder- und Hinterhörner in ihrer dreidimensionalen Ausbreitung nach oben und unten auch als Vorder- und Hinter*säulen* bezeichnet. Die beiden Hälften des Schmetterlings sind medial durch die *Commissura grisea* miteinander verbunden (Abb. 3.5, *6*). In der Mitte der Kommissur findet sich eine schmale Öffnung: der *Canalis centralis* (*Zentralkanal*; Abb. 3.5, *7*). Er ist mit Liquor gefüllt und stellt gewissermaßen die Fortsetzung der *inneren Liquorräume* des Gehirns dar, die dort in Form der *Ventrikel* zu finden sind. Sehr häufig ist er verschlossen, was aber keine Symptome verursacht, da der Zentralkanal für den Liquorabfluß keine Rolle spielt.

Die **weiße Substanz** ist folgendermaßen gegliedert: Zwischen Vorderwurzel und Fissura mediana anterior verläuft der *Vorderstrang* (Abb. 3.5, *10*), zwischen Vorderwurzel und Hinterwurzel verläuft der *Seitenstrang* (Abb. 3.5, *11*) und schließlich zwischen der Hinterwurzel und dem Sulcus medianus posterior der *Hinterstrang* (Abb. 3.5, *13*). Diese Gliederung ist uns schon aus der äußeren Betrachtung des Rückenmarks bekannt (s.o.). Sie entspricht nicht, wie die Gliederung der grauen Substanz, gleichzeitig einer funktionellen Einteilung, da im Vorder- und Seitenstrang sowohl sensible als auch motorische Bahnen aufwärts- bzw. abwärtslaufen. Hinter und vor der Commissura grisea ist auch die weiße Substanz beider Rückenmarkshälften verbunden (*Commissura alba posterior* und *anterior*, Abb. 3.5, *9*), in der die kreuzenden aufsteigenden Bahnen von einer Seite auf die andere gelangen.

Die Querschnittsbilder des Rückenmarks unterscheiden sich je nach Höhe des Querschnittes z.T. deutlich. Charakteristisch ist im Zervikal- und Lumbalmark ein weitausladendes Vorderhorn und vor allem im Lumbalmark auch ein kräftiges Hinterhorn. Auch im Sakralmark ist die graue Substanz relativ kräftig ausgebildet. Die weiße Substanz ist hier am schmalsten, da der Großteil der absteigenden Fasern bereits oberhalb davon endet und die meisten aufsteigenden Fasern erst oberhalb hinzutreten. Entsprechend wird die weiße Substanz nach oben hin immer dicker und hat im Zervikalbereich die stärkste Ausprägung. Die graue Substanz ist im Thorakalmark am spärlichsten ausgebildet, da hier die Efferenzen und Afferenzen in viel geringerer Zahl aus- und eintreten, als dies bei den Extremitäten der Fall ist.

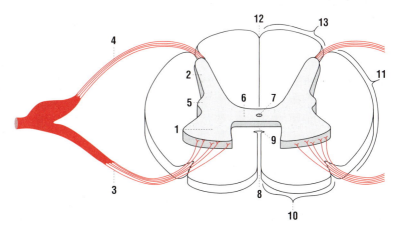

Abb. 3.5 Querschnitt durch das Rückenmark mit Gliederung in graue (schmetterlingsförmig, innen) und weiße Substanz.
Graue Substanz: **1** Vorderhorn, **2** Hinterhorn, aus **1** und **2** jeweils aus- bzw. eintretend, **3** Vorderwurzel und **4** Hinterwurzel, **5** Seitenhorn, **6** Commissura grisea, **7** Canalis centralis.
Weiße Substanz: **8** Fissura mediana anterior, **9** Commissura alba anterior, **10** Vorderstrang, **11** Seitenstrang, **12** Sulcus medianus posterior, **13** Hinterstrang.

3 Rückenmark (Medulla spinalis)

3.4 Graue Substanz des Rückenmarks

Histologisch läßt sich die graue Substanz des Rückenmarks in jeweils unterschiedlich aufgebaute *Zellschichten* (*Laminae*) einteilen, die von dorsal nach ventral mit I bis X numeriert werden (Abb. 3.6, *linke Hälfte*). Darüber hinaus kann man einzelne *Nervenkerne* voneinander abgrenzen, die sich im Hinterhorn z.T. mit diesen Schichten decken (Abb. 3.6, *rechte Hälfte*). Die wichtigsten davon werden im folgenden besprochen.

3.4.1 Hinterhorn

Im Hinterhorn endet ein Teil der Fasern, die sensible Impulse aus der Peripherie vermitteln. Die sensiblen Fasern, die hiervon eine Ausnahme bilden und ohne im Hinterhorn verschaltet zu werden nach oben zum Gehirn ziehen, werden später besprochen. Um *bewußt* wahrgenommen werden zu können, müssen die sensiblen Impulse nach ihrer Verschaltung dem Thalamus im Zwischenhirn und von dort aus dem Großhirn zugeleitet werden. Dort gelangen diese Impulse als sensible Wahrnehmung zum Bewußtsein. Für nahezu alle Afferenzen gilt, daß sie im Hinterhorn des Rückenmarks oder im Hirnstamm vom *ersten Neuron* (das sein Perikaryon im Spinalganglion bzw. in den Hirnnervenganglien hat) auf ein *zweites Neuron* umgeschaltet werden. Das *dritte Neuron* liegt dann in der Regel im Thalamus. So besteht der Weg der Sensibilität von der Peripherie bis zum Großhirn aus mindestens drei Neuronen.

Ncl. dorsalis (Stilling-Clarke). Er wird auch als *Ncl. thoracicus posterior* bezeichnet und bildet einen Komplex aus zwei Unterkernen, der in der Hintersäule sehr weit ventral liegt (Abb. 3.6, *3*; lokalisiert in Lamina V–VI der Schichtengliederung). Seine Ausdehnung als klar abgrenzbarer Kern beschränkt sich auf das Thorakolumbalmark. Die kaudal davon ins Rückenmark eintretenden Afferenzen verlaufen im Hinterstrang nach oben bis zur kaudalen Grenze des Kerns. Er empfängt überwiegend propriozeptive Afferenzen (= sensible Impulse aus Muskelspindeln, Gelenk- und Sehnenrezeptoren; sog. *Tiefensensibilität*). Alle diese afferenten Impulse zum Ncl. dorsalis, die Aufschluß über die Lage und Stellung des Körpers und der Extremitäten vermitteln, werden von diesem Kern aus zum Kleinhirn im *Tractus spinocerebellaris posterior* weitergeleitet (s.u.).

Ncl. proprius. Der Kern befindet sich etwa in der Mitte des Hinterhorns (Abb. 3.6, *2*) und ist in der gesamten Höhe des Rückenmarks zu finden. Er ist wie der Ncl. dorsalis Ziel vor allem propriozeptiver Afferenzen aus dem Bewegungsapparat (Tiefensensibilität), z.T. aber auch von Hautafferenzen.

Substantia gelatinosa. Dieser funktionell und klinisch sehr wichtige Kernkomplex liegt im Hinterhorn ganz dorsal (Abb. 3.6, *1*; entspricht etwa Lamina II und teilweise Lamina III der Schichtengliederung). Hier enden wie auch an Neuronen der Laminae I und VIII proprio- und exterozeptive *Schmerzafferenzen*. Nach ihrer Verschaltung auf das zweite Neuron werden diese Schmerzimpulse über den *Tractus spinothalamicus* dem Thalamus zugeleitet (s.u.).

Es ist von erheblicher Bedeutung, daß die synaptischen Kontakte, die hier bei der Verschaltung stattfinden, vom Gehirn her beeinflußt werden können. Dies geschieht durch lange absteigende Fasern, die von unterschiedlichen Regionen des ZNS, z.B. von den sog. *Raphekernen* und dem *Ncl. caeruleus* des Rhombencephalons (beides Anteile der *Formatio reticularis*, s. S. 131) in das Hinterhorn des Rückenmarks projizieren und dort mit ihren Transmittern Serotonin und Noradrenalin die Übertragung der Schmerzimpulse auf das zweite Neuron der

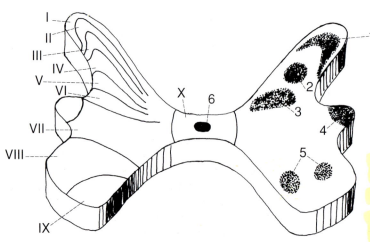

Abb. 3.6 Gliederung der grauen Substanz des Rükkenmarks in Schichten (*Laminae*, links) und Kerne (*Nuclei*, rechts). Von den zahlreichen existierenden Kernen sind nur die wichtigsten exemplarisch dargestellt. Beachte, daß das Muster der Schichtengliederung zwischen den einzelnen Rückenmarkssegmenten unterschiedlich ausgebildet sein kann.
1 Substantia gelatinosa, **2** Ncl. proprius, **3** Ncl. dorsalis (Stilling-Clarke, Ncl. thoracicus), **4** Ncl. intermediolateralis (vegetative Neurone im Seitenhorn des Rückenmarks), **5** motorische Kerne für einzelne Muskelgruppen im Vorderhorn. **6** Zentralkanal. **I–X** Laminae 1–10.

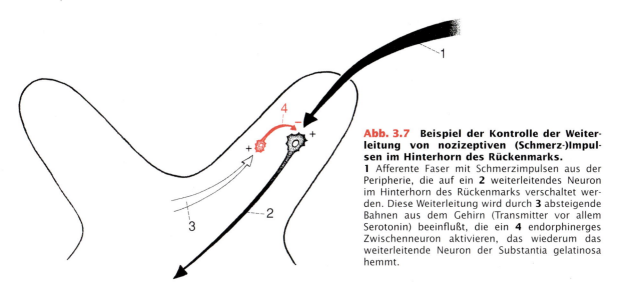

Abb. 3.7 Beispiel der Kontrolle der Weiterleitung von nozizeptiven (Schmerz-)Impulsen im Hinterhorn des Rückenmarks.
1 Afferente Faser mit Schmerzimpulsen aus der Peripherie, die auf ein **2** weiterleitendes Neuron im Hinterhorn des Rückenmarks verschaltet werden. Diese Weiterleitung wird durch **3** absteigende Bahnen aus dem Gehirn (Transmitter vor allem Serotonin) beeinflußt, die ein **4** endorphinerges Zwischenneuron aktivieren, das wiederum das weiterleitende Neuron der Substantia gelatinosa hemmt.

Schmerzbahn hemmen können. Teilweise tun sie dies mit Hilfe sog. *endorphinerger* Zwischenneurone (Abb. 3.7). Unter anderem auf diese Weise wird auch die schmerzhemmende Wirkung von *Morphium*, das an die gleichen Rezeptoren wie die Endorphin-Transmitter bindet, verständlich[5] (natürlich gibt es auch in anderen Bereichen des ZNS, u.a. in den erwähnten serotoninergen oder noradrenergen Zentren im Hirnstamm, zahlreiche Endorphinrezeptoren). Die dargestellten Verhältnisse erklären auch, warum man mit Stoffen, die die Serotonin- oder Noradrenalinwirkung im ZNS verstärken (z.B. viele antidepressive Medikamente), selbst bei schweren Schmerzzuständen Linderung verschaffen kann.

Es ist weiterhin interessant, daß die erwähnten endorphinergen Zwischenneurone offensichtlich auch erregende Afferenzen von anderen somatosensiblen Fasern aus der Haut erhalten. Die endorphinergen Neurone hemmen dann wie beschrieben die Schmerzweiterleitung ins Gehirn. Diese „Gate-control-Theorie" der Schmerzleitung wird auch zur Erklärung der Schmerzlinderung durch Akupunktur herangezogen. Sie wird durch die Tatsache gestützt, daß man mit Substanzen, die die postsynaptischen Endorphinrezeptoren blockieren, die Akupunkturwirkung aufheben kann.

3.4.2 Seitenhorn

Das Seitenhorn als *Ncl.* bzw. *Columna intermediolateralis* ist Sitz von Neuronen des vegetativen Nervensystems (Sympathikus und Parasympathikus). Es ist makroskopisch nur im Thorakalmark gut sichtbar ausgebildet (Abb. **3.6**, *4*), existiert aber grundsätzlich auch im Lumbal- und im Sakralmark, *nicht dagegen* im Zervikalmark. Das Zervikalmark (ausgenommen der kaudalste Abschnitt am zervikothorakalen Übergang) enthält *keine*

vegetativen Perikaryen. Im Thorakal- und oberen Lumbalmark (genauer: C8–L2/3) befinden sich im Seitenhorn die sog. *ersten Neurone* der **sympathischen** efferenten Bahnen, deren Fasern dann meist in den Ganglien des paravertebralen Grenzstrangs auf das sog. *zweite Neuron* umgeschaltet werden. Im Sakralmark sitzen im Ncl. intermediolateralis die ersten Perikaryen der **parasympathischen** efferenten Bahnen, die erst relativ weit peripher (in der Nähe der Erfolgsorgane) auf das zweite Neuron umgeschaltet werden (zur Verschaltung peripherer vegetativer Fasern s. S. 263). Der Parasympathikus hat zusätzlich auch noch einzelne Kerne im Hirnstamm, der Sympathikus nicht. Die *sympathischen* Neurone sind also im ZNS *thorakolumbal*, die *parasympathischen* Neurone *kraniosakral* lokalisiert.

Diese ersten Neurone der viszero*motorischen* peripheren Bahnen liegen im *ventralen Bereich* des Seitenhorns, die Neurone, die der Verschaltung viszerosensibler *Afferenzen* dienen, liegen im *dorsalen Bereich* des Seitenhorns. Also werden die vegetativ-*sensiblen* Impulse, die z.B. Mitteilung über die Herzbelastung geben, im dorsalen Bereich des Seitenhorns primär verschaltet, während die vegetativ-*motorischen* Impulse, die die Herzleistung der wahrgenommenen Herzbelastung anpassen, vom ventralen Bereich des Seitenhorns ihren Ursprung nehmen.

3.4.3 Vorderhorn

Im Vorderhorn liegen die Neurone, die mit ihren Fortsätzen in der Peripherie motorisch die Skelettmuskulatur versorgen. Diese Zellen entsprechen Lamina VIII und IX der Schichtengliederung. In erster Linie sind dies die großen multipolaren *Alpha-Motoneurone*. Daneben findet man auch etwas kleinere *Beta-* und vor allem *Gamma-Moto-*

---

[5] daher der Name „Endorphin", der ein Akronym für *endogenes* (also im Körper selbst produziertes) *Morphin* ist.

3 Rückenmark (Medulla spinalis)

neurone im Vorderhorn, die dazu dienen, die in den Muskelspindeln gelegenen Muskelfasern zu erregen, so daß die Empfindlichkeit der Muskelspindel auf Dehnungsreize größer wird. Sie haben auf diese Weise u.a. für die Feinabstimmung von Bewegungen Bedeutung. Die Motoneurone gruppieren sich ebenfalls zu voneinander abgrenzbaren *Kernen*, die jeweils einzelnen Muskelgruppen in der Peripherie zugeordnet werden können. Der Transmitter der Motoneurone ist Acetylcholin.

Klinik Am Beispiel der *Kinderlähmung* (*Poliomyelitis*) kann man die funktionelle Bedeutung der Vorderhornneurone gut erkennen. Diese heute seltene Krankheit befällt nur diese Neuronengruppe (und die funktionell entsprechenden Neurone der motorischen Hirnstammkerne). Dabei kommt es zu einer schlaffen Lähmung der vom betroffenen Rückenmarkssegment aus versorgten Muskeln, während die Sensibilität völlig erhalten bleibt.

Das Vorderhorn besitzt wie viele Teile des ZNS eine *somatotopische Gliederung*. Hilfreich für die Vorstellung ist das Bild einer menschlichen Gestalt, die ihren Nacken zwischen die beiden Vorderhörner steckt und mit ihren Armen nach lateral um die Vorderhörner herumgreift. Man kann also im Zervikalmark die mehr medialen Zellgruppen des Vorderhorns der Versorgung der Nackenmuskulatur, die ventralen der Versorgung der Schulter- und proximalen Armmuskulatur und die lateralen schließlich der Versorgung der distalen Arm- und Fingermuskulatur zuordnen. Entsprechendes gilt im Lumbalmark: mediale Zellgruppen für den Muskelapparat des kaudalen Rumpfbereichs, ventrale Zellgruppen für Gesäß und Oberschenkel, laterale Zellgruppen für Unterschenkel und Fuß.

Klinik Die Kenntnis dieser Somatotopik kann man sich diagnostisch zunutze machen, wenn es um die lokalisatorische Zuordnung pathologischer Prozesse im Wirbelkanal oder im Rückenmark geht, die das Vorderhorn bzw. Anteile davon zerstören. Ein beidseitiger proximal betonter Ausfall der Beinmuskulatur bei Erhalt der distalen Beweglichkeit spricht z.B. für einen Prozeß (meist einen Tumor), der von der Fissura mediana aus beide Vorderhörner von medial her komprimiert.

3.4.4 Reflexbögen

Unter *Reflex* versteht man eine *unwillkürliche*, stets gleich verlaufende Antwort eines Organs (z.B. Muskel) auf einen bestimmten Reiz (z.B. Dehnung). Ein Reflex wird immer über das Nervensystem vermittelt. Von der großen Anzahl möglicher Reflexbögen im Rückenmark werden hier zwei herausgegriffen und exemplarisch erläutert, da sie zum einen gut verständlich und zum anderen klinisch besonders wichtig sind.

Muskeleigenreflexe. *Eigenreflexe* sind solche Reflexe, bei denen *Reiz und Antwort in einem Organ* erfolgen. Dies ist nur beim Muskeldehnungsreflex der Fall. Das Funktionsprinzip ist einfach (vgl. Abb. 3.8a, *linke Bildhälfte*): Der Muskel wird (z.B. bei der klinischen Untersuchung durch Schlag auf seine Sehne) gedehnt, wodurch die Muskelspindeln erregt werden. Der afferente Schenkel des Reflexbogens (Abb. 3.8a, 2) vermittelt nun die erregenden Impulse der Muskelspindel ins ZNS. Dort laufen die afferenten Fasern durch das Hinterhorn hindurch, um direkt an den Alpha-Motoneuronen *des gedehnten Muskels* zu enden (Abb. 3.8a, 4). Diese werden somit erregt und der Muskel kontrahiert sich. Da in diesem Reflexbogen nur eine Synapse zwischengeschaltet ist, spricht man auch von einem *monosynaptischen Reflex*, der den *multi*- oder *polysynaptischen Reflexen* gegenübergestellt wird.

Dieser Dehnungsreflex wird durch einige zusätzliche multisynaptische Verschaltungen ergänzt. Erfolgt der Reflex z.B. am Streckermuskel (wie beim sog. *Patellarsehnenreflex*), kann eine effektive Streckung nur erfolgen, wenn der antagonistische Beuger *gehemmt* wird. Dies geschieht folgendermaßen: Der afferente Schenkel gibt Kollateralen an ein hemmendes Interneuron ab, das zum Alpha-Motoneuron *des Beugers* zieht und dieses hemmt. Die Beendigung des Reflexes geschieht dann über drei Mechanismen: **a)** Entdehnung der Muskelspindel, **b)** Aktivierung von sog. *Renshaw-Zellen* (GABAerge oder glycinerge Interneurone, die hemmend auf dasjenige Alpha-Motoneuron projizieren, das diese selbst mit einer Kollaterale aktiviert hat, vgl. Abb. 3.8b), **c)** Erregung der Sehnenrezeptoren, die bei starker Anspannung des Muskels erfolgt (sie führt zu einer Erregung hemmender Interneurone im Rückenmark, die auf das entsprechende Alpha-Motoneuron des gedehnten Muskels projizieren).

Fremdreflexe. Diese Reflexe zeichnen sich dadurch aus, daß *Reiz und Antwort nicht im gleichen Organ* erfolgen und daß sie stets *polysynaptisch* (multisynaptisch) sind. Als Beispiel für einen Fremdreflex wird hier der *Fluchtreflex* geschildert.

Praktisch läuft dieser Vorgang etwa folgendermaßen ab: Man stelle sich einen Menschen vor, der mit seinem rechten Fuß in einen Nagel tritt. Er wird den Fuß nach Einbohren des Nagels in die Haut schnellstens zurückziehen (im Knie *beugen*) und, um das Gleichgewicht zu halten, das linke Bein im Knie *strecken*.

Vereinfachtes Prinzip der Verschaltung (Abb. 3.8a, *rechte Bildhälfte*): Die afferente Schmerzfaser (Abb. 3.8a, 8) projiziert im gleichseitigen (ipsilateralen) Hinterhorn des Rückenmarks auf zwei Zwischenneurone. Das erste (Abb. 3.8a, 9) erregt *ipsilateral* die Beuger-Motoneurone im Vorderhorn (Beugung im Knie zum Zurückziehen des Fußes). Das zweite (Abb. 3.8a, 11) projiziert ins Vorderhorn der *kontralateralen* Seite, wo es die Motoneurone der Strecker erregt (Streckung im kontralateralen Knie zum Halten des Gleichgewichts).

3.5 Weiße Substanz des Rückenmarks

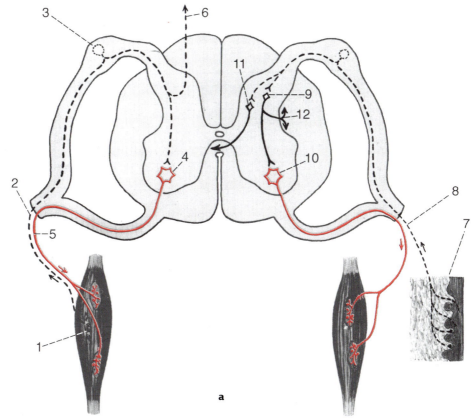

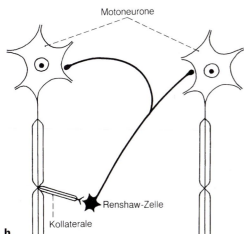

Abb. 3.8 Reflexe des Rückenmarks.
a Links Muskeleigenreflex, rechts Fremdreflex. Erläuterung siehe Text. (Aus Sobotta [7])
Muskeleigenreflex: 1 Muskelspindel, **2** afferente Nervenfaser, **3** Spinalganglion, **4** motorische Vorderhornzelle, **5** efferente Nervenfaser (Axon von **4**), **6** aufsteigende Kollaterale der Afferenz zum Gehirn (Bewußtwerdung der Muskeldehnung!).
Fremdreflex (hier: Fluchtreflex): 7 Rezeptoren in der Haut, **8** afferente Nervenfaser (vermittelt Schmerzreize), **9** Interneuron – erregt auf der ipsilateralen Seite das **10** Motoneuron des Kniebeugers (Wegziehen des Fußes). **11** Interneuron – projiziert auf der kontralateralen Seite (nicht dargestellt) auf das Motoneuron des Kniestreckers (dadurch Halten des Gleichgewichts). **12** Kollateralen in andere Segmente des Rückenmarks zur multisynaptischen Aktivierung/Hemmung weiterer Neuronengruppen (z.B. Inaktivierung von antagonistischen Muskelgruppen).
b Schema der indirekten Selbsthemmung des Motoneurons durch kollaterale Aktivierung einer hemmenden Renshaw-Zelle. (Aus Benninghoff [1])

3.5 Weiße Substanz des Rückenmarks

In der weißen Substanz des Rückenmarks laufen *aufsteigende Bahnen* vom Rückenmark zum Gehirn und *absteigende Bahnen* vom Gehirn zum Rückenmark. Die makroskopisch abgrenzbaren *Vorder-, Seiten-* und *Hinterstränge* (*Funiculi*) werden weiter in funktionell unterscheidbare *Bahnen* (*Tractus, Fasciculi*) unterteilt. Daß absteigende Bahnen nicht nur im motorischen Vorderhorn, sondern auch im sensiblen Hinterhorn enden können, um selektiv die Weiterleitung der dort verschalteten Afferenzen zu kontrollieren, wurde bereits in Kap. 3.4.1 dargestellt. Dennoch enden die meisten absteigenden Bahnen tatsächlich im Vorderhorn, während die aufsteigenden in der Regel vom Hinterhorn ihren Ausgang nehmen. Die absteigenden kann man deshalb als *motorische* den *sensiblen* (= aufsteigenden) Bahnen gegenüberstellen.

3 Rückenmark (Medulla spinalis)

Die Körperperipherie ist im Gehirn sowohl motorisch als auch sensibel zum großen Teil spiegelbildlich repräsentiert (z.B. Tastempfindung für die *linke* Körperhälfte in der *rechten* Großhirnrinde). Das bedeutet, daß auf- und absteigende Bahnen des Rückenmarks in den allermeisten Fällen auf irgendeiner Ebene (und sei es erst im Hirnstamm) über die Mittellinie zur Gegenseite kreuzen müssen. Es ist klinisch-diagnostisch von größter Bedeutung, *wo* genau sich die Kreuzungsstellen der einzelnen Bahnen befinden. (Näheres hierzu findet sich bei der Besprechung der einzelnen Bahnen; Kap. 3.5.1 und 3.5.2).

3.5.1 Sensible (aufsteigende) Bahnen

Tractus spinothalamicus (Abb. **3.9**, 5 und 6). Er setzt sich aus zwei Anteilen zusammen: dem *Tractus spinothalamicus lateralis* und dem *Tractus spinothalamicus anterior*. Aus funktionellen Gründen werden sie (oft gemeinsam mit dem *Tractus spinoreticularis*, s.u.) zum *sensiblen anterolateralen System* oder zum *sensiblen Vorderseitenstrang* zusammengefaßt.

Die Leitungsqualitäten des Tractus spinothalamicus sind grobe Druck- und Tastempfindung sowie Temperatur- und Schmerzempfindung. Man faßt diese als die *protopathische Sensibilität* zusammen. Die *Schmerzafferenzen* (Abb. **3.9**, 2) steigen nach Eintritt in das Rückenmark 1–2 Segmente aufwärts, ehe sie im Hinterhorn in der Substantia gelatinosa auf das 2. Neuron umgeschaltet werden. Sie **kreuzen** dann zusammen mit Fasern der *Temperaturwahrnehmung* und denjenigen für *grobe Druck- und Tastempfindungen*, die beide ebenfalls im Hinterhorn verschaltet wurden, in der Commissura alba auf die Gegenseite. Von hier aus ziehen sie dann als Tractus spinothalamicus (Abb. **3.9**, 5 und 6) nach oben zum Thalamus im Zwischenhirn. Vom Thalamus werden die Impulse zur sensiblen Großhirnrinde weitergeleitet. An der Schmerzwahrnehmung und ihrer weiteren zuordnenden Verarbeitung hat die sensible Großhirnrinde zwar wichtigen Anteil, ihr genauer Stellenwert dafür ist jedoch beim Menschen noch unklar.

Der Tractus spinothalamicus im Gesamtkontext der protopathisch-sensiblen Bahn bis zur Großhirnrinde wird nochmals in Kap. 9.9.1 dargestellt.

Es gibt auch Schmerzbahnen, die nicht von der Substantia gelatinosa, sondern von weiter ventral im Hinterhorn liegenden Zentren (Lamina V–VII) ihren Ausgang nehmen, z.B. der *Tractus spinoreticularis*. Dieser verläuft ebenfalls im ventrolateralen Bereich der weißen Substanz nach oben, endet in der Formatio reticularis des Hirnstamms und spielt für die Wahrnehmung von tiefen, dumpfen und chronischen Schmerzen eine bedeutende Rolle. Er wird häufig dem sensiblen anterolateralen System zugeordnet.

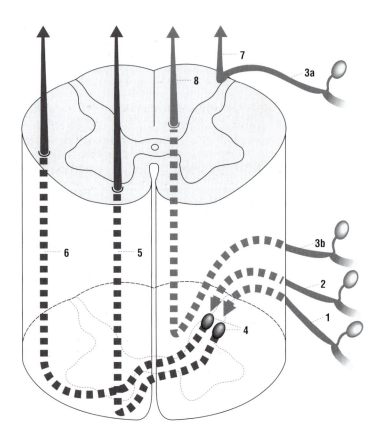

Abb. 3.9 Verlauf und Kreuzung der sensiblen Vorderseiten- und Hinterstrangbahnen.
1 Afferentes (erstes) Neuron für grobe Druck- und Tastempfindung, **2** afferentes (erstes) Neuron für Schmerz- und Temperaturempfindung, **3** afferentes (erstes) Neuron für extero- und propriozeptive Impulse der epikritischen Sensibilität (**3a** im Zervikal- und oberen Thorakalmark, **3b** unterhalb der oberen Thorakalsegmente). Die Fortsätze der ersten Neurone der *protopathischen Sensibilität* enden im Hinterhorn an den **4** zweiten Neuronen der protopathisch-sensiblen Bahn. Deren aufsteigende Fortsätze kreuzen auf segmentaler Ebene zur Gegenseite und verlaufen dort als **5** Tractus spinothalamicus anterior und **6** Tractus spinothalamicus lateralis (zusammen: sensibler Vorderseitenstrang) zum Thalamus.
Die Neurone der *epikritischen Sensibilität* (**3a** und **3b**) ziehen ohne im Hinterhorn verschaltet zu werden als **7** Fasciculus cuneatus (Zervikal- und obere Thorakalsegmente) und **8** Fasciculus gracilis (kaudalere Segmente) in den gleichseitigen Hintersträngen zur Medulla oblongata. Erste Neurone der sensiblen Bahn: grau; zweite Neurone: schwarz.

Klinik Eine Schädigung des Tractus spinothalamicus führt zu einer Empfindungslosigkeit für Temperatur und Schmerz (*Thermanästhesie* und *Analgesie*) auf der *kontralateralen* Körperhälfte in allen Hautdermatomen, die unterhalb desjenigen Rückenmarkssegmentes liegen, in dem die Schädigung eingetreten ist (als *Dermatom* bezeichnet man ein bestimmtes Hautareal, das von einem Spinalnerv, z.B. Th12, innerviert wird, vgl. S. 20). Ein solcher Ausfall von Schmerz- und Temperaturempfindung kann verheerende Folgen haben. Der Schmerz als Warnsignal des gefährdeten Gewebes kann nicht mehr erkannt werden, und die Kranken können beispielsweise schlimmste Verbrennungen erleiden, die sie u.U. erst am Geruch von verbranntem Gewebe wahrnehmen.

Wird z.B. durch einen raumfordernden Prozeß (meist einen Tumor, eine Blutung oder eine *Syringomyelie*[6]) die *Commissura alba* geschädigt, resultiert eine Thermanästhesie und Analgesie *in beiden Körperhälften* auf Höhe der Dermatome der betroffenen Segmente. Der Ausfall ist deshalb auf einzelne Segmentdermatome beschränkt, weil die tiefer kreuzenden protopathischen Fasern ja im Vorderseitenstrang ganz außen im Rückenmark verlaufen und deshalb von dieser Raumforderung nicht beeinträchtigt werden. Eine isolierte beidseitige Thermanästhesie und Analgesie, die auf einzelne Segmente beschränkt ist, muß deshalb an eine segmentale Schädigung der Commissura alba denken lassen. Den isolierten Ausfall der protopathischen Sensibilität bei normal erhaltener Berührungssensibilität nennt man *dissoziierte Empfindungsstörung*.

Hinterstrangbahnen. Der Hinterstrang enthält zwei Bahnen, den *Fasciculus cuneatus* und den *Fasciculus gracilis* (Abb. 3.9, 7 und 8). Der Fasciculus cuneatus schiebt sich gewissermaßen wie ein Keil[7] zwischen Fasciculus gracilis und Hinterhorn. Er existiert erst ab dem oberen Thorakalmark und führt dementsprechend auch fast ausschließlich sensible Impulse aus der oberen Extremität mit sich. Die Fasern, die in den Hinterstrangbahnen nach oben zum Gehirn ziehen, werden *nicht im Hinterhorn umgeschaltet* und *kreuzen im Rückenmark auch nicht* auf die andere Seite. Vielmehr laufen sie vom Spinalganglion kommend (Abb. 3.9, 3a und 3b) am Hinterhorn des Rückenmarks vorbei und dann in den *gleichseitigen* Hintersträngen nach oben zur Medulla oblongata des Hirnstamms, wo sie im *Ncl. gracilis* bzw. *Ncl. cuneatus* auf das zweite Neuron verschaltet werden. Sie leiten proprio- und exterozeptive Impulse der *epikritischen Sensibilität*, das bedeutet: Information über genaue Lokalisation und Qualität einer Berührungsempfindung (*exterozeptiv*) und Information aus den Muskel-, Sehnen- und Gelenksrezeptoren über Lage und Stellung der Extremitäten und des Rumpfes (*propriozeptiv*).

---

[6] krankhafte Hohlraumbildung im Rückenmark, meist unbekannter Ursache; syrinx (gr.) = Höhle; myelos (gr.) = Mark

[7] cuneatus (lat.) = keilförmig

Auch die epikritische Bahn kreuzt auf ihrem Weg zum Thalamus zur anderen Seite, allerdings erst *nach* der Verschaltung auf das zweite Neuron im Hirnstamm.

Die Hinterstränge weisen eine somatotopische Gliederung auf (Abb. 3.11, 8 und 9). Das ist leicht nachvollziehbar, wenn man bedenkt, daß die Bahnen von unten nach oben verlaufen und sich neu hinzutretende Fasern stets von lateral her den Hintersträngen angliedern (der Eintritt der Hinterwurzel erfolgt lateral der Hinterstränge). So kommt es, daß ganz medial die epikritischen Fasern aus dem *Sakralbereich*, daran angrenzend diejenigen aus dem *Lumbalbereich*, dann die aus dem *Thorakalbereich* und ganz lateral schließlich die Fasern aus dem *Zervikalbereich* (als *Fasciculus cuneatus* zusammengefaßt) nach oben ziehen.

Die epikritisch-sensible Bahn wird in ihrem Verlauf bis zur Großhirnrinde nochmals in Kap. 9.9.1 zusammenfassend dargestellt.

Klinik Bei der Schädigung eines Hinterstrangs kommt es nicht, wie bei der Läsion des sensiblen Vorderseitenstrangs, zu Ausfällen auf der kontralateralen, sondern auf der *ipsilateralen Seite*, da die Hinterstränge nicht kreuzen. Beim Ausfall der Hinterstränge beobachtet man nicht nur einen *Verlust des feinen Berührungsempfindens*, sondern – dies macht man sich diagnostisch zunutze – auch zu einer *Aufhebung des Vibrationsempfindens* und der *Propriozeption*. Der Verlust führt dazu, daß die Kranken einen unsicheren Gang aufweisen (sog. *Gangataxie*[8]) und sich nur noch mit geöffneten Augen im Raum orientieren können, da die bewußte und unterbewußte Raumorientierung (exterozeptiv durch Berührung der Umgebung, propriozeptiv durch Wahrnehmung der Gelenkstellung, Muskelspannung etc.) nicht mehr gewährleistet ist.

Kleinhirnseitenstrangbahnen. Sie setzen sich aus einem *Tractus spinocerebellaris posterior* und einem *Tractus spinocerebellaris anterior* zusammen (Abb. 3.11, 11 und 12). Der **Tractus spinocerebellaris posterior** entspringt von Neuronen im Ncl. dorsalis (Stilling-Clarke), die propriozeptive Afferenzen und damit Informationen über Rumpf- und Extremitätenstellung im *gleichseitigen* Seitenstrang nach oben zum Kleinhirn (Cerebellum) leiten. Der **Tractus spinocerebellaris anterior** entspringt vor allem von Neuronen an der Basis des Hinterhorns (Laminae V–VII) und verläuft *gleichseitig und gekreuzt* im ventrolateralen Bereich des Seitenstrangs nach oben. Auch er leitet propriozeptive Impulse aus der unteren Extremität zum Kleinhirn (jedoch mit „gröberen" Informationen als der Tractus spinocerebellaris posterior, da er für die einzelnen Neurone größere rezeptive

---

[8] a-taxis (gr.) = Unordnung

Felder in der Peripherie hat). Die im Rückenmark gekreuzten Anteile dieser Bahn kreuzen bei Eintritt ins Kleinhirn wieder auf die ursprünglich ipsilaterale Seite zurück, so daß das Kleinhirn letztlich nur Afferenzen aus dem ipsilateralen Rückenmark und damit aus der ipsilateralen Körperhälfte erhält.

Die Zuleitung der propriozeptiven Impulse spielt für die Funktion des Kleinhirns eine große Rolle. Als wichtiges Koordinationszentrum für die Bewegung von Rumpf und Extremitäten braucht das Cerebellum stets die Rückmeldung dessen, was im Bewegungsapparat vor sich geht und wie die Lage bzw. Stellung von Muskeln, Gelenken etc. ist. Diese Information erhält es überwiegend durch die Tractus spinocerebellares.

Da die Tractus spinocerebellares posterior und anterior ihren Ursprung überwiegend vom Thorakal-, Lumbal- und (indirekt) Sakralmark nehmen, werden mit ihnen nur propriozeptive Impulse aus der unteren Extremität und dem Rumpf zum Kleinhirn geleitet. Die dem Tractus spinocerebellaris posterior entsprechenden Informationen aus der *oberen Extremität* werden im Hinterstrang zum *Ncl. cuneatus accessorius* der Medulla oblongata geleitet, von wo aus sie dann als *Fibrae cuneocerebellares* das Kleinhirn erreichen. Ebenso existiert im Zervikalmark ein funktionelles Äquivalent zum Tractus spinocerebellaris anterior für die obere Extremität: *Tractus spinocerebellaris superior*.

Schließlich existieren noch einige weitere, kleinere aufsteigende Faserbahnen. So z. B. ein *Tractus spino-olivaris* und ein *Tractus spinovestibularis*, die ebenfalls im Hinterhorn entspringen und propriozeptive Impulse zum Ncl. olivaris inferior und zu den Ncll. vestibulares im Hirnstamm weiterleiten.

3.5.2 Motorische (absteigende) Bahnen

Die größte und bedeutendste motorische Bahn ist die *Pyramidenbahn*. Aber auch einige sog. *extrapyramidale Bahnen* führen vom Gehirn ins Rückenmark. Sie können für die Motorik eine erhebliche Rolle spielen und dem Kranken bei einer Schädigung der Pyramidenbahn eine Restbeweglichkeit der Extremitäten und des Rumpfes ermöglichen. Zusätzlich führen auch noch einige vegetative Bahnen vom Gehirn (vor allem Zwischenhirn) ins Rückenmark, die hier aber nicht eingehender besprochen werden.

Pyramidenbahn (**Tractus corticospinalis**, Abb. 3.10). Sie ist die größte der absteigenden Bahnen und innerviert die Alpha-Motoneurone. Ihren Ursprung nimmt sie zum Großteil von der Rinde des *Motokortex*. Dies ist der Teil der Großhirnrinde, der für die Bewegungsabläufe unmittelbar verantwortlich ist. Von dort läuft sie als *Tractus corticospinalis* durch den Hirnstamm und bildet in der Medulla oblongata eine von außen sichtbare Vorwölbung, die sog. *Pyramiden* (s. Kap. 5.1). Unmit-

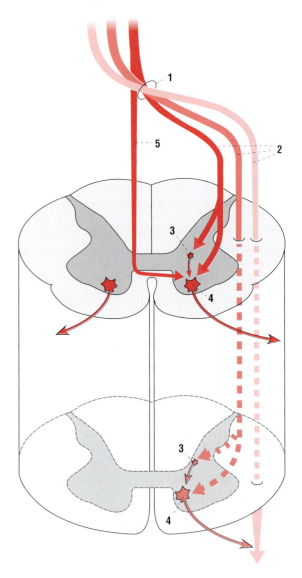

Abb. 3.10 Verlauf und Kreuzung der Pyramidenbahn im Rückenmark (Tractus corticospinalis anterior und Tractus corticospinalis lateralis).
1 Kreuzung von 70–90% der Fasern im Hirnstamm (Medulla oblongata). Diese laufen als **2** Tractus corticospinalis lateralis im Seitenstrang des Rückenmarks und enden z. T. über **3** Interneurone, z. T. auch direkt an **4** Motoneuronen des Vorderhorns. Die **5** ungekreuzten Fasern der Pyramidenbahn (10–30%) laufen als Tractus corticospinalis anterior paramedian im Vorderstrang und kreuzen auf segmentaler Ebene zur Gegenseite. Sie reichen nur bis ins Zervikalmark.

telbar unterhalb der Pyramiden *kreuzen 70–90% der Fasern* auf die Gegenseite (Abb. **3.10**, *1*) und laufen dann als *Tractus corticospinalis lateralis* im Seitenstrang nach unten (Abb. **3.10**, *2*), bis sie von dort Stück für Stück in die Vordersäule eintreten, um die ihnen zugehörigen Motoneurone zu innervieren. Der Teil der *ungekreuzten Fasern* (10–30%) läuft als schmaler *Tractus corticospinalis anterior* ganz medial neben der Fissura longitudinalis anterior nach unten (Abb. **3**.10, *5*), um dann in Höhe seines Eintretens in die graue Substanz doch noch zur Gegenseite zu kreuzen und ins kontralaterale Vorderhorn einzutreten. Der Tractus corticospinalis anterior endet im Zervikalmark.

Auch der Tractus corticospinalis lateralis weist eine somatotopische Gliederung auf (Abb. **3**.11, *1*). Diese wird verständlich, wenn man sich vor Augen hält, daß die absteigenden Bahnen lateral der grauen Substanz verlaufen und von der Seite her in sie eintreten. Somit verläßt im Zervikalbereich der medialste Strang die Pyramidenbahn, um ins Vorderhorn einzutreten. Als nächstes verläßt der *jetzt* medial liegende Strang die Bahn, um in die thorakalen Vorderhörner einzutreten etc. Als letztes verlassen also die am weitesten lateral gelegenen Pyramidenbahnstränge die weiße Substanz, um ins Sakralmark einzutreten. Es kommt so eine somatotopische Gliederung zustande, die von medial nach lateral die zervikalen, die thorakalen, die lumbalen und schließlich die sakralen Bahnen nach unten ziehen läßt (klinische Bedeutung, s. u.).

Ein Teil der Pyramidenbahn entspringt auch von sensiblen Großhirnrindenfeldern im Parietallappen. Diese Fasern haben allerdings funktionell wenig mit der *pyramidalen Motorik* (s. u.) zu tun, sondern beeinflussen wahrscheinlich über Projektionen in die sensiblen Rückenmarks- und Hirnnervenkerne die Weiterleitung sensibler Impulse zum Thalamus.

Die **Funktion** der Pyramidenbahn ist komplex. Ihre Fasern projizieren (meist über ein im Vorderhorn gelegenes Interneuron) auf die Alpha-Motoneurone vor allem der **distalen Extremitätenmuskeln**. So versteht man, warum der Pyramidenbahn eine so wichtige Rolle bei der **Feinmotorik** zugeschrieben wird, denn diese vollzieht sich ja ganz überwiegend mit den Muskeln des Unterarms und der Hand bzw. des Unterschenkels und des Fußes. Darüber hinaus hat die Pyramidenbahn eine **Kontrollfunktion** über synaptische Prozesse im Rückenmark. Das bedeutet, daß sie selektiv einzelne propriospinale Verschaltungen unterdrücken kann, so z. B. auch primitive Fremdreflexe, die beim Säugling, dessen Pyramidenbahn noch nicht ausgereift ist, noch auslösbar sind.

Die Pyramidenbahn wird in ihrem Verlauf vom Motokortex ins Rückenmark nochmals zusammenfassend in Kap. 9.8.1 dargestellt.

Klinik Eine isolierte Schädigung der Pyramidenbahn kann bei Läsionen im Motokortex, im Brückenfuß oder in der Pyramide vorkommen. Sie hat zunächst eine *schlaffe Parese* mit Beeinträchtigung vor allem *der Feinmotorik* zur Folge (*Parese* = Muskelschwäche bzw. unvollständige Lähmung, im Gegensatz zu *Paralyse* oder *Plegie* = vollständige Lähmung). Das erklärt sich durch die wegfallende differenzierte Innervation der distalen Extremitätenmuskeln. Die Kranken können auf Aufforderung durchaus Bewegungen unternehmen, doch enden diese meist als grobe und reduzierte Bewegungen der proximalen Extremitäten. Man spricht auch von *Massenbewegungen*, weil immer nur der Arm, aber nicht mehr die Hand oder nur das Bein, aber nicht mehr der Fuß differenziert bewegt werden kann. Der differenzierte Gebrauch der betroffenen Extremitäten ist dadurch meist stark eingeschränkt. Allerdings bleibt ein Rest der distalen Innervation erhalten, ebenso wie eine weit weniger eingeschränkte proximale Innervation. Dies liegt am Erhalt der extrapyramidalen Bahnen (s. u.). Bei einem Verlust der Pyramidenbahn fällt also keineswegs alle Willkürmotorik aus, sondern sie erfährt lediglich die obigen, allerdings erheblichen *Einschränkungen*. Bei einseitiger Pyramidenbahnläsion treten die Symptome auf der *ipsilateralen* Seite auf, wenn die Schädigung im Rückenmark erfolgt (also *nach* der Kreuzung der Fasern), und auf der *kontralateralen* Seite, wenn die Schädigung im Hirnstamm oder der Capsula interna (also *vor* der Kreuzung der Fasern) erfolgt.

Zusätzlich treten die von der Pyramidenbahn unterdrückten propriospinalen Verschaltungen wieder in Kraft, was sich u. a. dadurch zeigt, daß primitive Reflexe, die sonst beim Erwachsenen pyramidal unterdrückt werden, wieder auslösbar sind. Ein wichtiges Beispiel ist der *Babinski-Reflex* (Bestreichen des lateralen Fußrandes führt zur Dorsalextension der Großzehe), der als Merkmal auch sehr kleiner, klinisch sonst unauffälliger Pyramidenbahnläsionen gilt.

Auf Grund der Somatotopik der Pyramidenbahn (Abb. **3**.11, *1*) führen *von außen* einwirkende Schädigungen (z. B. Tumorwachstum) zuerst zu einem Ausfall der Fasern für die tiefen Segmente (untere Extremität). Ein Tumor hingegen, der *im Inneren* des Rückenmarks wächst, beeinträchtigt zuerst die Fasern der oberen Segmente (obere Extremität).

Extrapyramidale Bahnen. Als *extrapyramidale Bahnen* werden alle motorischen Projektionen bezeichnet, die ins Rückenmark ziehen und *nicht* in der Pyramidenbahn verlaufen. Sie nehmen ihren Ursprung von Zentren im Hirnstamm, in erster Linie vom *Ncl. ruber*, den *Ncll. vestibulares* und der *Formatio reticularis*. Entsprechend werden sie *Tractus rubrospinalis*, *Tractus vestibulospinalis* und *Tractus reticulospinalis* (*Fibrae reticulospinales*) genannt. Diese Bahnen haben in ihrer Gesamtheit keine so einheitliche Lokalisation wie die bisher beschriebenen Bahnen (Abb. **3**.11, *3–7*). Es geht hier in erster Linie darum, zu erkennen, daß die extrapyramidalen Bahnen *multilokal* in der weißen Substanz des Rückenmarks verteilt sind. So kann man verstehen, daß ein Ausfall der extrapyramidalen Bahnen als Ganzes auf spinaler Ebene selten ist und wenn, dann kombiniert mit anderen Bahnschädigungen auftritt, weil dazu ein größerer Teil des Rückenmarks geschädigt sein muß.

Teile der extrapyramidalen Bahnen ziehen gekreuzt (rubrospinale Bahn), Teile ungekreuzt (vestibulospinale Bahn) und Teile bilateral (retikulospinale Bahn) im Rückenmark nach kaudal.

3 Rückenmark (Medulla spinalis)

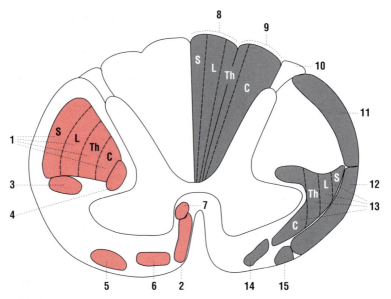

Abb. 3.11 Lokalisation und Somatotopik der auf- und absteigenden Rückenmarksbahnen. Links absteigende Bahnen (motorisch, rot), rechts aufsteigende Bahnen (sensibel, grau). (Modifiziert nach Benninghoff [1])
Motorisch: **1** Tractus corticospinalis lateralis (somatotopisch gegliedert), **2** Tractus corticospinalis anterior (**1** und **2**: Pyramidenbahn). **3–7**: extrapyramidale Bahnen. **3** Tractus rubrospinalis, **4** Tractus reticulospinalis (Fibrae reticulospinales), **5** Tractus olivospinalis, **6** Tractus vestibulospinalis, **7** Tractus reticulospinalis (zusätzlicher Anteil zu **4**).
Sensibel: **8** Fasciculus gracilis (Fasern aus Sakral-, Lumbal- und kaudalen Thorakalsegmenten), **9** Fasciculus cuneatus (Fasern aus kranialen Thorakal- und allen Zervikalsegmenten), **10** Hinterwurzel (Radix dorsalis), **11** Tractus spinocerebellaris posterior, **12** Tractus spinocerebellaris anterior (**11** und **12**: Kleinhirnseitenstrangbahn), **13** Tractus spinothalamicus lateralis (somatotopisch gegliedert), **14** Tractus spinothalamicus anterior (**13** und **14**: sensible Vorderseitenstrangbahn), **15** Tractus spinoolivaris.

Die **Funktion** der extrapyramidalen Bahnen wird bei der Besprechung der betreffenden Hirnstammkerne eingehender erläutert. Hier soll nur erwähnt werden, daß sie (wenngleich keineswegs alle extrapyramidalen Bahnen die gleiche Funktion ausüben!) mit Ausnahme des Tractus rubrospinalis bevorzugt auf die Motoneurone der **Rumpf-** und der **proximalen Extremitätenmuskulatur** im Vorderhorn projizieren. Sie sind daher vor allem für die **Massenbewegungen** von Rumpf und Extremitäten verantwortlich. Das bedeutet, daß sie z. B. das Bein vorwiegend im Hüft-, weniger im Knie- und besonders wenig im Fußgelenk bewegen, die Armmotorik besonders differenziert im Schultergelenk und kaum im Handgelenk oder in den Fingergelenken beeinflussen und am Rumpf vor allem Orientierungs-, Ausweich- und Stützbewegungen im Sinne der aufrechten Körperhaltung ermöglichen (was zusammengenommen den größten Anteil der Rumpfmotorik ausmacht). Weiterhin spielen die extrapyramidalen Bahnen (insbesondere vestibulo- und retikulospinale Bahn) eine wichtige Rolle für den *Tonus* (Grundspannung)[9] der Muskulatur. Man darf sich nun nicht vorstellen, daß die extrapyramidale Motorik in irgendeiner Form unvollständiger und weniger differenziert wäre als die pyramidale, nur weil sie in ihren Auswirkungen gröber erscheint. Vielmehr ist die extrapyramidale Motorik unentbehrliche *Grundlage* der pyramidalen. So setzt beispielsweise jede differenzierte Bewegung der Hand im Alltag auch eine ebensolche Bewegung des Unter- und Oberarms voraus, sonst ist eine vernünftige Zielmotorik nicht möglich. Überdies können bei Ausfall der Pyramidenbahn die extrapyramidalen Bahnen noch einen Rest der distalen Extremitätenbeweglichkeit ermöglichen, weil sie, wenn auch nur in geringem Grad, die entsprechenden Motoneurone des Vorderhorns mitinnervieren. *Keinesfalls zutreffend* ist also die veraltete Zuordnung der Pyramidenbahn als dem einzigen efferenten Fasersystem für die Willkürmotorik, die den extrapyramidalen Bahnen als dem efferenten System der unwillkürlichen Stützbewegungen gegenübergestellt werden. Beide motorischen Systeme haben willkürliche und unwillkürliche Komponenten und greifen bei den meisten Bewegungen synergistisch ineinander.

Klinik **Spastische Lähmung.** Man unterscheidet eine *zentrale Lähmung* von einer *peripheren Lähmung*. Die zentrale Lähmung kommt durch eine Läsion der absteigenden motorischen Bahnen, die periphere durch eine Schädigung der peripheren Nerven oder der Motoneu-

---
[9] tonos (gr.) = Spannung

rone in den Vorderhörnern zustande (man spricht auch von einer Läsion des *ersten*, d.h. absteigenden Neurons bzw. des *zweiten*, d.h. Vorderhorn-Neurons). Während die *periphere Lähmung* stets *schlaff* ist, zeichnet sich die *zentrale Lähmung* durch eine *Tonussteigerung der Muskulatur* und eine gesteigerte Auslösbarkeit von Muskeleigenreflexen aus. Diese Tonuserhöhung wird als *Spastik* bezeichnet und tritt charakteristischerweise nicht sofort nach der Schädigung der Bahnen, sondern erst im Laufe von mehreren Wochen nach einer Phase des „spinalen Schocks" ein.

Neuroanatomische Grundlage der spinalen Spastik. Man nimmt an, daß durch die Zerstörung der absteigenden Bahnen synaptische Kontakte an den Motoneuronen des Vorderhorns frei werden. Dies führt dann dazu, daß die über die Hinterwurzeln eintretenden Afferenzen der Muskelspindeln (Kap. 3.4.4) zusätzlich aussprossen und mit neuen Synapsen die freigewordenen Stellen an den Motoneuronen besetzen. Ein Dehnungsreiz im Muskel führt so zu einer wesentlich stärkeren Aktivierung des Motoneurons als sonst, so daß sich der Muskel bereits bei kleinsten Dehnungsreizen reflektorisch kontrahiert. Dies entspricht auch der Beobachtung, daß der Ruhetonus der Muskulatur bei der spastischen Lähmung meist völlig normal ist und der erhöhte, spastische Tonus erst auftritt, wenn die Extremität passiv (oder, wenn noch möglich, aktiv) bewegt wird. Auch die gesteigerte Auslösbarkeit der Muskeleigenreflexe wird dadurch erklärbar.

Querschnittslähmung. Eine Querschnittslähmung ist eine Lähmung, die ab einer bestimmten Höhe *abwärts* beide Körperhälften betrifft. Querschnittslähmungen werden meist durch schwere Wirbelsäulenverletzungen, Blutungen bzw. Durchblutungsstörungen oder Tumoren (klinisches Beispiel in Abb **3.12**) ausgelöst. Man unterscheidet *spastische* von *schlaffen* Querschnittslähmungen. Die *spastischen Lähmungen* treten bei einer Schädigung der absteigenden zentralen Bahnen auf, also bei Wirbelsäulenverletzungen oberhalb des Lumbalwirbels 1 beim Erwachsenen, so daß das Rückenmark selbst mit den absteigenden Bahnen betroffen ist. *Schlaffe Querschnittslähmungen* entstehen bei Wirbelsäulentraumen unterhalb des Lumbalwirbelkörpers 1, so daß die Cauda equina betroffen wird. Dabei handelt es sich im Prinzip um die Schädigung aller *Spinalnerven*, die hier im Wirbelkanal abwärts verlaufen, also um eine *periphere Nervenläsion*, die entsprechend eine *schlaffe Lähmung* verursacht.

Halbseitenläsion des Rückenmarks. Wird das Rückenmark halbseitig geschädigt (durch Trauma oder von der Seite wachsende Tumoren), resultiert ein charakteristisches Ausfallsymptom, das auch als *Brown-Séquard-Syndrom* bezeichnet wird: Auf der geschädigten Seite fällt kaudal der Läsion *ipsilateral* die epikritische Sensibilität aus und es tritt eine (später spastische) Lähmung der Extremitäten ein (ipsilateral deshalb, weil sowohl Hinterstrangbahn als auch motorische Bahnen oberhalb der Läsion kreuzen). *Kontralateral* fällt die protopathische Sensibilität aus (da deren Kreuzung unterhalb der Läsion liegt). Von der sensiblen Seite her liegt also eine spezielle Form der *dissoziierten Empfindungsstörung* (s.o.) vor.

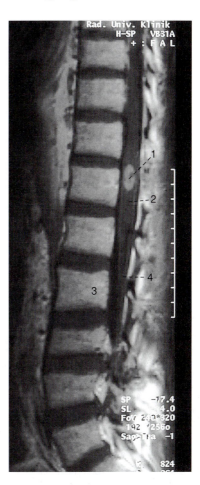

Abb. 3.12 Querschnittslähmung bei Rückenmarkstumor. Kernspintomographie-Sagittalschnitt der oberen Lenden- und unteren Brustwirbelsäule.
1 Tumor (Metastase eines Bronchialkarzinoms), hebt sich hell gegen das **2** Rückenmark ab, das in Höhe des **3** zweiten Lendenwirbelkörpers mit dem **4** Conus medullaris endet.
Symptomatik des Patienten: Querschnittssymptomatik mit spastischer Lähmung beider Beine (sog. *spastische Paraplegie*) und komplettem Sensibilitätsausfall für alle Qualitäten unterhalb des Dermatoms L2.
(Bild aus Universitätsklinikum Freiburg, mit freundlicher Genehmigung von Prof. Schumacher, Abt. Neuroradiologie)

3.6 Blutversorgung des Rückenmarks

Das Rückenmark wird durch ein Gefäßnetz versorgt, das im wesentlichen arteriell aus drei längsverlaufenden Gefäßen besteht (Abb. 3.13). Das größte ist die in der Fissura longitudinalis anterior nach unten verlaufende *A. spinalis anterior* (Abb. **3.13**, *1*), die sich aus jeweils einem Ast der beiden *Aa. vertebrales* bildet. Ihr entsprechen dorsal zwei *Aa. spinales posteriores* (Abb. **3.13**, *2*), die meist aus den *Aa. inferiores posteriores cerebelli* entspringen, welche ihrerseits wiederum aus

3 Rückenmark (Medulla spinalis)

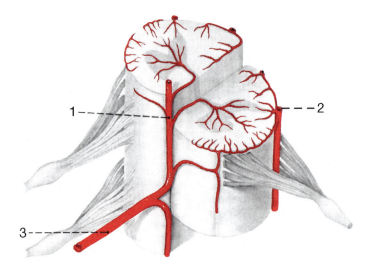

Abb. 3.13 Arterielle Blutversorgung des Rückenmarks. (Aus Sobotta [7])
1 A. spinalis anterior, **2** A. spinalis posterior, **3** R. spinalis einer A. intercostalis.

den Aa. vertebrales kommen. Die Aa. spinales posteriores setzen sich nach kaudal als *Aa. spinales posterolaterales* fort. Diese drei Arterien (eine A. spinalis anterior, zwei Aa. spinales posterolaterales) verlaufen längs dem Rückenmark nach kaudal und erhalten dabei mehrere segmentale Zuflüsse (Abb. **3.13**, 3) aus den Aa. vertebrales (im Zervikalbereich) sowie den Aa. intercostales und lumbales (ab dem Thorakalbereich abwärts). Diese arteriellen Zuflüsse gewährleisten die Blutversorgung auf segmentaler Ebene und sind im Bereich der Intumeszenzen (also zervikal und lumbosakral) besonders reichlich ausgeprägt, während sie in den Thorakalsegmenten spärlich sind. Da im Thorakalmark die A. spinalis anterior obendrein auch nur sehr dünn ausgebildet ist, ist dieser Rückenmarksabschnitt bei Durchblutungsstörungen besonders gefährdet.

Die Versorgung des Rückenmarks selbst erfolgt über radiäre Äste der drei genannten Hauptarterien, die in die graue und weiße Substanz eindringen. Dabei versorgt die A. spinalis anterior das Vorderhorn und die Basis der Hinterhörner sowie den größten Teil des Vorderseitenstrangs. Der Rest wird durch die beiden Aa. spinales posteriores bzw. posterolaterales versorgt.

Der **venöse Abfluß** des Blutes erfolgt z.T. parallel der arteriellen Versorgung mit zwei Hauptvenen (*V. spinalis anterior, V. spinalis posterior*), die ihren Blutabfluß vor allem entlang den segmentalen Venen in den epiduralen Venenplexus haben.

Klinik Spinale Durchblutungsstörungen (durch arterielle Thrombosen oder durch massive Arteriosklerose) sind viel seltener als Durchblutungsstörungen des Gehirns. Wenn sie auftreten, richtet sich die Symptomatik nach dem betroffenen minderdurchbluteten, d.h. ischämischen (mit Sauerstoff und Nährstoffen unterversorgten) Rückenmarksareal. Dabei können (seltener) nur einzelne Bahnen betroffen sein, es können aber auch bei einer Thrombose der vorderen Spinalarterie die kompletten Vorderhörner, die Pyramidenbahn und der Vorderseitenstrang lädiert sein (Symptomatik s.o.).

3.7 Zusammenfassung

Das Rückenmark liegt im Wirbelkanal und ist wie das Gehirn von Liquor cerebrospinalis und Rückenmarkshäuten umgeben. Es reicht beim Erwachsenen bis in Höhe des Lumbalwirbelkörpers 1 und sendet zu jedem Foramen intervertebrale einen *Spinalnerv* als Bestandteil des peripheren Nervensystems aus. Entsprechend jedem abgehenden Spinalnerv wird das Rückenmark in *8 Zervikal-, 12 Thorakal-, 5 Lumbal-* und *5 Sakralsegmente* unterteilt. Vor dem Rückenmark liegen zwischen den Wirbelkörpern die *Bandscheiben*, von denen im Rahmen degenerativer Wirbelsäulenerkrankungen Teile nach hinten austreten und Nervenwurzeln sowie u.U. das Rückenmark selbst schädigen können (*Bandscheibenvorfall*).

Das Rückenmark wird von **Rückenmarkshäuten** umgeben. Zunächst legt sich ihm unmittelbar die *Pia mater* von außen an. Diese wird wiederum von der *Arachnoidea mater* umhüllt. Zwischen beiden breitet sich der *Subarachnoidealraum* aus, der mit Liquor gefüllt ist. Die Arachnoidea wird nach außen von der *Dura mater* bedeckt. Zwischen der Dura und dem Periost der Wirbelkörper befindet sich der Epi- bzw. Periduralraum, in dem die Spinalnerven zu den Intervertebrallöchern verlaufen.

Im **Querschnitt** zeigt das Rückenmark in der Mitte einen Komplex grauer Substanz, der von weißer Substanz umhüllt ist. Die graue Substanz gliedert sich in jeweils zwei *Vorder-*, *Seiten-* und *Hinterhörner*. Die

Zusammenfassung 3.7

Vorderhörner enthalten Neurone, die im Dienst der *Motorik* stehen (*Motoneurone*), während die Hinterhörner aus Neuronen zusammengesetzt sind, die Bestandteil *sensibler* Bahnen sind. Von Vorder- und Hinterhörnern gehen entsprechend eine *Vorder-* bzw. *Hinterwurzel* ab, die sich zu den *Spinalnerven* vereinigen. Die weiße Substanz läßt sich auf jeder Seite in *Vorderstrang*, *Seitenstrang* und *Hinterstrang* unterteilen.

In der **grauen Substanz** des Rückenmarks kann man verschiedene Kernkomplexe unterscheiden. Im **Hinterhorn** sind die wichtigsten der *Ncl. proprius* und der *Ncl. dorsalis* (Endigung propriozeptiver Afferenzen, die zum Kleinhirn weitergeleitet werden) sowie die *Substantia gelatinosa*, die die Endigungsstätte der Schmerzafferenzen aus der Peripherie darstellt. Im **Seitenhorn** (nur im Thorakal-, Lumbal- und Sakralmark zu finden) werden die vegetativen Afferenzen aus den inneren Organen verschaltet, und es werden von hier die viszeroefferenten Fasern als *sympathische* oder *parasympathische* Bestandteile peripherer Nerven zu den Eingeweiden und Blutgefäßen geschickt. Im **Vorderhorn** liegen *Alpha-*, *Beta-* und *Gamma-Motoneurone*, die efferent zu den Skelettmuskeln ziehen.

Das Rückenmark ist wie das gesamte ZNS Ort der Verschaltung zahlreicher Reflexbögen. Besonders wichtige sind der *Muskeleigenreflex* (stets monosynaptisch) und *Fremdreflexe* (stets polysynaptisch), wie der Fluchtreflex.

In der **weißen Substanz** kann man *auf-* (sensible) und *absteigende* (motorische) *Bahnen* unterscheiden.

Bei den **sensiblen Bahnen** sind folgende besonders wichtig:

1. *Sensible Vorderseitenstrangbahn* (*Tractus spinothalamicus*), die vom Hinterhorn ihren Ausgang nimmt. Sie leitet Schmerz- und Temperatur- sowie grobe Druck- und Tastempfindung, was als *protopathische Sensibilität* zusammengefaßt wird. Sie wird auf segmentaler Ebene verschaltet und kreuzt danach auf die Gegenseite, um dann im kontralateralen Vorderseitenstrang nach oben zu ziehen.
2. *Hinterstrangbahnen* (*Fasciculus gracilis* und *Fasciculus cuneatus*), die die Impulse der fein differenzierten Tastwahrnehmung und Propriozeption leiten (*epikritische Sensibilität*). Diese Fasern werden nach Eintritt ins Rückenmark nicht verschaltet und kreuzen auch nicht, sondern laufen im gleichseitigen Hinterstrang nach oben, um erst im Hirnstamm verschaltet zu werden und danach auf die Gegenseite zu kreuzen.
3. *Kleinhirnseitenstrangbahnen*, die im Seitenstrang z. T. gekreuzt, z. T. ungekreuzt nach oben zum Kleinhirn verlaufen und diesem propriozeptive Impulse aus dem Bewegungsapparat zuleiten, was für die motorische Koordinationsfunktion des Kleinhirns von großer Bedeutung ist.

Bei den **motorischen Bahnen** unterscheidet man funktionell zwei Bahnsysteme:

1. *Pyramidenbahn*. Sie nimmt als *Tractus corticospinalis* großenteils vom motorischen Kortex des Großhirns ihren Ursprung und zieht durch den Hirnstamm ins Rückenmark, wobei 70–90% der Fasern in der Medulla oblongata auf die Gegenseite kreuzen um dann im Seitenstrang zu den jeweiligen Motoneuronen des Vorderhorns zu verlaufen, die sie innervieren. Die verbleibenden, ungekreuzten 10–30% verlaufen im Vorderstrang abwärts, um auf segmentaler Ebene zur Gegenseite zu kreuzen und dort ins Vorderhorn einzutreten. Die Aufgabe der Pyramidenbahn ist überwiegend die feinmotorische Innervation der (distalen) Extremitätenmuskulatur.
2. *Extrapyramidale Bahnen*. Sie nehmen ihren Ursprung vor allem von den Hirnstammkernen *Ncl. ruber*, *Ncll. vestibulares* und *Formatio reticularis*. Sie ziehen getrennt voneinander im Vorder- und Seitenstrang abwärts und enden im Vorderhorn an den Motoneuronen der Rumpf- und proximalen Extremitätenmuskeln, wodurch sie für die Initiation von Massen- und Orientierungsbewegungen besondere Bedeutung haben.

Besonders wichtige und charakteristische **Ausfallsymptome des Rückenmarks** sind z. B. die Läsionen der absteigenden motorischen Bahnen, die nach einer kurzen Periode der *schlaffen Lähmung* eine *spastische Lähmung* zur Folge haben (Pyramidenbahn: Parese der distalen Extremitätenmuskeln – *ipsilateral*, wenn Läsion im Rückenmark, *kontralateral*, wenn Läsion im Hirnstamm oder Großhirn –; extrapyramidale Bahnen: Parese der proximalen Extremitätenmuskeln). Die Zerstörung der aufsteigenden Bahnen macht sich in einem Sensibilitätsverlust bemerkbar (Vorderseitenstrang: Verlust der protopathischen Sensibilität *kontralateral*; Hinterstrang: Verlust der epikritischen Sensibilität *ipsilateral*). Motorische und sensible Ausfälle treten zusammen bei *Querschnittslähmungen*, die bei einer kompletten Zerstörung des Rückenmarks auf Höhe eines bestimmten Segmentes eintritt. Halbseitige Rückenmarksschädigungen verursachen einen Symptomenkomplex, der als *Brown-Séquard-Syndrom* mit dem Symptom der *dissoziierten Empfindungsstörung* bezeichnet wird.

Die **Blutversorgung** des Rückenmarks erfolgt im Zervikalbereich überwiegend aus der A. vertebralis. Diese selbst gibt eine *A. spinalis anterior* und zwei ihrer kleinhirnversorgenden Äste geben jeweils eine *A. spinalis posterior* ab, die am Rückenmark entlang abwärts verlaufen und von Interkostal- und Lumbalarterien Zuflüsse erhalten, welche die Blutversorgung auf segmentaler Ebene sichern.

Wiederholungsfragen

Wiederholungsfragen zum Rückenmark finden sich in Form von **Fallbeispielen** in Kap. 14.3.

Weiterführende Literatur

Ashby, P., D. A. McCrea: Neurophysiology of spinal spasticity. In: Davidoff, R. A. (ed.): Handbook of the Spinal Cord, Vol. 4, pp 119–144. Marcel Dekker, New York – Basel 1987.

Barnes, C. D.: Brain Stem Control of Spinal Cord Function. Academic Press, Orlando – San Diego 1984.

Davidoff, R. A. (ed.): Handbook of the Spinal Cord, Vol. 2 and 3, Anatomy and Physiology. Marcel Dekker, New York – Basel 1984.

3 Rückenmark (Medulla spinalis)

Eidelberg, E.: Spinal cord syndromes. In: Davidoff, R. A. (ed.): Handbook of the Spinal Cord, Vol. 4, pp 1–18. Marcel Dekker, New York – Basel 1987.

Fields, H. L.: Neurotransmitters in nociceptive modulatory circuits. Ann. Rev. Neurosci. 14 (1991) 219–245.

Heimer, L.: Spinal cord motor structures and the descending supraspinal pathways. In: Heimer, L.: The Human Brain and Spinal Cord, pp 315–334. Springer, New York – Berlin 1995.

Holstege, G.: The somatic motor system. Progress in Brain Research 107 (1996) 9–26.

Jessel, T. M., D. D. Kelly: Pain and analgesia. In: Kandel, E. R., J. H. Schwartz, T. M. Jessel: Principles of Neural Science, pp 385–399. Elsevier, New York – Amsterdam 1991.

Kuypers, H. G. J. M., G. F. Martin (eds.): Anatomy of Descending Pathways to the Spinal Cord, Progress in Brain Research, Vol. 57. Elsevier, Amsterdam – New York 1982.

Lance, J. W., J. G. McLeod: Muscle tone and movement. In: Lance, J. W., J. G. McLead: A Physiological Approach to Clinical Neurology, pp 101–127. Butterworths, London – Toronto 1981.

Piscol, K.: Die Blutversorgung des Rückenmarkes und ihre klinische Relevanz. Springer, Berlin 1972.

Porter, R.: The corticomotoneuronal component of the pyramidal tract: corticomotoneuronal connections and functions in primates. Brain Res. Rev. 10 (1985) 1–26.

Rowland, L. P.: Clinical syndromes of the spinal cord and brain stem. In: Kandel, E. R., J. H. Schwartz, T. M. Jessel: Principles of Neural Science, pp 711–731. Elsevier, New York – Amsterdam 1991.

Schoenen, J., R. L. M. Faull: Spinal cord: cytoarchitectural, dendroarchitectural and myeloarchitectural organization. In: Paxinos, G. (ed.): The Human Nervous System, pp 19–54. Academic Press, San Diego – New York 1990.

Schoenen, J., G. Grant: Spinal cord connections. In: Paxinos, G. (ed.): The Human Nervous System, pp 77–92. Academic Press, San Diego – New York 1990.

Schwindt, P. C.: Control of motoneuron output by pathways descending from the brain stem. In: Towe, A. L., E. S. Lushey (eds.): Motor Coordination, Handbook of Behavioral Neurobiology, Vol. 5, pp 139–230. Plenum Press, New York – London 1981.

Willis, W. D., D. R. Kenshalo, R. B. Leonard: The cells of origin of the primate spinothalamic tract. J. Comp. Neurol. 188 (1979) 543–574.

Zwiener, U.: Motorische Störungen. In: Zwiener, U., H. P. Ludin, H. Petsche (Hrsg.): Neuropathophysiologie, pp 128–164, Gustav Fischer, Jena 1990.

4 Gliederung und Außenansicht des Gehirns

4.1 Gliederung und Definitionen

Das Gehirn läßt sich auf Grund morphologischer, entwicklungsgeschichtlicher und funktioneller Gesichtspunkte in folgende Abschnitte gliedern:

- Medulla oblongata — verlängertes Mark
- Pons — Brücke
- Mesencephalon — Mittelhirn
- Diencephalon — Zwischenhirn
- Cerebellum — Kleinhirn
- Telencephalon — Groß- oder Endhirn.

Diese auch in Abb. 4.1 gezeigte Einteilung ist von grundlegender Bedeutung; man sollte sie unbedingt beherrschen.

Eine weitere Gliederung ist die in *Stammhirn*, *Kleinhirn* und *Großhirn*. Zum Stammhirn werden meist Medulla oblongata, Pons, Mesencephalon und Diencephalon gezählt. Auf Grund funktioneller und entwicklungsgeschichtlicher Gegebenheiten scheint es sinnvoller, das *Zwischenhirn* von den anderen Stammhirnanteilen abzugrenzen, die dann sehr häufig als *Hirnstamm* bezeichnet werden. In der vorliegenden Darstellung wird somit der Begriff *Hirnstamm* bevorzugt. Er beinhaltet:

- Medulla oblongata
- Pons
- Mesencephalon.

Schließlich soll noch erwähnt werden, daß Medulla oblongata, Pons und Cerebellum als *Rhombencephalon* (Rautenhirn) zusammengefaßt werden. Der Pons wiederum wird zusammen mit dem Cerebellum als *Metencephalon* (Hinterhirn) bezeichnet.

4.2 Lateral-, Basal- und Medialansicht des Gehirns

Bevor in den folgenden Kapiteln die einzelnen Abschnitte des Gehirns genauer erläutert werden, ist es sinnvoll, zuerst eine *Übersicht* über die einzelnen Bestandteile in Hinsicht auf deren Lokalisation und Lagebeziehung zu geben. Drei Ansichten verschaffen Kenntnis über die wichtigsten, von außen erkennbaren Einzelheiten: *Lateralansicht* (Ansicht des Gehirns von der Seite), *Basalansicht* (Ansicht von unten auf die Hirnbasis) und *Medialansicht* (Ansicht des median durchtrennten Gehirns von medial). Eine genauere Erläuterung der äußeren Gestalt der einzelnen Gehirnabschnitte ist den einzelnen Kapiteln 5–9 jeweils vorangestellt.

Lateralansicht (Abb. 4.2). Von der Seite betrachtet dominiert eindeutig der Großhirnanteil des Gehirns (Abb. 4.2, *1*), dem sich kaudal das Kleinhirn anlegt (Abb. 4.2, *2*), das z.T. von den Großhirnhemisphären überdeckt wird. Man unterscheidet an der Großhirnhemisphäre *Frontallappen* (Lobus frontalis; Abb. 4.2, *3*), *Parietallappen* (Lobus parietalis; Abb. 4.2, *4*), *Okzipitallappen* (Lobus occipitalis; Abb. 4.2, *5*) und *Temporallappen* (Lobus

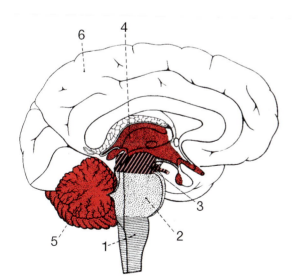

Abb. 4.1 Gliederung des Gehirns in seine Hauptabschnitte. (Aus Benninghoff [1])
1 Medulla oblongata (verlängertes Mark), **2** Pons (Brücke), **3** Mesencephalon (Mittelhirn), **4** Diencephalon (Zwischenhirn), **5** Cerebellum (Kleinhirn), **6** Telencephalon (Großhirn).

4 Gliederung und Außenansicht des Gehirns

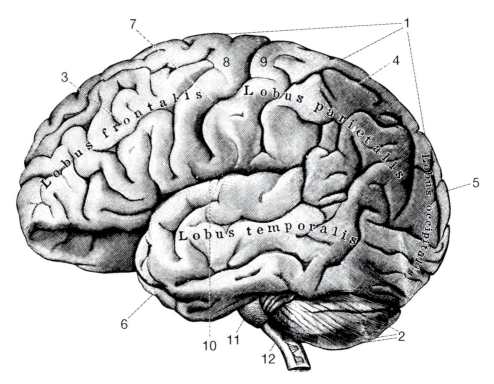

Abb. 4.2 Lateralansicht des Gehirns. (Aus Toldt, Hochstetter [9])
1 Großhirn (Telencephalon), **2** Kleinhirn (Cerebellum), **3** Frontallappen (Lobus frontalis), **4** Parietallappen (Lobus parietalis), **5** Okzipitallappen (Lobus occipitalis), **6** Temporallappen (Lobus temporalis), **7** Sulcus centralis, **8** Gyrus precentralis, **9** Gyrus postcentralis, **10** Sulcus lateralis, **11** Pons, **12** Medulla oblongata.

temporalis; Abb. **4.2**, *6*). Der oberflächliche Teil des Großhirns wird *Großhirnrinde (Cortex cerebralis)* genannt und ist durch Furchen (*Sulci*) zergliedert, die einzelne *Großhirnwindungen (Gyri)* voneinander trennen. Besonders wichtige Furchen sind der *Sulcus centralis* (Abb. **4.2**, *7*), der den *Gyrus precentralis* vom *Gyrus postcentralis* und damit den Frontal- vom Parietallappen trennt, sowie der *Sulcus lateralis* (Abb. **4.2**, *10*), der den Temporal- vom Parietal- und Frontallappen trennt. Ventral des Kleinhirns ist ein Teil des Hirnstamms zu sehen: ein „wulstförmiger", kranialer gelegener Teil, die Brücke (*Pons;* Abb. **4.2**, *11*), und ein schlankerer, kaudaler gelegener Teil, die *Medulla oblongata* (Abb. **4.2**, *12*).

Basalansicht (Abb. **4.3**). Von unten betrachtet sieht man vorn die Frontallappen des Großhirns (Abb. **4.3**, *1*), die durch die *Fissura longitudinalis cerebri* voneinander getrennt sind (Abb. **4.3**, *2*). Seitlich sind sie zum Teil überdeckt durch die beiden Temporallappen (Abb. **4.3**, *3*), an die hinten die beiden *Kleinhirnhemisphären* grenzen (Abb. **4.3**, *4*), die zwischen sich den kaum sichtbaren *Kleinhirnwurm* bergen (Abb. **4.3**, *5*). Nach vorn (ventral) liegt dem Kleinhirn der Hirnstamm auf, mit *Medulla oblongata* und *Pons* (Abb. **4.3**, *6* und *7*).

Etwas oberhalb des Pons befindet sich, zwischen den beiden hinteren Anteilen der Temporallappen wie in einer Nische liegend, das *Mittelhirn*, von dem nur die beiden sog. Hirnschenkel (*Crura cerebri*) zu erkennen sind (Abb. **4.3**, *8*). Dem Mittelhirn schließt sich nach vorne das *Zwischenhirn* an, von dem die beiden *Corpora mamillaria*[1] (Abb. **4.3**, *9*) und die *Hypophyse* (Abb. **4.3**, *10*) sowie das *Chiasma opticum*[2] (Abb. **4.3**, *11*) sichtbar sind. Im Chiasma opticum treten die Nn. optici (**II**) beider Seiten zusammen und tauschen Fasern aus. Die bei Betrachtung der Hirnbasis erkennbaren Zwischenhirnanteile bilden den *Hypothalamus* des Zwischenhirns. Vor dem Chiasma opticum befindet sich unten am Frontallappen der *Tractus olfactorius*, der vorn in einer Verdickung, dem *Bulbus olfactorius*[3], endet (Abb. **4.3**, *12* und *13*). Hier tritt der **I.** Hirnnerv (*N. olfactorius*) ins Gehirn ein. Am Hirnstamm erkennt man den Ursprung der anderen Hirnnerven (III–XII), von kaudal nach kranial: N. hypoglossus (**XII**),

---
[1] der Begriff entstammt dem Vergleich dieser Gebilde mit den Brustdrüsen (*Mammae*) der Frau
[2] chiasma (lat.) = Kreuzung. Hier kreuzt ein Teil der Sehnervfasern
[3] bulbus olfactorius (lat.) = Riechkolben (Bulbus = Zwiebel)

Lateral-, Basal- und Medialansicht des Gehirns 4.2

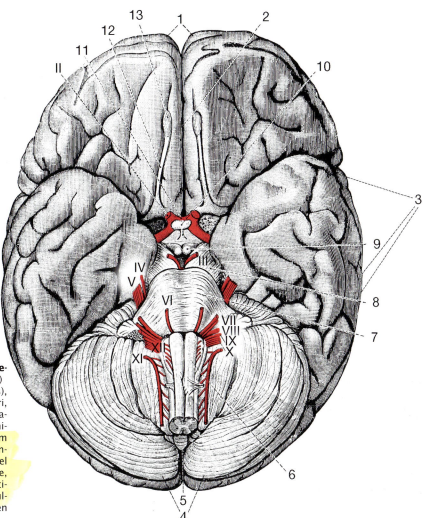

Abb. 4.3 **Basalansicht des Gehirns.** (Aus Toldt, Hochstetter [9])
1 Frontallappen (Lobus frontalis), **2** Fissura longitudinalis cerebri, **3** Temporallappen (Lobus temporalis), **4** Kleinhirnhemisphären (Hemispheria cerebelli), **5** Kleinhirnwurm (Vermis cerebelli), **6** Medulla oblongata, **7** Pons, **8** (Groß-)Hirnschenkel (Crus cerebri), **9** Corpus mamillare, **10** Hypophyse, **11** Chiasma opticum, **12** Tractus olfactorius, **13** Bulbus olfactorius, **II–XII:** Hirnnerven (rot dargestellt).

N. accessorius (**XI**, aus dem Rückenmark, mit nur einer kleinen Wurzel aus dem Hirnstamm), N. vagus (**X**), N. glossopharyngeus (**IX**), N. vestibulocochlearis (**VIII**), N. facialis (**VII**), ganz medial am Unterrand des Pons N. abducens (**VI**), lateral aus dem großen Wulst des Pons N. trigeminus (**V**), am Oberrand des Pons lateral nach vorne tretend N. trochlearis (**IV**), zwischen den beiden Hirnschenkeln N. oculomotorius (**III**).

Medialansicht (Abb. 4.4). Wenn man von medial her auf den Medianschnitt des Gehirns sieht, erkennt man unter der Großhirnhemisphäre eine große von vorne nach hinten verlaufende Struktur, den *Balken* (*Corpus callosum;* Abb. 4.4, *1*), der beide Großhirnhemisphären miteinander verbindet und durch den Medianschnitt quer durchtrennt ist. Über ihm befindet sich, von vorn nach hinten verlaufend, der *Gyrus cinguli* (Abb. 4.4, *2*). Unmittelbar unter dem Balken verläuft ein großer Fasertrakt, der *Fornix*, von hinten nach vorn (Abb. 4.4, *3*). Er wölbt sich wie ein Dach[4] über den dritten Ventrikel (Abb. 4.4, *4*). Der dritte Ventrikel ist ein Teil des Zwischenhirns und trennt rechte und linke Zwischenhirnhälfte voneinander. Am Boden des dritten Ventrikels sieht man ganz vorne das (median durchtrennte) *Chiasma opticum* (Abb. 4.4, *5*), dahinter das *Infundibulum* (Hypophysenstiel; Abb. 4.4, *6*) mit der daranhängenden Hypophyse (Abb. 4.4, *7*) und nach dorsal anschließend dann die *Corpora mamillaria* (Abb. 4.4, *8*). An der Hinterwand des dritten Ventrikels ist die zapfenförmige *Epiphyse* zu sehen (Abb. 4.4, *9*). All diese Teile gehören noch zum Zwischenhirn. Kaudal von Epiphyse und Corpora mamillaria schließt sich das *Mittelhirn* an, das jetzt in seiner ganzen Ausdehnung sichtbar wird

---
[4] fornix (lat.) = Gewölbe

4 Gliederung und Außenansicht des Gehirns

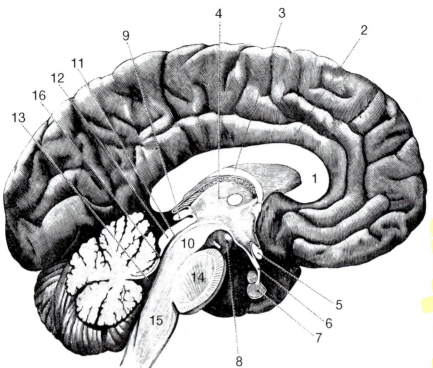

Abb. 4.4 Medialansicht des Gehirns. (Aus Toldt, Hochstetter [9])
1 Balken (Corpus callosum), **2** Gyrus cinguli, **3** Fornix, **4** Lumen des dritten Ventrikels mit Aufsicht auf den Thalamus, **5** Chiasma opticum, **6** Hypophysenstiel (Infundibulum), **7** Hypophyse, **8** Corpus mamillare, **9** Epiphyse, **10** Mesencephalon, **11** Aqueductus mesencephali, **12** Vierhügelplatte (Lamina tectalis), **13** vierter Ventrikel, **14** Pons, **15** Medulla oblongata, **16** Velum medullare superius.

(Abb. 4.4, *10*). Es ist von einem schmalen Gang (dem *Aqueductus mesencephali*[5]) durchsetzt, der als liquorleitende Struktur den dritten mit dem vierten Ventrikel verbindet (Abb. 4.4, *11*). Dorsal dieses Aquäduktes liegt die *Vierhügelplatte (Lamina tecti)* des Mittelhirns (Abb. 4.4, *12*). Der vierte Ventrikel (Abb. 4.4, *13*) befindet sich zwischen dem Kleinhirn einerseits sowie Pons mit Medulla oblongata andererseits. Die ersten beiden Ventrikel sind in den Großhirnhemisphären zu finden und im Medianschnitt nicht sichtbar. Der Pons (Abb. 4.4, *14*) als dicke, wulstartige Struktur ist nach kranial zum Mittelhirn und nach kaudal zur Medulla oblongata (Abb. 4.4, *15*) gut abzugrenzen. Das Kleinhirn ist mit dem Mittelhirn durch das *Velum medullare superius* (oberes Kleinhirnsegel; Abb. 4.4, *16*) und mit der Medulla oblongata durch das *Velum medullare inferius* (unteres Kleinhirnsegel; in Abb. 4.4 nicht dargestellt) verbunden.

Topographische Bezeichnungen. Es muß hier noch auf die Verwendung zweier verschiedener *topographischer Achsen* im Gehirn hingewiesen werden, die aus der Entwicklungsgeschichte des Gehirns verständlich wird (s. Kap. 1.7). Die Längsachse des *Hirnstamms* entspricht der allseits geläufigen topographischen Achse des Körpers. Da aber das Neuralrohr während seiner Entwicklung zwischen Mittelhirn und Zwischenhirn nach vorne „abknickt", kippt auch die Längsachse des *Zwischen- und Großhirns* nach vorne ab. Dadurch liegen die zuvor ventral gelegenen Anteile jetzt kaudal, werden aber dennoch nach wie vor *ventral* genannt, entsprechendes gilt für dorsal, rostral etc. Die topographische Achse des Hirnstamms wird *Meynert-Achse* genannt, die des Zwischen- und Großhirns *Forel-Achse*. In Abb. 4.5 wird dies veranschaulicht.

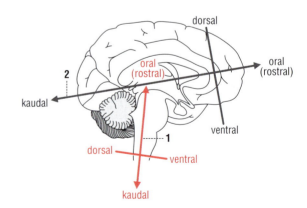

Abb. 4.5 Topographische Achsen des Gehirns.
1 Achse des Hirnstamms (Meynert), **2** Achse des Zwischen- und Großhirns (Forel).

---
[5] aqueductus (lat.) = Wasserleitung

4.3 Zusammenfassung

Das Gehirn wird in verlängertes Mark (Medulla oblongata), Brücke (Pons), Mittelhirn (Mesencephalon), Kleinhirn (Cerebellum), Zwischenhirn (Diencephalon) und Großhirn (Telencephalon) eingeteilt. Medulla oblongata, Pons und Mesencephalon werden zum Hirnstamm zusammengefaßt. Medulla oblongata, Pons und Cerebellum werden zusammen als Rhombencephalon, Pons und Cerebellum als Metencephalon bezeichnet.

In der **Seitenansicht** des Gehirns nehmen die *Großhirnhemisphären* den größten Raum ein. Darunter sieht man hinten das Kleinhirn, dem vorne Medulla oblongata und Pons anliegen. Am Großhirn erkennt man den *Frontal-, Parietal-, Temporal- und Okzipitallappen*. *Sulci* (Furchen) unterteilen die Hemisphärenoberfläche in zahlreiche *Gyri* (Windungen). Besonders wichtig sind *Sulcus centralis* und *Sulcus lateralis*, *Gyrus precentralis* und *Gyrus postcentralis*.

In der **Basalansicht** des Gehirns sieht man den Hirnstamm in ganzer Ausdehnung, von kaudal nach kranial Medulla oblongata, Pons und Mittelhirn. Ebenso sieht man die Abgänge der *Hirnnerven*. An das Mittelhirn schließt sich nach oben das Zwischenhirn an. Man erkennt dessen basale Anteile, die vom *Hypothalamus* gebildet werden. Vom Großhirn sind nur Temporal- und Frontallappen sichtbar.

In der **Medialansicht** blickt man auf den querdurchtrennten *Balken*, darüber erkennt man die Großhirnhemisphäre, darunter das Zwischenhirn mit dem längsgeschnittenen *dritten Ventrikel*. Der Boden des dritten Ventrikels wird vom Hypothalamus des Zwischenhirns gebildet. Kaudal an das Zwischenhirn schließen sich das Mittelhirn, der Pons und die Medulla oblongata an. Dem Pons und der Medulla oblongata liegt von hinten her das Kleinhirn an.

Durch das embryonale Wachstum des Gehirns vollzieht sich zwischen Mittelhirn und Zwischenhirn ein Knick in der Längsachse des Gehirns, so daß nach Abschluß der Gehirnentwicklung zwei topographische Achsen, die *Meynert-Achse* (Hirnstamm) und die *Forel-Achse* (Zwischen- und Großhirn) unterschieden werden können.

Wiederholungsfragen

1. In welche wichtigen Anteile wird das Gehirn grundsätzlich eingeteilt?
2. Welche der unter 1. genannten Anteile des Gehirns können Sie von lateral, welche von medial, welche von basal identifizieren?
3. Wie heißen die vier Lappen des Großhirns?
4. Welche Anteile können Sie makroskopisch am Kleinhirn abgrenzen?
5. Aus welchen Hirnteilen treten die Hirnnerven III–XII aus? Wie faßt man diese Hirnteile zu einem Begriff zusammen?

Lösungen

1. In verlängertes Mark (Medulla oblongata), Brücke (Pons), Mittelhirn (Mesencephalon), Kleinhirn (Cerebellum), Zwischenhirn (Diencephalon), Großhirn (Telencephalon).
2. Von lateral: Medulla oblongata, Pons, Cerebellum, Telencephalon. Von medial und basal: alle unter 1. aufgeführten Strukturen.
3. Frontal-, Parietal-, Okzipital- und Temporallappen.
4. Kleinhirnhemisphären und Kleinhirnwurm.
5. III und IV: Mittelhirn (Mesencephalon), V: Pons, VI–X: Übergang Pons – Medulla oblongata, XI und XII: Medulla oblongata (XI z. T. aus dem Rückenmark). Medulla oblongata + Pons + Mesencephalon = Hirnstamm.

Weiterführende Literatur

Kelly, J. P., J. Dodd: Anatomical organization of the nervous system. In: Kandel, E. R., J. H. Schwartz, T. M. Jessel (eds.): Principles of Neural Science, pp 273–282. Elsevier, New York – Amsterdam 1991.

Töndury, G., St. Kubik: Gestalt und Gliederung des Gehirns. In: Leonhard, H., G. Töndury, K. Zilles (Hrsg.): Rauber/Kopsch, Anatomie des Menschen, Bd. 3, Nervensystem und Sinnesorgane, pp 108–118. Thieme, Stuttgart – New York 1987.

Williams, P. L., L. H. Bannister, M. M. Berry, P. Collins, M. Dyson, J. E. Dussek, M. W. J. Ferguson: Gray's Anatomy, pp 909–914. Churchill Livingstone, New York – Edinburgh – London 1995.

5 und 6 Hirnstamm

In Kap. 5 und 6 wird der Hirnstamm beschrieben, im ersten Abschnitt (Kap. 5) Medulla oblongata und Pons, im zweiten Abschnitt (Kap. 6) das Mesencephalon. Da sich bestimmte funktionelle Systeme wie die Hirnnervenkerne, die Formatio reticularis oder verschiedene Bahnen sowohl in Medulla oblongata und Pons als auch im Mesencephalon befinden, werden sie nur *entweder* im 5. (Hirnnervenkerne) *oder* im 6. Kapitel (Formatio reticularis, Bahnsysteme) zusammenhängend beschrieben.

5
Verlängertes Mark (Medulla oblongata) und Brücke (Pons)

5.1 Abgrenzung, äußere Gestalt und Gliederung

Da Medulla oblongata und Pons nicht nur topographisch nahe beieinanderliegen, sondern auch funktionell viele Gemeinsamkeiten aufweisen, werden sie hier gemeinsam besprochen.

Abgrenzungen. Die Medulla oblongata ist nach unten zum Rückenmark nicht ganz scharf abgrenzbar, wie es der deutsche Name „verlängertes Mark" bereits andeutet[1]. Definitionsgemäß reicht die Medulla oblongata vom Abgang des ersten Zervikalnervs aus dem Rückenmark nach kranial bis zum Beginn der querverlaufenden, wulstartigen Fasern der *Brücke* (*Pons*). An der Stelle, an der dieser Faserwulst kranial endet, endet auch der Pons.

Vierter Ventrikel. Die Brücke und die Medulla oblongata bilden gemeinsam den rautenförmigen Boden des vierten Ventrikels, der entsprechend als *Rautengrube* (*Fossa rhomboidea*; Abb. **5.1**, *16*) bezeichnet wird, wonach auch das *Rautenhirn* (*Rhombencephalon*) benannt ist (s. Kap. 4.1). Das Dach des vierten Ventrikels wird vom Kleinhirn gebildet (genauer: von den beiden Kleinhirnsegeln, *Velum medullare superius* und *Velum medullare inferius*), die Seitenwände von den *Kleinhirnschenkeln* (auch *Kleinhirnstiele* genannt), die in drei Teile gegliedert werden: *Pedunculus cerebellaris superior*, *Pedunculus cerebellaris medius* und *Pedunculus cerebellaris inferior* (Abb. **5.1**, *13–15*).

Am vierten Ventrikel gibt es rechts und links zwei Ausziehungen, *Recessus laterales* (Abb. **5.1**, *12*). Hier hat das Ventrikelsystem (innerer Liquorraum) über zwei Öffnungen, *Aperturae laterales*, Verbindung mit dem äußeren Liquorraum, was für den Abfluß des Liquors von großer Bedeutung ist (s. S. 239). Eine weitere Öffnung befindet sich als *Apertura mediana* am unteren Ende des vierten Ventrikels, bevor sich dieser in den Zentralkanal des Rückenmarks verlängert.

---
[1] Der Begriff „verlängertes Mark" ist heute relativ ungebräuchlich geworden, weshalb in der folgenden Darstellung weitgehend auf ihn verzichtet wird.

5 Hirnstamm: Verlängertes Mark (Medulla oblongata) und Brücke (Pons)

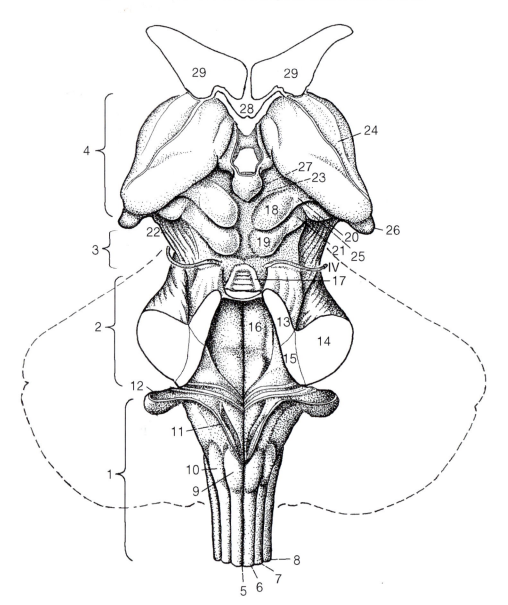

Abb. 5.1 Hirnstamm und Zwischenhirn von dorsokranial. Das Kleinhirn (in seinem Umriß gestrichelt dargestellt) und die den Thalamus umgebenden Strukturen wurden abpräpariert. (Modifiziert nach Nieuwenhuys, Voogd, van Huijzen: The Central Nervous System, Springer 1988) Von unten nach oben sieht man:
1 Medulla oblongata, **2** Pons, **3** Mittelhirn und **4** Zwischenhirn.
Strukturen an der Medulla oblongata: **5** Sulcus medianus posterior, **6** Fasciculus gracilis, **7** Fasciculus cuneatus, **8** Funiculus lateralis (Seitenstrang), **9** Tuberculum gracile, **10** Tuberculum cuneatum, **11** Taenia ventriculi quarti, **12** Recessus lateralis ventriculi quarti.
Strukturen am Pons: **13–15** Kleinhirnstiele: **13** Pedunculus cerebellaris superior, **14** Pedunculus cerebellaris medius, **15** Pedunculus cerebellaris inferior, **16** Fossa rhomboidea (Rautengrube), **17** Lingula cerebelli.
Strukturen am Mittelhirn: Vierhügelplatte (Lamina tecti) mit **18** Colliculus superior und **19** Colliculus inferior, die über **20** Brachium colliculi superioris bzw. **21** Brachium colliculi inferioris mit dem Thalamus in Verbindung stehen. **22** (Groß-)Hirnschenkel (Crus cerebri, auch: Pars anterior pedunculi cerebri), **23** Area pretectalis, **IV** N. trochlearis.
Strukturen am Zwischenhirn: **24** Thalamus mit **25** Corpus geniculatum mediale und **26** Corpus geniculatum laterale, **27** Epiphyse. Als Umriß dargestellt: **28** Fornix, **29** Seitenventrikel des Großhirns.

Markante Strukturen. Im dorsalen Bereich der Medulla oblongata enden die Hinterstränge des Rückenmarks mit zwei markanten Strukturen, dem *Tuberculum gracile* und dem *Tuberculum cuneatum* (Abb. **5.1**, *9* und *10*). In den darin enthaltenen Kernen (*Ncl. gracilis* bzw. *Ncl. cuneatus*) enden die in Kap. 3.5.1 beschriebenen Fasern der epikritischen Sensibilität. In der Ventralansicht (Abb. **5.2**) sieht man die beiden unmittelbar paramedian liegenden *Pyramiden*, die durch Fasern der kor-

5.1 Abgrenzung, äußere Gestalt und Gliederung

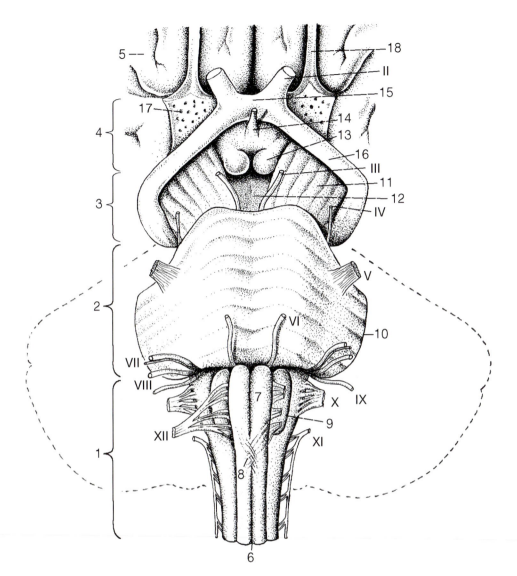

Abb. 5.2 Hirnstamm und Zwischenhirn von ventrobasal. Umriß des Kleinhirns als gestrichelte Linie dargestellt. Von unten nach oben sieht man:
1 Medulla oblongata, **2** Pons, **3** Mittelhirn, **4** Zwischenhirn. Angedeutet sind **5** Strukturen des Großhirns. Die Hirnnerven sind mit römischen Ziffern (**II–XII**) bezeichnet.
Strukturen an der Medulla oblongata: **6** Fissura mediana anterior, **7** Pyramide (Pyramis, vorgewölbt durch die kortikospinale Bahn, welche in der anschließenden **8** Pyramidenbahnkreuzung größtenteils auf die kontralaterale Seite kreuzt), **9** Olive (Oliva).
Strukturen am Pons: **10** Brückenarm (Brachium pontis, entspricht dem Pedunculus cerebellaris medius).
Strukturen am Mittelhirn: **11** Crus cerebri (Pars anterior pedunculi cerebri), **12** Fossa interpeduncularis (Fossa intercruralis) mit Austritt des III. Hirnnervs.
Strukturen am Zwischenhirn: **13** Corpus mamillare, **14** Infundibulum der Hypophyse, **15** Chiasma opticum, **16** Tractus opticus.
Strukturen am Großhirn: **17** Substantia perforata anterior, **18** Tractus olfactorius.

tikospinalen (Pyramiden-)Bahnen gebildet werden (Abb. 5.2, 7). Direkt darunter erkennt man angedeutet die *Kreuzung* dieser Bahnen zur jeweils anderen Seite (Abb. 5.2, 8). Dorsolateral der Pyramiden befindet sich auf jeder Seite eine *oliven-förmige* Struktur, die *Olive* (Abb. 5.2, 9), die mehrere Nervenkerne enthält und u.a. für die Funktion des Kleinhirns Bedeutung hat (s.u.). Zur Gliederung des Hirnstamms in *Basis* und *Tegmentum* s. Kap. 5.4.

5 Hirnstamm: Verlängertes Mark (Medulla oblongata) und Brücke (Pons)

5.2 Hirnnervenkerne

5.2.1 Grundlagen

Die vom Gehirn ausgehenden peripheren Nerven werden *Hirnnerven* genannt. Sie wurden im einzelnen hinsichtlich peripherem Verlauf und Funktion in Kap. 2.3 abgehandelt, weshalb an dieser Stelle nur eine kursorische Wiederholung erfolgt. Die Hirnnerven haben im wesentlichen die Aufgabe, motorisch und sensibel die Kopf- und einen Teil der Halsregion zu versorgen. Eine Ausnahme bildet der N. vagus, dessen Ausbreitungsgebiet sich bis in den Brust- und Bauchbereich erstreckt. Es existieren insgesamt je zwölf Hirnnerven auf beiden Seiten, die mit Ausnahme des I. und II. aus dem Hirnstamm austreten. Die Hirnnerven werden systematisch nach ihrem Austreten aus dem Gehirn numeriert, wobei mit der Zählung ganz rostral am Großhirn begonnen wird:

I	N. olfactorius	(riechen)
II	N. opticus	(sehen)
III	N. oculomotorius	(Augenbewegung)
IV	N. trochlearis	(Augenbewegung)
V	N. trigeminus	(sensible Gesichts- und motorische Kaumuskelversorgung)
VI	N. abducens	(Augenbewegung)
VII	N. facialis	(motorische Gesichtsversorgung)
VIII	N. vestibulocochlearis	(Hör- und Gleichgewichtswahrnehmung)
IX	N. glossopharyngeus	(sensible Zungen- und sensomotorische Pharynxversorgung)
X	N. vagus	(zahlreiche Funktionen)
XI	N. accessorius	(motorische Versorgung zweier Halsmuskeln)
XII	N. hypoglossus	(motorische Zungenversorgung).

Die **Austrittsstellen der Hirnnerven** aus dem Gehirn kann man an der Basalansicht des Gehirns (mit Ausnahme des N. trochlearis) gut nachvollziehen (vgl. Abb. 5.2). Ganz rostral tritt der *N. olfactorius* (**I**, als *Fila olfactoria*) in den *Bulbus olfactorius* ein (nicht dargestellt in Abb. 5.2). Kaudal davon tritt der *N. opticus* (**II**, nach dem Chiasma opticum als *Tractus opticus*) ins Zwischenhirn ein. Am Mittelhirn tritt zuerst der *N. oculomotorius* (**III**) ventral, etwas weiter unten der *N. trochlearis* (**IV**) dorsal aus dem Hirnstamm aus. Die übrigen Hirnnerven treten in absteigender Reihenfolge alle aus Medulla oblongata und Pons aus. Von kranial nach kaudal: *N. trigeminus* (**V**), der der dickste der Hirnstammnerven ist, *N. abducens* (**VI**) am Unterrand des Pons, *N. facialis* (**VII**) zusammen mit dem knapp kaudal davon austretenden *N. vestibulocochlearis* (**VIII**), ganz kaudal schließlich der *N. glossopharyngeus* (**IX**), *N. vagus* (**X**), *N. accessorius* (**XI**, tritt nur mit Radix cranialis aus der Medulla oblongata aus) und vorne, zwischen Olive und Pyramiden als letzter Hirnnerv der *N. hypoglossus* (**XII**).

In Kap. 2.1 wurde bereits ausgeführt, daß man die verschiedenen Informationsqualitäten, die ein Nerv leitet, in **sieben Kategorien** einteilen kann. Weil ihre Kenntnis für das weitere Verständnis unerläßlich ist, werden sie hier noch einmal in Stichworten aufgelistet:

1. *somatomotorische Efferenzen* (willkürliche motorische Innervation, Skelettmuskulatur)
2. *allgemein-somatosensible Afferenzen* (Sensibilität aus Haut oder Schleimhaut [exterozeptiv], Gelenken und Muskeln [propriozeptiv])
3. *speziell-somatosensible Afferenzen* (Sinnesimpulse aus der Netzhaut des Auges und dem Innenohr)
4. *allgemein-viszeromotorische Efferenzen* (Versorgung der Eingeweide mit parasympathischen oder sympathischen Impulsen, grundsätzlich *nicht* willkürlich)
5. *speziell-viszeromotorische Efferenzen* (willkürmotorische Versorgung der sog. Kiemenbogenmuskulatur, d.h. Gesichts-, Kau-, Kehlkopf-, Schlundmuskulatur). Diese Fasern finden sich beim N. trigeminus (V), N. facialis (VII), N. glossopharyngeus (IX) und N. vagus (X).
6. *allgemein-viszerosensible Afferenzen* (Sensibilität aus Eingeweiden und Blutgefäßen, kommt meist nicht zu Bewußtsein)
7. *speziell-viszerosensible Afferenzen* (Sinnesimpulse aus Riechschleimhaut und Geschmacksknospen). Speziell-somatosensible und speziell-viszerosensible Impulse (sehen, hören, riechen, schmecken) werden auch als *sensorische Afferenzen* zusammengefaßt.

5.2.2 Lokalisation der Hirnnervenkerne im Hirnstamm

Der periphere Verlauf und die Innervationsgebiete der Hirnnerven wurden in Kap. 2.3 besprochen. Hier sollen nur die Ursprungskerne der Hirnnerven beschrieben werden. Die Projektionskerne der ersten beiden Hirnnerven sind nicht im Hirnstamm zu finden, sie werden deshalb später abgehandelt: I liegt an der Basis des Großhirns (s. Kap. 9.3.1), II im Zwischenhirn (s. Kap. 8.2.1). Auch der Ursprungskern des den M. sternocleidomastoideus und M. trapezius innervierenden N. accessorius liegt nicht im Hirnstamm, sondern im zervikalen Rückenmark, soll aber dennoch hier Erwähnung finden.

Bei der Anordnung der Hirnnervenkerne im Hirnstamm gilt prinzipiell, daß die somatomotorischen Kerne mehr medial, die somatosensiblen mehr lateral liegen, die (speziell- und allgemein-) viszeromotorischen und die viszerosensiblen dazwischen. Doch kann man diesbezüglich keine scharfe Trennung vornehmen. Abb. 5.3 orientiert über die Lokalisation der Hirnnervenkerne im Hirnstamm, wobei zu beachten ist, daß die Mehrzahl der Hirnnerven mehr als nur *einen* Kern besitzen, umgekehrt aber auch einzelne Kerne von mehreren Hirnnerven gemeinsam verwendet werden.

Im folgenden werden die einzelnen Kerne – nach Hirnnerven geordnet – besprochen, sofern sie im Hirnstamm lokalisiert sind. Eine Übersicht über die Hirnnervenkerne und ihre Faserverbindungen wird im Anschluß daran tabellarisch dargestellt (Tabelle 5.1).

5.2.3 Kerne des N. oculomotorius

Der III. Hirnnerv ist ein gemischter somato- und viszeromotorischer Nerv, der dementsprechend zwei Kerne hat:

- *Ncl. n. oculomotorii* (somatomotorisch)
- *Ncl. accessorius n. oculomotorii* (allgemein-viszeromotorisch)

Ncl. n. oculomotorii. Er bildet einen aus mehreren Anteilen bestehenden Kernkomplex, der paramedian kurz vor dem Aquädukt in Höhe der Colliculi superiores im Tegmentum des Mittelhirns liegt (Abb. 5.3a, *1*; Abb. 6.1, *11*). Seine efferenten Fasern, die im N. oculomotorius in der *Fossa interpeduncularis* das Mesencephalon verlassen, innervieren den oberen Lidheber (M. levator palpebrae superioris) und alle äußeren Augenmuskeln mit Ausnahme des M. obliquus superior und M. rectus lateralis.

Jedem der vom N. oculomotorius zu versorgenden Muskeln entspricht eine eigene Untereinheit im Ncl. n. oculomotorii. Das Kerngebiet für den oberen Lidheber ist interessanterweise *nicht* paarig, wie sonst alle Hirnnervenkerne, sondern *unpaarig* in der Mitte zwischen rechtem und linkem Ncl. n. oculomotorii ausgebildet. Es ist also nur *ein* Kern, der *beide* Lidheber versorgt. Praktisch kann man dies an der Tatsache beobachten, wie schwierig es ist, *ein* Auge alleine aufzuhalten, während das andere geschlossen bleibt: Beim geschlossenen Auge wird die Aktivität des Lid*schließers*, der vom N. facialis innerviert wird, fortlaufend durch den beidseitig aktivierten M. levator palpebrae antagonisiert. Das führt dazu, daß das geschlossene Lid immer etwas zittert.

Klinik Eine Zerstörung des Okulomotoriuskernareals hat die Lähmung eines Großteils der äußeren Augenmuskeln zur Folge. Es bleiben nur noch der M. rectus lateralis (Augenbewegung nach lateral) und der M. obliquus superior (Augenbewegung nach lateral unten) funktionstüchtig, so daß eine Fehlstellung des Auges der betroffenen Seite nach lateral unten resultiert, wodurch Doppelbilder entstehen (s. im einzelnen Kap. 2.3.3). Hinzu kommt ein Herabhängen des Augenlides (Lähmung des M. levator palpebrae superioris). Oft treten die beschriebenen Symptome auch auf beiden Seiten auf, da die Okulomotoriuskernkomplexe beider Seiten so eng beieinanderliegen, daß sie leicht gemeinsam geschädigt werden. Beinahe immer gilt dies für den Kern des Lidhebermuskels, der unpaar für beide Seiten in der Mitte liegt.

Ncl. accessorius n. oculomotorii. Der Kernkomplex wird auch als *Ncl. Edinger-Westphal* (oder, weil aus zwei Untergruppen bestehend, plural als *Ncll. accessorii n. oculomotorii*) bezeichnet. Er liegt dem Ncl. n. oculomotorii mediodorsal an (Abb. 5.3a, *5*; Abb. 6.1, *12*). Er ist einer der vier parasympathischen Kernzentren des Hirnstamms (die anderen sind: Ncl. salivatorius superior, Ncl. salivatorius inferior und Ncl. dorsalis n. vagi). Der Ncl. Edinger-Westphal versorgt mit seinen efferenten Fasern, die alle den III. Hirnnerv begleiten, parasympathisch die inneren Augenmuskeln. Dies sind die glatten *M. ciliaris* (Einfluß auf die Linsenkrümmung und damit Brechung des Lichtstrahls) und *M. sphincter pupillae* (Pupillenverengung). Der ebenfalls glatte M. dilatator pupillae wird *sympathisch* und damit nicht vom Ncl. accessorius n. oculomotorii, sondern vom Seitenhorn des oberen Thorakalmarks innerviert.

Klinik Fällt der Ncl. accessorius n. oculomotorii (Edinger-Westphal) aus, bleibt das Auge ohne parasympathische Versorgung. Das äußert sich in einer Weitstellung der Pupille (funktionelles Übergewicht des Sympathikus, der den M. dilatator pupillae innerviert) und in einer Unfähigkeit zur Akkommodation (Lähmung des M. ciliaris). Dementsprechend werden auf dem betroffenen Auge eine Lichtüberempfindlichkeit und eine Unfähigkeit, Dinge in der Nähe scharf zu sehen, beklagt. Eine isolierte Läsion des Ncl. accessorius n. oculomotorii kommt kaum vor, meist ist der Ncl. n. oculomotorii mitbetroffen.

5.2.4 Kern des N. trochlearis

Der IV. Hirnnerv ist rein somatomotorisch und hat seinen Kern im *Ncl. n. trochlearis*. Der Kern liegt in Höhe der Colliculi inferiores im Tegmen-

5 Hirnstamm: Verlängertes Mark (Medulla oblongata) und Brücke (Pons)

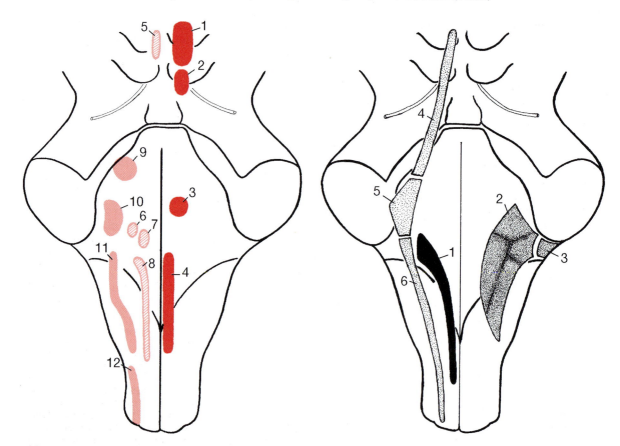

Abb. 5.3 Lokalisation der Hirnnervenkerne im Hirnstamm. Die römischen Ziffern in der Legende geben die Hirnnerven an, denen die Kerne als Ursprungs- oder Projektions-(Ziel-)ort dienen. Beachte, daß ein Hirnnerv mehrere Kerne haben kann, daß aber z.T. auch mehrere Hirnnerven einen Kern gemeinsam benutzen.
a Motorische Kerne. Auf der linken Seite speziell-viszeromotorische (hellrot) und allgemein-viszeromotorische (schraffiert) Kerne, auf der rechten Seite somatomotorische Kerne (rot).
Somatomotorisch: **1** Ncl. n. oculomotorii (III), **2** Ncl. n. trochlearis (IV), **3** Ncl. n. abducentis (VI), **4** Ncl. n. hypoglossi (XII).
Allgemein-viszeromotorisch: **5** Ncl. accessorius n. oculomotorii (Ncl. Edinger-Westphal, III), **6** Ncl. salivatorius superior (VII), **7** Ncl. salivatorius inferior (IX), **8** Ncl. dorsalis n. vagi (X).
Speziell-viszeromotorisch: **9** Ncl. motorius n. trigemini (V), **10** Ncl. n. facialis (VII), **11** Ncl. ambiguus (IX, X), **12** Ncl. n. accessorii (XI).
b Sensible und sensorische Kerne.
Viszerosensibel und sensorisch: **1** Ncll. tractus solitarii (allgemein- und speziell-viszerosensibel/sensorisch; VII, IX, X), **2** Ncll. vestibulares (speziell-somatosensibel/sensorisch; VIII), **3** Ncll. cochleares (speziell-somatosensibel/sensorisch; VIII).
Allgemein-somatosensibel: **4** Ncl. mesencephalicus n. trigemini (V), **5** Ncl. principalis n. trigemini = Ncl. pontinus n. trigemini (V), **6** Ncl. spinalis n. trigemini (V, IX, X).
(Modifiziert nach einer Zeichnung von Spitzer, in Kahle: Taschenatlas der Anatomie, Thieme 1991)

tum des Mittelhirns etwas unterhalb des Okulomotoriuskernkomplexes und direkt vor dem Aquädukt (Abb. **5.3a**, 2). Mit seinen efferenten Fasern, die direkt nach Verlassen des Kerns *auf die Gegenseite kreuzen* und dann als einzige *dorsal* aus dem Hirnstamm austreten, innerviert er den M. obliquus superior am Augapfel. Dadurch blickt das Auge (bei primärem Geradeausblick) nach *lateral unten* und wird nach *einwärts gerollt* (vgl. Abb. **2.21c**).

Klinik Prinzipiell unterscheidet sich eine Schädigung des Kerngebietes in der Symptomatik nicht von derjenigen des peripheren Nervs (geringe Fehlstellung des Bulbus nach oben medial und Außenrotation mit entsprechend schräg verdrehten Doppelbildern, vgl. S. 54). Der Unterschied besteht allerdings darin, daß sich eine *Schädigung des Kerns* im Gegensatz zu einer des Nervs *auf der kontralateralen Seite* auswirkt, da die efferenten Fasern des Ncl. trochlearis noch vor ihrem Austritt aus dem Hirnstamm zur Gegenseite kreuzen. Generell ist jedoch eine isolierte Schädigung des Trochleariskerns eher selten und bezieht sonst meist die Läsion anderer, benachbarter Kerne und Bahnen mit ein. Daher muß bei isolierten Trochlearisschädigungen eher eine periphere Schädigung vermutet werden.

5.2.5 Kerne des N. trigeminus

Der V. Hirnnerv besitzt eine *motorische* und eine *sensible Wurzel*.

Die **motorische Wurzel** des Nervs versorgt allein die Kaumuskulatur und hat ihren Ursprung im

- Ncl. motorius n. trigemini

(Abb. **5.3a**, **9**). Sie verläßt den Hirnstamm zusammen mit der **sensiblen Wurzel** in der Mitte des Pons als dickster der Hirnstammnerven, so daß der N. trigeminus am Hirnstamm immer gut identifizierbar ist. Der Kernkomplex des sensiblen Teils läßt sich in drei Anteile aufgliedern:

- Ncl. spinalis n. trigemini
- Ncl. principalis n. trigemini
- Ncl. mesencephalicus n. trigemini

(Abb. **5.3b**, **4–6**). Im Ncl. spinalis enden überwiegend die Fasern der *protopathischen* Sensibilität (Schmerz, Temperatur, grobe Berührungsempfindung), während im Ncl. principalis (auch: Ncl. pontinus) überwiegend diejenigen der *epikritischen* Sensibilität (feine Berührungsempfindung) des Gesichts enden. Im Ncl. mesencephalicus schließlich enden die *propriozeptiven* Fasern der Kaumuskulatur. Es ist klinisch wichtig, daß die Fasern der protopathischen Sensibilität in somatotopischer Anordnung im Ncl. spinalis enden: zuoberst die Fasern der perioralen Region, darunter absteigend die Fasern der anschließenden Hautregionen, so daß schließlich die Fasern des Randbezirks der trigeminalen Hautversorgung ganz kaudal im Kern enden (vereinfachtes Prinzip,

Abb. **5.4**). Die hierbei entstehende Aufteilung entspricht *nicht* der peripheren Aufteilung des Nervs in seine drei Hauptäste (vgl. Abb. **2.22b**, S. 54).

Die Besonderheit des Ncl. mesencephalicus n. trigemini besteht darin, daß die dort liegenden Zellen nicht wie bei allen anderen sensiblen Kerngebieten des ZNS ihre Afferenzen von Neuronen bekommen, deren Perikaryen in einem *peripheren Ganglion* liegen. Vielmehr schicken die Neurone des Ncl. mesencephalicus ihre eigenen sensiblen Fortsätze bis in die Kaumuskulatur, ohne „Zwischenschaltung" eines sensiblen Ganglions. Auf Grund dessen hat man diesen Kern auch als „im ZNS liegengebliebenes Ganglion" (das dementsprechend aus pseudounipolaren Ganglienzellen besteht) bezeichnet.

Die wichtigsten **Efferenzen** des sensiblen Ncl. trigeminus schließen sich mit anderen sensiblen Bahnen zum *Lemniscus medialis* (s.u.) zusammen und ziehen als dessen Bestandteil weiter durch den Hirnstamm zum Thalamus des Zwischenhirns, um von dort zum Großhirn umgeschaltet zu werden (Bewußtwerdung der sensiblen Impulse).

Klinik Eine zentrale Läsion des V. Hirnnervs betrifft selten alle Kernareale auf einmal. Wird der sensible Kern betroffen, was auf Grund seiner großen Ausdehnung bei Hirnstammschädigungen gleich welcher Art sehr leicht der Fall sein kann, resultiert, wie auch bei der Läsion des peripheren Nervs, ein Sensibilitätsausfall im Gesichtsbereich. Man kann ihn hinsichtlich der Höhe der Schädigung diagnostizieren. Hinsichtlich der somatotopischen Gliederung des Ncl. spinalis ist es wichtig, bei der klinischen Untersuchung nicht nur die peripheren Äste des Nervs einzeln in ihrer Funktion zu prüfen (s. Kap. 2.3.6), sondern gesondert auch die zentrale Aufteilung des spinalen Kerns, indem man konzentrisch von peripher in Richtung oral die protopathische Sensibilität der Gesichtshaut überprüft. Man muß

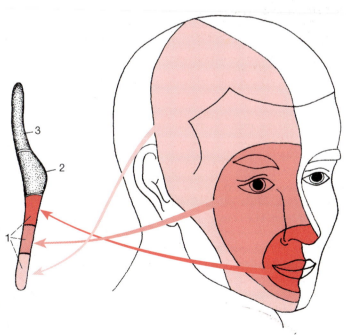

Abb. 5.4 Somatotopische Gliederung des Ncl. spinalis n. trigemini. (Z.T. modifiziert nach Patten: Neurological Differential Diagnosis, Springer 1995)
1 Ncl. spinalis n. trigemini mit somatotopischer Gliederung entsprechend den Gesichtsregionen rechts, **2** Ncl. principalis n. trigemini, **3** Ncl. mesencephalicus n. trigemini.

klinisch protopathische und epikritische Sensibilität gesondert prüfen. So können zentrale Schädigungen des Nerven*kerns* von peripheren Läsionen des *Nervs* unterschieden werden. Bei kleineren zentralen Schädigungen kann z.B. selektiv die protopathische Sensibilität der Perioralregion oder auch selektiv die epikritische Sensibilität des Gesichts ausgefallen sein, was bei peripheren Läsionen des Nervs niemals vorkommt.

5.2.6 Kern des N. abducens

Der VI. Hirnnerv ist ein rein somatomotorischer Nerv, der seinen Kern, *Ncl. n. abducentis*, paramedian im kaudalen Bereich der Brücke hat (Abb. 5.3a, 3). Von diesem Kern aus wird der M. rectus lateralis des Auges innerviert (*Abduktionsbewegung* des Bulbus oculi). Seine Fasern treten am Unterrand der Brücke direkt oberhalb der Pyramiden aus und sind auf Grund dieser charakteristischen Lage stets gut zu identifizieren.

Um eine optimale Koordination für die Bewegung des Augapfels zu erlangen, muß der Ncl. n. abducentis mit den anderen Kernen für die Augenbewegung (vor allem *Ncl. n. oculomotorii*, aber auch *Ncl. n. trochlearis*) sowie mit den Blickbewegungszentren des Hirnstamms efferent und afferent verbunden sein. Darauf wird in Kap. 6.3.4 gesondert eingegangen.

Besonders wichtig ist die efferente Verknüpfung mit der Kerngruppe des Ncl. n. oculomotorii für den M. rectus medialis oculi, die dafür sorgt, daß bei *Abduktion* eines Auges das andere *adduziert* wird. Dieser Verbindung dienen ca. 50% aller Neurone des Ncl. n. abducentis.

Klinik Die Schädigung des Ncl. n. abducentis unterscheidet sich im klinischen Bild von einer Schädigung des peripheren Nervs, da im Abduzenskern nicht nur die Motoneurone für den M. rectus lateralis des Auges liegen, sondern auch von hier aus synergistisch die Mitbewegung des kontralateralen Auges verschaltet wird, so daß oft eine komplette Blicklähmung zur Seite der Schädigung besteht.

5.2.7 Kerne des N. facialis

Der VII. Hirnnerv gliedert sich in einen *speziell-viszeromotorischen*, einen *sensorischen* (= speziell-viszerosensiblen) und einen *allgemein-viszeromotorischen* (= sekretorischen, parasympathischen) Anteil. Die sensorischen und sekretorischen Anteile verlassen meist gesondert als *N. intermedius* den Hirnstamm und werden nur auf Grund ihres gemeinsamen Verlaufs mit dem N. facialis nomenklatorisch mit ihm zu einem Nerv zusammengefaßt. Entsprechend seinen drei funktionellen Eigenschaften hat der N. facialis drei Kerngebiete:

- *Ncl. n. facialis* (speziell-viszeromotorisch)
- *Ncll. tractus solitarii* (sensorisch)
- *Ncl. salivatorius superior* (allgemein-viszeromotorisch).

Die funktionell wenig bedeutsamen, zahlenmäßig nur geringen *somatosensiblen* Fasern des N. facialis zur Teilversorgung des Außenohrs stammen aus dem sensiblen Trigeminuskern.

Der speziell-viszeromotorische Anteil des Nervs entspringt aus dem **Ncl. n. facialis** im Pons (Abb. 5.3a, *10*) und versorgt mit seinen Fasern die mimische Gesichtsmuskulatur. Charakteristischerweise ziehen die Fazialisfasern nach Verlassen des Kerns nach dorsal um den Abduzenskern herum und wölben so am Boden der Rautengrube den *Colliculus facialis* (*inneres Fazialisknie*) vor. Von großer Bedeutung ist, daß der Ncl. n. facialis hinsichtlich seiner vom Großhirnkortex kommenden motorischen Afferenzen in zwei Teile gegliedert werden kann: einen, der die Lidschluß- und Stirnmuskulatur, und einen, der die übrige mimische Muskulatur innerviert. Dies spielt bei der klinischen Unterscheidung zwischen peripherer oder zentraler Fazialislähmung eine große Rolle (s. S. 135). Auch werden dem Kern die Impulse für emotional ausgelöste Gesichtsbewegungen (z. B. Lachen) über gesonderte, von der willkürlichen Ansteuerung getrennte Bahnen zugeleitet, so daß klinisch beide Arten mimischer Motorik (willkürlich und emotional) isoliert voneinander ausgefallen sein können.

Der sensorische Anteil des N. facialis projiziert in den aus mehreren Untergruppen bestehenden Kernkomplex der **Ncll. tractus solitarii** (kurz: *Ncl. solitarius*, Abb. 5.3b, *1*), dem einzigen Kernkomplex für Viszerosensibilität und Geschmacksempfindung im Hirnstamm. Hier enden also *alle* Geschmacksfasern, auch die des N. glossopharyngeus und die paar wenigen des N. vagus (von Epiglottis und Gaumen). Die hier endenden Fasern des N. facialis leiten die Geschmacksinformation der vorderen zwei Drittel der Zunge. Die verschaltete sensorische Information wird dann von den Ncll. tractus solitarii über den *Tractus tegmentalis centralis* nach oben zum Thalamus geleitet, von wo aus sie zum Großhirn gelangt (Bewußtwerdung der Geschmacksempfindung).

Der allgemein-viszeromotorische (sekretorische) Teil des N. facialis hat seinen Ursprungskern im **Ncl. salivatorius superior**[2], der eines der parasympathischen Zentren des Hirnstamms ist (Abb. 5.3a, *6*). Die hier entspringenden parasympathischen Fasern innervieren die Tränen-, Nasen- und Gaumendrüsen sowie die Sublingual- und Sub-

---

[2] saliva (lat.) = Schleim, Speichel

mandibulardrüse. Da es sich beim Ncl. salivatorius superior ebenso wie bei den anderen parasympathischen Hirnnervenkernen um *allgemein*-viszeromotorische Systeme handelt, sind sie auch willkürlich nicht ansteuerbar. Entsprechend gibt es zu diesen Zentren keine direkten kortikonukleären Fasern (= Fasern der Großhirnrinde zu den Hirnnervenkernen). Diese Kerne werden viel mehr über den Hypothalamus des Zwischenhirns (Steuerzentrum des vegetativen Nervensystems) angesteuert, was großenteils über den durch den Hirnstamm ziehenden *Fasciculus longitudinalis posterior* geschieht (s. S. 137).

Klinik Eine komplette Schädigung des Ncl. n. facialis unterscheidet sich hinsichtlich der Ausfälle der mimischen Muskulatur nicht von einer Läsion des peripheren N. facialis und wird wie diese als *periphere Fazialislähmung* bezeichnet (schlaffe Lähmung der gesamten mimischen Muskulatur einer Seite, s. S. 62 f.). Die sog. *zentrale Fazialislähmung* unterscheidet sich in der Symptomatik von dieser und kommt durch eine Schädigung der *kortikonukleären Bahn* zum Ncl. n. facialis zustande (Symptomatik und Pathophysiologie s. S. 135). Liegt eine Schädigung des Ncl. salivatorius superior vor, besteht die Gefahr, daß Binde- und Hornhaut des Auges austrocknen, da der Tränenfluß sistiert. Weiterhin kann über Mundtrockenheit geklagt werden (Ausfall der Sublingual- und Submandibulardrüse). Eine Läsion der Ncll. tractus solitarii hat u.a. einen Ausfall der Geschmacksempfindung der Zunge auf der betroffenen Seite zur Folge.

5.2.8 Kerne des N. vestibulocochlearis

Entsprechend seinen zwei getrennten Wurzeln und der peripheren Versorgung zweier Sinnesorgane hat der VIII. Hirnnerv zwei Kerngruppen:

- *Ncll. cochleares*
- *Ncll. vestibulares.*

Beide Anteile des Nervs treten von einer gemeinsamen Bindegewebshülle umgeben im *Kleinhirnbrückenwinkel* in den Hirnstamm ein.

Der **N. cochlearis** hat seine Perikaryen im *Ganglion spirale*, das als Zellband entlang dem spiraligen Verlauf der Cochlea des Innenohrs angeordnet ist. Die peripheren Fortsätze dieser bipolaren Zellen projizieren in die Sinneszellen des Corti-Organs des Innenohrs, die zentralen Fortsätze enden im Pons in den beiden cochleären Kernen, dem *Ncl. cochlearis anterior* und dem *Ncl. cochlearis posterior* (Abb. **5.3b**, 3). Die wichtigsten **Efferenzen** dieser Kerne bilden, z.T. auf die Gegenseite kreuzend, die zentrale Hörbahn, die als *Lemniscus lateralis* zu den Colliculi inferiores des Mittelhirns zieht (zur Hörbahn als Ganzes s. Kap. 9.11.1).

Die bipolaren Nervenzellen des **N. vestibularis** befinden sich im Ganglion vestibulare, das am peripheren Ende des Meatus acusticus internus liegt. Ihre peripheren (rezeptiven) Fortsätze schicken sie zu den Vestibularorganen (Sacculus, Utriculus und Bogengänge). Die zentralen Fortsätze projizieren im Hirnstamm als deren wichtigste **Afferenz** in die vier (funktionell jeweils etwas unterschiedlichen) Vestibulariskerne (Abb. **5.3b**, 2): *Ncl. vestibularis superior*, *Ncl. vestibularis inferior*, *Ncl. vestibularis medialis* und *Ncl. vestibularis lateralis*.

Ein kleiner Teil der vestibulären Fasern gelangt auch direkt über den Pedunculus cerebellaris inferior in einen umschriebenen medialen Kleinhirnanteil (*Lobus flocculonodularis* bzw. *Vestibulocerebellum*, s. S. 147).

Neben den primären Afferenzen aus dem Vestibularorgan erhalten die Vestibulariskerne auch noch Projektionen aus dem Rückenmark (Vermittlung propriozeptiver Impulse) und aus dem Kleinhirn (dem Anteil, der auch die erwähnten primären vestibulären Afferenzen erhält).

Die wichtigsten **Efferenzen** der Vestibulariskerne ziehen zum *Thalamus* (die Fasern verlaufen wahrscheinlich mit vielen anderen sensibel-sensorischen Projektionen im Lemniscus medialis), ins *Kleinhirn*, zu den *Augenmuskelkernen* (und zu präokulomotorischen Zentren der *Formatio reticularis*, s. S. 132) sowie ins *Rückenmark*. Diese Faserverbindungen sind sehr sinnvoll, wenn man die **Funktion** des Vestibularorgans bedenkt, die darin liegt, dem Gehirn Information über die *Lage* und die *Bewegung* des Körpers zu geben. Auf diese Information hin muß das Gehirn (genauer: der Hirnstamm) Korrekturbewegungen einleiten. Diese dienen dazu,

- den Körper im Gleichgewicht zu halten (dazu Projektion der Vestibulariskerne ins Kleinhirn und ins Rückenmark)
- mit den Augen gesehene Gegenstände weiterzuverfolgen (Blickstabilisierung), indem man mit den Augen die der Körperbewegung *entgegengerichtete* Bewegung vollzieht, was durch die Projektion zu den Augenmuskelkernen gewährleistet ist (= *vestibulo-okulärer Reflex*).

Dies alles muß sehr schnell geschehen und läuft ab, ohne daß es uns bewußt wird. Deshalb ziehen die Fasern von den Vestibulariskernen auch *direkt* ins Rückenmark, ins Kleinhirn und zu den Augenmuskelkernen, ohne vorher im Großhirn verschaltet zu werden. Die vestibuläre Efferenz zum Thalamus im Zwischenhirn, die von dort zum sensorischen Großhirnkortex weitergeleitet wird, dient letztlich nur noch der *Bewußtwerdung* der Körperlage bzw. -bewegung, nicht aber den eben erwähnten vestibulären Reflexen. Die (ipsilateral) ins

5 Hirnstamm: Verlängertes Mark (Medulla oblongata) und Brücke (Pons)

Rückenmark gerichtete Bahn bildet den *Tractus vestibulospinalis*, der dort überwiegend zur

- *Aktivierung* der *Strecker*-Motoneurone

und zur

- *Hemmung* der *Beuger*-Motoneurone

führt. Dies ist von großer klinischer Bedeutung (s. u.). *Streckbewegungen* sind in der Regel die zweckmäßigsten Korrekturbewegungen auf vestibuläre Reize (z. B. beim Fallen, Wegrutschen eines Beins beim Nachgeben der Unterlage), um den Körper wieder ins Gleichgewicht zu bringen, oder ihn beim Fallen sinnvoll abzustützen. Zu den Faserverbindungen der Ncll. vestibulares vgl. Abb. **5.5**.

Klinik Ausfallserscheinungen des vestibulären Systems. Das vestibuläre System hat drei Aufgaben: *Regulation der Körperhaltung*, *Raumorientierung* und *Blickstabilisierung*. Eine Funktionsstörung in diesem Bereich führt daher zu *Gleichgewichtsstörungen*, *Schwindel* und *Nystagmus* (Nystagmus ist ein unwillkürliches, rhythmisches „Zittern" der Augen, es kann physiologisch und – z.B. bei Störungen des vestibulären Systems – pathologisch auftreten).

Der Ausfall der Ncll. vestibulares gleicht im klinischen Bild dem des peripheren N. vestibularis. Wie in Kap. 2.3.10 ausgeführt, treten Symptome fast immer nur bei *plötzlichem* (akutem) Ausfall des vestibulären Systems einer Seite auf, wobei es zu Schwindelgefühlen, Übelkeit und Fallneigungen zur erkrankten Seite sowie häufig zu einem pathologischen Nystagmus kommt, da im Hirnstamm nun vestibuläre, visuelle und propriozeptive (Gelenksrezeptoren etc.) Afferenzen nicht mehr miteinander korrelieren.

Enthemmung der vestibulospinalen Bahn. Da der Tractus vestibulospinalis im Rückenmark überwiegend die Neurone der Extensoren erregt und diejenigen der Flexoren indirekt hemmt, muß ein ständiger Impuls dieser Fasern durch andere absteigende (wahrscheinlich besonders kortikotegmentale und kortikospinale, aber auch retikulo- und rubrospinale) Bahnen antagonisiert werden. Fallen diese inhibitorischen Bahnen auf ihrem Weg in das Rückenmark bzw. den Hirnstamm aus, und bleiben gleichzeitig die Ncll. vestibulares mit ihren vestibulospinalen Projektionen erhalten – wie dies z. B. bei einer isolierten Mittelhirnläsion der Fall sein kann –, resultiert durch die Enthemmung des vestibulospinalen Traktes ein sog. Extensoren-„Spasmus", d. h. eine ständige, pathologische Kontraktion der Extensorenmuskeln. Dies ist auch ein charakteristischer Bestandteil des sog. „*Mittelhirnsyndroms*" (Funktionsverlust des Mittelhirns, meist durch dessen Einklemmen im Tentoriumschlitz[3] bei Hirnschwellung).

---

[3] Die Duraduplikatur zwischen Groß- und Kleinhirn (*Tentorium cerebelli*) läuft oberhalb des Mittelhirns zum sog. *Tentoriumschlitz* zusammen.

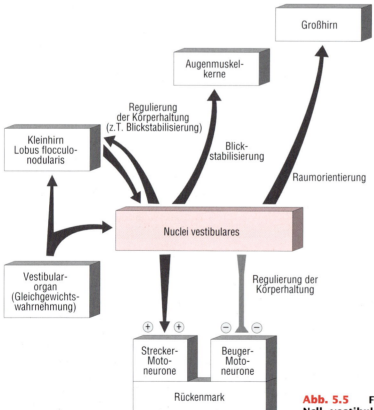

Abb. 5.5 Faser- und Funktionsbeziehungen der Ncll. vestibulares.

5.2.9 Kerne des N. glossopharyngeus

Der IX. Hirnnerv ist gemischt speziell- und allgemein-viszeromotorisch (sekretorisch) sowie speziell- und allgemein-viszerosensibel. Entsprechend bezieht er seine Fasern aus vier Kerngebieten:

- *Ncl. ambiguus* (speziell-viszeromotorisch)
- *Ncl. salivatorius inferior* (allgemein-viszeromotorisch)
- *Ncl. spinalis n. trigemini* (allgemein-somatosensibel)
- *Ncll. tractus solitarii* (allgemein- und speziell-viszerosensibel).

Die dem N. glossopharyngeus zuzuordnenden Zellen des **Ncl. ambiguus**[4] (Abb. *5.3a*, *11*) innervieren mit ihren Axonen die Schlund- und Gaumensegelmuskulatur. Sie bilden zusammen mit den speziell-viszeromotorischen Axonen des N. vagus, die aus demselben Kern (nur weiter kaudal) stammen, den *Plexus pharyngeus*.

Der **Ncl. salivatorius inferior**[5] ist wie der Ncl. salivatorius superior einer der parasympathischen Kerne des Hirnstamms (Abb. *5.3a*, *7*). Seine efferenten Fasern haben einen komplexen peripheren Verlauf und innervieren sekretorisch die Glandula parotis.

Die sensiblen Fasern des N. glossopharyngeus, deren Perikaryen im Ganglion superius liegen, enden im **Ncl. spinalis n. trigemini** (Abb. *5.3b*, *6*) und führen Impulse des hinteren Drittels der Zunge, des Naso- und Oropharynx sowie der Tuba auditiva und des Mittelohrs.

Die in den **Ncll. tractus solitarii** (kurz: *Ncl. solitarius*, Abb. *5.3b*, *1*) endenden Fasern stammen von Perikaryen im Ganglion inferius des N. glossopharyngeus und innervieren peripher das hintere Drittel der Zunge sensorisch (= speziell-viszerosensibel, Geschmackswahrnehmung). Etwas weiter kaudal im Solitariuskernkomplex enden viszerosensible Fasern, die die afferenten Impulse von den *Mechanorezeptoren* des Sinus caroticus und den *Chemorezeptoren* des Glomus caroticum zur Medulla oblongata leiten. Diese Impulse geben zum einen Information über die Höhe des Blutdrucks (Mechanorezeptoren), zum andern über den O_2- und CO_2-Spiegel im Blut (Chemorezeptoren).

Über indirekte Efferenzen der Ncll. tractus solitarii zum Vaguskern wird dann ein ggf. hoher Blutdruck parasympathisch durch eine Verminderung der Herzleistung wieder herabreguliert (darüber hinaus sind hierfür hemmende Efferenzen in den blutdrucksteigernden Teil des Kreislaufzentrums der Medulla oblongata verantwortlich). Die Information eines ggf. hohen CO_2-Spiegels wird über Efferenzen des Kerns zum Atemzentrum der Medulla oblongata weitergeleitet, um so eine kompensatorische Hyperventilation einzuleiten, die den CO_2-Spiegel wieder senken soll (Atem- und Kreislaufzentrum sind Bestandteile der sog. *Formatio reticularis*, die in Kap. 6.3.3 zusammenhängend besprochen wird).

Klinik Die Lähmung des N. glossopharyngeus wird mit ihren Symptomen auf S. 66 f. besprochen. Wie bei den meisten derjenigen Hirnnerven, die mehrere Kerne im Hirnstamm haben, kann man eine zentrale Schädigung des N. glossopharyngeus recht gut von einer Schädigung des peripheren Nervs unterscheiden, da in der Regel *nur bei peripheren Läsionen* tatsächlich *alle Funktionen* (Sensorik, Sensibilität, allgemeine und spezielle Viszeromotorik) ausgefallen sind. Es ist sehr unwahrscheinlich, daß bei zentraler Schädigung alle Kerne des Nervs gleichzeitig geschädigt sind (es sei denn, es liegt eine größere Hirnstammläsion vor, die dann aber auch noch andere Symptome, u.a. durch Ausfall weiterer Hirnnerven, verursacht). Meist ist also nur *ein* Kerngebiet (z.B. die spezielle Viszeromotorik bei erhaltener Sensorik u. Sensibilität) ausgefallen.

5.2.10 Kerne des N. vagus

Ähnlich wie der N. glossopharyngeus ist der N. vagus ein gemischt allgemein- und speziell-viszeromotorischer, somatosensibler und viszerosensibler Nerv. Dementsprechend hat er vier Kerngebiete:

- *Ncl. ambiguus* (speziell-viszeromotorisch)
- *Ncl. dorsalis n. vagi* (allgemein-viszeromotorisch)
- *Ncl. spinalis n. trigemini* (allgemein-somatosensibel)
- *Ncll. tractus solitarii* (allgemein- und speziell-viszerosensibel).

Den **Ncl. ambiguus** der Medulla oblongata (Abb. *5.3a*, *11*) teilt sich der N. vagus mit dem N. glossopharyngeus. Von diesem Kern aus innerviert der X. Hirnnerv zusammen mit dem IX. motorisch die Schlundmuskulatur. Weiterhin ziehen Neuriten des N. vagus vom Ncl. ambiguus zur Kehlkopfmuskulatur.

Die allgemein-viszeromotorischen (parasympathischen) Fasern des N. vagus entspringen im **Ncl. dorsalis n. vagi** (Abb. *5.3a*, *8*). Mit Ausnahme der Drüsen im Kopfbereich (Innervation durch den N. facialis und N. glossopharyngeus) und der inneren Augenmuskeln (Innervation durch den N. oculomotorius), übernimmt der Ncl. dorsalis n. vagi über den N. vagus die gesamte parasympathische Versorgung des Körpers vom Halsbereich über den Thorax (Herz, Bronchien!) bis in das Abdomen hinein, wo er den Gastrointestinaltrakt

---

[4] ambiguus (lat.) = sich nach zwei Seiten neigend. Der Ausdruck wurde wohl gewählt, weil der Kern Ursprungsort für zwei Hirnnerven ist.

[5] saliva (lat.) = Schleim, Speichel

5 Hirnstamm: Verlängertes Mark (Medulla oblongata) und Brücke (Pons)

abwärts bis in den Bereich der linken Kolonflexur viszeromotorisch innerviert (s. im einzelnen Kap. 2.3.13).

Der **Ncl. spinalis n. trigemini** (Abb. **5**.3b, 6) empfängt die Fasern des N. vagus (Perikaryen im Ganglion superius), mit denen er peripher somatosensibel den Kehlkopf, den äußeren Gehörgang, einen Teil der Ohrmuschel (vorderer oberer Quadrant) und mit einem R. meningeus sensibel die Dura im hinteren Schädelgrubenbereich versorgt.

Der *viszero*sensible Teil des N. vagus (Perikaryen im Ganglion inferius) projiziert mit seinen zentralen Fortsätzen in die **Ncll. tractus solitarii**, den einzigen viszerosensiblen Kernkomplex des Hirnstamms (Abb. **5**.3b, 1). Die hier eintretenden Impulse des N. vagus enthalten Informationen über Sensibilität im Bereich der Lungen, der Trachea, des Ösophagus (wahrscheinlich auch des Gastrointestinaltrakts) und der Epiglottis (von den wenigen dort vorhandenen Geschmacksrezeptoren).

Weiterhin werden in den Ncll. tractus solitarii sensible Afferenzen aus dem rechten Herzvorhof und dem Aortenbogen verschaltet, die dort die Wandspannung (Maß für das zirkulierende Blutvolumen und den Blutdruck) registrieren. Die in den Solitariuskernen verschaltete Information wird dann einerseits zum Kreislaufzentrum in der Medulla oblongata vermittelt, andererseits an den Hypothalamus weitergegeben. So kann ein vorher zu hoher/zu niedriger Blutdruck entweder direkt vom Kreislaufzentrum oder unter zusätzlicher Steuerung durch den Hypothalamus korrigiert werden.

Klinik Für den Ausfall des N. vagus und die Zuordnung von zentraler Schädigung des Kerns oder peripherer Läsion des Nervs gilt das gleiche wie für den N. glossopharyngeus: Eine zentrale Läsion des Vagus betrifft in der Regel nicht alle Kerne auf einmal, weshalb nur selektiv die Funktionen der jeweils betroffenen Kerne ausfallen. Ansonsten hat die Läsion des Vagus und seiner Kerne vieles mit der des N. glossopharyngeus gemeinsam, da die Fasern beider Nerven zu einem großen Teil aus gemeinsamen Kernen entspringen.

5.2.11 Kerne des N. accessorius

Der N. accessorius hat seinen Namen auf Grund der Tatsache, daß er kein *echter* Hirnnerv ist[6]. Strenggenommen entspringt er nämlich aus dem zervikalen Rückenmark (als *Radix spinalis n. accessorii*).

Der N. accessorius ist ein rein motorischer Nerv und hat seinen Ursprungskern im

- *Ncl. n. accessorii,*

der sich im Vorderhorn des Zervikalmarks befindet und sich von C1 bis C5 erstreckt (Abb. **5**.3a, 12).

Er innerviert mit seinen im N. accessorius verlaufenden efferenten Fasern den M. sternocleidomastoideus und den M. trapezius.

Fasern aus dem *Ncl. ambiguus* schließen sich nach Verlassen des Hirnstamms vorübergehend dem N. accessorius an, was als *Radix cranialis* der *Radix spinalis* des Nervs gegenübergestellt wird. Unmittelbar nach Verlassen des Foramen jugulare treten diese Fasern jedoch zum N. vagus über, so daß es zweifelhaft erscheint, ob es überhaupt sinnvoll ist, diese Fasern dem N. accessorius zuzuordnen.

Klinik Bei krankhaften Prozessen im zervikalen Rückenmark, die das Kernareal des N. accessorius betreffen, treten theoretisch die gleichen Symptome wie bei einer peripheren Schädigung des Nervs auf, wie sie auf S. 72 beschrieben werden. Meist treten aber bei der *zentralen* Akzessoriuslähmung noch zusätzliche (meist motorische) Ausfälle hinzu, da pathologische Prozesse im Rückenmark nur sehr selten ein so verhältnismäßig kleines Areal wie das des Ncl. n. accessorii isoliert betreffen, erst recht nicht, wenn sie sich über mehrere Segmente erstrecken.

5.2.12 Kern des N. hypoglossus

Der XII. Hirnnerv ist ein rein somatomotorischer Nerv, dessen einziger Kern,

- *Ncl. n. hypoglossi,*

in der Medulla oblongata unmittelbar paramedian als langgestreckte Zellsäule liegt (Abb. **5**.3a, 4). Seine efferenten Fasern laufen durch die Medulla nach vorne und verlassen sie *zwischen Olive und Pyramiden*. Der XII. ist somit der einzige Hirnnerv, der *ventral* der Olive austritt, woran man ihn immer gut erkennen kann. Er innerviert motorisch die Zungenmuskulatur.

Der Ncl. n. hypoglossi erhält zahlreiche **Afferenzen** nicht nur wie alle motorischen Hirnnervenkerne von der Großhirnrinde, sondern auch von der Formatio reticularis, von den Ncll. tractus solitarii (Geschmack) und vom Trigeminuskern als Bestandteil von Reflexbögen, die beim Schlucken und Kauen eine Rolle spielen.

Klinik Bei einer Schädigung des Ncl. n. hypoglossi fällt ebenso wie bei einer Lähmung des peripheren Nervs eine verwaschene Sprache durch den Ausfall der Zungenmuskulatur auf (s. im einzelnen S. 73). Eine Schädigung des Kerngebietes kann aber auch eher einmal *beidseitig* auftreten, da die Ncll. n. hypoglossi beider Seiten in der Mitte der Medulla relativ nahe beieinanderliegen und somit gemeinsam geschädigt werden können.

---

[6] accessorius (lat.) = zusätzlich

Hirnnervenkerne 5.2

Tabelle 5.1 Die 20 Hirnnervenkerne, ihre Faserbeziehungen und Zugehörigkeit zu peripheren Hirnnerven. Die Farbunterlegung entspricht jeweils unterschiedlichen Informationsqualitäten (rote Farbtöne für motorische Kerne, graue Farbtöne für sensible Kerne).

Hirnnervenkern	peripherer Hirnnerv	wichtigste Afferenzen (A) und Efferenzen (E)
Ncl. n. oculomotorii *(somatomotorisch)*	N. oculomotorius (III)	A: aus horizontalen/vertikalen Blickzentren und Ncl. n. abducentis E: N. III zu äußeren Augenmuskeln
Ncl. n. trochlearis *(somatomotorisch)*	N. trochlearis (IV)	A: aus horizontalen/vertikalen Blickzentren E: N. IV zu M. obliquus sup. (Augenmuskel)
Ncl. n. abducentis *(somatomotorisch)*	N. abducens (VI)	A: aus horizontalen Blickzentren E: N. VI zu M. rectus lat. (Augenmuskel)
Ncl. n. hypoglossi *(somatomotorisch)*	N. hypoglossus (XII)	A: kortikonukleäre Fasern vom Motokortex E: N. XII zur Zungenmuskulatur
Ncl. motorius n. trigemini *(speziell-viszeromotorisch)*	N. trigeminus (V)	A: kortikonukleäre Fasern vom Motokortex E: N. V3 zur Kaumuskulatur
Ncl. n. facialis *(speziell-viszeromotorisch)*	N. facialis (VII)	A: kortikonukleäre Fasern vom Motokortex E: N. VII zur mimischen Muskulatur
Ncl. ambiguus *(speziell-viszeromotorisch)*	N. glossopharyngeus (IX) N. vagus (X)	A: kortikonukleäre Fasern vom Motokortex E: Nn. IX und X zur Pharynx- und Kehlkopfmuskulatur
Ncl. n. accessorii *(speziell-viszeromotorisch)*	N. accessorius (XI)	A: kortikonukleäre Fasern vom Motokortex E: N. XI zu Mm. sternocleidomastoideus und trapezius
Ncl. accessorius n. oculomotorii *(allgemein-viszeromotorisch)*	N. oculomotorius (III)	A: Fasern von Area pretectalis und Colliculi superiores E: N. III zu inneren (glatten) Augenmuskeln
Ncl. salivatorius superior *(allgemein-viszeromotorisch)*	N. facialis (VII)	A: Fasciculus longitudinalis post. aus Hypothalamus E: N. VII zu Tränen-, Schleim- und Speicheldrüsen
Ncl. salivatorius inferior *(allgemein-viszeromotorisch)*	N. glossopharyngeus (IX)	A: Fasciculus longitudinalis post. aus Hypothalamus E: N. IX zur Glandula parotis
Ncl. dorsalis n. vagi *(allgemein-viszeromotorisch)*	N. vagus (X)	A: aus Ncl. solitarius und Hypothalamus E: N. X zu Brust- und Baucheingeweiden
Ncl. mesencephalicus n. trigemini *(allgemein-somatosensibel)*	N. trigeminus (V)	A: N. V3 (Fasern aus Kauapparat) E: Fasern zum Ncl. motorius n. trigemini
Ncl. principalis n. trigemini *(allgemein-somatosensibel)*	N. trigeminus (V)	A: Nn. V1–3 (epikritisch-sensible Fasern aus Kopfregion) E: Lemniscus medialis zum Thalamus
Ncl. spinalis n. trigemini *(allgemein-somatosensibel)*	N. trigeminus (V) N. glossopharyngeus (IX) N. vagus (X)	A: Nn. V1–3, IX, X (protopathisch-sensible Fasern aus Kopfregion und Pharynx) E: Lemniscus medialis zum Thalamus
Ncll. tractus solitarii *(speziell- [Geschmack] und allgemein-viszerosensibel)*	N. facialis (VII) N. glossopharyngeus (IX) N. vagus (X)	A: Nn. VII, IX, X aus Zunge (Geschmack) und Brust-/Baucheingeweiden E: zum Thalamus und zu vegetativen Hirnstammzentren
Bulbus olfactorius *(sensorisch/speziell-viszerosensibel)*	N. olfactorius (I)	A: Fila olfactoria (I) aus Riechschleimhaut E: Tractus olfactorius zur Riechrinde
Corpus geniculatum laterale *(sensorisch/speziell-somatosensibel)*	N. opticus (II)	A: N. bzw. Tractus opticus (II) aus der Retina E: Sehstrahlung zur Sehrinde
Ncll. cochleares *(sensorisch/speziell-somatosensibel)*	N. vestibulocochlearis (VIII)	A: N. VIII aus Cochlea des Innenohrs E: zentrale Hörbahn (Corpus trapezoideum, Lemniscus lat.)
Ncll. vestibulares *(sensorisch/speziell-somatosensibel)*	N. vestibulocochlearis (VIII)	A: N. VIII aus statischen Organen des Innenohrs E: zu Thalamus, Kleinhirn, Augenmuskelkernen, Rückenmark

5 Hirnstamm: Verlängertes Mark (Medulla oblongata) und Brücke (Pons)

5.2.13 Die Hirnnervenkerne: Übersicht

Die Hirnnervenkerne sind kompliziert und beim Lernen der Kummer jedes (Medizin-)Studenten. Die Kenntnis der Lokalisation der einzelnen Kerne ist für die allermeisten Belange in groben Rastern ausreichend. Schwierigkeiten macht oft die Tatsache, daß nicht nur einzelne Hirnnerven mehrere Kerne besitzen (nach diesem Kriterium wurden die vorangegangenen Kapitel gegliedert), sondern auch umgekehrt manche Kerne mehreren Hirnnerven zugeordnet werden können. Deshalb wird hier ergänzend zu den vorangegangenen Kapiteln mit Tabelle 5.1 nochmals eine Übersicht über die Kerne an sich mit ihren Faserverbindungen gegeben, um dem Lernenden dieses komplexe Gebiet leichter zu erschließen.

5.3 Weitere Kernkomplexe in Medulla oblongata und Pons

5.3.1 Olivenkernkomplex und oliväres System

Betrachtet man die Medulla oblongata von vorne, so erkennt man unmittelbar lateral der Pyramiden am Brückenunterrand auf jeder Seite eine makroskopisch olivenförmige Struktur, die *Olive* (Abb. 5.2, 9). Sie enthält im Inneren den sog.

- *Olivenkernkomplex (Ncll. olivares inferiores)*,

der für die Bewegungskoordination große Bedeutung hat. Im Horizontalschnitt imponiert dieser Kernkomplex als ein gewellt verlaufender Streifen grauer Substanz und erinnert in seiner Gestalt an einen leeren Sack, der nach dorsomedial geöffnet ist (Abb. 5.6, *1*). Die offene Seite des „Sackes" wird *Hilum* genannt, sie dient den afferenten und efferenten Fasern dazu, den Olivenkernkomplex zu erreichen bzw. zu verlassen.

Man unterscheidet morphologisch und funktionell im Olivenkernkomplex den größeren *Ncl. olivaris principalis* und die kleineren sog. *Nebenoliven (Ncl. olivaris accessorius medialis* und *Ncl. olivaris accessorius posterior)*. Weiterhin gibt es einen *Ncl. olivaris superior*, der aber mit den vorhergenannten Kernen funktionell nichts zu tun hat und als eine Umschaltstation für Fasern der Hörbahn (s. Kap. 9.11.1) dient.

Seine **Afferenzen** erhält der Olivenkernkomplex überwiegend von wichtigen motorischen Zentren. Dabei stehen im Vordergrund Projektionen aus dem Rückenmark (*Tractus spinoolivaris*) und vom *Ncl. ruber* des Mittelhirns, der für die Koordination der Motorik eine bedeutende Rolle spielt (s. S. 125), sowie Fasern vom *motorischen Kortex des Großhirns* (Kollateralen der Pyramidenbahn).

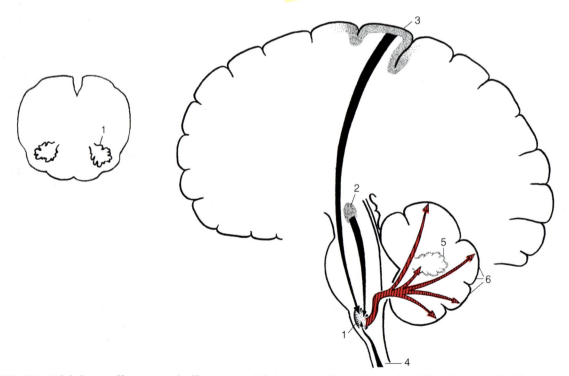

Abb. 5.6 Wichtigste afferente und efferente Projektionen des Hauptkerns der Olive (im Schnittbild links nebenstehend dargestellt). Afferenzen schwarz, Efferenzen rot.
1 Ncl. olivaris principalis, **2** Ncl. ruber, **3** motorische Großhirnrinde, **4** Rückenmark, **5** Ncl. dentatus des Kleinhirns, **6** Kleinhirnrinde.

5.3 Weitere Kernkomplexe in Medulla oblongata und Pons

Zahlenmäßig geringere Projektionen stammen auch aus den kontralateralen Kleinhirnkernen (*Tractus nucleoolivaris*).

Die **Efferenzen** hat die Olive hauptsächlich ins Kleinhirn gerichtet. Sie verlaufen als *Tractus olivocerebellaris* aus dem Hilum der Olive, *kreuzen über die Medianebene hinweg zur Gegenseite*, und laufen dann durch den unteren Kleinhirnstiel in die kontralaterale Kleinhirnhälfte. In der Kleinhirnrinde enden sie nach Abgabe von Kollateralen zu den Kleinhirnkernen als *Kletterfasern* (Näheres dazu s. Kap. 7). Eine verhältnismäßig kleine Bahn schickt die Olive auch ins Rückenmark (*Fibrae olivospinalis*). Zu den wichtigsten Faserverbindungen der Olive s. auch Abb. **5.6**.

Während der Hauptkern, Ncl. olivaris principalis, seine efferenten Fasern überwiegend in die Kleinhirn*hemisphäre* sendet, enden die Fasern aus den Nebenoliven in der sog. „Intermediärzone" (Zone am Übergang vom Wurm zur Hemisphäre) und im Kleinhirnwurm selbst. Diese Unterscheidung ist für das Verständnis der unterschiedlichen Funktion der beiden Anteile des Olivenkernkomplexes von entscheidender Bedeutung, kann aber erst nach der Besprechung des Kleinhirns richtig verstanden werden. Schon an dieser Stelle sei aber darauf hingewiesen, daß das Kleinhirn im Zentrum der Bewegungskoordination steht und seine beiden morphologisch abgrenzbaren Teile, Hemisphäre und Wurm, dabei einen völlig unterschiedlichen Stellenwert haben.

Funktion. Die Funktion der Olive ergibt sich wie diejenige aller Nervenkerne aus den Faserverbindungen. Sie kann jedoch erst vollständig nach der Besprechung des Kleinhirns verstanden werden. Deshalb muß folgendes vorweggenommen werden: Das Kleinhirn ist u.a. für die Feinabstimmung und Koordination von Bewegungsabläufen von größter Bedeutung. Hierzu bedarf es

- der kontinuierlichen Rückmeldung dessen, was in der Peripherie des Bewegungsapparates geschieht
- der Rückmeldung dessen, was vom Großhirn dieser Peripherie zugeleitet wird
- der unmittelbaren Rückkopplung (*Feedback*) der eigenen efferenten Information.

Die Olive übernimmt die beiden letztgenannten und einen Teil der ersten Aufgabe: Über die Afferenzen vom Ncl. ruber, der wiederum seine Informationen überwiegend vom Kleinhirn erhält, meldet das Olivensystem die Efferenzen des Cerebellums in einem Neuronenkreis (Kleinhirnhemisphäre – Ncl. ruber – Olive – Kleinhirnhemisphäre) an dieses zurück (vgl. Abb. **7.12**). Über die Afferenzen, die die Olive vom Kortex empfängt (Kollateralen der Pyramidenbahn), vermittelt sie dem Kleinhirn Informationen darüber, was vom Großhirn zum Rückenmark und damit letztlich zum Bewegungsapparat geleitet wird. Die afferenten Impulse, die der Olivenkernkomplex vom Rückenmark erhält, werden an das Kleinhirn weitergeleitet. Dadurch erhält das Kleinhirn Informationen über die im Bewegungsapparat konkret ablaufenden Vorgänge (doch erhält es auch zahlreiche direkte Afferenzen aus dem Rückenmark).

Insgesamt ist die Olive ein wichtiges Glied in der Kette, die für die *Koordination und Feinabstimmung von Präzisionsbewegungen* entscheidend ist.

Während der Hauptkern (Ncl. olivaris principalis) eine wichtigere Rolle bei Präzisionsbewegungen der Extremitäten- und Sprachmuskulatur spielt, sind die Nebenoliven mehr im Zusammenhang mit der Koordination der Massenbewegungen von Rumpf und Extremitäten und ähnlichen Aufgaben des Kleinhirnwurms (vgl. Kap. 7.4) zu sehen.

Klinik Läsionen der Olive haben vieles mit Kleinhirnschädigungen gemeinsam (s. Kap. 7.5), zeichnen sich aber stets durch eine geringer ausgeprägte Symptomatik aus. Als Charakteristika einer olivären Läsion werden so u.a. eine Störung des glatten Ablaufs von Bewegungen, Herabsetzung des Muskeltonus und gelegentlich Gang- und Standstörungen beschrieben. Zusätzlich findet man oft ein typisches rhythmisches Zucken (*Myoklonus*) der Gaumenmuskulatur, was als *Palatomyoklonus* bezeichnet wird.

5.3.2 Brückenkerne, Ncll. pontis

Der dicke Wulst, an dem man den Pons makroskopisch auf Anhieb erkennt, besteht nicht nur aus Fasern, sondern ebenso aus einem locker zusammengesetzten Komplex grauer Substanz, den *Brückenkernen*. Diese *Nuclei pontis* liegen relativ weit ventral im Pons und sind in die Fasermassen, die von ihnen entspringen, eingelagert. Sie erhalten ihre **Afferenzen** größtenteils über den *Tractus corticopontinus*, der Fasern aus allen Großhirnlappen, vor allem aber aus dem Frontallappen enthält. **Efferent** projizieren die Brückenkerne in die *kontralaterale* Kleinhirnhemisphäre. Diese Efferenzen bilden, nachdem sie in der Brücke *zur Gegenseite gekreuzt* haben, den mittleren Kleinhirnstiel und enden in der kontralateralen Kleinhirnhemisphäre.

Funktion. Ähnlich, aber noch wesentlich umfassender als die Olive spielt das pontine Kernsystem eine entscheidende Rolle in der Funktion des Kleinhirns. Über den Tractus corticopontinus erhalten die Ncll. pontis Informationen über Bewegungsentwürfe, die im Assoziationskortex des Großhirns ausgearbeitet wurden. Über ihre Efferenzen geben diese Kerne die erhaltenen Impulse zur weiteren Feinabstimmung an das Cerebellum weiter. Mehr über diese Zusammenhänge findet sich bei der Besprechung des Kleinhirns (Kap. 7.4).

5 Hirnstamm: Verlängertes Mark (Medulla oblongata) und Brücke (Pons)

Klinik Da die Brückenkerne das wichtigste afferente System der Kleinhirnhemisphären sind, kann ihr Ausfall klinisch die gleichen Symptome verursachen wie eine entsprechende Schädigung des Kleinhirns selbst (s. Kap. 7.5). Man muß aber hierbei berücksichtigen, daß in der ventralen Brücke, in der auch die pontinen Kerne mit den pontocerebellären Fasern liegen, die Pyramidenbahn mitten hindurch zieht. Das bedeutet, daß bei Schädigungen der pontinen Kerne meist auch die Pyramidenbahn mitbetroffen ist, was dann zu entsprechenden Lähmungen bzw. Muskelschwächen (Paresen) führen kann.

5.3.3 Ncl. gracilis und Ncl. cuneatus

An der Hinterwand der Medulla oblongata wölben sich relativ weit medial beidseits zwei Hügel hervor, die als *Tuberculum gracile* und *Tuberculum cuneatum* bezeichnet werden (Abb. 5.1, 9 und 10). Sie enthalten die beiden Kerne, in denen die gleichnamigen Bahnen der Hinterstränge, *Fasciculus cuneatus* und *Fasciculus gracilis* enden (s. Kap. 3.5.1). Sie werden deshalb auch als die

- Hinterstrangkerne

zusammengefaßt. Während im *Ncl. gracilis* die epikritische Sensibilität des *Rumpfes* und der *unteren Extremitäten* umgeschaltet wird, erhält der *Ncl. cuneatus* die epikritischen Afferenzen aus dem *Arm*- und *Halsbereich*. Die epikritische Information des *Kopfbereichs* wird über den N. trigeminus geleitet und im Ncl. principalis n. trigemini verschaltet (s. Kap. 5.2.5). Beide Hinterstrangkerne bilden als zweites Neuron der epikritisch-sensiblen Bahn eine gemeinsame Efferenz, den *Lemniscus medialis*, der noch in der Medulla oblongata im Hirnstamm zur Gegenseite kreuzt und die epikritischen Impulse an den kontralateralen Thalamus weiterleitet. Dort werden sie auf ein drittes Neuron umgeschaltet, das die sensible Information zum Großhirn weiterleitet.

Dem Lemniscus medialis schließen sich nach seiner Keuzung auf die Gegenseite die Fasern aus dem Ncl. principalis n. trigemini an, um ebenfalls zum Thalamus zu gelangen (Abb. 5.7).

Einen Teil der propriozeptiven Impulse aus der oberen Extremität, die im *Ncl. cuneatus accessorius* (ein kleines, dem Ncl. cuneatus angegliedertes Kerngebiet) verschaltet werden, leitet dieser Kern als *Tractus cuneocerebellaris* zum Kleinhirn weiter. Er ist in dieser Hinsicht eine äquivalente und ergänzende Struktur zum *Ncl. dorsalis* des Rückenmarks, der dem Kleinhirn ja nur propriozeptive Impulse aus der unteren Extremität und dem Rumpf zuleitet (s. S. 84).

5.4 Überblick über Querschnitte durch Medulla oblongata und Pons

In diesem Abschnitt geht es nicht darum, möglichst viele Einzelheiten zu beschreiben, sondern ein für die allermeisten Belange ausreichendes *Gerüst* zu geben, mit dem man sich auf den in anatomischen Atlanten, in Prüfungen, aber auch in der Klinik in Form von Computer- oder Kernspintomographien häufig präsentierten Querschnittsbildern etwas besser zurechtfindet.

Querschnitt durch die Medulla oblongata (Abb. 5.8). Man kann hier einen dorsalen Abschnitt, *Tegmentum* oder *Haube*, von einem ventralen Abschnitt unterscheiden. Im dorsalen sind die Hirnnervenkerne zu finden, im ventralen die Pyramidenbahn und die Olive. Die Pyramidenbahn (Abb. 5.8, 1) bildet den ventralsten Teil der Medulla oblongata und liegt mit ihren beiden Wülsten unmittelbar paramedian. Dorsolateral davon erkennt man den großen charakteristisch geformten Kern der Olive (Abb. 5.8, 2), der sich nach dorsomedial hin mit seinem *Hilum* öffnet. Ganz dorsomedial liegt der Ncl. gracilis (Abb. 5.8, 11), lateral davon der Ncl. cuneatus (Abb. 5.8, 12). Von ihnen aus zieht in einem großen Bogen nach ventromedial der Lemniscus medialis (Abb. 5.8, 14), der dann weiter zum Thalamus zieht. Die Lokalisation der Hirnnervenkerne wurde bereits besprochen (Ncl. spinalis n. trigemini: Abb. 5.8, 5; Ncl. ambiguus: Abb. 5.8, 6; Ncl. n. hypoglossi: Abb. 5.8, 8; Ncl. dorsalis n. vagi: Abb. 5.8, 9; Ncll. tractus solitarii: Abb. 5.8, 10). Die efferenten Fasern des dorsomedial gelegenen Ncl. n. hypoglossi ziehen quer durch das Tegmentum und treten zwischen der vorne liegenden Olive und der Pyramidenbahn als N. hypoglossus aus (XII). Dieser ist der einzige Hirnnerv, der *ventral* (genauer: *ventromedial*) der Olive aus dem Hirnstamm austritt.

Querschnitt durch den Pons (Abb. 5.9). Auch hier kann man die *Brückenhaube* (*Tegmentum*; Abb. 5.9, 2) vom ventralen Teil der Brücke (*Brückenfuß* oder *Pars basilaris pontis*; Abb. 5.9, 1) unterscheiden, der die Ncll. pontis mit ihren zu- und wegführenden Fasern sowie die Pyramidenbahn enthält. Im *Tegmentum* liegen die Hirnnervenkerne, die in ihrer Lokalisation bereits beschrieben wurden und auch aus Abb. 5.3 ersichtlich sind. Zwei Kerne, die auch in Prüfungen gerne erfragt werden, sind der Ncl. n. abducentis (Abb. 5.9, 11) und ventrolateral davon der Ncl. n. facialis (Abb. 5.9, 10). Der Ncl. n. facialis sendet seine Fasern nicht wie die anderen Hirnnerven nach ventrolateral, son-

5.4 Überblick über Querschnitte durch Medulla oblongata und Pons

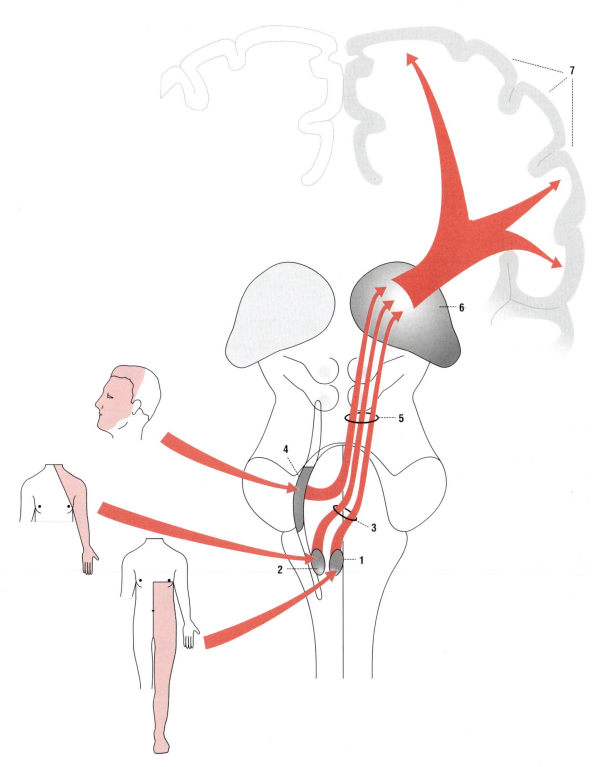

Abb. 5.7 Verlauf und Kreuzung der Fasern der epikritischen Sensibilität.
1 Ncl. gracilis (erhält epikritische Afferenzen aus der ipsilateralen Rumpf- und Beinregion), **2** Ncl. cuneatus (erhält epikritische Afferenzen aus der ipsilateralen Arm- und Halsregion). Die Fasern beider Hinterstrangkerne kreuzen zur Gegenseite (**3**). **4** Ncl. principalis n. trigemini (erhält epikritische Afferenzen aus der Gesichtsregion). Seine efferenten Fasern kreuzen ebenfalls zur kontralateralen Seite und bilden gemeinsam mit den Fasern aus den Hintersträngen den **5** Lemniscus medialis. Dieser leitet die epikritischen Impulse zum **6** Thalamus, wo sie auf ein drittes Neuron verschaltet werden, das die Impulse zum **7** somatosensiblen Kortex weiterleitet.

5 Hirnstamm: Verlängertes Mark (Medulla oblongata) und Brücke (Pons)

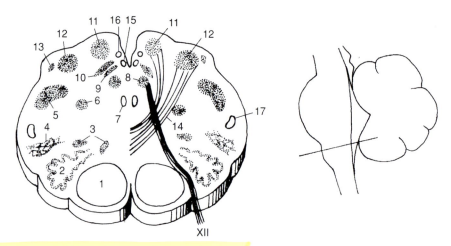

Abb. 5.8 Querschnitt durch die Medulla oblongata (Schnitthöhe nebenstehend). Graue Substanz als graue Flächen, abgrenzbare Leitungsbahnen in der weißen Substanz sind schwarz umrandet.
1 Pyramidenbahn (Tractus corticospinalis), **2** Ncl. olivaris principalis, **3** Ncl. olivaris accessorius medialis und Ncl. olivaris accessorius posterior (Nebenoliven, *medialis* nur links dargestellt), **4** Ncl. reticularis lateralis (Bestandteil der Formatio reticularis, s. Kap. 6), **5** Ncl. spinalis n. trigeminalis, **6** Ncl. ambiguus, **7** Fasciculus longitudinalis medialis (s. Kap. 6), **8** Ncl. n. hypoglossi (dessen efferente Fasern zwischen Olive und Pyramide austreten und den **XII.** Hirnnerv bilden), **9** Ncl. dorsalis n. vagi, **10** Kernkomplex der Ncll. tractus solitarii, **11** Ncl. gracilis, **12** Ncl. cuneatus, **13** Ncl. cuneatus accessorius, **14** Lemniscus medialis (kreuzt in der Decussatio lemnisci medialis zur Gegenseite, nur in der rechten Bildhälfte dargestellt), **15** Fasciculus longitudinalis medialis (siehe Kap. 6), **16** Fasciculus longitudinalis posterior (siehe Kap. 6). **17** Tractus spinothalamicus. Besonders wichtige Strukturen sind als solche im Text angesprochen.

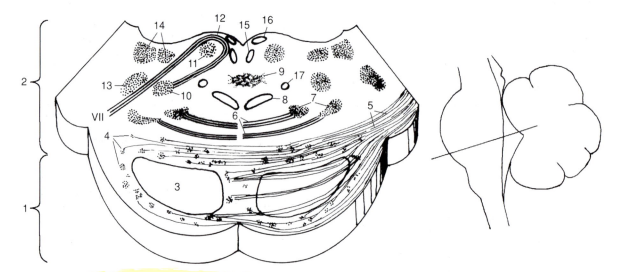

Abb. 5.9 Querschnitt durch den Pons (Schnitthöhe nebenstehend). Graue Substanz als graue Flächen, abgrenzbare Leitungsbahnen in der weißen Substanz sind schwarz umrandet.
1 Brückenfuß (Pars basilaris pontis), **2** Brückenhaube (Tegmentum pontis), **3** Pyramidenbahn (Tractus corticospinalis), **4** Ncll. pontis, **5** Fibrae pontis transversae (pontocerebelläre Bahnen von den Brückenkernen zum Kleinhirn, nur von der linken Bildhälfte ausgehend dargestellt), **6** Corpus trapezoideum mit **7** Ncl. corporis trapezoidei (Bestandteil der Hörbahn, s. Kap. 9), **8** Lemniscus medialis, **9** Formatio reticularis (s. Kap. 6), **10** Ncl. n. facialis, der mit seinen efferenten Fasern um den **11** Ncl. n. abducentis herumzieht (**12** inneres Fazialisknie), um anschließend den **VII.** Hirnnerv zu bilden, **13** Ncl. spinalis n. trigemini, **14** Ncl. vestibularis medialis und Ncl. vestibularis lateralis, **15** Fasciculus longitudinalis medialis (s. Kap. 6), **16** Fasciculus longitudinalis posterior (s. Kap. 6), **17** Tractus spinothalamicus. Besonders wichtige Strukturen sind als solche im Text angesprochen.

dern nach dorsomedial, wo sie dann in einem Bogen (sog. *inneres Fazialisknie*, das am Boden der Rautengrube als *Colliculus facialis* sichtbar ist) um den Abduzenskern herumziehen, um dann von dort nach ventrolateral zu verlaufen und den Hirnstamm zu verlassen (Abb. **5.9**, *12* und *VII*). In der Mitte sieht man die Fasern des *Corpus trapezoideum* (Abb. **5.9**, *6*; Beginn der zentralen Hörbahn) und etwas dorsal davon den *Lemniscus medialis*, der als große sensible Bahn zum Thalamus zieht (Abb. **5.9**, *8*). Dorsolateral davon zieht der Tractus spinothalamicus nach oben (Abb. **5.9**, *17*). Im *Brückenfuß* (*Pars basilaris pontis*), liegen neben der Pyramidenbahn (Abb. **5.9**, *3*) die Ncll. pontis (Abb. **5.9**, *4*), umgeben von kortikopontinen und pontocerebellären Fasermassen (Abb. **5.9**, *5*) als afferente bzw. efferente Bahnen dieser Kerne.

5.5 Zusammenfassung

Medulla oblongata und Pons bilden gemeinsam mit dem Cerebellum das *Rhombencephalon*. Dieses geht ohne scharfe Grenze nach kaudal in das Rückenmark über und grenzt kranial an das Mittelhirn. Markante Außenstrukturen sind ventral die beiden *Pyramiden*, lateral anschließend die *Oliven* sowie darüber die den *Brückenfuß* bildenden, querverlaufenden Fasermassen des *Pons*. Dorsal kann man als *Tuberculum cuneatum* und *Tuberculum gracile* die Hinterstrangkerne erkennen. Medulla und Pons bilden den Boden des *vierten Ventrikels* (*Rautengrube*), dessen Dach vom Kleinhirn gebildet wird.

Zahlreiche Nervenkerne sind in Medulla oblongata und Pons zu finden, wobei die dort befindlichen **Hirnnervenkerne** den größten (und leider auch besonders komplizierten) Anteil ausmachen. Sie sind in etwa so im Hirnstamm angeordnet, daß die *somatomotorischen* Kerne mehr medial, und die *somatosensiblen* bzw. *sensorischen* Kerne mehr lateral liegen. Die viszeromotorischen (auch die speziell-viszeromotorischen) und viszerosensiblen Kerne liegen dazwischen. Im Hirnstamm befinden sich die Kerne des III. bis XII. Hirnnervs (der Kern des II. liegt im Zwischenhirn und der des I. an der Basis des Großhirns). Viele der hier besprochenen Hirnnerven haben mehr als eine Leitungsqualität und deshalb mehr als einen Kern. In Stichworten:

- **N. oculomotorius (III)** – *Ncl. n. oculomotorii* (somatomotorisch: äußere Augenmuskeln mit Ausnahme des M. rectus lateralis und des M. obliquus superior); *Ncl. accessorius n. oculomotorii* (*Edinger-Westphal*) (allgemein-viszeromotorisch: parasympathische Versorgung der inneren Augenmuskeln).
- **N. trochlearis (IV)** – *Ncl. n. trochlearis* (somatomotorisch: M. obliquus superior am Auge).
- **N. trigeminus (V)** – *Ncl. motorius n. trigemini* (speziell-viszeromotorisch: Kaumuskulatur); *Ncl. spinalis*, *Ncl. principalis* und *Ncl. mesencephalicus n. trigemini* (sensibel: Gesicht, Zunge).
- **N. abducens (VI)** – *Ncl. n. abducentis* (somatomotorisch: M. rectus lateralis am Auge).
- **N. facialis (VII)** – *Ncl. n. facialis* (speziell-viszeromotorisch: mimische Muskulatur); *Ncl. salivatorius superior* (allgemein-viszeromotorisch: Speicheldrüsen); *Ncll. tractus solitarii* (speziell-viszerosensibel = sensorisch: Geschmack).
- **N. vestibulocochlearis (VIII)** – *Ncll. cochleares* (speziell-somatosensibel = sensorisch: Gehör); *Ncll. vestibulares* (speziell-somatosensibel: Lage- und Gleichgewichtssinn).
- **N. glossopharyngeus (IX)** – *Ncl. ambiguus* (speziell-viszeromotorisch: Schlundmuskulatur); *Ncl. salivatorius inferior* (allgemein-viszeromotorisch: Glandula parotis); *Ncl. spinalis n. trigemini* (somatosensibel: Rachen und Zunge); *Ncll. tractus solitarii* (speziell- und allgemein-viszerosensibel: Geschmack sowie Chemo- und Mechanorezeptoren der A. carotis).
- **N. vagus (X)** – *Ncl. ambiguus* (speziell-viszeromotorisch: Schlund- und Kehlkopfmuskulatur); *Ncl. dorsalis n. vagi* (allgemein-viszeromotorisch: parasympathische Versorgung von Hals-, Brust- und Bauchorganen); *Ncl. spinalis n. trigemini* (somatosensibel: Teil des Außenohrs); *Ncll. tractus solitarii* (allgemein-viszerosensibel: Brust- und Baucheingeweide, Mechanorezeptoren).
- **N. accessorius (XI)** – *Ncl. n. accessorii* (somatomotorisch: M. sternocleidomastoideus und M. trapezius). Lokalisation im Zervikalmark.
- **N. hypoglossus (XII)** – *Ncl. n. hypoglossi* (somatomotorisch: Zungenmuskulatur).

Alle allgemein-viszeromotorischen (Hirnnerven-)Kerne des Hirnstamms sind parasympathisch. Sympathische Zentren gibt es nur im Rückenmark (thorakal, lumbal).

Besonders **wichtige Leitungsbahnen** im Zusammenhang mit den Hirnnervenkernen sind der *Lemniscus medialis* (leitet u. a. die sensiblen Impulse aus dem Trigeminuskernkomplex und den Hinterstrangkernen zum kontralateralen Thalamus), der *Lemniscus lateralis* (leitet die auditorischen Impulse aus den Cochleariskernen als Bestandteil der zentralen Hörbahn) und der *Tractus vestibulospinalis* als extrapyramidalmotorische Bahn, die im Rückenmark zur Erregung der Streckermotoneurone und Hemmung der Flexorenmotoneurone führt.

Außer den Hirnnervenkernen sind noch weitere Komplexe grauer Substanz in Medulla und Pons zu finden. Ganz ventral (lateral der Pyramidenbahn) befindet sich der **Olivenkernkomplex**. Der größte Teil davon steht als wichtiges motorisches Zentrum eng mit dem Rückenmark, dem Ncl. ruber des Mittelhirns und dem Motokortex (afferent) sowie dem Cerebellum (efferent) in Verbindung und stellt damit eine wichtige Relaisstation in neuronalen Schaltkreisen dar, die für die Bewegungskoordination Bedeutung haben.

Ein weiterer wichtiger Kernkomplex sind die **Brückenkerne**. Sie liegen im ventralen Abschnitt des Pons und bilden die Umschaltstelle für die Impulse, die vom Großhirnassoziationskortex zum Kleinhirn gelangen

5 Hirnstamm: Verlängertes Mark (Medulla oblongata) und Brücke (Pons)

sollen. Diese Kerne sind mit ihren in die jeweils kontralaterale Kleinhirnhemisphäre gerichteten Projektionen das quantitativ wichtigste afferente System des Cerebellums und haben deshalb für dessen Funktion herausragende Bedeutung.

Schließlich befinden sich noch an der Dorsalseite der Medulla oblongata die **Hinterstrangkerne**, *Ncl. gracilis* und *Ncl. cuneatus*. Hier endet die Hinterstrangbahn des Rückenmarks (epikritische Sensibilität). Die entsprechenden Impulse werden von hier aus zum kontralateralen Thalamus weitergeleitet.

Im **Querschnitt der Medulla oblongata** sind als besonders markante Strukturen ventral paramedian die Pyramiden zu nennen (kortikospinale Bahn), lateral daneben die Oliven als gefaltetes Zellband. Zwischen beiden tritt der N. hypoglossus aus. Dorsal liegen die Hinterstrangkerne paramedian. Im **Querschnitt des Pons** sind ventral wieder die Pyramidenbahnen zu sehen, zusammen mit den Brückenkernen und deren zu- und wegführenden Fasern. Der Abschnitt dorsal davon wird als *Tegmentum* bezeichnet und enthält die pontinen Hirnnervenkerne.

Wiederholungsfragen

Wiederholungsfragen zum Hirnstamm finden sich im Rahmen der **Fallbeispiele** zum Gehirn in Kap. 14.4. Es empfiehlt sich, sie nach Durcharbeiten aller Gehirnkapitel zusammenhängend zu bearbeiten.

Weiterführende Literatur

Allgemeines

Daniels, D. L., L. P. Mark, J. Ulmer, E. F. Maas, J. A. Borne, G. W. Calderwood: Understanding the brain stem. Neuroimaging Clinics of North America 8 (1998) 55–68.
Jennes, L., H. H. Traurig, P. M. Conn: Atlas of the Human Brain. J. B. Lippincott Comp., Philadelphia 1995.
Williams, P. L., L. H. Bannister, M. M. Berry, P. Collins, M. Dyson, J. E. Dussek, M. W. J. Ferguson: Gray's Anatomy, pp 1011–1026. Churchill Livingstone, New York – Edinburgh – London 1995.

Hirnnervenkerne

Baloh R. W., V. Honrubia: Clinical Neurophysiology of the Vestibular System. F. A. Davis, Philadelphia, 1990.
Brodal, A.: The Cranial Nerves. In: Brodal, A.: Neurological Anatomy in Relation to Clinical Medicine, pp 448–577. Oxford Univ. Press, New York – Oxford 1981.
Dodd, J., J. P. Kelly: Trigeminal system. In: Kandel, E. R., J. H. Schwartz, T. M. Jessell: Principles of Neural Science, pp 701–710. Elsevier, New York – Amsterdam 1991.
Garrison, D. W.: Cranial Nerves. Charles Thomas Publ., Springfield 1986.
Isokawa-Akesson, M., B. R. Komisaruk: Difference in projections to the lateral and medial facial nucleus: anatomically separate pathways for rhythmical vibrissa movements in rats. Exp. Brain Res. 65 (1987) 385–398.
Laine, F. J., W. R. K. Smoker: Anatomy of the cranial nerves. Neuroimaging Clinics of North America 8 (1998) 69–100.
Mehler, W. R., J. A. Robertone: Anatomy of the vestibular nucleus complex. In: Paxinos, G. (ed.): The Rat Nervous System, Vol. 2, pp 185–220. Academic Press, Sidney – San Diego – New York 1985.
Rolle, L. W., J. P. Kelly: The Brain stem: cranial nerve nuclei and the monoaminergic systems. In: Kandel, E. R., J. H. Schwartz, T. M. Jessell: Principles of Neural Science, pp 683–700. Elsevier, New York – Amsterdam 1991.
Schröder, H.: Functional anatomy of the spinal trigeminal nucleus. In: Caplan, L. R., H. C. Hopf: Brain-Stem Localization and Function, pp 165–173. Springer, Berlin – Heidelberg 1993.
Trepel, M., M. Weller, D. Petersen, J. Dichgans: Voluntary facial palsy with a pontine lesion. J. Neurol. Neurosurg. Psychiatr. 61 (1996) 531–533.

Oliva und Ncll. pontis

Brodal, P., J. G. Bjaalie: Salient anatomic features of the cortico-ponto-cerebellar pathway. Progress in Brain Research 114 (1997) 227–249.
Glickstein, M.: Mossy-fibre sensory input to the cerebellum. Progress in Brain Research 114 (1997) 251–259
Kennedy, P. R.: Light labelling of red nucleus neurons following an injection of peroxidase-conjugated wheat germ agglutinin into the inferior olivary nucleus of the rat. Neurosci. Lett. 74 (1987) 262–268.
Ruigrok, T. J.: Cerebellar nuclei: the olivary connection. Progress in Brain Research 114 (1997) 167–192.
Welsh, J. P., R. Llinas: Some organizing principles for the control of movement based on olivocerebellar physiology. Progress in Brain Research 114 (1997) 449–461.

Hinterstrangkerne

(siehe auch unter Allgemeines)
Berkley, K. J., R. J. Budell, A. Blomqvist, M. Bull: Output systems of the dorsal collumn nuclei in the cat. Brain Res. Rev. 11 (1986) 199–225.

5 und 6 Hirnstamm

6 Mittelhirn (Mesencephalon)

6.1 Abgrenzung, äußere Gestalt und Gliederung

Das Mittelhirn beginnt kaudal mit dem Ende der querverlaufenden Fasermassen des Pons und grenzt apikal an das Zwischenhirn, gegen das es ventral mit dem Beginn der *Corpora mamillaria* (die bereits zum Hypothalamus im Zwischenhirn gehören) und dorsal mit dem Ende der *Vierhügelplatte* abgegrenzt ist (vgl. hierzu und auch im folgenden Abb. **5.1** und **5.2**).

Von **vorne** (s. Abb. **5.2**) sieht man am Mittelhirn die beiden Hirnschenkel (*Crura cerebri*, auch *Pars anterior pedunculi cerebri*; Abb. **5.2**, *11*). Dies sind große Faserbündel, die absteigende Bahnen vom Kortex zur Brücke, zu den Hirnnervenkernen und ins Rückenmark führen. Zwischen den beiden Hirnschenkeln befindet sich die *Fossa interpeduncularis* (auch: *Fossa intercruralis*), die zu den sog. *Liquorzisternen* gehört (Abb. **5.2**, *12*; vgl. Kap. 10.2.4). In dieser Vertiefung tritt der *N. oculomotorius* (III. Hirnnerv) aus dem Mittelhirn aus.

Von **dorsal** her (Abb. **5.1**) sieht man auf die markante *Vierhügelplatte* (auch *Tectum, Lamina tecti* oder *Lamina quadrigemina*). Sie besteht aus zwei oberen und zwei unteren Hügeln (*Colliculi superiores* und *Colliculi inferiores*[1]; Abb. **5.1**, *18* und *19*). Oben an die Vierhügelplatte schließt sich vor dem Zwischenhirn noch die kleine, aus einigen Kerngruppen bestehende *Area pretectalis* an (Abb. **5.1**, *23*), die im visuellen System eine Rolle spielt (Pupillenreflex). Unterhalb der Colliculi inferiores tritt der N. trochlearis (IV) als *einziger Hirnnerv an der Dorsalseite* des Hirnstamms aus. Von den unteren Hügeln laufen ebenso wie von den oberen große gut sichtbare Faserbündel nach lateral und rostral zum Thalamus, die als *Brachium colliculi superioris* und *Brachium colliculi inferioris* bezeichnet werden (sog. „Bindearme"; Abb. **5.1**, *20* und *21*).

Im **Querschnittsbild** sieht man die Gliederung in die drei *Abschnitte* oder *Schichten* des Mittelhirns (Abb. **6.1**): Ganz ventral liegen die beiden *Hirnschenkel* (*Crura cerebri*, Abb. **6.1**, *1*), denen im Pons der Brückenfuß und in der Medulla oblongata die Pyramiden entsprechen und in denen auch hier kortikospinale, kortikonukleäre und kortikopontine Fasern kaudalwärts laufen. Die dahinterliegende Schicht ist das *Tegmentum*[2] *mesencephali* (Abb. **6.1**, *2*), das wie im Rhombencephalon Hirnnervenkerne, aber auch einige andere wichtige Kernareale und Leitungsbahnen enthält. Sie sind in Abb. **6.1** zu sehen, werden aber, soweit von besonderer Bedeutung, erst in den folgenden Abschnitten besprochen. Crus cerebri und Tegmentum werden auch unter dem Begriff *Pedunculus cerebri* zusammengefaßt. Wo das Tegmentum nach hinten hin endet, findet man in der Mitte einen Hohlraum, der dem *Aqueductus mesencephali* entspricht, welcher den dritten mit dem vierten Ventrikel verbindet (Abb. **6.1**, *18*). Dies ist die engste Stelle des Liquorsystems und kann auf Grund dessen klinische Bedeutung gewinnen (s. S. 239). Dorsal davon befindet sich dann die Schicht der *Vierhügelplatte*, das *Tectum*[3] *mesencephali* (Abb. **6.1**, *3*), das das Tegmentum von dorsal her bedeckt. Unmittelbar dorsal sitzt den Hirnschenkeln ein breiter, dunkler Kernkomplex auf, die *Substantia nigra* (Abb. **6.1**, *4*), die funktionell für bestimmte Komponenten der Motorik besonders wichtig ist. Dorsal von ihr liegt mitten im Tegmentum ein großer, runder Kernkomplex, der *Ncl. ruber*, der u.a. eine wichtige Rolle in der Extrapyramidalmotorik spielt (Abb. **6.1**, *5*).

Wie im Rhombencephalon ist auch im Mesencephalon eine Gliederung des embryonalen Neuralrohrs in *Grund-* und *Flügelplatte* (motorisch und sensibel) annähernd erhalten geblieben: Im Tegmentum findet man überwiegend motorische Hirn-

---
[1] colliculus (lat.) = kleiner Hügel
[2] tegmentum (lat.) = Haube
[3] tectum (lat.) = Dach

6 Hirnstamm: Mittelhirn (Mesencephalon)

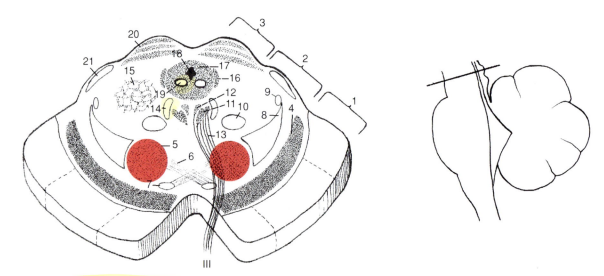

Abb. 6.1 Querschnitt durch das Mittelhirn in Höhe der Colliculi superiores (Schnitthöhe rechts dargestellt). Graue Substanz als graue Flächen, abgrenzbare Leitungsbahnen in der weißen Substanz sind schwarz umrandet. **1–3** Schichtengliederung des Mittelhirns: **1** Crus cerebri (auch: Pars anterior pedunculi cerebri, Hirnschenkel), **2** Tegmentum mesencephali, **3** Tectum mesencephali (Vierhügelplatte). Dem **1** Crus cerebri liegt dorsal die **4** Substantia nigra an. **5** Ncl. ruber, dessen **6** efferente Fasern z. T. auf die Gegenseite kreuzen, um dort als **7** Tractus rubrospinalis ins Rückenmark herabzuziehen. Laterodorsal des Ncl. ruber zieht der **8** Lemniscus medialis (leitet somatosensible Impulse zum Thalamus). **9** Tractus spinothalamicus, **10** Tractus tegmentalis centralis. **11** Okulomotoriuskernkomplex (mit **12** Ncl. accessorius n. oculomotorii = Ncl. Edinger-Westphal), dessen efferente Fasern den **13** dritten Hirnnerv (**III**) bilden, der vorne das Mittelhirn in der Fossa interpeduncularis verläßt (nur einseitig dargestellt). **14** Fasciculus longitudinalis medialis (dient hauptsächlich der internukleären Verschaltung von Hirnnervenkernen), **15** Formatio reticularis. **16** Ncl. mesencephalicus n. trigemini, **17** Substantia grisea periaqueductalis (periaquäduktales Grau). **18** Aqueductus mesencephali, **19** Fasciculus longitudinalis posterior (wichtigste efferente Bahn vegetativer Steuerzentren im Hypothalamus), **20** schichtartige Anordnung der grauen Substanz in den oberen Hügeln, **21** Brachium colliculi inferioris (unterer Bindearm).

nervenkerne und weitere motorische Zentren, während das Tectum nur im Dienst sensibler Verschaltungen steht.

6.2 Tectum mesencephali

Die *Vierhügelplatte* (*Lamina tecti, Lamina quadrigemina*), die das Tectum bildet, gliedert sich in zwei obere Hügel (*Colliculi superiores*) und zwei untere Hügel (*Colliculi inferiores*). Die Colliculi superiores sind ein optisches Reflexzentrum, während die Colliculi inferiores ein Teil der Hörbahn sind.

6.2.1 Colliculi superiores

Die oberen zwei Hügel enthalten Kerne bzw. Zellschichten, die bei der Verschaltung bestimmter optischer Reflexe eine wichtige Rolle spielen. Schädigungen dieser Region haben keine Ausfälle der *Bilderkennung* – wie es z.B. bei Läsionen der Sehrinde im Okzipitallappen der Fall ist (s. Kap. 9.10.1) –, sondern solche der reflektorischen *Augenbewegungen* und ggf. der Augenschutzreflexe zur Folge.

Afferenzen erhalten die oberen Hügel über ihre makroskopisch sichtbare Verbindung mit dem Zwischenhirn (*Brachium colliculi superioris*, „oberer Bindearm") direkt von der Retina über den N. opticus bzw. Tractus opticus, wobei diese visuellen Afferenzen vor allem *sich rasch ändernde* optische Reize vermitteln. Weitere Afferenzen kommen von der Großhirnrinde (*Tractus corticotectalis*), im besonderen vom frontalen Augenfeld und von der Sehrinde des Okzipitallappens (aber auch von der Hörrinde), vom Rückenmark (*Tractus spinotectalis*) und von den Colliculi inferiores. Die **Efferenzen** der Colliculi superiores ziehen hauptsächlich zu Hirnnervenkernen (vor allem zu den okulomotorischen Kernen und zum Ncl. n. facialis), zur Formatio reticularis (vor allem okulomotorische Steuerzentren, s. Kap. 6.3.4) und ins Rückenmark.

Funktion. Die Colliculi superiores spielen eine wesentliche Rolle beim Zustandekommen von *Sakkaden* (schnelle Augeneinstellbewegungen, um den Blick auf bestimmte Ziele zu richten). Weiterhin kann man generell den oberen Hügeln eine wichtige Funktion bei Orientierungsbewegungen von Augen und Kopf zuschreiben. Dies kann sich sowohl auf Ab- als auch auf Zuwendungsbewegungen beziehen. So sind z.B. die afferente Verbindung von der Hörrinde und den Colliculi inferiores sowie die efferente Verbindung zum Rückenmark und zu den okulomotorischen Kernen Teile von Schaltkreisen, die bewirken, daß Kopf und Augen sich in Richtung eines Geräusches wenden. Die afferente Verbindung mit der Retina (N. opticus) und die efferenten Fasern zum Ncl. n. facialis und wiederum ins Rückenmark sorgen für den Lidschlußreflex bei plötzlich auftretenden, näherkommenden visuellen Reizen und ggf. das entsprechende Abwenden des Kopfes. Wahrscheinlich wird auch der *Akkommodationsreflex* des Auges über die oberen Hügel verschaltet.

6.2.2 Colliculi inferiores

In den Kernen der unteren Hügel werden die meisten (aber nicht alle) Fasern der Hörbahn noch einmal verschaltet. Dabei handelt es sich um die Fasern, die vorher im *Lemniscus lateralis* durch das Rhombencephalon gezogen sind, um anschließend von den Colliculi inferiores aus über die makroskopisch sichtbare Verbindung zum Thalamus (*Brachium colliculi inferioris*, „unterer Bindearm") zum *Corpus geniculatum mediale* (einem Teil des Thalamus) zu verlaufen. Dort werden die auditorischen Impulse auf das letzte Neuron der Hörbahn verschaltet, das dann zur *primären Hörrinde* in den Temporallappen zieht.

Ganz anders also als bei den oberen Hügeln liegt hier eine unverzichtbare Teilstation einer sensorischen Bahn vor, bei deren Schädigung es zu entsprechenden einseitigen, kontralateralen Hör*minderungen* kommt (nicht zu völligen Hör*verlusten*, da die Fasern z. T. auch ungekreuzt verlaufen, vgl. Kap. 9.11.1).

6.3 Tegmentum mesencephali

Die im Mittelhirn befindlichen Kerne des III. und IV. Hirnnervs werden in Kap. 5.2.3 und 5.2.4 besprochen.

6.3.1 Ncl. ruber

Dieser Kern ist schon makroskopisch als großer, runder und rötlich gefärbter[4] Komplex etwa in der Mitte des Tegmentums zu sehen (Abb. **6.1**, *5*). Die Färbung kommt durch den hohen Eisengehalt der dort lokalisierten Perikaryen zustande. Man teilt den Kern histologisch in einen großzelligen (*Pars magnocellularis*) und einen kleinzelligen Anteil (*Pars parvocellularis*) ein. Der Ncl. ruber ist eine wichtige Schaltstelle im motorischen System und liefert mit seiner Projektion ins Rückenmark selbst einen wichtigen Anteil des *sog. extrapyramidalmotorischen Systems* (= motorische Bahnen, die außerhalb der Pyramidenbahn ins Rückenmark ziehen).

Seine wichtigsten **Afferenzen** empfängt der Ncl. ruber in erster Linie über gekreuzte Fasern von der kontralateralen Kleinhirnhemisphäre (*Fibrae cerebellorubrales*, Abb. **6.2**, *3*) und weiterhin über ungekreuzte Fasern vom (vorwiegend ipsilateralen) Großhirnkortex (*Fibrae corticorubrales*, Abb. **6.2**, *2*). Die Afferenzen aus dem Kleinhirn stammen zum einen aus dem phylogenetisch jüngeren *Ncl. dentatus* und sind Bestandteile eines Schaltkreises, der für die glatte und präzise Ausführung von Willkürbewegungen sorgt (vgl. S. 154). Zum anderen stammen die Afferenzen aus dem Kleinhirn aus dem phylogenetisch älteren *Ncl. emboliformis* und sind Bestandteile von Schaltkreisen, die für Körperhaltung und Muskeltonus Bedeutung haben (s. Kap. 7).

Die **Efferenzen** des Kerns sind vor allem ins Rückenmark, in die Formatio reticularis und in die Olive gerichtet (Abb. **6.2**, *4–6*). Die entsprechenden Bahnen heißen dann *Tractus rubrospinalis*, *Tractus rubroreticularis* und *Tractus rubroolivaris*. Über den *Tractus rubrospinalis* nimmt der Kern direkten Einfluß auf die (Extrapyramidal-) Motorik. Diese Bahn *kreuzt* noch in Höhe des Tegmentums auf die Gegenseite, um dann in unmittelbarer Nachbarschaft des Tractus corticospinalis lateralis (Pyramidenbahn) ins Rückenmark hinabzuziehen. Dort endet er im Vorderhorn vor allem an den Motoneuronen der *Flexoren*, auf die er exzitatorisch wirkt. Hierbei beeinflußt er als einzige extrapyramidale Bahn bevorzugt die Motoneurone der distalen Extremitätenmuskeln. Der Tractus rubrospinalis soll beim Menschen nur relativ schwach ausgebildet sein. Über den *Tractus rubroreticularis* werden ebenfalls, allerdings indirekt, motorische Impulse des Ncl. ruber in Richtung Rückenmark weitergeleitet, da auch die Formatio reticularis extrapyramidale Efferenzen ins Rückenmark hat (s. u.). Über den *Tractus rubroolivaris*, der die größte Efferenz des Ncl. ruber darstellt und im *Tractus tegmentalis centralis* (*zentrale Haubenbahn*, s. u.) verläuft, schickt der Ncl. ruber in einer „Feedback"-Neuronenschleife Informationen (mit im weitesten Sinne „motorischen Impulsen") zur Olive, die von dort zur Kleinhirnrinde, von dort dann wiederum zu den Kleinhirnkernen und von hier wieder zurück zum Ncl. ruber oder zum Thalamus gelangen (s. Abb. **7.12**). Auf jeder dieser Stufen erfolgt eine Modifikation und Bearbeitung dieser Information, die dann letzten Endes vom

---
[4] ruber, rubra (lat.) = rot

6 Hirnstamm: Mittelhirn (Mesencephalon)

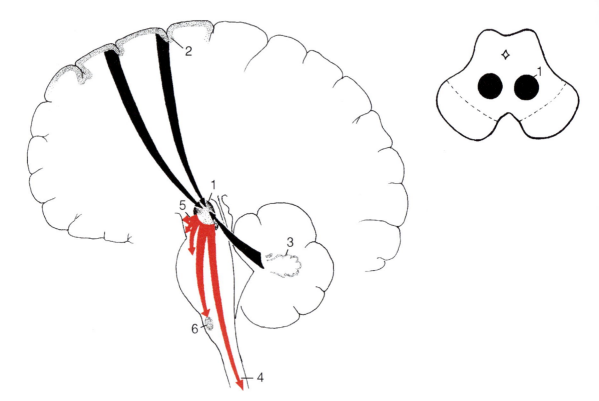

Abb. 6.2 Wichtigste afferente und efferente Projektionen des Ncl. ruber. Afferenzen schwarz, Efferenzen rot. Rechts oben die Lage des Ncl. ruber im Tegmentum des Mittelhirns. **1** Ncl. ruber. Er erhält Afferenzen aus dem **2** ipsilateralen Großhirnkortex (vor allem dem prämotorischen Kortex) als Fibrae corticorubrales und dem **3** kontralateralen Kleinhirn (vor allem dem Ncl. dentatus und Ncl. emboliformis) als Fibrae cerebellorubrales. Efferente Projektionen sind ins **4** Rückenmark, in die **5** Formatio reticularis und zur **6** Olive gerichtet.

Kleinhirn über den Thalamus zum Großhirn (s. u.) und dann in Richtung Rückenmark geleitet wird. Der Ncl. ruber nimmt also auf diese Weise einen komplexen modulierenden Einfluß sowohl auf die Extrapyramidal- als auch auf die Pyramidalmotorik.

Klinik Eine Schädigung des Ncl. ruber führt auf der kontralateralen Seite zu einem *Intentionstremor* (also einem Zittern bei Annäherung an das Bewegungsziel; Tremor = Zittern) und einer Verminderung des Muskeltonus. Diese Symptome treten auch bei Kleinhirnschädigungen auf (vgl. Kap. 7.5) und weisen somit auf eine Funktionsstörung im Neuronenkreis Kleinhirn – Ncl. ruber – Olive – Kleinhirn hin. Weiterhin beobachtet man sog. *choreatisch-athetotische Bewegungen* (unkontrollierte, ausfahrende und auch langsame, nicht beeinflußbare, schraubenförmige Bewegungen und Verrenkungen). Diese Symptome werden vor allem auf eine Schädigung des rubroretikulären Systems zurückgeführt, das auf die spinale Motorik offensichtlich hemmende Einflüsse ausüben kann. Schließlich findet man bei Läsionen des Ncl. ruber auch meist Ausfallserscheinungen des III. Hirnnervs, weil dessen Fasern auf ihrem Weg vom Ncl. n. oculomotorii zur Austrittsstelle aus dem Gehirn den Ncl. ruber durchziehen (vgl. Abb. **6.1**, *13*).

6.3.2 Substantia nigra

Dies ist ein funktionell und klinisch sehr wichtiges Kerngebiet. Es liegt an der Grenze von Hirnschenkeln und mesencephalem Tegmentum (Abb. **6.1**, *4*). Die schwarze Farbe des Kerns[5] kommt durch den hohen Gehalt an Melanin in den Perikaryen zustande und führt dazu, daß man den Kern in Mittelhirnquer- oder -längsschnitten stets gut erkennen und abgrenzen kann. Die Substantia nigra ist fundamental in das Verschaltungssystem derjenigen Hirnzentren eingebunden, die die Motorik beeinflussen und liefert so einen wesentlichen Anteil an der Kontrolle und Modulation von Bewegungsimpulsen und -abläufen.

Mikroskopisch lassen sich in der Substantia nigra eine *Pars compacta* und eine *Pars reticulata* voneinander abgrenzen. Die beiden Zonen sind auch funktionell und hinsichtlich ihrer Faserverbindungen unterschiedlich, worauf hier jedoch nicht ausführlicher eingegangen wird. Der Schwerpunkt der folgenden Betrachtungen richtet sich auf die Pars compacta der Substantia nigra. Die Pars reticularis ist funktionell und anatomisch dem medialen Pallidumsegment sehr ähnlich (s. Kap. 9.2.3).

---

[5] niger, nigra (lat.) = schwarz, dunkel

Tegmentum mesencephali 6.3

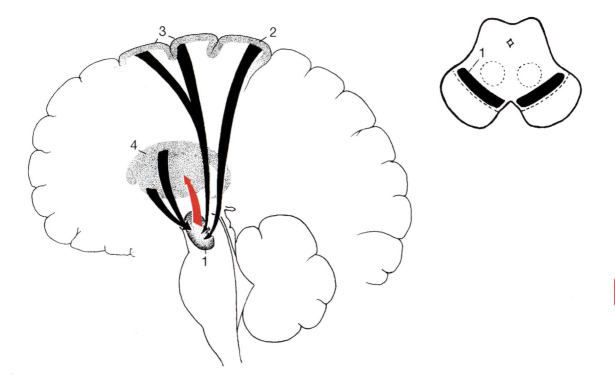

Abb. 6.3 Wichtigste afferente und efferente Projektionen der Substantia nigra. Afferenzen schwarz, Efferenzen rot. Rechts oben die Lage der Substantia nigra dorsal der Crura cerebri.
1 Substantia nigra. Sie erhält Afferenzen vom **2** motorischen (präzentralen) und vom **3** prämotorischen Großhirnkortex (Fibrae corticonigrales) sowie vom **4** Striatum (Fibrae strionigrales). Der Hauptteil der Efferenzen ist gleichfalls ins Striatum gerichtet.

Ihre **Afferenzen** erhält die Substantia nigra vor allem von zwei Zentren: zum einen vom *Striatum* (ein großer, für die Motorik wichtiger Kernkomplex im Großhirnmarklager) und zum anderen von der *Großhirnrinde*. Die Afferenzen von der Großhirnrinde kommen vor allem vom *motorischen Kortex* und vom *prämotorischen Kortex* (vor dem Motokortex gelegenes, für die Bewegungsvorbereitung wichtiges Kortexareal). Die entsprechenden Fasersysteme heißen *Fibrae strionigrales* und *Fibrae corticonigrales* (vgl. Abb. **6.3**, 2–4).

Efferent ist die Substantia nigra vor allem mit starken Faserbündeln über die *Fibrae nigrostriatales* mit dem Striatum verbunden (Abb. **6.3**, 4), wo sie mit ihrem Transmitter *Dopamin* vorwiegend (aber nicht ausschließlich) hemmend wirkt. Über die nigrostriatalen Bahnen hemmen die *dopaminergen* Fasern die Aktivität der Neurone des Striatums, die einen *inhibitorischen Effekt auf motorische Impulse* des Großhirns haben. Somit wird der Substantia nigra eine wesentliche **Funktion** für den *Bewegungsantrieb* bzw. die *Bewegungsinitiation* zugeschrieben. Darüber hinaus spielt sie wahrscheinlich eine wichtige Rolle bei der Verarbeitung afferenter Sinnesimpulse, wobei ihre Impulse eine *psycho-* oder *lokomotorische Reaktion* auf diese Sinnesreize fördern.

Über efferente Faserverbindungen mit der Formatio reticularis nimmt der Kernkomplex indirekt (über die retikulospinale Bahn) Einfluß auf die *extrapyramidale Motorik* und damit auch auf den generellen Muskeltonus. Fasern zum Thalamus sollen indirekt die *pyramidale Motorik* beeinflussen (da die Teile des Thalamus, die Afferenzen von der Substantia nigra empfangen, wiederum starke Projektionen zum motorischen und prämotorischen Kortex haben). Weiterhin nimmt die Substantia nigra zusammen mit dopaminergen Fasern anderer Herkunft durch Projektionen ins *limbische System* (Kap. 9.5) auch Einfluß auf *psychische Vorgänge*.

Klinik Die Substantia nigra hat in der Klinik eine große Bedeutung durch den sehr häufigen **Morbus Parkinson**. Diese Krankheit ist durch eine Degeneration der dopaminergen Neurone in der Substantia nigra gekennzeichnet, was sich ganz besonders durch den Ausfall der *nigrostriatalen Projektion* bemerkbar macht. Die Kardinalsymptome („Parkinsontrias") sind:

- (Ruhe-)*Tremor* (Zittern)
- *Rigor* (erhöhter Muskeltonus mit Steifheit der Muskeln[6])
- *Akinese* (Bewegungsarmut).

---

[6] rigere (lat.) = starr sein

6 Hirnstamm: Mittelhirn (Mesencephalon)

Die Kranken fallen bei genauer Beobachtung sofort auf und man kann die Diagnose des Parkinsonsyndroms beinahe auf den ersten Blick stellen: eine leichte Vorneüberneigung des Oberkörpers, kleine trippelnde Schritte (Akinese), fehlende Mitbewegung der Arme beim Laufen (Akinese und Rigor), die dafür ständig distalbetont zittern (Tremor), Ausdruckslosigkeit des Gesichts und vieles mehr. Auch machen die Patienten oft einen verlangsamten Eindruck und reagieren auf Sinnesreize nur verzögert oder überhaupt nicht. Die Fähigkeit, feinmotorische und gezielte Bewegungen auszuführen, ist jedoch an sich meist nicht beeinträchtigt.

Die durch die Faserverbindungen erklärbare Pathophysiologie des Parkinsonsyndroms scheint trotz intensiver wissenschaftlicher Bemühungen erst sehr allmählich verstanden zu werden. Die Unklarheiten rühren nicht zuletzt daher, daß beim Morbus Parkinson in der Regel mehrere neuronale Systeme mit ihren Verbindungen degenerativ betroffen sind, von denen die Substantia nigra nur die größte und sicher auch bedeutendste ist. Die pathophysiologische Entstehung der **Akinese** wird in Kap. 9.2.2, S. 188 ff., besprochen und kommt vor allem durch den Ausfall der nigrostriatalen Projektion zustande. Der **Tremor** ist möglicherweise durch Wegfall der dopaminergen Hemmung von „Rhythmusgeneratoren" in der Formatio reticularis (s. u.) erklärbar, die in pulsatilen Abständen spontan aktivierende Signale via Thalamus zum motorischen Kortex senden. Der **Rigor** ist wahrscheinlich durch Ausfall der dopaminergen Hemmung retikulospinaler Efferenzneurone in motorischen Zentren der Formatio reticularis (s. u.) bedingt.

Die Behandlung der Krankheit erfolgt dadurch, daß man die Wirkung der abgestorbenen Neurone in der Substantia nigra pharmakologisch zu kompensieren versucht, indem man Dopamin bzw. eine Vorstufe desselben (*L-Dopa*) verabreicht. Dadurch soll im Striatum die nigrostriatale dopaminerge Projektion funktionell ersetzt werden. Die Symptomatik läßt sich auf diese Weise erheblich verbessern.

Bei einer Schädigung der Substantia nigra nur auf einer Seite (was vergleichsweise selten vorkommt) tritt das Parkinsonsyndrom auf der *kontralateralen Seite* der Schädigung auf (sog. *Hemiparkinson*). Die Substantia nigra einer Seite moduliert nämlich die Funktion des *ipsilateralen* Striatums, das die Funktion des *ipsilateralen* Motokortex beeinflußt, der schließlich in die *kontralaterale* Rückenmarkshälfte projiziert.

6.3.3 Formatio reticularis

Die Formatio reticularis (im folgenden als **FR** abgekürzt) ist ein Komplex grauer Substanz, der ein Netz[7] von Nervenzellen bildet und das *ganze* Hirnstammtegmentum (also nicht nur das Mittelhirn) bis hinab ins Rückenmark durchzieht. Die FR besteht aus z. T. schwer voneinander abgrenzbaren, häufig diffus ineinander übergehenden Kernsystemen, die sich überwiegend in der Mitte des Hirnstammtegmentums befinden (Abb. **6.1**, *15* und Abb. **6.4**). Im Grunde genommen kann man fast

[7] rete (lat.) = Netz; reticularis = netzartig

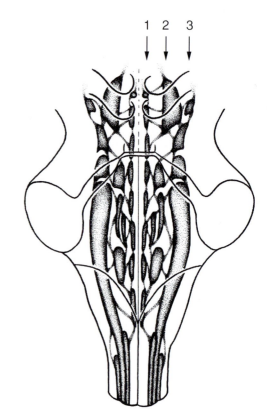

Abb. 6.4 **Stark schematisierte Darstellung der Formatio reticularis.** Sie zieht sich als netzartige Konfiguration grauer Substanz durch den gesamten Hirnstamm, vom Ende des Rückenmarks bis zum Übergang ins Zwischenhirn. Beachte die phasenweise Verdichtung des „Netzes" zu einzelnen, unterschiedlich großen Kernen, die überall im Hirnstamm auf Querschnittsbildern anzutreffen sind. Es werden eine **1** mediane, eine **2** mediale und eine **3** laterale Zone der Formatio reticularis unterschieden.

alles an grauer Substanz des Hirnstammtegmentums, das *nicht* den Hirnnervenkernen, dem Ncl. ruber oder der Substantia nigra zugerechnet werden kann, der FR zuordnen. Trotz der z. T. diffusen Übergänge einzelner Areale der FR ineinander gibt es doch auch einige gut abgrenzbare Kerngebiete. Dazu gehören z. B. die *Raphekerne* und der *Locus caeruleus* (s. u.) im Rhombencephalon.

Die Kerngruppen der FR lassen sich nach zytoarchitektonischen und z. T. auch nach funktionellen Kriterien drei Längszonen im Hirnstamm zuordnen: einer *medianen Zone* (die aus den o. g. Raphekernen besteht), einer seitlich angrenzenden *medialen Zone* (sehr großzellige Kerne) und einer *lateralen Zone* (kleinzellige Kerne), vgl. Abb. **6.4**, *1-3*.

Zahlreiche **Funktionen** werden diesem Komplex grauer Substanz zugeschrieben. Eine der Hauptaufgaben der FR besteht darin, die Verschaltung der Hirnnervenkerne für deren Reflexe und damit die Aktivität einzelner Hirnstammkerne in der Aufrechterhaltung des lebensnotwendigen inneren

Körpermilieus zu *koordinieren* (vom Schluckreflex über die Atmung bis hin zur Koordination von Augenbewegungen). So sind z.B. auch das *Atem- und Kreislaufzentrum* sowie das *Brechzentrum* in der Medulla oblongata Bestandteile der FR. Weiterhin hat sie eine kardinale Bedeutung für die Schlaf-Wach-Rhythmen und damit auch für die Auf- und Abregulierung der Aktivität des gesamten Großhirnkortex. Über intensive Verbindungen mit dem Rückenmark hat die FR weiterhin eine wichtige Funktion bei der extrapyramidalen Motorik.

In der Formatio reticularis lassen sich weniger nach morphologischen als vielmehr nach funktionellen Gesichtspunkten einzelne *Zentren* gegeneinander abgrenzen, von denen die wichtigsten im folgenden besprochen werden.

„Weckzentrum", aufsteigendes retikuläres aktivierendes System (ARAS). Große Anteile der FR – vor allem aus der medialen Zone des Mittelhirns – erhalten massive afferente Zuflüsse aus dem Hinterhorn des Rückenmarks und von Hirnnervenkernen, so daß sensibel-sensorische Reize aller Qualitäten sie erreichen. Zusätzlich erhält sie Impulse aus dem Kortex. Wird die FR auf diese Weise erregt, kann sie indirekt über ihre vorwiegend acetylcholinergen Projektionen in den Thalamus die Aktivität des *gesamten* Kortex steigern und damit den Organismus in einen hellwachen Zustand versetzen, was man als Vorbedingung für Aufmerksamkeit und effektive Wahrnehmung betrachten kann. Akustische und Schmerzreize scheinen hierbei ganz besonderen Stimulationseffekt zu haben. Im Schlaf (vor allem im Tiefschlaf) ist die Aktivität dieses Systems entsprechend stark herabgesetzt. Das „Wecksystem" wird auf Grund seiner Funktion und Lokalisation auch als „*aufsteigendes retikuläres aktivierendes System" (ARAS)* bezeichnet. In Kap. 8.2.2 wird hierauf noch einmal eingegangen.

Klinik Eine Schädigung des ARAS kann starke Beeinträchtigungen des Bewußtseins bis hin zum tiefen Koma zur Folge haben. Eine solche Läsion kann bei isolierten Schädigungen des Mittelhirns (Einklemmung im Tentoriumsschlitz, Tumoren, Durchblutungsstörungen, Infarkt) vorkommen. Sie zeichnet sich dann durch gleichzeitige völlige Intaktheit anderer Teile der FR, wie z.B. des Atem- und Kreislaufzentrums (Lokalisation in der Medulla oblongata) aus. Es kann daher zu u.U. jahrelangem Koma bei z.T. erhaltener Hirnstammfunktion und somit Lebensfähigkeit kommen.

Brechzentrum. Ein als *Area postrema* bezeichneter FR-Bereich liegt am kaudalen Ende der Rautengrube unmittelbar unter der Hirnoberfläche und gehört zu den sog. *zirkumventrikulären Organen* (s. Kap. 10.1.1, S. 238), d.h., es besitzt keine Blut-Hirn-Schranke. Gemeinsam mit angrenzenden Teilen der FR und dem ventral davon liegenden Kernkomplex der Ncll. tractus solitarii bildet die Area postrema ein zentrales „Brechzentrum", das auf bestimmte Reize hin einen Reflexbogen aktiviert und koordiniert, der für das Erbrechen verantwortlich ist. Das Brechzentrum ist sehr empfindlich, zum einen gegenüber Schwankungen der normalen Druckverhältnisse im vierten Ventrikel, und zum anderen gegenüber potentiell körperschädlichen Substanzen im Blut; es kann aber auch durch neuronale Afferenzen (z.B. viszerosensibel aus dem Magen-Darm-Trakt oder zentral aus den Vestibulariskernen und anderen sensorischen Zentren), insbesondere über Freisetzung der Transmitter Dopamin und Serotonin aktiviert werden.

Klinik Die Druckempfindlichkeit des Brechzentrums hat besondere klinische Bedeutung. So löst eine Erhöhung des Hirndrucks reflektorisches Erbrechen aus, das klinisch häufig das einzige Symptom eines zu hohen intrakraniellen Druckes ist. Doch kann auch ein *lokal* erhöhter Druck dieses Erbrechen auslösen, z.B. ein in der Rautengrube wachsender Tumor.

Da die Area postrema sehr viele Dopamin- und Serotoninrezeptoren besitzt, deren Erregung auf das Brechzentrum aktivierend wirkt, kann man in der Klinik bei Übelkeit und Erbrechen mit sog. Dopaminantagonisten (z.B. Metoclopramid [Paspertin®, Gastrosil®]) oder Serotoninantagonisten (z.B. Ondansetron [Zofran®]) sehr gute *antiemetische* (den Brechreiz lindernde) Effekte erzielen.

Atemzentrum. Es liegt schwerpunktmäßig im Bereich der Medulla oblongata und besteht vorwiegend aus Teilen der (ventro-)lateralen FR (sog. *Prä-Bötzinger-Komplex*). Weitere für die Entstehung von Atembewegungen wichtige Neurone finden sich u.a. in der FR in der Umgebung des Ncl. ambiguus und der Ncll. tractus solitarii.

Physiologie der zentralen Atemregulation. Die FR beeinflußt die Atmung z.T. mit der Aktivierung einzelner motorischer Hirnnervenkerne (Zungenmuskulatur, Rachen- und mimische Muskulatur etc.), ganz besonders aber mit der Aktivierung retikulospinaler Bahnen, die im Vorderhorn des Halsmarks (C2–C4: N. phrenicus: Zwerchfellinnervation) und des Brustmarks (Interkostalmuskulatur) enden. Das Atemzentrum hat inspiratorische und exspiratorische Neurone, die in rhythmischem Wechsel aktiv sind. Bei Erregung der inspiratorischen Neurone werden über Kollateralen und Interneurone (Zwischenneurone) gleichzeitig die exspiratorischen Neurone gehemmt. Während der Inspiration nehmen die über den N. vagus vermittelten Dehnungsreize in der Lunge zu, was im Atemzentrum zu einer *Hemmung* der inspiratorischen und damit gleichzeitig zu einer *Enthemmung/ Aktivierung* der exspiratorischen Neurone führt. Diese aktivieren im Rückenmark die Motoneurone der exspiratorischen Muskeln. Dieses (vereinfachte) Prinzip unterliegt einer Beeinflussung durch Reize wie den peripher im Glomus caroticum und Glomus aorticum gemessenen und über den IX. und X. Hirnnerv weitervermittelten

Partialdruck von O_2 und CO_2. Hoher CO_2- und niedriger O_2-Gehalt aktivieren das Atemzentrum ebenso wie psychische Erregung und andere Faktoren.

Kreislaufzentrum. Man kann ein *Depressorzentrum* von einem *Pressorzentrum* unterscheiden, die beide in der Medulla oblongata liegen und – wie das „Atemzentrum" – besonders von lateralen Abschnitten der FR gebildet werden. Das Depressorzentrum liegt kaudaler und medialer als das Pressorzentrum, seine Reizung führt zu einem Abfall des Blutdrucks und der Herzaktivität. Bei Reizung des Pressorzentrums resultiert ein Anstieg von Blutdruck und Herzaktivität.

Afferenzen erhalten Pressor- und Depressorzentrum von den sensiblen Kernen des N. vagus und N. glossopharyngeus (Vermittlung des Blutdrucks und anderer vegetativer Parameter) sowie vom Hypothalamus (Zwischenhirn) und Großhirnkortex (Anstieg oder auch Abfall des Blutdrucks bei psychischer Erregung, Anstieg bei geplanter und ausgeführter körperlicher Aktivität). **Efferente** Verbindungen gehen zum Ncl. dorsalis n. vagi (*Parasympathikus*) und über retikulospinale Bahnen ins Seitenhorn des Thorakalmarks, von wo aus *sympathisch* der Kreislauf reguliert werden kann.

Motorisches Zentrum, absteigendes retikuläres System. Ein vorwiegend in Medulla oblongata und Pons liegender Teil der FR erhält Zuflüsse vom prämotorischen Kortex, vom Kleinhirn und vom *limbischen System* (dieses besteht aus Strukturen vor allem des Großhirns, die u. a. für psychische Vorgänge eine ausschlaggebende Rolle spielen; s. Kap. 9.5). Dieser motorische Anteil der FR beeinflußt in differenzierter Weise über den retikulospinalen Trakt als eine der *extrapyramidal*- (= nicht in der Pyramidenbahn verlaufenden) motorischen Bahnen den Muskeltonus der Extremitäten und des Rumpfes. Die retikulospinalen Bahnen ziehen ipsi- und kontralateral ins Rückenmark. Sie sind dabei auch an der selektiven Unterdrückung zahlreicher intraspinaler Reflexe (z. B. Muskeleigenreflexe) beteiligt. Ein mesencephaler FR-Anteil hat ähnliche Funktionen, insbesondere können von hier aus (großteils unter Kontrolle des Großhirns) Bewegungen der proximalen Extremitäten ausgelöst werden (*mesencephales lokomotorisches Zentrum*). Dieser FR-Teil übt seine motorischen Funktionen über Faserverbindungen mit den o.g. Zentren in Pons und Medulla oblongata aus, von wo aus die retikulospinalen Bahnen ihren Ursprung nehmen (Abb. **6.5**). Ein Teil der retikulospinalen Fasern endet auch im sensiblen Hinterhorn des Rückenmarks, um selektiv die Weiterleitung der dort verschalteten Afferenzen hemmend kontrollieren zu können, wie auf S. 84 am Beispiel der serotoninergen Fasern in der Substantia gelatinosa ausgeführt.

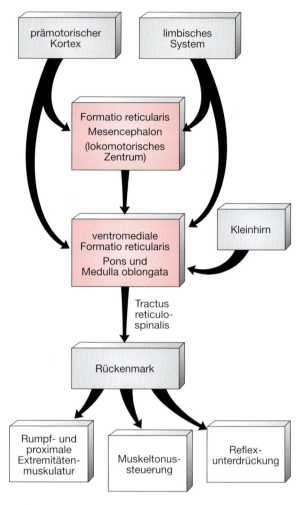

Abb. 6.5 Motorische Systeme der Formatio reticularis und ihre Bahnverbindungen.

Pontines Miktionszentrum. Ein im Bereich der lateralen pontinen FR lokalisierter Kernkomplex spielt für die Regulation der Harnblasenentleerung eine entscheidende Rolle. Dabei übt er v.a. einen *fördernden* Einfluß auf das Blasenentleerungszentrum im sakralen Rückenmark aus, wird jedoch dabei wiederum von übergeordneten Zentren des Hirnstamms und Großhirns beeinflußt (Einzelheiten und klinische Hinweise s. Kap. 12.7.1, S. 271).

Monoaminerge Zellgruppen. Die FR beinhaltet auch eine große Gruppe an Nervenkernen, die auf Grund des Transmitters ihrer Neurone zum *monoaminergen System* zusammengefaßt werden. Monoamine sind Decarboxylierungsderivate von Aminosäuren (*biogene Amine*), ihre wichtigsten Vertreter sind *Dopamin*, *Noradrenalin* und *Serotonin* (seltener auch Adrenalin und Histamin). Entsprechend unterscheidet man in der FR dopaminerge, noradrenerge und serotoninerge Zellgruppen (vgl. auch Tabelle **1.1**, S. 10). Mono-

Tegmentum mesencephali 6.3

aminerge Zellen finden sich außer in der FR des Hirnstamms auch noch im Zwischenhirn, werden aber gleichwohl hier abgehandelt. Zum Teil sind monoaminerge Zellgruppen Bestandteile der o. g. funktionellen Systeme (Kreislaufzentrum, motorisches Zentrum, ARAS etc.). Monoaminerge Neuronensysteme haben in den vergangenen Jahren zunehmende Bedeutung erlangt, nicht zuletzt angesichts der Tatsache, daß ein Großteil aller Psychopharmaka im monoaminergen System inhibitorisch oder exzitatorisch ansetzt.

Dopaminerge Zellgruppen. Die größte dopaminerge Zellgruppe ist die Pars compacta der Substantia nigra. Doch gibt es auch noch andere Gruppen dopaminerger Neurone, die in kleinen Kernen des Mesencephalons und des Diencephalons zu finden sind. Ihre Aufgabe besteht im Diencephalon u. a. in der Regulation endokriner und anderer vegetativer Vorgänge. Die Aufgabe der Substantia nigra wurde bereits besprochen (s. Kap. 6.3.2). Andere Gruppen mesencephaler dopaminerger Neurone haben intensive Projektionen ins limbische System und spielen dort bei der Beeinflussung psychischer und verhaltensbiologischer Abläufe eine große Rolle.

Klinik Außer beim Parkinsonsyndrom haben dopaminerge Systeme große klinische Bedeutung bei der *Schizophrenie*. Wahrscheinlich ist bei der Pathogenese bestimmter Formen von Schizophrenie eine *Überaktivität* der dopaminergen *mesolimbischen* (= vom Mittelhirn in Zentren des limbischen Systems im Großhirn gerichteten) Projektionen beteiligt, wenn auch ursächlich sicher nicht alleine dafür verantwortlich. Dem entspricht auch die Tatsache, daß man mit Medikamenten, die die Aktivität des Dopamins an den postsynaptischen Rezeptoren im limbischen System herabsetzen (*Dopaminantagonisten*), die Symptomatik dieser psychisch Kranken erheblich bessern kann. Werden die Dopaminantagonisten zu hochdosiert eingesetzt und damit auch die Funktion der dopaminergen nigrostriatalen Fasern im Striatum blockiert, entsteht ein Medikamenten-induziertes *Parkinsonsyndrom*.

Noradrenerge Zellgruppen. Man findet sie in der FR des Pons und der Medulla oblongata. Die größte unter ihnen ist der *Locus caeruleus* (auch: *Ncl. coeruleus*), der am Boden der Rautengrube manchmal von dorsal her als durchschimmernder dunkler Fleck zu sehen ist. Die überwiegend inhibitorischen Projektionen dieser Zellgruppen sind im ZNS weit verstreut und reichen von Bahnen ins limbische System bis hin zu Fasern ins Rückenmark, wo sie ähnlich wie serotoninerge Neurone im Hinterhorn die Weiterleitung sensibler Afferenzen kontrollieren können. Der Locus caeruleus ist, u. a. im Zusammenhang mit dem ARAS (s. o.), an der Entstehung des Schlaf-Wach-Rhythmus beteiligt (Aktivität bei Wachbewußtsein, Inaktivität bei Schlaf). Darüber hinaus wird er als „Alarmsystem des Gehirns" in körperlichen und seelischen Streßsituationen aktiviert und ist dabei entscheidend an der Entstehung charakteristischer Symptome wie Angstempfindung oder Tachykardie beteiligt.

Klinik Die Projektionen der noradrenergen Zellgruppen ins limbische System spielen klinisch eine Rolle bei *depressiven Erkrankungen*: Man nimmt eine Unterfunktion an, weshalb man mit Medikamenten, die die Wirkung noradrenerger Neurone verstärken, den Kranken erheblich Linderung verschaffen kann.

Serotoninerge Zellgruppen. Man findet sie im ganzen Hirnstamm verteilt. Sie bilden mit ihren Zellgruppen eine Reihe von Kernen, die unmittelbar paramedian im Hirnstamm liegen (Abb. 6.4, *1*) und deshalb auch *Raphekerne* genannt werden[8]. Von ihnen aus gehen Projektionen praktisch in das gesamte ZNS, vor allem aber ins limbische System, wo sie emotionale Vorgänge beeinflussen, und ins Rückenmark, wo sie die Weiterleitung sensibler Impulse hemmen können (vgl. Kap. 3.4.1, S. 84f.). Durch Projektion in die Kerne, die am ARAS beteiligt sind, nehmen serotoninerge ebenso wie noradrenerge Neurone erheblichen Einfluß auf die Schlaf-Wach-Rhythmen.

Klinik Serotoninerge Neurone sind – wie auch die noradrenergen – an der Pathogenese depressiver Erkrankungen beteiligt. Auch bei der Pathophysiologie anderer psychiatrischer Erkrankungen wie Angst-/Panikkrankheiten und Zwangsneurosen schreibt man serotoninergen Neuronen eine wichtige Rolle zu. Ihre Projektionen zu Hirn- und Piaarteriolen spielen darüber hinaus eine entscheidende Rolle bei der Entstehung der *Migräne*: Sie können die Gefäße zur maximalen Kontraktion veranlassen, was für die Entstehung der neurologischen Ausfallsymptome (vorübergehende O_2-Minderversorgung einzelner Hirnregionen) und der Kopfschmerzen (O_2-Minderversorgung der Hirnhäute mit anschließender Überdurchblutung) entscheidend ist. Entsprechend kann man mit sog. *Serotoninantagonisten* medikamentös sehr häufig vorbeugend die Krankheitssymptome lindern.

Periaquäduktales Grau. Eine Ansammlung grauer Substanz, die im Mittelhirn unmittelbar den Aquädukt umscheidet, wird als *periaquäduktales Grau* (*Substantia grisea periaqueductalis*) bezeichnet und kann als Bestandteil der FR aufgefaßt werden (vgl. Abb. 6.1, *17*). Dieser Kernkomplex generiert bzw. koordiniert über intensive Faserverbindungen zum limbischen System Angst- und Fluchtreflexe und spielt bei der Koordination der Hirnnervenkerne im Rahmen der Stimmbildung eine wichtige Rolle. Über absteigende Bahnen ins Rückenmark und zu monoaminergen Zellgruppen nimmt das Kerngebiet entscheidenden Einfluß auf die *endogene Schmerzunterdrückung*.

Klinik Im Zusammenhang mit der Schmerzunterdrückung ist die Endigung zahlreicher endorphinerger Afferenzen im periaquäduktalen Grau von herausragender Bedeutung (Endorphine sind Transmitter, die in ihrer Wirkung dem Morphium ähnlich sind und an die gleichen Rezeptoren binden). Somit ist dieser Kern neben dem Hinterhorn des Rückenmarks (s. S. 84f.) einer der wichtigsten Angriffspunkte für *Opiate* (Morphium und verwandte Substanzen), die klinisch zur Behandlung starker Schmerzen eingesetzt werden und sehr effektiv das endogene Schmerzunterdrückungssystem aktivieren.

---

[8] raphe (gr.) = Naht (an der linke und rechte Hirnhälfte aneinandergrenzen)

6 Hirnstamm: Mittelhirn (Mesencephalon)

Augenbewegungszentren. Zu ihnen gehören u.a. als Bestandteile der FR die *paramediane pontine Formatio reticularis* (PPRF), der *Ncl. prepositus perihypoglossalis* u.a.m. Sie werden gesondert besprochen (s. Kap. 6.3.4).

6.3.4 Zentrale Verschaltung der Augenmuskelkerne, Augenbewegungszentren

Die Koordination der verschiedenen Augenmuskeln beider Seiten, deren Abstimmung mit der Gegenseite, mit visuellen, vestibulären und auch kortikalen Reizen verlangt eine komplizierte Verschaltung der Augenmuskelkerne untereinander und mit zahlreichen anderen Zentren des Gehirns.

Es gibt eine Anzahl von Zentren, die zu den Augenmuskelkernen projizieren. Sie lassen sich grob in drei Kategorien einteilen:

1. Die Augenmuskelkerne selbst mit ihren *internukleären Verbindungen*.
2. Sog. *präokulomotorische Kerne* (Kerne, die in der Koordination der Augenbewegungen als „höhere Instanz" den Augenmuskelkernen vorgeschaltet sind).
3. *Optische Reflexzentren* (die auf indirektem Wege die Okulomotorik beeinflussen).

1. Internukleäre Verbindungen. Um die Bewegungen der Augenmuskeln aufeinander abzustimmen, ist die afferente und efferente Vernetzung jedes okulomotorischen Kerns mit jedem anderen okulomotorischen Kern nötig. Dies leisten internukleäre Neurone, die vor allem der III. und VI. Hirnnervenkern als zusätzliche Efferenz zu den nach peripher ziehenden Motoneuronen besitzen.

Ein wichtiges Beispiel ist die reziproke Verbindung des Abduzenskerns (M. rectus lateralis) mit dem Subnukleus des M. rectus medialis im Okulomotoriuskern der kontralateralen Seite. Auf diese Weise ist die Bewegung des einen Muskels zwangsläufig mit der Bewegung des anderen Muskels kombiniert, was sinnvoll ist, um die Bewegung der beiden Bulbi immer gleichgerichtet zu halten (Übereinstimmen der Sehachsen). Bei der Konvergenzreaktion wird diese Verbindung gehemmt, wenn sich die Mm. recti mediales beider Seiten kontrahieren. Die internukleäre Verschaltung der okulomotorischen Kerne verläuft über den *Fasciculus longitudinalis medialis* (s.u.), der auch noch andere Zentren des Hirnstamms miteinander verbindet.

2. Präokulomotorische Zentren. Die Koordination der 2×6 Augenmuskeln erfolgt über die *Blickzentren*. Das sind höhere, den okulomotorischen Kernen vorgeschaltete Zentren, die auch als *präokulomotorische Kerne* bezeichnet werden. Besonders wichtig ist ihre Bedeutung bei der Koordination und Initiation *horizontaler* und *vertikaler Augenbewegungen*. Dabei kann man festhalten, daß

- horizontale Blickbewegungen vor allem im Pons,
- vertikale Blickbewegungen vor allem im Mittelhirn

ausgelöst werden. Die präokulomotorischen Zentren sind in ihrer Lokalisation in Abb. **6.6a** schematisch dargestellt. Dazu gehören als die wichtigsten:

- Die **paramediane pontine Formatio reticularis** (Abb. **6.6a**, *1*; aus dem Englischen meist als *PPRF*[9] abgekürzt) ist eine große Kerngruppe der Formatio reticularis der Brücke, die alle raschen Augenbewegungen kontrolliert. Die PPRF ist das wichtigste generierende Zentrum für *horizontale* Augenbewegungen zur jeweils *ipsilateralen* Seite. Handelt es sich nicht um reflektorische, sondern um *willkürliche* Augenbewegungen, erhält die PPRF die stimulierenden Impulse aus dem Großhirn. Die horizontalen Blickbewegungen werden über die Efferenz der PPRF zum Abduzenskern und von dort über die internukleären Neurone initiiert (Abb. **6.6b**).
- Die **rostrale mesencephale Formatio reticularis** (Abb. **6.6a**, *2*) ist für *vertikale* Augenbewegungen verantwortlich. Besonders wichtig ist dabei der *rostrale Ncl. interstitialis fasciculi longitudinalis medialis*, aber auch der *Ncl. interstitialis Cajal*. Dieses vertikale Blickzentrum projiziert (u.a. über die *Commissura posterior*, die rostro-dorsal an der Grenze des Mittelhirns zum Zwischenhirn liegt) zum kontralateralen Okulomotoriuskern, wo es die vertikalen Augenbewegungen und eine entsprechende Hebung (bei Aufwärtsblick) oder Senkung (bei Abwärtsblick) des Augenlides initiiert. Eine Läsion der Commissura posterior (z.B. durch Tumoren) löst dementsprechend eine Blickrichtungslähmung nach oben aus.
- Die bereits in Kap. 5.2.8 beschriebenen **Ncll. vestibulares** (Abb. **6.6a**, *3*) spielen ebenfalls für die Okulomotorik als vorgeschaltetes Zentrum eine bedeutende Rolle, indem sie für die Koordination der Augenbewegungen mit der Bewegung des Körpers oder des Kopfes sorgen, um das Netzhautbild zu stabilisieren. Dazu werden die okulomotorischen Kerne in der Weise stimuliert, daß sie der Bewegung des Kopfes/Körpers entgegensteuern, um dann, wenn die Beweglichkeit der Augenmuskeln ausgeschöpft ist, in einer raschen entgegengerichteten Bewegung wieder ein neues visuelles Objekt auf der Netzhaut zu verfolgen. Dies nennt man *vestibulookulärer Reflex*. Die dazu nötigen Projektionen der Vestibulariskerne zu ipsilateralen und kontralateralen Augenmuskelkernen verlaufen wie die Efferenzen der meisten präokulomotorischen Zentren im Fasciculus longitudinalis medialis.
- Der **Ncl. prepositus perihypoglossalis** (Abb. **6.6a**, *4*) liegt unmittelbar rostral des Hypoglossuskerns (Name!) in der Medulla oblongata und spielt als präokulomotorisches Zentrum vermutlich durch Verbindungen mit Kleinhirn, Vestibulariskernen und den anderen eben erwähnten Zentren eine wesentliche Rolle bei der Koordination rascher *vertikaler und horizontaler*

---

[9] PPRF (engl.) = Abkürzung für *paramedian pontine reticular formation*

Tegmentum mesencephali 6.3

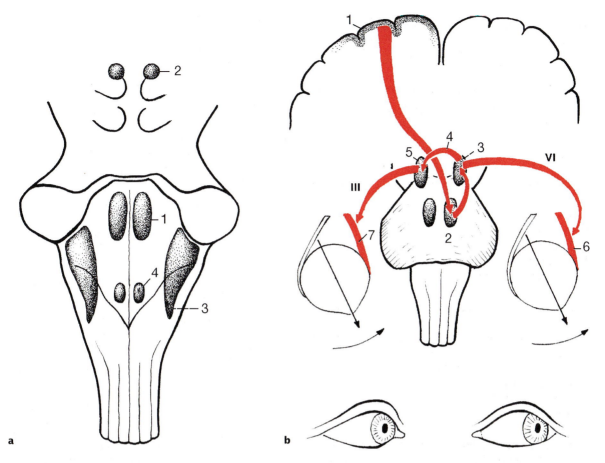

Abb. 6.6 Präokulomotorische Zentren.
a Lokalisation der Zentren im Hirnstamm.
1 Paramediane pontine Formatio reticularis (PPRF, besonders wichtig für die Steuerung horizontaler Augenbewegungen), **2** Rostrale mesencephale Formatio reticularis (besonders wichtig für die Steuerung vertikaler Augenbewegungen), **3** Ncll. vestibulares, **4** Ncl. prepositus perihypoglossalis.
b Neuronale Verschaltung zur Generierung einer willkürlichen horizontalen Augenbewegung.
Der motorische Impuls geht vom **1** frontalen Blickzentrum im Großhirnkortex aus und wird an die **2** *kontralaterale* paramediane pontine Formatio reticularis (PPRF) weitergegeben. Diese steuert nun auf der gleichen Seite den **3** Abduzenskern an, der einerseits über den **VI.** Hirnnerv das Auge der entsprechenden Seite *abduziert* und andererseits über **4** internukleäre Verbindungen den **5** kontralateralen Okulomotoriuskernkomplex aktiviert, so daß dieser über den **III.** Hirnnerv das zur PPRF kontralaterale Auge *adduziert*. **6** M. rectus lateralis, **7** M. rectus medialis. Das Ergebnis ist eine Blickwendung kontralateral zur initiierenden Großhirnhemisphäre und ipsilateral zur initiierenden PPRF.

Blickbewegungen, bei vestibulär oder visuell erzeugten *Blickfolgebewegungen* und bei der *Fixierung des Blickes* auf ein bestimmtes Blickziel.

3. Optische Reflexzentren. Viele der zu den präokulomotorischen Zentren ziehenden wichtigen Afferenzen aus Retina, primärer und sekundärer Sehrinde im Okzipitallappen und dem sog. *frontalen Augenfeld* im Frontallappen (wo nicht an Lichtreize oder Körperbewegung gekoppelte, also *willkürliche* Augenbewegungen generiert werden) gelangen teilweise vorerst an zwei wichtige optische Reflexzentren des Hirnstamms: die bereits besprochenen *Colliculi superiores* (s. Kap. 6.2.1) sowie die *Area pretectalis*, die für die Pupillenverengung unerläßlich ist (s. Kap. 8.5.3).

Diese beiden Reflexzentren haben also neben ihren oben beschriebenen Funktionen auch noch Efferenzen zu den präokulomotorischen Zentren (vor allem rostrale mesencephale FR und PPRF), um damit zusätzlich die Augenbewegungen zu beeinflussen. Die Bahn von den Sehrindenfeldern des Okzipitallappens zu den optischen Reflexzentren ist für den *optokinetischen Reflex* verantwortlich: Ein sich bewegender Gegenstand wird mit den Augen verfolgt (*Blickfolgebewegung*), bis die Beweglichkeit der Muskeln ausgeschöpft ist, worauf eine rasche Rückführung der Bulbi zur Gegenseite folgt, um dann einen neuen Gegenstand zu fixieren. Eine Zerstörung dieser Bahn auf dem Weg vom Kortex durch die Capsula interna ins Mittelhirn bewirkt einen Ausfall dieser Blickfolgebewegungen. Da diese Bahnen aber im Mittelhirn teils gekreuzt, teils ungekreuzt verlaufen, erklärt sich die Tendenz zur raschen Erholung nach solchen sog. *kortikalen Blickparesen*.

6 Hirnstamm: Mittelhirn (Mesencephalon)

Klinik **Internukleäre Ophthalmoplegie.** Sie beruht auf einer Schädigung des Fasciculus longitudinalis medialis (z.B. bei Multipler Sklerose) und somit auf einer Zerstörung der *internukleären Verbindungen*. Sie zeichnet sich dadurch aus, daß beim Blick zur kontralateralen Seite der Schädigung das Auge der geschädigten Seite nicht adduzieren kann, wodurch Doppelbilder entstehen. Die Konvergenzreaktion ist aber erhalten und ebenso zeigt der Bulbus der betroffenen Seite beim Geradeausblick keine Deviation zur Seite, was beides beweist, daß die periphere Innervation des M. rectus medialis völlig unbeeinträchtigt ist. Es ist eben lediglich die Koppelung der Bewegung beider Augen im Sinne einer gleichsinnigen Verfolgung des zu beobachtenden Gegenstandes gestört, die über die internukleären Verbindungen im Fasciculus longitudinalis medialis verschaltet wird.

Horizontale Blickparesen. Eine horizontale Blicklähmung kann grundsätzlich die *willkürlichen* und die *unwillkürlichen* Augenbewegungen betreffen. Die willkürlichen Spontanbewegungen werden im *frontalen Blickzentrum* (= *frontales Augenfeld*) des Großhirns generiert, die (meist unwillkürlichen) Blickfolgebewegungen z.B. in der sekundären Sehrinde des Großhirns. Da beide Arten der horizontalen Blickbewegungen letztlich von der PPRF aus gesteuert werden, führt nicht nur eine Schädigung der entsprechenden *kortikotegmentalen Bahnen*, sondern auch eine *pontine Läsion an sich* mit Schädigung der PPRF zur horizontalen Blickparese. Tritt diese zu beiden Seiten hin auf, spricht das für einen pontinen Herd, da die PPRFs beider Seiten relativ nah beieinander an der Medianebene liegen und daher oft zusammen geschädigt werden. Da die PPRF einer Seite die horizontalen Blickbewegungen *zur gleichen Seite hin* generiert, löst eine entsprechende einseitige Schädigung eine horizontale Blickparese zur Seite der Schädigung hin aus und die Bulbi zeigen eine Deviation zur Gegenseite („der Kranke blickt von seinem Herd weg"). Liegt die Schädigung hingegen im Kortex oder im Verlauf der entsprechenden kortikopontinen Bahnen, die ja gekreuzt verlaufen, erhält die PPRF der zur Läsion kontralateralen Seite keine Impulse mehr, und es resultiert eine Blickparese zu eben dieser Seite. Die Bulbi zeigen dementsprechend eine Deviation zur Seite der Schädigung hin („der Kranke blickt seinen Herd an"). Zur Verdeutlichung vgl. die Verhältnisse beim Gesunden anhand **Abb. 6.6b**.

Vertikale Blickparese. Sie wird meist durch eine Läsion des Mittelhirntegmentums mit Schädigung der rostralen mesencephalen FR verursacht, die ja für vertikale Blickbewegungen verantwortlich ist. Die Blickparese tritt auf der kontralateralen Seite der Schädigung auf, da zumindest ein Teil der Fasern zum Okulomotoriuskern in der Commissura posterior zur Gegenseite kreuzen. Entsprechend kann auch eine Schädigung der Commissura posterior zu vertikalen Blickparesen führen.

6.4 Crura cerebri

Die beiden vorne dem Mittelhirn anliegenden dicken Faserstränge werden als *Hirnschenkel*, *Crura cerebri*, bezeichnet. Sie enthalten die kortikonukleären, die kortikospinalen und die kortikopontinen Bahnen (also Großhirnrindenprojektionen zu den Hirnnervenkernen, ins Rückenmark und zu den Brückenkernen). Dabei weisen sie eine somatotopische Gliederung auf (Abb. 6.7): Ganz medial verlaufen die Bahnen, die vom Frontalhirnkortex zum Pons verlaufen als *Fibrae frontopontinae* (Abb. 6.7, *1*). Lateral schließen sich die Fasern vom präzentralen, motorischen Kortex zu den somatomotorischen Hirnnervenkernen als *Fibrae corticonucleares* an (Abb. 6.7, *2*). Wiederum lateral davon zieht die Pyramidenbahn vom motorischen Kortex ins Rückenmark als *Fibrae corticospinales* (*tractus corticospinalis*), dabei sind die Bahnen ins Zervikal-, ins Thorakal-, ins Lumbal- und ins Sakralmark von medial nach lateral angeordnet (Abb. 6.7, *3*). Ganz außen schließlich verlaufen die Fasern vom Temporalkortex zum Pons als *Fibrae temporopontinae* (Abb. 6.7, *4*).

Die nur eine Minderheit der kortikopontinen Bahnen ausmachenden okzipito- und parietopontinen Fasern verlaufen ebenfalls ganz lateral in den Hirnschenkeln.

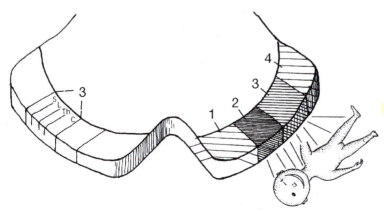

Abb. 6.7 Topologische Ordnung der im Crus cerebri absteigenden Bahnen. **1** Fibrae frontopontinae, **2** Fibrae corticonucleares (zu den motorischen Hirnnervenkernen). **3** Fibrae corticospinales, die wiederum somatotopisch geordnet verlaufen – von medial nach lateral: **C** (Fasern für Zervikalmark), **Th** (Fasern für Thorakalmark), **L** (Fasern für Lumbalmark), **S** (Fasern für Sakralmark). **4** Fibrae temporopontinae (zusammen mit einigen parieto- und okzipitopontinen Faserbündeln).

Klinik Werden die Hirnschenkel von *medial* her geschädigt, fallen zuerst die frontopontinen, anschließend die kortikonukleären Fasern etc. nacheinander aus. Das bedeutet, daß zuerst funktionelle Störungen des Kleinhirns (Bedeutung der pontinen Kerne und ihrer Afferenzen vom Kortex für die Funktion des Kleinhirns!), anschließend solche der somatomotorischen Hirnnerven und schließlich eine Pyramidenbahnläsion auftreten. Tritt die Schädigung langsam progredient von *lateral* her ein, beginnt das Beschwerdebild ebenfalls mit cerebellären Ausfällen, die von einer Pyramidenbahnsymptomatik von kaudal nach kranial gefolgt sind, und erst später folgt ein Ausfall der Hirnnerven. Man sieht, daß somatotopische Gliederungen von hohem lokalisationsdiagnostischem Wert sein können.

6.5 Bahnsysteme des Hirnstamms

Zahlreiche Bahnen durchlaufen den Hirnstamm und wurden z.T. schon mehrfach erwähnt. Sie sollen hier noch einmal zusammenhängend besprochen werden. Man orientiere sich dabei auch an den Abbildungen 6.1 sowie 5.8 und 5.9, die entsprechende Hirnstammquerschnitte zeigen.

6.5.1 Kortikospinale und kortikonukleäre Bahn

Die *kortikospinale Bahn* (Pyramidenbahn im engeren Sinne) wurde bereits bei den absteigenden Bahnen des Rückenmarks besprochen (s. Kap. 3.5.2). Die *kortikonukleären Bahnen*, die wie die ebengenannten ihren Ursprung vom motorischen Kortex nehmen und mit den kortikospinalen durch die *Capsula interna* im Großhirnmarklager ziehen (s. S. 223), enden in den somatomotorischen und speziell-viszeromotorischen Hirnnervenkernen. Von großer klinischer Bedeutung ist die partielle oder vollständige Kreuzung dieser Bahnen auf ihrem Weg in den Hirnstamm (Tabelle 6.1). Eine klinisch wichtige anatomische Besonderheit liegt beim Ncl. n. facialis vor, der in einem Teil bilateral, in einem anderen nur kontralateral vom Kortex aus angesteuert wird, und ebenso beim Ncl. n. accessorii, der in einem Teil vorwiegend ipsilateral, in einem anderen vorwiegend kontralateral versorgt wird.

Klinik Man kann sich die in Tabelle 6.1 dargestellten Kenntnisse lokalisationsdiagnostisch zunutze machen. So z. B. bei der sog. *zentralen Fazialislähmung*: Da der Teil des Kerns, der Stirn- und Lidmuskulatur versorgt, von beiden Großhirnhälften aus innerviert wird, kommt es bei einer *einseitigen* Schädigung der *kortikonukleären Bahn* zum Ncl. n. facialis *nicht* zu einer Funktionsbeeinträchtigung der Stirnmuskulatur und des Lidschlusses, während der Rest der mimischen Muskulatur auf der kontralateralen Seite der Schädigung gelähmt ist. Tritt hingegen eine Schädigung des *Kerns* auf, ist die *gesamte* mimische Muskulatur der betroffenen Seite gelähmt (sog. *periphere Fazialislähmung*). Liegt wiederum eine Läsion des *peripheren Nervs* auf dem Wege vom Hirnstamm bis zum Innenohr vor, sind neben der mimischen Muskulatur auch Geschmacks- und viszeromotorische Funktionen auf der betroffenen Seite ausgefallen. Zum Vergleich periphere und zentrale Fazialislähmung (s. Abb. 6.8). Da die Zuflüsse aus dem Großhirn für „emotionale" Gesichtsbewegungen wie Lachen und Weinen auf gesonderten Wegen außerhalb des kortikonukleären Traktes den Fazialiskern erreichen (vermutlich stammen sie indirekt aus dem Corpus amygdaloideum, s.S. 196), können bei kortikonukleären Läsionen oberhalb des Fazialiskerns nicht nur die Lid- und Stirnbeweglichkeit, sondern auch alle emotional ausgelösten mimischen Bewegungen erhalten bleiben.

Tabelle 6.1 Endigung der kortikonukleären Fasern an den somatomotorischen und speziell-viszeromotorischen Hirnnervenkernen.
Beachte, daß die Augenmuskelkerne (III, IV und VI) praktisch keine direkten aktivierenden Fasern vom Kortex empfangen, sondern vor allem *indirekt* über die präokulomotorischen Zentren (s. Kap. 6.3.4) angesteuert werden.

	bilateral (gekreuzt und ungekreuzt)	ausschließlich oder überwiegend kontralateral (gekreuzt)	ausschließlich oder überwiegend ipsilateral (ungekreuzt)	keine oder fast keine direkten kortikonukleäre Fasern
Kern und zugehöriger Hirnnerv	Ncl. motorius n. trigemini (V)	Ncl. n. facialis (VII, mimische Muskulatur unterhalb der Orbita)	Ncl. n. accessorii (XI, M. sternocleidomastoideus)	Ncl. n. oculomotorii (III)
	Ncl. n. facialis (VII, Stirn- u. Lidschlußmuskulatur)	Ncl. n. accessorii (XI, M. trapezius)		Ncl. n. trochlearis (IV)
	Ncl. ambiguus (IX, X)	Ncl. n. hypoglossi (XII, jedoch z.T. auch ipsilaterale Fasern)		Ncl. n. abducentis (VI)

6 Hirnstamm: Mittelhirn (Mesencephalon)

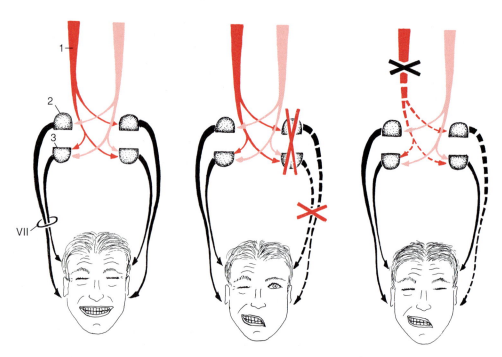

Abb. 6.8 Periphere und zentrale Fazialislähmung.
a Normalzustand bei Aufforderung, die Stirn zu runzeln, die Augen zuzukneifen, die Zähne zu zeigen.
1 Kortikonukleäre Fasern (hell- und dunkelrot) zu **2**+**3** Ncl. n. facialis. **2** Teil des Ncl. n. facialis für die Versorgung der mimischen Muskulatur unterhalb des Auges, **3** Teil des Ncl. n. facialis für die Versorgung der periorbitalen und Stirnmuskulatur.
b Periphere Fazialislähmung links (Läsion des peripheren Nervs oder des Ncl. n. facialis). Links kann die Stirn nicht gerunzelt, das Auge nicht geschlossen und der Mund nicht bewegt werden.
c Zentrale Fazialislähmung links (Läsion der kortikonukleären Fasern zum Ncl. n. facialis). Links kann die mimische Muskulatur unterhalb des Augenlides nicht mehr bewegt werden, während Lidschluß- und Stirnmuskulatur unbeeinträchtigt sind.

6.5.2 Kortikopontine Bahnen

Die kortikopontinen Bahnen nehmen ihren Ursprung im Kortex des Frontal- und, etwas geringfügiger, auch des Temporal-, Okzipital- und Parietallappens. Die entsprechenden Fasern ziehen durch die Capsula interna abwärts, bilden anschließend in den Hirnschenkeln den jeweils ganz medialen und ganz lateralen Anteil (frontopontine Fasern medial, die übrigen kortikopontinen lateral). Sie enden dann ungekreuzt an den Ncll. pontis, die die Impulse des Großhirns (überwiegend motorische Informationen) an die Kleinhirnhemisphären weitergeben.

6.5.3 Lemniscus medialis

Der *Lemniscus medialis* (mediale Schleifenbahn) liegt im Mittelhirn als im Querschnitt schweifartige Struktur lateral dem Ncl. ruber an (Abb. *5.9*, *8*, Abb. *6.1*, *8*). Seine Fasern entstammen den Hinterstrangkernen (epikritische Sensibilität des Halses, des Rumpfes und der Extremitäten) und dem sensiblen Trigeminuskern (Sensibilität des Gesichts).

Auch efferente Fasern aus den Ncll. vestibulares verlaufen wahrscheinlich im Lemniscus medialis. Alle sich dem Lemniscus medialis anschließenden Bahnen kreuzen unmittelbar zuvor noch auf die Gegenseite. Alle Fasern behalten während des gesamten Verlaufes eine strenge topische Anordnung bei (getrennt nach Bein, Rumpf, Arm, Kopf).

Die sensibel-sensorischen Impulse der kontralateralen Körperhälfte, die im Lemniscus medialis verlaufen, werden im Thalamus (Zwischenhirn) umgeschaltet auf das dritte Neuron der sensiblen Bahn und projizieren dann in den somatosensiblen Teil der Großhirnrinde (*Gyrus postcentralis*), wo die Körperwahrnehmung zum Bewußtsein gelangt.

6.5.4 Tractus spinothalamicus

Der Tractus spinothalamicus leitet Impulse der protopathischen Sensibilität (Schmerz, Temperatur, grobe Druck- und Tastempfindung). Diese Bahn wurde in Kap. 3.5.1 besprochen, so daß an dieser Stelle nur ihr Verlauf im Hirnstamm betrachtet wird. Hier verläuft der Tractus spinothalamicus zunächst in Höhe der Medulla oblongata und des

Pons dorsal und vor allem lateral des Lemniscus medialis (Abb. **5.8**, *17*, Abb. **5.9**, *17*, Abb. **6.1**, *9*) und schließt sich erst in Höhe des rostralen Mittelhirns dem Lemniscus medialis von dorsolateral her an. Wie diejenigen des Lemniscus medialis enden auch die Fasern des Tractus spinothalamicus als zweites Neuron der sensiblen Bahn im Thalamus des Zwischenhirns, wo die entsprechenden Impulse auf ein drittes Neuron umgeschaltet und zum Gyrus postcentralis (somatosensible Großhirnrinde) weitergeleitet werden. Die Bahn der protopathischen Sensibilität wird zusammenhängend in Kap. 9.9.1 beschrieben.

6.5.5 Lemniscus lateralis

Der *Lemniscus lateralis* ist ein Teil der Hörbahn und beginnt in der Medulla oblongata, wo die Fasern der Ncll. cochleares *partiell* auf die Gegenseite kreuzen, um dann im Lemniscus lateralis (in den auch noch Kerne als Zwischenstationen der Hörbahn eingeschaltet sein können), zum Tectum des Mittelhirns zu ziehen, wo sie erneut in den unteren zwei Hügeln verschaltet werden. Von dort werden die akustischen Impulse zum Thalamus geleitet und in ihm letztmalig vor Erreichen der Hörrinde verschaltet. Die Hörbahn wird zusammenhängend in Kap. 9.11.1 besprochen.

6.5.6 Fasciculus longitudinalis medialis

Der *Fasciculus longitudinalis medialis* (Abb. **6.1**, *14*) ist kein einheitliches Fasersystem, sondern eine Ansammlung multipler Fasertrakte, die in verschiedenen Höhen des Hirnstamms in den Fasciculus longitudinalis medialis ein- und austreten. Seine Aufgabe ist es, verschiedene Hirnnervenkerne und auch andere Kerne des Hirnstamms miteinander zu verbinden.

Man kann einen *vestibulären* und einen *internukleären* Anteil des Fasciculus longitudinalis medialis unterscheiden. Der **vestibuläre Anteil** verknüpft die Vestibulariskerne mit den Augenmuskelkernen und bildet damit die Grundlage des *vestibulo-okulären Reflexes*. Der **internukleäre Anteil** verbindet die Augenmuskelkerne miteinander, was deren sinnvolle Koordination ermöglicht. Zusätzlich werden aber auch andere Hirnnervenkerne mit seinen Fasern verschaltet, meist als Bestandteil von Reflexbögen, die in der Formatio reticularis generiert und koordiniert werden (s. Kap. 6.3.3).

6.5.7 Fasciculus longitudinalis posterior

Dieses Fasersystem führt einen Großteil aller Afferenzen aus dem Hirnstamm zum Hypothalamus und von diesem wiederum in den Hirnstamm und ins Rückenmark. Der Hypothalamus als zentrale Schaltstelle vegetativer Funktionen bekommt auf diesem Weg Afferenzen von vegetativen Kernen des Rückenmarks und des Hirnstamms, koordiniert sie mit Afferenzen aus dem Großhirn und anderen Arealen des ZNS (z. B. Zuflüsse von sensorischen Informationen, Zuflüsse von monoaminergen Neuronen des Hirnstamms u.v.m.), um über den efferenten Schenkel dieses Fasersystems die vegetativen Zentren des Hirnstamms und die vegetativen Kerne im Seitenhorn des Rückenmarks erregend oder hemmend anzusteuern. Er läuft auf seinem Weg vorwiegend ungekreuzt durch das Mittel- und Rautenhirn unmittelbar unter dem Ependym, das die inneren Liquorräume (hier Aquädukt und vierter Ventrikel) auskleidet (Abb. **6.1**, *19*).

6.5.8 Tractus tegmentalis centralis

Der Tractus tegmentalis centralis (Abb. **6.1**, *10*) wird auch als *zentrale Haubenbahn* bezeichnet und verläuft vom Mittelhirn bis zur Olive. In ihm verlaufen Fasern von wichtigen motorischen Zentren wie Ncl. ruber und Formatio reticularis zur Olive. Die Impulse, die die Olive auf diese Weise erhält, werden im Sinne der Bewegungskoordination zum Kleinhirn weitergeleitet.

Die zweiten Neurone der Geschmacksbahn aus den Ncll. tractus solitarii ziehen ebenfalls in diesem Trakt durch den Hirnstamm zum Thalamus im Zwischenhirn.

6.6 Zusammenfassung

Das Mittelhirn (*Mesencephalon*) grenzt kaudal an den Pons, kranial an das Zwischenhirn und läßt sich in drei Schichten gliedern: die von vorne sichtbaren *Hirnschenkel* (*Crura cerebri*), das sich hinten daran anschließende *Tegmentum* und ganz dorsal schließlich das von hinten sichtbare *Tectum*, die *Vierhügelplatte*, bestehend aus zwei oberen und zwei unteren Hügeln (*Colliculi superiores* und *Colliculi inferiores*). Das Mittelhirn wird von dem liquorführenden *Aquädukt* durchzogen, der den dritten mit dem vierten Ventrikel verbindet.

Crura cerebri. Sie bilden ein Faserbündel, in dem die kortikospinale (= Pyramiden-)Bahn, die kortikonukleäre Bahn und die kortikopontinen Bahnen in topologisch geordneter Form nach kaudal verlaufen.

Tectum mesencephali. Die Colliculi superiores bilden eine wichtige Schaltstelle für optische Reflexe und das Zustandekommen von Sakkaden (rasche Augeneinstellbewegungen). Die beiden Colliculi inferiores sind eine wichtige Zwischenstation der Hörbahn, in der fast alle ihre Fasern auf ein zum Thalamus führendes Neuron umgeschaltet werden.

Tegmentum. Im Tegmentum kann man mehrere wichtige Kernkomplexe unterscheiden. Sehr prominent und gut sichtbar sind die dunkle *Substantia nigra* und der rötlich schimmernde *Ncl. ruber*. Weiterhin sind dort Hirnnervenkerne und ein diffus zusammengesetzter Komplex grauer Substanz zu finden, der als *Formatio reticularis* bezeichnet wird.

Die **Hirnnervenkerne** des Mesencephalons wurden in Kap. 5.2 besprochen.

Der **Ncl. ruber** liegt etwa in der Mitte des Tegmentums und ist eine wichtige Schaltstelle im motorischen System. Er weist intensive Faserverbindungen zu zahlreichen motorischen Zentren auf. Über Verbindungen mit dem Kleinhirn hat er eine wichtige Funktion bei der Koordination der Feinmotorik, während seine (als extrapyramidale Bahn) direkt ins Rückenmark gerichteten Projektionen dort vor allem die Flexorenmotoneurone aktivieren.

Die **Substantia nigra** ist der größte Kernkomplex des Mesencephalons und stellt gleichfalls ein wichtiges motorisches Zentrum dar. Afferente Fasern kommen von motorischen Kortexbereichen und dem *Striatum* (Teil der *Basalganglien* im Großhirn), das für die Motorik besondere Bedeutung hat. Zum Striatum zieht auch der Hauptteil der *Efferenzen*, deren Transmitter Dopamin ist. Die Substantia nigra hat eine wesentliche Funktion beim *Bewegungsantrieb* und bei der *Initiation adäquater Reaktionen* auf Sinnesreize. Der Ausfall der Substantia nigra verursacht das klinisch sehr häufige *Parkinsonsyndrom*.

Die **Formatio reticularis** (FR) ist ein „Netz" (lat. *rete*) aus nur partiell abgrenzbaren Kernen, die den gesamten Hirnstamm durchziehen. In diesem Netz sind zahlreiche, z.T. lebensnotwendige funktionelle Zentren lokalisiert, wie z.B. das *Atemzentrum* und das *Kreislaufzentrum* in der Medulla oblongata. Weiterhin beinhaltet die FR das *Brechzentrum* (Medulla oblongata) und ein *Wach-Schlaf-Zentrum* (Mesencephalon), das als *aufsteigendes retikuläres aktivierendes System* (ARAS) bezeichnet wird und über den Thalamus zu einer generellen Aktivierung der Großhirnrinde führen kann („Weckreaktion"). Ein *motorisches Zentrum* führt über Projektionen ins Rückenmark (*Tractus* bzw. *Fibrae reticulospinales*) als eine der extrapyramidalen Bahnen zu einer differenzierten Beeinflussung des Tonus von Rumpf- und (überwiegend proximaler) Extremitätenmuskulatur.

Augenbewegungskoordination und optische Reflexe. Der ganze Hirnstamm und damit auch das Mittelhirn ist Ort der Verschaltung zahlreicher optischer Reflexe (z.B. Pupillenreflex) und der Koordination von Augenbewegungen. Im Hirnstamm liegen wichtige Zentren, die horizontale oder vertikale Blickbewegungen generieren und/oder koordinieren. Bei den hierfür entscheidenden anatomischen Strukturen unterscheidet man drei Instanzen, die einander vorgeschaltet sind: 1. die *Augenmuskelkerne*, die miteinander hemmend und erregend verschaltet sind; 2. die *präokulomotorischen Zentren* (Blickzentren für *horizontale* Blickbewegungen im Pons und für *vertikale* Blickbewegungen im Mesencephalon); 3. die *optischen Reflexzentren*, die vor allem durch die Colliculi superiores und die Area pretectalis (Pupillenreflex) repräsentiert werden und nicht in jedem Fall den präokulomotorischen Zentren (2.) vorausgeschaltet sein müssen.

Wichtige Bahnsysteme des Hirnstamms. Die **kortikospinale** und die **kortikonukleäre Bahn** entspringen im motorischen Kortex, durchlaufen das Großhirnmarklager, ziehen dann durch die Crura cerebri, um anschließend – zum großen Teil gekreuzt – als kortikospinale Bahn durch die *Pyramiden* der Medulla hinab ins Rückenmark zu ziehen oder als kortikonukleäre Bahn an den motorischen Hirnnervenkernen zu enden. In beiden Fällen werden über diese Bahnen die willkürlich innervierbaren Motoneurone in Rückenmark bzw. Hirnstamm vom Großhirn aus angesteuert.

Die **kortikopontinen Bahnen** entspringen im Großhirnkortex und ziehen (ebenfalls durch die Crura cerebri) zu den Brückenkernen. Sie sind das wichtigste afferente Informationssystem für das Cerebellum (Zuleitung von „Bewegungsentwürfen" aus dem Großhirn über die Brückenkerne zum Kleinhirn).

Der **Lemniscus medialis** führt *somatosensible Impulse* aus Rückenmark und Hirnstamm hinauf zum *kontralateralen* Thalamus, von wo aus sie zur Großhirnrinde weitergeleitet werden.

Der **Tractus spinothalamicus** entsteht im Rückenmark und leitet somatosensibel-protopathische Impulse zum Thalamus.

Der **Lemniscus lateralis** ist der untere Teil der Hörbahn von den Ncll. cochleares bis zu den Colliculi inferiores.

Der **Fasciculus longitudinalis medialis** ist ein Fasersystem, das verschiedene Zentren des Hirnstamms, vor allem Hirnnervenkerne miteinander verbindet.

Der **Fasciculus longitudinalis posterior** ist ein wichtiges efferentes System des Hypothalamus zu Hirnstamm und Rückenmark, und der **Fasciculus tegmentalis centralis** ein wichtiges zuführendes Fasersystem zur Olive.

Wiederholungsfragen

Wiederholungsfragen zum Hirnstamm finden sich im Rahmen der **Fallbeschreibungen** zum Gehirn in Kap. 14.4. Es empfiehlt sich, sie nach Durcharbeiten aller Gehirnkapitel zusammenhängend zu bearbeiten.

Weiterführende Literatur

Allgemeines

Brazis, P. W., J. C. Masdeu, J. Biller: Localization in Clinical Neurology, 3rd. ed., pp 357–363. Little, Brown & Comp., Boston – New York 1996.
Daniels, D. L., L. P. Mark, J. Ulmer, E. F. Maas, J. A. Borne, G. W. Calderwood: Understanding the brain stem. Neuroimaging Clinics of North America 8 (1998) 55–68.
Jennes, L., H. H. Traurig, P. M. Conn: Atlas of the Human Brain. J. B. Lippincott Comp., Philadelphia 1995.

Tectum

Dean, P., P. Redegrave: The superior colliculus and visual neglect in rat and hamster. I. Behavioral evidence. Brain Res. Rev. 8 (1984) 129–141.
Dean, P., P. Redegrave: The superior colliculus and visual neglect in rat and hamster. III. Functional implications. Brain Res. Rev. 8 (1984) 155–163.
Edvards, S. B., C. K. Henkel: Superior colliculus connections with the extra-ocular motor nuclei in the cat. J. Comp. Neurol. 179 (1978) 451–468.
Moschovakis, A. K.: The superior colliculus and eye movement control. Curr. Opinion Neurobiol. 6 (1996) 811–816.
Webster, W. R., L. J. Garay: Auditory system. In: Paxinos, G. (ed.): The Human Nervous System, pp 889–944. Academic Press, San Diego – New York 1990.

Ncl. ruber

Bernays, R. L., L. Heeb, N. Cuenod, P. Streit: Afferents to the rat red nucleus, studied by means of D-[^{3}H]Aspartate, [^{3}H]Choline and non-selective tracers. Neuroscience 26 (2) (1988) 601–619.
Giuffriada, R., G. Li Volsi, V. Perciavalle: Influences of cerebral cortex and cerebellum on the red nucleus of the rat. Behav. Brain Res. 28 (1988) 109–111.
Holstege, G.: The somatic motor system. Progress in Brain Research 107 (1996) 9–26.
Jankowska, E.: Target cells of rubrospinal tract fibers within the lumbar spinal cord. Behav. Brain Res. 28 (1988) 91–96.
Poirier, L. J., P. Langelier, M. Giguère: Possible involvement of the red nucleus and inferior olive in motor disturbances. In: Curville, J. et al. (eds.): The Inferior Olivary Nucleus: Anatomy and Physiology, pp 291–299. Raven Press, New York 1980.
Schmied, A., M. Amalric, J. F. Dormond, H. Condé, D. Farin: Participation of the red nucleus in motor initiation: unit recording and cooling in cats. Behav. Brain Res. 28 (1988) 207–216.
Tokuno, H., M. Takada, A. Nambu, M. Inase: Somatotopical projections from the supplementary motor area to the red nucleus in the macaque monkey. Exp. Brain Res. 106 (1995) 351–355.

Substantia nigra

Barbeau, A.: Parkinson's disease: clinical features and etiopathology. In: Vinken, P. J., G. W. Bruyn, H. L. Klawans (eds.): Extrapyramidal Disorders, Handbook of Clinical Neurology, Vol. 49, pp 87–152. Elsevier, Amsterdam – New York 1986.
Bernardi, G., P. Calapressi, N. Mercury, P. Stanzione: Dopamine decreases the amplitude of excitatory post-synaptic potentials in rat striatal neurons. In: McKenzie, J. S., R. E. Kemm, L. N. Willcock (eds.): The Basal Ganglia, pp 161–172. Plenum Press, New York – London 1984.
Fallon, J. H., S. E. Loughlin: Substantia nigra. In: Paxinos, G. (ed.): The Rat Nervous System, pp 353–374. Academic Press, Sidney – Orlando – San Diego 1985.
Graybiel, A. M.: The basal ganglia and the initiation of movement. Rev. Neurol. (Paris) 146 (1990) 570–574.
Halliday, G. M., J. W. Li, P. C. Blumbergs, T. H. Joh, R. G. H. Cotton, P. R. C. Howe, W. W. Blessing, L. B. Geffen: Neuropathology of immunohistochemically identified brain stem neurons in Parkinson's disease. Ann. Neurol. 27 (1990) 373–385.
Nut, J. G., J. P. Hammerstad, S. T. Gancher: Parkinson's disease. E. Arnold, London – Melbourne, 1992.
Stacy, M., J. Jankovic: Clinical neurobiological aspects of Parkinson's disease. In: Huber S. J., J. L. Cunnings (eds.): Parkinson's disease, pp 10–31. Oxford Univ. Press, New York – Oxford 1992.
Young, A. B., J. B. Penney: Neurochemical anatomy of movement disorders. Neurol. Clin. 2 (1984) 417–433.

Formatio reticularis

Andrezik, J. A., A. J. Beits: Reticular formation, central gray and related tegmental nuclei. In: Paxinos, G. (ed.): The Rat Nervous System, Vol. 2, pp 1–28. Academic Press, Sidney – Orlando – San Diego 1985.
Cohen, Z., G. Bonvento, P. Lacombe, E. Hamel: Serotonin in the regulation of brain microcirculation. Progr. Neurobiol. 50 (1996) 335–362.
Depaulis, A., R. Bandler (eds.): The Midbrain Periaqueductal Gray Matter: Funtional, Anatomical and Neurochemical Organisation. Plenum Press, New York – London 1991.
Grace, A. A., C. R. Gerfe, G. Aston-Jones: Catecholamines in the central nervous system. Adv. Pharmacology 42 (1998) 655–670.
Graeff, F. G.: Serotonergic systems. Psychiatric Clinics of North America 20 (1997) 723–739.
Guyenet, P. G.: Role of the ventral medulla oblongata in blood pressure regulation. In: Loewy, A. D., K. M. Spyer (eds.): Central Regulation of Autonomic Functions, pp 145–167. Oxford University Press, New York – Oxford 1990.
Langhorst, P., G. Schulz, M. Lambertz: Physiological and pathophysiological aspects of the multifunctional system for arousal, somatomotor, cardio-vascular and respiratory regulation. In: Kunze, K., W. H. Zangenmeister, A. Arlt (eds.): Clinical Problems of Brain Stem Disorders, pp 162–169. Thieme, Stuttgart – New York 1986.
Mason, P., C. G. Leung: Physiological functions of pontomedullary raphe and medial reticular neurons. Progress in Brain Research 107 (1996) 269–282.
Miller, A. D., R. A. Leslie: The area postrema and vomiting. Frontiers Neuroendocrinol. 15 (1994) 301–320.
Ramirez, J. M., D. W. Richter: The neuronal control of respiratory rhythm generation. Curr. Opinion Neurobiol. 6 (1996) 817–825.
Richter, D. W., K. M. Spyer: Cardiorespiratory Control. In: Loewy, A. D., K. M. Spyer (eds.): Central Regulation of Autonomic Functions, pp 189–207. Oxford University Press, New York – Oxford 1990.

Augenbewegungen, optische Reflexe

Büttner-Ennevier, J. A., U. Büttner, B. Cohen, G. Baumgartner: Vertical gaze paralysis and the rostral interstitial nucleus of the medial longitudinal fasciculus. Brain 105 (1982) 125–149.
Büttner-Ennevier, J. A., U. Büttner: Neuroanatomy of the oculomotor system. The reticular formation. Rev. Oculomot. Res. 2 (1988) 119–176.
Carpenter, M. B., R. J. Pierson: Pretectal region and the pupillary light reflex. An anatomical analysis in the monkey. J. Comp. Neurol. 149 (1973) 271–300.
Henn, V., W. Lang, K. Hepp, H. Reisine: Experimental gaze palsies in monkeys and their relation to human pathology. Brain 107 (1984) 619–636.

Mochovakis, A. K., S. M. Highstein: The anatomy and physiology of primate neurons that control rapid eye movements. Ann. Rev. Neurosci. 17 (1994) 465–468.

Bahnsysteme

(siehe auch unter Allgemeines)

Balaguara, S., R. G. Katz: Undecussated innervation of the sternocleidomastoid muscle: a reinstatement. Ann. Neurol. 7 (1980) 84–85.

Jenny, A. B., C. B. Saper: Organization of the facial nucleus and corticofacial projection in the monkey. A reconsideration of the upper motor neuron facial palsy. Neurology 37 (1987) 930–939

Kuypers, H. G. J. M.: Corticobulbar connections to the pons and the lower brain stem in man. An anatomical study. Brain 81 (1958) 364–388.

Trepel, M., M. Weller, D. Petersen, J. Dichgans: Voluntary facial palsy with a pontine lesion. J. Neurol. Neurosurg. Psychiatr. 61 (1996) 531–533.

7 Kleinhirn (Cerebellum)

7.1 Äußere Gestalt und Gliederung

Das Cerebellum ist das höchste und wichtigste Integrationszentrum für die Koordination und Feinabstimmung von Bewegungsabläufen. Es sitzt der Medulla oblongata und dem Pons von hinten her auf und bildet so das Dach des vierten Ventrikels. Mit dem Hirnstamm ist es durch die drei Kleinhirnstiele, *Pedunculus*[1] *cerebellaris superior, Pedunculus cerebellaris medius* und *Pedunculus cerebellaris inferior*, verbunden (Abb. **7.1b**, *3–5*) und befindet sich wie dieser in der hinteren Schädelgrube. Die Kleinhirnstiele werden auch von oben nach unten als *Brachium conjunctivum, Brachium pontis* und *Corpus restiforme* bezeichnet. Durch diese Strukturen empfängt das Cerebellum seine Afferenzen und entsendet seine Efferenzen. Weiterhin ziehen oben und unten zwei dünne Platten aus weißer Substanz, *Velum medullare superius* und *Velum medullare inferius*, vom Kleinhirn zu Mesencephalon und Medulla oblongata (Abb. **7.1b**, *11* und *12*, Abb. **7.2a**, *3*). Am paarig ausgebildeten Velum medullare inferius hängt der liquorproduzierende Plexus choroideus. Das Kleinhirn wird vom Tentorium cerebelli überdacht, einer Duraduplikatur, die es vom Großhirn trennt (s. S. 241). Die Oberflächenstruktur des Kleinhirns weist eine auffällige Furchung auf, die ähnlich wie beim Großhirn der Oberflächenvergrößerung dient und die Rinde in viele Windungen, *Folia*, aufteilt. Man erkennt weiterhin von außen eine Aufteilung in zwei Hemisphären und den zwischen ihnen liegenden Wurm (*Vermis*; Abb. **7.1a, b**, *1*). Kaudal des Kleinhirnwurms findet man beidseits ein paariges Gebilde, das als *Flocculus* bezeichnet wird (Abb. **7.1b**, *7*) und über eine stielartige Struktur nach medial mit einem unteren Teil des Wurms verbunden ist, den man *Nodulus* nennt (Abb. **7.1b**, *8*). Beide Strukturen bilden zusammen den *Lobus flocculonodularis*. Ganz unten finden sich neben dem Kleinhirnwurm als Bestandteil der Hemisphären die beiden *Kleinhirntonsillen* (Abb. **7.1b**, *9*), die weniger unmittelbar funktionell als vielmehr klinisch-topographisch eine große Bedeutung haben.

Klinik Da die Kleinhirntonsillen die kaudalsten Strukturen des Cerebellums sind, liegen sie direkt im Bereich des Foramen magnum und umgeben links und rechts die Medulla oblongata. Kommt es zu einem gesteigerten intrakraniellen Druck (Hirnschwellung, Tumor, Blutung etc.), versucht das Gehirn an den Stellen, wo es möglich ist, dem Druck auszuweichen. Es „rutscht" also gewissermaßen ins Foramen magnum hinein und preßt damit die Kleinhirntonsillen zwischen Medulla oblongata und knöcherne Strukturen. Dadurch wird die Medulla komprimiert, was zu einem Versagen lebenswichtiger Strukturen (vor allem Atemzentrum) führt und zwangsläufig mit dem Tod endet. Man bezeichnet diesen Vorgang als *untere Einklemmung*. Sie ist unmittelbar lebensbedrohlich im Gegensatz zur *oberen Einklemmung* (Einklemmung des Mittelhirns im Tentorium cerebelli, die der unteren Einklemmung meist vorausgeht).

Es gibt noch einige andere Strukturen, die man an der Oberfläche des Kleinhirns benennen und gliedern kann, solche Bezeichnungen sind aber funktionell wenig aussagekräftig. Deshalb wird auf eine genauere Beschreibung hier verzichtet, soweit sie zum Verständnis des folgenden nicht unmittelbar nötig ist; weitere morphologische Einzelheiten können jedoch Abb. **7.1** und **7.2** entnommen werden.

Auf Grund funktioneller und damit z. T. korrelierend phylogenetischer Gegebenheiten kann man das Kleinhirn in drei Anteile gliedern, wobei die ersten beiden funktionell mehr Gemeinsamkeiten besitzen und bisweilen auch grob mit dem Kleinhirnwurm gleichgesetzt werden. Man muß sie klar gegen den dritten abgrenzen.

1. Vestibulocerebellum. Es wird so bezeichnet, da es eine enge funktionelle Verbindung mit dem Vestibularapparat des Innenohrs hat, von dem es den Hauptteil seiner Afferenzen erhält. Es besteht im wesentlichen aus Nodulus und Floccu-

---
[1] pedunculus (lat.) = Füßchen, Stiel

7 Kleinhirn (Cerebellum)

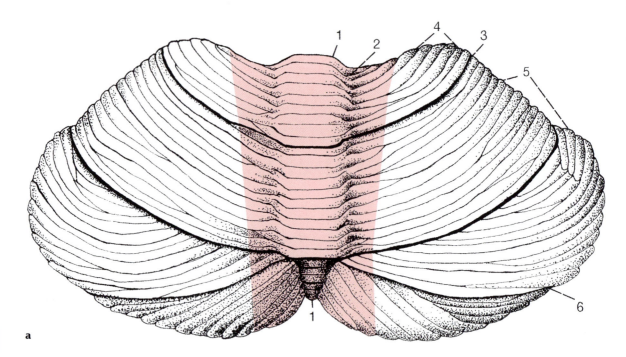

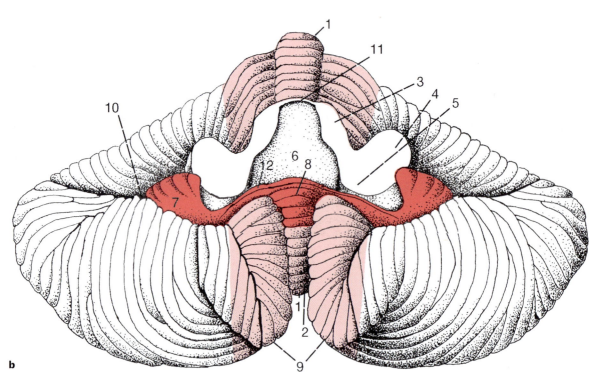

Abb. 7.1 Außenansicht des Kleinhirns. Vestibulocerebellum rot, Spinocerebellum hellrot, Pontocerebellum weiß. (Modifiziert nach Zeichnungen von Spitzer, in Duus: Neurologisch-topische Diagnostik, Thieme 1990)
a Ansicht von oben.
 1 Vermis (Wurm). Er ist von den Hemisphären durch eine kleine Furche (**2**) getrennt. **3** Fissura prima, die **4** Lobus anterior und **5** Lobus posterior des Kleinhirns voneinander trennt. **6** Fissura horizontalis.
b Ansicht von vorne.
 1 Culmen (Teil des Wurms), **2** Tuber (Teil des Wurms), **3–5** Kleinhirnstiele: **3** Pedunculus cerebellaris superior, **4** Pedunculus cerebellaris medius und **5** Pedunculus cerebellaris inferior. **6** Dach des vierten Ventrikels, **7** Flocculus, **8** Nodulus, **9** Tonsillae cerebelli (Kleinhirntonsillen), **10** Fissura posterolateralis, **11** Velum medullare superius, **12** Velum medullare inferius (paarig, links und rechts des Nodulus).

7.1 Äußere Gestalt und Gliederung

lus und wird zum *Lobus flocculonodularis* zusammengefaßt (dunkelrot in Abb. **7.1**).
2. **Spinocerebellum.** Es erhält den Hauptteil seiner Afferenzen vom Rückenmark und besteht vorwiegend aus dem Kleinhirnwurm und der paravermalen (= intermediären) Zone (hellrot in Abb. **7.1**).
3. **Pontocerebellum.** Es erhält seine Afferenzen überwiegend von den Brückenkernen (Ncll. pontis) und besteht aus den beiden Hemisphären (weiß in Abb. **7.1**). Dieser Kleinhirnanteil hat sich im Laufe der Evolution mit der Fähigkeit zum aufrechten Gang besonders stark entwickelt und steht über den Pons funktionell in enger Beziehung mit dem Großhirn (deshalb auch gelegentlich der Begriff *Cerebrocerebellum*).

Entwicklungsgeschichtlich kann man das Kleinhirn in *Archicerebellum (Urkleinhirn)*[2], phylogenetisch am ältesten, *Paleocerebellum (Altkleinhirn)*[3] und *Neocerebellum (Neukleinhirn*, phylogenetisch am jüngsten) einteilen. Lange Zeit hat man diese Begriffe mit *Vestibulo-*, *Spino-* und *Pontocerebellum* gleichgesetzt, was jedoch nur sehr ungenau übereinstimmt, da die phylogenetisch determinierten Kleinhirnanteile zu uneinheitliche Faserbeziehungen haben. Somit haben diese phylogenetischen Begriffe vor allem deskriptive und weniger funktionelle Bedeutung. Ihre Verwendung wird nicht weiter empfohlen.

Im **Sagittalschnitt** (Abb. **7.2**) sieht man die charakteristische Struktur des *Arbor vitae*, des „Lebensbaumes", die durch die starke Einfaltung der cerebellären Rinde zustande kommt. An den „Zweigen" des Baumes werden die Kleinhirnwindungen als *Folia*[4] sichtbar. Im **Horizontalschnitt** (Abb. **7.3**) durch das Kleinhirn zeigt sich, daß es seine graue Substanz nicht nur in Form von Kernen (*Nuclei*) im Kleinhirnmarklager, sondern auch in Form der Rinde (*Cortex*) an seiner Oberfläche trägt. Dieses

---
[2] arche (gr.) = Anfang
[3] palaios (gr.) = alt

[4] folia (lat) = Blätter

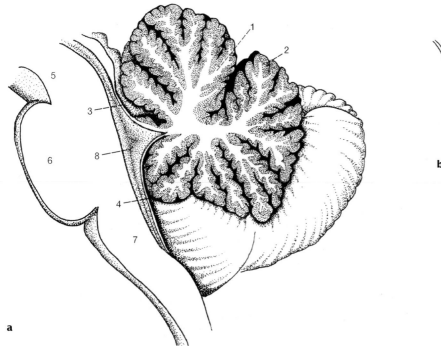
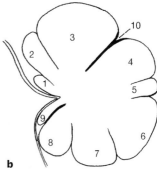

Abb. 7.2 Medianer Sagittalschnitt durch das Kleinhirn. (Nach R. Nieuwenhuys, J. Voogd, C. van Huijzen: The Central Nervous System, Springer 1988)
a Blick von medial auf den Medianschnitt (Wurm durchtrennt, Hemisphären erhalten). Durch die Gliederung in graue und weiße Substanz entsteht das Bild des Arbor vitae („Lebensbaum").
1 Weiße Substanz (Marklager), **2** graue Substanz (Rinde, stark gefaltet). **3** Velum medullare superius, **4** Tela choroidea des vierten Ventrikels (verbindet die paarigen Vela medullares inferiores. 3 und 4 verbinden das Kleinhirn mit dem **5–7** Hirnstamm. **5** Mittelhirn, **6** Pons, **7** Medulla oblongata. **8** Vierter Ventrikel.
b Schema des Kleinhirnmedianschnittes. Man kann verschiedene Abschnitte des Wurms unterscheiden, die oft auch mit römischen Ziffern beschrieben werden. Dies hat funktionell und klinisch sehr wenig Relevanz und wird vor allem der anatomischen Vollständigkeit wegen dargestellt.
1 Lingula (I), **2** Lobulus centralis (II, III), **3** Culmen (IV, V), **4** Declive (VI), **5** Folium vermis (VIIa), **6** Tuber vermis (VIIb), **7** Pyramis vermis (VIII), **8** Uvula vermis (IX), **9** Nodulus (X), **10** Fissura prima.

7 Kleinhirn (Cerebellum)

Phänomen ist im ZNS sonst nur beim Großhirn zu finden. Im einzelnen fällt im Querschnitt als größter Kern der *Ncl. dentatus* auf, der eine gezackte[5], bandartige Konfiguration grauer Substanz darstellt (Abb. 7.3, *4*). Er liegt in den beiden Kleinhirn*hemisphären* (*Pontocerebellum*), mit deren Kortex er auch funktionell eng verbunden ist. Medial von ihm findet man den *Ncl. emboliformis*[6] (Abb. 7.3, *5*), und wiederum medial davon den *Ncl. globosus*[7] (kann auch zwei- oder dreigeteilt sein, dann: *Ncll. globosi*; Abb. 7.3, *6*). Der Ncl. globosus und der Ncl. emboliformis sind sich funktionell sehr ähnlich und haben Verbindung mit der paravermalen und vermalen (= *spinocerebellären*) Zone des Kleinhirns. Ganz in der Mitte schließlich, im Marklager des Wurms, befindet sich noch der *Ncl. fastigii*[8] (Abb. 7.3, *7*), der funktionell mit der Rinde des Lobus flocculonodularis (= *Vestibulocerebellum*) in enger Beziehung steht.

---

[5] dentatus (lat.) = gezahnt
[6] emboliformis (lat.) = pfropfenförmig
[7] globus (lat.) = Kugel
[8] fastigium (lat.) = Giebel (hier: höchster Punkt des vierten Ventrikels, der vom Kleinhirnwurm gebildet wird)

7.2 Mikroskopische Anatomie der Kleinhirnrinde

Um seine zahlreichen regulativen Funktionen erfüllen zu können, besitzt das Kleinhirn mehr Neurone als das Großhirn (insgesamt enthält es mehr als die Hälfte aller Neurone des Gesamthirns). Die meisten dieser Neurone befinden sich in der stark gefalteten und damit vergrößerten cerebellären *Rinde*.

Man kann in der Rinde drei Schichten unterscheiden (Abb. 7.4a). Von innen nach außen sieht man:

- *Körnerschicht* (Stratum granulosum)
- *Purkinje-Zellschicht* (Stratum purkinjense)
- *Molekularschicht* (Stratum moleculare).

7.2.1 Purkinje-Zellschicht (Stratum purkinjense)

Diese Schicht liegt zwischen den beiden anderen Schichten. Sie besteht nur aus den großen *Purkinje-Zellen* (den größten Zellen des Kleinhirns; Abb. 7.4a, *3*). Die Morphologie der Purkinje-Zellen ist sehr charakteristisch (Abb. 7.4b, *6*): Sie besitzen

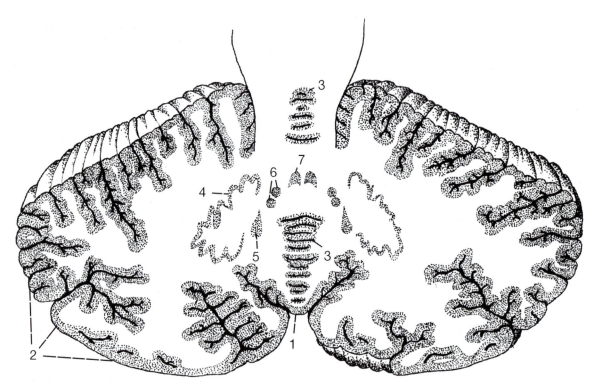

Abb. 7.3 Horizontalschnitt durch das Kleinhirn.
1 Kleinhirnwurm, **2** Kleinhirnhemisphäre. Beachte die starke Faltung der Kleinhirnrinde. **3** Anschnitt von Rindenanteilen des Wurms. Im Marklager befinden sich die vier Kleinhirnkerne: **4** Ncl. dentatus (gezahnt), **5** Ncl. emboliformis (pfropfenförmig), **6** Ncl. globosus, hier zweigeteilt als Ncll. globosi (kugelförmig), **7** Ncl. fastigii.

Mikroskopische Anatomie der Kleinhirnrinde 7.2

ein großes Perikaryon, das nach unten, in Richtung Marklager, einen langen Neuriten (Axon) zu den Kleinhirnkernen schickt. Nach apikal, in Richtung Molekularschicht, breitet sich ein überdimensional großer und reichverzweigter Dendritenbaum aus, an dem sich Tausende von Synapsen (bis zu 300 000 pro Zelle) befinden.

Die Fasern, die diese Synapsen bilden, enden z.T. als *Parallelfasern* (die aus der Körnerschicht kommen, s.u.), z.T. aber auch als *Kletterfasern*, die aus der Olive kommen und sich wie Schlingpflanzen an den Purkinje-Zelldendriten heraufhangeln (Abb. **7.4b**, 2). Die Purkinje-Zellen sind *die einzigen efferenten Zellen der Kleinhirnrinde* und projizieren in die Kleinhirnkerne (beim Lobus flocculonodularis auch direkt in den Ncl. vestibularis lateralis). Sie wirken dort mit ihrem Transmitter GABA hemmend.

7.2.2 Körnerschicht (Stratum granulosum[9])

Die Körnerschicht schließt sich der Purkinje-Zellschicht nach innen an (Abb. **7.4a**, 2). Sie ist die zellreichste Schicht der Kleinhirnrinde (enthält 99% der kortikalen Neurone) und besteht zum größten Teil aus *Körnerzellen* (Abb. **7.4b**, 3). Diese kleinen, multipolaren Neurone sind mit ihrem Transmitter Glutamat *die einzigen erregenden Zellen der Kleinhirnrinde.* Zusätzlich findet man in dieser Schicht auch noch die inhibitorischen *Golgi-Zellen.* An den Körnerzellen enden zahlreiche cerebelläre Afferenzen als *Moosfasern* (Abb. **7.4b**, 1).

Mit Ausnahme der Afferenzen aus der Olive, die *als Kletterfasern* in der Molekularschicht an den Purkinje-Zelldendriten enden, ziehen alle Afferenzen des Kleinhirns *als Moosfasern zu den Körnerzellen.* Die Körnerzellen richten ihre Efferenzen ebenfalls in die Molekularschicht, wo ihre Neuriten als *Parallelfasern* entlang einer Kleinhirnwindung verlaufen (Abb. **7.4b**, 5), um dann mit den Dendritenbäumen der Purkinje-Zellen Synapsen zu bilden. Sie übermitteln auf diese Weise als eine Zwischenstation die Information, die ihnen von extern zufließt, direkt an die Purkinje-Zellen weiter, wobei die Impulse über zahlreiche Kollateralen vervielfacht werden.

7.2.3 Molekularschicht (Stratum moleculare)

Das Stratum moleculare[10] ist die äußerste Rindenschicht (Abb. **7.4a**, 4). Es besteht größtenteils aus markhaltigen Nervenfasern (vor allem Parallelfasern, Abb. **7.4b**, 5), die von den bisher erwähnten und auch einigen Molekularschicht-eigenen Neuronen stammen.

Zu diesen Neuronen gehören die *Korbzellen*, die mit ihren reich verzweigten Fortsätzen in der Purkinje-Zellschicht um die Perikaryen der Purkinje-Zellen herumgreifen, wobei sie regelrechte „Faserkörbe" ausbilden, was ihnen den Namen gegeben hat (Abb. **7.4b**, 7). So können die Korbzellen nervöse Impulse, die ihren Dendriten über Kollateralen von den Kletterfasern und Parallelfasern der Körnerzellen zugeleitet wurden, durch ihre Neuriten auf zahlreiche verschiedene Purkinje-Zellen weiterleiten. Auch die Korbzellen wirken dabei hemmend an ihren Synapsen. Die ebenfalls inhibitorischen *Sternzellen*, die als weiterer Neuronentyp in der Molekularschicht zu finden sind, haben das gleiche Verschaltungsprinzip wie die Korbzellen, allerdings ohne daß sie die Faserkörbe an den Somata der Purkinje-Zellen ausbilden, vielmehr enden sie an deren Dendriten.

7.2.4 Verschaltungsprinzip der Kleinhirnrinde

Es existieren vor allem drei Typen von Afferenzen zur Kleinhirnrinde:

- *Moosfaserafferenzen*, die von verschiedenen präcerebellären (= dem Kleinhirn vorgeschalteten) und z.T. auch von rückläufigen Kollateralen der Kleinhirnkernefferenzen ihren Ausgang nehmen.
- *Kletterfaserafferenzen*, die einzig aus dem Olivenkernkomplex der Medulla oblongata entstammen.
- *Monoaminerge Afferenzen*, die weniger zahlreich sind und aus Kernen der Formatio reticularis stammen.

Die (glutamatergen) **Moosfasern** wirken erregend an den Synapsen, die sie alle in der Körnerschicht in morphologisch charakteristischen Komplexen (*Glomeruli cerebellares*) ausbilden. Die exzitatorischen Körnerzellen, die Glutamat als Transmitter haben, verteilen mit ihren Parallelfasern (Abb. **7.4b**, 5) die erhaltene Erregung in der Molekularschicht auf die Dendritenbäume der anderen Neuronentypen der Kleinhirnrinde, die wiederum GABAerg und damit inhibitorisch sind. Am Dendritenbaum einer Purkinje-Zelle enden Zehntausende dieser Parallelfaserafferenzen und erregen sie. Die Summation der Erregungen und die gleichzeitig stattfindende Hemmung durch die Korb- und Sternzellen (die ja ebenfalls durch Kollateralen der Parallelfasern erregt wurden) bestimmen zu jedem Zeitpunkt den Erregungszustand einer Purkinje-Zelle. Sie ist somit die zentrale Integrationseinheit der Kleinhirnrinde und bildet mit ihren *inhibitorischen* efferenten Impulsen das Verarbeitungsresultat Tausender intrakortikaler Verschaltungen, die von zahlreichen präcerebellären Kernen über Moos- und Kletterfasern ihren Ursprung genommen haben. Man kann sich die cerebelläre Rinde also als ein riesenhaftes Integrationszentrum vorstellen, das die Resultate seiner aufwendigen Verarbeitung in Form hemmender Impulse an die im Marklager befindlichen Kerne weitergibt.

---

[9] granulum (lat.) = Körnchen
[10] molecularis (lat.) = feinteilig; entsprechend der mikroskopisch wenig dicht gepackten Neuronenverteilung

7 Kleinhirn (Cerebellum)

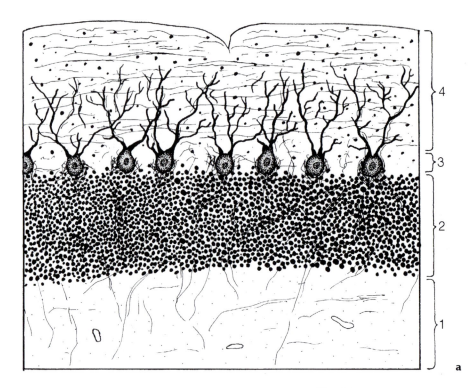

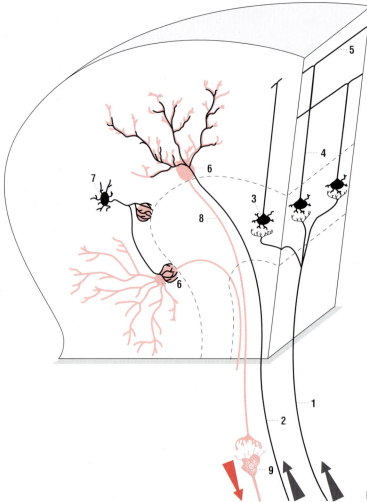

Abb. 7.4 Kleinhirnrinde.
a Mikroskopisches Bild der Kleinhirnrinde.
Von innen nach außen sieht man: **1** Marklager (weiße Substanz), **2** Stratum granulosum (Körnerzellschicht, dicht vollgepackt mit Körnerzellen), **3** Stratum purkinjense (Schicht der Purkinje-Zellen, die mit ihren sich reich verzweigenden Dendritenbäumen weit in das Stratum moleculare hereinragen), **4** Stratum moleculare (locker gepackt, wenig Neurone, überwiegend Fasern).
b Schema des Aufbaus der Kleinhirnrinde mit den wichtigsten Neuronentypen und den afferenten und efferenten Fasern.
Afferente Fasern erreichen die Rinde als **1** Moosfasern oder als **2** Kletterfasern. Moosfasern (**1**) enden an den in der Körnerschicht befindlichen **3** Körnerzellen, die wiederum ihre **4** Axone in die Molekularschicht entsenden, wo sie sich parallel zu einer Kleinhirnwindung als **5** Parallelfasern verzweigen und an den Dendritenbäumen der Purkinje-Zellen und anderen Zellen der Molekularschicht enden. Kletterfasern (**2**) ranken sich am Dendritenbaum einer **6** Purkinje-Zelle nach oben und verzweigen sich dabei reichhaltig. In der Molekularschicht gibt es u.a. **7** Korbzellen, die mit ihren Fortsätzen „Faserkörbe" um die Perikaryen von Purkinje-Zellen flechten. Die Purkinje-Zellen (**6**) senden als einzige mit ihren **8** Axonen Impulse aus der Rinde heraus. Dabei enden sie an den **9** Neuronen der Kleinhirnkerne, die die entsprechenden Impulse nach extracerebellär weiterleiten.

Afferente und efferente Verbindungen des Kleinhirns 7.3

Der Transmitter der ebenfalls exzitatorischen **Kletterfasern** (Abb. 7.4b, 2) ist Aspartat. Sie haben ein gänzlich anderes Verschaltungsprinzip als die Moosfasern. *Eine* Purkinje-Zelle erhält die Afferenz lediglich *einer* Kletterfaser, die sich an ihren Dendritenbäumen wie eine Schlingpflanze emporrankt. Dabei verteilt sich die Kletterfaser über Kollateralen auf durchschnittlich 10–15 Purkinje-Zellen (aus Übersichtlichkeitsgründen nicht berücksichtigt in Abb. 7.4b). Die Anzahl der Synapsen, die *eine* Faser dabei ausbildet, ist so groß, daß die Erregung einer Kletterfaser immer eine Erregung der Purkinje-Zelle auslöst. Dabei hängt das Ausmaß dieser Erregung vom Vorerregungszustand der Purkinje-Zelle ab, den sie auf Grund ihrer Afferenzen von Parallelfasern und den inhibitorischen Fasern der anderen Neuronenarten hat. Die Aufgabe der Kletterfasern liegt wahrscheinlich vor allem darin, selektiv bestimmte Parallelfaser- (und damit indirekt Moosfaser-)Reize auf die Purkinje-Zelle zu verstärken.

Einen dritten Typ cerebellärer Afferenzen stellen die **monoaminergen Projektionen** aus Kernen der Formatio reticularis (Raphe-Kerne, Transmitter Serotonin und Locus caeruleus, Transmitter Noradrenalin) dar, die nicht so unmittelbar in den Verschaltungsablauf der Kleinhirnrinde eingeschaltet sind wie Moos- und Kletterfasern, sondern diesen Ablauf eher im Nebenschluß modulieren. Dies hat auch praktische Bedeutung, da man bei Kleinhirnkranken die motorische Funktion durch Medikamente (z.B. bestimmte Antidepressiva) verbessern kann, die die Wirkung serotoninerger oder noradrenerger Neurone verstärken.

7.3 Afferente und efferente Verbindungen des Kleinhirns

Das Verschaltungsprinzip im Kleinhirn ist so organisiert, daß die *afferenten* Fasern unter Abgabe von wichtigen Kollateralen zu den Kernen grundsätzlich *in die Rinde* ziehen. Efferenzen des Kleinhirns nehmen grundsätzlich ihren Ausgang von den *Kleinhirnkernen*, um in den Hirnstamm und den Thalamus zu ziehen (lediglich beim Vestibulocerebellum kann dabei eine Ausnahme bestehen).

7.3.1 Afferente Bahnen

Afferente Fasern erhält das Kleinhirn vorwiegend von folgenden Zentren:

- *Brückenkerne (Ncll. pontis)*
- *Rückenmark*
- *Hirnstammzentren*, dabei vor allem:
  - *Ncll. vestibulares*
  - *Ncl. olivaris inferior*
  - *Formatio reticularis*.

Alle zu- und abführenden Fasern verlaufen in den *Kleinhirnstielen* (und zu einem sehr geringen Teil im Velum medullare superius). Dabei führt der *obere* Kleinhirnstiel überwiegend *Efferenzen*, der *mittlere* leitet nur die *afferenten* Fasern aus dem Pons, und der *untere* weist ebenfalls überwiegend *Afferenzen* auf. Die zuführenden Bahnen enden nicht gleichmäßig verteilt in der ganzen Kleinhirnrinde, sondern haben ihre Endigungsstätten gemäß der Einteilung in Vestibulo-, Spino- und Pontocerebellum deutlich getrennt. Dennoch erfolgt die Besprechung der Bahnen nach topographischen Gesichtspunkten, d.h. gemäß der Zuordnung zu den einzelnen Kleinhirnstielen.

7.3.1.1 Pedunculus cerebellaris inferior (Abb. 7.5)

Die wichtigsten im Pedunculus cerebellaris inferior verlaufenden Afferenzen sind der *Tractus vestibulocerebellaris*, der *Tractus olivocerebellaris* und der *Tractus spinocerebellaris posterior*.

Der **Tractus vestibulocerebellaris** enthält im Prinzip zwei Fasersysteme. Zum einen sind dies Bahnen, die von den Ncll. vestibulares aus ins Kleinhirn ziehen, sie bilden den größeren Teil des Traktes (Abb. 7.5, 2). Zum anderen ziehen Afferenzen aus dem Vestibularorgan auch *direkt* ins Kleinhirn (Abb. 7.5, 3). Diese Fasern enden überwiegend in der Rinde des Lobus flocculonodularis, der dementsprechend als *Vestibulocerebellum* bezeichnet wird. Auf ihrem Weg geben sie Kollateralen zum Ncl. fastigii im Kleinhirnwurm ab, der efferent unter anderem wiederum direkt in die Vestibulariskerne projiziert.

Der **Tractus olivocerebellaris** enthält fast alle efferenten Bahnen, die die Olive (Ncl. olivaris inferior) entsendet. Seine Afferenzen erhält der Olivenkernkomplex aus wichtigen motorischen Zentren des ZNS (Großhirnkortex, Ncl. ruber, Formatio reticularis) und aus dem Rückenmark. Die efferenten Bahnen der Olive kreuzen nun im Hirnstamm auf die Gegenseite, um dann in den unteren Kleinhirnstiel einzutreten (Abb. 7.5, 9). Als *Kletterfasern* enden sie schließlich in der Rinde des Kleinhirns (wobei die Fasern aus dem wesentlich größeren Ncl. olivaris principalis in den Hemisphären und diejenigen aus den kleineren Ncll. olivares accessorii im Wurm terminieren). Unter anderem erhalten die Kleinhirnhemisphären auf diese Weise eine über Kollateralen vermittelte Information über die Impulse, die im gleichen Augenblick in der Pyramidenbahn nach unten ins Rückenmark laufen. Weiterhin sind diese Fasern Bestandteil des auf S. 152 beschriebenen Regelkreises zwischen Kleinhirn und Ncl. ruber.

Die afferenten Bahnen des Kleinhirns aus dem Rückenmark teilen sich in einen **Tractus spinocerebellaris posterior** und einen Tractus spinocerebellaris anterior. Der Tractus spinocerebellaris anterior verläuft im oberen Kleinhirnstiel und wird deshalb in Kap. 7.3.1.3 beschrieben. Die Fasern

7 Kleinhirn (Cerebellum)

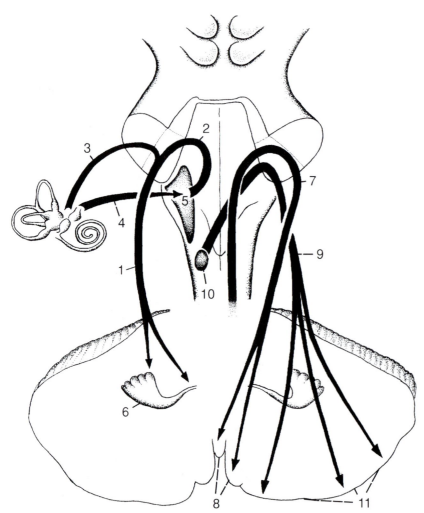

Abb. 7.5 Afferente Bahnen des Pedunculus cerebellaris inferior.
1 Tractus vestibulocerebellaris, der sich z.T. aus **2** sekundären und z.T. aus **3** primären vestibulären Afferenzen zusammensetzt. 3+4 VIII. Hirnnerv, **5** Ncll. vestibulares. Die vestibulocerebelläre Bahn endet vorwiegend in der Rinde des ipsilateralen **6** Lobus flocculonodularis (Vestibulocerebellum). Rechts ist der **7** Tractus spinocerebellaris posterior dargestellt, der in der **8** ipsilateralen Rinde des Wurms und der paravermalen Zone endet (Spinocerebellum). Der **9** Tractus olivocerebellaris führt Fasern aus dem **10** Olivenkernkomplex (vor allem Ncl. olivaris principalis) und endet vornehmlich in der **11** Rinde der kontralateralen Hemisphäre (Pontocerebellum).

des Tractus spinocerebellaris posterior (Abb. **7.5**, 7) nehmen ihren Ausgang vom Ncl. dorsalis (Ncl. thoracicus, Stilling-Clarke) des Hinterhorns und führen propriozeptiv-sensible Informationen (Muskelspindeln, Sehnenorgane, Gelenksrezeptoren) der ipsilateralen Körperhälfte zum Kleinhirn, d.h. sie steigen *ohne zu kreuzen* im Seitenstrang aufwärts und enden in der ipsilateralen Kleinhirnhälfte (als Moosfasern in der Körnerschicht der Rinde). Dabei terminieren sie vorwiegend in der paravermalen Zone und in großen Teilen des Wurms selbst, so daß dieser Bereich entsprechend als *Spinocerebellum* bezeichnet wird (Abb. **7.5**, 8).

Da der Tractus spinocerebellaris posterior vor allem propriozeptive Information aus den unteren Extremitäten und dem Rumpf zum Kleinhirn weiterleitet, wird er ergänzt durch den **Tractus cuneocerebellaris**, der aus dem Ncl. cuneatus accessorius der Medulla oblongata (Teil des Cuneatuskernkomplexes) entspringt. Dieser empfängt über die Hinterstränge Afferenzen aus dem Halsmark, die die propriozeptiven Informationen der oberen Extremität beinhalten. Weiterhin schließen sich der spino- und cuneocerebellären Bahn Fasern aus dem Trigeminuskern an,

die dem Kleinhirn die propriozeptiven Impulse aus dem Kopfbereich zuleiten.

Der **Tractus reticulocerebellaris** vermittelt dem Kleinhirn propriozeptive Impulse aus dem Rückenmark, die der Formatio reticularis selbst über spinoretikuläre Bahnen zugeleitet werden. Entsprechend endet diese zuführende Kleinhirnbahn vorwiegend im Spinocerebellum.

7.3.1.2 Pedunculus cerebellaris medius (Abb. 7.6)

Die Fasern aus dem Pons stellen den größten Anteil der afferenten Kleinhirnbahnen und bilden mit ihren Fasermassen den gesamten mittleren Kleinhirnstiel (Fibrae pontocerebellares; Abb. **7.6**, 4). Sie haben ihren Ursprung in den Ncll. pontis im Brückenfuß und *kreuzen* vor dem Eintritt in den mittleren Kleinhirnstiel auf die Gegenseite. Sie enden in der Rinde der Kleinhirn*hemisphären*, wobei sie Kollateralen zum Ncl. dentatus und zum Ncl. emboliformis abgeben. Man kann diese Fasern als die Fortsetzung der kortikopontinen Bahn ansehen, die vom Assoziationskortex vor allem des

7.3 Afferente und efferente Verbindungen des Kleinhirns

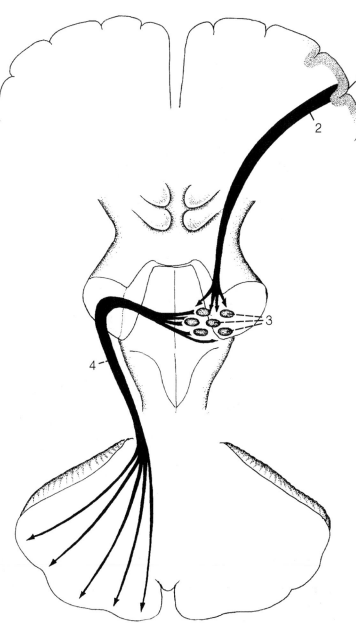

Abb. 7.6 Afferente Bahnen des Pedunculus cerebellaris medius.
Die einzige dort verlaufende Bahn ist der Tractus pontocerebellaris (Fibrae pontocerebellares). Impulse aus dem **1** Großhirnkortex ziehen über die **2** kortikopontine Bahn zu den **3** Brückenkernen (Ncll. pontis). Dort werden sie auf die **4** pontocerebelläre Bahn (Fibrae pontocerebellares) verschaltet, die auf die Gegenseite kreuzt und über den mittleren Kleinhirnstiel die Rinde der kontralateralen Hemisphäre erreicht.

Frontal- und Temporallappen, aber auch vom motorischen Kortex ihren Ursprung nimmt (vgl. Abb. 7.6, *1–2*). Auf diese Weise werden dem Kleinhirn Bewegungs*entwürfe* zugeleitet, die im Großhirn entstanden sind und anschließend „koordiniert" werden sollen (s. u.).

7.3.1.3 Pedunculus cerebellaris superior (Abb. 7.7)

Der **Tractus spinocerebellaris anterior** ist die einzige größere *afferente* Bahn, die im oberen Kleinhirnstiel verläuft. Sie nimmt ihren Ursprung im Hinterhorn des Rückenmarks und steigt gekreuzt und ungekreuzt im Seitenstrang nach oben in den Hirnstamm, wo sie die Brücke durchläuft, um dann das Kleinhirn zu erreichen. Auch diese Bahn leitet propriozeptive Impulse (Tiefensensibilität). Die vorher gekreuzten Fasern kreuzen dabei wieder auf die *ipsilaterale* Seite zurück, um dann gemeinsam mit den anderen Neuriten in der Rinde des Spinocerebellums im Kleinhirnwurm zu enden (Abb. 7.7). Wie die hintere spinocerebelläre Bahn leitet also auch die vordere dem Kleinhirn die propriozeptiven Impulse ausschließlich der *ipsilateralen Körperhälfte* zu.

Der Tractus spinocerebellaris anterior leitet propriozeptive Impulse der unteren Extremität und des Rumpfes.

7 Kleinhirn (Cerebellum)

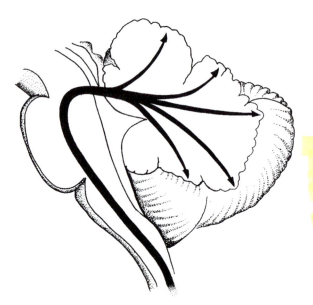

Abb. 7.7 Afferente Bahnen im Pedunculus cerebellaris superior.
Die dort verlaufende afferente Bahn ist der Tractus spinocerebellaris anterior, der mit seinen propriozeptiven Impulsen vor allem in der Rinde des ipsilateralen Wurms endet. Sie wird begleitet von funktionell äquivalenten Fasern für die obere Extremität (Tractus spinocerebellaris superior).

Sein ab dem Zervikalmark aufwärts existierendes funktionelles Äquivalent für die obere Extremität, der **Tractus spinocerebellaris superior**, begleitet ihn durch den oberen Kleinhirnstiel zum Spinocerebellum.

7.3.2 Weiterleitung der Impulse von der Rinde zu den Kleinhirnkernen

Die unterschiedliche Endigung der zuführenden Bahnen in den verschiedenen Bereichen des Kleinhirns wird bei den Efferenzen der Kleinhirnrinde in die Kerne weiter nachvollzogen und hat funktionell große Bedeutung. So projizieren die Purkinje-Zellen aus der *Hemisphären*rinde vorwiegend in den Ncl. dentatus, diejenigen aus dem *Lobus flocculonodularis* zum Ncl. fastigii und schließlich die der *paravermalen und vermalen Zone* – also der Zone des Spinocerebellums – in die zwischen den beiden genannten Kernen liegenden Ncl. emboliformis und Ncl. globosus (Abb. **7.8**).

7.3.3 Kleinhirnkerne und efferente Bahnen

Die Kleinhirnkerne erhalten ihre afferenten Verbindungen zum einen von den *exzitatorischen* Kollateralen der zuführenden Bahnen zur Kleinhirnrinde, zum anderen (besonders zahlreich) von den Purkinje-Zellen der Rinde, die *inhibitorischen* Einfluß auf sie ausüben. Die in den Kernen befindlichen Neurone sind in der Regel exzitatorisch (Transmitter Glutamat und Aspartat) und projizieren mit ihren Neuriten (gewissermaßen als zweites Neuron der efferenten Kleinhirnbahn) zu den extracerebellären Zielen des Kleinhirns:

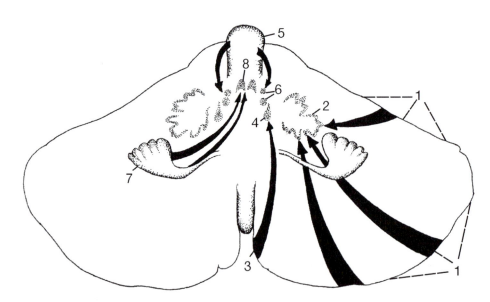

Abb. 7.8 Projektion der verschiedenen Kleinhirnrindenareale auf die im Marklager befindlichen Kerne.
Die **1** Rinde der Hemisphären projiziert vor allem in den **2** Ncl. dentatus, die **3** Rinde der paravermalen Zone vor allem in den **4** Ncl. emboliformis, die **5** Rinde des Wurms vor allem in die **6** Ncll. globosi, die **7** Rinde des Lobus flocculonodularis vor allem in den **8** Ncl. fastigii.

7.3 Afferente und efferente Verbindungen des Kleinhirns

- *Thalamus*
- *Hirnstammzentren*, dabei vor allem
  - *Ncl. ruber*
  - *Ncll. vestibulares*
  - *Formatio reticularis.*

Die Kerne sind die einzigen efferenten Systeme des Kleinhirns (Ausnahme: direkte Projektionen der Rinde des Lobus flocculonodularis zu den Vestibulariskernen). Die erregenden Impulse, die sie von den Kollateralen der zur Rinde ziehenden Kleinhirnafferenzen erhalten, können aber nicht direkt unverändert nach außen weitergeleitet werden, da die Kerne unter der ständigen inhibitorischen Kontrolle der Purkinje-Zellen stehen. Erst wenn die Purkinje-Zellen durch die hemmenden Schaltneurone der Rinde gehemmt werden, was das Resultat eines aufwendigen Verschaltungs- und Verarbeitungsvorganges ist (s. o.), können die erregenden Impulse, die die Kleinhirnkerne empfangen, moduliert nach außen weitergeleitet werden. Man kann also festhalten, daß die Form der Ausgangsimpulse von den Kleinhirnkernen eine *inhibitorisch modulierte Form* desjenigen Erregungsmusters ist, das diese von extracerebralen Gebieten zugeleitet bekommen (vgl. Abb. **7.9**). Dabei ist interessant, daß die Menge der efferenten Fasern des Kleinhirns nur 2,5% derjenigen der afferenten Fasern beträgt.

Die efferenten Bahnen werden gemäß ihrer Lokalisation bei den Kleinhirnstielen besprochen.

7.3.3.1 Pedunculus cerebellaris inferior (Abb. 7.10)

Im unteren Kleinhirnstiel verlaufen als größte efferente Bahnen diejenigen aus dem Vestibulocerebellum zu den vestibulären Kernen als **Tractus cerebellovestibularis**. Dieser führt Fasern aus dem Ncl. fastigii und direkte Bahnen aus der vestibulocerebellären *Rinde* (Abb. **7.10**, *2* und *5*). Ein Teil der Efferenzen des Ncl. fastigii verläuft auch zur Formatio reticularis (nicht berücksichtigt in Abb. **7.10**).

Über die vestibulospinale (und auch über die retikulospinale) Bahn gewinnt so das Vestibulocerebellum indirekten *Einfluß auf die vom Rückenmark ausgehende Stützmotorik*. Die Projektion des Kleinhirns in die vestibulären Kerne hat auch Bedeutung für den von dort ausgehenden vestibulo-okulären Reflex, der durch diese Projektion unterdrückt bzw. moduliert werden kann (s. u.). Über Fasern, die sich dem Fasciculus longitudinalis medialis anschließen, beeinflußt das Kleinhirn auch direkt die motorischen Hirnnervenkerne, dabei in erster Linie die Augenmuskelkerne. Für die cerebelläre Koordination der Augenbewegungen spielen darüber hinaus die Projektionen des Kleinhirns in die präokulomotorischen Zentren der Formatio reticularis (vgl. Kap. 6.3.4) eine große Rolle.

Als eine weitere Efferenz im unteren Kleinhirnstiel verlaufen Fasern vom Ncl. dentatus zur Olive als **Tractus cerebello-olivaris**. Dadurch besteht eine direkte Rückkoppelungsverschaltung des Pontocerebellums mit der Olive.

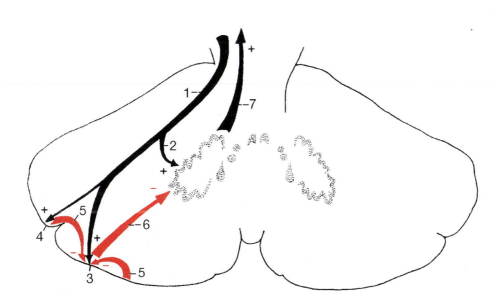

Abb. 7.9 Verschaltungsprinzip der cerebellären Afferenzen und Efferenzen. Erregende Impulse sind schwarz, hemmende rot dargestellt (jeweils durch + oder − verdeutlicht).
1 Afferente Kleinhirnbahnen ziehen zur Rinde, wobei sie auf ihrem Weg **2** Kollateralen zu den Kernen abgeben. In der Rinde leiten sie die erregenden Impulse entweder direkt an die **3** Purkinje-Zellen oder **4** an andere hemmende kortikale Zellen weiter. Nach einem aufwendigen, vor allem **5** *inhibitorischen* Verarbeitungsvorgang in der Rinde werden die empfangenen Impulse in Form einer Inhibition von **6** den Purkinje-Zell-Axonen an die Kleinhirnkerne weitergegeben. Diese integrieren die erregenden und hemmenden Impulse, die sie empfangen haben und geben ihr Verarbeitungsresultat als **7** cerebelläre Efferenz an die nachgeschalteten extracerebellären Zentren weiter.

7 Kleinhirn (Cerebellum)

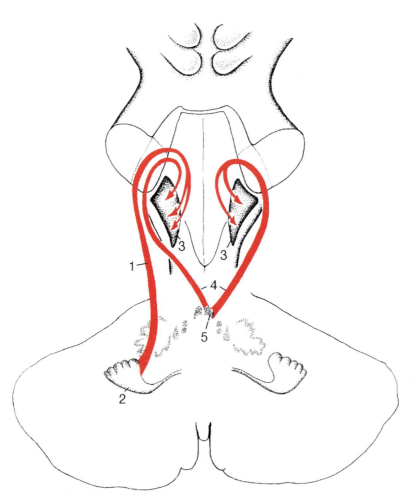

Abb. 7.10 Efferente Bahnen im Pedunculus cerebellaris inferior (Tractus cerebellovestibularis). Er setzt sich zum einen aus **1** direkten Fasern der Rinde des **2** Lobus flocculonodularis zum **3** Vestibulariskern und zum anderen aus **4** bilateralen Projektionen des **5** Ncl. fastigii zu den Vestibulariskernen beider Seiten zusammen.

7.3.3.2 Pedunculus cerebellaris superior (Abb. 7.11)

Im oberen Kleinhirnstiel verläuft der weitaus größte Teil der cerebellären Efferenzen. Die beiden größten und wichtigsten Bahnen davon sind der *Tractus cerebellothalamicus* und der *Tractus cerebellorubralis*.

Der **Tractus cerebellothalamicus** ist die größte Efferenz des Kleinhirns und nimmt ganz überwiegend vom Ncl. dentatus (zum geringen Teil aber auch vom Ncl. emboliformis) seinen Ursprung, weshalb man ihn auch als *Tractus dentatothalamicus* bezeichnet (Abb. 7.11, 6). Nach dem Eintritt in das mesencephale Tegmentum *kreuzen* diese Fasern, wie alle anderen efferenten Fasern des oberen Kleinhirnstiels auch, zur Gegenseite und ziehen dann zum Thalamus. Dabei projizieren sie vor allem auf den Teil des Thalamus (*Ncl. ventralis lateralis*), der anschließend diese Impulse *zum motorischen Kortex* weitergibt (Abb. 7.11, 8). Auf diese Weise nimmt das Cerebellum seinen größten und wichtigsten Einfluß auf die Motorik und kann diese mit seinem eigenen Integrationssystem „abstimmen" (s. u.).

Im **Tractus cerebellorubralis** verlaufen Fasern aus Ncl. emboliformis, Ncl. globosus und Ncl. dentatus (Abb. 7.11, *2–4*). Auch diese Bahn *kreuzt* nach dem Eintritt ins Mesencephalon auf die Gegenseite, um dann im kontralateralen Ncl. ruber zu enden (Abb. 7.11, *5*). Der von den Ncll. globosus und emboliformis angesteuerte Ncl.-ruber-Anteil (Pars magnocellularis) übt nun über den Tractus rubrospinalis selbst Einfluß auf die extrapyramidale Motorik aus. Mit dem vom Ncl. dentatus angesteuerten Ncl.-ruber-Anteil (Pars parvocellularis) schickt der Ncl. ruber in einem rückkoppelnden und dabei impulsmodulierenden Regelkreis die empfangene Information wieder an das Cerebellum zurück. Dies vollzieht sich über den Tractus tegmentalis centralis, der die Fasern vom Ncl. ruber zur Olive führt, die die Impulse dann an die Kleinhirn*rinde* weiterleitet. Von dort werden sie in die erwähnten Kleinhirn*kerne* zurückprojiziert, die wiederum zum Ncl. ruber projizieren (Abb. 7.12).

7.3 Afferente und efferente Verbindungen des Kleinhirns

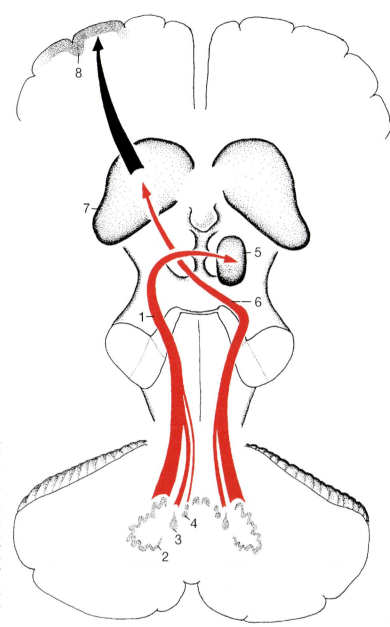

Abb. 7.11 Efferente Bahnen im Pedunculus cerebellaris superior (Tractus cerebellorubralis und Tractus cerebellothalamicus).
Der **1** Tractus cerebellorubralis führt Efferenzen hauptsächlich aus dem **2** Ncl. dentatus, dem **3** Ncl. emboliformis und dem **4** Ncl. globosus. Die Bahn endet im kontralateralen **5** Ncl. ruber. Der **6** Tractus cerebellothalamicus führt Fasern vor allem des Ncl. dentatus und zum geringeren Teil auch des Ncl. emboliformis. Er endet im **7** kontralateralen Thalamus. Von dort werden die Impulse zur ebenfalls kontralateralen **8** motorischen Großhirnrinde weitergeleitet.

Da sowohl der Tractus cerebellorubralis als auch der Tractus cerebellothalamicus kreuzen, beeinflußt das Kleinhirn den *kontralateralen* Ncl. ruber und den *kontralateralen* Thalamus, der zum (aus Perspektive des Kleinhirns ebenfalls kontralateralen) motorischen Kortex projiziert. Sowohl der rubrospinale als auch der kortikospinale Trakt kreuzen absteigend auf die Gegenseite, um die kontralaterale Körperhälfte motorisch zu steuern. Das bedeutet, *daß der Einfluß des Cerebellums auf die Motorik die* **ipsilaterale** *Körperhälfte betrifft* und damit einseitige cerebelläre Ausfälle der Motorik (s. u.) auf die Schädigung der *ipsilateralen* Kleinhirnhälfte schließen lassen.

Der Tractus cerebellothalamicus und der Tractus cerebellorubralis werden von Fasern begleitet, die nach dem Eintritt des oberen Kleinhirnstiels in das Mittelhirn abwärts in die kontralaterale, rhombencephale **Formatio reticularis** ziehen. Sie können von dort aus indirekt die spinale Motorik und die Koordination von Augenbewegungen beeinflussen. Weitere Efferenzen des Kleinhirns im Pedunculus cerebellaris superior ziehen auch direkt zu den Augenmuskelkernen.

7 Kleinhirn (Cerebellum)

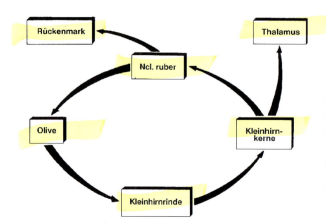

Abb. 7.12 Neuronenkreis zwischen Ncl. ruber und Kleinhirn. Beachte, daß von zwei Stellen aus Impulse dieses Neuronenkreises direkt an das Rückenmark bzw. über den Thalamus an die motorische Großhirnrinde weitergeleitet werden.

7.4 Funktion des Kleinhirns

Das Kleinhirn hat viele verschiedene Funktionen, die aber im wesentlichen alle im Rahmen der Motorik zu sehen und zu beurteilen sind. Dabei stehen als die „Säulen" der Kleinhirnfunktion im Vordergrund:
Steuerung und Feinabstimmung

- der *stützmotorischen* Anteile von Haltung und Bewegung (vor allem Funktion des *Vestibulocerebellums* und *Spinocerebellums*)
- der im Großhirn entworfenen *Zielmotorik* (Schwerpunktaufgabe des *Pontocerebellums*)
- der *Blickmotorik* im Sinne der Stabilisierung des Blickes auf ein Blickziel (dabei ggf. Unterdrückung des vestibulo-okulären Reflexes). Hierfür ist vor allem das *Vestibulocerebellum* zuständig.

Man kann sich diese Funktionen herleiten und sie verstehen, wenn man die afferenten und efferenten Bahnen des Kleinhirns auf ihre Aufgabe hin näher untersucht. Als wichtigste *efferente* Fasern wurden diejenigen zu den Vestibulariskernen, zum Ncl. ruber und zum Thalamus, als wichtigste *afferente* Bahnen diejenigen aus den Vestibulariskernen, aus dem Rückenmark und aus dem Pons definiert. Entsprechend existiert die funktionelle Einteilung in Vestibulo-, Spino- und Pontocerebellum. Es ist sinnvoll, diese drei Teile des Kleinhirns in ihrer Funktion getrennt zu besprechen.

Vestibulocerebellum. Dieser Kleinhirnteil erhält seine Afferenzen überwiegend aus den Vestibulariskernen und bekommt somit Informationen über die Körperlage und -bewegung (Lokomotion). Mit seinen efferenten Fasern zu den okulomotorischen Zentren der Formatio reticularis (s. S. 132) und z.T. direkt zu den Augenmuskelkernen ist das Vestibulocerebellum an der Feinabstimmung nahezu aller Augenbewegungen beteiligt. Über seine Efferenzen zu den Vestibulariskernen und zur Formatio reticularis kann es – da diese beide mit extrapyramidalen Bahnen ins Rückenmark projizieren – indirekt Einfluß auf die *Stützmotorik des Rumpfes* nehmen. *Steuerung der Blickmotorik* und *Stabilisierung des Standes, des Ganges und deren Koordination mit dem Gleichgewichtsorgan* sind also die Hauptfunktionen des Vestibulocerebellums.

Die cerebellären Projektionen in die vestibulären Kerne sind auch entscheidend für die *Unterdrückung des vestibulo-okulären Reflexes*, der von hier aus generiert wird (möglicherweise geschieht dies mittels der direkten Efferenzen aus der vestibulocerebellären Rinde, die Axone der Purkinje-Zellen und damit hemmend sind). Diese Hemmung kann wichtig werden, wenn man sich selbst in Bewegung befindet und dabei einen *sich mitbewegenden* Gegenstand fixieren will (z.B. Lesen beim Busfahren). Bei solchen Aktionen wäre natürlich eine reflektorische Bewegung der Bulbi in Gegenrichtung der eigenen Bewegung (wie sie im Rahmen des vestibulo-okulären Reflexes veranlaßt wird, vgl. S. 111) sehr hinderlich.

Spinocerebellum. Dieses erhält seine Afferenzen überwiegend vom Rückenmark, von dem es ständig Informationen über die Stellung der Extremitäten und des Rumpfes sowie den Tonus der Muskeln bekommt. Diese Informationen werden im Spinocerebellum verarbeitet und über die Efferenzen hauptsächlich zum Ncl. ruber und zur Formatio reticularis geleitet. Beide Zentren projizieren mit koordinierenden und ggf. korrigierenden Impulsen wieder zurück ins Rückenmark. Dort beeinflussen diese Impulse den *Muskeltonus* und die *Bewegung vorwiegend der proximalen Extremitätenmuskeln* (entsprechend der Projektionen der extrapyramidalen Bahnen, vgl. S. 91), sowie gemeinsam mit den (über das Vestibulocerebellum gesteuerten) vestibulospinalen Bahnen die Muskeln, die der Schwerkraft entgegenwirken. Dadurch wird ein unwillkürlicher, reibungsloser Ablauf von Stand- und Gangmotorik ermöglicht.

Ein geringer Teil der spinocerebellären Efferenzen erreicht auch über den Thalamus den motorischen Kortex, dabei aber vor allem *die* Teile desselben, die die Rumpf- und proximale Extremitätenmuskulatur steuern. Auch über diesen Weg beeinflußt das Spinocerebellum also die Stützmotorik.

Pontocerebellum. Dieser Teil des Kleinhirns ist für die Koordination, die Feinabstimmung und den glatten Ablauf von willkürlichen Zielbewegungen verantwortlich, die vom motorischen Kortex aus generiert werden und deren Initiation damit über die Pyramidenbahn zum Rückenmark geleitet wird.

Funktion des Kleinhirns 7.4

Das Pontocerebellum erhält seine afferenten Verbindungen hauptsächlich über den Pons, aber auch über die Olive, die damit dem Kleinhirn ständige indirekte Rückmeldung über seine eigenen efferenten Impulse gibt. Die pontinen Kerne, die ins Cerebellum projizieren, empfangen ihre Informationen vom kortikopontinen Trakt, der rund 20mal so viele Fasern enthält wie der gesamte Tractus corticospinalis (Pyramidenbahn). Efferent projiziert das Pontocerebellum vor allem zum Ncl. ruber und zum Thalamus. Um die Aufgabe, die dem Pontocerebellum als Zentrum motorischer Koordination zukommt, zu verstehen, muß etwas vorausgegriffen und die Entstehung von Bewegungsimpulsen im Großhirn kursorisch beleuchtet werden:

Man hat sich das Zustandekommen einer Bewegung sehr vereinfacht folgendermaßen vorzustellen: Die *Absicht* bzw. der *Antrieb*, eine Bewegung auszuführen, entsteht wahrscheinlich in den Großhirnstrukturen des limbischen Systems. Diese leiten die entsprechenden Impulse weiter an den Assoziationskortex des Großhirns, der damit „beauftragt" ist, einen sinnvollen *Bewegungsentwurf zu planen*. Da dieser Entwurf noch unvollständig und in seiner Form so nicht sinnvoll ausführbar ist, wird er außer zum Motokortex an zwei Strukturen zur *erneuten Bearbeitung* weitergeleitet. Es sind dies zum einen die später zu besprechenden Basalganglien (die dann selektiv Bewegungsentwürfe zulassen, unterdrücken oder modifizieren können) und zum anderen das Kleinhirn. Die Weiterleitung an das Kleinhirn erfolgt über die kortikopontinen Bahnen, über die dem Cerebellum die Bewegungsentwürfe *der kontralateralen* Großhirnrinde zugeleitet werden. Das Kleinhirn hat nun die Aufgabe, diesen *Bewegungsentwurf zu verarbeiten,* zu *modulieren, fein abzustimmen* und die Aktivitäten der daran beteiligten *Muskeln zu koordinieren* (hierfür ist auch der rückkoppelnde Neuronenkreis über den Ncl. ruber und die Olive sinnvoll). Vom Kleinhirn und den Basalganglien aus wird der „*modulierte Bewegungsplan*" an den Thalamus weitergegeben, der ihn direkt in den motorischen Kortex projiziert. Vom Kortex wird dieser Plan über die Pyramidenbahn ins Rückenmark geleitet, wo er die „*vollendet ausgearbeitete*" Bewegung veranlaßt. Die Pyramidenbahn gibt auf ihrem Weg Kollateralen an die Olive ab, die dem Cerebellum auf diese Weise gewissermaßen „eine Kopie" der Informationen übermittelt, die im gleichen Augenblick ins Rückenmark geleitet werden. Das Kleinhirn kann so im Bedarfsfall erneut korrigierend eingreifen (vgl. hierzu Abb. **7.13**).

Die im Großhirn entworfene und im Kleinhirn zu koordinierende feine Zielmotorik schließt präzise Bewegungen der *Extremitäten* ebenso wie die aller an der *Sprache* beteiligten muskulären Vorgänge ein.

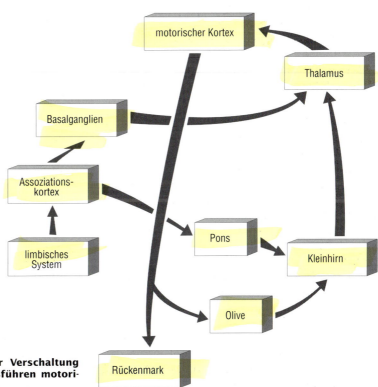

Abb. 7.13 Vereinfachtes Schema der Verschaltung der im Gehirn am Entwerfen und Ausführen motorischer Impulse beteiligten Strukturen.

7 Kleinhirn (Cerebellum)

Zum besseren Verständnis dieser komplizierten Vorgänge bietet sich der bildhafte Vergleich des Kleinhirns mit einem Architekten an. Der beschriebene Ablauf sähe dann folgendermaßen aus: Ein Familienvater (*limbisches System*) plant, ein Haus zu bauen (*Bewegungsimpuls*). Er weiß aber lediglich, daß es vier Wände und einige Fenster haben soll. Er sucht deshalb seinen Bruder (*Assoziationskortex*) auf, der Künstler ist und sich mit schönen Formen besser auskennt als er selbst. Dieser nun entwirft ihm das Bild eines wunderschönen Hauses, doch leider hat er von statischen Gesetzmäßigkeiten und auch anderen Dingen, die die konkrete Ausführung des Baus ermöglichen, überhaupt keine Ahnung. Somit wird dieser Entwurf des Hauses zum einen an die Bank (*Basalganglien*) weitergeleitet, die eventuell Kredite für das Projekt zulassen oder verweigern kann. Zum anderen wird der Entwurf an einen Architekten (**Kleinhirn**) weitergegeben, der nun den konkret ausführbaren Plan für das Haus entwirft. Diesen gibt er nun an eine Baufirma weiter (*Thalamus*), die sich vorher rückversichert, ob der Bau auch von der Bank finanziert wird (Projektion der Basalganglien in den Thalamus). Die Baufirma veranlaßt schließlich über eine zwischengeschaltete Instanz (*Motokortex*) die Bauarbeiter (*Motoneurone des Rückenmarks*), mit dem Hausbau zu beginnen. Im Lauf der Bauzeit vergewissert sich der Architekt stets, daß das, was auf der Baustelle (*in den Muskeln*) passiert, auch mit dem übereinstimmt, was er entworfen hat (kollaterale Rückmeldung der Pyramidenbahnimpulse z. B. über die Olive zum Kleinhirn), um nötigenfalls wieder bei der Baufirma zu erreichen, daß ihre Arbeiter präzisere Arbeit leisten.

Im Rahmen der oben beschriebenen Abläufe spielt das Kleinhirn natürlich auch eine herausragende Rolle bei jeder Form *motorischen Lernens*.

Zur Ausführung all dieser Aufgaben ist es natürlich nötig, daß die einzelnen funktionellen Anteile des Kleinhirns miteinander kommunizieren, um sich aufeinander abzustimmen.

Es muß noch erwähnt werden, daß das Kleinhirn neben motorischen auch vegetative Funktionen beeinflussen kann (wahrscheinlich über Projektion in die vegetativen Zentren der Formatio reticularis und in den Hypothalamus), was sich auch klinisch auswirken kann: viszeromotorische Störungen wurden bei Patienten mit Kleinhirnerkrankungen beschrieben.

Außerdem kann das Cerebellum sogar kognitive und emotionale Funktionen beeinflussen. Dies soll über (meist indirekte) Faserverbindungen mit dem limbischen System, zum ARAS (S. 129) und zahlreichen kortikalen Assoziationsfeldern des Großhirns möglich sein. Man vermutet vor allem eine Funktion bei der Orientierungsfähigkeit im dreidimensionalen Raum und eine Beteiligung an klassischen Konditionierungsvorgängen.

7.5 Klinische Aspekte: Funktionsstörungen des Kleinhirns

Klinik Entsprechend den unterschiedlichen Aufgaben, die den einzelnen Kleinhirnanteilen zukommen, verursacht eine Schädigung dieser Anteile auch unterschiedliche Symptome. Doch werden zuerst die bei einer Kleinhirnschädigung auftretenden Symptome im allgemeinen besprochen, um danach auf lokalisatorische Aspekte näher einzugehen.

Die Funktionsstörungen, die bei einer Kleinhirnschädigung auftreten, lassen sich kurz mit den folgenden drei Stichworten beschreiben:

- *Ataxie* (genauer: *cerebelläre Ataxie*)
- *mangelhafte Blickstabilisierung*
- *herabgesetzter Muskeltonus*.

Ataxie. Die meisten bei Kleinhirnschädigung auftretenden Symptome kann man unter dem Begriff der **cerebellären Ataxie**[11] zusammenfassen. Dies ist der Oberbegriff für verschiedenartige Störungen in der Gleichgewichtsregulation und der Koordination von Bewegungen. Man beobachtet sie beim Gehen (*Gangataxie*), beim Stehen oder Sitzen (*Rumpfataxie*, die durch eine Fallneigung charakterisiert ist), ebenso wie bei der Ausführung differenzierter Bewegungen, z. B. beim Schreiben (*Gliedmaßenataxie*). Die Kranken beginnen zu zittern, wenn sie eine Zielbewegung ausführen wollen, und zwar um so mehr, je näher sie ihrem Ziel kommen. Man kann dies als eine Unfähigkeit zur Koordination der Aktivitäten der einzelnen beteiligten Muskeln interpretieren, die der Großhirnkortex zu kompensieren versucht. Die Kompensation wird aber um so schwieriger, je näher die Extremität dem Ziel kommt, wodurch sich die Korrekturbewegungen verstärken und unbeholfener werden (verstärktes Zittern). Dieses Phänomen wird als *Intentionstremor* bezeichnet. *Ataktisch* nennt man auch Zielbewegungen, die ein falsches Ausmaß haben, also *dysmetrisch* sind[12]. Meist sind dabei die Bewegungen über das Ziel hinausschießend (*Hypermetrie*). Ebenfalls im Sinne fehlender Koordination fein aufeinander abzustimmender Muskeln kann man die *skandierende Sprache* (auch *Dysarthrie*[13]) betrachten. Das ist eine abgehackte, eher in der Artikulation als in der Wortfindung behinderte Sprache. Auch die meist bei cerebellären Läsionen zu beobachtende *Dysdiadochokinese* (Unfähigkeit, antagonistische Bewegungen schnell hintereinander auszuführen[14]) wird auf die mangelnde Feinabstimmung in der Koordination der pyramidal innervierten distalen Extremitätenmuskeln zurückgeführt. Man kann sie auch bei einer Pyramidenbahnläsion beobachten. Schließlich ist als ataktisches Symptom auch noch ein *fehlender Rebound*[15] (fehlendes Abbremsen von zuerst durch Widerstand unterdrückten und plötzlich durch Wegfall des Widerstandes zugelassenen Bewegungen) zu beobachten.

Blickstabilisierung. Auch okulomotorische Symptome im Sinne einer mangelhaften Blickstabilisierung treten bei Kleinhirnschädigungen auf: Die Blickfolgebewegungen sind ruckartig (sog. *sakkadierte Blickfolge*), und es findet sich oft bereits spontan ein *Nystagmus* (= „Augenzittern"), der sich beim Blick zur Seite oder nach oben/unten verstärken kann (*Blickrichtungsnystagmus*). Typischerweise schießen die Kranken ähnlich wie bei Extremitätenbewegungen auch bei Blickfolgebewegungen über ihr Ziel hinaus und müssen die

---

[11] a-taxis (gr.) = Unordnung
[12] metron (gr.) = Maß
[13] am ehesten übersetzbar als „fehlende Gelenkigkeit beim Sprechen" (arthron (gr.) = Gelenk)
[14] diadochos (gr.) = abwechselnd; kinesis (gr.) = Bewegung
[15] rebound (engl.) = Rückschlag, Rückprall

Klinische Aspekte: Funktionsstörungen des Kleinhirns 7.5

Augenstellung oft mehrfach korrigieren, ehe sie einen neu ins Blickfeld getretenen Gegenstand fixieren können (sog. *Blickhypermetrie*). Die ausgefallene Unterdrückung des vestibulo-okulären Reflexes, die über die fehlende cerebelläre Projektion in den Vestibulariskernkomplex zu erklären ist, äußert sich folgendermaßen: Die Kranken können bei Bewegungen des eigenen Körpers Objekte, die sich mit ihnen bewegen, nicht mehr fixieren (z. B. auf die Uhr sehen beim Laufen oder Lesen beim Busfahren), da immer vom Vestibulariskern aus ungehemmt eine Gegenbewegung der Bulbi initiiert wird.

Muskeltonus. Schließlich läßt sich bei cerebellären Läsionen insbesondere am Anfang auch eine *Abschwächung des Muskeltonus* beobachten. Sie ist vor allem durch den Ausfall von Projektionen des Cerebellums in die extrapyramidalen Hirnstammzentren (vor allem Ncll. vestibulares und Formatio reticularis) erklärbar, die den Muskeltonus in Ruhe und bei Bewegungen erheblich beeinflussen.

Lokalisation von Kleinhirnschädigungen. Isolierte Schädigungen des Vestibulo- oder Spinocerebellums sind nicht selten. Noch häufiger jedoch treten Schädigungen des Pontocerebellums ohne Beeinträchtigung vestibulo- und spinocerebellärer Funktionen auf, da das Pontocerebellum mit Abstand die größte Ausdehnung hat. Man kann vereinfachend die vestibulo- und spinocerebellären Funktionen im Wurm (bzw. der *medialen Zone* des Kleinhirns) lokalisieren und so klinisch

- Läsionen des *Kleinhirnwurms* von
- Läsionen der *Kleinhirnhemisphäre*

unterscheiden. Dabei ist eine *Schädigung des Wurms* (besser: der *medialen Zone des Kleinhirns*) durch eine ausgeprägte Rumpf- und Gangataxie, deutliche Fallneigung und ggf. fehlende Unterdrückung des vestibulo-okulären Reflexes sowie Nystagmus charakterisiert, was dem Ausfall der entsprechenden Projektionen des Vestibulo- und Spinocerebellums entspricht. Eine *Schädigung der Hemisphären* zeigt sich dagegen eher durch Hypermetrie der Extremitätenbewegungen, Intentionstremor, skandierende Sprache und Dysdiadochokinese, also ganz besonders in einer *Gliedmaßenataxie* (bzw. generell einer *Ataxie der distalen Feinmotorik*, wozu im weitesten Sinne auch die Sprache gehört), da

die Hemisphären vor allem die Feinabstimmung der Motorik dieser Körperregionen beeinflussen (klinisches Beispiel in Abb. **7.14**).

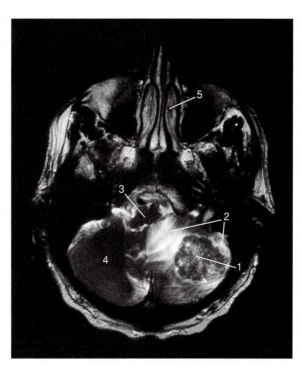

Abb. 7.14 Kleinhirnhemisphärentumor. (Bild aus Universitätsklinikum Freiburg, mit freundlicher Genehmigung von Prof. Schumacher, Abt. Neuroradiologie)
Kernspintomographie des Gehirns bei Tumor (histologisch: Metastase eines Kolonkarzinoms) in der linken Kleinhirnhemisphäre. Horizontalschnitt (sog. *axiale Schicht*, von unten betrachtet).
Der **1** Tumor hebt sich bei dieser Aufnahmetechnik gegen das hier ebenso wie der Liquor weiß erscheinende **2** umgebende Ödem (Schwellung durch Flüssigkeitseinlagerung) ab. **3** Medulla oblongata, **4** rechte Kleinhirnhemisphäre, **5** Bulbus olfactorius.
Symptomatik des Patienten: Gliedmaßenataxie links, bei zunehmendem Übergreifen des Ödems (Hirnschwellung) auf den Kleinhirnwurm auch beginnende Gangataxie.

7.6 Zusammenfassung

Das Kleinhirn (*Cerebellum*) ist die wichtigste und höchste Kontrollinstanz für die Koordination und Feinabstimmung von Bewegungsabläufen. Es sitzt dem Hirnstamm von dorsal her auf. Seine **äußere Gestalt** läßt eine Aufteilung in einen *Wurm* (*Vermis*) und zwei *Hemisphären* erkennen. Kaudal am Kleinhirnwurm findet man den *Lobus flocculonodularis*. Die Oberfläche des Kleinhirns ist durch zahlreiche *Folia* gekennzeichnet. Über die drei *Kleinhirnstiele* (*Pedunculus cerebellaris superior*, *Pedunculus cerebellaris medius* und *Pedunculus cerebellaris inferior*), die die zu- und abführenden Bahnen des Cerebellums enthalten, ist es mit dem Hirnstamm verbunden. Im **Sagittalschnitt** entsteht das Bild des *Arbor vitae*. Man erkennt dabei ebenso wie im **Horizontalschnitt** die Gliederung in

Rinde und Mark. Im Horizontalschnitt kann man beidseits jeweils die vier Kleinhirnkerne erkennen, von lateral nach medial: *Ncl. dentatus*, *Ncl. emboliformis*, *Ncl. globosus* und *Ncl. fastigii*. Hinsichtlich funktioneller und anatomischer Parameter kann man das Kleinhirn in drei Anteile gliedern:

1. *Vestibulocerebellum*; erhält den Hauptteil der Afferenzen aus dem vestibulären System und wird durch den Lobus flocculonodularis repräsentiert.
2. *Spinocerebellum*; erhält die meisten Afferenzen aus dem Rückenmark und wird vereinfacht durch den Kleinhirnwurm und die paravermale Zone repräsentiert.
3. *Pontocerebellum*; erhält die meisten Afferenzen über

die pontinen Kerne vom Großhirn (deshalb auch: *Cerebrocerebellum*) und wird durch die beiden Hemisphären repräsentiert.

Mikroskopische Anatomie der Kleinhirnrinde.
Histologisch unterscheidet man im cerebellären Kortex drei Schichten, von innen nach außen:

1. *Stratum granulosum* (sehr dicht gepackt, besteht überwiegend aus den kleinen *Körnerzellen*).
2. *Stratum purkinjense* (besteht nur aus einer Zellage mit den großen *Purkinje-Zellen*).
3. *Stratum moleculare* (sehr locker gepackt, besteht überwiegend aus markhaltigen Fasern und vergleichsweise nur wenigen Neuronen).

Mit Ausnahme der Körnerzellen gibt es in der Kleinhirnrinde nur inhibitorische Neuronentypen. Die Purkinje-Zellen sind die *einzigen efferenten* Neurone der Kleinhirn*rinde*. Afferenzen aus der Olive erreichen die Kleinhirnrinde über die *Kletterfasern*, fast alle anderen Afferenzen erreichen sie über *Moosfasern*.

Das **Verschaltungsprinzip des Kleinhirns** ist folgendermaßen: Afferente Fasern ziehen (unter Abgabe von Kollateralen zu den Kernen) in die Kleinhirnrinde. Von dort wird (über Purkinje-Zellen) die verarbeitete Information an die Kleinhirnkerne weitergegeben, welche dann als das efferente cerebelläre System in die dem Kleinhirn nachgeschalteten Zielareale projizieren.

Afferente Fasern erhält das Kleinhirn vor allem von:

- *pontinen Kernen*: Zuleitung von Impulsen für „Bewegungsentwürfe" aus dem kontralateralen Großhirn über den Pedunculus cerebellaris medius, Ziel sind die Kleinhirnhemisphären (= *Pontocerebellum*).
- *Rückenmark*: Zuleitung von propriozeptiven Impulsen aus der ipsilateralen Körperhälfte über den Pedunculus cerebellaris superior und Pedunculus cerebellaris inferior, Ziel sind der Wurm und die paravermale Zone (= *Spinocerebellum*).
- *Vestibulariskernen* und dem *Vestibularorgan* selbst: Zuleitung vestibulärer Reize über den Pedunculus cerebellaris inferior; Ziel ist der Lobus flocculonodularis (= *Vestibulocerebellum*).

Weitere Afferenzen erreichen das Kleinhirn u. a. aus der Olive.

Die **efferenten Fasern** des Kleinhirns ziehen fast alle über den oberen Kleinhirnstiel und **kreuzen** nach Verlassen desselben nahezu ausnahmslos auf die kontralaterale Seite. Sie haben folgende Ziele:

- *Thalamus*: Projektionen vorwiegend des Ncl. dentatus, die vom Thalamus zum motorischen Kortex weitergeleitet werden.
- *Ncl. ruber*: Impulse vor allem des Ncl. dentatus und des Ncl. emboliformis, die vom Ncl. ruber entweder direkt ins Rückenmark weitergeleitet oder über die Olive dem Kleinhirn wieder zugeführt werden.
- *Ncll. vestibulares*: Projektionen vor allem des Ncl. fastigii; verläuft als eine der wenigen Efferenzen im unteren Kleinhirnstiel, Impulse werden vom Hirnstamm aus z. T. direkt ins Rückenmark weitergeleitet.
- *Formatio reticularis*: Impulse mehrerer Kleinhirnkerne, die z. T. im Dienst der Augenbewegung und der Aufrechterhaltung des adäquaten Muskeltonus stehen.

Mit den genannten Efferenzen greift das Cerebellum in verschiedene Funktionssysteme ein. Die **Funktion des Kleinhirns** kann dabei folgendermaßen umrissen werden:

Steuerung und Feinabstimmung
1. der *stützmotorischen* Anteile von Haltung und Bewegung einschließlich Muskeltonus (Hauptfunktion des Spino- und Vestibulocerebellums, also der *medial gelegenen Kleinhirnanteile*).
2. der *Blickmotorik* im Sinne einer Stabilisierung des Blickes auf ein Blickziel (ebenfalls Funktion der *medial gelegenen Kleinhirnanteile*).
3. der im Großhirn entworfenen Zielmotorik einschließlich Sprachmotorik (Hauptfunktion des Pontocerebellums, also der *lateral gelegenen Kleinhirnanteile*).

Ein **Ausfall** des Cerebellums verursacht vielfältige Symptome, die schwerpunktmäßig mit den Begriffen der *cerebellären Ataxie* (mangelnde Koordination der an einer Bewegung beteiligten Komponenten), *Blickstabilisierungsstörungen* und *herabgesetztem Muskeltonus* umschrieben werden können. Läsionen der Kleinhirn*hemisphäre* wirken sich entsprechend der unterschiedlichen Funktionen anders aus als Schädigungen des Kleinhirn*wurms*.

Wiederholungsfragen

Wiederholungsfragen zum Kleinhirn finden sich im Rahmen der **Fallbeispiele** zum Gehirn in Kap. 14.4. Es empfiehlt sich, sie nach Durcharbeiten aller Gehirnkapitel zusammenhängend zu bearbeiten.

Weiterführende Literatur

Asanuma, C., W. T. Thach, E. G. Jones: Distribution of cerebellar terminations and their relation to other afferent terminations in the ventrolateral thalamic region of the monkey. Brain Res. Rev. 5 (1983) 237–265.

Asanuma, C., W. T. Thach, E. G. Jones: Brain stem and spinal projections of the deep cerebellar nuclei in the monkey with observations on the brain stem projections of the dorsal collumn nuclei. Brain Res. Rev. 5 (1983) 299–322.

Bloedel, J. R., J. Dichgans, W. Precht: Cerebellar Functions. Springer, Berlin – Heidelberg – New York 1985.

Ghez, C.: The cerebellum. In: Kandel, E. R., J. H. Schwartz, T. M. Jessell (eds.): Principles of Neural Science, pp 626–646. Elsevier, New York – Amsterdam 1991.

Glickstein, M.: Mossy-fibre sensory input to the cerebellum. Progress in Brain Research 114 (1997) 251-259.

Gonzalo-Ruiz, A., G. R. Leichnez, D. J. Smith: Origin of cerebellar projections to the region of the oculomotor complex, medial pontine reticular formation and superior colliculus in new world monkeys: a retrograde horseradish peroxidase study. J. Comp. Neurol. 268 (1988) 508–526.

Haines, D. E., E. Dietrichs, G. A. Mihailoff, E. F. McDonald: The cerebellar-hypothalamic axis: basic circuits and clinical observations. Int. Rev. Neurobiol. 41 (1997) 83–107.

Hámori, J.: Anatomy and neurochemical anatomy of the cerebellum. In: Plaitakis, A. (ed.): Cerebellar Degenerations: Clinical Neurobiology, pp 11–57. Kluwer Academic Publ., Boston 1992.

Horne, M. K., E. G. Butler: The role of the cerebello-thalamo-cortical pathway in skilled movement. Progr. Neurobiol. 46 (1995) 199–213.

Lalonde, R., M. I. Otez: The cerebellum and learning processes in animals. Brain Res. Rev. 15 (1990) 325–332.

MacKay, W. A, J. T. Murphy: Cerebellar modulation of reflex gain. Prog. Neurobiol. 13 (1979) 361–417.

Monaghan, P. L., A. J. Beitz, A. A. Larson, R. A. Altschuler, J. E. Madel, M. A. Mullett: Immunocytochemical localization of glutamate-, glutaminase-, and aspartate aminotransferase-like immunoreactivity in the rat deep cerebellar nuclei. Brain Res. 363 (1986) 364–370.

Nagao, S.: Role of cerebellar flocculus in adaptive gain control of the vistibulo-ocular reflex. In: Shimazu, H., Y. Shinoda (eds.): Vestibular and Brain Stem Control of Eye, Head and Body Movements, pp 439–449. S. Karger, Berlin 1992.

Orioli, P. J., P. L. Strick: Cerebellar connections with the motor cortex and the arcuate premotor area: an analysis employing retrograde transneuronal transport of WGA-HRP. J. Comp. Neurol. 288 (1989) 612–626.

Poeck, K.: Neurologie, pp 108–112. Springer, Berlin – Heidelberg – New York 1994.

Reis, D. J., E. V. Golanov: Autonomic and vasomotor regulation. Int. Rev. Neurobiol. 41 (1997) 121–149.

Ruigrok, T. J.: Cerebellar nuclei: the olivary connection. Progress in Brain Research 114 (1997) 167–192.

Stanton, G. B., A. Orr: [^{3}H]Choline labeling of cerebellothalamic neurons with observations on the cerebello-thalamo-parietal pathways in cats. Brain Res. 335 (1985) 237–243.

Strata, P.: The Olivocerebellar System in Motor Control. Springer, Berlin – Heidelberg – Paris 1989.

Thach, W. T., H. P. Goodkin, J. G. Keating: The cerebellum and the adaptive coordination of movement. Ann. Rev. Neurosci. 15 (1992) 403–442.

Thier, P., J. Dichgans: Topical signs of cerebellar disease. In: Caplan, L. R., H. C. Hopf (eds.): Brain-Stem Localization and Function, pp 51–67. Springer, Berlin – Heidelberg 1993.

Ito, M.: Cerebellar control of the vestibulo-ocular reflex – around the flocculus hypothesis. Ann. Rev. Neurosci. 5 (1982) 275–296.

Voogd, J., H. K. P. Feirabend, J. H. R. Schoen: Cerebellum and precerebellar nuclei. In: Paxinos, G. (ed.): The Human Nervous System, pp 321–388. Academic Press, San Diego – New York 1990.

Wallesch, C. W., A. Horn: Long-term effects of cerebellar pathology on cognitive functions. Brain and Cognition 14 (1990) 19–25.

8 Zwischenhirn (Diencephalon)

8.1 Abgrenzung, äußere Gestalt und Gliederung

Das Zwischenhirn (Diencephalon) schließt sich nach kranial (rostral) dem Mesencephalon an und hat während der embryonalen Entwicklung das Abkippen der Neuralrohrachse nach ventral mitvollzogen, so daß jetzt die topographischen Bezeichnungen nach der **Forel-Achse** (vgl. Abb. **4.5**, 2) benannt werden.

Die **Abgrenzung** des Diencephalons *nach kaudal* entspricht der Abgrenzung des Mittelhirns nach apikal (rostral): Vorne verläuft die Grenze am oberen Ende der Hirnschenkel (Crura cerebri) und hinten am oberen Ende der Vierhügelplatte. Die Abgrenzung des Zwischenhirns zum Großhirn ist wesentlich schwieriger zu treffen, weil diese beiden Abschnitte des Neuralrohrs im Laufe der Embryonalentwicklung partiell ineinanderwachsen und daher ein Teil der diencephalen grauen Substanz (Subthalamus) später ins Marklager des Großhirns zu liegen kommt.

Das Diencephalon läßt sich weiter untergliedern. Die Bezeichnungen der verschiedenen Anteile nehmen Bezug auf ihre Lage zueinander während der Embryonalzeit:

- *Epithalamus*
- *Thalamus*
- *Subthalamus*
- *Hypothalamus*.

Als größtes und bedeutendstes Glied ist dabei der *Thalamus* hervorzuheben, der im Zentrum des Zwischenhirns liegt und von beiden Seiten aus den unpaaren dritten Ventrikel begrenzt (Abb. **8.1**, *11*). Ihm sitzt hinten der *Epithalamus* auf, der vor allem aus der *Epiphyse (Glandula pinealis,* die kranial der Vierhügelplatte zu sehen ist, Abb. **8.1**, *18*), den *Habenulae*[1] und der *Area pretectalis* besteht. Mit den Habenulae ist die Epiphyse nach vorne mit dem Thalamus verbunden (vgl. Abb. **9.40**, *13*). Unter dem Thalamus befand sich während der Embryonalentwicklung der *Subthalamus*, der im Laufe der Ontogenese großenteils nach lateral ins Großhirnmarklager verdrängt wurde. Von diesem ist jetzt direkt unterhalb des Thalamus (*ventral* nach der Forel-Achse) nur noch der *Ncl. subthalamicus* und lateral davon im Bereich des Großhirnmarklagers das *Pallidum* zu sehen (vgl. Abb. **9.38b**: Ncl. subthalamicus *25*; Pallidum *19* und *20*). Rostro-ventral (Forel-Achse!) des Thalamus findet man nun den Hypothalamus, der den Boden des dritten Ventrikels bildet. Dies ist der einzige Teil des Zwischenhirns, den man von außen am unzerlegten Gehirn sehen kann. An seiner Unterfläche trägt der Hypothalamus markante Strukturen, die von außen sichtbar sind: Hypophyse mit Hypophysenstiel und Eminentia mediana, Corpora mamillaria, sowie Tuber cinereum. Die *Hypophyse* gehört nur mit dem *Hypophysenhinterlappen* tatsächlich dem Zwischenhirn an (*Neurohypophyse*; Abb. **8.1**, *7*). Diesem hängt vorn der *Hypophysenvorderlappen* an (*Adenohypophyse*; Abb. **8.1**, *6*), der entwicklungsgeschichtlich dem Rachendach entstammt und somit keine neuronalen Zellen, sondern lediglich Drüsenepithelien enthält. Strenggenommen gehört der Vorderlappen daher nicht zum Gehirn. Kaudal der Hypophyse (Forel-Achse!) ist eine markante paarige Struktur ausgebildet, die an der Grenze des Hypothalamus zum Mittelhirn liegt und von den alten Anatomen anschaulich als *Corpora mamillaria*[2] bezeichnet wurde (Abb. **8.1**, *9* und **4.3**, *9*). Die dünne Platte des Hypothalamus, die zwischen diesem und dem Hypophysenstiel (*Infundibulum*) liegt, nennt man *Tuber cinereum* (Abb. **8.1**, *8*). Es enthält, wie auch der ganze restliche Teil des Hypothalamus, vegetative Regulationszentren. An der Stelle, an der das Tuber cinereum in das Infundibulum (Hypophysenstiel) übergeht, findet sich eine kleine Vor-

---

[1] habenula (lat.) = Zügel

[2] in Analogie zur weiblichen Brust (*Mamma*)

8 Zwischenhirn (Diencephalon)

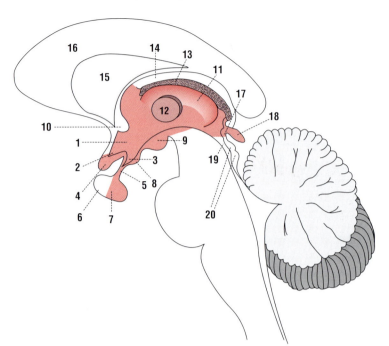

Abb. 8.1 Sagittalschnitt durch den dritten Ventrikel mit Darstellung des Zwischenhirns (rot unterlegt).
1 Dritter Ventrikel mit **2** Recessus supraopticus und **3** Recessus infundibularis. **4** Chiasma opticum, **5** Infundibulum (Hypophysenstiel), **6** Adenohypophyse, **7** Neurohypophyse, **8** Tuber cinereum mit Eminentia mediana, **9** Corpus mamillare, **10** Commissura anterior, **11** Thalamus mit **12** Adhesio interthalamica, **13** Plexus choroideus des dritten Ventrikels, **14** Fornix, **15** Septum pellucidum, **16** Corpus callosum (Balken, s. Kap. 9), **17** Commissura posterior, **18** Epiphyse, **19** Aqueductus mesencephali, **20** Vierhügelplatte (Lamina quadrigemina, Tectum mesencephali).

wölbung, die *Eminentia mediana*. Dies ist der Ort, an dem die Releasinghormone des Hypothalamus für die Hypophyse ins Blut abgegeben werden. Ein weiterer Teil des Zwischenhirns, den man von unten sieht, ist der *N. opticus* mit dem *Chiasma opticum* (Abb. **8.1**, *4*). Da die Retina und damit auch der N. opticus entwicklungsgeschichtlich aus dem Zwischenhirn herauswachsen, ist dieser als Teil des Gehirns anzusehen.

Oben am dritten Ventrikel sieht man als dessen Dach die dünne *Tela choroidea*, die den liquorbildenden *Plexus choroideus* trägt (Abb. **8.1**, **13**). Sie spannt sich unterhalb des *Fornix*[3] aus, einer bogenförmigen Faserstruktur, die von hinten nach vorne führt (Abb. **8.1**, **14**). An der rostralen Begrenzung des dritten Ventrikels befindet sich die *Commissura anterior* (Abb. **8.1**, **10**), in der Fasern beider Temporallappen von einer Hemisphäre in die andere kreuzen, während die kaudale bzw. hintere Begrenzung von der *Commissura posterior* (*Commissura epithalamica*) gebildet wird (Abb. **8.1**, **17**). Zwischen beiden Thalami findet sich häufig ein dünner Komplex aus Nervengewebe (*Adhesio interthalamica*; Abb. **8.1**, **12**), der diese beiden großen Kerne miteinander verbindet und dessen Funktion noch unklar ist. Oberhalb davon findet man auf jeder Seite ein *Foramen interventriculare*, durch das der dritte Ventrikel mit den beiden Seitenventrikeln kommuniziert. Nach kaudal hat der dritte Ventrikel über den Aquädukt des Mittelhirns (Abb. **8.1**, **19**) Kontakt mit dem vierten Ventrikel des Rhombencephalons.

Gemäß ihrer funktionellen Wichtigkeit werden Thalamus und Hypothalamus im folgenden zuerst besprochen, anschließend Epithalamus und Subthalamus.

8.2 Thalamus

Der Begriff *Thalamus* ist in den vorangegangenen Kapiteln schon häufig gefallen. Nachdem nun oben seine Lage beschrieben wurde, werden im folgenden seine *Substruktur*, sein *Organisationsprinzip* und seine *Funktion* näher erläutert. Der Thalamus hat eine annähernd bohnenförmige Gestalt, ist etwa $3 \times 1{,}5 \times 1{,}5$ cm groß und gehört zu den komplexesten Gebilden des ZNS. Seine mediale Fläche bildet die Seitenwand des dritten Ventrikels, seine laterale Fläche grenzt an die *Capsula interna* (eine große Ansammlung von Fasersystemen im Großhirnmarklager, s. S. 223). Der Thalamus setzt sich aus sehr vielen Einzelkernen zusammen, die zwar z.T. sehr unterschiedliche Aufgaben haben, gleichwohl aber durch zahlreiche *Assoziationsfasern* eng miteinander verbunden sind. Nahezu alle sensiblen und sensorischen Bahnen projizieren in den zu ihrem Ursprung *kontralateralen* Thalamus, um von hier aus zur Großhirnrinde weiterverschaltet zu werden (Abb. **8.2**). Das auffallendste an den Thalamuskernen ist die intensive wechselseitige Faserbeziehung zum ge-

---

[3] fornix (lat.) = Gewölbe

Thalamus 8.2

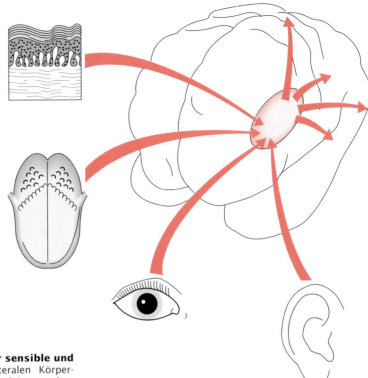

Abb. 8.2 Thalamus als Schaltstelle für sensible und sensorische Impulse aus der kontralateralen Körperhälfte, die von hier aus zum Großhirn weitergeleitet werden.

samten Großhirnkortex, weshalb man ihn oft als das „Tor zur Großhirnrinde" bezeichnet hat. Diese Faserverbindungen verlaufen in erster Linie über die Capsula interna zum Kortex, wobei man sie in einen *vorderen* (zum Frontallappen), *mittleren* (zum Parietallappen), *unteren* (zum Temporallappen) und *hinteren* (zum Okzipitallappen) *Thalamusstiel* eingeteilt hat. Doch ist die Funktion des Thalamus nicht einfach die Umschaltung sensibler Impulse zum Großhirn, sondern es finden in ihm zahlreiche Integrationsvorgänge sowohl für sensible als auch für motorische Impulse statt.

Heute weiß man, daß nicht *alle* aufsteigenden Fasern zum Kortex vorher unbedingt im Thalamus verschaltet werden. Die olfaktorischen Bahnen beispielsweise ziehen ohne über den Thalamus zu verlaufen zur Riechrinde an der Basis des Frontallappens. Um als Riechwahrnehmung *bewußt* interpretiert zu werden, müssen diese Impulse jedoch wie alle anderen sensibel-sensorischen Informationen über den Thalamus zu weiteren Bereichen der Großhirnrinde (orbitofrontaler Kortex) geleitet werden. Neben den olfaktorischen Bahnen gibt es auch noch zahlreiche monoaminerge (aus der Formatio reticularis) und cholinerge Fasern, die von extrakortikal, ohne im Thalamus umgeschaltet zu werden, *direkt* zur Großhirnrinde ziehen. Sie sind zwar funktionell alles andere als unbedeutend, machen aber von allen zum Kortex ziehenden Fasern quantitativ nur eine kleine Minderheit aus, weshalb hier nicht näher darauf eingegangen wird.

Auf Grund ihrer Faserbeziehungen kann man zwei Arten von Thalamuskernen unterscheiden: Zum einen sind dies die

- *spezifischen Thalamuskerne*,

die in ihrer Gesamtheit den *Palliothalamus* ausmachen. Sie zeichnen sich durch intensive wechselseitige Verbindungen zum Großhirnkortex aus[4]. „Spezifisch" werden sie deshalb genannt, weil jeder von ihnen seinen Einfluß vor allem *auf einen bestimmten Teil* der Großhirnrinde ausübt (z.B. spezifisch motorischer Kortex). Die zweite Gruppe der Thalamuskerne, die keine oder nur wenige *direkte* Verbindungen zum Kortex, dafür aber intensive Faserverbindungen mit dem Hirnstamm (vor allem Formatio reticularis) haben, wird als die Gruppe der

- *unspezifischen Thalamuskerne*

oder als *Truncothalamus* zusammengefaßt[5]. „Unspezifisch" werden diese Kerne deshalb genannt, weil sie *indirekt* (nur zu einem geringeren Teil auch direkt) eine diffuse Verbindung zum *gesamten* Kortex haben (s. Kap. 8.2.2).

---
[4] pallium (lat.) = Mantel (Kortex als „Großhirnmantel")
[5] truncus (lat.) = Stamm, von Hirnstamm

8 Zwischenhirn (Diencephalon)

Es gibt auch eine kleine Gruppe von Thalamuskernen, die sich weder dem einen, noch dem anderen der beiden genannten Anteile zuordnen läßt. Sie werden als *Assoziationskerne* bezeichnet.

8.2.1 Spezifischer Thalamus (Palliothalamus)

Im spezifischen Thalamus kann man verschiedene Gruppen von Kernen unterscheiden, die meist rein topographische Bezeichnungen tragen (vgl. Abb. 8.3):

- anteriore Kerngruppe
- mediale Kerngruppe
- ventrale Kerngruppe
- posteriore Kerngruppe
- dorsale Kerngruppe
- Corpus geniculatum laterale
- Corpus geniculatum mediale.

Corpus geniculatum laterale und mediale werden oft unter dem Begriff Metathalamus zusammengefaßt. Die einzelnen Kerngebiete werden durch dünne Faserplatten weißer Substanz voneinander getrennt.

Die aufgezählten Kerngruppen können z.T. noch weiter unterteilt werden. Dabei soll vor allem die *ventrale Kerngruppe* erwähnt werden, die man in einen

- *Ncl. ventralis anterior (VA),*
- *Ncl. ventralis lateralis (VL)* und
- *Ncl. ventralis posterior (VP)* aufgliedert.

Jede Kerngruppe ist mit einem bestimmten Bezirk in der Großhirnrinde verknüpft, sowohl afferent wie efferent. Viele dieser Kerne sind Endigungsstätten der Sinnesbahnen, deren Impulse (mit Ausnahme der olfaktorischen) *alle* von hier aus zum Kortex gelangen, wo die entsprechenden Sinneswahrnehmungen zum Bewußtsein kommen. Dennoch erfahren diese Impulse, auch wenn sie uns noch nicht bewußt sind, auf Thalamusebene bereits eine integratorische Verarbeitung und werden keineswegs nur einfach weitergeleitet. Man vermutet sogar eine *selektive Auslese* der Sinnesinformation, die vom Thalamus zum Großhirn gelangt, um eine Reizüberflutung des Kortex zu vermeiden und die bewußte Wahrnehmung auf die im Augenblick wesentlichen Reize zu konzentrieren.

Man kann die einzelnen Kerngruppen des spezifischen Thalamus mit ihren Faserverbindungen oft relativ genau einzelnen Kortexbezirken zuordnen (Abb. 8.3). Dabei sind die anterioren Kerne mit Rindengebieten des limbischen Systems (Gyrus cinguli, Hippocampus) verbunden, die mediale Kerngruppe mit der Rinde des Frontallappens (insbesondere präfrontale Rinde). Der *Ncl. ventralis anterior* projiziert in die prämotorische Rinde, der *Ncl. ventralis lateralis* in die motorische (präzentrale) Rinde und der *Ncl. ventralis posterior* in die sensible (postzentrale) Rinde. Die dorsale Kerngruppe (*Ncl. lateralis posterior* und *Pulvinar*) ist mit visuellen Rindenarealen des Parietal- und Temporallappens verbunden. Die Fasern aus dem Corpus geniculatum laterale enden über die Sehbahn in der Sehrinde des Okzipitallappens, während diejenigen des Corpus geniculatum mediale über die Hörbahn in die Hörrinde des Temporallappens projizieren. Die besonders relevanten und immer wieder auftauchenden Verbindungen werden hier aus der verwirrenden Vielfalt noch einmal hervorgehoben:

- Ncl. ventralis anterior (VA) – prämotorische Rinde
- Ncl. ventralis lateralis (VL) – motorische (präzentrale) Rinde
- Ncl. ventralis posterior (VP) – sensible (postzentrale) Rinde
- Corpus geniculatum laterale – Sehrinde (im Okzipitallappen)
- Corpus geniculatum mediale – Hörrinde (im Temporallappen)
- Ncll. anteriores – limbisches System (Gyrus cinguli, Hippocampus).

Im folgenden sollen einige der wichtigsten Kerngruppen des spezifischen Thalamus noch näher besprochen werden:

Ncl. ventralis anterior und Ncl. ventralis lateralis (VA/VL). Die beiden werden auch häufig zusammen als *Ncl. ventralis anterolateralis* bezeichnet. Funktionell haben sie vieles gemeinsam und werden deshalb hier zusammen abgehandelt. Ihre **Efferenzen** richten sie in den prämotorischen und in den motorischen (präzentralen) Kortex. Dabei ist im Kern ebenso wie im motorischen Kortex eine somatotopische Gliederung vorhanden. Ihre **Afferenzen** erhalten sie zum einen von den Basalganglien (Pallidum, Substantia nigra) und zum anderen vom Kleinhirn. Diese Faserverbindungen machen die zentrale Stellung des Kernkomplexes in der Verarbeitung und Integration motorischer Impulse deutlich. Die Konvergenz basalganglionärer und cerebellärer Informationen im Thalamus hat eine große Bedeutung für das Zustandekommen und die Form (Koordination etc.) der Willkürmotorik. Darauf wurde bereits auf S. 154f. bei der Funktionserklärung des Kleinhirns hingewiesen. Man kann sich vereinfacht vorstellen, daß die Impulse des Kleinhirns vom Thalamus aus direkt zu einer Erregung des motorischen Kortex und damit

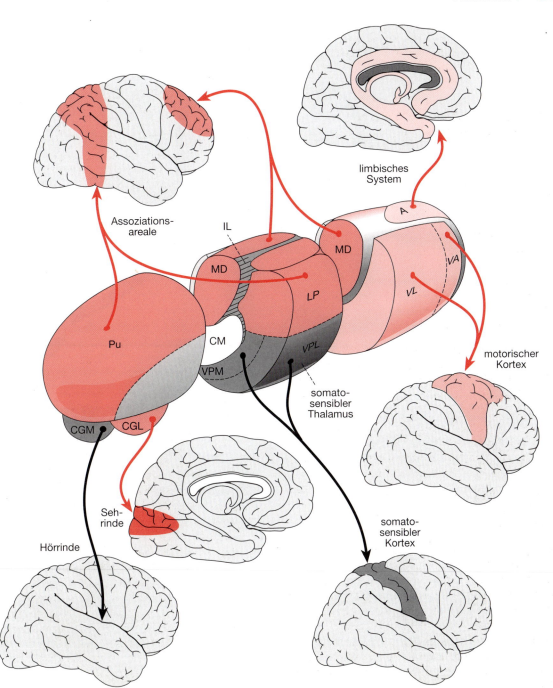

Abb. 8.3 Schema der wichtigsten Thalamuskerne mit ihren Projektionen zu einzelnen Großhirnrindenbereichen. Ansicht des rechten Thalamus von dorsolateral. (Modifiziert nach Deetjen, Speckmann [3])
A Anteriore Kerngruppe (Faserverbindungen zu limbischen Kortexarealen, vor allem Gyrus cinguli und Hippocampus), **CGM** Corpus geniculatum mediale (Faserverbindungen zur Hörrinde), **CGL** Corpus geniculatum laterale (Faserverbindungen zur Sehrinde), **CM** Ncl. centromedianus („unspezifischer" Thalamuskern), **IL** intralaminäre Kerne („unspezifische" Thalamuskerne), **LP** Ncl. lateralis posterior (dorsale Kerngruppe), **MD** Ncl. mediodorsalis (größter Teil der medialen Kerngruppe, Faserverbindungen zum präfrontalen Kortex), **Pu** Pulvinar (dorsale Kerngruppe, Faserverbindungen zu visuellen kortikalen Zentren), **VA** Ncl. ventralis anterior (ventrale Kerngruppe), **VL** Ncl. ventralis lateralis (ventrale Kerngruppe, gemeinsam mit VA Faserverbindungen zum motorischen und prämotorischen Kortex), **VPL** Ncl. ventralis posterolateralis (ventrale Kerngruppe), **VPM** Ncl. ventralis posteromedialis (ventrale Kerngruppe, gemeinsam mit VPL Projektion zum somatosensiblen Kortex).

8 Zwischenhirn (Diencephalon)

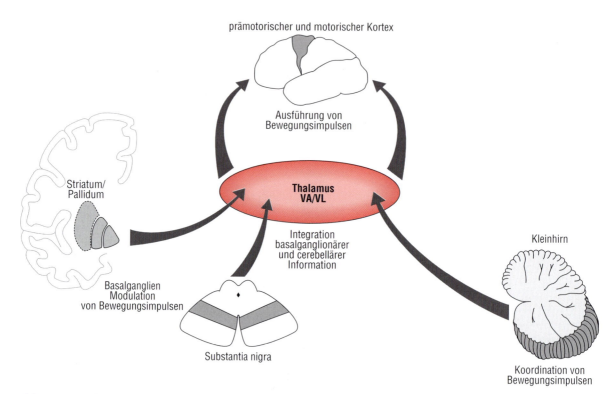

Abb. 8.4 Schema der Faser- und Funktionsbeziehungen der Ncll. ventralis anterior und ventralis lateralis (VA/VL) des Thalamus im motorischen System.

zu einer Bewegung führen würden. Die gleichzeitig ankommenden Impulse von den Basalganglien treffen zwar nicht direkt auf die gleichen Neurone wie die cerebellären, die endgültige Konvergenz dieser beiden Impulse erfolgt jedoch z. T. über Interneurone noch im Thalamus und ansonsten in der motorischen Großhirnrinde. In Kap. 9.2.7 wird hierauf bei der Besprechung der Funktion der Basalganglien noch einmal Bezug genommen (s. auch Abb. 8.4).

Ncl. ventralis posterior (VP). Er kann in einen medialen und einen lateralen Abschnitt eingeteilt werden, *Ncl. ventralis posterolateralis* (*VPL*) und *Ncl. ventralis posteromedialis* (*VPM*). Hier enden die Fasern für die epikritische und protopathische Sensibilität der kontralateralen Körperhälfte, die im Lemniscus medialis und Tractus spinothalamicus durch den Hirnstamm zum Thalamus gelaufen sind. Diese Information wird von hier aus nach einer integrativen Verarbeitung und Auslese dem sensiblen Kortex zugeleitet. Die afferenten Fasern aus dem Trigeminusbereich (einschließlich gustatorische Fasern aus dem sensorischen Fazialis- und Glossopharyngeusbereich) enden dabei im VPM, während die sensiblen Fasern aus dem Rückenmarksbereich im VPL terminieren (Abb. 8.5). Auch dabei existiert wieder eine somatotopische Anordnung der ankommenden Fasern, die bei der Weiterleitung der sensiblen Information zum sensorischen Kortex beibehalten wird und sich in dessen somatotopischer Gliederung wiederfindet (es ist zu beachten, daß die Somatotopik der postzentralen Region, wie sie auf S. 213 näher geschildert wird, tatsächlich durch die Projektion des bereits topisch gegliederten Thalamuskerns bedingt ist).

Anders als die Fasern der epikritischen Sensibilität werden allerdings die zur protopathischen Sensibilität gehörenden *Schmerz*fasern in mehreren Thalamuskernen verschaltet und somit zu mehreren Großhirnrindenfeldern projiziert, was erklärt, daß auch nach Zerstörung des Gyrus postcentralis noch eine gewisse, dumpfe Schmerzwahrnehmung möglich ist.

Corpus geniculatum laterale (CGL). Seine Afferenzen erhält dieser Kern über den Tractus opticus, der die visuelle Information der *kontralateralen* Gesichtsfeldhälfte, d. h. also die der *ipsilateralen* Netzhauthälften beider Retinae führt (s. S. 215). Die Information wird hier verschaltet und über die Sehstrahlung (*Radiatio optica*) der okzipitalen Sehrinde zugeleitet.

Corpus geniculatum mediale (CGM). Dieses Kerngebiet erhält seine afferenten Fasern (über jeweils einen der *Brachii colliculi inferiores*) vom gleichseitigen unteren Hügel, der eine von zahlreichen

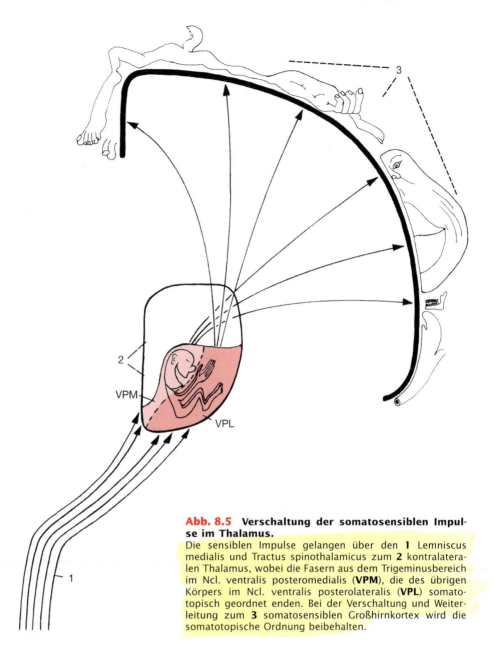

Abb. 8.5 Verschaltung der somatosensiblen Impulse im Thalamus.
Die sensiblen Impulse gelangen über den **1** Lemniscus medialis und Tractus spinothalamicus zum **2** kontralateralen Thalamus, wobei die Fasern aus dem Trigeminusbereich im Ncl. ventralis posteromedialis (**VPM**), die des übrigen Körpers im Ncl. ventralis posterolateralis (**VPL**) somatotopisch geordnet enden. Bei der Verschaltung und Weiterleitung zum **3** somatosensiblen Großhirnkortex wird die somatotopische Ordnung beibehalten.

Zwischenstationen der Hörbahn ist. Die akustische Information wird hier auf das letzte Neuron der Hörbahn verschaltet und der Hörrinde im Temporallappen zugeleitet.

Ncll. anteriores (A). Dieser Kernkomplex steht efferent und afferent mit den Rindengebieten des limbischen Systems (vor allem Gyrus cinguli und Hippocampus, s. Kap. 9.5) im Großhirn in Verbindung. Seine weiteren Afferenzen erhält er vor allem aus dem Corpus mamillare des Hypothalamus über den *Fasciculus mamillothalamicus* (*Vicq d'Azur-Bündel*). Der Kern ist eine wichtige Schaltstelle im limbischen System und hat dabei als Bestandteil des *Papez-Neuronenkreises* Bedeutung (vgl. S. 197).

Ncll. mediales (**MD** in Abb. 8.3). Sie haben intensive efferente Beziehungen zum sog. *präfrontalen Kortex* (dieser ist ein großer Teil des Frontallappens, der vor allem den vorderen Bereich des Großhirns abdeckt und für Verhaltensweisen ebenso wie für intellektuelle Leistungen eine besondere Rolle spielt). Afferenzen erhalten die Ncll. mediales aus anderen Thalamuskernen, dem Hypothalamus und dem Corpus amygdaloideum (Teil des Großhirns, der dem limbischen System zugeordnet wird). Auf diese Weise sollen dem Kernkomplex viszerale und somatische Impulse zufließen, die er an den Frontalkortex weiterleitet. Dadurch soll er zusammen mit den entsprechenden frontalen Rindenarealen an der Verarbeitung psychischer Vorgänge beteiligt sein. Die selektive Zerstörung dieses Kernareals kann ebenso wie diejenige der entsprechenden thalamokortikalen Bahnen zu allgemeiner Gleichgültigkeit, schweren Persönlichkeitsveränderungen und Störungen des sozialen Verhaltens führen.

Pulvinar (Pu). Seine Funktion ist nicht ganz klar. Faserverbindungen hat es mit visuellen Zentren im Parietal- und Temporallappen, mit den oberen Hügeln und dem Corpus geniculatum laterale, wodurch seine funktionelle Beziehung zum visuellen System deutlich wird. Auch bei der zentralen Verarbeitung der Sprache spielt der Kern eine wichtige Rolle; bei seiner Schädigung treten entsprechend Sprachstörungen auf.

Unspezifische Projektionen der „spezifischen Thalamuskerne"? Einige spezifische Thalamuskerne haben nicht nur zu einer einzigen, eng umschriebenen Großhirnrindenregion Faserbeziehungen, sondern besitzen zu einem geringeren Teil auch „unspezifische" Projektionen in andere Kortexareale. Grundsätzlich aber hat dies für das Verständnis der Funktion der spezifischen Thalamuskerne weniger Bedeutung, so daß hier nicht näher darauf eingegangen wird.

8.2.2 Unspezifischer Thalamus (Truncothalamus)

Die den Truncothalamus bildenden Kerne, im wesentlichen die

- *intralaminäre Kerngruppe,*

zeichnen sich durch ihre im Vergleich zum Palliothalamus ganz andersartige Faserverbindung zur Großhirnrinde aus. Diese Kerne haben nur wenige, meist *unspezifische Efferenzen* zum Kortex, was bedeutet, daß eine genaue Zuordnung eines Truncothalamuskerns zu einem *bestimmten* Kortexareal kaum möglich ist. Dafür sind diese Thalamusanteile mit Kernen der Basalganglien, mit dem Cerebellum und vor allem mit der Formatio reticularis **afferent** und neben der Großhirnrinde mit den meisten anderen Thalamuskernen **efferent** verbunden.

Der größte der *intralaminären Kerne* ist der *Ncl. centromedianus*. Er erhält Afferenzen in erster Linie von der Formatio reticularis (ARAS), weiterhin aus Kollateralen des Tractus spinothalamicus, aus dem Ncl. emboliformis des Kleinhirns und kortikal aus der prämotorischen und motorischen Rinde. Efferent ist er mit den anderen Thalamuskernen, mit dem Striatum (s. Kap. 9.2.2) und mit Teilen des Gyrus cinguli verknüpft. Diese Faserverbindungen weisen zum einen auf seine Bedeutung beim „Wecksystem" (s. u.), zum anderen auf seine wichtige Funktion bei der Integration von motorischen Impulsen und Bewegungsentwürfen hin. Auf diese Weise kommt auch die indirekte efferente Verknüpfung des Cerebellums mit den Basalganglien zustande, die bei der Bearbeitung motorischer Impulse eine Rolle spielt.

„Unspezifisch" werden die Kerne des Truncothalamus vor allem deshalb genannt, weil ihre Erregung zu einer *unspezifischen Erregung* des *gesamten Kortex* führen kann. Dies muß man sich über eine Verbindung der *unspezifischen* Kerne des Thalamus zu allen *spezifischen* Kernen erklären, die ja massive Projektionen zum gesamten Kortex haben. Die Bedeutung dieser aufwendigen Verschaltung liegt darin, daß die unspezifischen Thalamuskerne ja massive afferente Projektionen von der Formatio reticularis (FR) erhalten, insbesondere von dem Teil, der das aufsteigende retikuläre Aktivierungssystem (*ARAS*) bildet (vgl. Kap. 6.3.3). Eine Aktivierung des ARAS führt zu einer unspezifischen Aktivierung des gesamten Kortex. Das ARAS sebst steht unter Einfluß z.B. serotoninerger Projektionen (*Hemmung:* Müdigkeit, Schlaf), sowie noradrenerger Projektionen (*Aktivierung:* Wach- bis hin zu Erregungszustand). Mit anderen Worten: Der unspezifische Thalamus ist das ausführende Organ des aufsteigenden Aktivierungssystems und führt über die Aktivierung der spezifischen Thalamuskerne zu einer unspezifischen Aktivierung der Großhirnrinde, um so Verschaltungen, die dort ablaufen sollen, im Sinne einer „Vorerregung" der Neurone zu bahnen (vgl. Abb. **8.6**).

Man kann interessanterweise feststellen, daß nicht alle Reize zu einer gleichartigen Aktivierung des Kortex führen. Man kann sich auch auf einzelne Sinnesreize speziell sensibilisieren. Man denke an eine Mutter, die ihr Kind schlafen legt, danach selbst schläft und einerseits beim leisesten Geräusch, das ihr ankündet, ihr Kind brauche sie, hellwach ist, andererseits aber den laut hereinpolternden Ehemann nicht wahrnimmt, sondern ruhig weiterschläft. Wie eine solche Sensibilisierung stattfindet, ob auf thalamischer Ebene oder auf Ebene der Formatio reticularis im Hirnstamm oder möglicherweise beides, läßt sich mit dem derzeitigen Kenntnisstand schwer beantworten. Es ist jedoch nicht unwahrscheinlich, daß gerade die spezifischen Kerne des Thalamus diese Selektion treffen können und auf bestimmte Reize hin die unspezifischen Thalamuskerne aktivieren, die dann wiederum zu einer Weckreaktion des Kortex führen.

Wie unspezifisch ist der unspezifische Thalamus? Der Begriff „unspezifischer Thalamus" wird bisweilen deshalb kritisiert, weil den intralaminären Kernen neben der wichtigen Beteiligung am aufsteigenden Aktivierungssystem auch einige andere, relativ eng umschriebene Funktionen zukommen, z.B. im Rahmen ihrer bereits erwähnten „spezifischen" Faserverbindungen zu Basalganglien und Kleinhirn. Dennoch scheint es vor dem Hintergrund obiger Ausführungen nach wie vor gerechtfertigt, den Begriff „unspezifischer Thalamus" anzuwenden.

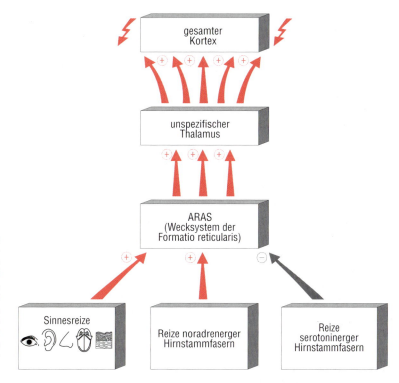

Abb. 8.6 Funktionsbeziehungen zwischen aufsteigendem aktivierendem retikulärem System (ARAS), unspezifischen Thalamuskernen und Kortexaktivierung. Erregende bzw. hemmende Impulswirkungen sind durch ein + oder – gekennzeichnet. Beachte, daß die Aktivierung des Kortex von den unspezifischen Thalamuskernen sich über die spezifischen Thalamuskerne manifestiert (hier aus Übersichtlichkeitsgründen nicht berücksichtigt).

8.2.3 Funktionsausfall bei Schädigung des Thalamus

Klinik Eine Schädigung des Thalamus durch Blutungen, Ischämien oder Hirntumoren führt zum sog. *Thalamussyndrom*. Es betrifft in der Regel die kontralaterale Körperhälfte. Man kann dabei Störungen der Motorik, Sensibilität, aber auch vegetativer und selbst psychischer Funktionen beobachten. Je nachdem, welche Teile des Thalamus geschädigt werden, resultiert eine *Hemiparese* (halbseitige Muskelschwäche, möglicherweise durch fehlende thalamische Aktivierung des Motokortex), eine *Ataxie* (durch fehlende Projektion der Kleinhirnimpulse via Thalamus zum motorischen Kortex), *Bewegungsunruhe* (im Sinne choreatischer Bewegungen, erklärbar durch eine Störung im Funktionskreis zwischen Thalamus und Basalganglien, s. Kap. 9.2.7), *Sensibilitätsausfall* (durch fehlende Projektion der somatosensiblen Information zum sensiblen Kortex), *Hemianopsie* (durch fehlende Projektion der kontralateralen Gesichtsfeldinformation zur ipsilateralen Sehrinde). Oft beobachtet man auch ständige *Schmerzen* (möglicherweise, weil die Schmerzinformation in den ggf. geschädigten Thalamusarealen nicht mehr selektiv an der Weiterleitung zum Kortex gehindert werden kann). Auch kann eine mehr oder weniger ausgeprägte Herabminderung des Bewußtseins (wohl durch Läsion der unspezifischen Thalamuskerne) auftreten.

8.3 Hypothalamus

Der Hypothalamus bildet den Boden des dritten Ventrikels und einen Teil seiner Seiten- und Vorderwand. Wie in Kap. 8.1 besprochen, bildet er als wichtige und von außen (unten) sichtbare Strukturen von hinten nach vorne die *Corpora mamillaria*, das *Tuber cinereum*, das *Infundibulum* mit der *Neurohypophyse* und am Übergang des Tuber cinereum in das Infundibulum die *Eminentia mediana* aus (vgl. Abb. **8.1**).

Funktionell kann der Hypothalamus im wesentlichen als

- oberstes Integrationsorgan vegetativer Funktionen

(vegetatives Nervensystem und endokrine Organe) angesehen werden. Man könnte ihn als eine Art „Innenministerium des Körpers" bezeichnen. In diesem Sinn sind auch die meisten seiner Kerne efferent mit vegetativen Zentren im Hirnstamm und Rückenmark oder (mit der Aufgabe der hormonellen Regulation) mit der Eminentia mediana verbunden. Doch bilden sie auch multiple Schaltkreise untereinander aus und erhalten dabei Afferenzen aus dem gesamten ZNS, auch aus dem Großhirnkortex und dem limbischen System, was die Beeinflussung vegetativer Parameter durch psy-

8 Zwischenhirn (Diencephalon)

chische Vorgänge verständlich macht. Im einzelnen ist der Hypothalamus für die Aufrechterhaltung und Koordination wichtiger Parameter wie Atmung, Kreislauf, Flüssigkeits- und Nahrungsaufnahme, Körpertemperatur, Reproduktionsverhalten u.v.m. verantwortlich. Für all diese Funktionen gibt es in diesem Teil des Zwischenhirns verschiedene Zentren, die hier aber nur kursorisch abgehandelt werden können.

Hypothalamus und Immunologie. Zwischen Nerven- und Immunsystem existieren zahlreiche Wechselwirkungen. Das ZNS kann bestimmte Formen von Immunreaktionen in der Peripherie wahrnehmen und vermag umgekehrt immunregulatorische Signale in die Peripherie zu senden. Zum einen geschieht dies über die Hypophyse auf dem endokrinen Weg (nahezu alle Hypophysenvorderlappenhormone haben Einfluß auf die Immunantwort, umgekehrt können T-Lymphozyten auch verschiedene Hormone sezernieren, die sonst nur im Hypophysenvorderlappen ausgeschüttet werden). Besondere Bedeutung kommt dabei dem Wachstumshormon (GH) zu, das T-Zell-stimulierend wirkt. Zum anderen werden nahezu alle lymphatischen Organe vom vegetativen, insbesondere sympathischen Nervensystem innerviert und in ihrer Funktion moduliert (je nach Ablauf der Immunreaktion stimuliert oder auch unterdrückt). So verwundert es nicht, daß der Hypothalamus als übergeordnetes Steuerungszentrum des vegetativen Nervensystems und des hypophysengesteuerten endokrinen Systems ebenfalls das Immunsystem beeinflußt. Läsionen bestimmter Hypothalamusgebiete vermindern oder verändern die Immunantwort auf entsprechende Stimuli z.T. erheblich. Im Rahmen des in den vergangenen Jahren aufblühenden Wissenschaftszweiges *Psychoneuroimmunologie* ist dies besonders interessant, steht doch der Hypothalamus selbst intensiv unter dem Einfluß des limbischen Systems (s. Kap. 9.5), das wiederum eine sehr enge funktionelle Beziehung zu psychischen Vorgängen hat.

8.3.1 Kerngebiete des Hypothalamus und ihre Funktion

Der Hypothalamus läßt sich in drei (bzw. vier) Kerngruppen einteilen, eine *vordere* (*rostrale*), eine *mittlere* (*intermediäre*) und eine *hintere* (*posteriore*) *Kerngruppe*. Der hinteren Kerngruppe entsprechen die Ncll. corporis mamillaris im Corpus mamillare, die beiden anderen den jeweils davorliegenden Hypothalamusarealen (Abb. 8.7). Von diesen drei Gruppen wird bisweilen noch eine *dorsale Kerngruppe* abgegrenzt. Alternativ hierzu kann man den Hypothalamus auch in einen *periventrikulären*, *medialen* und *lateralen* Teil gliedern. In dieser Darstellung folgen wir jedoch der erstgenannten Einteilung.

8.3.1.1 Vordere Kerngruppe des Hypothalamus

Die wichtigsten Kerne dieser Gruppe sind der Ncl. supraopticus, der Ncl. paraventricularis, der Ncl. suprachiasmaticus und der Ncl. preopticus.

Ncl. supraopticus (Abb. 8.7, *1*). Wie auch der Ncl. paraventricularis ist dieser Kern, der über dem Tractus opticus liegt (Name!), dem neuroendokrinen System des Hypophysenhinterlappens zuzuordnen. Seine Neurone produzieren überwiegend das Hypophysenhinterlappenhormon *Vasopressin (antidiuretisches Hormon, ADH)*, zu geringeren Teilen aber auch das Wehenhormon *Oxytocin*. Mit seinen Fortsätzen projiziert der Kern in die Neurohypophyse, von der aus diese Hormone dann ins Blut gelangen.

Die **Funktion** des Vasopressins besteht vor allem darin, im distalen Tubulus und im Sammelrohr der Niere die Epithelien für Wasser durchgängig zu machen und damit die renale Flüssigkeitsrückresorption zu gewährleisten. Darüber hinaus besteht eine gewisse gefäßverengende Wirkung. Dementsprechend sind adäquate Reize für die Vasopressin-Ausschüttung u.a. eine *Hyperosmolarität* des Blutplasmas (zu hohe Konzentration von Elektrolyten) und eine verminderte Dehnung der Vorhofrezeptoren (bei zu geringem Blutvolumen). Zur Funktion des Oxytocins s.u.

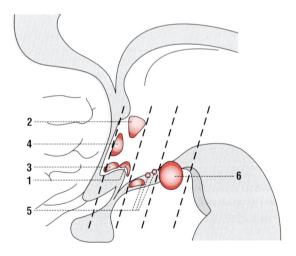

Abb. 8.7 Kerne des Hypothalamus.
Vordere Kerngruppe: **1** Ncl. supraopticus, **2** Ncl. paraventricularis, **3** Ncl. suprachiasmaticus, **4** Ncll. preoptici. *Mittlere Kerngruppe:* **5** Ncl. arcuatus und Ncll. tuberales. *Hintere Kerngruppe:* **6** Ncll. corporis mamillaris.

Klinik Eine Schädigung im Bereich des Kerns oder des Hypophysenhinterlappens führt zu einem Verlust an ADH, wodurch die Wasserrückresorption in der Niere erheblich vermindert ist. Die Kranken scheiden bis zu

20 l niedrigkonzentrierten Harn pro Tag aus und sind nur noch damit beschäftigt, die verlorene Flüssigkeit durch ständiges Trinken wieder zu ersetzen. Das Krankheitsbild wird als *Diabetes insipidus* bezeichnet.

Ncl. paraventricularis (Abb. **8.7**, 2). Dieser Kern hat seine Lage an der basalen Seitenwand des dritten Ventrikels (Name!) und ist der Hauptproduzent des Hormons *Oxytocin*. Darüber hinaus ist er auch zu geringem Teil an der Vasopressinbildung beteiligt und entsendet mit seinem kleinzelligen Anteil Projektionen in die *Eminentia mediana* (s. u.), um von dort aus die Funktion der Adenohypophyse zu beeinflussen. Über seine anderen, in die Neurohypophyse gerichteten Fortsätze sezerniert er auf entsprechende Reize hin (s. u.) Oxytocin oder Vasopressin in den systemischen Blutkreislauf.

Die **Funktion** des Ncl. paraventricularis ist vielfältig. Sein in den Hypophysenhinterlappen ausgeschüttetes Hormon Oxytocin ist hauptsächlich für die Kontraktion des Uterus bei der Geburt verantwortlich, wenngleich auch hierfür noch andere Mechanismen mitentscheidend sind. Weiterhin ist Oxytocin das *Milchejektionshormon*, d. h., auf psychische (z. B. Schreien des Kindes) oder taktile (z. B. Berühren der Brustwarze) Reize hin wird in der Hypophyse Oxytocin ausgeschüttet, das in der Brustdrüse die myoepithelialen Zellen zur Kontraktion veranlaßt und damit die Milchausschüttung einleitet. Weitere wichtige, Oxytocin-unabhängige Funktionen des Ncl. paraventricularis sind Kreislauf- (Blutdruck, Puls) und Thermoregulation (Körpertemperatur) sowie Einfluß auf das Nahrungsaufnahmeverhalten (s. u.).

Ncl. suprachiasmaticus (Abb. **8.7**, 3). Dieser Kern liegt oberhalb des Chiasma opticum (Name!) und hat **funktionell** eine entscheidende Bedeutung für den bei allen Menschen prinzipiell ähnlich ausgerichteten

- zirkadianen Rhythmus

(wachen/schlafen, zirkadian rhythmisch gesteuerte Hormonproduktion, Körpertemperatur, Blutdruck u. v. m.). Für das Zustandekommen dieses zirkadianen Rhythmus sind zahlreiche Faktoren entscheidend, z. B. der tageszeitliche Hell-Dunkel-Wechsel, der dem Ncl. suprachiasmaticus direkt über retino-hypothalamische Projektionen vermittelt wird.

Ncll. preoptici (Abb. **8.7**, 4). Ihre **Funktion** ist im Zusammenhang mit der Regulation der Körpertemperatur, des Sexualverhaltens und der Regulation gonadotroper Hormone der Hypophyse zu sehen (unterschiedliche Organisation des Kernkomplexes bei männlichen und weiblichen Gehirnen!).

Klinik Eine Schädigung im Bereich des Ncl. preopticus kann eine *Hypothermie*, eine Reizung eine *Hyperthermie* zur Folge haben. Auch das Fieber im Rahmen entzündlicher/infektiöser Prozesse im Organismus wird über diesen Kern vermittelt. Weiterhin sistiert bei seinem Ausfall der weibliche Menstruationszyklus, da dieser in hochdifferenzierter Weise von verschiedenen hypothalamischen Zentren (ganz besonders aber vom Ncl. preopticus) gesteuert wird.

8.3.1.2 Mittlere Kerngruppe des Hypothalamus

Besonders wichtig sind der *Ncl. arcuatus* und die *Ncll. tuberales* im *Tuber cinereum* (Abb. **8.7**, 5). **Funktionell** stehen die Kerne der mittleren Kerngruppe großteils im Dienst der Produktion von *Releasinghormonen* für die Adenohypophyse, die in der *Eminentia mediana* in den hypophysären Pfortaderkreislauf (s. u.) ausgeschüttet werden. Das Tuber cinereum kann somit vereinfacht als die wichtigste „Steuerzentrale" der Adenohypophyse betrachtet werden.

Zentren der Nahrungsaufnahmeregulation. Zwei der bereits erwähnten Kerngebiete regulieren neben den besprochenen Funktionen auch das Nahrungsaufnahmeverhalten: der *Ncl. arcuatus* der mittleren und der *Ncl. paraventricularis* der vorderen Kerngruppe. Der Ncl. paraventricularis führt über den Transmitter CRH (das sonst als Hormon dienende Corticotropin Releasing Hormon) zu Inappetenz und dadurch Abnahme des Körpergewichts. Er wird dabei von Afferenzen aus dem Ncl. arcuatus kontrolliert, der mit einer Neuronengruppe (Transmitter: Neuropeptid Y) die Ncl.-paraventricularis-Funktion antagonisiert (also zu gesteigerter Nahrungsaufnahme und Gewichtszunahme führt), mit einer anderen Neuronengruppe (Transmitter: Melanocortin) die Ncl.-paraventricularis-Funktion verstärkt (also zu Inappetenz und Gewichtsabnahme führt). Beide Kerngebiete stehen unter dem Einfluß der peripheren Hormone Insulin und Leptin einerseits (führt über Ncl. paraventricularis zu verminderter Nahrungsaufnahme und Gewichtsabnahme) und Glukokortikosteroiden andererseits (z. B. Kortisol, führt über den Ncl. arcuatus zu gesteigerter Nahrungsaufnahme und Gewichtszunahme).

Klinik Die oben genannten Vorgänge sind von entscheidender Bedeutung bei der Pathophysiologie der *Adipositas* (krankhaftes Übergewicht, *Fettsucht*) und damit assoziierter Krankheiten wie *Diabetes mellitus* (*Zuckerkrankheit*). Weiterhin können pathologische Vorgänge (Reizung oder Schädigung z. B. durch Tumoren) in den oben beschriebenen Arealen zu magersucht- oder eßsuchtartigen Symptomen führen (klinisches Beispiel in Abb. **8.8**).

8 Zwischenhirn (Diencephalon)

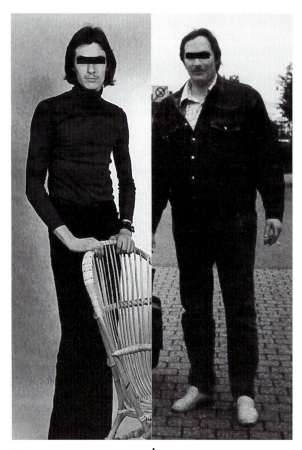
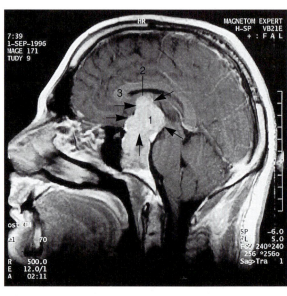

Abb. 8.8 Auslösung eßsuchtartiger Symptome durch Zerstörung hypothalamischer Funktionszentren.
Der hier gezeigte Patient fiel seiner Umgebung durch eine drastische Änderung seiner Eßgewohnheiten auf (Gewichtszunahme von 60 kg in zwei Jahren). Bei der radiologischen Untersuchung zeigte sich ein den Hypothalamus durchwachsender Hypophysentumor.
a Patient vor der Erkrankung
b Patient zwei Jahre nach Beginn der eßsuchtartigen Symptome
c Sagittalschnitt-Kernspintomographie des Zwischenhirns
   1 Hypophysentumor, der den Hypothalamus nach oben durchwächst (Grenzen durch Pfeile markiert). Der Tumor reicht nach oben bis zum **2** Fornix. **3** Corpus callosum. (Vgl. zur topographischen Orientierung Abb. 8.1)
   (Radiologische Bilder aus Universitätsklinikum Tübingen, mit freundlicher Genehmigung von PD Dr. Petersen. Fotos des Patienten mit freundlicher Genehmigung von diesem selbst)

8.3.1.3 Hintere Kerngruppe des Hypothalamus

Diese Gruppe befindet sich in den Corpora mamillaria als *Ncll. corporis mamillaris* (Abb. **8.7**, 6) und hat reichhaltige viszerale Efferenzen in den Hirnstamm und das Rückenmark (vor allem über den Fasciculus longitudinalis posterior). Andererseits haben die Corpora mamillaria intensive Faserverbindungen mit dem limbischen System, im besonderen mit dem Hippocampus (großer Teil des limbischen Systems im Temporallappen, s. S. 196), von dem sie über den *Fornix* zahlreiche Afferenzen erhalten. Efferent projizieren sie diese empfangenen Impulse über den *Fasciculus mamillothalamicus (Vicq-d'Azyr-Bündel)* zur vorderen Kerngruppe des Thalamus, die wiederum efferent mit dem Gyrus cinguli und dem Hippocampus verbunden ist.

Funktionell schreibt man dieser mamillären Projektion eine Rolle für Verhaltensmuster im Rahmen der „Selbsterhaltung und der Reproduktion" zu. Die Verbindungen mit Gyrus cinguli und Hippocampus sind ein wichtiger Teil des später beschriebenen *Papez-Neuronenkreises* (s. S. 197). Eine leichte Modifikation dieses Neuronenkreises, die ebenfalls über die Corpora mamillaria verläuft, hat eine entscheidende Bedeutung beim Zustandekommen von Lernvorgängen.

> **Klinik** Eine Zerstörung der Corpora mamillaria, wie sie im Rahmen der Hirnschädigung durch chronischen Alkoholmißbrauch (*alkoholische Enzephalopathie*) auftritt, hat dementsprechend neben Verhaltensauffälligkeiten massive Merkfähigkeitsstörungen zur Folge.

8.3.2 Faserverbindungen des Hypothalamus

Afferent und efferent ist der Hypothalamus mit zahlreichen Zentren des ZNS verbunden.

Im einzelnen finden sich **Afferenzen** vorwiegend von Großhirngebieten, die dem limbischen System angehören (Hippocampus, Corpus amygdaloideum, Septum, Riechrinde), der Inselrinde, der Retina, sensiblen Hirnnervenkernen und dem Hinterhorn des Rückenmarks sowie von zahlreichen Kerngruppen der Formatio reticularis. **Efferente** Projektionen der Hypothalamuskerne haben als Transmitter meist Neuropeptide (z.B. Substanz P, Neuropeptid Y, Vasopressin, Oxytocin, Somatostatin, Enkephalin u.v.m.). Sie sind vor allem *aufsteigend* zu Großhirnrindengebieten, Anteilen des limbischen Systems und zum Thalamus sowie *absteigend* zu zahlreichen Zentren des Hirnstamms (Hirnnervenkerne, Formatio reticularis) und des Rückenmarks gerichtet. Wichtig sind auch die zahlreichen *intrahypothalamischen* Faserverbindungen, über die die einzelnen Kerne miteinander „kommunizieren".

Davon abgesehen, daß es natürlich niemals Ziel sein kann, all diese Faserverbindungen auswendig zu lernen, mag dieser Überblick über die Projektionen hypothalamischer Kerne ohnehin sinnlos erscheinen vor dem Hintergrund, daß der Hypothalamus kein funktionell und anatomisch einheitliches Gebilde ist und zum Verständnis der Funktion die afferenten und efferenten Projektionen *jedes einzelnen Kerns* betrachtet werden müssen. Hier soll es jedoch primär darum gehen zu zeigen, wie vielfältige Faserbeziehungen die Hypothalamuskerne insgesamt zu wichtigen Zentren des ZNS haben, um eine Idee von der Komplexität des dort ablaufenden Geschehens zu vermitteln und deutlich zu machen, welche von den vielen funktionellen Arealen des Gehirns (auch außerhalb des Hypothalamus) bei der Regulation des inneren Körpermilieus eine besondere Rolle spielen.

Im groben kann man festhalten, daß der Hypothalamus afferent und efferent intensive Faserbeziehungen zum limbischen System hat, zahlreiche afferente Projektionen aus sensiblen Zentren des ZNS erhält und efferent zu vielen, vor allem *viszeromotorischen* Kerngebieten projiziert. Von den zahlreichen Fasertrakten, die den Hypothalamus mit anderen zentralnervösen Zentren verbinden, sollen hier nur die wichtigsten kurz besprochen werden.

Fornix. Der Fornix ist ein bereits makroskopisch gut sichtbares Faserbündel, das vom Hippocampus im Temporallappen seinen Ursprung nimmt und dann in einem Bogen von hinten her über den dritten Ventrikel nach vorne verläuft, wobei er mit dem Fornix der Gegenseite das Ventrikeldach, die Tela choroidea, überspannt. Die Fornices beider Seiten tauschen Fasern aus (*Commissura fornicis*). Ventral des dritten Ventrikels trennen sich beide Fornices wieder, und jeder Fornix endet als großes Faserbündel im Corpus mamillare (vgl. Abb. **9.14**, *3–7*, S. 197). Auf seinem Weg durch die vorderen Hypothalamusabschnitte gibt der Fornix einige Kollateralen zu den dort liegenden Kernen ab.

Fasciculus longitudinalis posterior. Dieses uneinheitliche, vorwiegend ungekreuzt verlaufende Bündel ist der größte, wenn auch nicht der einzige, *efferente* Weg hypothalamischer Fasern in den Hirnstamm und ins Seitenhorn des Rückenmarks, führt aber ebenso zahlreich aufsteigende, *afferente* Fasern zu hypothalamischen Kerngebieten. Es wurde bereits bei der Besprechung der Hirnstammfasersysteme erläutert (s. S. 137).

Fasciculus medialis telencephali. Dieser meist als **mediales Vorderhirnbündel** bezeichnete Fasertrakt reicht von der Riechrinde im Großhirn bis zum Tegmentum des Hirnstamms. Es verbindet den Hypothalamus *afferent* und *efferent* mit der Riechrinde zum einen, mit der Formatio reticularis und anderen Hirnstammzentren zum anderen. Aufsteigende (vor allem monoaminerge) Fasern aus der Formatio reticularis ziehen darin (unter Abgabe hypothalamischer Kollateralen) zu Großhirnstrukturen des limbischen Systems und sollen so auf komplexe Weise das Verhalten beeinflussen.

Stria terminalis. Sie verbindet mit ihren Fasern das *Corpus amygdaloideum* (großer Kern des Großhirns im Temporallappen, der dem limbischen System angehört) mit verschiedenen Kerngebieten des Hypothalamus. Sie läuft entlang dem *Ncl. caudatus* im Großhirnmarklager und ist wie das mediale Vorderhirnbündel eine der afferenten und efferenten hypothalamischen Verbindungen mit dem limbischen System, wodurch sich partiell die gegenseitige Beeinflussung des vegetativen Systems und emotionaler sowie verhaltensbiologischer Vorgänge erklären lassen.

8.4 Hypophyse

Die Hypophyse ist das hormonelle „Ausführungsorgan" des Hypothalamus. Sie besteht aus zwei Anteilen:

- *Adenohypophyse (Hypophysenvorderlappen, HVL)*
- *Neurohypophyse (Hypophysenhinterlappen, HHL)*

(Abb. **8.9**, *1* und *2*). Die Neurohypophyse ist eine Struktur des Hypothalamus und ihre Funktion wurde in Kap. 8.3.1.1 bereits besprochen. Die Adenohypophyse hingegen ist kein Bestandteil des Gehirns, sondern lagert sich dem Zwischenhirn lediglich an. Sie entsteht embryologisch durch eine Abspaltung des Rachendachs, der *Rathke-Tasche*, die sich als eine Ausstülpung zunächst nach oben

8 Zwischenhirn (Diencephalon)

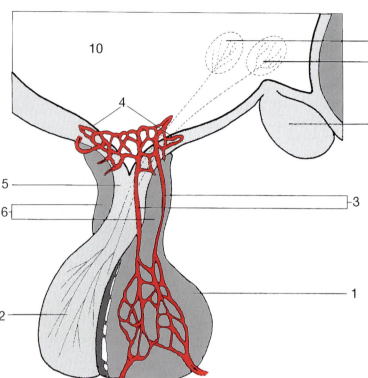

Abb. 8.9 Hypophyse mit hypophysärem Pfortadersystem. (Aus Wheater, Burkitt, Daniels [10])
1 Hypophysenvorderlappen (Adenohypophyse), **2** Hypophysenhinterlappen (Neurohypophyse), **3** hypophysäres Pfortadersystem mit einem Kapillarbett im Bereich der **4** Eminentia mediana und einem im Bereich der Adenohypophyse (**1**). **5** Infundibulum, **6** Pars tuberalis der Adenohypophyse, **7** Ncl. paraventricularis, **8** Ncl. supraopticus, **9** Chiasma opticum, **10** dritter Ventrikel.

wölbt und im Lauf der Entwicklung schließlich ganz ablöst.

Klinik Im Zuge dieses embryonalen Ablösungsprozesses können Reste der Rathke-Tasche im Rachendach liegenbleiben, die dann (meist gutartige) Tumoren bilden können (*Kraniopharyngeome*).

Neurohypophyse (HHL). Das Tuber cinereum geht vorne mit der Eminentia mediana in das trichterförmige *Infundibulum*[6] über, das sich schließlich in die Neurohypophyse fortsetzt. Im HHL ist ebenso wie an der Eminentia mediana keine dichte Blut-Hirn-Schranke ausgebildet, so daß hier Hormone, die in Nervenzellen gebildet und von diesen ausgeschüttet werden, via *Neurosekretion* ins Blut gelangen können (*neurohämale Region*). Hier werden also die Hormone des HHL (Oxytocin und Vasopressin) in die Blutbahn abgegeben. **Mikroskopisch** besteht der HHL aus den überwiegend marklosen Fortsätzen (Axonen) der Zellen des Ncl. paraventricularis und Ncl. supraopticus. Sie werden nur von Astrozyten (hier: sog. *Pituizyten*[7]) und reichlich Kapillaren umgeben.

---

[6] infundibulum (lat.) = Trichter
[7] von *Glandula pituitaria* (heute relativ ungebräuchlicher gewordener lat. Ausdruck für *Hypophyse*; pituita = Schleim)

Die neurosekretorischen Axone des Hypothalamus verzweigen sich nicht wie die Neuriten normaler Nervenzellen zu einem Telodendron, sondern enden lediglich mit *einer* kleinen Verdickung an einer Kapillare, in deren Lumen sie wie in einen synaptischen Spalt ihr Neurosekret abgeben.

Adenohypophyse (HVL). Der größere Hypophysenvorderlappen umhüllt den kleineren Hinterlappen zur Hälfte von vorne her und besteht gemäß seiner Anlage nicht aus Nervengewebe, sondern aus Drüsenepithelien. Klinisch wichtig sind hier die topographischen Beziehungen: Oberhalb des HVL befindet sich direkt das Chiasma opticum, rechts und links der – venöses Blut enthaltende – Sinus cavernosus.

Die **Funktion** der Adenohypophyse ist es, z.T. *glandotrope Hormone*, z.T. auch direkte *Effektorhormone* zu bilden. Die **glandotropen Hormone** wirken auf endokrine Drüsen (z. B. Schilddrüse, Nebennierenrinde), die dann mit ihren eigenen Hormonen wiederum auf periphere Organe Einfluß nehmen. Die **Effektorhormone** wirken dagegen *direkt* auf periphere Organe (z. B. Brustdrüse), ohne erneute „Zwischenschaltung" einer endokrinen Drüse. Dabei wird die Freisetzung der HVL-Hormone vom Hypothalamus mit Hilfe der *Releasing-* oder *Release-Inhibiting-Hormone* gesteuert. Die Hormone der Hypophyse sind mit einem kurzen Stichwort zu ihrer Funktion und ihren Releasing-Hormonen in Tabelle 8.1 aufgeführt. (Für weitere Details wird auf Lehrbücher der Physiologie verwiesen.)

Man unterscheidet bei den Drüsenepithelien *azidophile*, *basophile* und *chromophobe Zellen*. Diese Einteilung gemäß der histochemischen Anfärbbarkeit hat mit deren Hormonproduktion direkt nichts zu tun, gleichwohl kann man aber bestimmten Zellen einzelne Hormone zuordnen, die sie produzieren (vgl. Tabelle 8.1, S. 176).

Hypothalamo-hypophysärer Pfortaderkreislauf. Das Blut, das die Kapillaren der Eminentia mediana durchfließt, durchläuft im HVL ein zweites Kapillarbett (s. Abb. 8.9). So kommen die Releasinghormone, die im Hypothalamus an der Eminentia mediana sezerniert werden, in hoher Konzentration an den Epithelzellen der Adenohypophyse an, die dann mit einer Sekretionssteigerung oder -minderung der entsprechenden HVL-Hormone reagieren. Würde das Blut aus der Eminentia mediana zuerst in den großen Kreislauf geraten, bräuchte es zum einen länger, bis die hypothalamische Hormoninformation den HVL erreicht, zum anderen wären durch die starke Verdünnung viel größere Releasing-Hormon-Mengen nötig, um einen gleichen Effekt zu erzielen, als es mit dem Pfortadersystem der Fall ist.

Klinik Hypophysentumoren. Gutartige Tumoren des HVL (*Hypophysenadenome*) sind relativ häufig und mit Kenntnissen der funktionellen und topographischen Anatomie gut klinisch zu diagnostizieren. Zum einen fallen die Symptome auf, die unmittelbar durch das Hormon ausgelöst werden, das von den entarteten Zellen produziert wird (z.B. durch Wachstumshormon *Riesenwuchs* bei Kindern oder *Akromegalie*[8] bei Erwachsenen), wobei zu bedenken ist, daß nicht alle Hypophysentumoren endokrin aktiv sind. Andererseits fallen die Hormone der restlichen HVL-Zellen durch Kompression des tumorumgebenden Gewebes aus, so daß z.B. bei Frauen eine plötzliche frühzeitige Menopause[9] auftreten

---

[8] akron (gr.) = Spitze; megas (gr.) = groß; Akromegalie bezeichnet die dysproportionierte Vergrößerung der Akren (Kinn, Nase, Lippen, Hände, Füße)

[9] Sistieren des weiblichen Menstruationszyklus (men/menos [gr.] = Monat; pauestai [gr.] = aufhören)

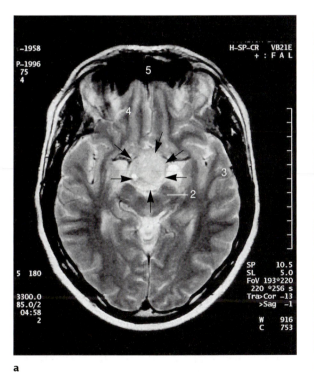 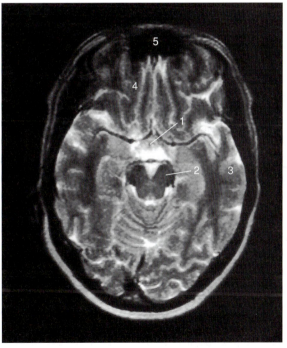

a   b

Abb. 8.10 Hypophysenadenom.
Horizontalschnitt-Kernspintomographie in Schnitthöhe des Hypophysenstiels.
a Ausgedehntes Hypophysenadenom, das nach lateral und oben verdrängend wächst (hebt sich hell gegen das umgebende Gehirngewebe ab, mit Pfeilen eingegrenzt). *Symptomatik des Patienten:* Bitemporale Hemianopsie (durch Kompression des Chiasma opticum). Laborchemisch erhöhter Prolaktinspiegel.
(Bild aus Universitätsklinikum Tübingen, mit freundlicher Genehmigung von PD Dr. Petersen, Abt. Neuroradiologie).
b Normalbefund zum Vergleich.
(Bild aus Universitätsklinikum Freiburg, mit freundlicher Genehmigung von Prof. Langer, Abt. Radiologie).
Bezeichnungen für a und b: **1** Hypophysenstiel (Infundibulum, nur in b, in a ist er durch den Tumor verdrängt), **2** Mittelhirn, **3** Temporallappen, **4** basaler Frontallappen, **5** Anschnitt der Stirnhöhle.

8 Zwischenhirn (Diencephalon)

Tabelle 8.1 Hormone des Hypophysenvorderlappens und ihre Releasing-Hormone.

Hormon	Funktionsstichwort	Produktionsort	Releasing-Hormon
Wachstumshormon (STH)	fördert Körperwachstum, Proteinsynthese, Blutzuckeranstieg	azidophile Zellen	Somatotropin-Releasing-Hormon (SRH)
Prolaktin (PRL)	Milchbildung in der Brustdrüse	azidophile Zellen	Prolaktin-Releasing-Hormon*
Kortikotropin (Adreno-cortico-tropes Hormon, ACTH)	Sekretionsreiz für die Nebennierenrinde	basophile und chromophobe Zellen	Kortikotropin-Releasing-Hormon (CRH)
Melanotropin (Melanozyten-stimulierendes Hormon, MSH)	Pigmentierung der Haut	basophile und chromophobe Zellen (gemeinsame Produktion mit ACTH in denselben Zellen)	Melanotropin-Releasing-Hormon (MRH)
Follikel-stimulierendes Hormon (FSH)	stimuliert die Eizellen- und Spermienreifung	basophile Zellen	Gonadotropin-Releasing-Hormon (Gn-RH)
Luteotropes Hormon (LH)	Gelbkörperbildung im Eierstock, Testosteronproduktion im Hoden	basophile Zellen	Gonadotropin-Releasing-Hormon (Gn-RH)
Thyreotropin (Thyroidea-stimulierendes Hormon, TSH)	Sekretionsreiz für die Schilddrüse (Stimulation der Thyroxinfreisetzung)	basophile Zellen	Thyreotropin-Releasing-Hormon (TRH)

* Dieses erst vor kurzem beschriebene Releasing-Hormon wurde von den Erstbeschreibern Prolactin-Releasing-*Peptide* genannt, hier wird jedoch der Einheitlichkeit halber der Begriff des Releasing-*Hormons* vorgezogen.

kann (Ausfall von LH und FSH). Ein klassisches neurologisches Leitsymptom des Hypophysentumors ist die *bitemporale Hemianopsie* (Ausfall beider temporaler Gesichtsfeldhälften, vgl. Kap. 9.10.1), die durch Druck des Tumors auf das direkt darüberliegende Chiasma opticum erklärbar ist (klinisches Beispiel in Abb. **8.10**). Bei sehr großen Tumoren, die auch nach lateral in den Sinus cavernosus wachsen, treten zunehmend Hirnnervenläsionen auf, vor allem solche des N. abducens, der mitten durch den Sinus cavernosus hindurchläuft.

Ausfall des Hypophysenhinterlappens. Das Krankheitsbild wird als *Diabetes insipidus* bezeichnet (s. klinischer Hinweis in Kap. 8.3.1.1).

8.5 Epithalamus

Der Epithalamus sitzt dem Thalamus von hinten her auf. Er besteht im wesentlichen aus fünf Anteilen: der *Epiphyse* (*Glandula pinealis*, Zirbeldrüse), den *Habenulae* mit den *Ncll. habenulares* und der *Stria medullaris*, der *Area pretectalis* sowie der *Commissura posterior* (*Commissura epithalamica*).

8.5.1 Epiphyse (Glandula pinealis)

Die Lage der Epiphyse wurde bereits in Kap. 8.1 beschrieben (Abb. **8.1**, *18*). Mit etwas Phantasie kann man ihr durchaus die Gestalt eines Pinienzapfens zuschreiben, was ihr wohl den Namen eingetragen hat. Ihre Zellen sind speziell differenzierte Neurone, die wohl nur endokrinologische Aufgaben haben. Sie produzieren in erster Linie das Hormon *Melatonin*. Dieses ist wahrscheinlich eine Art „Zeitgeberhormon", d.h. ein Vermittler des zirkadianen Rhythmus über den Blutweg an die inneren Organe (klar tages- und sogar jahreszeitabhängige Blutkonzentrationen!). Die diesbezügliche Information erhält die Epiphyse vom Ncl. suprachiasmaticus, der Steuerzentrale des zirkadianen Rhythmus im Hypothalamus (s. Kap. 8.3.1.1). Oft wurde auch bereits vermutet, daß es sich bei den epiphysären Hormonen zusätzlich um Hemmstoffe für die gonadale Reifung im Kindesalter handelt, da man (gelegentlich!) bei Zerstörung der Epiphyse eine *Pubertas praecox* (verfrühte Pubertät) und einen *Hypergenitalismus* (zu großes Genitale) beobachtet hat.

Klinik Ihre klinische Bedeutung hat die Epiphyse vor allem aus zwei Gründen: Zum einen neigt sie im Laufe der Entwicklung dazu, Kalksalze einzulagern, wodurch sie im Röntgenbild oder Computertomogramm des Schädels als median liegende Struktur sehr deutlich sichtbar wird. Auf diese Weise wird sie zum topographischen Orientierungspunkt und zeigt Hirnmassenverschiebungen zu einer bestimmten Seite hin (z.B. auf Grund von Tumoren) im Hirnstamm- und Zwischenhirnbereich sehr empfindlich an. Zum anderen gibt es auch

Release-Inhibiting-Hormon
Somatotropin-Inhibiting-Hormon (SIH)
Prolaktin-Inhibiting-Hormon (PIH) = Dopamin
?
Melanotropin-Inhibiting-Hormon (MIH)
(Dopamin; inhibiert GnRH-Ausschüttung auf hypothalamischer Ebene)
(Dopamin; inhibiert GnRH-Ausschüttung auf hypothalamischer Ebene)
Somatotropin-Inhibiting-Hormon (!)

Tumoren der Epiphyse selbst (*Pinealome*), die vor allem im Kindesalter auftreten und oft eine sehr schlechte Prognose haben. Durch Druck auf die umgebenden Strukturen lösen sie verschiedene Symptome aus. Sehr früh bemerkt man eine vertikale Blickparese durch Druck auf die unmittelbar darunter gelegene Commissura posterior, in der Fasern der vertikalen Blickzentren des Mittelhirns zur Gegenseite kreuzen. Auch fällt sehr früh der Pupillenreflex aus, da der Tumor auf die ebenfalls unmittelbar unter ihr gelegene Area pretectalis drückt, in der der Pupillenreflex verschaltet wird (s. u.).

8.5.2 Habenula und Stria medullaris

Die Epiphyse ist über zwei zügelartige Strukturen, die *Habenulae*, mit dem Thalamus verbunden, weshalb manche Autoren die Habenula als Teil des Thalamus betrachten. In diese sind die *Ncll. habenulares* eingelagert. Man vermutet in ihnen u.a. eine Umschaltstation für olfaktorische Impulse aus der Riechrinde des Großhirns, die von hier aus in den Hirnstamm weitergeleitet werden sollen, um dort vegetative Hirnnervenkerne zu erreichen. Unter anderem soll so der Einfluß der Riechempfindung auf die Nahrungsaufnahme zustandekommen (z. B. Speichel-

sekretion bei wohlriechenden Speisen oder Brechreiz bei besonders widerwärtigen Gerüchen). Ihre Afferenzen erhalten die Habenulakerne über die sog. *Stria medullaris*, eine Faserstruktur, die entlang dem Thalamus zum Epithalamus verläuft.

8.5.3 Area pretectalis

Die Area pretectalis, die rostral der oberen zwei Hügel an der Grenze Mittelhirn/Zwischenhirn liegt (Abb. **5.1**, 23), enthält mehrere unscharf begrenzte kleine Zellgruppen (*Ncll. pretectales*). Die Region wird oft auch zum Mittelhirn gerechnet. Sie hat eine wichtige Funktion bei der Verschaltung des Pupillenreflexes (Pupillenverengung bei Lichteinfall). Ihre **Afferenzen** erhalten die Ncll. pretectales vorwiegend von der Retina über Fasern des N. opticus bzw. Tractus opticus, die über die Brachii colliculi superiores zur Area pretectalis gelangen. Ihre **Efferenzen** richten sie nach vorne am Aquädukt vorbei zum ipsilateralen und kontralateralen Ncl. accessorius n. oculomotorii (Ncl. Edinger-Westphal), dessen Neurone dann im Auge die Kontraktion des glatten M. sphincter pupillae veranlassen. Afferenzen und Efferenzen der Area pretectalis sind die anatomische Grundlage des diagnostisch wichtigen *Pupillen(= Licht-)reflexes*. Die Ncll. pretectales *einer* Seite projizieren über die Commissura posterior auch zum *kontralateralen* Ncl. accessorius n. oculomotorii. Über diese Verbindung kommt die sog. *konsensuelle Lichtreaktion* der Pupille zustande: Bei der Belichtung nur einer Pupille verengt sich die andere mit.

8.5.4 Commissura posterior

Die Commissura posterior (auch: *Commissura epithalamica*) enthält Faserzüge aus der Vierhügelplatte, dem mesencephalen Tegmentum (rostrale Formatio reticularis – Bedeutung für vertikale Augenbewegungen) und der Area pretectalis (Bedeutung für konsensuellen Pupillenreflex, s.o.), die jeweils in ihr zur Gegenseite kreuzen.

8.6 Subthalamus

Die wichtigsten Teile des Subthalamus sind der *Ncl. subthalamicus* und ein Großteil des *Globus pallidus* (meist kurz *Pallidum* genannt). Diese Kerngebiete gehören funktionell zu den Basalganglien (Kerne im Marklager des Großhirns) und werden daher in Kap. 9.2 beschrieben.

8 Zwischenhirn (Diencephalon)

8.7 Zusammenfassung

Das Zwischenhirn (*Diencephalon*) wird kaudal vom Mittelhirn und rostral sowie dorsal vom Großhirn begrenzt. Man unterscheidet vier Anteile (Reihenfolge nach ihrer topographischen Lage in der Embryonalzeit):

1. *Epithalamus* (bestehend vor allem aus Epiphyse, Habenula und Area pretectalis)
2. *Thalamus* (großer Kernkomplex, von beiden Seiten her den dritten Ventrikel begrenzend)
3. *Subthalamus* (bestehend vor allem aus Ncl. subthalamicus und Pallidum)
4. *Hypothalamus* (bestehend aus vielen kleineren Kerngebieten; bildet den Boden des dritten Ventrikels und läuft nach unten mit dem Hypophysenstiel in den Hypophysenhinterlappen aus).

Sie werden nach ihrer Bedeutung geordnet beschrieben:

Thalamus. Er ist ein großes Konglomerat einzelner Kerne, die funktionell zwar streng zu unterscheiden sind, dennoch aber z.T. in enger Verbindung stehen. Der Thalamus ist die vorletzte Endigungsstelle aller (mit Ausnahme der olfaktorischen) sensorischen und sensiblen Bahnen, deren Impulse von hier aus zum Großhirn weitergeleitet werden. Funktionell und anatomisch unterscheidet man vor allem hinsichtlich ihrer Beziehung zum Großhirnkortex zwei Hauptanteile des Thalamus: *spezifischer Thalamus (Palliothalamus)* und *unspezifischer Thalamus (Truncothalamus).* Die **spezifischen Thalamuskerne** haben Verbindungen mit einzelnen, gut voneinander abgrenzbaren Großhirnrindengebieten. So hat z.B. ein Kern eine enge funktionelle Verbindung mit dem motorischen Kortex, ein anderer mit dem sensiblen Kortex, ein dritter mit der Sehrinde etc. Als besonders wichtige Palliothalamuskerne können mit dem jeweils zugehörigen Kortexareal hervorgehoben werden:

- Ncl. ventralis anterior (VA) – prämotorische Rinde
- Ncl. ventralis lateralis (VL) – motorische Rinde
- Ncl. ventralis posterior (VP) – somatosensible Rinde
- Corpus geniculatum laterale – Sehrinde
- Corpus geniculatum mediale – Hörrinde
- Ncll. anteriores – limbisches System (Gyrus cinguli, Hippocampus).

Die **unspezifischen Thalamuskerne** hingegen haben zum einen eine funktionell enge Beziehung zum Hirnstamm (Truncus = Stamm), zum anderen ebenfalls zur Großhirnrinde. In diesem Falle aber so, daß die Erregung unspezifischer Thalamuskerne zu einer *unspezifischen*, diffusen Erregung des Kortex führt, zu einer sog. *Weck-* oder *Wachreaktion*. Die unspezifischen Thalamuskerne werden besonders in ihrer Aktivität von der Formatio reticularis mit ihrem **a**ufsteigenden **r**etikulären **a**ktivierenden **S**ystem (ARAS) gesteuert.

Weder unspezifischer noch spezifischer Thalamus leiten jedoch alle ankommenden Impulse unselektiert an die Großhirnrinde weiter. Vielmehr hat der Thalamus eine wichtige Funktion bei der „Impulsauslese", die einer Reizüberflutung des Kortex entgegenwirkt.

Hypothalamus. Dieser ganz basal gelegene Zwischenhirnanteil bildet als markante Strukturen die *Corpora mamillaria*, das *Tuber cinereum* und das *Infundibulum* (*Hypophysenstiel*) mit der *Neurohypophyse* (*Hypophysenhinterlappen*, HHL). Der Hypothalamus enthält viele Kerngebiete, mit denen er das oberste Regulationszentrum des vegetativen und endokrinen Systems darstellt und Atmung, Kreislauf, Flüssigkeits- und Nahrungsaufnahme, Körpertemperatur u.v.m. steuert. Besonders wichtig sind folgende Kerne:

- *Ncl. supraopticus* (Produktion des HHL-Hormons Adiuretin)
- *Ncl. paraventricularis* (Produktion des HHL-Hormons Oxytocin [„Wehenhormon"], Regulation von Kreislauf, Körpertemperatur und Nahrungsaufnahme)
- *Ncl. suprachiasmaticus* (Regulation des zirkadianen Rhythmus)
- *Ncl. arcuatus* (Regulation der Nahrungsaufnahme) und weitere Kerngruppen des *Tuber cinereum* (vor allem Produktion von Releasinghormonen, s. u.)
- *Ncll. corporis mamillaris* (sowohl vegetative als auch verhaltensbiologische Funktionen bis hin zu Lernvorgängen).

Dem Hypothalamus liegt basal die **Hypophyse** als endokrine Drüse an, die aus einem *Vorderlappen (Adenohypophyse)* und einem *Hinterlappen (Neurohypophyse)* besteht. Der HHL ist eine direkte Fortsetzung des Hypothalamus, während der Vorderlappen (HVL) kein Gehirnteil ist, sondern nur aus Drüsenepithelien besteht. Gleichwohl werden beide Anteile unmittelbar oder mittelbar vom Hypothalamus in ihrer Sekretionstätigkeit gesteuert. Der HHL schüttet Vasopressin (Adiuretin) und Oxytocin aus, während der HVL Kortikotropin (ACTH), Thyreotropin (TSH), Follikel-stimulierendes Hormon (FSH), Luteotropes Hormon (LH), Prolaktin (PRL), Somatotropin (STH) und Melanotropin (MSH) ausschüttet. Der HVL wird vom Hypothalamus über *Releasing-* und *Release-Inhibiting-Hormone* gesteuert, die dieser in das Blut des sog. *hypophysären Pfortaderkreislaufes* ausschüttet, so daß sie unmittelbar die Hypophyse erreichen.

Epithalamus. Er besteht im wesentlichen aus der *Epiphyse* (*Zirbeldrüse*, Produktion von Melatonin), den *Habenulakernen* (vor allem Verschaltung einiger vegetativer Reflexe) und der Area pretectalis (Verschaltung des Pupillenreflexes). Dieses vergleichsweise kleine, Zwischenhirnareal liegt hinter dem Thalamus an der Grenze zum Mittelhirn.

Subthalamus. Die Kerne dieses Diencephalonanteils wurden ontogenetisch großteils nach lateral in die Großhirnhemisphäre verlagert. Die beiden funktionell und klinisch wichtigsten von ihnen sind *Ncl. subthalamicus* und *Globus pallidus* (s. Kap. 9).

Wiederholungsfragen

Wiederholungsfragen zum Zwischenhirn finden sich im Rahmen der **Fallbeispiele** zum Gehirn in Kap. 14.4. Es empfiehlt sich, sie nach Durcharbeiten aller Gehirnkapitel zusammenhängend zu bearbeiten.

Weiterführende Literatur

Allgemeines

Brazis, P. W., J. C. Masdeu, J. Biller: Localization in Clinical Neurology, 3rd ed., pp 381–400. Little, Brown & Comp., Boston – New York 1996.

Künzle, H.: Aufbau und Verbindungen des Zwischenhirns. In: Drenckhahn, D., W. Zenker (Hrsg.): Benninghoff, Anatomie, Bd. 2, pp 544–571. Urban & Schwarzenberg, München – Wien – Baltimore 1994.

Williams, P. L., L. H. Bannister, M. M. Berry, P. Collins, M. Dyson, J. E. Dussek, M. W. J. Ferguson: Gray's Anatomy, pp 1079–1106. Churchill Livingstone, New York – Edinburgh – London 1995.

Thalamus

Besson, J. M., G. Guilbaud, M. Peschanski (eds.): Thalamus and Pain. Excerpta Medica, Amsterdam – New York 1987.

Graff-Radford, N. R., P. J. Eslinger, A. R. Damasio, T. Yamada: Non-hemorrhagic infarction of the thalamus: behavioral, anatomic and physiologic correlates. Neurology 34 (1984) 14–23.

Jones, E. G.: The Thalamus. Plenum Press, New York – London 1985.

Macchi, G., A. Rustioni, R. Spreafico (eds.): Somatosensory Integration in the Thalamus. Elsevier, Amsterdam – New York 1983.

Martin, J. H., T. M. Jessel: Anatomy of the somatic sensory system. In: Kandel, E. R., J. H. Schwartz, T. M. Jessel (eds.): Principles of Neural Science, pp 353–366. Elsevier, New York – London – Amsterdam 1991.

Ohye, C.: Thalamus. In: Paxinos, G. (ed.): The Human Nervous System, pp 439–468. Academic Press, San Diego – New York 1990.

Sherman, S. M., R. W. Guillery: Functional organization of thalamocortical relays. J. Neurophysiol. 76 (1996) 1367–1395.

Hypothalamus und Hypophyse

Arancibia, S., F. Rage, H. Astier, L. Tapia-Arancibia: Neuroendocrine and autonomous mechanisms underlying thermoregulation in cold environment. Neuroendocrinology 64 (1996) 257–267.

Bruesch, S. R.: Anatomy of the human hypothalamus. In: Givens, J. R. (ed.): The Hypothalamus, pp 1–16. Year Book Medical Publishers, Chicago 1984.

Coote, J. H.: Cardiovascular function of the paraventricular nucleus of the hypothalamus. Biological Signals 4 (1995) 142–149.

Felten, S. Y., D. L. Felten: Neural-immune interactions. Progress in Brain Research 100 (1994) 157–162.

Hinuma, S., Y. Habata, R. Fjii, Y. Kawamata, M. Hosoya, S. Fukusumi, C. Kitada, Y. Masuo, T. Asano, H. Matsumoto, M. Sekiguchi, T. Turokawa, O. Nishimura, H. Onda, M. Fujino: A prolactin-releasing peptide in the brain. Nature 393 (1998) 272–276.

Holstege, G.: Some anatomical observations on the projections from the hypothalamus to brainstem and spinal cord: an HRP and autoradiographic tracing study in the cat. J. Comp. Neurol. 260 (1987) 98–126.

Moore, R. Y.: Circadian rhythms: basic neurobiology and clinical applications. Ann. Rev. Med. 48 (1997) 253–266.

Risold, P. Y., R. H. Thompson, L. W. Swanson: The structural organization of connections between hypothalamus and cerebral cortex. Brain Res. Rev. 24 (1997) 197–254.

Saper, C. B.: Hypothalamus. In: Paxinos, G. (ed.): The Human Nervous System, pp 389–414. Academic Press, San Diego – New York 1990.

Smith, O. A., J. L. DeVito: Central neural integration for the control of autonomic responses associated with emotion. Ann. Rev. Neurosci. 7 (1984) 43–65.

Swaab, D. F: Neurobiology and neuropathology of the human hypothalamus. In: Bloom, F. E., A. Björklund, T. Hökfelt (eds.): Handbook of Chemical Neuroanatomy, Vol. 13, pp 39–138. Elsevier, Amsterdam – New York 1997

Woods, S. C., R. J. Seeley, D. Porte, M. W. Schwartz: Signals that regulate food intake and energy homeostasis. Science 280 (1998) 1378–1383.

Epithalamus, Epiphyse

(s. auch unter Allgemeines)

Carpenter, M. B., R. J. Pierson: Pretectal region and the pupillary light reflex. An anatomical analysis in the monkey. J. Comp. Neurol. 149 (1973) 271–300.

Subthalamus

(s. unter Basalganglien, Kap. 9)

9
Großhirn (Telencephalon)

Das Großhirn (auch: *Endhirn*) ist der am weitesten differenzierte und in dieser Form nur beim Menschen anzutreffende Teil des Zentralnervensystems. Nicht zuletzt deshalb ist vieles, was den Menschen definitiv im Denken, Fühlen und Handeln vom Tier unterscheidet, hier biologisch manifestiert. Gerade weil die Vorgänge im menschlichen Großhirn so einzigartig sind und der Mensch der Wissenschaft als Versuchssystem nur schwer zugänglich ist, bleibt vieles von dem, was hier geschieht, nach wie vor ein Geheimnis und ist oft nur in Ansätzen erforscht. Dennoch gibt es eine Menge an gesichertem Wissen, das auch von großer klinischer Bedeutung ist.

9.1 Äußere Gestalt und Gliederung

Nicht zuletzt ist in der Klinik – erst recht seit der intensiven und unverzichtbaren Anwendung der Computer- und Kernspintomographien – die Makroskopie des Großhirns von großem Interesse. Dies betrifft sowohl die verschiedenen Schnittführungen (horizontal, frontal) als auch die Außenansicht, auf die an dieser Stelle eingegangen werden soll.

Als größter Teil des Gehirns hat das Telencephalon im Lauf der Entwicklung nahezu alle anderen Hirnteile überwachsen und liegt der knöchernen vorderen und mittleren Schädelgrube auf. Es läßt sich von außen in zwei Hemisphären[1] gliedern, die durch die große, von vorne nach hinten verlaufende *Fissura longitudinalis cerebri* getrennt werden und wiederum beide in vier Lappen eingeteilt werden können. Diese sind gemäß ihrer Lage zu den sie bedeckenden Schädelknochen benannt:

- *Frontallappen (Lobus frontalis)*
- *Parietallappen (Lobus parietalis)*
- *Temporallappen (Lobus temporalis)*
- *Okzipitallappen (Lobus occipitalis)*

(vgl. Abb. **9.1** bis **9.3**). *Keinem* dieser Lappen zugeordnet werden können der medial an der Großhirnfläche befindliche *Gyrus cinguli* und die von lateral durch den Frontal-, Parietal- und Temporallappen verdeckte *Inselrinde*. Im Sinne einer maximalen Oberflächenvergrößerung bei minimalem Raumverbrauch ist das Großhirn des Menschen mehr als das aller anderen Lebewesen an seiner Oberfläche stark gefaltet, wodurch Furchen, *Sulci*, und Windungen, *Gyri*, entstehen.

Man unterscheidet dabei *Primär-*, *Sekundär-* und *Tertiärfurchen*. Die zuerst auftretenden Primärfurchen sind bei allen Menschen gleich ausgebildet und finden deshalb als einzige hier Beachtung. Die Sekundärfurchen sind bei vielen Menschen variabel, während die Tertiärfurchen bei jedem Individuum unterschiedlich wie ein Fingerabdruck ausgebildet sind.

Um sich die äußere Struktur des Großhirns klarzumachen, wählt man am besten drei Ansichten: von der Seite, von medial (Medianschnitt) und von unten. Um auch einen orientierenden kursorischen Blick auf das Innere des Großhirns zu werfen, wird anschließend noch ein schematischer Frontalschnitt durch das Endhirn besprochen.

- *Ansicht von der Seite (Abb.* **9.1***)*

Hier fallen zunächst zwei besonders deutliche Furchen auf: der *Sulcus centralis*, der den Frontal- vom Parietallappen trennt, und der *Sulcus lateralis*, der von diesen beiden wiederum den Temporallappen trennt (Abb. **9.1**, *11* und *16*)

Im **Frontallappen**, der der knöchernen vorderen Schädelgrube aufliegt und den *Frontalpol* des Gehirns bildet, kann man einen *Gyrus frontalis superior*, einen *Gyrus frontalis medius* und einen *Gyrus frontalis inferior* unterscheiden (Abb. **9.1**, *4–6*). Diese werden durch den *Sulcus frontalis superior* und den *Sulcus frontalis inferior* voneinander getrennt. Der Gyrus frontalis inferior kann wiederum in drei Teile gegliedert wer-

---
[1] hemisphaira (gr.) = Halbkugel

9 Großhirn (Telencephalon)

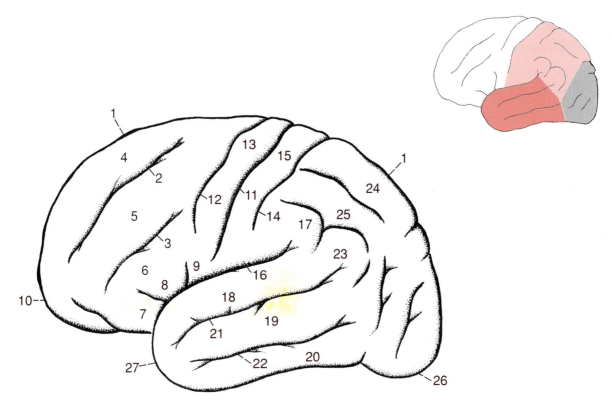

Abb. 9.1 Lateralansicht des Großhirns.
Frontallappen weiß, Parietallappen hellrot, Okzipitallappen grau, Temporallappen dunkelrot. (Modifiziert nach einer Zeichnung von Spitzer, in Duus: Neurologisch-topische Diagnostik, Thieme 1990)
1 Mantelkante, **2** Sulcus frontalis superior, **3** Sulcus frontalis inferior. **2** und **3** trennen den **4** Gyrus frontalis superior, **5** Gyrus frontalis medius und **6** Gyrus frontalis inferior. Am Gyrus frontalis inferior unterscheidet man **7** Pars orbitalis, **8** Pars triangularis und **9** Pars opercularis. Nach vorne endet der Frontallappen am **10** Frontalpol, nach hinten am **11** Sulcus centralis. Dieser begrenzt zusammen mit dem **12** Sulcus precentralis den **13** Gyrus precentralis. Nach hinten schließt sich diesem der durch den **14** Sulcus postcentralis begrenzte **15** Gyrus postcentralis an. Frontal- und Parietallappen werden vom Temporallappen durch den **16** Sulcus lateralis getrennt, um dessen hinteres Ende sich der **17** Gyrus supramarginalis herumlegt. **18** Gyrus temporalis superior, **19** Gyrus temporalis medius, **20** Gyrus temporalis inferior, die durch den **21** Sulcus temporalis superior und **22** Sulcus temporalis inferior getrennt werden. Um das hintere Ende von **21** herum legt sich der **23** Gyrus angularis. **24** Lobulus parietalis superior, **25** Lobulus parietalis inferior, **26** Okzipitalpol, **27** Temporalpol.

den, die durch Sulci getrennt sind. Von vorne nach hinten sind dies die *Pars orbitalis* (die der knöchernen *Orbita* aufliegt), die *Pars triangularis*[2] und die *Pars opercularis*[3] (Abb. **9.1**, *7–9*). Sie alle begrenzen den Sulcus lateralis von oben. Klappt man im Präparat die Pars opercularis wie einen „Deckel" nach oben weg, so sieht man erneut auf eine Großhirnstruktur, die *Insel* (*Insula*, auch *Lobus insularis*), die ontogenetisch von den sich stark vergrößernden anderen Großhirnlappen sekundär verdeckt wurde. Vor dem Sulcus centralis schließlich bildet der Frontallappen noch den bereits mehrfach erwähnten *Gyrus precentralis* aus, den Sitz der sog. *motorischen Großhirnrinde* (Abb. **9.1**, *13*).

Im **Parietallappen**, der sich dem Frontallappen hinter dem Sulcus centralis anschließt, kann man zunächst gut den *Gyrus postcentralis* erkennen, den Sitz der sog. *sensiblen Großhirnrinde* (Abb. **9.1**, *15*). Darunter folgen um das Ende des Sulcus lateralis herum der *Gyrus supramarginalis* (Abb. **9.1**, *17*) und um das Ende des Sulcus temporalis superior herum der *Gyrus angularis* (Abb. **9.1**, *23*).

Der unterhalb des Sulcus lateralis gelegene **Temporallappen** läßt sich ebenfalls in drei Gyri unterteilen: den *Gyrus temporalis superior*, den *Gyrus temporalis medius* und den *Gyrus temporalis inferior* (Abb. **9.1**, *18–20*), die wiederum durch den *Sulcus temporalis superior* und den *Sulcus temporalis inferior* voneinander getrennt werden. Der Gyrus temporalis superior reicht nach medial bis

---
[2] triangularis (lat.) = dreieckig (was nur sehr ungefähr den anatomischen Gegebenheiten entspricht)
[3] operculum (lat.) = Deckel

zur Inselregion und weist an seiner Oberfläche transversal verlaufende Querwindungen auf, die *Gyri temporales transversi* oder *Heschl-Querwindungen*, die den Sitz der primären Hörrinde ausmachen. Diese Querwindungen werden nur sichtbar, wenn man das Operculum des Parietallappens nach oben hin abdrängt (s. S. 219).

Der **Okzipitallappen** schließlich bildet den hintersten Teil des Gehirns, den *Okzipitalpol*, aus (9.1, 26). Er ist vom Temporal- bzw. Parietallappen in der Seitenansicht nur unscharf bzw. willkürlich zu trennen.

• *Medialansicht des Medianschnittes (Abb. 9.2)* Man blickt dabei auf den eröffneten, weil unpaaren dritten Ventrikel, dessen seitliche Wand der Thalamus des Zwischenhirns bildet. Als wesentliche, ebenfalls durchtrennte Struktur des Großhirns sieht man den *Balken, Corpus callosum*, dessen quer zur Schnittebene verlaufende Fasermassen die beiden Großhirnhemisphären miteinander verbinden (Abb. 9.2, 1). Am Balken kann man vorne ein *Genu corporis callosi*[4] und hinten ein breites *Splenium corporis callosi*[5] unterscheiden. Vorne läuft das Corpus callosum nach basal in eine dünne Faserplatte aus, der sich von hinten her eine hier ebenfalls quergetroffene Faserstruktur anlegt, die *Commissura anterior*, die mit ihren Fasern Teile der Temporallappen beider Hemisphären miteinander verbindet (Abb. 9.2, 13). Unter dem Balken erkennt man den auf S. 173 besprochenen Fornix wieder (Abb. 9.2, 11). Dieser überspannt das Dach des dritten Ventrikels, die Tela choroidea (Abb. 9.2, 12), und verbindet mit seinen Fasern den Hippocampus (s. u.) mit den Corpora mamillaria. Zwischen Balken und Fornix spannt sich als Trennwand zwischen rechtem und linkem Seitenventrikel das – aus Gliazellen bestehende – *Septum pellucidum* aus (Abb. 9.2, 14). Oberhalb des Balkens verläuft parallel zu diesem der große *Gyrus cinguli*, der ein wichtiger Bestandteil des limbischen Systems ist und der meist weder dem Frontal- noch dem Parietallappen zugeordnet wird (Abb. 9.2, 2).

Nach unten läuft der Gyrus cinguli im Temporallappen als *Isthmus gyri cinguli* aus (Abb. 9.2, 15). Dieser ist nach

---
[4] genu (lat.) = Knie

[5] splenium (lat.) = Wulst

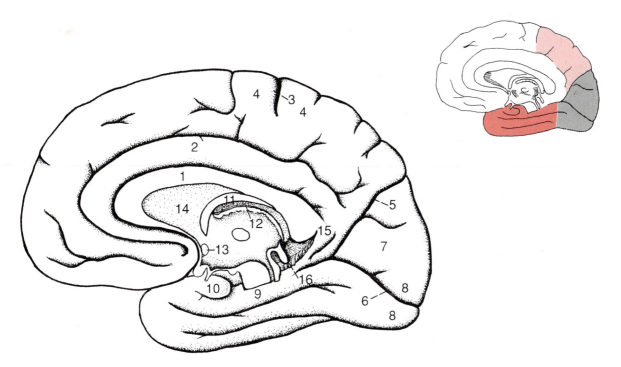

Abb. 9.2 Medialansicht des Großhirns.
Frontallappen weiß, Parietallappen hellrot, Okzipitallappen grau, Temporallappen dunkelrot. Es sind nur die Strukturen des Großhirns benannt. (Modifiziert nach einer Zeichnung von Spitzer, in Duus: Neurologisch-topische Diagnostik, Thieme 1990)
1 Corpus callosum (Balken), diesem liegt oben unmittelbar der **2** Gyrus cinguli auf. **3** Sulcus centralis, um den sich der **4** Lobulus paracentralis herumlegt (Übergang vom Gyrus pre- zum Gyrus postcentralis). Parietal- und Okzipitallappen werden durch den **5** Sulcus parietooccipitalis getrennt, der zusammen mit dem **6** Sulcus calcarinus den **7** Cuneus begrenzt. Um **6** herum legt sich die **8** Sehrinde. **9** Gyrus parahippocampalis (Gyrus hippocampi), **10** Uncus, **11** Fornix, **12** Tela choroidea (als Dach des dritten Ventrikels) mit anhängendem Plexus choroideus, **13** Commissura anterior, **14** Septum pellucidum (spannt sich zwischen Fornix und Balken aus), **15** Isthmus gyri cinguli, **16** Gyrus dentatus.

9 Großhirn (Telencephalon)

oben durch den *Sulcus hippocampi* vom *Gyrus dentatus* (Abb. 9.2, 16) getrennt. Vorne am Temporallappen liegt als deutlich sichtbare Struktur der *Uncus* (Abb. 9.2, 10), dem sich hinten und basal der *Gyrus parahippocampalis* anlegt (Abb. 9.2, 9). Gyrus cinguli, Hippocampus und Gyrus parahippocampalis mit Uncus werden auch zu dem Begriff *Lobus limbicus* zusammengefaßt.

Auch in der Medialansicht sieht man den Sulcus centralis, der oberhalb des Gyrus cinguli endet und um den sich hier der *Lobulus paracentralis* legt (Abb. 9.2, 4). Er bildet den Übergang vom Gyrus precentralis zum Gyrus postcentralis. Der weiter hinten deutlich sichtbare *Sulcus parietooccipitalis* (Abb. 9.2, 5) trennt den Parietal- vom Okzipitallappen. Fast rechtwinklig dazu verläuft der *Sulcus calcarinus* (Abb. 9.2, 6), in dessen Wänden die primäre Sehrinde lokalisiert ist. Sulcus parietooccipitalis und Sulcus calcarinus begrenzen die keilförmige Struktur des *Cuneus*[6] (Abb 9.2, 7).

• *Ansicht von unten (Abb. 9.3)*
Von hier aus sieht man nur den Frontal-, Temporal- und Okzipitallappen. Von vorne nach hinten verläuft die *Fissura longitudinalis cerebri*, die beide Hemisphären voneinander trennt (Abb. 9.3, 1). Der Frontallappen wird mit den der Orbita aufliegenden Teilen durch *Sulci orbitales* in *Gyri orbitales* eingeteilt (Abb. 9.3, 2). Basal liegt dem Frontallappen beiderseits der *Bulbus olfactorius* mit dem nach hinten führenden *Tractus olfactorius* auf (Abb. 9.3, 4–5). Im Bulbus olfactorius enden die *Fila olfactoria*, die die afferenten Fasern der Riechschleimhaut in der Nase und damit der I. Hirnnerv sind. Die dort verschaltete Sinnesinformation wird im Tractus olfactorius weitergeleitet, der in der Riechrinde im Bereich der *Substantia perforata anterior* (Abb. 9.3, 7) und angrenzenden Arealen endet.

• *Frontalschnitt (Abb. 9.4)*
Die Frontal- und Horizontalschnitte durch das Gehirn werden erst im Anschluß an die folgenden Kapitel systematisch betrachtet, doch soll an dieser Stelle schon ein orientierender Blick ins „Innere" des Großhirns geworfen werden, um die im Nachfolgenden auftauchenden Begriffe etwas besser einordnen zu können. Man erkennt dabei zunächst, daß (ähnlich wie beim Kleinhirn) die graue Substanz auf Rinde (*Kortex*) und im Marklager liegende Kerne (*Nuclei*) verteilt ist. An der Seite erkennt man deutlich den tiefen Sulcus lateralis

---
[6] cuneus (lat.) = Keil

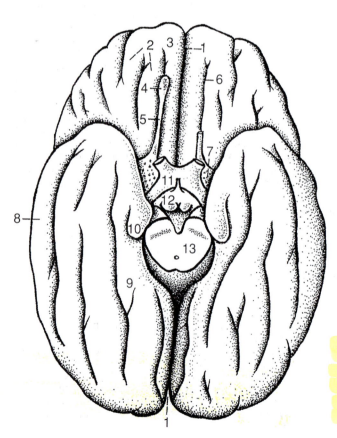
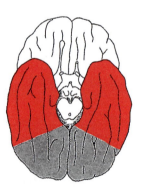

Abb. 9.3 Basalansicht des Großhirns.
Frontallappen weiß, Okzipitallappen grau, Temporallappen dunkelrot. (Modifiziert nach einer Zeichnung von Spitzer, in Duus: Neurologisch-topische Diagnostik, Thieme 1990)
1 Fissura longitudinalis cerebri (trennt linke und rechte Hemisphäre), **2** Gyri orbitales, **3** Gyrus rectus, **4** Bulbus olfactorius, dem sich kaudal der **5** Tractus olfactorius anschließt, der im **6** Sulcus olfactorius liegt und in der Umgebung der **7** Substantia perforata anterior endet. **8** Gyrus temporalis inferior, **9** Gyrus parahippocampalis, **10** Uncus, **11** Chiasma opticum, **12** Corpora mamillaria, **13** Mittelhirn (quergeschnitten).

9.1 Äußere Gestalt und Gliederung

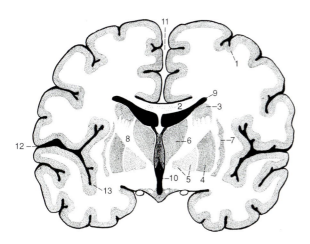
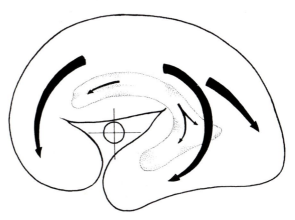

Abb. 9.4 Frontalschnitt durch das Großhirn zur Demonstration der wichtigsten inneren Großhirnstrukturen.
1 Großhirnrinde, 2 Balken, 3 Ncl. caudatus, 4 Putamen (3 und 4 zusammen = Striatum), 5 Pallidum (Globus pallidus), 6 Thalamus, 7 Claustrum, 8 Capsula interna, 9 Seitenventrikel, 10 dritter Ventrikel, 11 Fissura longitudinalis cerebri (Interhemisphärenspalt), 12 Sulcus lateralis, 13 Inselrinde.

Abb. 9.5 Hemisphärenrotation.
Die Hemisphären wachsen in der embryonalen Entwicklung rotatorisch den Pfeilen entsprechend um eine Achse, die man sich durch den Inselkortex und das Putamen quer gelegt vorstellen muß (Fadenkreuz), und bilden dabei die vier Großhirnlappen. Mit diesem Wachstum ist auch eine Verformung und Verlagerung aller Großhirnstrukturen verbunden, wie z.B. die ebenfalls dargestellten Seitenventrikel, die ursprünglich den Hohlraum einer runden Blase gebildet haben und nun im Rahmen der Hemisphärenrotation zu einer den Großhirnlappen äquivalenten Form auswachsen.

(Abb. 9.4, *12*), der sich nach medial über die Inselrinde ausbreitet (Abb. 9.4, *13*). Unterhalb des Balkens (Abb. 9.4, *2*) sieht man den großen Komplex der Großhirnkerne, die als *Basal-* oder *Stammganglien* bezeichnet werden. Dicht unterhalb des Balkens, von diesem durch den Seitenventrikel getrennt, befindet sich lateral der *Ncl. caudatus* (Abb. 9.4, *3*), medioventral davon der *Thalamus* (Zwischenhirnanteil; Abb. 9.4, *6*). Unter dem Ncl. caudatus liegt das *Putamen* (Abb. 9.4, *4*). Medial des Putamens sieht man das *Pallidum (Globus pallidus),* das entwicklungsgeschichtlich noch zum Subthalamus des Zwischenhirns gehört (Abb. 9.4, *5*). Putamen und Pallidum sind vom Thalamus und dem Ncl. caudatus durch die großen Fasermassen der *Capsula interna* getrennt, die den Hauptteil der auf- und absteigenden Fasern zum bzw. vom Kortex führt (Abb. 9.4, *8*). Lateral des Putamens befindet sich, von diesem durch die *Capsula externa* getrennt, das *Claustrum* (Abb. 9.4, *7*), das von der Inselrinde wiederum durch die *Capsula extrema* getrennt ist. Eine genauere Konturbeschreibung der Basalganglien findet sich in Kap. 9.2.1.

9.1.1 Entstehung der Hirnlappen und Rotation der Hemisphären

Während der embryonalen Entwicklung des Gehirns vollzieht sich in den Hemisphären eine Rotationsbewegung des Wachstums, die folgendermaßen vor sich geht: Die Hemisphärenbläschen wachsen gewissermaßen „rotierend" um eine Achse, die man sich horizontal durch die Inselregion und das Putamen gelegt vorstellen muß (Abb. 9.5). Dabei entsteht der Frontallappen durch Wachstum nach rostro-basal, der Okzipitallappen durch Wachstum nach kaudal und der Temporallappen schließlich durch Wachstum nach kaudo-basal und anschließend rostral, entsprechend Abb. 9.5. Diese Rotation wird auch von den im Inneren der Hemisphären vorhandenen Strukturen nachvollzogen, was man an der Form des Seitenventrikels mit Vorder-, Hinter- und Unterhorn (vgl. Abb. 10.2) oder an der Form des Ncl. caudatus, der sich in einem entsprechenden Bogen um das Putamen herumlegt (vgl. Abb. 9.8), sehen kann. Auch Form und Lage des Hippocampus (der durch die Rotation in den Temporallappen zu liegen kommt) mit den Faserstrukturen des Fornix lassen sich durch die Hemisphärenrotation erklären (vgl. Abb. 9.14).

9.1.2 Entwicklungsgeschichtliche Gliederung der Hemisphären

Man kann phylogenetisch neue von phylogenetisch alten Hemisphärenabschnitten unterscheiden: den *Paleokortex,* das *Striatum,* den *Archikortex* und den *Neokortex.* Die entsprechenden Größenverhältnisse beim embryonalen und erwachsenen Gehirn sind in Abb. 9.6 an einem Frontalschnitt dargestellt.

Als ältester Abschnitt der Hemisphäre gilt der **Paleokortex** (Abb. 9.6, *1*). Während er bei niederen Säugetieren und beim menschlichen Embryo noch einen sehr großen Teil des Endhirns ausmacht, sind seine Strukturen beim erwachsenen Gehirn des Menschen nur noch klein an der Hirnbasis als *Riechhirn (Rhinencephalon)* ausgebildet (s. Kap. 9.3).

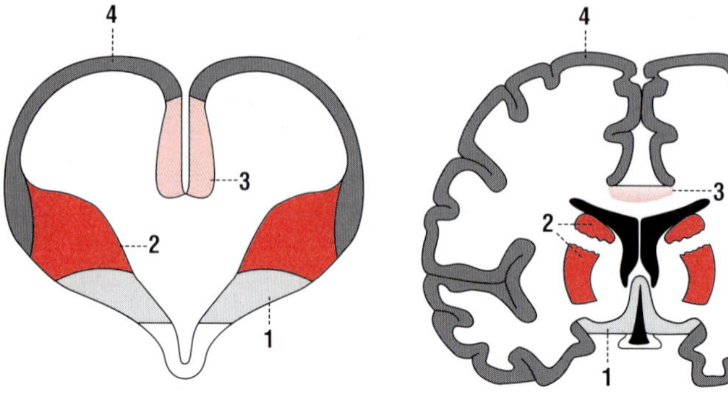

9 Großhirn (Telencephalon)

Abb. 9.6 Entwicklungsgeschichtliche Gliederung der Hemisphären. Links ist ein embryonales, rechts ein adultes Gehirn im Frontalschnitt dargestellt.
1 Paleokortex (Riechhirn), **2** Striatum **3** Archikortex, **4** Neokortex. Beachte die Verschiebung der Größenrelationen dieser Strukturen im Laufe der Entwicklung.

Das sich als nächstes entwickelnde Striatum wird in seiner Lage in Kap. 9.2.1 besprochen (Abb. 9.6, 2).

Der Archikortex[7] liegt embryonal zunächst oberhalb des Balkens an der Medialseite der Hemisphären (Abb. 9.6, 3) und wird durch das Auswachsen des Frontal- und Temporallappens (s. o.) größtenteils nach unten verlagert. Die größte Struktur des Archikortex, der *Hippocampus*, kommt dadurch in den Temporallappen zu liegen (nicht angeschnitten in Abb. 9.6, genaue Lagebeschreibung in Kap. 9.4).

Der mit erheblichem Abstand größte Teil der Großhirnrinde wird schließlich vom Neokortex gebildet, der nahezu die gesamte Oberfläche des Großhirns überdeckt (Abb. 9.6, 4).

9.1.3 Rindenfeldergliederung nach Brodmann

Nach histologischen Gesichtspunkten (unterschiedliche Schichtenmuster, vgl. Kap. 9.7.2) kann man den Großhirnkortex in über 50 verschiedene sog. *Rindenfelder* oder *Areae* einteilen, die ihrem Erstbeschreiber Brodmann folgend numeriert werden, beginnend mit dem Gyrus postcentralis, der die Rindenfelder *1–3* nach Brodmann einnimmt. Eine entsprechende Tafel findet sich in Abb. 9.7 (sie dient der orientierenden Übersicht, nicht zum Auswendiglernen!).

9.2 Basalganglien und assoziierte Strukturen, zentrale Regulation der Motorik

Der Begriff „Basalganglien" (auch: „Stammganglien") ist leider nur unscharf definiert. Im engeren Sinne sind die Basalganglien folgende Kerne im Marklager des Großhirns:

- *Striatum*, setzt sich zusammen aus
  – Ncl. caudatus
  – Putamen
- *Pallidum (= Globus pallidus)*.

---

[7] *Cave*: Beim Großhirn ist der Archikortex phylogenetisch *jünger* als der Paleokortex. Beim Kleinhirn ist das Archicerebellum phylogenetisch *älter* als das Paleocerebellum.

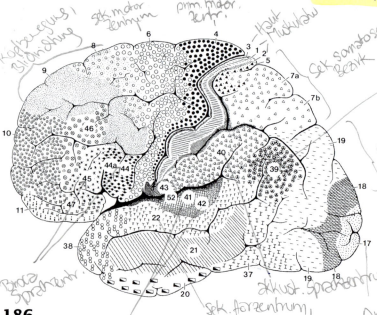

Abb. 9.7 Rindenfeldergliederung nach Brodmann. (Aus Benninghoff [1]) Die Hemisphärenrinde wird nach histologischen Parametern in 52 Rindenfelder (Areae) eingeteilt. Jede von ihnen ist in der vorliegenden Lateralansicht durch ein bestimmtes Symbol bezeichnet. Die dargestellte Numerierung dieser Rindenfelder gilt international. Die besonders wichtigen dieser Rindenfelder werden im weiteren Text als solche erwähnt.

9.2 Basalganglien und assoziierte Strukturen, zentrale Regulation der Motorik

Die meisten Autoren erweitern diesen Basalganglienbegriff jedoch und umschreiben damit eine Gruppe funktionell zusammengehöriger Teile des Gehirns, die nicht zur Großhirnrinde gehören und dem motorischen System zuzuordnen sind, so daß zu den obigen Kernen noch folgende *funktionell* hinzugezählt werden:

- *Ncl. subthalamicus*
- *Substantia nigra*.

All den hier aufgelisteten Kernen ist gemeinsam, daß sie in ihrem Zusammenspiel eine wichtige Funktion bei der zentralnervösen Regulation der Motorik innehaben. Da dies klinisch große Relevanz hat, wird diesem Kapitel mehr Platz eingeräumt als sonst oft üblich. Dabei sollen zunächst die einzelnen Kerne mit ihren Faserverbindungen und ihrer Aufgabe beschrieben werden. Um ihre Funktion und Stellung im motorischen System eingehender verstehen zu können, muß man das zwischen diesen Kernen vorhandene Verschaltungsmuster jedoch noch über das „Basiswissen" hinaus vertiefen, weshalb in Kap. 9.2.5 in einem gesonderten Abschnitt auf diesen klinisch wichtigen Aspekt näher eingegangen wird.

Zur Nomenklatur: Bei der Nomenklatur der Basalganglien herrscht große Konfusion. Folgende Begriffe können in anderen Darstellungen auftauchen und sollen deshalb hier definiert werden: Ncl. caudatus, Putamen und Pallidum werden auch unter dem Begriff „**Corpus striatum**" sowie Putamen und Pallidum (als Teil des „Corpus striatum") als **Ncl. lentiformis** zusammengefaßt, was jedoch unter Berücksichtigung der unterschiedlichen Funktion und embryonalen Herkunft der beiden Kerne nicht sehr sinnvoll ist. Die Bezeichnung Ncl. lentiformis findet sich auch in manchen auf Pallidum und Putamen bezogenen Begriffen wie z.B. *A. lenticulostriata* oder *Ansa lenticularis*. Des weiteren ziehen manche Autoren für das Striatum den Begriff **Neostriatum** vor, dem dann das medial des Striatums gelegene Pallidum als **Paleostriatum** gegenübergestellt werden kann. Diese Bezeichnungen sind jedoch funktionell relativ unbedeutend, in der internationalen Literatur ungebräuchlich und führen leicht zu Verwechslungen. Somit wird in dieser Darstellung auf die Begriffe *Neo-* und *Paleostriatum* ebenso wie *Corpus striatum* und *Ncl. lentiformis* bewußt verzichtet.

9.2.1 Lage und Morphologie der Basalganglien

Hier sollen vor allem die besonders wichtigen und in ihrer Lage oft schwer vorstellbaren Kerne, das *Striatum* (Ncl. caudatus und Putamen) und das *Pallidum*, kurz besprochen werden (Abb. **9.8**). Der Ncl. caudatus (Abb. **9.8**, *1*) legt sich wie ein C-förmiger Schweif[8] um das Putamen (Abb. **9.8**, *4*) von oben her herum und bildet so im oberen Teil des Seitenventrikels (mit dem Thalamus) den Ventri-

---

[8] cauda (lat.) = Schweif

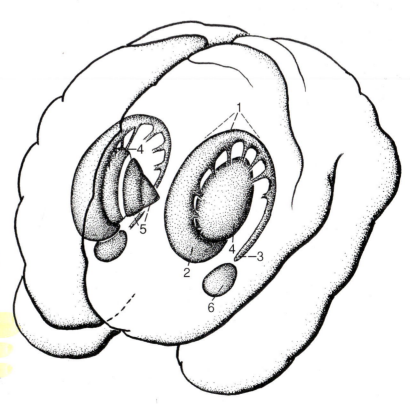

Abb. 9.8 Lage der Basalganglien und des Corpus amygdaloideum in den Großhirnhemisphären. (Modifiziert nach einer Zeichnung von Spitzer, in Duus: Neurologisch-topische Diagnostik, Thieme 1990)
1 Ncl. caudatus mit **2** Caput und **3** Cauda nuclei caudati. **4** Putamen (bildet mit **1** das Striatum), **5** Pallidum (mit medialem und lateralem Segment), **6** Corpus amygdaloideum (Lage im vorderen Drittel des Temporallappens).

kelboden bzw. die Seitenwand, in seinem unteren Teil das Ventrikeldach. Seine Form erklärt sich durch die Drehung der Hemisphären während der embryonalen Entwicklung (s. Kap. 9.1.1). Vor dem Ende des Ncl. caudatus im Temporallappen liegt das Corpus amygdaloideum (Abb. 9.8, 6). Medial des Putamens, das die Form einer dicken ovalen Scheibe hat, liegt das Pallidum (Abb. 9.8, 5). Es besteht aus zwei Segmenten (mediales/laterales Pallidumsegment) und verjüngt sich nach medial. Von Putamen und Pallidum wird der Thalamus durch die Fasermassen der *Capsula interna* getrennt, die auch zwischen Ncl. caudatus und Putamen verläuft, so daß die beiden Teile des Striatums, die ursprünglich ein Kernkomplex waren, nur noch über kleine Brücken bzw. *Streifen*[9] grauer Substanz verbunden sind. Lateral schließt sich dem Striatum das Claustrum als dünne Nervenzellplatte an. Weiteres über Lage und topographische Beziehungen der Basalganglienkerne kann den am Ende von Kapitel 9 detailliert besprochenen Abb. 9.37–9.41 entnommen werden.

9.2.2 Striatum

Putamen und *Ncl. caudatus* bilden zusammen das Striatum. Sie entstammen entwicklungsgeschichtlich einer gemeinsamen Anlage und werden erst sekundär durch die einsprossende Capsula interna voneinander zum großen Teil getrennt. Entsprechend ihrer gemeinsamen Anlage sind die beiden Kerne auch funktionell eng verwandt und werden deshalb gemeinsam hier besprochen. Wenngleich dem Striatum heute zahlreiche Aufgaben in verschiedenen funktionellen Systemen zugeschrieben werden, ist es nach wie vor korrekt, das Striatum als eine *zentrale Schaltstelle motorischer Impulse* zu betrachten und seine Hauptaufgabe in der integratorischen, vor allem *inhibitorischen* Beeinflussung dieser Impulse zu sehen (s. u.).

Mikroskopisch trennt man im Striatum zweierlei unterschiedlich aufgebaute Regionen: die *Matrix*, die 85 % des Volumens ausmacht, und die *Striosomen*, die als kleine Felder in die Matrix eingelagert sind. Matrix und Striosomen unterscheiden sich in ihren Faserverbindungen und damit Funktionen, worauf hier aber nicht näher eingegangen werden kann.

Afferente Fasern erhält das Striatum vor allem von:

- Kortex
- Substantia nigra
- Thalamus (Ncl. centromedianus).

Die Fasern aus dem Kortex (*Fibrae corticostriatales*) stammen aus beinahe allen Großhirnrindenarealen. Besonders intensiv projizieren der *motorische*, der *sensorische* und der *präfrontale Assoziationskortex* in das Striatum.

Fast alle Afferenzen zum Striatum kommen aus der ipsilateralen Hirnhälfte. Während die (glutamatergen) kortikostriatalen Fasern auf das Striatum *erregend* wirken, projizieren die nigrostriatalen Neurone überwiegend *hemmend* auf die GABAergen, efferenten striatalen Neurone (z. T. geschieht

---

[9] striatum (lat.) = gestreift

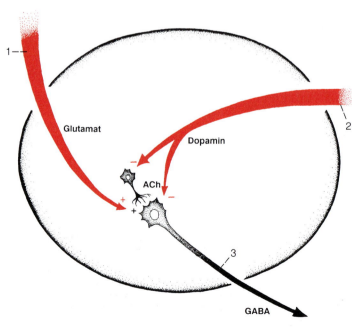

Abb. 9.9 Transmitter der afferenten Verschaltungen im Striatum.
1 Glutamaterge Fasern aus dem Kortex und **2** dopaminerge Fasern aus der Substantia nigra projizieren im Striatum auf die **3 GABA**ergen (Gamma-Aminobuttersäure) striatalen Ausgangsneurone, der Kortex erregend (+), die Substantia nigra hemmend (−), wobei sie sich z. T. eines acetylcholinergen (**Ach**) Zwischenneurons bedienen, das erregend mit den GABAergen Neuronen des Striatums verbunden ist.

dies über acetylcholinerge Zwischenneurone im Striatum, die wiederum *erregend* auf efferente striatale Neurone projizieren). Auf diese Weise hemmt die Substantia nigra *direkt* und *indirekt* die efferente Aktivität des Striatums (Abb. **9.9**), was klinisch große Relevanz hat (s.u.).

Seine **Efferenzen** sendet das Striatum vor allem zu

- Pallidum und
- Substantia nigra.

Diese efferenten Fasern haben als Transmitter ganz überwiegend GABA und wirken dadurch in ihren Projektionsgebieten *inhibitorisch*.

Als zusätzlicher Transmitter (Kotransmitter) der efferenten Fasern sind einige Peptide (je nach Neuron entweder Enkephalin oder Dynorphin gemeinsam mit Substanz P) nachgewiesen, die nicht unbedingt eine inhibitorische Funktion innehaben müssen, sondern auch exzitatorisch wirken können. Sie nehmen wahrscheinlich eine wichtige modulatorische Funktion an den Synapsen der GABAergen efferenten striatalen Neurone ein.

Über die efferenten Bahnen inhibiert das Striatum also das Pallidum und die Substantia nigra. Da es von der Substantia nigra selbst gehemmt wird, besteht eine negative reziproke Rückkoppelungsverbindung zwischen diesen beiden motorischen Zentren. Zu den Faserverbindungen des Striatums vgl. auch Abb. **9.10**.

Funktion. Die Funktion des Striatums läßt sich aus seinen Faserverbindungen heraus verstehen, auch wenn seine Stellung im motorischen System erst besser begreifbar wird, wenn die anderen Kerne der Basalganglien besprochen worden sind.

Über die kortikostriatalen Bahnen bekommt das Striatum neben vielen anderen Informationen motorische Impulse zugeleitet. Diese Impulse können nun im Striatum in Abhängigkeit von zahlreichen anderen afferenten Zuflüssen unterdrückend oder fördernd bearbeitet werden. Man kann im Striatum Anteile, die Bewegungsimpulse fördern, von solchen, die diese Impulse hemmen, deutlich unterscheiden. Als eine Hauptaufgabe kommt dem Striatum aber wohl die *inhibitorische Bearbeitung* dieser Impulse zu, d.h., über seine Projektionen zum Pallidum (s.u.) *kann das Striatum Bewegungsimpulse ganz oder partiell unterdrücken.* In diesen striatalen Verarbeitungsprozeß greifen der un-

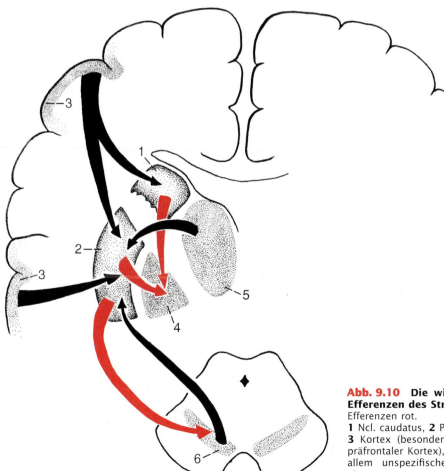

Abb. 9.10 Die wichtigsten Afferenzen und Efferenzen des Striatums. Afferenzen schwarz, Efferenzen rot.
1 Ncl. caudatus, **2** Putamen (**1** und **2** = Striatum), **3** Kortex (besonders motorischer, sensibler und präfrontaler Kortex), **4** Pallidum, **5** Thalamus (vor allem unspezifischer Thalamus), **6** Substantia nigra.

9 Großhirn (Telencephalon)

spezifische Thalamus und die Substantia nigra (letztere vorwiegend inhibitorisch) ein, so daß sie die Hemmfunktion des Striatums auf die Motorik an sich wieder (z.T. unterdrückend) modulieren können. Auf welche Weise das Striatum hierbei seine Funktion erfüllt, wird auf S. 191f. genauer betrachtet.

Interessanterweise stammt die Projektion aus dem Thalamus ins Striatum vom Ncl. centromedianus, dem wichtigsten Kern des unspezifischen Thalamus, der selbst entsprechend zahlreiche Afferenzen vom aufsteigenden retikulären aktivierenden System (ARAS) erhält und damit in seinem Aktivitätszustand von der Menge an sensorischen Zuflüssen und dem Wachheitsgrad abhängt. Das bedeutet, daß der *Wachzustand* u.a. auf diese Weise entscheidenden Einfluß darauf hat, ob überhaupt bzw. wenn, wie stark motorische Impulse im Striatum moduliert oder unterdrückt werden.

Mit der Substantia nigra ist das Striatum folgendermaßen verbunden: Es hängt vom Aktivitätszustand der nigralen dopaminergen Neurone ab, ob das Striatum in seinen efferenten Projektionsorten inhibitorisch wirksam werden kann oder nicht. Starke Aktivierung des Striatums sorgt für starke Inhibition der Substantia nigra, und diese kann damit das Striatum in seiner Aktivität weniger stark hemmen. Wird sie hingegen selbst durch kortikale Einflüsse (die wiederum vom Wachheitsgrad und vielen anderen Parametern abhängen) in hohe Aktivität versetzt, unterdrückt sie um so effektiver die Motorikinhibition des Striatums.

Es soll hier allerdings betont werden, daß die Funktion des Striatums mit dem Schlagwort „Inhibition motorischer Impulse" nicht ausreichend und erst recht nicht vollständig beschrieben ist. Daß man umschriebenen Anteilen des Striatums auch fördernde Einflüsse auf die Motorik zuordnen kann, wurde bereits erwähnt. Auch ist das Striatum wie die übrigen Basalganglien in seiner Wechselwirkung mit der Großhirnrinde entscheidend für motorische Lernvorgänge. Weiterhin gibt es zahlreiche Hinweise darauf, daß auch ganz andere, selbst kognitive Integrationsvorgänge in diesem Teil der Basalganglien stattfinden, die früher dem Kortex zugeschrieben wurden. Klinisch-praktisch steht aber die motorikunterdrückende Funktion des Striatums im Vordergrund.

Klinik Es gibt vor allem zwei Krankheitsbilder, die mit der Funktion des Striatums eng in Beziehung stehen. Diese sind das

- Parkinson-Syndrom

und die sog.

- Hyperkinesen:
  - Chorea
  - Athetose
  - dystonische Syndrome.

Der **Morbus Parkinson** wurde in seiner Symptomatik bereits in Kap. 6.3.2 besprochen und findet hier noch einmal Erwähnung, da man diese Krankheit als eine „sekundäre Überfunktion" des Striatums interpretieren kann, die aus dem Ausfall der inhibitorischen nigrostriatalen Projektion, also einer *Enthemmung* des Striatums, resultiert. Da die nigrostriatale Bahn dopaminerg ist, kann man die beschriebene Symptomatik mit der Vorläufersubstanz L-Dopa lindern, die im Gehirn zu Dopamin umgebaut wird und im Striatum die GABAergen und acetylcholinergen Neurone hemmt, wie es sonst die dopaminergen nigralen Fasern tun. Zusätzlich kann man mit sog. *Anticholinergika* die striatalen acetylcholinergen Interneurone direkt hemmen. Werden Substanzen wie L-Dopa zu hoch dosiert und damit die Funktion des Striatums zu stark unterdrückt, treten die Symptome eines Ausfalls des Striatums auf (s.u.).

Die **Chorea** ist eine bestimmte Form von Bewegungsstörung, die in die Gruppe der **Hyperkinesen**[10] gehört. Besonders häufig tritt sie in erblicher Form als *Chorea Huntington* auf, der eine sich im mittleren Lebensalter manifestierende Degeneration vor allem des Striatums zugrunde liegt. Das klinische Bild der Chorea[11] imponiert – entsprechend der Hauptfunktion des Striatums als Bewegungsinhibitor – in Form von plötzlich auftretenden, ausfahrenden, unkontrollierbaren und unwillkürlichen Bewegungen, die besonders die distalen Extremitätenmuskeln betreffen. Auch die Gesichtsmuskulatur ist betroffen, was sich in einem ständigen Grimassieren äußert. Charakteristischerweise nehmen diese Bewegungen bei Erregung zu (Einfluß des vom ARAS gesteuerten unspezifischen Thalamus) und sistieren im Schlaf. Da neuroanatomisch die inhibitorischen Bahnen zum Pallidum und zur Substantia nigra ausfallen, kann man therapeutisch positive Effekte erzielen, indem man medikamentös (mit Dopaminantagonisten) oder (heute nur mehr selten) operativ die Substantia nigra und/oder das Pallidum wenigstens partiell ausschaltet. Im Endstadium dieser immer tödlich verlaufenden Erkrankung fallen auch diejenigen Anteile des Striatums aus, die motorische Impulse *fördern*, so daß die Hyperkinesen in ein Parkinson-ähnliches Bild mit Bewegungsarmut und Rigidität der Muskulatur übergehen können.

Weitere Symptome einer Schädigung des Striatums können die **Athetose** und **dystonische Syndrome** sein. Die Athetose[12] ist durch unwillkürliche, langsame, schrauben- oder wurmförmige Bewegungen der Extremitäten charakterisiert. Als dystonische Syndrome[13] bezeichnet man dagegen eine krampfhafte Überaktivierung einzelner Muskelpartien mit entsprechender Fehlstellung der betroffenen Körperteile wie z.B. des Halses (*Schiefhals* oder *Torticollis spasticus*).

Ncl. accumbens. Ein relativ kleiner Teil des Striatums, der im ventro-rostralen Bereich des Kernkomplexes zu finden ist, wo Ncl. caudatus und Putamen miteinander verschmelzen, wird auch als *Ncl. accumbens septi* (wegen seiner topographischen Beziehung zum medial angrenzenden Septum) bezeichnet. Seine Faserverbindungen sind denjenigen des restlichen Striatums ähnlich, doch fällt eine besonders intensive afferente Faserbeziehung zu Strukturen des limbischen Systems (s.u.) auf, weshalb man diesen Teil der Basalganglien als eine besondere Relaisstelle für die Umsetzung von „Motivation in Aktion" bzw. von „Emotion in Lokomotion" ansieht. Er ist gewissermaßen ein Bindeglied zwischen Basalganglien und limbischem bzw. psychomotorischem System. Seine intensive Verbindung zu diesem System spielt auch klinisch eine große Rolle, da eine enge Beziehung dieses Kerns zur Pathophysiologie der Schizophrenie und anderer neuropsychiatrischer Störungen nachgewiesen wurde.

---

[10] hyperkinesis (gr.) = Überbewegung
[11] choreia (gr.) = Reigentanz
[12] athetos (gr.) = ohne festen Stand
[13] dystonia (gr.) = Fehlspannung

9.2 Basalganglien und assoziierte Strukturen, zentrale Regulation der Motorik

9.2.3 Pallidum (Globus pallidus)

Das medial des Putamens liegende Pallidum (auch: *Globus pallidus*) entstammt entwicklungsgeschichtlich großenteils dem Zwischenhirn. Es teilt sich in ein *mediales* (*inneres*) und ein *laterales* (*äußeres*) *Pallidumsegment*. Im Schnitt durch das Großhirn hebt es sich vom Striatum und vom Thalamus durch seine blassere Färbung ab[14] (vgl. Abb. 9.4, 5). Das Pallidum kann als funktioneller Antagonist des Striatums verstanden werden.

Seine **Afferenzen** erhält es in erster Linie von:

- Striatum
- Ncl. subthalamicus
- Thalamus.

Die Fasern aus dem Striatum wirken inhibitorisch auf das Pallidum. Die Afferenzen aus dem Thalamus stammen von den intralaminären (= unspezifischen) Kernen und hängen so in ihrer Aktivität stark vom aufsteigenden Aktivierungssystem (ARAS) ab.

Die **Efferenzen** des Pallidums laufen zum großen Teil in der sog. *Ansa lenticularis* und sind in erster Linie in den

- Thalamus

gerichtet, vor allem in den Ncl. ventralis anterolateralis, der wiederum erregend in die prämotorische und motorische Hirnrinde projiziert (spezifischer Thalamuskern für diese Rindenfelder). Hemmende Efferenzen schickt das Pallidum zum Ncl. subthalamicus, mit dem es auf diese Weise reziprok verbunden ist.

Funktion. Vereinfachend betrachtet scheint die Funktion des Pallidums antagonistisch zu der des Striatums zu sein. Wie beim Striatum kann man jedoch auch beim Pallidum zwei funktionell entgegengesetzte Anteile unterscheiden (mediales und laterales Pallidumsegment). Während dem Striatum eine eher inhibitorische Funktion für Bewegungsimpulse zukommt, muß man das Pallidum in seiner wichtigsten Aufgabe als ein *bahnendes Zentrum für motorische Impulse* betrachten (wenngleich es auch einen hierzu antagonistischen Anteil enthält). Sein Einfluß auf die Motorik manifestiert sich über die Projektionen in den Teil des Thalamus, der wiederum motorische Kortexareale erregt. Dabei wird das Pallidum in seiner Funktion vom Striatum, vom Ncl. subthalamicus und vom unspezifischen Thalamus kontrolliert.

Klinik Tatsächlich können bei einer Schädigung des Pallidums entsprechend seiner dominierenden Teilfunktion eine *Bewegungsarmut* und eine deutliche *Ungeschicklichkeit* in den Bewegungen resultieren.

9.2.4 Ncl. subthalamicus

Dieser Kern liegt ventromedial des Pallidums (Abb. 9.38b, 25) und ist wie dieses entwicklungsgeschichtlich ein Bestandteil des Subthalamus des Zwischenhirns. Er ist afferent und efferent vor allem mit dem Pallidum verbunden. Dabei erhält er *hemmende* Impulse aus den *motorikfördernden* Pallidumanteilen und sendet *erregende* Impulse zu den *motorikhemmenden* Anteilen des Pallidums. So kommt ihm, ähnlich wie dem Striatum, eine *bewegungsimpulshemmende Funktion* zu, was tatsächlich klinisch Bestätigung findet (s.u.). Dabei scheint er, anders als das Striatum, besonderen Einfluß auf die Bewegung der proximalen Extremitätenmuskeln auszuüben.

Ähnlich wie das Striatum wird er in seiner Aktivität weiterhin vom Motokortex und vom unspezifischen Thalamus gesteuert, von denen er erregende Afferenzen erhält. Efferenzen entsendet er außer ins Pallidum auch zur Substantia nigra.

Klinik Wenn der Einfluß des Ncl. subthalamicus auf das ipsilaterale Pallidum wegfällt, dann bewirkt dieses (indirekt über den ipsilateralen Thalamus) eine Aktivitätssteigerung ipsilateraler motorischer Kortexareale, die mit den entsprechenden hyperkinetischen Symptomen auf der *kontralateralen* Körperseite (Kreuzung der Pyramidenbahn!) reagieren. Ein Ausfall des Ncl. subthalamicus kommt in der Regel einseitig vor (Tumoren, Blutungen etc.). Er führt zum Krankheitsbild des *ballistischen Syndroms* bzw. bei einseitiger Ausprägung zum *Hemiballismus*[15]. Die Kranken vollführen mit den Extremitäten der betroffenen Körperseite (kontralateral zur Schädigung) plötzlich ausfahrende, grobe Schleuderbewegungen, die ihren Ausgang meist von der *proximalen Extremitätenmuskulatur* (Ansatz am Schulter- bzw. Beckengürtel) nehmen.

9.2.5 Genaueres Verschaltungsprinzip der Basalganglien

Warum wirkt der eine Anteil des Striatums oder des Pallidums *hemmend* und der andere *fördernd* auf motorische Impulse? Das oben gegebene Bild der Verschaltung der Basalganglien ist stark vereinfacht. Es soll nun durch ein etwas genaueres Verschaltungsmuster ergänzt werden, mit Hilfe dessen man sich die eingangs gestellte Frage besser beantworten kann. Man orientiere sich dabei an Abb. 9.11, die ein Schema dieser Schaltkreise mit den entsprechenden Transmittern, soweit sie von besonderer Bedeutung sind, wiedergibt.

---

[14] pallidus (lat.) = blaß

[15] ballein (gr.) = werfen

9 Großhirn (Telencephalon)

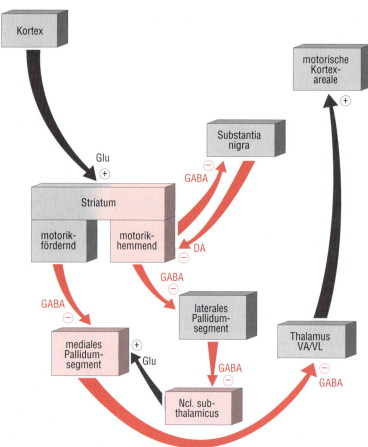

Abb. 9.11 Verschaltungsmuster der Basalganglien mit den beteiligten Transmittern. + und – geben an, ob die entsprechenden Projektionen hemmend oder erregend sind (wobei hemmende Bahnen rot, erregende schwarz dargestellt sind). Rosa unterlegte Kästchen stellen ein motorikhemmendes, grau unterlegte ein motorikförderndes Zentrum dar.
Abkürzungen: **DA** = Dopamin, **GABA** = Gamma-Aminobuttersäure, **Glu** = Glutamat, **VA/VL** = Ncl. ventralis anterolateralis des Thalamus. Weitere Erläuterung s. Text.

Die afferenten Fasern vom Kortex zum Striatum wirken mit dem Transmitter Glutamat erregend. Man kann nun im Striatum zwei funktionell antagonistische Anteile unterscheiden. Beide wirken in ihren Projektionszielen mit ihrem Transmitter GABA *hemmend*. Der eine projiziert in das mediale, der andere in das laterale Pallidumsegment. Dem in das mediale Pallidum projizierenden Anteil kommt dabei eine fördernde, dem in das laterale projizierenden dagegen eine hemmende Funktion für motorische Impulse zu, was aus dem Nachfolgenden verständlich wird. Der Transmitter der efferenten *pallidalen* Neurone ist ebenfalls GABA, wirkt also *inhibitorisch*. Das mediale Pallidumsegment projiziert inhibitorisch in den Ncl. ventralis anterolateralis, den spezifischen Thalamuskern für motorische Kortexareale, die von dort aus aktiviert werden. *Dem medialen Pallidumsegment kann man also eine hemmende Funktion für motorische Impulse zuschreiben.* Das laterale Pallidumsegment projiziert *inhibitorisch* in den Ncl. subthalamicus, der wiederum *erregend* (Glutamat) in das mediale Pallidum projiziert, so daß er den motorikinhibitorischen Anteil des Pallidums aktiviert. Dabei wird er aber inhibitorisch vom *lateralen* Pallidumsegment kontrolliert, *so daß diesem eine bewegungsfördernde Funktion zukommt.* Wird dieses bewegungsfördernde Zentrum von den GABAerg-inhibitorischen Fasern des Striatums gehemmt, kann es den Ncl. subthalamicus nicht mehr inhibieren, der dann „enthemmt" den Teil des Pallidums aktiviert, der motorische Impulse im Thalamus unterdrückt.

Dieses aufgezeigte Schema gibt nur „den Hauptfluß" der Informationsverarbeitung in den Basalganglien wieder. Es muß darüber hinaus beachtet werden, daß noch zahlreiche andere Faktoren in diesen Schaltkreis hineinspielen, so z.B. die Substantia nigra. Die nigralen dopaminergen Neurone hemmen im Striatum den Anteil, der motorische Impulse unterdrückt (und aktivieren mit einigen Fasern auch den Anteil, der motorische Impulse bahnt). Das heißt, man muß der Substantia nigra einen *fördernden* Einfluß auf motorische Impulse zuschreiben. Das wird klinisch bestätigt durch Bewegungsarmut beim Parkinson-Syndrom (Ausfall der Substantia nigra). Zur Orientierung über diese Verhältnisse vgl. Abb. **9.11**.

9.2.6 Claustrum

Diese dünne Lage grauer Substanz zwischen Striatum und Inselrinde (Abb. **9.4**, 7) wird gelegentlich zu den Basalganglien gezählt. Sie ist in ihrer Funktion beim Menschen bis jetzt noch wenig verstanden. Das Claustrum weist reziproke Faserverbindungen zur Großhirnrinde auf und soll auch ins Striatum projizieren. Funktionell steht sie wohl dem Assoziationskortex weitaus näher als den Basalganglien.

9.2.7 Zusammenwirken der Basalganglien und zentrale Regulation der Motorik

Dieser Abschnitt soll dazu dienen, noch einmal in einer funktionellen Übersicht zusammenfassend darzustellen, was bisher zur zentralen Regulation der Motorik gesagt wurde.

In ihrem Zusammenspiel bewirken die Basalganglien eine feine Abstimmung aller Bewegungsimpulse, die im Assoziationskortex entworfen wurden und, wenn „sinnvoll" und „situationsgerecht", zur Ausführung gelangen bzw., wenn „nicht sinnvoll oder situationsgerecht", unterdrückt werden sollen. Wichtigste Aufgabe der Basalganglien ist somit die Steuerung von Ausmaß, Richtung, Kraft und Geschwindigkeit einer Bewegung.

Wie in Kap. 7.4 besprochen, muß man sich das Zustandekommen einer Bewegung so vorstellen, daß der ursprüngliche Bewegungs*antrieb* im limbischen System entsteht, das seine entsprechenden Impulse an den Assoziationskortex weitergibt. Von hier aus nehmen die Bewegungsimpulse nun **drei getrennte Wege**, die erst nach zahlreichen Verschaltungen wieder im Thalamus und im motorischen Kortex konvergieren, um schließlich über die kortikonukleäre oder kortikospinale Bahn zum Hirnstamm oder Rückenmark weitergeleitet zu werden.

Der erste Weg führt direkt zu den bewegungsvorbereitenden Zentren im motorischen und prämotorischen Kortex des Frontallappens (s. Kap. 9.8.1). Ehe die Bewegungsimpulse aber ins Rückenmark bzw. in den Hirnstamm zur Aktivierung der dortigen Motoneurone weitergeleitet werden können, bedarf es der „Rückmeldung" von den beiden anderen Wegen der motorischen Impulse (s. u.). Man kann diesen Vorgang sehr vereinfachend mit einem Flugzeug (*Bewegungsimpulse*) vergleichen, das einen Flughafen (*Motoneurone im Rückenmark/Hirnstamm*) ansteuert, auf dem aber noch nicht alle Vorkehrungen zur sicheren Landung getroffen sind. Deshalb muß das Flugzeug (*Bewegungsimpulse*) sog. „Warteschleifen" fliegen, bis vom Flughafen die konkreten Landeinstruktionen (durch die beiden anderen Wege der Motorik, nämlich über *Basalganglien* und *Kleinhirn*) gegeben werden. Die erwähnten „Warteschleifen" gehen vom motorischen und prämotorischen Kortex in Form einer rückkoppelnden, kortiko-thalamo-kortikalen Neuronenschleife aus, also vom Kortex zu dem für motorische Kortexareale spezifischen Thalamuskern (Ncl. ventralis anterolateralis) und von dort wieder zurück zum Kortex.

Die beiden anderen Wege der motorischen Impulse nach Bewegungsentwurf im Assoziationskortex sind in Abb. **9.12** dargestellt.

Der zweite Weg geht vom Kortex über den kortikopontinen Trakt zum *Kleinhirn*, wo die Bewegungsentwürfe des Assoziationskortex moduliert und korrigiert werden (Kap. 7.4). Von dort aus führt der Weg des modulierten, fein abgestimmten Bewegungsentwurfs zum Thalamus (Ncl. ventralis anterolateralis, über den auch die oben erwähnte kortiko-thalamo-kortikale Neuronenschleife erfolgt).

Der dritte Weg führt über die *Basalganglien* zum gleichen Kern des Thalamus. Wichtig ist es zu verstehen, daß im Thalamus (oder spätestens im motorischen Kortex) die Fäden zusammenlaufen. Hier greifen Kleinhirn und Basalganglien in die oben erwähnte prämotorische kortiko-thalamo-kortikale Neuronenschleife ein und modulieren sie (im Sinne des obigen Vergleichs erhält das Flugzeug also hier konkrete Instruktionen, wann es wo und wie landen soll). Die Erregung, die vom Thalamus zum motorischen Kortex weitergegeben wird, gelangt dann schließlich zur Ausführung.

Die große Eintrittspforte in diesen dritten Weg vom Kortex aus ist das Striatum, das die Impulse des Assoziationskortex moduliert zum Pallidum weiterleitet, wobei nun beide Teile der Basalganglien antagonistisch auf die Bewegungsimpulse des Assoziationskortex einwirken: das Striatum mehr hemmend, das Pallidum mehr bahnend bzw. permissiv. Das Pallidum übt seinen Einfluß direkt über den Thalamusanteil aus, der den (prä-)motorischen Kortex aktiviert. Vom Erregungszustand des Pallidums hängt es ab, ob im Thalamus die Bewegungsimpulse der kortiko-thalamo-kortikalen Neuronenschleife, welche durch die aus dem Kleinhirn kommenden Impulse fein koordiniert werden, anschließend im Motokortex zu einer Aktivierung und damit Bewegungsinitiation führen. Wird der bewegungsfördernde Teil des Pallidums durch das Striatum *gehemmt*, überwiegen im Thalamus die inhibitorischen Impulse, und der durch die Kleinhirnsignale koordinierte Bewegungsentwurf der kortiko-thalamo-kortikalen Neuronenschleife wird „verebben", ohne im Motokortex zu einer entsprechenden Erregung zu führen.

All dies wird durch zahlreiche Parameter moduliert, wobei auch die Aktivität des *unspezifischen Thalamus* eine entscheidende Rolle zu spielen scheint, die wiederum vom aufsteigenden retikulären aktivierenden System (ARAS) und damit auch durch Sinnesafferenzen gesteuert wird. Der unspezifische Thalamus erregt die motorikfördernden Teile der Basalganglien, wirkt also auf diese Weise ebenfalls *indirekt bahnend* für Bewegungsimpulse.

Entscheidende Rollen bei der Modulation der inhibitorischen oder exzitatorischen Bearbeitung der Bewegungsimpulse spielen auch die Substantia nigra und der Ncl. subthalamicus, wobei man der

9 Großhirn (Telencephalon)

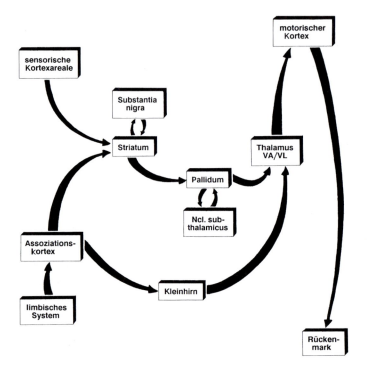

Abb. 9.12 Vereinfachtes Schema der Verschaltung von Basalganglien und Kleinhirn an der zentralen Regulation der Motorik beteiligten Zentren. Im Text: „zweiter" und „dritter Weg". Aus Übersichtlichkeitsgründen ist die reziproke Neuronenschleife zwischen motorischem Kortex und Thalamus VA/VL (im Text: „erster Weg") nicht dargestellt. Abkürzung: **VA/VL** = Ncl. ventralis anterior und Ncl. ventralis lateralis (kurz: Ncl. ventralis anterolateralis) des Thalamus.

Substantia nigra mehr eine fördernde, dem Ncl. subthalamicus mehr eine hemmende Funktion für die Motorik zusprechen kann.

Zusammenfassend kann man also festhalten, daß die motorischen Impulse *vom Kleinhirn fein abgestimmt* und von den *Basalganglien bahnend oder unterdrückend* verarbeitet werden, wobei beide Anteile zentralnervös-motorischer Integration im Thalamus (und z.T. auch im Kortex) konvergieren. Dort wird ein „Fazit" gezogen: Fein abgestimmte Bewegung wird zugelassen/nicht zugelassen/partiell bzw. in bestimmter Form zugelassen. Dieses Fazit wird dann dem Motokortex vermittelt, der via Pyramidenbahn die Bewegungsimpulse ins Rückenmark weiterleitet. Zur Übersicht s. Abb. **9.12**.

Klinik Diese drei Wege der Verarbeitung motorischer Impulse haben in ihrer Unterschiedlichkeit große klinische Bedeutung, weil man so motorische Störungen einzelnen Strukturen des ZNS lokalisationsdiagnostisch zuordnen kann.

Lähmungserscheinungen treten z.B. nur bei Störungen auf Ebene des ersten Weges oder der ausführenden Endstrecke zum Hirnstamm/Rückenmark auf (motorischer/prämotorischer Kortex, motorischer Thalamuskern, thalamokortikale Bahn oder kortikonukleäre bzw. kortikospinale Bahnen), da ja die beiden anderen Wege nur der Bewegungs*modulation*, nicht der Bewegungs*initiation* dienen.

Bei Läsionen auf Ebene des zweiten Weges (absteigende Bahnen zum Kleinhirn einschließlich Brückenkerne, Kleinhirn selbst, efferente Bahnen des Kleinhirns) kommt es zu Störungen der *Bewegungskoordination* (*Ataxie*).

Bei Schädigungen auf Ebene des dritten Weges (Basalganglien: Striatum, Pallidum, Ncl. subthalamicus, Substantia nigra) resultieren Störungen des Bewegungs*ausmaßes* (*Hyper-* oder *Hypokinesen*).

9.2.8 Basalganglien als oberstes Zentrum des extrapyramidalen Systems?

Früher vertrat man die Ansicht, daß neben dem pyramidalmotorischen System (dessen motorische Impulse über die Pyramidenbahn ins Rückenmark gelangen) ein *davon völlig unabhängig funktionierendes* extrapyramidalmotorisches System existiere (dessen motorische Impulse über z.T. kurze Neuronenketten außerhalb der Pyramidenbahn ins Rückenmark gelangen). Dem pyramidalen System sprach man dabei alle Willkürmotorik zu, während man dem extrapyramidalen System die grobe Stütz- und Haltemotorik zuordnete, die durchweg unwillkürlich funktionieren sollte. Auch heute noch ist es korrekt, neben der Pyramidenbahn extrapyramidale Bahnen zu behaupten (ausgehend vor allem von Ncl. ruber, Ncl. vestibularis und Formatio reticularis), die motorische Impulse außerhalb der Pyramidenbahn ins Rückenmark leiten. Die Aufgaben, die man dabei heute der Pyramidenbahn und den extrapyramidalen Bahnen zuordnen kann, wurden auf S. 91f. beschrieben. Man weiß aber inzwischen, daß *die extrapyramidale ebenso wie die pyramidale Motorik willkürlich und unwillkürlich* initiiert werden kann, daß also eine Trennung in ein willkürliches und ein unwillkürliches System unsinnig ist.

Ein weiterer fundamentaler Fehler des genannten Konzeptes bestand darin, daß man die Basalganglien als oberstes Steuerzentrum des extrapyramidalmotorischen Systems bezeichnete. Man nahm an, daß die Basalganglien motorische Konzepte ohne willkürliche Kontrolle unabhängig vom motorischen Kortex ausarbeiten und über multipel verschaltete Neuronenketten ins Rückenmark projizieren. Wie oben ausgeführt, beeinflussen sie aber die pyramidale ebenso wie die extrapyramidale Motorik (berücksichtigend, daß die extrapyramidalen Zentren des Hirnstamms *nicht* von den Basalganglien aus, sondern vom prämotorischen – und geringfügig auch motorischen – Kortex aus angesteuert werden). Die Aufgabe der Basalganglien besteht also keinesfalls in der Ausarbeitung extrapyramidalmotorischer Impulse und Bewegungskonzepte, sondern in der *generellen Modulation motorischer Impulse*, die vor allem *im Kortex* ausgearbeitet wurden.

Auch wenn das frühere Konzept des extrapyramidalmotorischen Systems längst als unzutreffend erkannt worden ist, hält es sich immer noch hartnäckig in vielen Darstellungen. Auch in der Klinik spricht man immer noch häufig von „extrapyramidalen Erkrankungen", wenn man Erkrankungen der Basalganglien meint.

9.3 Paleokortex und Riechhirn

Der phylogenetisch älteste Teil der Hemisphären ist der Paleokortex. Er bildet mit seinen Strukturen das Riechhirn und macht nur einen sehr kleinen, vor allem frontobasal gelegenen Teil des Großhirns aus. Im einzelnen gehören – als die wichtigsten – die folgenden Zentren dazu:

- *Bulbus olfactorius* und *Tractus olfactorius*
- *Tuberculum olfactorium*
- *Septum* mit der *Stria diagonalis* (Broca)
- kortikale Anteile des *Corpus amygdaloideum*.

9.3.1 Bulbus olfactorius, Tractus olfactorius und Riechrinde

Im Bulbus olfactorius (Abb. **9.3**, *4*) enden die Fila olfactoria, die in ihrer Gesamtheit den I. Hirnnerv und (weil es primäre Sinneszellen, also speziell differenzierte Neurone sind) gleichzeitig das erste Neuron der Riechbahn darstellen. Im Bulbus olfactorius wird die Sinnesinformation der Riechschleimhaut verschaltet und über den *Tractus olfactorius* der Riechrinde (olfaktorischer Kortex) zugeleitet, die im Bereich des Tuberculum olfactorium (Abb. **9.3**, *7*) und angrenzender Allokortexgebieten liegt. Der Tractus olfactorius teilt sich dabei jeweils in eine *Stria olfactoria lateralis*, *Stria olfactoria intermedia* und eine *Stria olfactoria medialis* auf, die entsprechend in einer kortikalen *Area olfactoria lateralis*, *intermedia* und *medialis* enden.

Die **Area olfactoria lateralis** besteht hauptsächlich aus dem *piriformen Kortex* an der Basis des Frontallappens und dem *entorhinalen Kortex* (Uncus, vorderer Hippo-

campus und Teile der Inselrinde) sowie Teilen des *Corpus amygdaloideum* (s. Kap. 9.3.3). In der Area olfactoria lateralis kommt die Riechwahrnehmung zu Bewußtsein.

Die **Area olfactoria intermedia** befindet sich im Ncl. olfactorius anterior und Tuberculum olfactorium (beides im Bereich der Substantia perforata anterior) und hat beim Menschen funktionell wahrscheinlich untergeordnete Bedeutung. Sie weist an ihrer Oberfläche zahlreiche Gefäßeintritte auf und wird deshalb auch *Substantia perforata anterior* genannt (gegenübergestellt der *Substantia perforata posterior* zwischen den beiden Crura cerebri).

Die **Area olfactoria medialis** liegt vorwiegend in der *Septumregion* (s. Kap. 9.3.2) an der medialen Hemisphäre. Hier findet wahrscheinlich weniger bewußte Riechwahrnehmung als vielmehr Verknüpfung olfaktorischer Impulse mit dem limbischen System (s. u.) statt.

Vom olfaktorischen Kortex aus wird die olfaktorische Information an verschiedene vegetative Zentren, aber auch über den Thalamus an frontobasale Neokortexareale weitergeleitet, die eine Art sekundären olfaktorischen Kortex darstellen, in dem Geruchsinformationen analysiert, interpretiert und erkannt werden.

9.3.2 Septumregion (Area septalis)

Die Septumregion (oft als *Septum verum* dem nur aus Gliagewebe bestehenden *Septum pellucidum* gegenübergestellt, vgl. Abb. **9.2**, *14*) liegt überwiegend an der medialen Hemisphärenwand unterhalb der Commissura anterior und reicht mit kleinen Teilen bis hinunter zur Hirnbasis (Abb. **9.13**). Sie setzt sich aus kortikalen und subkortikalen Anteilen zusammen. Dazu gehört auch das größere Kerngebiet der *Stria diagonalis* (*diagonales Band von Broca*), die als transversal ausgerichtetes Zellband entlang dem kaudalen Ende der Substantia perforata anterior verläuft. **Afferent** und **efferent** sind die Septumkerne vor allem mit Anteilen des limbischen Systems (s. u.) verbunden. Auf Grund dieser Faserverbin-

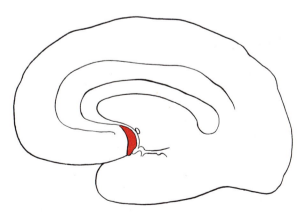

Abb. 9.13 Lokalisation der Septumregion (rote Fläche). Sie darf nicht verwechselt werden mit dem Septum pellucidum, das sich als eine Glialamelle zwischen Balken und Fornix ausspannt.

9 Großhirn (Telencephalon)

dungen hat das Septum **funktionell** Bedeutung für emotionale, vegetative und möglicherweise auch Gedächtnisleistungen des Gehirns.

9.3.3 Corpus amygdaloideum

Dieser auch als *Mandelkern*[16] (oft auch nur kurz: *Amygdala*) bezeichnete Komplex grauer Substanz besteht aus mehreren Einzelkernen und liegt im Temporallappen rostral vom Ende des Ncl. caudatus (Abb. **9.8**, *6*), im Frontalschnitt etwa auf Niveau des Hypophysenstiels (Abb. **9.38a**, *9* und *12*).

Die Mehrzahl der afferenten und efferenten Fasern des Corpus amygdaloideum verläuft in der *Stria terminalis*, die medial des Ncl. caudatus seinem Verlauf folgend ins Zwischenhirn zieht. Ein weiteres wichtiges Faserbündel ist die *basale Mandelkernstrahlung*.

Das Corpus amygdaloideum ist ein Teil des *limbischen Systems* (s. Kap. 9.5). Entsprechend ist es **afferent** und **efferent** eng mit weiteren limbischen Zentren verbunden.

Man ordnet dem Mandelkernkomplex viele **Funktionen** zu. Neben einem modulierenden Einfluß auf die vegetativen Zentren des Hypothalamus (Nahrungsaufnahme, Hormonsekretion, Kreislaufregulation u.a.) wird ihm auch die Vermittlung von Verhaltensweisen wie Flucht- und Angstreaktionen (aber auch anderer, emotional ausgelöster motorischer Reaktionen wie z.B. der Initiation des Lachens oder Weinens) zugeschrieben. Eine besondere Rolle spielt das Corpus amygdaloideum für die Speicherung emotional betonter Gedächtnisinhalte.

9.3.4 Basale Vorderhirnstrukturen

Medial des Corpus amygdaloideum (aber nicht mehr im Temporallappen) und ventral des Pallidums erstreckt sich an der Basis des Frontallappens eine Gruppe von Kernen, die als *basale Vorderhirnstrukturen* benannt werden. Ein besonders wichtiger Kern ist der *Ncl. basalis (Meynert)*, dessen Neurone zu 90% acetylcholinerg sind. Er weist intensive afferente Faserbeziehungen zu Zentren des limbischen Systems (s.u.) auf und projiziert efferent in nahezu alle Bereiche des Neokortex. Er wird somit als ein Bindeglied zwischen dem limbischen System und dem Neokortex angesehen, das komplexe Verhaltensweisen in Übereinstimmung mit dem momentanen Emotions- und Motivationszustand des Individuums beeinflußt. Der Kern soll auch eine wichtige Funktion beim Lernen innehaben.

Klinik Die cholinergen Neurone des basalen Vorderhirns, und dabei speziell des Ncl. basalis Meynert, haben in den vergangenen Jahren ein besonderes klinisches Interesse erlangt. Bei senilen und präsenilen Demenzen[17], insbesondere bei der *Alzheimer-Erkrankung*, beobachtet man einen drastischen Neuronenuntergang ganz besonders im Ncl. basalis, aber auch in vielen anderen Zentren wie dem Corpus amygdaloideum und weiten Bereichen des Kortex. Diese Erkrankung zeichnet sich durch zunehmende und unaufhaltsame Merkfähigkeitsstörungen, fortschreitende zeitliche und örtliche Orientierungslosigkeit, Sprachstörungen und später erhebliche motorische Unruhe aus. Parallel zum Absterben der cholinergen Neurone des basalen Vorderhirns findet man regelmäßig eine diffuse Atrophie weiter Bereiche der Großhirnrinde und des limbischen Systems.

9.4 Archikortex, Hippocampus und Gedächtnissystem

Der Hauptanteil des Archikortex wird vom *Hippocampus* gebildet. Um ihn herum liegen einige Strukturen, die ebenfalls zum Archikortex gerechnet werden (u.a. Regio entorhinalis und Teile des Gyrus cinguli). Der Archikortex zeichnet sich durch eine besondere mikroskopische Rindenstruktur aus, die nicht wie der Neokortex sechsschichtig, sondern dreischichtig ist und in Kap. 9.4.2 dargestellt wird.

9.4.1 Hippocampus

Der Hippocampus liegt zum größten Teil im Schläfenlappen an der Medialwand des Seitenventrikelunterhorns (Abb. **9.14**). Mit seinem Endstück bildet er dort eine tatzenähnliche Struktur (*Pes hippocampi*, Abb. **9.14**, *1*). Nach hinten oben reicht er, entsprechend der Rotationsbewegung der Hemisphären in der Embryonalentwicklung, in einem Bogen bis zum kaudalen Ende des Balkens (Corpus callosum). Von dort aus setzt er sich dann unterhalb des Balkens in die Faserstruktur des Fornix fort (Abb. **9.14**, *4–6*). Der Fornix zieht in einem Bogen über dem dritten Ventrikel nach vorne weiter und endet in den Corpora mamillaria.

Oberhalb des Balkens liegt eine sehr dünne Schicht grauer Substanz, das *Indusium griseum*[18], das funktionell eng mit dem Hippocampus in Beziehung steht und auch oft als „Fortsetzung der grauen Substanz des Hippocampus" bezeichnet wird, da dieser entwicklungsgeschichtlich zunächst oberhalb des Balkens liegt und erst sekundär durch die Hemisphärenrotation nach kaudal in den Temporallappen verlagert wird.

---

[16] amygdale (gr.) = Mandel

[17] dementia (lat.) = Wahnsinn (der Begriff *Demenz* wird klinisch für alle Formen des Verlustes erworbener intellektueller Fähigkeiten verwendet)

[18] induseum (lat.) = Schleier

Archikortex, Hippocampus und Gedächtnissystem 9.4

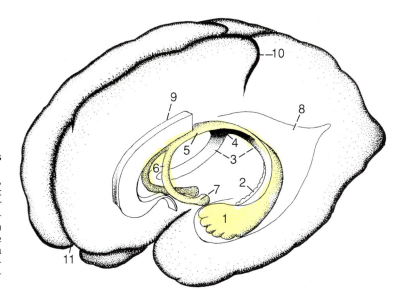

Abb. 9.14 Lage des Hippocampus und des Fornix in den Hemisphären.
1 Hippocampus mit Pes hippocampi, **2** Gyrus dentatus. Der Hippocampus setzt sich fort in die **3** Crura fornicis, die über die **4** Commissura fornicis in das **5** Corpus fornicis übergehen. Dieses teilt sich vorne wieder in die beiden **6** Columnae fornicis, die schließlich in den **7** Corpora mamillaria enden. **8** Hinterhorn des Seitenventrikels, **9** Corpus callosum, **10** Sulcus centralis, **11** Interhemisphärenspalt.

Afferenzen erhält der Hippocampus besonders zahlreich von der medial von ihm im *Gyrus parahippocampalis* (auch: *Gyrus hippocampi*) liegenden *Regio entorhinalis*, über die ihm Impulse aus dem Riechhirn, dem Corpus amygdaloideum und dem Neokortex zufließen. Auf diese Weise werden dem Hippocampus unter anderem somatische, visuelle, auditorische, olfaktorische und motorische Informationen in modulierter Form vermittelt, die alle im Gyrus parahippocampalis konvergieren.

Weiterhin erhält er afferente Fasern aus dem Thalamus, Gyrus cinguli und dem Septum.

Nahezu alle **Efferenzen** des Hippocampus verlaufen im Fornix. Dieser gibt auf seinem Weg Faserzüge an das Septum, Corpus amygdaloideum und den Hypothalamus ab und endet mit dem Hauptteil der Fasern in den Corpora mamillaria. Hierbei wird ein nach Papez benannter Neuronenkreis erkennbar (*Papez-Neuronenkreis;* Abb. **9.15**): Der Hippocampus projiziert über den Fornix in die

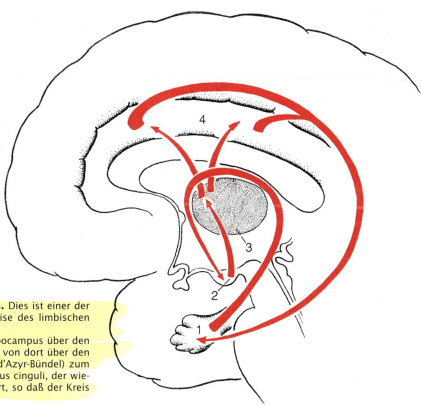

Abb. 9.15 Papez-Neuronenkreis. Dies ist einer der wichtigsten bekannten Neuronenkreise des limbischen Systems.
Der Neuronenkreis zieht vom **1** Hippocampus über den Fornix zu den **2** Corpora mamillaria, von dort über den Fasciculus mamillothalamicus (Vicq-d'Azyr-Bündel) zum **3** Thalamus und von dort zum **4** Gyrus cinguli, der wiederum zum **1** Hippocampus projiziert, so daß der Kreis geschlossen ist.

9 Großhirn (Telencephalon)

Corpora mamillaria, diese (über den Fasciculus mamillothalamicus) in den Ncl. anterior des Thalamus, der als spezifischer Thalamuskern für limbische Kortexbereiche in den Gyrus cinguli projiziert. Der Gyrus cinguli sendet Fasern zurück zum Hippocampus, wodurch sich der Kreis schließt.

Eine Variation dieses berühmten Neuronenkreises mit stärkerer Einbindung des Gyrus parahippocampalis statt bestimmter Anteile des Gyrus cinguli hat offenbar eine entscheidende Funktion bei der Überführung von Inhalten vom Kurzzeit- in das Langzeitgedächtnis (s. Kap. 9.4.3).

Klinik Eine Zerstörung bereits *eines* der Glieder dieses letztgenannten Neuronenkreises (Gyrus parahippocampalis, Hippocampus, Fornix, Corpora mamillaria, anteriorer Kern des Thalamus) hat erhebliche Merkfähigkeitsstörungen zur Folge. Neue Dinge können nicht mehr länger als höchstens ein bis zwei Minuten behalten werden, wohingegen alte, bekannte Dinge im Gedächtnis erhalten bleiben, da sie nicht mehr vom Kurzzeit- in das Langzeitgedächtnis überführt werden müssen, für das die erwähnten Verbindungen und Schaltkreise offensichtlich eine entscheidende Rolle spielen (s. u.).

Neben dieser **Funktion** für die Gedächtnisbildung scheinen dem Hippocampus als Bestandteil des limbischen Systems zahlreiche Aufgaben für das Zustandekommen von Aggression, Affektverhalten, Bewußtsein und Motivation zuzukommen.

Klinik Eine doppelseitige Schädigung des Hippocampus (wie sie z. B. bei einer Herpesvirus-induzierten Gehirnentzündung – *Enzephalitis* – eintreten kann) führt über den oben erklärten Verlust der Merkfähigkeit zu völliger zeitlicher und örtlicher Desorientierung und zu Bewußtseinsstörungen.

Hippocampus und Epilepsie. Der Hippocampus hat nicht nur bei bestimmten Formen von Gedächtnisstörungen große klinische Relevanz, sondern auch – wie das Corpus amygdaloideum – bei Epilepsien. In diesem Bereich des Gehirns herrscht besonders große Bereitschaft zur spontanen, pathologischen Entladung von Neuronen, so daß hier bereits kleine pathologischen Prozesse (z. B. Tumoren oder Gefäßfehlbildungen) sehr charakteristische epileptische Anfälle auslösen können.

Hippocampus und Schizophrenie. Bei psychiatrischen Erkrankungen des schizophrenen Formenkreises, bei denen es z. T. zu erheblichen Denkstörungen (z. B. Wahnvorstellungen) und Halluzinationen bei den betroffenen Patienten kommt, finden sich mehrere hirnorganische Veränderungen. Neben der bereits auf S. 131 beschriebenen Überaktivität dopaminerger Zentren im Mittelhirn besteht auch eine drastische Verminderung vor allem glutamaterger Neurone in den limbischen Strukturen des Temporallappens, insbesondere im Gyrus parahippocampalis und im Hippocampus. So stellte sich in den letzten Jahren heraus, daß bei der Pathogenese der Schizophrenie neben der *Über*aktivität ins limbische System projizierender dopaminerger Systeme eine *Unter*aktivität glutamaterger Neurone von Hippocampus und Gyrus parahippocampalis eine erhebliche Rolle spielt.

9.4.2 Histologie des Hippocampus und des Archikortex

Im Querschnitt bildet der Hippocampus die Struktur des *Ammonshorns* (*Cornu ammonis*), das durch die eingerollte Archikortexstruktur zustande kommt (Abb. **9.**16).

Man kann das **C**ornu **a**mmonis in die Felder *CA1*–*CA4* einteilen (Abb. **9.**16, *1–4*). Die histologische Struktur des Ammonshorns hat mit derjenigen des restlichen Archikortex und z. T. auch des Paleokortex manches gemeinsam, so daß er repräsentativ für den sog. *Allokortex* steht, der dem sechsschichtigen *Neo-* oder *Isokortex* (s. u.) gegenübergestellt wird.

Oberflächlich findet man eine *Faserschicht* (*Alveus*; Abb. **9.**16, *9*), anschließend eine *Korbzellschicht* (*Stratum oriens*; Abb. **9.**16, *10*) dann eine großzellige *Pyramidenzellschicht* (*Stratum pyramidale*; Abb. **9.**16, *11*) mit glutamatergen Neuronen. Nach innen schließt sich an das Stratum pyramidale ein *Stratum radiatum* (Abb. **9.**16, *12*), ein *Stratum lacunosum* (Abb. **9.**16, *13*) und schließlich eine zellarme *Molekularschicht* (*Stratum moleculare*; Abb. **9.**16, *14*), die hauptsächlich der interneuronalen Verschaltung zwischen Pyramiden- und anderen Zellen dient, an. Wie auch im Neokortex (s. u.) bilden die Pyramidenzellen als größte Neurone mit ihren langen, zentrifugal gerichteten Fortsätzen das efferente System des Archikortex.

9.4.3 Gedächtnis

Den obigen Ausführungen über das Gedächtnis soll auf Grund der großen klinischen Bedeutung trotz der Lückenhaftigkeit unseres heutigen Wissens eine etwas ausführlichere Erörterung folgen.

Man unterscheidet folgende Formen des Gedächtnisses:

- *Kurzzeitgedächtnis* (Sekunden bis Minuten)
- *Gedächtniskonsolidierung* (Tage bis Monate)
- *Langzeitgedächtnis* (Jahre bis Jahrzehnte).

Das **Kurzzeitgedächtnis** scheint eine Leistung des sog. *präfrontalen Kortex* (großer Teil der Rinde des Frontallappens, s. Kap. 9.8.5, S. 209) zu sein. Das **Langzeitgedächtnis** dagegen ist eine Leistung der Großhirnrinde als Ganzes, je nach Gedankeninhalt vorwiegend der sekundären Hörrinde (akustische Gedächtnisinhalte), motorischen Rinde (motorische Gedächtnisinhalte bzw. Fähigkeiten), Sehrinde (optische Gedächtnisinhalte) etc. Diese Rindenfelder werden in Kap. 9.8–9.12 besprochen.

Für die Überführung vom Kurz- in das Langzeitgedächtnis (die sog. **Gedächtniskonsolidierung**), also das „Lernen" im engeren Sinne, sind ebenfalls je nach Gedächtnisinhalt verschiedene Gehirnareale verantwortlich. Dabei ist es wichtig, nach folgenden Kategorien zu trennen:

- rationale Gedächtnisinhalte
- emotionale oder vegetative Gedächtnisinhalte
- motorische Gedächtnisinhalte.

Rationale werden auch als *explizit*, die übrigen Gedächtnisinhalte als *implizit* bezeichnet. Bei der Überführung

9.5 Limbisches System

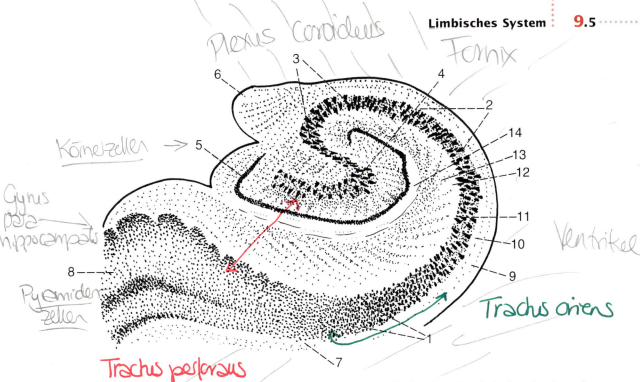

Abb. 9.16 Mikroskopischer Frontalschnitt durch den Hippocampus mit der charakteristischen Struktur des Ammonshorns (Cornu ammonis).
Man kann vier Felder unterscheiden: Das **1** Feld CA1 enthält viele kleine Pyramidenzellen, das **2** Feld CA2 zeichnet sich durch besonders große Pyramidenzellen aus, die im **3** Feld CA3 etwas lockerer angeordnet sind. Das Ammonshorn endet mit dem **4** Feld CA4, das histologisch eine besonders aufgelockerte Struktur bildet. Es wird umrundet von den **5** Neuronen des Gyrus dentatus, die ein dichtes Zellband bilden. **6** Fimbria hippocampi (Beginn des Fornix). Über das **7** Subiculum geht das Ammonshorn in den angrenzenden **8** Gyrus parahippocampalis (Gyrus hippocampi) mit dem entorhinalen Kortex über. *Histologie des Ammonshorns:* **9** Alveus, **10** Stratum oriens (Korbzellschicht), **11** Stratum pyramidale (Pyramidenzellschicht), **12** Stratum radiatum, **13** Stratum lacunosum, **14** Stratum moleculare (Molekularschicht).

aller **rational greifbaren Gedächtnisinhalte** (bestimmte Ereignisse der Vergangenheit, wichtige Zusammenhänge etc.) vom Kurz- in das Langzeitgedächtnis spielen der Hippocampus und die anderen Bestandteile der oben ausgeführten Variation des Papez-Neuronenkreises (Hippocampus – Fornix – Corpora mamillaria – Thalamus – Gyrus parahippocampalis – Hippocampus) die herausragende Rolle. Störungen in diesem System haben schwerwiegende Einbußen der Merkfähigkeit zur Folge, bei an sich erhaltenem Kurz- und Langzeitgedächtnis und völlig erhaltenem Bewußtsein.

Rein emotionale oder **vegetative Gedächtnisinhalte** überführt vorwiegend das Corpus amygdaloideum (Kap. 9.3.3, S. 196) vom Kurzzeit- in das Langzeitgedächtnis.

Motorische Lernvorgänge schließlich, d.h. Überführung motorischer Gedächtnisinhalte vom Kurz- in das Langzeitgedächtnis, manifestieren sich über Wechselwirkungen der Basalganglien mit sensorischen Kortexarealen (vor allem afferent) und motorischen Kortexarealen (vor allem efferent über den Thalamus). Auch das Kleinhirn spielt hierbei eine wichtige Rolle.

Klinik Eine Gedächtnisstörung nennt man *Amnesie*[19]. Dabei unterscheidet man eine *anterograde Amnesie* (nach einer Schädigung können keine neuen Dinge mehr gemerkt werden) von einer *retrograden Amnesie* (die zeitlich vor einer Schädigung liegenden Gedächtnisinhalte werden ausgelöscht bzw. sind nicht verfügbar).

Die Unterscheidung der drei verschiedenen Formen der Gedächtnisbildung je nach Gedächtnisinhalt (rational, emotional-vegetativ, motorisch) ist klinisch wichtig, da entsprechende Störungen völlig isoliert voneinander auftreten können. So kann z.B. bei einer Schädigung des Hippocampus die Merkfähigkeit für rational greifbare Inhalte völlig aufgehoben sein (entsprechend einer anterograden Amnesie, s.o.), während das Erlernen motorischer Fähigkeiten, wie z.B. Handhabung eines Werkzeugs, ja sogar Klavierspielen, noch durchaus möglich ist, solange Kortex, Basalganglien und Kleinhirn intakt sind.

9.5 Limbisches System

9.5.1 Bestandteile des limbischen Systems

Das limbische System setzt sich zum größten Teil aus allokortikalen (= paleo- und archikortikalen) Strukturen zusammen. Ursprünglich wurde der Begriff geschaffen, um bestimmte Gehirnteile zu beschreiben, die sich wie ein Saum[20] um den Bal-

---

[19] a- (gr.) = ohne, nicht; mnesis (gr.) = Erinnerung

[20] limbus (lat.) = Saum

ken, die Basalganglien und das Zwischenhirn herumlegen und eine Übergangszone zwischen Neokortex und Hirnstamm darstellen sollten. Der Begriff „limbisches System" hat sich seither erweitert, ist zu einem Schlagwort für die „Emotionslokalisation im Gehirn" geworden und ist in seinen zugehörigen Zentren häufig nur unklar definiert. Folgende Strukturen werden in der Regel dazugezählt:

- *Hippocampus mit Fornix*
- *Gyrus cinguli*
- *Gyrus parahippocampalis mit Regio entorhinalis*
- *Gyrus dentatus*
- *Corpus amygdaloideum*
- *Corpus mamillare.*

Ferner werden dazugezählt:

- *Septumregion* mit dem *diagonalen Band von Broca*
- große Teile des *Riechhirns*
- *Indusium griseum*
- *Thalamusanteile* (speziell die mit obigen Strukturen in Verbindung stehenden Kerne).

Man sieht, daß es bei der Definition des limbischen Systems weniger um die Beschreibung *topographisch* eng in Beziehung stehender Gehirnareale geht, sondern um eine Zusammenfassung *funktionell* in Verbindung stehender zentralnervöser Regionen. Die meisten dieser Regionen wurden im vorausgegangenen Text bereits besprochen, so daß nur die Besprechung des Gyrus cinguli noch aussteht.

9.5.2 Gyrus cinguli

Seine Lage wurde in Kap. 9.1 beschrieben (s. Abb. 9.2, 2). Zusammen mit dem Hippocampus bildet er den wichtigsten Anteil des limbischen Systems.

Die **Funktion** des Gyrus cinguli ist zum einen die Beeinflussung vegetativer Parameter und der Nahrungsaufnahme, die u.a. über Projektionen in den Hypothalamus erklärbar ist. Zum anderen nimmt er Einfluß auf den psychomotorischen und lokomotorischen Antrieb, was unter anderem durch Verbindungen mit anderen Strukturen des limbischen Systems, dem Assoziationskortex und dem Striatum erklärbar ist.

Klinik Entsprechend seiner Funktion muß man bei einer Schädigung des Gyrus cinguli (z.B. durch Tumoren) schwere Persönlichkeitsveränderungen erwarten. Die betroffenen Patienten wirken verlangsamt, und es mangelt ihnen an psychomotorischem ebenso wie lokomotorischem Antrieb, was einerseits (psychomotorisch) als Abgestumpftheit und Gleichgültigkeit, andererseits (lokomotorisch) als Bewegungsarmut (Akinese) imponieren kann. Früher hat man neurochirurgisch aus diesem Grund bei schwersten chronischen Angst- oder Aggressionszuständen den Gyrus cinguli entfernt (*Cingulektomie*), was einen Rückgang dieser Symptome herbeiführte. Wegen der Persönlichkeitsveränderungen und im Rahmen der erheblichen Fortschritte in der Psychopharmakologie hat man solche Maßnahmen zu Recht heute längst verlassen.

9.5.3 Funktion des limbischen Systems

Um sich einen Überblick über die Bestandteile des limbischen Systems in Verbindung mit ihrer Aufgabe zu verschaffen, sollen die wichtigsten Zentren mit ihrer Funktion noch einmal in Stichworten wiederholend zusammengestellt werden:

- **Hippocampus:** Gedächtnis, Verhalten, Orientierung, Bewußtsein und Motivation
- **Gyrus cinguli:** vegetative Modulation, psycho- und lokomotorischer Antrieb
- **Gyrus parahippocampalis** mit **Regio entorhinalis:** Gedächtnis, Zuleitung von Sinnesinformationen zu anderen Teilen des limbischen Systems
- **Corpus amygdaloideum:** Affektverhalten/Affektmotorik, Beeinflussung vegetativer und sexueller Funktionen
- **Corpus mamillare:** Gedächtnis, Affektverhalten, Beeinflussung von Sexualfunktionen.

Berücksichtigt man nur die oben gegebenen Stichworte zur Funktion, scheinen die einzelnen Zentren z.T. identisch zu sein. Das heißt jedoch nicht, daß z.B. die *Funktion* des Corpus amygdaloideum für einen *Parameter*, z.B. das Affektverhalten, die gleiche ist wie diejenige des Corpus mamillare für den gleichen Parameter. Die Funktionsüberschneidungen im Bereich Emotion, Affektverhalten, Antrieb und Gedächtnis hat dazu geführt, das limbische System als zerebralen Manifestations- bzw. Entstehungsort von Gefühlen, Trieben und zahlreichen intellektuellen Leistungen anzusehen. Diese verbreitete Ansicht wird den tatsächlichen Verhältnissen jedoch nicht gerecht. Das Zustandekommen unseres Gefühlslebens und erst recht unserer intellektuellen Leistungen – gleichgültig welcher Art – ist so komplex und nach wie vor so wenig verstanden, daß es fast absurd erscheinen muß, sie in einigen wenigen Gehirnstrukturen als ihrer physischen Existenzgrundlage zu lokalisieren. Das limbische System beeinflußt zwar Emotionen und manche intellektuelle Leistungen wie z.B. das Gedächtnis stark und unersetzbar, kann sie vielleicht sogar teilweise generieren, es ist aber sicher nicht allein dafür verantwortlich. Auch bei Frontallappenschädigungen u.a. kann man, obwohl die limbischen Strukturen alle intakt sind, schwerste Persönlichkeitsveränderungen beobachten. Wir sind auf dem heutigen Wissensstand weit davon entfernt, die anatomisch-physiologische Entstehung und Funktionsweise der intellektuellen und emotionalen Vorgänge unserer Persönlichkeit auch nur annähernd befriedigend erklären zu können, weshalb man mit entsprechenden Mutmaßungen auf diesem spannenden, aber auch umstrittenen Gebiet nicht vorsichtig genug sein kann.

Die klassische und immer noch weitverbreitete Funktionsbeschreibung des limbischen Systems als „System, das der Selbst- und Arterhaltung dient", ist ebenfalls unzureichend. Zwar beeinflußt das limbische System die Selbsterhaltung durch die Steuerung zahlreicher psychischer Parameter und ebenso die Arterhaltung durch die Modulation von sexuellen und anderen vegetativen Parametern, doch gehen seine Funktionen weit darüber hinaus.

Zusammenfassend kann man festhalten, daß das limbische System als eine Funktionseinheit vor allem telenzephaler Gebiete für das reibungslose Zustandekommen von zahlreichen emotionalen, intellektuellen und triebhaften Leistungen des Menschen unerläßlich ist, aber keinesfalls als alleiniger Manifestations- und Generierungsort dieser Leistungen mißverstanden werden darf.

9.6 Zusammenfassung Großhirn: Grundlagen, Basalganglien, Paleo- und Archikortex

Äußere Gestalt. Das Großhirn besteht aus zwei *Hemisphären*, die über den *Balken* (*Corpus callosum*) miteinander verbunden sind. Man kann von außen vier *Großhirnlappen* unterscheiden: *Frontallappen, Parietallappen, Temporallappen* und *Okzipitallappen*. Teile des Frontal-, Parietal- und Temporallappens bedecken von lateral als *Operculum* die *Inselrinde*. Der *Gyrus cinguli* wird in der Regel keinem der Großhirnlappen zugeordnet. Die Oberfläche des Großhirns ist durch Furchen (*Sulci*) in zahlreiche Windungen (*Gyri*) unterteilt. Besonders wichtig sind der *Sulcus centralis*, der den *Gyrus precentralis* vom *Gyrus postcentralis* trennt, und der *Sulcus lateralis*, der den Temporallappen von Parietal- und Frontallappen trennt. An der Medialseite wichtig sind der *Sulcus calcarinus*, um den herum sich die primäre und sekundäre Sehrinde befindet, und der *Gyrus cinguli*, der oberhalb des Balkens liegt. Vorne unten liegt dem Großhirn der *Bulbus olfactorius* mit dem *Tractus olfactorius* an. Im Frontalschnitt durch das Großhirn erkennt man die Großhirnrinde und die im Marklager befindlichen Kerne: *Ncl. caudatus, Putamen* (beide zusammen = *Striatum*), *Pallidum* (entwicklungsgeschichtlich ebenso wie der ventral davon liegende *Ncl. subthalamicus* ein Teil des Zwischenhirns) und ganz außen das *Claustrum*. Des weiteren befinden sich im Inneren der Hemisphären die beiden Seitenventrikel.

Gliederung. Entwicklungsgeschichtlich kann man am Großhirn *Striatum* (liegt im Inneren), *Paleokortex* (ältester Anteil der Rinde), *Archikortex* und *Neokortex* (jüngster und mit Abstand größter Anteil der Rinde) unterscheiden. Der Großhirnkortex wird nach histologischen Kriterien in über 50 Rindenfelder (nach Brodmann) eingeteilt.

Basalganglien. Im *funktionellen* Sinne handelt es sich um

- *Ncl. caudatus*
- *Putamen*
- *Pallidum*
- *Ncl. subthalamicus*
- *Substantia nigra* (Mittelhirn).

Oftmals werden nach morphologisch-deskriptiven Gesichtspunkten auch das Claustrum und selbst das Corpus amygdaloideum als „Großhirnkerne" statt Substantia nigra und Ncl. subthalamicus zu den Basalganglien gezählt. Die Basalganglien haben funktionell gemeinsam, daß sie eine wichtige Rolle bei der zentralen Regulation der Motorik spielen. Ihre Aufgabe ist vor allem die Steuerung von Ausmaß, Geschwindigkeit und Kraft von Körperbewegungen.

Das **Striatum** (Ncl. caudatus und Putamen) erhält Afferenzen vor allem vom Kortex und von der Substantia nigra und sendet seine Efferenzen zum Pallidum und wiederum zur Substantia nigra. Dabei wirkt es in seinen Projektionsorten hemmend. Man kann dem Striatum für die motorischen Impulse, die ihm vom Großhirnkortex zufließen, vor allem eine *hemmende*, z. T. aber auch *fördernde* Funktion zuschreiben. Die Substantia nigra hemmt mit dopaminergen Fasern die motorikunterdrückenden Teile des Striatums, weshalb man ihr eine bewegungsfördernde Funktion zuschreiben kann. Schädigungen des Striatums verursachen *hyperkinetische* Syndrome (z. B. *Chorea*), Schädigungen der Substantia nigra verursachen *hypokinetische* Syndrome (*Parkinson-Syndrom*).

Das **Pallidum** wird in ein *laterales* und eine *mediales* Segment unterteilt. Es erhält seine Afferenzen vor allem vom Striatum (funktioneller Antagonist des Pallidums) und vom Ncl. subthalamicus. Efferenzen sendet es ebenfalls zum Ncl. subthalamicus und zum Thalamus. Wie beim Striatum kann man funktionell Teile, die bewegungsfördernd, von Teilen, die bewegungshemmend wirken, unterscheiden (wobei die fördernden überwiegen).

Der **Ncl. subthalamicus** ist afferent und efferent mit dem Pallidum verbunden und hat funktionell eine hemmende Funktion für motorische Impulse. Eine Schädigung löst ein hyperkinetisches Syndrom (*Ballismus*) aus.

Die **zentrale Regulation der Motorik** kann man sich vereinfacht folgendermaßen vorstellen: Motorische Impulse entstehen im limbischen System und werden zum Assoziationskortex weitergegeben, der Bewegungsentwürfe ausarbeitet und diese außer an den motorischen Kortex an die Basalganglien und das Kleinhirn weitergibt. Die Basalganglien modulieren die Impulse hemmend oder fördernd, das Kleinhirn stimmt die Bewegungsentwürfe fein ab. Beide projizieren in den Thalamus, der die Impulse zum motorischen Kortex weitergibt. Dieser aktiviert über die kortikospinale Bahn (ggf. auch über extrapyramidale Bahnen) die Motoneurone im Rückenmark und löst so konkrete Bewegungen aus.

Paleokortex und Riechhirn. Zu diesem ältesten Teil des Großhirns werden vor allem der Bulbus olfactorius und der Tractus olfactorius (Empfang bzw. Weiterleitung der olfaktorischen Impulse von den Riechnerven), das Tuberculum olfactorium mit angrenzenden Großhirnarealen (Riechrinde im engsten Sinn) und das Corpus amygdaloideum gezählt. Das **Corpus amygdaloideum** liegt im vorderen Drittel des Temporallappens und hat intensive Faserbeziehungen zu Zentren des limbischen Systems (s.u.). Es spielt eine wichtige Rolle bei der emotionalen Modulation vegetativer Parameter und bei der Steuerung von Angst- und Wutverhalten.

Archikortex. Dieser zeichnet sich durch eine dreischichtige mikroskopische Struktur aus und wird vor allem vom *Hippocampus*, vom *Gyrus parahippocampalis* und von Anteilen des *Gyrus cinguli* gebildet.

Der **Hippocampus** stellt eine eingerollte Archikortexstruktur dar (*Ammonshorn*) und liegt im Temporallappen an der Medialseite des Unterhorns des Seitenventrikels. Er ist ein wichtiger Teil des limbischen Systems und hat besondere Bedeutung für Lernvorgänge (Gedächtnisbildung), Aggressions-, Motivationsverhalten und Bewußtsein. Mit seinen efferenten Fasern bildet er den *Fornix*, der als Gewölbe das Dach des dritten Ventrikels von hinten nach vorne überspannt.

Der **Gyrus cinguli** liegt oberhalb des Balkens an der Medialseite der Hemisphären und bildet mit dem Hippocampus „das Zentrum" des limbischen Systems. Funktionell beeinflußt er vegetative Parameter und hat eine besondere Bedeutung für psycho- und lokomotorischen Antrieb.

Limbisches System. Dies ist ein funktionell zusammengehöriges System aus mehreren Gehirnstrukturen. Die wichtigsten sind:

- *Hippocampus*
- *Gyrus cinguli*
- *Gyrus parahippocampalis*
- *Corpus amygdaloideum*
- *Corpus mamillare*.

Gemeinsam ist diesen Strukturen, daß sie einen starken Einfluß auf emotionale und vegetative Parameter haben und daß sie eine große Rolle für Motivation, Antrieb, Lernen und möglicherweise auch andere kognitive Leistungen spielen. Man darf sie jedoch nicht als *alleinigen zerebralen Manifestationsort* dieser Fähigkeiten mißverstehen.

9.7 Neokortex

9.7.1 Funktionelle Gliederung

Der histologisch sechsschichtige Neokortex wird auch als *Isokortex* dem *Allokortex* (Paleo- und Archikortex) gegenübergestellt. Er ist der phylogenetisch jüngste und damit am höchsten organisierte Anteil der Großhirnrinde und nimmt beim Menschen fast die gesamte Hemisphärenoberfläche ein. Zahlreiche intellektuelle Leistungen des Menschen werden z.T. eng umschriebenen Arealen des Neokortex zugeordnet. Es ist jedoch unmöglich, einzelne geistige Leistungen des Menschen auf eng abgrenzbare Gebiete des Endhirns zurückzuführen, wie es früher geschehen ist. So wurden z.B. spezielle kleine Felder für die „Selbst- und Gemeinschafts-Ich-Empfindung", den „Antrieb" oder „motorische Handlungsfolgen" beschrieben. Die meisten dieser Leistungen erfordern jedoch weit mehr als nur *ein* Funktionsareal der Großhirnrinde, und ihr Zustandekommen ist nur durch ein komplexes Zusammenspiel sehr vieler kortikaler und subkortikaler Gehirnzentren möglich. Dabei können sie natürlich dennoch in einem umschriebenen Bereich des Kortex ein gewisses Zentrum haben, das für den reibungslosen Ablauf dieser Funktionen unentbehrlich ist. Einige dieser Felder werden in den anschließenden Kapiteln besprochen.

Funktionell läßt sich der Neokortex einteilen in:

- *Primärfelder*
- *Sekundärfelder*
- *Assoziationsfelder*.

Als **Primärfelder** werden vor allem sensorische Zentren bezeichnet, die ihre Sinnesafferenzen direkt vom Thalamus empfangen und dazu dienen, diese Information *interpretationsfrei* zum Bewußtsein zu bringen. Sie sind also der *primäre* Endigungsort der betreffenden Sinnesbahn (Sehbahn, Hörbahn etc.) in der Großhirnrinde. Für alle Arten der Sinneswahrnehmung gibt es ein solches primäres Zentrum im Kortex (Sehrinde, Hörrinde etc.). Ein *motorisches* Primärfeld ist demgegenüber der Gyrus precentralis (sog. *Motokortex*). Von hier aus wird zum großen Teil die Bewegungsinitiation der pyramidalen Motorik ins Rückenmark geleitet.

Als **Sekundärfelder** werden Gebiete des Isokortex bezeichnet, die neben den ihnen zugeordneten *primären* Rindenfeldern liegen und für die erste *integratorische Verarbeitung* der Sinnesinformationen, die im zugehörigen sensorischen Primärfeld verschaltet wurden, zuständig sind. In den sekundären Rindenfeldern erfolgt eine *Interpretation* der Sinneswahrnehmungen im Sinne eines erkennenden Zuordnens des Wahrgenommenen. *Handlungskonsequenzen* auf diese Wahrnehmung hin werden dann von anderen Zentren aus (Assoziationsfelder, s.u.) initiert.

Assoziationsfelder unterscheiden sich von den primären und sekundären Feldern dadurch, daß sie weder primäre Sinnesinformationen über den Thalamus erhalten, noch wie die Sekundärfelder einer einzelnen Sinnesinformation oder einem bestimmten Primärfeld alleine zugeordnet werden können. Dennoch sind sie aber afferent und efferent mit zahlreichen primären und sekundären Rindenfeldern verbunden. Einigen Assoziationsfeldern lassen sich umschriebene Funktionen zuordnen (z. B. motorisches Sprachzentrum). Vor allem in der Größe und Komplexität der *Sekundär- und Assoziationsfelder* unterscheidet sich das Gehirn des Menschen von dem aller Tiere. Ein großer Teil der menschheitsspezifischen intellektuellen und seelischen Leistungen des Gehirns muß in diesen Gebieten vermutet werden.

9.7.2 Histologie des Neokortex

Die Großhirnrinde ist durchschnittlich etwa 3–4 mm dick und enthält nach Schätzungen weit über 10 Milliarden Nervenzellen. Damit macht der *Isokortex* (=*Neokortex*) elf Zwölftel der Großhirnrinde aus. Sein mikroskopischer Aufbau ist grundsätzlich verschieden von dem des bereits besprochenen *Allokortex*.

Grundsätzlich existieren zwei Typen neokortikaler Neurone:

1. Pyramidenzellen (einschließlich sog. *modifizierter Pyramidenzellen*). Diese Zellen machen 85% aller kortikalen Neurone aus. Ihr Zelleib ähnelt einer Pyramide (Name!) mit der Spitze nach oben. Der Hauptdendrit ragt senkrecht Richtung Hirnoberfläche auf, doch gehen weitere Dendriten an der Basis ab. Die Dendriten tragen entlang ihrem gesamten Verlauf kleine Ausziehungen (*Dornen*, engl. *spines*), so daß sie an Zweige eines Rosenstrauches (natürlich ohne Blätter) erinnern. An diesen Dornen bilden die Dendriten synaptische Kontakte mit Axonen anderer Neurone aus. An der Basis der Pyramidenzellen entsenden sie ein senkrecht nach unten (Richtung weiße Substanz) gerichtetes Axon. Der Transmitter der Pyramidenzellen ist Glutamat und/oder (je nach kortikaler Region) Aspartat, sie sind somit *exzitatorische Zellen*. Pyramidenzellen bilden mit ihren Axonen die Gesamtheit des kortikalen Efferenzsystems und empfangen an ihren Dendriten den weitaus größten Teil (jedoch nicht die Gesamtheit) der kortikalen Afferenzen.

2. Nicht-Pyramidenzellen (Non-Pyramidenzellen). Diese Zellen bilden morphologisch sehr unterschiedliche Typen aus, grenzen sich aber von den Pyramidenzellen durch folgende Gemeinsamkeiten ab: Ihre Zelleiber sind in der Regel nicht pyramidenförmig (das trifft jedoch z.T. auch auf die „modifizierten Pyramidenzellen" zu), ihre Dendriten tragen keine Dornen, ihre Axone verlassen in der Regel nicht die Hirnrinde (es sind also intrakortikale Zwischenneurone), und sie sind mit ihrem Transmitter GABA inhibitorisch.

Man unterscheidet im Neokortex mikroskopisch sechs manchmal sehr fließend ineinander übergehende Schichten, die von außen nach innen numeriert werden (Abb. **9.17**):

- **I** Molekularschicht (*Lamina molecularis*)
- **II** äußere Körnerschicht (*Lamina granularis externa*)
- **III** äußere Pyramidenschicht (*Lamina pyramidalis externa*)
- **IV** innere Körnerschicht (*Lamina granularis interna*)
- **V** innere Pyramidenschicht (*Lamina pyramidalis interna*)
- **VI** multiforme Schicht (*Lamina multiformis*).

Die *Schichten* I–VI lassen sich sowohl im Nisslgefärbten (färbt Perikaryen an) als auch im markscheidengefärbten Präparat unterscheiden.

I Molekularschicht. Sie besteht überwiegend aus Fortsätzen tiefer gelegener Neurone. Hier gibt es *keine* Pyramidenzellen. Statt dessen finden sich vereinzelt kleine, spindelförmige Neurone (Nicht-Pyramidenzellen), deren nach außen gerichtete Fortsätze gemeinsam mit denen

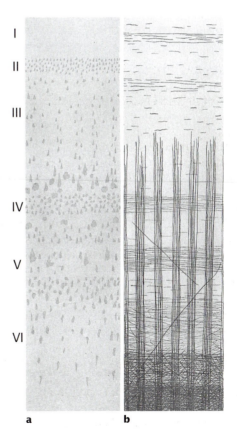

Abb. 9.17 Sechsschichtiger Bau des Neokortex. a: Nissl-Färbung (Färbung der Perikaryen). **b:** Markscheidenfärbung. (Aus Benninghoff [1])
I Molekularschicht, **II** äußere Körnerschicht, **III** äußere Pyramidenschicht, **IV** innere Körnerschicht, **V** innere Pyramidenschicht, **VI** multiforme Schicht.

tiefer gelegener Neurone parallel zur Oberfläche des Kortex verlaufen und dabei mit Fortsätzen anderer kortikaler Neurone Synapsen bilden. Diese tangential verlaufenden Fortsätze sind im myelinscheidengefärbten Präparat gut erkennbar (Abb. **9.17b**).

II Äußere Körnerschicht. Diese Schicht besteht überwiegend aus kleinen Pyramidenzellen, die sehr dicht gepackt sind, so daß bei schwacher Vergrößerung der Eindruck einer Körneransammlung entsteht (Name!).

III Äußere Pyramidenschicht. Hier findet man überwiegend große (Perikaryendurchmesser bis 40 μm) Pyramidenzellen, die von außen nach innen in dieser Schicht immer größer werden. Mit ihren axonalen Fortsätzen bilden sie den Hauptteil der kortiko-kortikalen Faserverbindungen (*Assoziations-* und *Kommissurenfasern*, s. Kap. 9.13).

IV Innere Körnerschicht. Diese Schicht wird vorwiegend von kleinen, dicht gepackten Pyramidenzellen gebildet, von denen viele sternförmig abgehende, nur schwach bedornte Fortsätze tragen (*„modifizierte Pyramidenzellen"*). Auch findet sich hier der Großteil der *Nicht-Pyramidenzellen*. Die Lamina IV wird von starken Bündeln horizontal verlaufender Fasern durchzogen (vgl. Markscheidenpräparat, Abb. **9.17b**), die in ihrer Gesamtheit auch als *äußerer Baillarger-Streifen* bezeichnet werden. In der inneren Körnerschicht enden vor allem die kortikalen Afferenzen aus den zahlreichen spezifischen Thalamuskernen, die sich hier horizontal verzweigen und vorwiegend den Baillarger-Streifen ausmachen. Entsprechend sind dieser Streifen und die ganze innere Körnerschicht in den sensibel-sensorischen Kortexarealen (somatosensibler Kortex, Hörrinde, Sehrinde) besonders stark ausgeprägt.

V Innere Pyramidenschicht. In dieser Schicht finden sich pyramidenförmige Zellen, die die größten Zellen der Großhirnrinde sind und mit ihren Axonen den Hauptteil der Kortexefferenzen zu tiefer gelegenen Zentren wie Basalganglien, Hirnstamm und Rückenmark (nicht aber Thalamus) bilden (*Projektionsneurone*, s. Kap. 9.13). Im Gyrus precentralis existieren in dieser fünften Schicht einige besonders große Pyramidenzellen (Perikaryendurchmesser bis zu 100 μm), die als *Betz-Riesenzellen* bezeichnet werden und mit ihren stark ummarkten Fortsätzen einen wesentlichen Teil der Pyramidenbahn bilden. Da die Zellen der fünften Schicht das Hauptausgangssystem des Kortex sind, leuchtet es ein, daß diese Schicht in motorischen Arealen wie dem Gyrus precentralis ganz besonders stark ausgeprägt ist.

Auch die V. Schicht wird von einem horizontal verlaufenden Streifen stark ummarkter Fasern durchzogen (*innerer Baillarger-Streifen*, vgl. Markscheidenpräparat, Abb. **9.17b**). Hierin verlaufen Axonkollateralen von Neuronen der II., III. und V. Schicht, die hier Synapsen ausbilden.

VI Multiforme Schicht. Diese Schicht läuft ohne scharfe Grenze in das darunter angrenzende Marklager aus. Sie enthält, wie der Name andeutet, sehr viele morphologisch unterschiedliche, meist kleinere Pyramiden- und Nicht-Pyramidenzellen. Ihre efferenten und afferenten Fortsätze richten diese Neurone größtenteils in andere kortikale Schichten oder nach extrakortikal, so daß in der VI. Schicht selbst kaum Synapsen gebildet werden. Die Pyramidenzellen dieser Schicht richten ihre Axone (Projektionsfasern) zu den spezifischen Kernen des Thalamus (während die *thalamokortikalen* Projektionen vorwiegend in der IV. Schicht enden, s.o.).

Kortikale Faserverbindungen und Rindentypen. Der größte Teil der afferenten Projektionen zum Kortex stammt von den spezifischen Thalamuskernen und aus anderen Kortexarealen (Assoziations- und Kommissurenfasern). Eine (jedoch nicht unbedeutende) Faserminderheit stammt aus den basalen Vorderhirnstrukturen (actylcholinerg, vor allem Ncl. basalis Meynert, s. S. 196) und monoaminergen Zellgruppen der Formatio reticularis (s. S. 130). Da in der inneren Körnerschicht mit den thalamokortikalen Projektionen der Hauptteil der Großhirnafferenzen endet und umgekehrt die kortikofugalen Projektionen zu Basalganglien, Hirnstamm und Rückenmark fast ausschließlich von der inneren Pyramidenschicht ausgehen, ist es nicht verwunderlich, daß die sechs Neokortexschichten in ihrer beschriebenen Form in einzelnen Kortexarealen sehr unterschiedlich ausgeprägt sind. So findet man in sensibel-sensorischen Rindengebieten wie dem Gyrus postcentralis (somatosensible Rinde), der Sehrinde oder der Hörrinde einen sog.

- *granulären Kortex*

mit extrem stark entwickelten Körner- und nur schwach ausgebildeten Pyramidenschichten. Diesem Rindentypus kann man einen

- *agranulären Kortex*

mit sehr stark ausgeprägten Pyramidenzellschichten und nur schwach entwickelten oder gar fehlenden Laminae II und IV gegenüberstellen, wie er vor allem in motorischen Kortexarealen vorkommt (z.B. Gyrus precentralis). Solche und ähnliche histologischen Kriterien haben zur Einteilung in die kortikalen Rindenfelder nach Brodmann geführt (s. Kap. 9.1.3). Innerhalb dieser Rindenfelder existieren wiederum kleine Funktionseinheiten in Form einzelner, funktionell zusammengehöriger *Zellsäulen (Columnae)*, die innerhalb eines Kortexareals als Gruppen hinter- und nebeneinander „geschaltet" sind.

9.8 Frontallappen

9.8.1 Gyrus precentralis, Pyramidenbahn und pyramidale Motorik

Der die Area 4 nach Brodmann einnehmende Gyrus precentralis (Abb. **9.18a**, *1*) wurde in seiner Bedeutung bereits mehrfach erwähnt. Er wird auch als *primär somatomotorische Rinde* oder kurz *Motokortex* bezeichnet und gilt allgemein als der Ursprungsort der Willkürbewegungen. Diese Betrachtungsweise ist nur bedingt richtig, da der

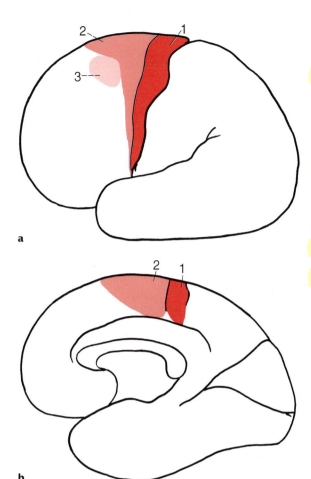

Abb. 9.18 Motorische Kortexareale.
a und **b Lokalisation. a:** von lateral, **b:** von medial.
1 Gyrus precentralis (Motokortex, Area 4, medial als Lobulus paracentralis), **2** prämotorischer und supplementärmotorischer Kortex, **3** frontales Augenfeld.

Gyrus precentralis lediglich die letzte Station nach einem langen Verarbeitungsweg ist, den die Bewegungsimpulse durchlaufen haben (s. Kap. 7.4 und 9.2.7). Vom Motokortex aus gelangen diese Impulse dann zu den motorischen Ausführungsorganen der Hirnnervenkerne oder des Rückenmarkvorderhorns. Der Gyrus precentralis weist eine *somatotopische Gliederung* auf, d. h., alle Körperteile sind „landkartenartig" auf dem Motokortex repräsentiert, was große klinische Bedeutung hat (Abb. 9.19, *1*). Es fällt auf, daß motorisch besonders fein differenzierte Körperteile wie Hand, Gesicht oder Zunge (man denke an die ungeheuer fein abgestimmte Motorik, die z. B. für die Bildung der Sprache notwendig ist) ein entsprechend großes Feld im motorischen Kortex einnehmen. Wichtig ist außerdem, daß die motorische Versorgung der *unteren Extremität* von der *Medialseite* des Gyrus precentralis aus geschieht; daher ist bei pathologischen Prozessen im Interhemisphärenspalt die untere Extremität in ihrer Funktion zuerst beeinträchtigt (s. u.).

Afferenzen erhält der Gyrus precentralis *subkortikal* von der ventralen Kerngruppe des Thalamus (Ncl. ventralis anterolateralis), über die ihm die integratorisch verarbeiteten motorischen Impulse aus den Basalganglien und dem Cerebellum zugeleitet werden. *Kortikale* Zuflüsse erhält er vor allem von der somatosensiblen Rinde des Gyrus postcentralis und der supplementärmotorischen bzw. prämotorischen Rinde, die unmittelbar vor dem Gyrus precentralis lokalisiert ist (s. u.).

Mit seinen **Efferenzen** bildet er den größten Teil des *Tractus corticonuclearis* und des *Tractus corticospinalis* (Abb. 9.19, *3* und *4*). Beide Tractus werden oft etwas ungenau als *Pyramidenbahn* zusammengefaßt, obwohl dieser Begriff sich eigentlich nur auf den Tractus corticospinalis bezieht. Diese Bahnen ziehen somatotopisch geordnet vom Motokortex nach kaudal durch die Capsula interna (Abb. 9.19, *2*) hirnstammwärts. Im Mittelhirn verlaufen sie im Crus cerebri (Abb. 9.19, *3*).

Der – strenggenommen nicht zur Pyramidenbahn zu rechnende, da bereits vor den Pyramiden in der Medulla oblongata endende – *Tractus corticonuclearis* endet dann großenteils bilateral an den somatomotorischen Hirnnervenkernen (Abb. 9.19, *6* und *8*). Ein Teil endet auch *nur* kontralateral an den Kernen z. B. des N. facialis (untere Gesichtshälfte) wie auf S. 135 beschrieben.

Der *Tractus corticospinalis* bildet in der Medulla oblongata die von ventral makroskopisch sichtbaren *Pyramiden* und kreuzt kurz danach mit 70–90% seiner Fasern auf die Gegenseite (Abb. 9.19, *10*), um dann im Seitenstrang des Rückenmarks als *Tractus corticospinalis lateralis* (Abb. 9.19, *11*) somatotopisch geordnet nach unten zu verlaufen. Die 10–30% der Fasern, die nicht in der Medulla oblongata gekreuzt haben, verlaufen als *Tractus corticospinalis anterior* (Abb. 9.19, *12*) im Vorderstrang des Rückenmarks und enden alle im Zervikalmark, wobei sie dann auf segmentaler Ebene zur Gegenseite kreuzen. Die meisten Pyramidenbahnfasern enden im Vorderhorn des Rückenmarks über Interneurone an den Motoneuronen, die die motorischen Spinalnerven bilden (Abb. 9.19, *13*).

Der Gyrus precentralis stellt mit seinen efferenten Fasern nur etwa die Hälfte der Pyramidenbahn. Weitere Anteile dieser Bahn stammen aus den Areae 6 und 8, die rostral von der Area 4 (= Motokortex) liegen und z. B. für *willkürliche Augenbewegungen*, die niemals vom Gyrus precentralis aus initiiert werden, zuständig sind (s. u.). Schließlich senden auch noch der primäre und sekundäre somatosensible Kortex im Parietallappen Fasern mit der Pyramidenbahn in den Hirnstamm und ins Rückenmark (vgl. Kap. 9.9).

Weitere Efferenzen schickt der Gyrus precentralis als

9 Großhirn (Telencephalon)

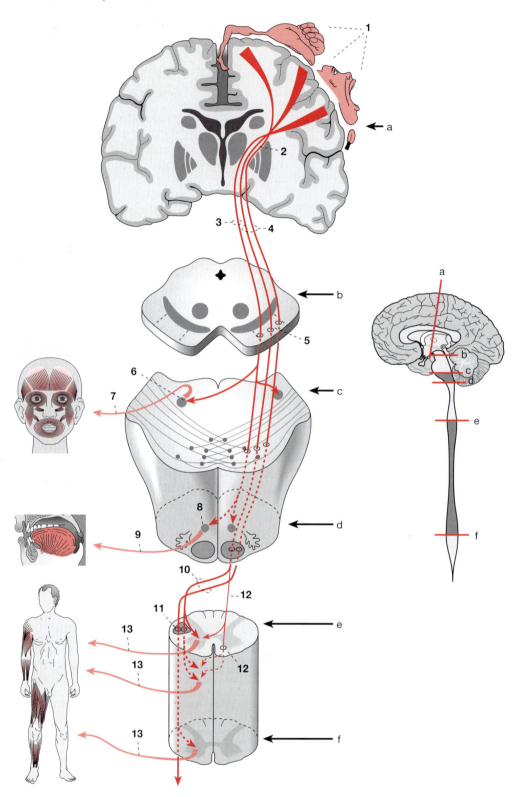

Abb. 9.19 Ursprung und Verlauf der Tractus corticonuclearis und corticospinalis (Pyramidenbahn).
1 Motokortex (Gyrus precentralis) mit somatotopischer Gliederung (beachte die im Verhältnis überdimensional große Repräsentation der Hand, des Gesichts sowie Zunge/ Schlund), **2** Capsula interna, **3** Tractus corticonuclearis, **4** Tractus corticospinalis, **5** Crus cerebri, **6** Ncl. n. facialis, der mit seinen Motoneuronen den **7** N. facialis bildet, **8** Ncl. n. hypoglossi, der mit seinen Motoneuronen den **9** N. hypoglossus bildet (beachte, daß **6** und **8** nur Beispiele sind, alle anderen somatomotorischen und speziell-viszeromotorischen Hirnnervenkerne empfangen ebenfalls Fasern aus dem Tractus corticonuclearis), **10** Pyramidenbahnkreuzung in der Medulla oblongata, **11** Tractus corticospinalis lateralis, **12** Tractus corticospinalis anterior, **13** Axone der Motoneurone im Vorderhorn des Rückenmarks, die die motorischen Spinalnerven bilden.

(allerdings nur kleine Anteile des) *Tractus corticopontinus* in den Hirnstamm zur Brücke, die (wie die Kollateralen der Pyramidenbahn, die in der Olive enden) dem Kleinhirn eine Rückmeldung über die motorische Information geben, die im gleichen Augenblick das Rückenmark erreicht. Neben dem Thalamus werden schließlich auch noch die extrapyramidalen Zentren des Ncl. ruber und der Formatio reticularis von der Area 4 aus mit Bewegungsimpulsen versorgt. Die extrapyramidalen Zentren werden allerdings nicht nur von der Area 4, sondern auch bzw. überwiegend von den supplementär- bzw. prämotorischen Feldern aus angesteuert. So ist bei Läsion der Area 4 ein Resterhalt der extrapyramidalen Motorik möglich.

Die wichtigste **Funktion** des Gyrus precentralis ist somit über Tractus corticospinalis und Tractus corticonuclearis die willkürmotorische Versorgung der *kontralateralen* Körperhälfte. Hierbei handelt es sich vor allem um die *Feinmotorik*, weil vom Gyrus precentralis aus vor allem die *distalen* Extremitätenabschnitte und die Kopfregion (Gesicht, Zunge) versorgt werden (entsprechend der Somatotopik in Abb. **9.19**, *1*), während die proximalen Extremitätenabschnitte – nicht ausschließlich, aber bevorzugt – von den extrapyramidalmotorischen Zentren aus angesteuert werden. Die efferente Bahn des Gyrus precentralis ins Rückenmark reift in der Ontogenese erst relativ spät aus. Nicht zuletzt darauf ist die motorische Ungeschicklichkeit eines Säuglings zurückzuführen.

Der an der Medialseite gelegene Motokortexanteil (Lobulus paracentralis) hat mit der Innervation der Beckenbodenmuskulatur für die willkürliche Kontrolle über die Harnblasenentleerung entscheidende Bedeutung.

Klinik Eine Läsion der Area 4 ist in der Regel nicht vollständig (da sie meist durch Tumoren oder Gefäßverschlüsse verursacht wird) und deshalb in der Symptomatik abhängig vom konkreten Ort der Schädigung im Gyrus precentralis. Im betroffenen kontralateralen Körperareal tritt dann eine

- schlaffe Parese

ein (Parese = unvollständige Lähmung), allerdings nur, solange die Area 4 alleine betroffen ist. Die Parese kann zu einer *spastischen Lähmung* werden, insbesondere dann, wenn die kortikale Versorgung bzw. Kontrolle der extrapyramidalmotorischen Zentren mitbetroffen ist, also eine Mitschädigung der prämotorischen Rinde vorliegt. Dann nämlich bleiben die extrapyramidalen Zentren des Hirnstamms (vor allem Ncl. ruber und Ncll. vestibulares) unkontrolliert, und sie üben alleinige Kontrolle über die Motoneurone des Rückenmarks aus. Dadurch resultiert eine „spastische" Muskelkontraktion vor allem der Beuger der oberen (Tractus rubrospinalis!) und der Strecker der unteren Extremität (Tractus vestibulospinalis!). Dieses Lähmungsbild wird der auf S. 93 beschriebenen *spinalen Spastik* als *supraspinale Spastik* (*Wernicke-Mann-Lähmung*) gegenübergestellt (vgl. Kap. 9.13.2, S. 224).

Eine beidseitige schlaffe Parese *beider Beine* (häufig verbunden mit Harninkontinenz) im Rahmen einer

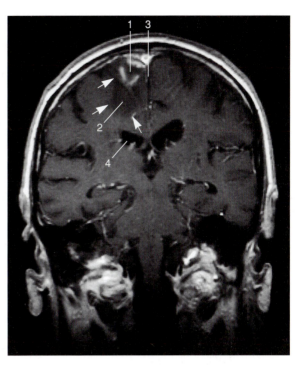

Abb. 9.20 Tumor im Fuß-/Beinbereich des Motokortex („*Mantelkantentumor*").
Frontalschnitt-Kernspintomographie (sog. koronare Schnittebene) des Gehirns bei malignem Lymphom (bösartiger Tumor des lymphatischen Gewebes) mit Manifestation an der „Mantelkante" des rechten Gyrus precentralis.
Symptomatik des Patienten: Parese initial des linken Beines, später durch zunehmende Kompression des kontralateralen Motokortex auch des rechten Beines.
1 Lymphom in der Beinregion des Motokortex (am Rand durch Kontrastmittelaufnahme aufgehellt) mit **2** umgebender Gehirnschwellung (Ödem), die sich dunkler gegen das übrige Hirngewebe abhebt (mit Pfeilen eingegrenzt) und auch für die zunehmende Kompression des Motokortex der Gegenseite verantwortlich ist. **3** Interhemisphärenspalt (Fissura longitudinalis cerebri), **4** Seitenventrikel (einseitig komprimiert durch Tumorödem).
(Bild aus Universitätsklinikum Freiburg, mit freundlicher Genehmigung von Prof. Langer, Abt. Radiologie.)

Schädigung der Area 4 muß immer an einen pathologischen Prozeß im Interhemisphärenspalt (z.B. sog. *Mantelkantentumor*) denken lassen (klinisches Beispiel in Abb. **9.20**).

9.8.2 Prämotorische/supplementärmotorische Rinde und frontales Augenfeld

Die **prämotorische Region** entspricht der Area 6 und Anteilen der Area 8 (Abb. **9.18a,b**, *2*). Häufig wird der medial gelegene Anteil als *supplementärmotorischer Kortex* abgegrenzt. Diese Kortexbereiche sind afferent und efferent ähnlich wie die Area 4 (Motokortex) verschaltet. Anders als bei der Area 4 machen aber die *efferenten* kortikofugalen Fasern der prämotorischen Rindenfelder einen *sehr großen* Teil des Tractus frontopontinus aus. Sie sind damit als ein wesentlicher Bestandteil des Regelkreises

prämotorische Rinde – Pons – Kleinhirnrinde – Kleinhirnkerne – Thalamus – motorische Rinde

aufzufassen. Weiterhin übt der prämotorische Kortex auch *direkten* Einfluß auf die Motorik aus, z.T. über die Versorgung der extrapyramidalen Zentren (Formatio reticularis, Ncl. ruber, indirekt auch Ncll. vestibulares), z.T. über Projektionen zum Motokortex (Area 4), z.T. aber auch *direkt* über Fasern, die in der Pyramidenbahn verlaufen. Diesen Bahnen wird zum einen eine Initiation von Massenbewegungen, zum anderen ein hemmender Einfluß auf Dehnungsreflexe im Rückenmark zugesprochen. Dementsprechend können sie bei einem Ausfall des Motokortex vor allem in den proximalen Extremitätenregionen eine Restmotorik in Form von Massenbewegungen ermöglichen. Anders als der laterale prämotorische Kortex hat das medial gelegene, als *supplementärmotorischer Kortex* bezeichnete Rindenareal für die Motorik eher eine *vorbereitende* als eine konkret *ausführende* Funktion. Man kann sich vorstellen, daß viele Bewegungsmuster in ihren Abläufen im supplementärmotorischen Kortex „gespeichert" sind, die letztlich über den Motokortex (Gyrus precentralis) zur Ausführung gelangen.

Klinik Bei einer Läsion des prämotorischen Kortex kommt es durch Enthemmung der extrapyramidalen Hirnstammzentren zu einer *spastischen Lähmung* (zur Pathophysiologie s. klinischer Hinweis in Kap. 9.8.1). Bei einer isolierten Schädigung des (medial gelegenen) supplementärmotorischen Kortex kommt es zu einer erheblichen Bewegungsarmut (*Hypokinese*) vor allem der kontralateralen Extremitäten bei an sich gut erhaltener Kraftentfaltung (also keine Lähmung und keine Spastik, da ja der Motokortex mit Pyramidenbahn intakt ist und auch die extrapyramidalen Hirnstammzentren vor allem von dem an der lateralen Hemisphärenseite liegenden prämotorischen Areal angesteuert werden). Diese Symptome sind durch die Unterbrechung der für jede Motorik notwendigen vorbereitenden Neuronenkreise, die über supplementärmotorischen Kortex und Basalganglien verlaufen, erklärbar.

Das **frontale Augenfeld** (Abb. **9.18a**, 3) liegt unmittelbar vor der prämotorischen Rinde und wird auch als *frontales Blickzentrum* bezeichnet. Seine Funktion ist die Initiation willkürlicher Augeneinstellbewegungen auf ein gewähltes Blickziel. Diese müssen von den unwillkürlichen, reflektorischen Augenbewegungen unterschieden werden, die, wie in Kap. 6.3.4 besprochen, im Hirnstamm selbst generiert werden. Das frontale Augenfeld generiert dabei horizontale Bewegungen beider Bulbi *zur kontralateralen Seite*.

Afferenzen erhält das frontale Augenfeld u.a. indirekt von der primären und sekundären Sehrinde (s. Kap. 9.10). Seine **efferenten** Fasern schickt es über den Tractus corticonuclearis kontralateral zum VI. und bilateral zum III. Hirnnervenkern (bei der bilateralen Versorgung *hemmt* die *ipsilaterale* Innervation den Antagonisten der kontralateral aktivierten Muskelgruppe). Der Hauptteil der Initiation von Augenbewegungen manifestiert sich allerdings über die Projektion des frontalen Augenfeldes in die paramediane pontine Formatio reticularis (PPRF), von wo aus die Blickbewegungen dann konkret generiert werden (vgl. Kap. 6.3.4 und Abb. **6.6**).

Neben dem frontalen Blickzentrum gibt es auch noch andere kortikale Regionen, die für die Entstehung von Blickbewegungen wichtig sind (inbesondere für *Blickfolgebewegungen* bei Beobachtung eines sich bewegenden Objektes). Dazu gehören vor allem Regionen des hinteren Parietal- und oberen Temporallappens am Übergang zum Okzipitallappen. Als wichtigstes Zentrum für die Entstehung *willkürlicher* Augeneinstellbewegungen (*Sakkaden*) kann jedoch das frontale Augenfeld gelten.

Klinik Eine *Reizung* (z.B. durch einen kleinen Tumor oder eine beginnende Blutung) des frontalen Augenfeldes führt durch unkontrollierte Entladung der Neurone zu einer konjugierten Augenbewegung beider Bulbi (*Blickdeviation*) zur Gegenseite. Eine *Zerstörung* des frontalen Augenfeldes auf einer Seite führt dagegen zu einer Blickdeviation *zur ipsilateralen Seite*, da die Impulse des kontralateralen frontalen Blickzentrums überwiegen (zur besseren Anschaulichkeit vgl. die Verhältnisse beim Gesunden in Abb. **6.6**).

9.8.3 Motorisches Sprachzentrum

Dieses Areal wird nach dem Erstbeschreiber seiner Funktion auch *Broca-Sprachzentrum* genannt. Es nimmt den Bereich der Pars opercularis und z.T. Pars triangularis des Gyrus frontalis inferior ein (Abb. **9.21**). Von hier aus wird nicht *direkt* die

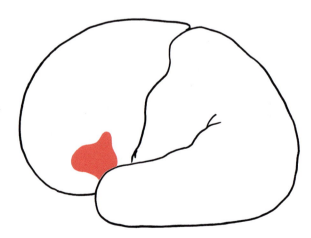

Abb. 9.21 Lokalisation des Broca- (= motorischen) Sprachzentrums im Gyrus frontalis inferior.

Aktivierung der für die Sprache wichtigen Muskeln initiiert, sondern die Sprache *in ihrem Wortlaut und Satzbau* geformt. Erst anschließend wird von diesem Sprachzentrum aus über einige Zwischenstationen selektiv die Aktivierung der zuständigen Muskelgruppen in Gang gesetzt (s.u.). Dieses Zentrum darf nicht mit dem *Wernicke-Sprachzentrum* der sekundären Hörrinde verwechselt werden (s. S. 220), die dem *motorischen* als *sensorisches Sprachzentrum* gegenübergestellt wird und vor allem für das *Sprachverständnis* zuständig ist.

Es ist von immenser Bedeutung, daß das Broca-Sprachzentrum nur *einseitig*, in der *damit definitionsgemäß dominanten Hemisphäre* (bei Rechtshändern links, bei Linkshändern rechts oder links) in seiner Funktion ausgeprägt ist und *bei Ausfall* daher kontralateral *nicht kompensiert* werden kann.

Afferente Fasern empfängt das motorische Sprachzentrum u. a. von der primären und sekundären Hörrinde und neben zahlreichen anderen Assoziationsfeldern auch vom Gyrus angularis, der ebenfalls für die zentralnervöse Integration der Sprache eine große Bedeutung hat (s. u.).

Efferent sendet es seine Fasern z.T. direkt, z.T. indirekt (via Basalganglien bzw. Kleinhirn und Thalamus) zum Gyrus precentralis (Motokortex), von wo aus über kortikonukleäre Bahnen die entsprechenden Hirnstammkerne aktiviert werden, die die für die Sprache wichtigen Muskeln vor allem in Kehlkopf und Rachen sowie die mimische Muskulatur versorgen.

Klinik Eine Schädigung des motorischen Sprachzentrums kann nur bei Läsionen der *dominanten* Hemisphäre auftreten. Das resultierende Krankheitsbild ist die *motorische Aphasie*[21]. Charakteristisch ist dabei, daß die Kranken, obwohl sie Geschriebenes und Gesprochenes sehr gut *verstehen*, die Sprache nicht mehr sprechen können. Es kommt auf das Ausmaß der Schädigung an, ob dem Patienten nur gelegentlich „die Worte fehlen", er völlig unverständliche Wortneubildungen kreiert (Agrammatismus) und nur in abgehackten Wörtern oder Sätzen spricht („*Telegrammstil*") oder ob er, bei vollständiger Zerstörung des Broca-Sprachzentrums, überhaupt nicht mehr sprechen kann. Das Schreiben ist in der gleichen Weise wie das Sprechen beeinträchtigt. Meist versuchen die Kranken dann durch Gestik, Kopfnicken bzw. -schütteln und dergleichen sich verständlich zu machen. Diese Form der Sprachstörung muß sorgfältig unterschieden werden von der sog. *sensorischen Aphasie*, die unten eingehend besprochen wird (klinischer Hinweis in Kap. 9.11.3).

---

[21] a-phasia (gr.) = ohne Sprache

9.8.4 Frontales Blasenzentrum

Ein im vorderen Gyrus cinguli und dem angrenzenden Gyrus frontalis medialis lokalisiertes Zentrum (vgl. Abb. **12.5**, *9*, S. 272) hat entscheidenden Einfluß auf die Harnblasen- und Enddarmentleerung. Dabei übt es vor allem hemmenden Einfluß aus, d.h., bei einer (auch einseitigen) Schädigung entsteht Harn-, bei größeren Läsionen sogar Stuhlinkontinenz. Einzelheiten werden in Kap. 12.7.1, S. 271f.) beschrieben.

9.8.5 Präfrontale Rinde

Unter dem Begriff *präfrontaler Kortex* werden diejenigen neokortikalen Anteile des Frontallappens zusammengefaßt, die *rostral* der prämotorischen Rinde bis ganz vorne zum Frontalpol liegen (Abb. 9.22). **Funktionell** werden diesem Großhirnbereich neben einer herausragenden Rolle für das Kurzzeitgedächtnis höhere psychische und geistige Leistungen des Menschen zugeschrieben, wobei seine Bedeutung besonders kraß bei seinem Ausfall zutage tritt (s. u.).

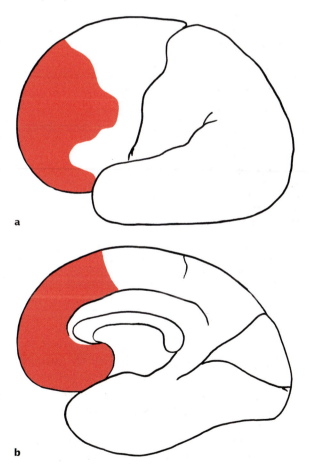

Abb. 9.22 Lokalisation des präfrontalen Kortex. **a:** von lateral, **b:** von medial.

9 Großhirn (Telencephalon)

Afferenzen empfängt der präfrontale Kortex aus nahezu allen anderen, insbesondere limbischen Großhirnrindenarealen. Auch die mediale Kerngruppe des Thalamus und dopaminerge Hirnstammzentren der Formatio reticularis projizieren in den präfrontalen Kortex.

Efferent ist die präfrontale Rinde (ähnlich wie afferent) mit zahlreichen kortikalen Arealen und mit dem Thalamus verbunden.

Klinik Seltener eine unilaterale, immer aber eine bilaterale Schädigung des präfrontalen Kortex (große Frontalhirntumoren, Blutungen, degenerative Prozesse oder, sehr häufig, Schädelhirntraumen) führt zu schwersten Persönlichkeitsveränderungen. Die Betroffenen erfahren eine drastische Herabminderung ihrer intellektuellen Fähigkeiten, ihres psychischen und motorischen Antriebs, ihrer Ausdauer, Konzentrationsfähigkeit und ihrer ethischen Grundhaltung. Sie fallen häufig erstmals durch starke Verlangsamung und scham- bzw. taktloses sowie enthemmtes Verhalten auf, machen dabei aber immer einen selbstzufriedenen und oft auch völlig gleichgültigen Eindruck.

Eine andere Form von Funktionsstörung des präfrontalen Kortex hat große Bedeutung in der Psychiatrie. Eine Überaktivität dopaminerger Projektionen aus der Formatio reticularis (vgl. S. 131) in den präfrontalen Kortex wird für einen der wichtigsten pathophysiologischen Vorgänge bei der Entstehung schizophrener Symptome (gravierende formale und inhaltliche Denkstörungen, Wahrnehmungsstörungen i. S. von Halluzinationen u. a.) gehalten.

9.9 Parietallappen

9.9.1 Somatosensible Bahnen, afferentes System zur sensiblen Rinde

Dem Kapitel über die wichtigsten Rindenfelder des Parietallappens wird eine Übersicht über die allgemein-somatosensiblen Bahnen vorangestellt, da sich die danach zu besprechenden Areale thematisch direkt daran anschließen. Da die Bahnen in ihren Einzelabschnitten bereits bei den jeweiligen Rückenmarks- und Hirnabschnitten besprochen sind, ist die folgende Darstellung knapp gehalten und dient nur der rekapitulierenden Zusammenschau des somatosensiblen Bahnsystems als Ganzes. Die protopathischen Bahnen sind in Abb. 9.23, die epikritischen Bahnen in Abb. 9.24 dargestellt.

Die protopathische Bahn vermittelt Schmerz, Temperatur sowie grobe Druck- und Tastempfindung und beginnt peripher an den entsprechenden Sinnesrezeptoren der Haut. Über die pseudounipolaren Neurone (entsprechend dem *ersten Neuron* der protopathisch-sensiblen Bahn), deren Perikaryen in den Spinalganglien bzw. im Ganglion trigeminale liegen (Abb. 9.23, *1* bzw. *2*), werden die protopathischen Impulse ins Hinterhorn des Rückenmarks geleitet, wo sie auf ein *zweites Neuron* verschaltet werden (Abb. 9.23, *3*). Die protopathische Sensibilität des Kopfbereichs wird im *Ncl. spinalis n. trigemini* verschaltet (Abb. 9.23, *4*). Die protopathische Bahn kreuzt unmittelbar nach Verschaltung auf das zweite Neuron auf die Gegenseite und verläuft im kontralateralen Vorderseitenstrang des Rückenmarks somatotopisch geordnet (jeweils in höheren Segmenten eintretende Fasern schließen sich medial an das Fasersystem an) als *Tractus spinothalamicus* nach oben zum Gehirn (Abb. 9.23, *5*). In der Medulla oblongata schließen sich von medial her die Fasern aus dem kontralateralen Ncl. spinalis n. trigemini an (Abb. 9.23, *6*). Die protopathische Bahn verläuft dann jeweils etwas dorsolateral der epikritischen Bahn durch das Hirnstammtegmentum, um dann in somatotopischer Anordnung im *Ncl. ventralis posterior* des Thalamus zu enden (Trigeminusfasern medial, Tractus-spinothalamicus-Fasern aus dem Rückenmark lateral, Abb. 9.23, *7*). Hier findet die Umschaltung auf das *dritte Neuron* der protopathisch-sensiblen Bahn statt, dessen Axone (Abb. 9.23, *8*) durch die Capsula interna (S. 223) nach oben zum Gyrus postcentralis des Parietallappens ziehen. Dort, in der primären somatosensiblen Rinde, enden die Fasern erneut in somatotopischer Anordnung (Abb. 9.23, *9*), die also während des gesamten Verlaufs der Bahn erhalten bleibt.

Die epikritische Bahn (Abb. 9.24) vermittelt feine Tastempfindung und bewußte Wahrnehmungen aus dem Bewegungsapparat (Propriozeption). Die Impulse gelangen mit dem *ersten Neuron* aus der Haut und dem Bewegungsapparat (Gelenk-, Muskel-, Sehnenrezeptoren) über die Spinalganglien bzw. das Ganglion trigeminale (Abb. 9.24, *1* bzw. *2*) ins ZNS. Auf Rückenmarksebene ziehen die Fasern am Hinterhorn vorbei direkt in den ipsilateralen Hinterstrang (Abb. 9.24, *3*). Sie verlaufen dort, ohne auf die Gegenseite zu kreuzen, nach kranial in somatotopischer Anordnung. Die Fasern der oberen Extremität schließen sich ab den obersten Thorakalsegmenten als *Fasciculus cuneatus* (Abb. 9.24, *4*) dem bis dorthin nur aus dem *Fasciculus gracilis* (Abb. 9.24, *5*) bestehenden Hinterstrang von lateral her an. Die Fasern des ersten Neurons enden im dorsokaudalen Bereich der Medulla oblongata in den *Hinterstrangkernen* (*Ncl. cuneatus* und *Ncl. gracilis*, Abb. 9.24, *6* und *7*) und werden hier auf das *zweite Neuron* der epikritischen Bahn verschaltet. Dessen Axone ziehen nach ventromedial, kreuzen auf die Gegenseite und ziehen dort, zunächst weiter medial, dann zunehmend lateral im Hirnstammtegmentum nach rostral. Auf Höhe des Pons schließen sich die epikritischen Fasern aus dem Trigeminusbereich von medial her an, nachdem sie im *Ncl. principalis*

Parietallappen 9.9

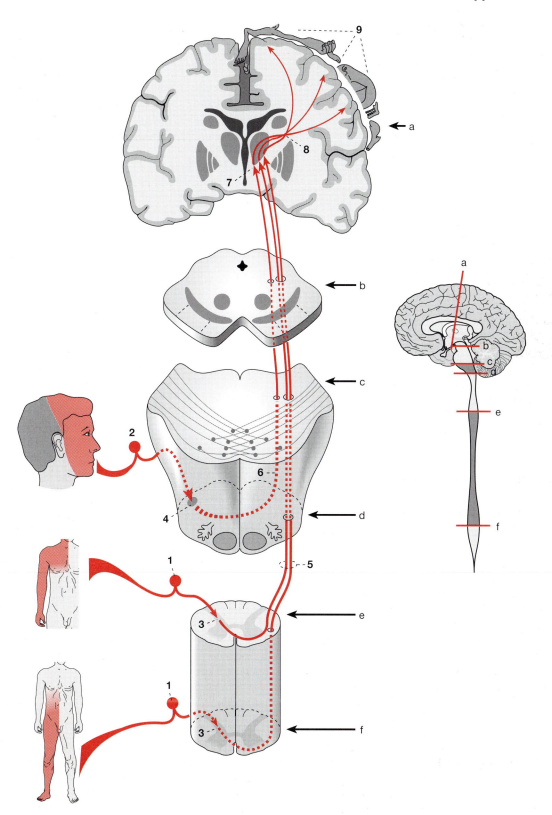

Abb. 9.23 Verlauf der Bahn der protopathischen Sensibilität.
1 Spinalganglien, **2** Ganglion trigeminale bzw. Spinalganglien, **3** Hinterhorn des Rückenmarks, **4** Ncl. spinalis n. trigemini, **5** Tractus spinothalamicus lateralis (Tractus spinothalamicus anterior nicht dargestellt, gehört jedoch trotzdem zur protopathischen Bahn und unterscheidet sich im Hirnstamm nicht mehr vom Tractus spinothalamicus lateralis), **6** protopathischsensible Fasern aus **4**; **7** Ncl. ventralis posterior thalami, **8** thalamokortikale Fasern, entsprechend dem dritten Neuron der protopathischen Bahn, **9** Gyrus postcentralis (primär somatosensibler Kortex) mit somatotopischer Gliederung.

Großhirn (Telencephalon)

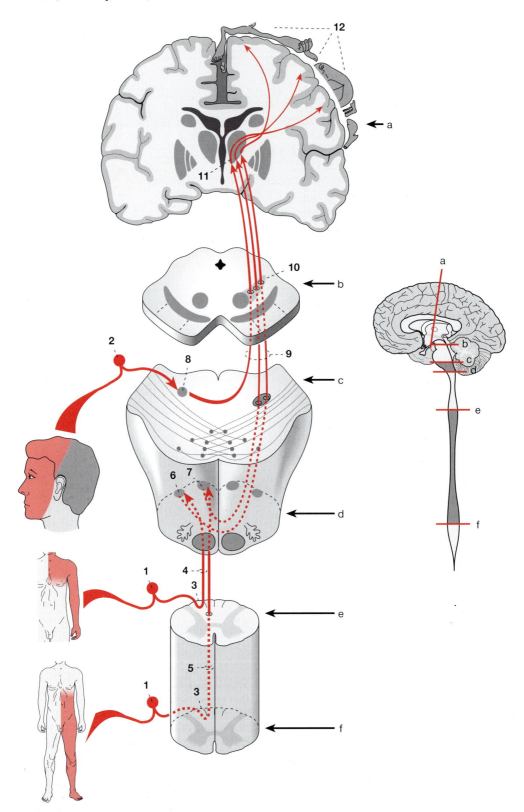

Abb. 9.24 Verlauf der Bahn der epikritischen Sensibilität.
1 Spinalganglien, **2** Ganglion trigeminale, **3** Hinterstrang des Rückenmarks, **4** Fasciculus cuneatus, **5** Fasciculus gracilis, **6** Ncl. cuneatus, **7** Ncl. gracilis, **8** Ncl. principalis (= Ncl. pontinus) n. trigemini, **9 und 10** Lemniscus medialis, **11** Ncl. ventralis posterior thalami, **12** Gyrus postcentralis (primär somatosensibler Kortex) mit somatotopischer Gliederung (beachte die im Verhältnis überdimensional große Lokalisationsfläche für Fuß, Hand, Gesicht, dabei speziell Lippen sowie Zunge/Schlund).

n. trigemini (Abb. **9.24**, *8*) auf das zweite Neuron verschaltet wurden und ebenfalls auf die Gegenseite gekreuzt sind. Alle Fasern der epikritischen Sensibilität ziehen gemeinsam als *Lemniscus medialis* (Abb. **9.24**, *9*) weiter, der sich im Mittelhirn als schweifartige Struktur (Abb. **9.24**, *10*) von hinten her dem Ncl. ruber anlegt. Die Fasern enden wie die protopathischen in somatotopischer Anordnung im *Ncl. ventralis posterior* des Thalamus (Kopf medial, Extremitäten und Rumpf lateral, Abb. **9.24**, *11*). Dort werden die Impulse auf ein *drittes Neuron* verschaltet, das durch den hinteren Schenkel der Capsula interna zum primären somatosensiblen Kortex im Gyrus postcentralis projiziert, wo seine Fasern erneut in somatotopischer Anordnung enden (Abb. **9.24**, *12*).

9.9.2 Gyrus postcentralis, primäre somatosensible Rinde

Die primäre somatosensible Rinde erstreckt sich in der Großhirnwindung, die direkt dem Sulcus centralis hinten anliegt, von der Medialseite über die Mantelkante bis hinunter zum Sulcus lateralis (Abb. **9.25a,b**; *1*) und nimmt die Areae 1, 2 und 3 nach Brodmann ein. Hier enden die somatosensiblen Fasern mit Impulsen aus der Haut, propriozeptiven Wahrnehmungsorganen wie Muskelspindeln, Sehnen- und Gelenkrezeptoren, aber auch aus dem Gleichgewichtsorgan. All diese sensibel-sensorischen Zuflüsse stammen aus der *kontralateralen* Körperhälfte, da alle entsprechenden afferenten Bahnen auf ihrem Weg zum Thalamus vorher zur Gegenseite kreuzen. Zwar werden sensible, im besonderen Schmerzreize wahrscheinlich bereits auf thalamischer Ebene in grober Weise wahrgenommen, doch erfolgen ihre lokalisatorische Zuordnung sowie die Differenzierung von Stärke und Art der entsprechenden Sinneswahrnehmung erst im Gyrus postcentralis. Der Gyrus postcentralis weist, wie auch der primär somatomotorische Kortex, eine somatotopische Gliederung auf (Abb. **9.24**, *12*). Wie bei der motorischen Rinde sind auch im Gyrus postcentralis einzelne Körperteile völlig überproportional repräsentiert. Dies hängt unmittelbar mit der entsprechenden Rezeptorendichte in der Peripherie zusammen, d.h., je feiner differenziert das Wahrnehmungsorgan in der Peripherie ist, desto größer ist sein ihm entsprechendes Feld im Gyrus postcentralis.

Strenggenommen muß man berücksichtigen, daß für viele Arten peripherer Rezeptoren eigene somatotopische Repräsentationen in der postzentralen Rinde bestehen. So enden in der Area 1 vornehmlich Afferenzen rasch adaptierender Hautrezeptoren (Berührung), in der Area 2 Afferenzen von Rezeptoren des Lagesinns (z.B. Gelenk-

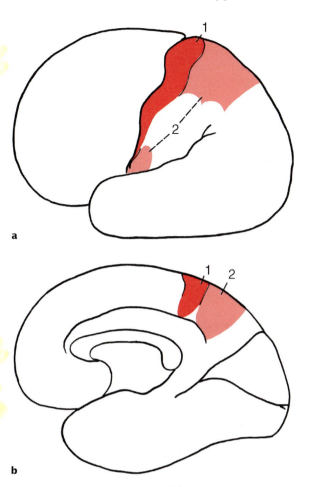

Abb. 9.25 Somatosensible Kortexareale. a: von lateral, **b:** von medial.
1 Gyrus postcentralis (primäre somatosensible Rinde), **2** sekundäre somatosensible Rinde.

rezeptoren), in der Area 3a Afferenzen von Muskelspindeln und in der Area 3b Hautrezeptoren (vor allem Schmerz und Temperatur).

Afferente Bahnen erreichen die somatosensible Rinde subkortikal über den *Ncl. ventralis posterior thalami* mit den Fasern der epikritischen und protopathischen Sensibilität und weiterhin über bislang ungesicherte Faserverbindungen von der Vestibulariskerngruppe. Kortikale Afferenzen kommen von der Area 4 (somatomotorische Rinde) und zahlreichen anderen kortikalen Arealen über Assoziations- und Kommissurenfasern.

Über **efferente** Fasern, die als Bestandteil der Pyramidenbahn abwärts ziehen und im Thalamus (Ncl. ventralis posterior), dem sensiblen Trigeminuskern, den Hinterstrangkernen und dem Hinterhorn des Rückenmarks enden, übt der Gyrus postcentralis eine Kontrolle über den sensibel-sensorischen Input dieser Kerne aus. Sensible Reize werden hier wahrscheinlich so bereits vor ihrer Weiterleitung zum Thalamus bzw. von dort zum sensiblen Kortex geblockt, zugelassen oder gar *gebahnt*.

Klinik Eine Läsion des Gyrus postcentralis hat in der *kontralateralen* Körperhälfte im betroffenen Areal eine starke Einschränkung der Empfindung von Be-

9 Großhirn (Telencephalon)

rührung, Druck, Schmerz (dieser ist am wenigsten beeinträchtigt), Temperatur und einen völligen Verlust der diskriminativen, fein lokalisierenden Wahrnehmung zur Folge.

9.9.3 Sekundäre somatosensible Rinde

Die dorsal des Gyrus postcentralis gelegenen Kortexgebiete (Areae 5 und 7) sowie ein am basalen Ende des Gyrus postcentralis befindliches kleines Areal, das ebenfalls somatotopisch gegliedert ist (Abb. **9.25**, 2), sind für die interpretative Zuordnung der in der *primären* somatosensiblen Rinde wahrgenommenen Reize zuständig.

Klinik Entsprechend der Funktion sekundärer Rindenfelder ist bei einem Ausfall dieser in Abb. **9.25** gezeigten Areale zwar eine bewußte Tastwahrnehmung möglich, nicht aber die *interpretative Zuordnung* des Getasteten oder gar ein *Erkennen*. Die Symptome dieses Krankheitsbildes werden häufig unter dem Begriff *taktile Agnosie*[22] zusammengefaßt.

9.9.4 Gyrus angularis

Der Gyrus angularis legt sich um das Ende des Sulcus temporalis superior herum, wird aber noch zum Parietallappen gerechnet und nimmt die Area 39 nach Brodmann ein (Abb. **9.26**). Er spielt auf der linken Hemisphärenseite eine zentrale Rolle bei der Verknüpfung visueller Impulse und deren Zuordnung zu sprachlichen Begriffen, ist also eine

---

[22] a-gignoskein (gr.) = nicht erkennen

wichtige Schaltstelle zwischen sekundärer Seh- und sekundärer Hörrinde. In diesem Zusammenhang ist er auch beim Vorgang des Schreibens unerläßlich. Seine Funktion ebenso wie seine klinischen Ausfälle können erst verstanden werden, wenn die sekundäre Seh- und die sekundäre Hörrinde besprochen wurden (s. Kap. 9.10.3 und 9.11.3).

9.9.5 Hinterer Parietallappen

Der hintere Teil des Parietallappens (also im groben der parietale Kortexbereich dorsal der bis hierhin besprochenen Funktionsbereiche, z.T. jedoch einschließlich der Areae 5 und 7) ist funktionell unerläßlich für die *Orientierung im dreidimensionalen Raum*. Er erhält **Afferenzen** von zahlreichen anderen Kortexarealen (vor allem primäre und sekundäre Sinnesfelder), die ihm visuelle, propriozeptive, vestibuläre und auditive Impulse zutragen. Diese werden hier integriert, um so nicht nur räumliche Vorstellung und Orientierung, sondern auch die Bewegung im dreidimensionalen Raum einschließlich Augenbewegungen vorzubereiten und zu ermöglichen.

Klinik Bei Läsionen im hinteren Parietallappen kommt es, insbesondere wenn sie rechtsseitig auftreten, häufig zu gravierenden *räumlichen Orientierungsstörungen*, was ganz besonders ins Gewicht fällt, wenn die Kranken in eine neue Umgebung geraten (z.B. finden diese Patienten im Krankenhaus meist weder ihre Station noch ihr Krankenzimmer wieder, wenn sie es einmal verlassen haben). Bei Parietallappenläsionen der dominanten Hemisphäre (also meist links) kann es hingegen zu einer sog. *Apraxie* kommen, einer Unfähigkeit, gelernte Bewegungsmuster auszuführen (z.B. Benutzen eines Stiftes, Heben eines Wasserglases etc.). Die Apraxie kann leicht mit einer *Parese* (unvollständige Muskellähmung) verwechselt werden, weil die Patienten Aufforderungen zu bestimmten Bewegungen nicht befolgen können. Die Kraftentfaltung der Muskeln ist jedoch bei der Apraxie völlig normal, nur kann der geplanten Bewegung kein räumliches Vorstellungsmuster zugeordnet werden (Aufgabe des hinteren Parietallappens), so daß sie nicht ausgeführt werden kann.

9.10 Okzipitallappen und visuelles System

9.10.1 Sehbahn, afferentes System zur Sehrinde

Der Okzipitallappen ist der kortikale Hauptmanifestationsort des visuellen Systems. Entsprechend wird hier vor der Darstellung der okzipitalen Rindenfelder zunächt die Sehbahn besprochen.

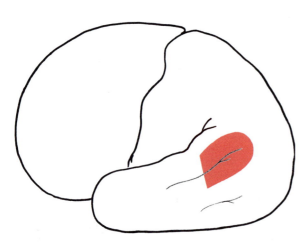

Abb. 9.26 **Lokalisation des Gyrus angularis** (legt sich um das Ende des Sulcus temporalis superior herum).

9.10 Okzipitallappen und visuelles System

Das *erste Neuron* der Sehbahn sind die Sinneszellen in der Retina (Zapfen und Stäbchen), die als speziell differenzierte Nervenzellen aufgefaßt werden können. Sie projizieren auf die bipolaren Zellen, die als *zweite Neurone* der Sehbahn vor ihnen in der Netzhaut liegen. Die bipolaren Zellen projizieren (z. T. über ein Zwischenneuron) auf die an der lichtzugewandten Seite der Retina liegenden großen Ganglienzellen (*drittes Neuron der Sehbahn*), die mit ihren zentralwärts gerichteten Fortsätzen den II. Hirnnerv, *N. opticus*, bilden (Abb. 9.27, *1*). Dieser ist entwicklungsgeschichtlich, wie auch die Retina, ein Teil des Gehirns (beide wachsen embryonal aus dem Zwischenhirn aus) und muß deshalb eher als zentraler Fasertrakt denn als peripherer Nerv bezeichnet werden. Er beginnt mit dem Austritt der Axone der großen Ganglienzellen aus der Retina in der *Papilla (Discus) n. optici* und tritt aus der Orbita in die Schädelhöhle ein. Dort vereinigt er sich mit dem Sehnerv der Gegenseite *direkt* über der Hypophyse zum *Chiasma opticum* (Abb. 9.27, *2*). Dies hat klinisch-topographisch große Bedeutung. Im Chiasma kreuzen alle Fasern der *medialen* Netzhauthälften (die also das *laterale Gesichtsfeld* repräsentieren) auf die Gegenseite, so daß im *Tractus opticus*, der sich dem Chiasma anschließt, die Fasern der *ipsilateralen temporalen* (lateralen) und *kontralateralen nasalen* (medialen) Netzhauthälften verlaufen (Abb. 9.27, *3*). Der Tractus opticus endet dann im *Corpus geniculatum laterale* des Thalamus, wo die visuellen Impulse auf das vierte Neuron der Sehbahn umgeschaltet werden (Abb. 9.27, *4*). Vorher gibt er Kollateralen zum Hypothalamus, zur Area pretectalis und zum Tectum des Mittelhirns ab (nicht dargestellt in Abb. 9.27). Dies erklärt, warum bestimmte optische Reflexe auch bei Zerstörung des Corpus geniculatum laterale bzw. der nachgeschalteten Sehbahn erhalten bleiben können. Vom Thalamus aus setzt sich die Sehbahn über die breitgestreute *Gratiolet-Sehstrahlung (Radiatio optica)* zur Sehrinde fort (Abb.

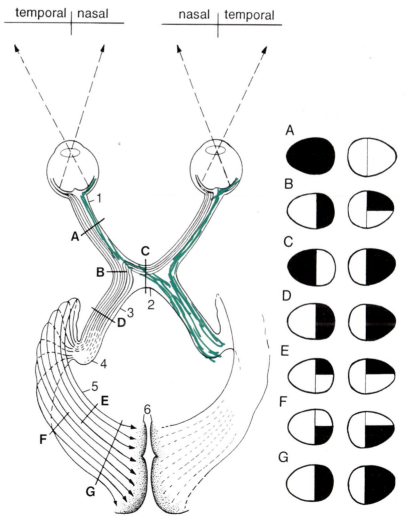

Abb. 9.27 Verlauf und Kreuzung der Fasern der Sehbahn mit Ausfallssymptomen bei entsprechenden Läsionen. (Modifiziert nach R. D. Adams und M. Victor: Principles of Neurology, McGraw-Hill 1997)
1 N. opticus, **2** Chiasma opticum, **3** Tractus opticus, **4** Corpus geniculatum laterale, **5** Sehstrahlung, **6** primäre Sehrinde (Area 17). Beachte, daß die Information des temporalen Gesichtsfeldes auf die nasale Netzhauthälfte trifft und umgekehrt. *Läsionen und Ausfälle (rechts die Gesichtsfeldausfälle als schwarze Schatten dargestellt):* Für das „Basiswissen" ist die Kenntnis der Läsionen A, C, D und G ausreichend.
A: N.-opticus-Läsion links: Blindheit des linken Auges. **B:** N.-opticus-Läsion links in Höhe des Chiasmas von lateral her kommend (nasale Fasern von links haben bereits nach kontralateral gekreuzt): Hemianopsie links nasal und Quadrantenanopsie rechts temporal oben. **C:** Chiasmaläsion (median): bitemporale Hemianopsie. **D:** Tractus-opticus-Läsion links: homonyme Hemianopsie nach rechts. **E:** Läsion der im Temporallappen vorne verlaufenden Sehstrahlung links: obere Quadrantenanopsie rechts. **F:** Läsion der im Temporallappen hinten verlaufenden Sehstrahlung links: untere Quadrantenanopsie rechts. **G:** Läsion der gesamten Sehstrahlung links: homonyme Hemianopsie nach rechts.

9 Großhirn (Telencephalon)

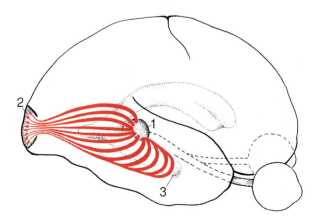

Abb. 9.28 Verlauf der Sehstrahlung vom **1** Corpus geniculatum laterale des Thalamus zur **2** Area 17 (= primäre Sehrinde) im Okzipitallappen. Beachte den teilweisen Verlauf der Sehbahnfasern im Temporallappen um das **3** Unterhorn des Seitenventrikels herum. (Modifiziert nach R. D. Adams und M. Victor: Principles of Neurology, McGraw-Hill 1997)

Sehstrahlung, kommt es bei seiner Läsion eher zu einer kompletten Hemianopsie, wohingegen bei der *Sehstrahlungsläsion*, bei der meist nur Teile betroffen sind, eher kleinere Gesichtsfeldausfälle resultieren (Abb. **9.27**, *E, F*).

Durch das rotierende Auswachsen der embryonalen Hemisphäre kommt ein Teil der Sehstrahlung in den Temporallappen zu liegen (s. o.). Dadurch sind die Gesichtsfeldausfälle z.B. bei Temporallappentumoren zu erklären, die im allgemeinen das kontralaterale obere Gesichtsfeld betreffen (Abb. **9.27**, *E*).

9.10.2 Primäre Sehrinde

Die primäre Sehrinde kleidet die Wand des Sulcus calcarinus aus, greift auf die mediale Fläche des Okzipitallappens und auf den Okzipitalpol über und nimmt die Area 17 nach Brodmann ein (Abb. **9.29**, *1*). Da sie in ihrer grauen Substanz einen bereits makroskopisch sichtbaren weißen Streifen

9.27, *5*). Durch das embryonale Auswachsen des Temporallappens im Bogen nach unten und vorne (vgl. S. 185) wird die Sehstrahlung zu einem erheblichen Teil mit nach vorne in den Temporallappen geschoben und umkleidet damit die Lateral- und Medialwände des Hinter- und Unterhorns des Seitenventrikels (Abb. **9.28**).

Klinik Entsprechend den topisch geordneten und kreuzenden Faserverläufen kann man klinisch Schädigungen der Sehbahn recht gut lokalisieren (vgl. Abb. **9.27**). So resultiert z.B. eine Schädigung des *N. opticus* (bei entsprechendem Ausmaß) in einer Blindheit auf dem Auge der betroffenen Seite, da der N. opticus alle retinalen Fasern des entsprechenden Bulbus führt (Abb. **9.27**, *A*).

Eine Schädigung *im Chiasma* hingegen hat eine sog. *bitemporale Hemianopsie* zur Folge, wenn die Läsion in der Mitte des Chiasmas erfolgt (Abb. **9.27**, *C*; Beispiel Hypophysentumor, s. S. 175). Unter *Hemianopsie* versteht man einen Ausfall der Hälfte des Gesichtsfeldes[23]. Der Begriff *bitemporal* bezieht sich auf die betroffenen *Gesichtsfelder*, die ja den betroffenen Netzhautfeldern entgegengesetzt sind. Bei einer Läsion des *gesamten* Chiasmas resultiert eine Läsion aller Sehbahnfasern, die zu völliger Blindheit führt.

Eine Schädigung des *Tractus opticus* hat eine *homonyme Hemianopsie* zur betroffenen Seite zur Folge (Abb. **9.27**, *D*; homonym bedeutet, daß beide ausgefallenen Gesichtsfeldhälften zur gleichen Seite zeigen).

Eine Schädigung des *Corpus geniculatum laterale* oder der Sehstrahlung resultiert ebenfalls in einer Hemianopsie zur betroffenen Seite, zeichnet sich aber durch einige erhaltene optische Reflexe (z.B. Pupillenreflex) aus, da die entsprechenden Fasern ins Mittelhirn bereits vor dem Thalamus abgehen. Weil das verhältnismäßig kleine Corpus geniculatum laterale leichter vollständig geschädigt wird als die relativ weit gestreute

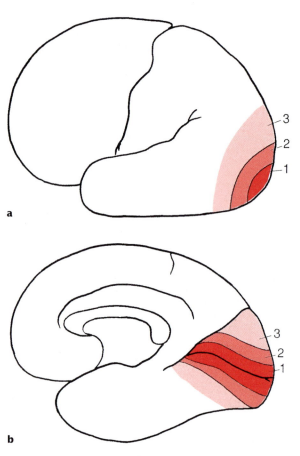

Abb. 9.29 Visuelle Rindenfelder. **a:** von lateral, **b:** von medial.
1 Primäre Sehrinde (Area 17), **2** und **3** sekundäre Sehrinde, **2** Area 18, **3** Area 19.
Beachte, daß der Hauptteil der primären Sehrinde an der medialen Hemisphärenseite liegt und von der sekundären Sehrinde „hufeisenförmig" umgeben wird.

---

[23] hemi (gr.) = halb; opsis(gr.) = Sehen, an = Verneinung

(*Gennari-* oder *Vicq-d'Azyr-Streifen*) aufweist, der parallel zur Rinde verläuft, wird sie auch *Area striata* genannt (vgl. Abb. **9.41a**, *6*).

Histologisch findet sich dieser Streifen in der – wie in allen sensibel-sensorischen Kortexarealen – sehr stark ausgeprägten inneren Körnerschicht und teilt sie in eine Lamina IVa, b (wird durch den Streifen gebildet) und c. Der Vicq-d'Azyr-Streifen wird durch stark ummarkte, intrakortikale Axonkollateralbündel von Pyramidenzellen gebildet.

In der Area 17 endet die Sehbahn. Sie ist daher als *primäre Sehrinde* (*primärer visueller Kortex*) für die Bewußtwerdung der visuellen Impulse aus der Retina zuständig. Eine Interpretation bzw. ein erkennendes Zuordnen des visuell Wahrgenommenen erfolgt hier aber noch nicht.

Afferent ist die Area 17 in erster Linie mit dem Corpus geniculatum laterale verbunden, dessen Fasern die visuellen Impulse aus der temporalen ipsilateralen und der nasalen kontralateralen Netzhauthälfte (also die Fasern des kontralateralen Gesichtsfeldes) zur Sehrinde übermitteln. Diese Fasern enden in der primären Sehrinde in retinotopisch geordneter Weise, das bedeutet, daß jedem Ort auf der Netzhaut ein bestimmtes kleines Areal im visuellen Kortex entspricht. Die *Fovea centralis* der Retina (Ort des schärfsten Sehens mit der größten Dichte an Photorezeptoren) nimmt dabei vier Fünftel der gesamten primären Sehrinde ein, einschließlich des Okzipitalpols. Daher gehen selbst kleinere Läsionen im hinteren Bereich des Großhirns meist mit besonders fatalen Sehverlusten einher.

Efferenzen sendet die Area 17 ganz überwiegend in die Areae 18 und 19, die in ihrer Gesamtheit die sekundäre Sehrinde bilden. Erst dort erfolgt die integrative Verarbeitung des visuell Wahrgenommenen.

Klinik Die Läsion des visuellen Kortex *einer Seite* hat je nach Ausdehnung kleinere Gesichtsfeldausfälle bis hin zur vollständigen *homonymen Hemianopsie* (Begriffserklärung in Kap. 9.10.1) zur Folge. Da durch ihre Lage im Interhemisphärenspalt die Sehrinden beider Hemisphären so eng beieinander liegen, kommt es häufig (z.B. durch einen Tumor oder ein Trauma des Okzipitallappens) zu einer gemeinsamen Schädigung der primären Sehrinden beider Gehirnhälften. Es resultiert dann eine *völlige Blindheit*, da trotz erhaltener Sehbahn die optischen Impulse nicht mehr zum Bewußtsein gelangen können. Bei dieser Schädigung sind einige optische Reflexe (z.B. Pupillenreflex) erhalten, *nicht* aber der Akkommodationsreflex, in dessen Verschaltung die Sehrinde einbezogen ist.

9.10.3 Sekundäre Sehrinde

Die sekundäre Sehrinde nimmt die Area 18 nach Brodmann ein und umrandet die primäre Sehrinde wie ein Hufeisen (Abb. **9.29**, *2*). Meist wird auch die Area 19 mit zur sekundären Sehrinde gezählt (Abb. **9.29**, *3*). Weitere Kortexareale, die an der sekundären Verarbeitung visueller Impulse beteiligt sind (es gibt beim Menschen mindestens sechs), reichen bis weit in den unteren Temporallappen hinein.

Afferenzen erhält die sekundäre Sehrinde vor allem von der Area 17, wobei sie für die integrative Verarbeitung, für ein erkennendes Zuordnen der visuellen Impulse und sinnvolles Weitergeben der sensorischen Information an andere Kortexareale zuständig ist.

Entsprechend ist die sekundäre Sehrinde **efferent** mit zahlreichen kortikalen Arealen verbunden, u.a. mit dem frontalen Augenfeld im Frontallappen, das für entsprechende Ab- oder Zuwendungen des Blickes, Korrekturbewegungen der Augen und dgl. zuständig ist.

Auch in der sekundären Sehrinde (vor allem in den am Übergang zum Parietallappen gelegenen Anteilen) können Augenbewegungen generiert werden. Sie wird deshalb auch als *sekundäres* Blickzentrum dem Blickzentrum im Frontallappen gegenübergestellt. Es ist vor allem für die Entstehung von Blick*folge*bewegungen (Verfolgung eines sich bewegenden Objektes mit den Augen) verantwortlich, während im Frontallappen Blick*spontan*bewegungen (*Sakkaden*) der Augen generiert werden.

Andere Efferenzen ziehen zum Gyrus angularis, der für die Verknüpfung des Gesehenen mit der Sprache eine besonders große Bedeutung hat (s.u.). Weitere Fasern ziehen zu den Colliculi superiores des Mittelhirns (dienen z.B. der Verschaltung des Akkommodationsreflexes) und in die Area pretectalis sowie das Hirnstammtegmentum, dorthin also, wo wichtige visuelle Reflex- und Bewegungszentren lokalisiert sind.

Klinik Läsionen der sekundären Sehrinde haben keine Gesichtsfeldausfälle zur Folge. Vielmehr kann der Patient das Gesehene nicht mehr zuordnend und erkennend verarbeiten. Dies bezeichnet man als *visuelle Agnosie*. Bei Läsionen der sekundären Sehrinde der dominanten Hemisphäre sind die Ausfälle größer als bei einer entsprechenden Schädigung auf der Seite der nicht-dominanten Hemisphäre. Bei kleineren Läsionen der sekundären Sehrinde kann es zu einem Ausfall einzelner Erkenntnisprozesse kommen, so daß manche der Patienten selektiv keine Gesichter, Farben und Gegenstände mehr erkennen können, da für all diese Muster bestimmte Bereiche und Neuronengruppen in der sekundären Sehrinde zuständig sind.

9.11 Temporallappen, auditorisches System und zentrale Regulation der Sprache

9.11.1 Hörbahn, afferentes System zur Hörrinde

Analog dem taktilen und visuellen System ist es sinnvoll, vor der Besprechung der primären Hörrinde die Hörbahn als Ganzes darzustellen, da sie der weitaus wichtigste Eingangskanal in das kortikale auditorische System ist.

Die Hörbahn beginnt in den Ncll. cochleares in der Medulla oblongata (Abb. 9.30, 2). Dabei existiert eine *tonotopische* Gliederung (= Gliederung nach Tonhöhe bzw. Tonfrequenz), was den afferenten Fasern aus den basalen oder apikalen Schneckenwindungen des Innenohrs entspricht. Von den Ncll. cochleares ziehen die Hörbahnfasern zu einem geringeren Teil auf der ipsilateralen Seite nach oben und zum größeren Teil als starkes Faserbündel (*Corpus trapezoideum*) zur Gegenseite (Abb. 9.30, 3). In diese sind einzelne Nervenzellgruppen als Kerne eingeschaltet (*Ncll. corporis trapezoidei* und *Ncl. olivaris superior*), in denen bereits einige Fasern der hier kreuzenden Hörbahn zum zweiten Mal verschaltet werden, um dann mit den anderen, unverschalteten weiterzuziehen (Abb. 9.30, 4). Auf der kontralateralen Seite steigen alle Hörbahnfasern als *Lemniscus lateralis* (Abb. 9.30, 5) zu den Colliculi inferiores auf. In den Lemniscus lateralis ist wiederum ein Kernkomplex (*Ncll. lemnisci lateralis*) eingeschaltet, in dem erneut ein Teil der aufsteigenden Fasern verschaltet wird (Abb. 9.30, 6). Ein Teil dieser verschalteten Fasern kreuzt von dort wieder zurück, um dann im Lemniscus lateralis der ursprünglich ipsilateralen Seite ebenso wie die nicht-zurückgekreuzten Fasern zur *Vierhügelplatte* zu ziehen. Dort enden die Fasern in den *Colliculi inferiores* (Abb. 9.30, 7). Einige von ihnen kreuzen von dort zum unteren Hügel der Gegenseite, die anderen (und davon wieder einige unverschaltet) ziehen direkt weiter vom Colliculus inferior zum *Corpus geniculatum mediale* des Thalamus (Abb. 9.30, 8) über das *Brachium colliculi inferioris* (unterer Bindearm). Im Corpus geniculatum mediale werden (ausnahmslos alle) Fasern noch einmal verschaltet, um von dort als *Hörstrahlung* zur primären Hörrinde zu ziehen (Abb. 9.30, 9 und 10), wobei sie durch den hinteren Abschnitt der Capsula interna verlaufen. Die Hörbahn behält bei

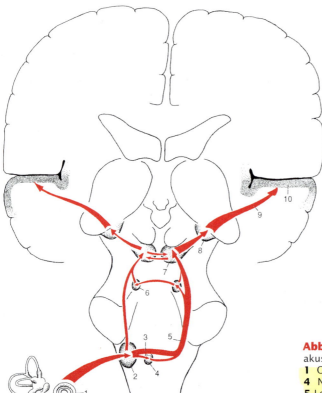

Abb. 9.30 Hörbahn. Beachte den bilateralen Verlauf der akustischen Impulse aus der Cochlea *einer* Seite.
1 Cochlea, **2** Ncll. cochleares, **3** Corpus trapezoideum, **4** Ncl. olivaris superior und Ncll. corporis trapezoidei, **5** Lemniscus lateralis, **6** Ncl. lemnisci lateralis, **7** Colliculus inferior, **8** Corpus geniculatum mediale (Teil des Thalamus), **9** Hörstrahlung, **10** primäre Hörrinde.

jeder Zwischenstation, in der sie verschaltet wird, ihre tonotopische Gliederung bei, was die Grundlage des Erkennens von Tönen unterschiedlicher Frequenz bildet.

Wichtig ist, daß an mehreren Stellen einige der ursprünglich gekreuzten Fasern des Lemniscus lateralis wieder zur ipsilateralen Seite zurückkreuzen. Die primäre Hörrinde erhält somit akustische Informationen aus *beiden Cochleae*, was sich klinisch bei einer einseitigen Schädigung der Hörbahn positiv auswirkt. Weiterhin wird durch die Konvergenz der Hörinformation beider Seiten (die z.T. bereits auf Hirnstammebene erfolgt) das Richtungshören ermöglicht.

9.11.2 Primäre Hörrinde

An der dorsalen Fläche des Temporallappens, die man erst nach Entfernung des parietalen und frontalen Operculums einsehen kann, fallen zwei bis vier Hirnwindungen auf, die quer zu allen anderen temporalen Gyri verlaufen und deshalb auch als *Gyri temporales transversi* oder nach einem ihrer Beschreiber als *Heschl-Querwindungen* bezeichnet werden (Abb. 9.31). Sie nehmen die Area 41 nach Brodmann ein und stellen die primäre Hörrinde (*auditorischer Kortex*) dar. Entsprechend ist die Hörbahn die wichtigste **Afferenz** dieses Kortexareals. Die Hörbahnfasern enden hier in tonotopischer Anordnung, d.h., jede Tonfrequenz hat ihren eigenen Terminationsort in der primären Hörrinde (tiefe Frequenzen mehr anterolateral, hohe mehr posteromedial). Als primärer Endigungsort der Hörbahn sind die Heschl-Querwindungen also (analog zur primären somatosensiblen oder visuellen Rinde) für die *interpretationsfreie Bewußtwerdung* der auditorischen Impulse aus dem Innenohr verantwortlich. Bei (experimenteller) Reizung der primären Hörrinde werden dementsprechend immer nur einzelne Laute unterschiedlicher Frequenz, niemals aber Wörter oder Melodien wahrgenommen. Die sinnvolle Verknüpfung dieser Laute zu Wörtern oder schließlich Sätzen und dergleichen erfolgt erst in der sekundären Hörrinde, die das Ziel der **efferenten** Bahnen der primären Hörrinde ist. Diese Tatsache hat klinisch große Bedeutung.

Klinik Da die Hörbahn zum Teil gekreuzt und zum (etwas geringeren) Teil ungekreuzt verläuft, also Impulse einer Cochlea in beiden Hörrinden enden (bzw. eine Hörrinde Impulse beider Cochleae empfängt), kommt es bei Schädigung der Hörbahn oder der Hörrinde *einer Seite* lediglich zur *Herabminderung* des Hörens, nicht aber zu einer völligen Taubheit. Da aber die unterschiedlichen Quantitäten an Fasern aus ipsi- und kontralateralem Innenohr zur Hörrinde für das *Richtungshören* eine große Rolle spielen, ist dieses bei einseitiger Läsion der Area 41 ebenfalls herabgesetzt.

9.11.3 Sekundäre Hörrinde

Dieses Kortexareal nimmt die Areae 42 und 22 nach Brodmann ein (Abb. 9.32) und grenzt somit lateral direkt an die primäre Hörrinde in den Heschl-Querwindungen an, aus der es auch den Großteil seiner Afferenzen erhält. Hier erfahren die auditorischen Impulse der primären Hörrinde eine *interpretative Verarbeitung*. Die Laute werden als

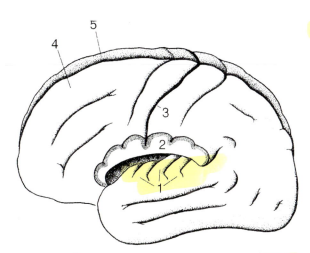

Abb. 9.31 Primäre Hörrinde (Heschl-Querwindungen).
Man blickt von schräg oben und lateral auf die im Sulcus lateralis gelegenen **1** Gyri temporales transversi (= Heschl-Querwindungen), die durch Entfernen der unteren Frontal- und Parietallappenanteile sichtbar werden (**2** Schnittfläche). **3** Sulcus centralis, **4** linke Hemisphäre, **5** rechte Hemisphäre. Beachte, daß die primäre Hörrinde nur durch Abdrängen oder Abschneiden der unteren Frontal- und Parietallappenanteile sichtbar wird, also als solche von außen nicht sichtbar ist.

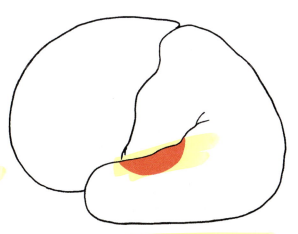

Abb. 9.32 Lokalisation der sekundären Hörrinde (Wernicke-Zentrum).

9 Großhirn (Telencephalon)

Wörter, Melodien, Geräusche *erkannt*. Das setzt voraus, daß sich durch Lernprozesse im Laufe der Entwicklung in diesem Areal anatomische Schaltkreise gebildet haben, die ein erinnerndes Zuordnen des Gehörten zu (ehemals gelernten und jetzt bekannten) Wörtern oder Klängen ermöglichen. Interessanterweise nehmen die sekundären Hörrinden beider Hemisphären dabei einen unterschiedlichen Stellenwert ein. In der *dominanten Hemisphäre* werden offensichtlich auditorische Impulse mehr *rational* integriert, wobei im Zentrum das Verständnis der Sprache steht. Deswegen wird die sekundäre Hörrinde hier auch als *sensorisches Sprachzentrum* (*Wernicke-Zentrum*) bezeichnet. In der *nicht-dominanten Hemisphäre* wird in der sekundären Hörrinde offensichtlich mehr die „musische" Komponente des Gehörten verarbeitet, wobei z.B. das Verständnis und die Empfindung für Musik eine ganz besondere Rolle spielen. Definitionsgemäß ist diejenige Hemisphäre dominant, in der motorisch und sensorisch die Sprache verarbeitet wird (bei Rechtshändern die linke, bei Linkshändern die rechte oder die linke). Diese Aufspaltung der dominanten und nichtdominanten Hemisphäre in mehr intellektuellrationale und mehr nonverbal-musische Integrationsvorgänge gilt nicht nur für die sekundäre Hörrinde, sondern auch für viele andere Kortexareale, darf aber nicht *zu* dogmatisch und streng interpretiert werden.

Afferent ist die sekundäre Hörrinde neben der primären Hörrinde auch intensiv mit dem Gyrus angularis (Abb. 9.26) verbunden, der eine zentrale Bedeutung bei der Verknüpfung von Gesehenem und der Sprache hat. Dies spielt z.B. beim Vorgang des Schreibens oder Lesens eine herausragende Rolle: Der Gyrus angularis erhält seine Impulse vor allem aus dem sekundären visuellen Kortex. Diese Information der als Schrift erkannten Impulse aus der Sehrinde werden dann vom Gyrus angularis an das Wernicke-Sprachzentrum weitergesandt und dort mit dem Sprachverständnis verknüpft. Auch bei anderen Funktionen, z.B. beim begrifflichen Benennen von gesehenen Gegenständen, gilt das gleiche Prinzip: *Der Gyrus angularis ist die unverzichtbare Schaltstelle zwischen visuellem und sprachlichem Kortex.*

Efferente Verbindungen hat das Wernicke-Zentrum zu zahlreichen kortikalen Assoziationsfeldern, in denen das Gehörte weitere integrative Verarbeitung erfährt. Im besonderen sind Verbindungen zum Broca-(= motorischen)Sprachzentrum wichtig, die über die *Fibrae arcuatae cerebri* (*Fasciculus arcuatus*) verlaufen. Das Broca-Zentrum kann aus naheliegenden Gründen seine Funktion als Initiator des Sprechens nur sinnvoll in Zusammenarbeit mit dem Wernicke-Zentrum ausüben, da die Sprachbildung mit dem Sprachverständnis untrennbar verbunden ist.

Man muß sich vor Augen führen, welchen ungeheuer hohen Stellenwert die Sprache in unserem täglichen Leben hat, um sich vorstellen zu können, wie wichtig das Wernicke-Zentrum ist. Nicht nur die schriftliche oder mündliche Kommunikation mit anderen Menschen ist unverzichtbar damit verknüpft, sondern – fast noch bedeutender – der größte Teil unseres Denkens, bis in trivialste Alltagsgedanken hinein, ist an die Sprache als „Instrument" und somit an das Wernicke-Zentrum gebunden. Eine vollständige Zerstörung des Wernicke-Zentrums hat deshalb nicht nur die im folgenden aufgeführten Ausfälle, sondern meist auch tiefgreifende Persönlichkeitsbeeinträchtigungen zur Folge, unter denen die betroffenen Kranken meist schwer zu leiden haben.

Klinik **Ausfall der sekundären Hörrinde.** Der Ausfall des Wernicke-Zentrums wird als *sensorische Aphasie* bezeichnet. Dieses Krankheitsbild tritt nur bei einer Schädigung der sekundären Hörrinde in der *dominanten Hemisphäre* auf. Im Zentrum der Symptomatik steht eine Störung des Wort- und Sprachverständnisses, die, je nach Grad der Schädigung, partiell oder vollständig sein kann. Oft können die Kranken zwar die Laute der Wörter bis zu einem gewissen Grad (s.u.) nachsprechen (im Gegensatz zur motorischen Aphasie, s. klinische Hinweise in Kap. 9.8.3), sie sind aber unfähig, *deren Sinn zu verstehen*, da ihnen die für das Erkennen der Sprache geknüpften Schaltkreise im Wernicke-Zentrum nicht mehr zugänglich sind. Da jedoch das Sprach*verständnis* für ein sinnvolles Sprechen ebenfalls Voraussetzung ist, können die Betroffenen keine sinnvollen Sätze mehr sprechen, denn sie verstehen ja ihre eigene Sprache ebensowenig wie diejenige der anderen. So produzieren sie meist einen unverständlichen „Wortsalat", der weder den Zuhörenden noch ihnen selbst verständlich ist.

Ein weiteres Symptom der Störung des sekundären Hörzentrums ist eine Einschränkung der Fähigkeit, andere auditorische Impulse, die nichts mit der Sprache zu tun haben, wie z.B. das Zufallen einer Tür oder andere charakteristische Geräusche des Alltags, identifizierend einzelnen Gegenständen oder Ursachen zuzuordnen.

Interessant ist auch, daß eine Schädigung des sekundären Hörzentrums der *nicht-dominanten Hemisphäre* einen Verlust des Musikverständnisses bzw. -erkennens zur Folge hat.

Ausfall des Gyrus angularis. Die Läsion dieses Hirngebietes äußert sich gemäß seiner Funktion meist in einer Störung des Lesens und/oder Schreibens (*Alexie*[24] bzw. *Agraphie*[25]). Weiterhin sind die Betroffenen meist unfähig, Dinge, die sie sehen, mit einem bestimmten Begriff in Verbindung zu bringen und sie damit zu benennen. Sie fallen deshalb häufig dadurch auf, daß sie komplizierte Umschreibungen verwenden, um einen Gegenstand nicht unmittelbar mit dem passenden Be-

---

[24] a-lexein (gr.) = nicht lesen
[25] a-graphein (gr.) = nicht schreiben

Temporallappen, auditorisches System und zentrale Regulation der Sprache 9.11

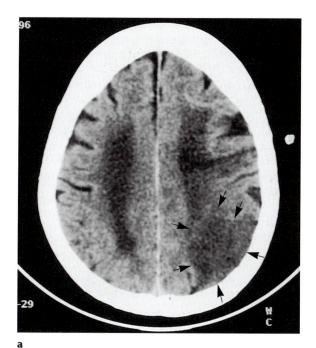
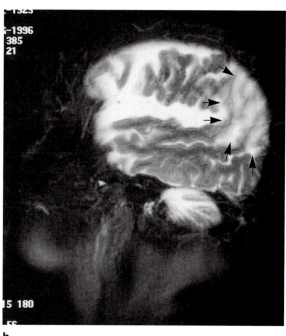

Abb. 9.33 Gyrus-angularis-Läson.
a Computertomographie des Gehirns bei Verschluß des R. gyri angularis der linken A. cerebri media mit Infarkt des Gehirnbereichs um den Gyrus angularis (hebt sich dunkel gegen das gesunde Gehirngewebe ab, mit Pfeilen markiert). Man sieht von unten auf die Schnittebene (also linke Gehirnhälfte rechts im Bild und umgekehrt).
b Sagittalschnitt-Kernspintomographie des gleichen Patienten wie in a. Infarkt grenzt sich hellgrau gegen das dunkelgraue gesunde Hirngewebe ab (mit Pfeilen markiert). Der Liquor in den Großhirnsulci erscheint weiß.
Symptomatik des Patienten: Plötzlich eingetretene Unfähigkeit, zu lesen und zu schreiben (Alexie und Agraphie).
(Bilder aus Universitätsklinikum Tübingen, mit freundlicher Genehmigung von PD Dr. Petersen, Abt. Neuroradiologie).

griff bezeichnen zu müssen (z.B. statt: „Bleistift" weichen sie auf „etwas, womit man schreibt" oder statt „Stuhl" auf „etwas zum Sitzen" aus). Abb. **9.33** zeigt ein klinisches Beispiel einer Gyrus-angularis-Läsion.

9.11.4 Einige sprachassoziierte Schaltkreise

Aus Gründen der Anschaulichkeit werden hier zwei vereinfachte Schaltkreise im Zusammenhang beschrieben, die in ihren Bestandteilen bereits erwähnt wurden.

Nachsprechen eines Wortes (Abb. **9.34a**). Nachdem der akustische Reiz über Cochlea, Hörnerv und Hörbahn in die primäre Hörrinde gelangt ist (Abb. **9.34a**, *1–4*), kommt er hier *zum Bewußtsein* und wird an das Wernicke-Zentrum weitergesendet, in dem diese Impulse als sinnvolle Silbenfolge und gesprochenes Wort *verstanden werden* (Abb. **9.34a**, *5*). Von hier aus werden die Impulse über den *Fasciculus arcuatus* weiter zum Broca-Sprachzentrum gesendet, das dem Assoziationskortex des Frontalhirns angehört (Abb. **9.34a**, *6–7*). Dieses sendet zu einem geringeren Teil die Impulse direkt zum Gyrus precentralis. Der größere Anteil zieht einerseits über die Basalganglien (Modulation des Bewegungsimpulses) und den Thalamus zum Motokortex (Abb. **9.34a**, *9–11*), andererseits über den frontopontinen Trakt und die pontinen Kerne zum Kleinhirn (Abb. **9.34a**, *8*), wo die motorischen Impulse fein abgestimmt werden und dann ebenfalls über den Thalamus zu den Stellen des Motokortex gelangen, die dann Gesichts-, Zungen-, Kehlkopf- und Atemmuskulatur so ansteuern, daß das vom motorischen Sprachzentrum aus initiierte Wort gesprochen wird.

Lesen und Vorlesen (Abb. **9.34b**). Beim Lesen gelangen die visuellen Impulse von der Retina über die Sehbahn zur primären visuellen Rinde (Area 17), kommen dort zum Bewußtsein und werden an die sekundäre Sehrinde (Area 18 und 19) weitergegeben, wo sie als Schrift *erkannt und interpretiert* werden (Abb. **9.34b**, *3*). Diese Impulse werden an den Gyrus angularis weitergeleitet (Abb. **9.34b**, *4*), der sie efferent wiederum in das Wernicke-Zentrum projiziert, wo das Schriftbild mit einem *sprachlichen Sinn* verknüpft wird (Abb. **9.34b**, *5*). Beim *Vorlesen* wird dann dieser

221

9 Großhirn (Telencephalon)

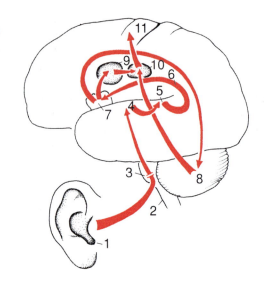

(großenteils über Basalganglien und Kleinhirn) seine Sprachinitiation an die entsprechenden Regionen im motorischen Kortex weiter (s.o.).

Klinik Solche und ähnliche Funktionen können natürlich nicht nur dann ausfallen, wenn eines der genannten Rindenfelder lädiert ist, sondern auch, wenn es zur Schädigung einer der an diesen Schaltkreisen beteiligten Faserbahnen kommt. So kann es z.B. bei einem Tumorwachstum im Okzipito-Parietalbereich, das zu einer Zerstörung der Verbindung zwischen sekundärer Sehrinde und Gyrus angularis führt, zu Wortfindungsstörungen beim Benennen gesehener Gegenstände kommen, ohne daß der Gyrus angularis, die sekundäre Sehrinde oder das Wernicke-Zentrum geschädigt sein müssen.

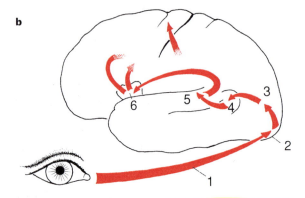

Abb. 9.34 Schema der Schaltkreise, die zum Nachsprechen oder Vorlesen notwendig sind.
a Nachsprechen.
Die Sprache gelangt in Form akustischer Nervenzellimpulse vom **1** Ohr/Innenohr zum **2** Hirnstamm und von dort über zahlreiche **3** Stationen der Hörbahn zur **4** primären Hörrinde. In der **5** sekundären Hörrinde (Wernicke) Erkennen der Impulse als Sprache und Weiterleitung über den **6** Fasciculus arcuatus (Fibrae arcuatae cerebri) zum **7** motorischen Sprachzentrum (Broca). Von dort Initiation der Sprache über die Achse **8** Kleinhirn – **10** Thalamus – **11** Motokortex und parallel die Achse **9** Basalganglien – **10** Thalamus – **11** Motokortex. Ein geringerer, nicht dargestellter Teil der Impulse gelangt auch vom Broca-Sprachzentrum direkt zum Motokortex.
b Vorlesen.
Die Schrift gelangt in Form visueller Impulse über die **1** Sehbahn zur **2** primären Sehrinde. Von dort Weiterleitung zur **3** sekundären Sehrinde, wo die visuellen Impulse als Schrift erkannt werden. Anschließend Ansteuerung des „Lese- und Schreibzentrums" im **4** Gyrus angularis, der die Impulse modifiziert und an das **5** Wernicke-Sprachzentrum weitergibt. Danach Weiterleitung über den Fasciculus arcuatus (Fibrae arcuatae cerebri) zum **6** Broca-(motorischen)Sprachzentrum. Von dort aus Initiation der Sprache über den gleichen Weg wie in **a**.

Sprachimpuls (wiederum über den *Fasciculus arcuatus*) an das motorische Sprachzentrum weitergegeben (Abb. **9.34b**, *6*). Dieses gibt schließlich

9.12 Inselrinde (Lobus insularis)

Wenn man den Temporallappen und die Opercula des Frontal- und Parietallappens nach unten bzw. nach oben abdrängt, sieht man auf die phylogenetisch alte Insel (*Insula, Lobus insularis*), die im Laufe der Entwicklung sekundär durch die immense Vergrößerung der anderen Hirnlappen überwachsen worden ist. Die Funktion dieser Region wird zunehmend besser verstanden. Sie stellt den wichtigsten Teil der viszerosensiblen Rinde dar (bewußte Empfindung von Übelkeit, Hunger etc.). Insbesondere ist hier die primäre Verarbeitung der kortikalen Geschmackswahrnehmung anzusiedeln (*primärer gustatorischer Kortex*). Aber auch viszero*motorische* Impulse werden von hier aus über das Corpus amygdaloideum und den Hypothalamus in den Hirnstamm gesendet (z.B. Magensaftsekretion, Blutdruckanstieg u.ä.).

9.13 Bahnsysteme des Großhirns

Man unterscheidet bei den afferenten und efferenten Fasern des Großhirnkortex grundsätzlich

- *Kommissurenfasern*
- *Projektionsfasern*
- *Assoziationsfasern*.

Kommissurenfasern verbinden *Areale beider Hemisphären* miteinander. Sie verlaufen zum allergrößten Teil im *Balken* (*Corpus callosum*) und zu einem geringeren Anteil auch in der *Commissura anterior*.

Projektionsfasern verbinden den *Kortex mit subkortikalen Gehirnteilen* (Basalganglien, Thalamus, Hirnstamm etc.). Diese Fasern laufen größtenteils in der *Capsula interna* (sowohl auf- wie absteigende Fasern), zu geringen Anteilen aber auch in der *Capsula externa* und der *Capsula extrema*.

Assoziationsfasern schließlich verknüpfen die einzelne *Areale einer Hemisphäre* miteinander (z.B. vom visuellen Kortex zum Gyrus angularis oder vom Wernicke- zum Broca-Sprachzentrum).

Zwar gibt es zahlreiche und durch kunstreiche Präparation makroskopisch sichtbare Fasersysteme im Großhirn, deren genauere Kenntnis in Morphologie und Verlauf in ihrer Anwendbarkeit jedoch begrenzt ist. Es werden deshalb hier nur zwei Bahnsysteme beschrieben, deren Kenntnis unerläßlich ist.

9.13.1 Balken (Corpus callosum)

Der vordere Abschnitt des Corpus callosum wird als *Genu* (Balkenknie), der mittlere als *Truncus* (Balkenstamm) und der hintere, etwas dickere Abschnitt als *Splenium* (Balkenwulst) bezeichnet. Der Balken bildet mit seinen querverlaufenden Fasermassen das Dach der Seitenventrikel (s. Kap. 10). Er trägt den größten Teil der Kommissurenfasern und verbindet nahezu alle Teile der Hemisphären miteinander (Abb. **9.35**). Dabei werden die Fasern, die beide Frontallappen miteinander verbinden, als *Forceps minor*[26], diejenigen, die beide Okzipitallappen miteinander verbinden, als *Forceps major* bezeichnet (Abb. **9.35**, *1* und *2*). Das Kommissurensystem des Balkens hat nicht nur hinsichtlich der funktionellen Spaltung des Großhirns in eine mehr musisch-nonverbale und eine mehr rational-intellektuelle bzw. verbal-arithmetische Hälfte eine wichtige Bedeutung. So verarbeitet ja z.B. der rechte Okzipitallappen die visuelle Information des linken Gesichtsfeldes, der linke Okzipitallappen diejenige des rechten Gesichtsfeldes, und das Corpus callosum ermöglicht, daß beide im Sinne einer sekundären Integration des *im ganzen Gesichtsfeld* Gesehenen miteinander kommunizieren. Das gleiche gilt für die somatosensible (postzentrale) Rinde, die nur taktile Reize aus der kontralateralen Körperhälfte empfängt, und für nahezu alle anderen rezeptiven und motorischen Zentren des Großhirnkortex.

9.13.2 Capsula interna

Die Capsula interna führt die meisten efferenten und afferenten Bahnen, die den Kortex mit subkortikalen Zentren verbinden. Dadurch hat sie große klinische Bedeutung. Am besten kann sie am Horizontalschnitt überblickt werden (Abb. **9.36a** und **9.41a**). Sie wird vorne nach medial durch den Ncl. caudatus, nach hinten medial durch den Thalamus und nach lateral durch das Putamen und Pallidum begrenzt. Man unterscheidet ein *Crus anterius* und ein *Crus posterius* (*vorderer* und *hinterer Schenkel*), die durch das *Genu capsulae internae* (*Knie*) verbunden sind. Sehr wichtig ist, daß die Capsula interna eine Gliederung aufweist, die bestimmte ab- und aufsteigende Fasertrakte bestimmten Abschnitten der inneren Kapsel zuordnet. Am bedeutendsten ist die somatotopische Gliederung für die aus dem Motokortex absteigenden Bahnen, die so angeordnet sind, daß die *kortikonukleären Fasern* (die an den motorischen Hirnnervenkernen enden) im *Genu*, die *kortikospinalen* in somatotopischer Abfolge von vorne nach hinten (für obere Extremität, Rumpf und untere Extremität) im *Crus posterius* absteigen (Abb. **9.36c**). Im gleichen Abschnitt verlaufen auch kortikofugale Fasern zu den extrapyramidalmotorischen Zentren (vor allem Ncl. ruber, Ncll. vestibulares und Formatio reticularis).

Weiterhin kann man dem vorderen Schenkel den vorderen Thalamusstiel (Abb. **9.36b**, *1*) und den *frontopontinen* Trakt (Abb. **9.36c**, *1*) zuordnen. Im kaudalen Teil des hinteren Schenkels verlaufen neben den kortikospinalen Bahnen der obere Thalamusstiel (Abb. **9.36b**, *2*; Fasern vom Thalamus zum Gyrus postcentralis), der *Tractus temporopontinus* (Abb. **9.36c**, *4*) und schließlich die Hör- und Sehbahn (Abb. **9.36b**, *4*), die nur relativ weit basal ein kurzes Stück in der Capsula interna verlaufen, um dann zur ebenfalls recht basal gelegenen primären Hörrinde bzw. Sehrinde zu ziehen.

---
[26] forceps (lat.) = Zange

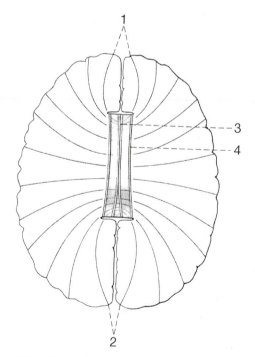

Abb. 9.35 Schematischer Verlauf der Kommissurenfasern des Balkens. (Aus Benninghoff [1])
1 Forceps minor, **2** Forceps major. **3** und **4** Stria longitudinalis medialis und lateralis (makroskopisch sichtbare afferente und efferente Fasern des Indusium griseum, im Text nicht erwähnt).

9 Großhirn (Telencephalon)

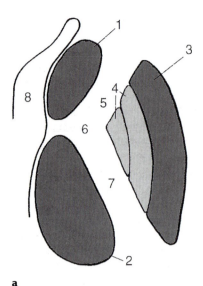
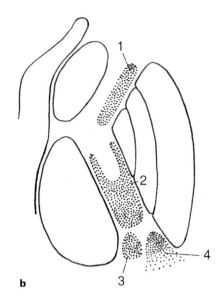
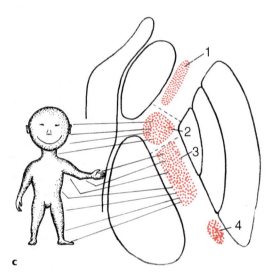

Abb. 9.36 Capsula interna.
a Lokalisation der Capsula interna im Horizontalschnitt. (Zur topographischen Orientierung vgl. Abb. 9.41a.)
Sie befindet sich zwischen **1** Ncl. caudatus, **2** Thalamus, **3** Putamen und **4** Pallidum. Man unterteilt sie von vorne nach hinten in **5** Crus anterius (vorderer Schenkel), **6** Genu (Knie) und **7** Crus posterius (hinterer Schenkel). **8** Seitenventrikel.
b Gleicher Schnitt wie in **a**, mit **Darstellung der aufsteigenden Bahnen.**
1 „vorderer Thalamusstiel" (Fasern vom Thalamus zum Frontallappen), **2** thalamokortikale Fasern mit der Information für den somatosensiblen Kortex, entspricht dem „oberen Thalamusstiel", **3** „hinterer Thalamusstiel" (Fasern vom Thalamus zum Temporal- und Okzipitallappen, ausgenommen Hör- und Sehstrahlung), **4** Seh- und Hörstrahlung.
c Gleicher Schnitt wie **a**, mit **Darstellung der absteigenden Bahnen.**
1 Tractus frontopontinus, **2** kortikonukleäre Bahn, **3** kortikospinale Bahn (beachte die somatotopische Gliederung bei **2** und **3**), **4** Tractus temporopontinus (mit einigen zusätzlichen Fasern auch aus Parietal- und Okzipitallappen).

Klinik Die Capsula interna ist eine klinisch sehr wichtige Struktur, denn sie enthält nicht nur die meisten zu- und abführenden kortikalen Projektionsbahnen, sondern liegt auch hinsichtlich ihrer Durchblutung an einer ungünstigen Stelle, da die dortigen Gefäße bei Menschen mit hohem Blutdruck auf Grund ihrer Anatomie (s. S. 249, 251) stärker belastet und deshalb besonders häufig von Durchblutungsstörungen betroffen sind. Eine Durchblutungsstörung oder Einblutung in die Capsula interna hat – je nachdem, wo sie erfolgt – einen Funktionsverlust derjenigen Fasern zur Folge, die in diesem Abschnitt verlaufen. Zumeist sind dabei kortikonukleäre und kortikospinale Bahnen betroffen, die zu einer Lähmung *auf der kontralateralen Seite* des Körpers führen (beide Bahnen kreuzen erst im Hirnstamm). Da hier auch ein erheblicher Teil der absteigenden Bahnen zu den extrapyramidalen Zentren verläuft, ist diese Lähmung meist *spastisch* (zur Pathophysiologie s. klinischer Hinweis in Kap. 9.8.1, S. 207). Es ist aber von großer Bedeutung, daß nicht alle kortikofugalen Fasern zu den extrapyramidalen Zentren in der *Capsula interna*, sondern auch einige in der *Capsula externa* (die zwischen Striatum und Claustrum verläuft) und auf der kontralateralen Seite nach unten ziehen, so daß bei einer auf obige Weise zustande gekommenen Lähmung eine willkürliche Restbeweglichkeit der proximalen Extremitätenabschnitte erhalten bleiben kann.

Da in der Capsula interna auch Bahnen verlaufen, die über die Steuerung extrapyramidaler Hirnstammzentren im Rückenmark den Extensorentonus der unteren Extremität und den Flexorentonus der oberen Extremität hemmend beeinflussen, z. T. über Hemmung von Neuronen des Ncl. ruber (obere Extremität – Flexorentonus) bzw. Ncll. vestibulares (untere Extremität – Extensorentonus), resultiert oft bei Capsula-interna-Läsionen durch Enthemmung dieser Bahnen ein typisches spastisches Lähmungsbild mit jeweils kontralateral spastisch *gestrecktem* Bein und *gebeugtem* Arm (sog. Wernicke-Mann-Lähmung).

9.14 Frontal- und Horizontalschnitte durch das Groß- und Zwischenhirn

9.14.1 Stellenwert

Die hier dargestellten Schnittbilder sind nicht nur deshalb wichtig, weil sie häufig in Prüfungen gefragt werden, sondern sie ermöglichen auch die korrekte topographische Vorstellung über die Lage einzelner Gehirnteile zueinander. In der Klinik hat ihre Kenntnis besondere praktische Bedeutung, um Kernspin- und Computertomogramme, die genau diese Schnittbilder liefern, richtig interpretieren zu können. Der Einsatz dieser Verfahren ist heute nicht nur in der Neurologie, Neurochirurgie oder Psychiatrie, sondern auch in allen anderen Disziplinen, deren Krankheiten das Nervensystem mitbetreffen können (Innere Medizin, Chirurgie, Kinder-, Augen- und HNO-Heilkunde) nicht mehr wegzudenken. Deshalb sind hier entsprechende Normalbefundbilder (= Bilder ohne krankhafte Erscheinungen) neben den Zeichnungen dargestellt (aus didaktischen Gründen wurden Kernspin- und nicht Computertomographien gewählt, da die Detailauflösung besser ist).

Zunächst werden fünf Frontalschnitte, die in repräsentativen Ebenen gelegt wurden, anschließend drei Horizontalschnitte besprochen.

9.14.2 Frontalschnitte

In den Abb. **9.37** bis **9.39** sind von vorne nach hinten in leicht schräger Schnittführung Frontalschnitte gezeigt. Der folgende Text geht nur auf einige markante Strukturen ein, weitere Informationen können den Legenden der Abbildungen entnommen werden. Die topographischen Bezeichnungen erfolgen, wie im Zwischen- und Großhirnbereich üblich, nach der *Forel-Achse* (vgl. Abb. **4.5**, *2*).

Schnitt 1 (Abb. **9.37a**) ist *rostral* des Chiasma opticum gelegen und zeigt daher noch am unteren Rand die beiden *Tractus olfactorii* (Abb. **9.37a**, *7*), die dorsal von dieser Schnittebene in der primären Riechrinde enden und die *Riechbahn* im engeren Sinne sind. Links und rechts unten außen sieht man die Anschnitte der Temporallappen (Abb. **9.37a**, *4*), die durch den *Sulcus lateralis* von der *Inselrinde* getrennt sind (Abb. **9.37a**, *20*). Die Inselrinde ist der viszerosensible Kortex, erfüllt aber auch viszeromotorische Funktionen. Medial von ihr und durch die *Capsula extrema* von ihr getrennt, findet man das *Claustrum* (Abb. **9.37a**, *11*), das bereits zu den Großhirnkernen gezählt wird und dessen Funktion beim Menschen heute noch unklar ist. Es wird durch die *Capsula externa* vom *Striatum* getrennt, das aus *Ncl. caudatus* und *Putamen* besteht (Abb. **9.37a**, *9* und *10*). Ncl. caudatus und Putamen sind (gemäß ihrer gemeinsamen Anlage) an dieser Stelle noch stark miteinander verbunden und trennen sich erst in weiter hinten gelegenen Schnittebenen durch die Fasern der *Capsula interna* (Abb. **9.37a**, *13*) vollständig voneinander. Medial des Striatums findet man basal die Rindenstrukturen des *Septums*, die dem limbischen System angehören (Abb. **9.37a**, *19*). Dorsal davon geht das Septum in das *Septum pellucidum* über (Abb. **9.37a**, *24*), das nur aus Gliagewebe besteht und beide Seitenventrikel (Abb. **9.37a**, *6*) voneinander trennt. Vorne werden die Seitenventrikel also in ihrer lateralen Wand vom Ncl. caudatus, in ihrem Dach von den breiten, beide Hemisphären verbindenden Fasermassen des *Corpus callosum* begrenzt (Abb. **9.37a**, *2*). Über diesem zieht von vorne nach hinten der dem limbischen System angehörende *Gyrus cinguli* (Abb. **9.37a**, *22*).

Schnitt 2 (Abb. **9.37b**) ist durch das *Chiasma opticum* und die *Commissura anterior* gelegt, die man beide erkennen kann (Abb. **9.37b**, *8* und *16*). Zwischen Chiasma und vorderer Kommissur ist ein Teil des unpaaren dritten Ventrikels angeschnitten (Abb. **9.37b**, *23*). Die basale Großhirnrinde wird hier vom Paleokortex, der Riechrinde, gebildet (Abb. **9.37b**, *18*). Lateral davon schließt sich der Temporallappen an (Abb. **9.37b**, *4*), vom Frontallappen durch den *Sulcus lateralis*, von der Inselrinde durch die *Fossa lateralis* getrennt. Der hier angeschnittene Teil des *Gyrus frontalis inferior* (oberhalb des Sulcus lateralis) bildet das *motorische Sprachzentrum* (Broca-Sprachzentrum). Von lateral nach medial folgen wieder, wie in Schnitt 1, Inselrinde (Abb. **9.37b**, *20*), Capsula extrema, Claustrum, Capsula externa und Putamen (Abb. **9.37b**, *10*). Das Putamen ist über Streifen, *Striatae*, grauer Substanz mit dem Ncl. caudatus (Abb. **9.37b**, *9*) verbunden, ansonsten sind beide durch die Capsula interna getrennt. Im Vergleich zu Schnitt 1 ist das *Pallidum* (*Globus pallidus*; Abb. **9.37b**, *12*) hinzugekommen, das entwicklungsgeschichtlich vom Zwischenhirn abstammt und sich vom Striatum durch seine blassere Färbung abhebt. Beiden Teilen der Basalganglien, Striatum und Pallidum, werden hemmende und fördernde Einflüsse auf die *Motorik* zugesprochen. Durch die basalen Strukturen dieser Kerne zieht die Commissura anterior hindurch (Abb. **9.37b**, *16*), die beide Temporallappen, insbesondere die beiden *Corpora amygdaloidea* miteinander verbindet. Dorsal dieser Kommissur findet man die Rinden-

9 Großhirn (Telencephalon)

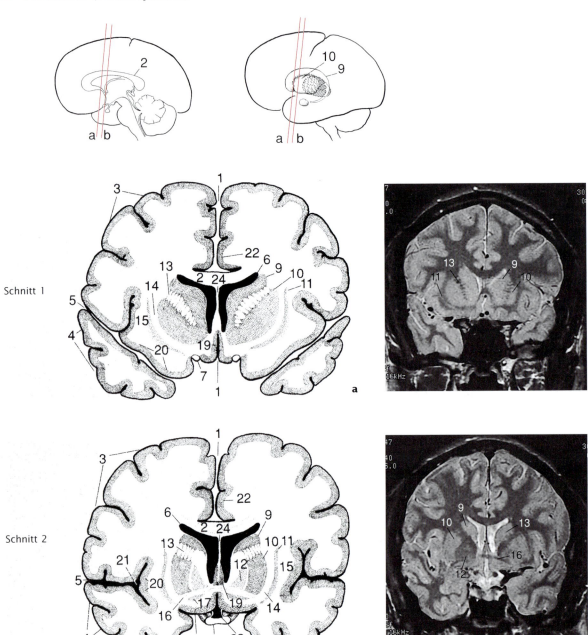

Abb. 9.37 Frontalschnitte 1 und 2. Blick von hinten auf die Schnittflächen. Nebenstehend entsprechende Kernspintomogramme (die hier wiedergegebene Aufnahmetechnik stellt den Liquor weiß, die graue Substanz hellgrau und die weiße Substanz dunkelgrau dar).
a Schnitt 1: rostral des Chiasma opticum,
b Schnitt 2: in Höhe des Chiasma opticum.
  1 Interhemisphärenspalt, **2** Balken (Corpus callosum), **3** Frontallappen, **4** Temporallappen, **5** Sulcus lateralis, **6** Seitenventrikel, **7** Tractus olfactorius (nur in a), **8** Chiasma opticum (nur in b), **9** Ncl. caudatus, **10** Putamen, **11** Claustrum, **12** Pallidum (nur in b), **13** Capsula interna, **14** Capsula externa, **15** Capsula extrema, **16** Commissura anterior (nur in b, trennt vom übrigen Pallidum das **17** ventrale Pallidum ab), **18** Riechrinde (Paleokortex, nur in b), die sich medial in den Interhemisphärenbereich als **19** Septumregion nach oben fortsetzt. **20** Inselrinde, **21** Fossa lateralis (nur in b), **22** Gyrus cinguli, **23** dritter Ventrikel (nur in b), **24** Septum pellucidum.
(Radiologische Bilder aus Scripps Clinic, San Diego, mit freundlicher Genehmigung von Dr. J. Zyroff, MD, Dept. of Radiology.)

und Kernstrukturen des dem *limbischen System* angehörenden *Septums* (Abb. **9.37b**, *19*). Bezüglich der ventrikelbegrenzenden Strukturen s. Schnitt 1.

Schnitt 3 (Abb. **9.38a**). Im dritten Schnitt ist als charakteristische Struktur das im Temporallappen gelegene *Corpus amygdaloideum* zu sehen, dem

Frontal- und Horizontalschnitte durch das Groß- und Zwischenhirn 9.14

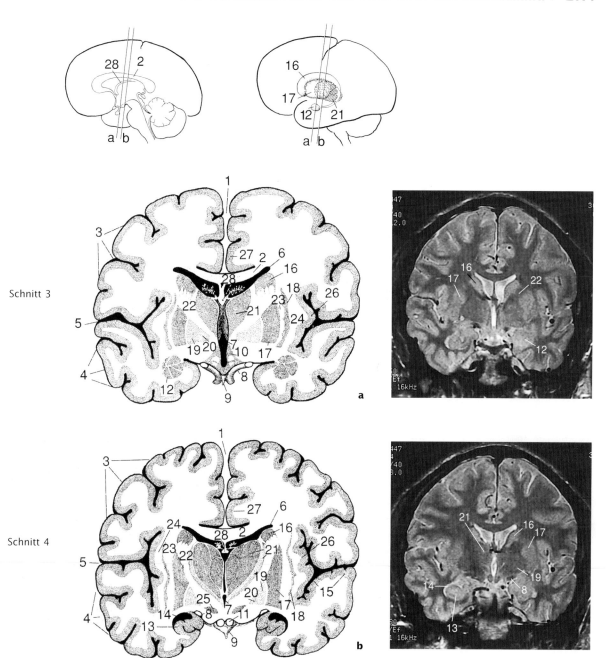

Abb. 9.38 Frontalschnitte 3 und 4. Blick von hinten auf die Schnittflächen. Nebenstehend entsprechende Kernspintomogramme (die hier wiedergegebene Aufnahmetechnik stellt den Liquor weiß, die graue Substanz hellgrau und die weiße Substanz dunkelgrau dar).
a Schnitt 3: in Höhe des Corpus amygdaloideum,
b Schnitt 4: in Höhe des Corpus mamillare.

1 Interhemisphärenspalt, **2** Balken (Corpus callosum), **3** Frontallappen, **4** Temporallappen, **5** Sulcus lateralis, **6** Seitenventrikel mit Plexus choroideus, **7** dritter Ventrikel, **8** Tractus opticus, **9** Infundibulum (Hypophyse abgetrennt), **10** Hypothalamuskerngebiete (nur in a), **11** Corpus mamillare (nur in b), **12** Corpus amygdaloideum (nur in a), **13** Hippocampus (nur in b), **14** Unterhorn des Seitenventrikels (nur in b), **15** Gyri temporales transversi (primäre Hörrinde, nur in b), **16** Ncl. caudatus, **17** Putamen, **18** Claustrum, **19** laterales Pallidumsegment, **20** mediales Pallidumsegment, **21** Thalamus (in b mit teilweise abgrenzbaren Kernkomplexen), **22** Capsula interna, **23** Capsula externa, **24** Capsula extrema, **25** Ncl. subthalamicus (nur in b), **26** Inselrinde, **27** Gyrus cinguli, **28** Fornix.
(Radiologische Bilder aus Scripps Clinic, San Diego, mit freundlicher Genehmigung von Dr. J. Zyroff, MD, Dept. of Radiology.)

als Bestandteil des limbischen Systems zahlreiche vegetative und emotionale Funktionen zugesprochen werden (Abb. **9.38a**, *12*). Bezüglich Sulcus lateralis, Inselrinde und Claustrum hat sich gegenüber den vorigen Schnitten nichts verändert, viel aber im Bereich der Basalganglien. Ncl. caudatus und Putamen sind durch die Faserzüge der *Capsula interna*, die nahezu alle auf- und absteigenden Fasern des Kortex führt, fast vollständig voneinander getrennt (Abb. 9.38a, *22*). Putamen (Abb. 9.38a, *17*) und Pallidum (bei dem man *mediales* und *laterales Segment* unterscheiden kann; Abb. 9.38a, *19* und *20*) erschienen nun als *ein* Komplex, der auch als *Ncl. lentiformis* bezeichnet wird. Die beiden Kerne werden ebenfalls durch die Capsula interna vom jetzt angeschnittenen *Thalamus* getrennt, dem größten und höchstentwickelten Teil des Zwischenhirns, der zahlreiche komplexe Integrationsfunktionen innehat (Abb. 9.38a, *21*). Er ist die obligatorische Verschaltungsstation für fast alle Fasern, die aus subkortikalen Zentren zur Großhirnrinde ziehen. Der Thalamus begrenzt von lateral den *dritten Ventrikel* (Abb. 9.38a, *7*) und bildet zusammen mit dem Ncl. caudatus den Boden des *Seitenventrikels* (Abb. 9.38a, *6*), bei dem auch der liquorbildende *Plexus choroideus* angeschnitten ist. Unterhalb des Thalamus erkennt man Komplexe grauer Substanz, die in ihrer Gesamtheit den *Hypothalamus* ausmachen, die übergeordnete Integrations- und Steuerinstanz für vegetative Funktionen (Abb. 9.38a, *10*). Vom Boden des dritten Ventrikels, der ebenfalls durch den Hypothalamus gebildet wird, senkt sich der *Hypophysenstiel* ab (Abb. 9.38a, *9*).

Schnitt 4 (Abb 9.38b). Der vierte frontale Schnitt ist durch die *Corpora mamillaria* gelegt und schneidet im Basalganglienbereich keine neuen Strukturen an, im Thalamus sind einige Kernkomplexe einzeln abgrenzbar (Abb. 9.38b, *21*). Veränderungen zeigen sich vor allem im darunter gelegenen Bereich. Neu angeschnitten ist der *Ncl. subthalamicus* (Abb. 9.38b, *25*), der (entfernt dem Striatum ähnlich) einen inhibitorischen Einfluß auf motorische Impulse ausübt. Er ist funktionell den Basalganglien zuzurechnen, entsteht aber aus dem Zwischenhirn. Kaudal davon sind die *Corpora mamillaria* angeschnitten (Abb. 9.38b, *11*), die in Verbindung mit dem Thalamus und dem lateral davon im Temporallappen jetzt angeschnittenen Hippocampus u.a. eine bedeutende Funktion bei Gedächtnis- und Lernvorgängen innehaben. Der an seiner eingerollten Rindenstruktur (*Ammonshorn*) charakteristisch erkennbare *Hippocampus* (Abb. 9.38b, *13*) bildet die mediobasale Begrenzung des Seitenventrikelunterhorns (Abb. 9.38b, *14*) und beeinflußt – neben der Lernfunktion – als besonders wichtiges Zentrum des *limbischen Systems* zahlreiche intellektuelle und emotionale Parameter.

Schnitt 5 (Abb. 9.39). Der fünfte Frontalschnitt ist so weit hinten gelegen, daß *Hirnstamm*strukturen bereits mit angeschnitten sind. Von der dreidimensionalen Rekonstruktion in der eigenen Vorstellung ist dies sicher der schwierigste und deshalb in Prüfungen gerne gefragte Schnitt. Wie in den Schnitten 1–4 ist der Temporallappen angeschnitten (Abb. 9.39, *4*), der durch den Sulcus lateralis vom Frontallappen getrennt wird (Abb. 9.39, *3*). Unterhalb des Balkens ist der in einem Bogen von hinten nach vorne verlaufende *Fornix* getroffen (Abb. 9.39, *27*), der Fasern enthält, die vor allem den *Hippocampus* mit dem *Corpus mamillare* verbinden. Lateral des dritten Ventrikels liegen die Habenulakerne (Abb. 9.39, *19*) und, wie in den vorigen Schnitten, der Thalamus (Abb. 9.39, *18*). Putamen und Claustrum sind nur noch an ihren Enden getroffen (Abb. 9.39, *16* und *17*). Das Pallidum ist nicht mehr angeschnitten. Durch seine geschwungene Form ist der Ncl. caudatus zweifach getroffen (vgl. Abbildung der Schnittebenen): einmal oben wie vorher als laterale Begrenzung der Seitenventrikel (Abb. 9.39, *14*), dann aber nochmals unten mit seinem Ende (*Cauda nuclei caudati*; Abb. 9.39, *15*) oberhalb des Ammonshorns, das der Hippocampus bildet (Abb. 9.39, *11*). Durch die kaudale Lage des Schnittes sind nun auch noch das *Mittelhirn* mit den *Crura cerebri* (Abb. 9.39, *6*; absteigende Bahnen des Kortex zu Hirnnervenkernen und Rückenmark) und der dazwischen liegenden *Fossa intercruralis* (Abb. 9.39, *25*) sowie die *Substantia nigra* getroffen (Abb. 9.39, *24*), die an ihrer dunklen Pigmentierung zu erkennen ist. Dieser Kernkomplex hat in der zentralen Regulation der Motorik über Verbindungen mit den Basalganglien eine wichtige Funktion. Auch der *Ncl. ruber* des Mittelhirns ist angeschnitten, dem man als extrapyramidales Zentrum und im Zusammenhang mit dem Kleinhirn wichtige motorische Aufgaben zuordnen kann (Abb. 9.39, *23*). Unter dem Mittelhirn ist der vordere Teil der Brücke mit den *Ncll. pontis* angeschnitten (Abb. 9.39, *26*). Diese bilden die Umschaltstelle für die Fasern, die *vom Kortex zum Kleinhirn* ziehen, und haben somit eine zentrale Bedeutung für die Funktion des Cerebellums bei der Feinabstimmung und Regulation der Motorik.

9.14.3 Horizontalschnitte

Die Abbildungen 9.40 und 9.41 zeigen drei Horizontalschnitte, deren leicht schräge Schnittführung (gemäß den heute in der Klinik üblichen bildgebenden Verfahren) jeweils mit abgebildet ist. Nahezu alle in diesen Schnitten sichtbaren Strukturen wurden in Lage und Funktion bereits bei den Frontalschnitten erwähnt, weshalb die Besprechung im folgenden kurz gehalten werden kann.

Frontal- und Horizontalschnitte durch das Groß- und Zwischenhirn 9.14

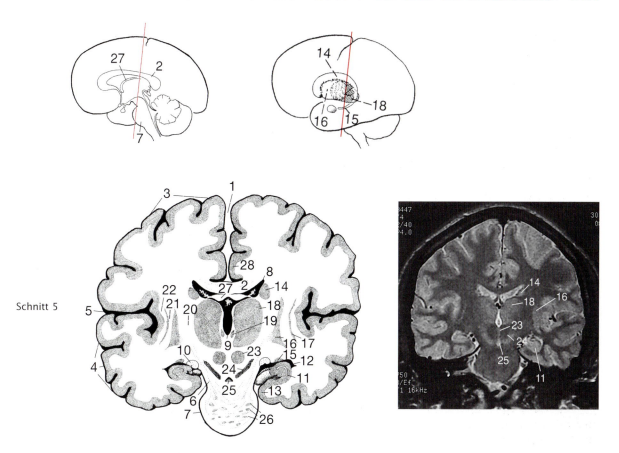

Abb. 9.39 Frontalschnitt 5 in Höhe von Mittelhirn und Brücke. Blick von hinten auf die Schnittfläche. Nebenstehend entsprechendes Kernspintomogramm (die hier wiedergegebene Aufnahmetechnik stellt den Liquor weiß, die graue Substanz hellgrau und die weiße Substanz dunkelgrau dar).
1 Interhemisphärenspalt, **2** Balken (Corpus callosum), **3** Frontallappen, **4** Temporallappen, **5** Sulcus lateralis, **6** Crura cerebri (Mittelhirn), **7** Pons, **8** Seitenventrikel mit Plexus choroideus, **9** dritter Ventrikel mit Plexus choroideus, **10** Tractus opticus, **11** Hippocampus, **12** Unterhorn des Seitenventrikels, **13** Gyrus parahippocampalis, **14** Ncl. caudatus, **15** Cauda ncl. caudati, **16** Putamen, **17** Claustrum, **18** Thalamus, **19** Habenulakerne, **20** Capsula interna, **21** Capsula externa, **22** Capsula extrema, **23** Ncl. ruber, **24** Substantia nigra, **25** Fossa intercruralis, **26** Ncll. pontis, **27** Fornix, **28** Gyrus cinguli.
(Radiologisches Bild aus Scripps Clinic, San Diego, mit freundlicher Genehmigung von Dr. J. Zyroff, MD, Dept. of Radiology.)

Schnitt 1 (Abb. **9.40**). Der erste Schnitt liegt knapp oberhalb des Ncl. caudatus, zusätzlich wurden Balken und Fornix entfernt, so daß beide *Seitenventrikel* und der *dritte Ventrikel* eröffnet sind. Man blickt auf den *Ncl. caudatus* (Abb. **9.40**, *9*) und den *Thalamus* (Abb. **9.40**, *11*), zwischen denen die *V. thalamostriata superior* gemeinsam mit der *Stria terminalis* (afferente und efferente Fasern des Corpus amygdaloideum) verläuft (Abb. **9.40**, *10*). Die beiden Seitenventrikel sind durch das Septum pellucidum getrennt, in dessen hinterem und unterem Rand der Fornix verläuft (Abb. **9.40**, *17*). Dieser verbindet Hippocampus und Corpus mamillare. Dorso-kaudal des Thalamus sieht man die *Habenulae*, die in die Epiphyse (*Glandula pinealis*) auslaufen (Abb. **9.40**, *13* und *14*). Darunter sieht man die *Vierhügelplatte* (*Tectum mesencephali*; Abb. **9.40**, *15*), deren *Colliculi superiores* ein wichtiges optisches Reflexzentrum darstellen, während die *Colliculi inferiores* eine Schaltstation der *Hörbahn* auf dem Weg von der Medulla oblongata zum Thalamus sind.

Schnitt 2 (Abb. **9.41a**). Im zweiten Schnitt sind nahezu alle Teile der Basalganglien zu sehen. Der Ncl. caudatus ist zweifach angeschnitten, vorne mit seinem *Caput*, hinten mit der *Cauda nuclei caudati* (Abb. **9.41a**, *17* und *18*). Gut sichtbar sind die Fossa lateralis mit der Inselrinde (Abb. **9.41a**, *27* und *26*), medial davon Capsula extrema, Claustrum und die *Capsula externa* (Abb. **9.41a**, *24*), die einige kortikofugale Bahnen zu *extrapyramidalen* Zentren enthält. Das *Striatum* wird durch die *Capsula interna* (Abb. **9.41a**, *23*) in *Ncl. caudatus* und *Putamen* getrennt. Die Capsula interna schiebt sich auch zwischen *Thalamus* und *Pallidum*. Sie führt beinahe alle auf- und absteigenden Fasern des Kortex. Über dem medial der beiden Thalami

9 Großhirn (Telencephalon)

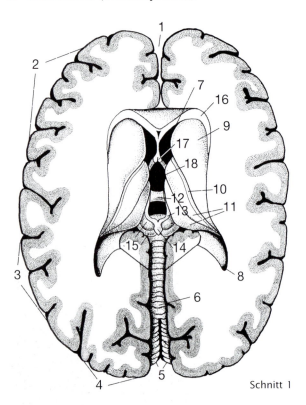

Schnitt 1

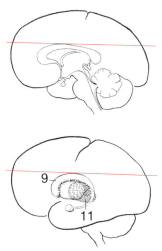

Abb. 9.40 Horizontalschnitt 1 mit Entfernung des Balkens und des Fornix zur Eröffnung der Seitenventrikel und des dritten Ventrikels. Blick von oben auf die Schnittfläche.
1 Interhemisphärenspalt, 2 Frontallappen, 3 Parietallappen, 4 Okzipitallappen, 5 Kleinhirnhemisphären, 6 Kleinhirnwurm, 7 Vorderhorn des Seitenventrikels, 8 Hinterhorn des Seitenventrikels, 9 Ncl. caudatus, 10 V. thalamostriata und Stria terminalis, 11 Thalamus, 12 Adhesio interthalamica, 13 Habenula, 14 Epiphyse, 15 Vierhügelplatte (Tectum mesencephali), 16 Schnittfläche am Genu corporis callosi, 17 Fornix, 18 dritter Ventrikel.

liegenden dritten Ventrikel ist der Fornix angeschnitten (Abb. **9.41a**, *14*). Als medio-dorsale Begrenzung der Seitenventrikelhinterhörner erkennt man das *Splenium corporis callosi* (Abb. **9.41a**, *8*), dahinter im Okzipitallappen sieht man um den *Sulcus calcarinus* herum die primäre Sehrinde, die durch den *Vicq-d'Azyr-Streifen* (*Gennari-Streifen*) in zwei Bänder grauer Substanz geteilt wird (*Area striata*; Abb. **9.41a**, *6*). In diesem Rindenareal endet die Sehbahn. In den *angrenzenden* Kortexgebieten ist die *sekundäre Sehrinde* zu finden.

Schnitt 3 (Abb. **9.41b**). Der dritte Horizontalschnitt liegt unterhalb des Hauptteils der Seitenventrikel, so daß von ihnen nur noch der Übergang ins Unterhorn zu sehen ist (Abb. **9.41b**, *16*). Wie in Schnitt 2 ist auch hier der dritte Ventrikel angeschnitten (Abb. **9.41b**, *12*). Vorne sieht man das hier mit seinen beiden Anteilen in Verbindung stehende Striatum (Abb. **9.41b**, *17* und *19*), lateral davon das Claustrum, medial das Pallidum (mit *medialem* und *lateralem Segment*; Abb. **9.41b**, *21*), das durch die Capsula interna vom Thalamus getrennt ist. Kaudal des Thalamus ist der *Forceps major* des Balkens zu sehen (Abb. **9.41b**, *8*). Aufgrund ihres geschwungenen, schweifförmigen Verlaufs sind Ncl. caudatus (Abb. **9.41b**, *17* und *18*) und Fornix (Abb. **9.41b**, *15*) zweifach angeschnitten.

Abb. 9.41 Horizontalschnitte 2 und 3. Blick von oben auf die Schnittfläche. Nebenstehend entsprechende Kernspintomogramme (die hier wiedergegebene Aufnahmetechnik stellt den Liquor weiß, die graue Substanz hellgrau und die weiße Substanz dunkelgrau dar).
a Schnitt 2: in Höhe des Fornix,
b Schnitt 3: in Höhe der Commissura anterior.
1 Interhemisphärenspalt, 2 Frontallappen, 3 Sulcus lateralis, 4 Temporallappen, 5 Okzipitallappen, 6 Area striata (primäre Sehrinde, nur in a), 7 Genu corporis callosi (nur in a), 8 Splenium corporis callosi, 9 Commissura anterior (nur in b), 10 Vorderhorn des Seitenventrikels (nur in a), 11 Hinterhorn des Seitenventrikels mit Plexus choroideus (nur in a), 12 dritter Ventrikel, 13 Habenula mit Epiphyse (nur in a, darunter angedeutet die Vierhügelplatte erkennbar), 14 Corpus fornicis (die darunter und seitlich liegende Tela choroidea des dritten Ventrikels wurde entfernt), 15 Columnae fornicis, 16 Übergang vom Hinter- zum Unterhorn des Seitenventrikels (nur in b), 17 Caput ncl. caudati, 18 Cauda ncl. caudati, 19 Putamen, 20 Claustrum, 21 Pallidum, 22 Thalamus, 23 Capsula interna, 24 Capsula externa, 25 Capsula extrema, 26 Inselrinde, 27 Fossa lateralis, 28 Adhesio interthalamica (nur in a).
(Radiologische Bilder aus Scripps Clinic, San Diego, mit freundlicher Genehmigung von Dr. J. Zyroff, MD, Dept. of Radiology.)

Frontal- und Horizontalschnitte durch das Groß- und Zwischenhirn 9.14

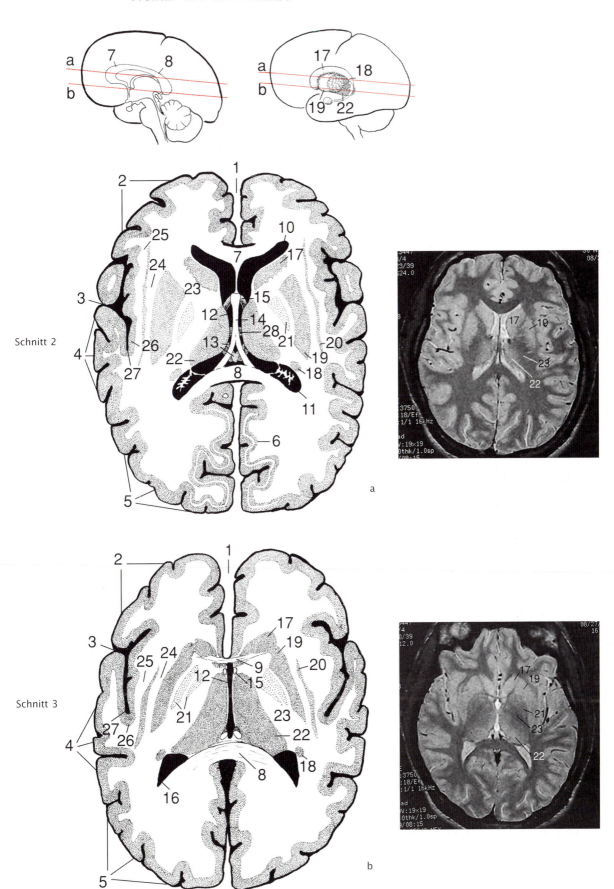

Schnitt 2

Schnitt 3

231

9.15 Zusammenfassung Großhirn: Neokortex und Fasersysteme

Den Neokortex des Großhirns kann man in *Primär-, Sekundär-* und *Assoziationsfelder* einteilen. Primärfelder sind die primären Endigungsstätten von Sinnesafferenzen (z. B. Sehrinde, Hörrinde) oder der Ursprungsort für absteigende motorische Bahnen (Motokortex). Sekundärfelder sind den Primärfeldern nach- (bei sensorischen) oder vorgeschaltet (bei motorischen) und diesen meist topographisch unmittelbar benachbart. Sie sind bei den sensorischen Feldern für die Interpretation der Sinnesimpulse, bei den motorischen für die vorbereitende Modulation der absteigenden Informationen zuständig. Assoziationsfelder sind neokortikale Areale, die weder Primär- noch Sekundärfeldern zuzurechnen sind.

Der Neokortex (auch: Isokortex) ist histologisch aus sechs Schichten aufgebaut. Von außen nach innen:

- I *Molekularschicht*
- II *äußere Körnerschicht*
- III *äußere Pyramidenschicht*
- IV *innere Körnerschicht*
- V *innere Pyramidenschicht*
- VI *multiforme Schicht*.

Im folgenden die Wiederholung der wichtigsten neokortikalen Funktionsareale, getrennt nach den vier Hirnlappen:

1. Frontallappen:
Der Frontallappen ist der neokortikale Manifestationsort des somatomotorischen Systems.

Gyrus precentralis, Motokortex. Der Gyrus precentralis liegt vor dem Sulcus centralis und ist als *Motokortex* der Ursprungsort des größten Teils der Pyramidenbahn. Er ist somatotopisch gegliedert, d. h., jedem Abschnitt im Motokortex entspricht die Initiation von Bewegungen bestimmter Körperteile. Hand, Gesicht und Zunge weisen besonders große Areale auf. Über den kortikonukleären und den kortikospinalen Trakt initiiert der Motokortex vor allem feinmotorische Bewegungen der *kontralateralen Körperhälfte*. Schädigung des Gyrus precentralis verursacht eine vor allem distal-betonte Parese (Schwäche, inkomplette Lähmung) der kontralateralen Körperhälfte.

Prämotorischer/supplementärmotorischer Kortex und frontales Augenfeld. Der supplementärmotorische Kortex liegt medial vor dem Motokortex und kann z. T. als vorbereitendes Zentrum derjenigen Impulse betrachtet werden, die vom Motokortex aus das Rückenmark (bzw. motorische Hirnnervenkerne) erreichen. Der prämotorische Kortex liegt lateral vor dem Motokortex und kann direkt Bewegungen initiieren (vor allem extrapyramidale Motorik). Das frontale Augenfeld liegt dem prämotorischen Kortex an und ist für die Initiation von willkürlichen Augenbewegungen zuständig.

Motorisches Sprachzentrum (Broca). Dieses Areal liegt im Gyrus frontalis inferior und ist für die Initiation der Sprache in ihrem Wortlaut und Satzbau verantwortlich. Dieses Zentrum ist nur einseitig ausgebildet (in der dominanten, meist linken Hemisphäre). Schädigung führt zur *motorischen Aphasie* (Sprach*bildung* stark beeinträchtigt, Sprach*verständnis* weitgehend erhalten).

Präfrontaler Kortex. Alle Frontallappenareale, die vor den oben genannten liegen, werden als *präfrontaler Kortex* zusammengefaßt. Diesem Bereich werden funktionell höhere psychische und geistige Leistungen des Menschen zugeschrieben. Entsprechend hat seine Schädigung schwere Persönlichkeitsveränderungen zur Folge.

2. Parietallappen:
Der Parietallappen ist der neokortikale Manifestationsort des somatosensiblen Systems.

Somatosensible Bahn. Die **protopathische Bahn** (Schmerz, Temperatur, grobe Tastempfindung) geht im Rückenmark mit dem *Tractus spinothalamicus* vom *Hinterhorn*, im Hirnstamm vom *Ncl. spinalis n. trigemini* aus. Alle protopathischen Bahnen kreuzen auf die Gegenseite und laufen als Axone des 2. Neurons zum Thalamus (*Ncl. ventralis posterior*). Dort werden sie auf das dritte Neuron der Bahn verschaltet und zum somatosensiblen Kortex (*Gyrus postcentralis*) weitergeleitet. Die **epikritische Bahn** (feine Tastempfindung und Propriozeption) zieht mit den Fasern des ersten Neurons im Rückenmark unverschaltet und ungekreuzt nach oben zur Medulla oblongata, wo sie in den *Ncll. cuneatus* und *gracilis* verschaltet werden. Gemeinsam mit den Fasern des *Ncl. principalis n. trigemini* (epikritische Impulse der Kopfregion) ziehen sie nach Kreuzung auf die Gegenseite zum Thalamus (*Ncl. ventralis posterior*) und von dort nach Verschaltung auf das dritte Neuron der Bahn zum *Gyrus postcentralis*.

Gyrus postcentralis, primäre somatosensible Rinde. Der Gyrus postcentralis liegt dem Motokortex hinten an und ist der primäre Endigungsort der somatosensiblen Bahn, der Ort also, in dem Berührungs-, Wärme-, Temperatur-, Schmerz- und Tastreize *interpretationsfrei* zum Bewußtsein kommen. Dieses Areal weist eine dem Motokortex sehr ähnliche somatotopische Gliederung auf. Eine Schädigung hat Empfindungslosigkeit im entsprechenden Areal zur Folge.

Sekundärer somatosensibler Kortex. Dieser liegt dem Gyrus postcentralis hinten und unten an und ist für die Interpretation der in der primären somatosensiblen Rinde verschalteten Information zuständig. Eine Läsion führt zur *taktilen Agnosie* (getastete Gegenstände werden nicht mehr erkannt).

Gyrus angularis. Er legt sich um das Ende des Sulcus temporalis superior herum und ist als zentrale Schaltstelle zwischen Sehrinde und sensorischem Sprachzentrum in der sekundären Hörrinde ein für Lesen und Schreiben unverzichtbares Areal. Schädigungen führen zur Unfähigkeit, zu lesen und zu schreiben (*Alexie* und *Agraphie*).

Hinterer Parietallappen. Dieser Kortexbereich spielt eine entscheidende Rolle in der Raumwahrnehmung sowie Orientierung und Bewegung im Raum. Läsionen (vor allem rechtshemisphärisch) führen oft zu räumlichen Orientierungsstörungen oder (meist linkshemisphärisch) zu *Apraxie*.

Zusammenfassung Großhirn: Neokortex und Fasersysteme 9.15

3. Okzipitallappen:
Der Okzipitallappen ist der neokortikale Manifestationsort des visuellen Systems.

Sehbahn. Die Sehbahn beginnt in der Retina, deren Ganglienzellen mit ihren Axonen den *N. opticus* bilden. Dieser vereinigt sich mit dem N. opticus der Gegenseite im *Chiasma opticum*, wo die Fasern der nasalen Netzhauthälften (temporale Gesichtsfeldhälften) auf die jeweils kontralaterale Seite kreuzen. Der sich an das Chiasma anschließende *Tractus opticus* endet im *Corpus geniculatum laterale* des Thalamus. Von dort setzt sich die Sehbahn als *Sehstrahlung* breit gefächert bis zur *primären Sehrinde* fort.

Primäre Sehrinde. Die primäre Sehrinde (*Area striata*) liegt in der Wand des Sulcus calcarinus und bildet auch den *Okzipitalpol* des Gehirns. Hier endet die Sehbahn. Die Sehrinde ist für die *interpretationsfreie* Bewußtwerdung der visuellen Impulse der kontralateralen Gesichtsfeldhälfte beider Augen verantwortlich. Eine Läsion dieses Gebietes verursacht Blindheit in dem Areal der Netzhaut, das in das geschädigte Sehrindengebiet projiziert.

Sekundäre Sehrinde. Sie umsäumt die primäre Sehrinde „hufeisenförmig" und ist für die Interpretation der in der Area striata ankommenden visuellen Impulse im Sinne eines *erkennenden Zuordnens* zuständig (Zeichen werden z. B. als Schrift erkannt).

4. Temporallappen:
Der Temporallappen ist der neokortikale Manifestationsort des auditorischen Systems.

Hörbahn. Die Hörbahn beginnt an den Ncll. cochleares in der Medulla oblongata, von wo aus die Fasern mit den auditorischen Impulsen z. T. auf die Gegenseite kreuzen, z. T. aber auch auf der ipsilateralen Seite nach oben ziehen. Als *Lemniscus lateralis* läuft die Hörbahn mit einer Zwischenstation bis zu den *Colliculi inferiores*, von wo aus sie (z. T. auch erneut gekreuzt) zum *Corpus geniculatum mediale* des Thalamus zieht. Dort werden die Fasern ein letztes Mal verschaltet und ziehen anschließend als *Hörstrahlung* zur primären Hörrinde im Temporallappen.

Primäre Hörrinde. Die *Heschl-Querwindungen*, die die primäre Hörrinde bilden, liegen im Sulcus lateralis versteckt. Als primärer Endigungsort der Hörbahn ist die Hörrinde für die *interpretationsfreie* Bewußtwerdung der auditorischen Impulse (z. B. als Ton oder Klang, nicht aber z. B. als Sprache oder Musik) zuständig. Da die Impulse eines Innenohrs in den Temporallappen beider Seiten enden, bewirkt die Läsion der primären Hörrinde einer Seite nur eine Hörminderung, keine Taubheit.

Sekundäre Hörrinde, sensorisches Sprachzentrum (Wernicke). Dieses Zentrum liegt lateral der primären Hörrinde im Gyrus temporalis superior. Es ist für die Interpretation der in der primären Hörrinde ankommenden Impulse zuständig, z. B. das Erkennen und Interpretieren von Sprache. Als solches (*Wernicke-*)*Sprachzentrum* ist es nur in der *dominanten* (meist linken) Hemisphäre ausgebildet. Seine Schädigung verursacht einen Verständnisverlust für Sprache mit entsprechenden Störungen des eigenen Sprechens (*sensorische Aphasie*).

Bahnsysteme des Großhirns. Bei den afferenten und efferenten Fasern des Kortex unterscheidet man *Assoziationsfasern* (verbinden Großhirnrindenareale einer Hemisphäre), *Projektionsfasern* (verbinden kortikale mit extrakortikalen Zentren, z. B. kortikospinale Bahn) und *Kommissurenfasern* (verbinden Kortexareale beider Hemisphären). Das wichtigste System für Projektionsfasern ist die *Capsula interna*. Sie führt den Hauptteil der auf- und absteigenden Bahnen vom und zum Kortex. Sie verläuft zwischen Thalamus und Ncl. caudatus einerseits sowie Pallidum und Putamen andererseits. Das wichtigste System für Kommissurenfasern ist der *Balken* (*Corpus callosum*). Er verbindet beide Hemisphären.

An den **Frontal- und Horizontalschnitten** durch das Großhirn sollte man sich vor allem die Lage und Lagebeziehungen der Basalganglien einprägen.

Wiederholungsfragen

Wiederholungsfragen zum Großhirn finden sich im Rahmen der **Fallbeispiele** zum Gehirn in Kap. 14.4. Es empfiehlt sich, sie nach Durcharbeiten aller Gehirnkapitel zusammenhängend zu bearbeiten.

Weiterführende Literatur

Allgemeines/Makroskopie

Brown, W. D.: Brain: Supratentorial cortical anatomy. Neuroimaging Clinics of North America 8 (1998) 21–35.
Jennes, L., H. H. Traurig, P. M. Conn: Atlas of the Human Brain. J. B. Lippincott Comp., Philadelphia 1995.
Nieuwenhuys, R., J. Voogd, Chr. van Huijzen: Das Zentralnervensystem des Menschen, pp 5–17 und 65–93. Springer, Berlin – Heidelberg – New York 1991.

Basalganglien und Motorik

Albin, R. L., A. B. Young, J. B. Penney: The functional anatomy of basal ganglia disorders. Trends Neurosci. 12 (1989) 366–375.
Alheid, G. F., L. Heimer, R. C. Switzer: Basal ganglia. In: Paxinos, G. (ed.): The Human Nervous System, pp 483–582. Academic Press, San Diego – New York 1990.
Brown, W. D.: Brain: Supratentorial central nuclei and tracts. Neuroimaging Clinics of North America 8 (1998) 37–54.
Chiara, G. D., M. Morelli: Acetylcholine, dopamine and NMDA-transmission in the caudate putamen: their interaction and function as a striatal modulatory system. In: Percheron, G., J. S. McKenzie, J. Féger: The Basal Ganglia, Vol IV, pp 491–505. Plenum Press, New York 1994.
Féjer, J., O. K. Hassani, M. Mouroux: The subthalamic nucleus and its connections. Adv. Neurology 74 (1997) 31–43.
Graybiel, A. M.: The basal ganglia and the initiation of movement. Rev. Neurol. (Paris) 146 (1990) 570–574.
Graybiel, A. M.: Neurotransmitters and neuromodulators in the basal ganglia. Trends Neurosci. 13 (1990) 244–254.
Groenewegen, H. J., C. I. Wright, A. V. J. Beijer: The nucleus

accumbens: gateway for limbic structures to reach the motor system? Progress in Brain Research 107 (1996) 485–511.
Kaneoke, Y., J. L. Vitek: The role of the basal ganglia in movement control. Clinical Neurology 35 (1995) 1518–1521.
Kawaguchi, Y., C. J. Wilson, S. J. Augood, P. S. Emson: Striatal interneurons: physiological and morphological characterization. Trends Neurosci. 18 (1995) 527–535.
Maneuf, Y. P., I. J. Mitchell, A. R. Crossman, J. M. Brotchie: Encephalin-GABA co-transmission in the striato-pallidal pathway in parkinsonism. In: Percheron, G., J. S. McKenzie, J. Féger: The Basal Ganglia, Vol IV, pp 449–455. Plenum Press, New York 1994.
Mavridis, M., N. Kayadjanian, M. J. Besson: Cholinergic modulation of GABAergic efferent striatal neurons. In: Percheron, G., J. S. McKenzie, J. Féger: The Basal Ganglia, Vol IV, pp 429–440. Plenum Press, New York 1994.
Parent, A., L. N. Hazrati: Functional anatomy of the basal ganglia. I. The cortico-basal ganglia-thalamo-cortical loop. Brain Res. Rev. 20 (1995) 91–127.
Rondot, P., N. Bathien: Movement disorders in patients with striatal and/or pallidal lesions. In: Percheron, G., J. S. McKenzie, J. Féger: The Basal Ganglia, Vol IV, pp 519–523. Plenum Press, New York 1994.
Samuel, D., U. Kumar, A. Nieoullon: Gamma-Aminobutyric function in the rat striatum is under double influence of nigrostriatal dopaminergic and thalamostriatal inputs: two modes of regulation? J. Neurochem. 51 (1988) 1704–1710.
Swerdlow, N. R., D. L. Braff, V. L. Masten, M. A. Geyer: Schizophrenic-like sensorimotor gating abnormalities in rats following dopamine infusion into the nucleus accumbens. Psychopharmacology 101 (1990) 414–420.
Vinken, P. J., G. W. Bruyn, H. L. Klawans (eds.): Extrapyramidal disorders, Handbook of Clinical Neurology, Vol. 5 (49). Elsevier, Amsterdam 1986.

Paleokortex, Archikortex, limbisches System

Aggleton, J. P., R. C. Saunders: The relationships between temporal lobe and diencephalic structures implicated in anterograde amnesia. Memory 5 (1997) 49–71.
Amaral, D. G., R. Insausti: Hippocampal formation. In: Paxinos, G. (ed.): The Human Nervous System, pp 711–756. Academic Press, San Diego – New York 1990.
Bleier, R., W. Byne: Septum and hypothalamus. In: Paxinos, G. (ed.): The Rat Nervous System, Vol. 1, pp 87–118. Academic Press, Sydney, San Diego 1985.
Coyle, J. T., D. L. Brice, M. R. DeLong: Alzheimer's disease: a disorder of cortical cholinergic innervation. Science 219 (1983) 1184–1190.
Davis, M.: Neurobiology of fear responses: the role of the amygdala. J. Neuropsychiatry & Clin. Neurosci. 9 (1997) 382–402.
Devinsky, O., M. J. Morrell, B. A. Vogt: Contributions of anterior cingulate cortex to behaviour. Brain 118 (1995) 279–306.
Ledoux, J. E.: Emotion and the amygdala. In: Aggleton, J. P. (ed.): The Amygdala, pp 339–351. Wiley-Liss, New York – Toronto 1992.
McGaugh, J. L., L. Cahill, B. Roozendaal: Involvement of the amygdala in memory storage: interaction with other brain systems. Proc. Natl. Acad. Sci. 93 (1996) 13508–13514.
Mesulam, M. M., E. J. Mufson, A. I. Levey, B. H. Wainer: Cholinergic innervation of the neocortex by the basal forebrain: cytochemistry and cortical connections of the septal area, diagonal band nuclei, nucleus basalis (substantia innominata), and hypothalamus in the rhesus monkey. J. Comp. Neurol. 214 (1983) 170–197.
Morris, J. S., A. Öhman, R. J. Dolan: Conscious and unconscious emotional learning in the human amygdala. Nature 393 (1998) 467–470.
Nieuwenhuys, R., J. Voogd, Chr. van Huijzen: Das Zentralnervensystem des Menschen, pp 305–379. Springer, Berlin – Heidelberg – New York 1991.
Nieuwenhuys, R.: The greater limbic system, the emotional motor system and the brain. Progress in Brain Research 107 (1996) 551–580.
Olmos, J. de: Amygdaloid nuclear grey complex. In: Paxinos, G. (ed.): The Human Nervous System, pp 683–710. Academic Press, San Diego – New York 1990.
Stefanis, C. N.: Schizophrenia: neurobiological perspectives. Progress in Brain Research 100 (1994) 267–272.
Thompson, R. F., J. J. Kim: Memory systems in the brain and localization of a memory. Proc. Natl. Acad. Sci. 93 (1996) 13438–13444.

Neokortex, visuelles/auditorisches System, Inselrinde und Fasersysteme

Adams, R. D., M. Victor: Cerebrovascular diseases. In: Adams, R. D., M. Victor: Principles of Neurology, pp 237–257. McGraw-Hill, New York – Tokyo 1997.
Alexander, G. E., M. R. DeLong: Central mechanisms of initiation and control of movement. In: Asbury A. K., G. M. McKhann, W. I. McDonald: Diseases of the Nervous System, Clinical Neurobiology (Vol. I), pp 285–308. W. B. Saunders, Philadelphia – London 1992.
Andersen, R. A., L. H. Snyder, D. C. Bradley, J. Xing: Multimodal representation of space in the posterior parietal cortex and its use in planning movements. Ann. Rev. Neurosci. 20 (1997) 303–330.
Asanuma, H.: The Motor Cortex, pp 95–98 and 103–106. Raven Press, New York 1989.
Augustine, J. R.: Circuitry and functional aspects of the insular lobe in primates including humans. Brain Res. Rev. 22 (1996) 229–244.
Brust, J. C. M.: Lesions of the supplementary motor area. Adv. Neurology 70 (1996) 237–248.
Canedo, A.: Primary motor cortex influences on the descending and ascending systems. Prog. Neurobiol. 51 (1997) 287–335.
Damasio, A. R., N. Geschwind: The neural basis of language. Ann. Rev. Neurosci. 7 (1984) 127–147.
Damasio, A. R.: Aphasia. New Engl. J. Med. 326 (1992) 531–539.
Damasio, A. R., D. Tanel, H. Damasio: Face agnosia and the neural substrates of memory. Ann. Rev. Neurosci. 13 (1990) 89–109.
Fitch, R. H., S. Miller, P. Tallal: Neurobiology of speech perception. Ann. Rev. Neurosci. 20 (1997) 331–353.
Garey, L. J.: Visual system. In: Paxinos, G.: The Human Nervous System, pp 945–978. Academic Press, San Diego – New York 1990.
Gazzaniga, M. S.: Interhemispheric integration. In: Rakic, C., W. Singer (eds.): Neurobiology of Neocortex, pp 385–405. Wiley, Chichester – New York 1988.
Ghez, C. Voluntary movements. In: Kandel, E. R., J. H. Schwarz, T. M. Jessel (eds.): Principles of Neural Science, pp 609–625, Elsevier, New York – Amsterdam 1991.
Groenewegen, H. J., C. I. Wright, H. B. Uylings: The anatomical relationships of the prefrontal cortex with limbic structures and the basal ganglia. J. Psychopharmacol. 11 (1997) 99–106.
Goldman-Rakic, P. S., L. D. Selemon: Functional and anatomical aspects of prefrontal pathology in schizophrenia. Schizophr. Bull. 23 (1997) 437–458.
Hartmann-von Monakow, K., K. Akert, H. Künzle: Projections of precentral and premotor cortex to the red nucleus and other midbrain areas in maccaca fascicularis. Exp. Brain Res. 34 (1979) 91–105.
Holstege, G.: The somatic motor system. Progress in Brain Research 107 (1996) 9–26.
Kupfermann, I.: Localization of higher cognitive and affective functions: the association cortices. In: Kandel, E. R., J. H. Schwartz, T. M. Jessel (eds.): Principles of Neural Science, pp 823–838. Elsevier, New York – Amsterdam 1991.
Lüders, H. O.: The supplementary sensorimotor area. Adv. Neurology 70 (1996) 1–16.
Mason, C., E. R. Kandel: Central visual pathways. In: Kandel, E. R., J. H. Schwartz, T. M. Jessel (eds.): Principles of Neural Science, pp 420–439. Elsevier, New York – Amsterdam 1991.
Mountcastle, V. B.: The columnar organization of the neocortex. Brain 120 (1997) 701–722.

Nieuwenhuys, R.: The neocortex. An overview of its evolutionary development, structural organization and synaptology. Anat. Embryol. 190 (1994) 303–337

Pandya, D. N.: Anatomy of the auditory cortex. Revue Neurologique 151 (1995) 486–494.

Passingham, R. E.: From where does the motor cortex get its instructions? In: Wise, S. P. (ed.): Higher Brain Functions, pp 67–97. Wiley & Sons, New York 1987

Patten, J. P.: Neurological Differential Diagnosis, pp 16–38 and 104–132. Springer, Berlin – Heidelberg – New York 1995.

Peters, A., E. G. Jones (eds.): Cerebral Cortex, Vol. 9, Normal and Altered States of Function. Plenum Press, New York – London 1991.

Pierrot-Desseilligny, C.: Saccade and smooth pursuit impairment after cerebral hemispheric lesions. Eur. Neurol. 34 (1994) 121–134.

Poeck, K.: Neurologie, pp 127–144. Springer, Berlin – Heidelberg – New York 1994.

Rizzolati, G., L. Fogassi, V. Gallese: Parietal cortex: from sight to action. Curr. Opinion Neurobiol. 7 (1997) 562–567.

Tootell, R. B. H., A. M. Dale, M. I. Sereno, R. Malach: New images from human visual cortex. Trends Neurosci. 19 (1996) 481–489.

Webster, W. R., L. J. Garey: Auditory system. In: Paxinos, G. (ed.): The Human Nervous System, pp 889–944. Academic Press, San Diego – New York 1990.

Zilles, K.: Graue und weiße Substanz des Hirnmantels. In: Leonhard, H., G. Töndury, K. Zilles (Hrsg.): Rauber/Kopsch: Anatomie des Menschen, Bd. 3, Nervensystem, Sinnesorgane, pp 382–471. Thieme, Stuttgart – New York 1987.

Zwiener, U.: Motorische Störungen. In: Zwiener, U., H. P. Ludin, H. Petsche (Hrsg.): Neuropathophysiologie, pp 128–164, Gustav Fischer, Jena 1990.

10 Liquor-, Ventrikelsystem und Hirnhäute

10.1 Liquor- und Ventrikelsystem

10.1.1 Ventrikelsystem

Wie das Rückenmark ist auch das Gehirn in ein Flüssigkeitskissen, den *Liquor cerebrospinalis*, eingebettet, das im *äußeren Liquorraum* eine Pufferfunktion zwischen dem weichen und stoßempfindlichen Gehirn und dem harten Schädelknochen hat. Weiterhin verfügt das Gehirn über ein ausgedehntes *inneres Liquorsystem* in Form der vier Ventrikel[1]. Die Lage dieses Ventrikelsystems im Gehirn ist in Abb. 10.1 dargestellt. Die vier Ventrikel stehen miteinander in Verbindung und bilden ein hintereinandergeschaltetes Liquortransport- und -bildungssystem. Jedem Hirnabschnitt kann man einen Teil dieses Systems zuordnen: den beiden Großhirnhemisphären jeweils einen Seitenventrikel (Abb. 10.2, *1*), dem Zwischenhirn den dritten Ventrikel (Abb. 10.2, *2*), dem Mittelhirn den Aquädukt (Abb. 10.2, *3*) und schließlich dem Rautenhirn (Medulla oblongata, Pons und Cerebellum) den vierten Ventrikel (Abb. 10.2, *4*).

---
[1] ventriculus (lat.) = (bauchiger) Raum

Die *Liquorproduktion* erfolgt in allen vier Ventrikeln, wobei der Transport von den Seitenventrikeln über den dritten in Richtung des vierten Ventrikels erfolgt. Insgesamt befindet sich in den Ventrikeln und im äußeren Liquorraum etwa eine

- Gesamtliquormenge von 150 ml.

Die **Seitenventrikel** haben ihre eigentümliche Form der auf S. 185 geschilderten Hemisphärenrotation zu verdanken. So kommt das Vorderhorn (Abb. 10.2, *1a*) des Seitenventrikels durch das Auswachsen des Frontallappens, das Hinterhorn (Abb. 10.2, *1c*) durch das Auswachsen des Okzipitallappens und das Unterhorn (Abb. 10.2, *1d*) durch das rotierende Auswachsen des Temporallappens zustande. Das Dach der Seitenventrikel wird von den quer verlaufenden Fasermassen des Balkens gebildet, der Boden vom Thalamus. Nach medial werden sie vom Septum pellucidum, nach lateral vom Ncl. caudatus begrenzt. Im Unterhorn bildet der Hippocampus die basale und mediale Wand der Ventrikel.

Über jeweils ein *Foramen interventriculare* (*Foramen Monroi*, Abb. 10.2, *1e*) sind die Seitenventrikel mit dem unpaaren **dritten Ventrikel** verbunden. Dieser verfügt über mehrere Recessus

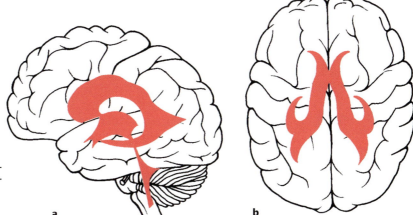

Abb. 10.1 Projektion des Ventrikelsystems auf die Gehirnoberfläche. (Aus Benninghoff [1])
a Ansicht von lateral.
b Ansicht von oben.

10 Liquor-, Ventrikelsystem und Hirnhäute

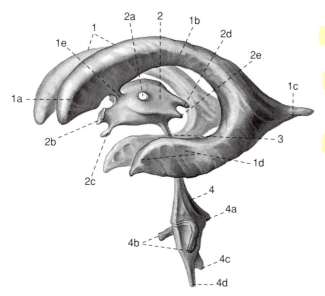

Abb. 10.2 Innere Liquorräume (Ventrikel mit ihren Verbindungen). (Aus Sobotta [7])
1 Seitenventrikel, mit **1a** Vorderhorn (Cornu frontale), **1b** Zentralanteil (Pars centralis), **1c** Hinterhorn (Cornu occipitale), **1d** Unterhorn (Cornu temporale). Beide Seitenventrikel haben über je ein **1e** Foramen interventriculare (Monroi) Verbindungen mit dem **2** dritten Ventrikel. Dieser ist zentral durch die **2a** Adhesio interthalamica unterbrochen und weist vier Recessus auf (**2b** Recessus supraopticus, **2c** Recessus infundibularis, **2d** Recessus suprapinealis, **2e** Recessus pinealis). Der dritte Ventrikel hat über den **3** Aqueductus mesencephali Verbindung mit dem **4** vierten Ventrikel. Zum Kleinhirn hin (nach hinten) läuft dieser spitz zu (**4a** Fastigium) und besitzt drei Recessus mit Öffnungen zum äußeren Liquorraum: **4b** Recessus lateralis beidseits mit Aperturae laterales und **4c** Apertura mediana. **4d** Canalis centralis des Rückenmarks.

(Abb. 10.2, *2b–e*) und ist lateral von den beiden Thalami begrenzt, die sich an einer Stelle berühren (*Adhesio interthalamica*, Abb. 10.2, *2a*). Der Boden des dritten Ventrikels wird vom Hypothalamus, sein Dach von der den Plexus choroideus tragenden Tela choroidea gebildet.

Über den dünnen *Aqueductus mesencephali*[2] (Abb. 10.2, *3*) ist der dritte Ventrikel mit dem **vierten Ventrikel** verbunden. Dieser Ventrikel wird nach ventral von Medulla oblongata und Pons begrenzt, die zusammen die *Rautengrube*, den nach vorne gerichteten „Boden" des Ventrikels, bilden. Das Cerebellum bildet das „Dach" und mit seinen zu- und abführenden Fasern (Kleinhirnstiele) die Seitenwände des vierten Ventrikels. Auch dieser Ventrikel verfügt über verschiedene Recessus und an deren Ende über Öffnungen, die beiden *Aperturae laterales* (Foramina Luschkae; Abb. 10.2, *4b*) und die *Apertura mediana* (Foramen Magendi;

---
[2] aqueductus (lat.) = Wasserleiter

Abb. 10.2, *4c*). An dieser Stelle kommunizieren innerer und äußerer Liquorraum miteinander, d.h., hier wird der größte Teil des produzierten Liquors vom vierten Ventrikel in den *Subarachnoidealraum* (s.u.) abgegeben, von wo aus er dann resorbiert wird.

Ependym. Der gesamte innere Liquorraum ist von Gliazellen (Ependymzellen) ausgekleidet, die morphologisch am ehesten mit iso- bis hochprismatischen Epithelien vergleichbar sind. Sie tragen zahlreiche Mikrovilli und Kinozilien, wobei letztere dem Liquortransport von den Seitenventrikeln bis in den vierten Ventrikel dienen.

Zirkumventrikuläre Organe. Neben den Ependymzellen grenzen auch vereinzelt andere hirneigene Zellen an den Liquorraum. Neben sog. *Tanyzyten* (lange, z.T. tief ins Hirninnere ragende, den Ependymzellen verwandte spezielle Gliazellen) sind dies auch spezialisierte Neurone, die direkten Kontakt nicht nur mit dem Liquor, sondern z.T. auch *unter Umgehung der Blut-Hirn-Schranke* mit dem Blut haben. An manchen Stellen verdichten sich diese sonst nur vereinzelt anzutreffenden Neurone zu Gruppen, die man *zirkumventrikuläre Organe* nennt. Zu ihnen gehören die bereits besprochenen *Area postrema* (Kap. 6.3, S. 129), *Eminentia mediana* (Kap. 8.3, S. 171) und *Epiphyse* (Kap. 8.5, S. 176) sowie das sog. *Subfornikal-* (unter dem Fornix) und *Subkommissuralorgan* (unter der Commissura epithalamica). Die meisten der zirkumventrikulären Organe befinden sich also im Bereich des dritten Ventrikels. Funktionell sind sie über das in Kap. 6 und 8 bereits Besprochene hinaus wohl an der Reaktion des ZNS auf im Liquor und Blut zirkulierende Substanzen beteiligt.

10.1.2 Liquorbildung und Plexus choroideus

Täglich werden in allen vier Ventrikeln zusammen *etwa 500 ml Liquor* produziert. Die Produktion findet größtenteils in den *Plexus choroidei* statt. Diese speziell geformten und strukturierten, arteriovenösen Gefäßkonvolute, die von einem speziellen Epithel überdeckt sind, sind für die eigentliche Liquorsezernierung verantwortlich. In jedem Ventrikel befindet sich ein solcher Plexus choroideus. Der Plexus des Seitenventrikels (Abb. 10.5, *2*) reicht vom Unterhorn bis nach oben zum Beginn des Vorderhorns und ist dann über die Foramina interventricularia mit dem Plexus choroideus des dritten Ventrikels (Abb. 10.5, *4*) verbunden. Vorder- und Hinterhorn des Seitenventrikels besitzen keinen Plexus choroideus. Der vierte Ventrikel hat einen isolierten Plexus, der am unteren Kleinhirnsegel fixiert ist (Abb. 10.5, *7*). Er dehnt sich nach lateral bis zu den Aperturae laterales aus, durch die er teilweise sogar nach außen treten kann.

Mikroskopisch sieht der Plexus choroideus wie ein sich weit verzweigender Busch aus, der aus Gefäßästen besteht und von *Plexusepithel* überzogen wird, das zahlreiche Mikrovilli trägt. Die Mikrovilli sind Ausdruck der hohen Sekretionsleistung dieses Epithels. Das bindegewebige Grundgerüst des Plexus choroideus wird *Tela choroidea* genannt.

Nach neueren Erkenntnissen wird ein beim Menschen bisher nicht näher definierter Anteil des Liquors nicht in den Plexusepithelien, sondern auch vom Ventrikelependym und möglicherweise sogar vom Hirnparenchym selbst gebildet.

Der Liquor ist ein aus den Gefäßen ausdiffundierendes Ultrafiltrat, dessen Zusammensetzung *vom Plexusepithel* stark *modifiziert* und dann *aktiv sezerniert* wird.

Liquorzusammensetzung. Der Liquor ist eine klare Flüssigkeit, die sehr wenige Zellen (hauptsächlich Leukozyten), wesentlich niedrigere Eiweiß- und vor allem Glukosewerte als das Blut aufweist und sich auch sonst in seiner chemischen Zusammensetzung (Ionenkonzentration etc.) von diesem deutlich unterscheidet.

Klinik Bei zahlreichen neurologischen Krankheiten (z. B. entzündlichen Erkrankungen wie Multipler Sklerose) verändert sich die chemische Zusammensetzung des Liquors charakteristisch, so daß man diagnostisch bei zahlreichen Krankheitsbildern eine Lumbalpunktion (s. S. 82) zur Liquorgewinnung durchführen muß.

Blut-Liquor-Schranke. Das Blut aus dem Plexus ist vom Liquor durch das Kapillarendothel, die darunterliegende Basalmembran und das Plexusepithel getrennt, die in ihrer Gesamtheit die *Blut-Liquor-Schranke* (nicht zu verwechseln mit der *Blut-Hirn-Schranke*) bilden. Sie ist nur für H_2O, O_2 und CO_2 ganz durchlässig, für Elektrolyte wenig und für fast alle anderen Moleküle gar nicht. Diese müssen von Plexusepithelien ggf. aktiv aufgenommen und sezerniert werden.

10.1.3 Liquorresorption

Der Liquor gelangt über die Seitenventrikel, den dritten Ventrikel, den Aquädukt und den vierten Ventrikel schließlich in den äußeren Liquorraum (Subarachnoidealraum). Er muß von dort aus in die Blutbahn rückresorbiert werden, da sich im Liquorsystem immer nur etwa 150 ml Flüssigkeit befinden dürfen und täglich eine Menge von etwa 500 ml in den Plexus choroidei gebildet wird. Bereits relativ kleine Schwankungen des Soll-Volumens von ca. 150 ml äußern sich in Unter- oder Überdruck vor allem im Gehirnbereich und können je nach Ausmaß erhebliche Funktionsbeeinträchtigungen des Gehirns zur Folge haben. Die Liquorresorption geschieht vom Subarachnoidealraum aus über zwei Wege. Im Schädelbereich erfolgt sie vor allem über Ausstülpungen der Arachnoidea mater, die sog. *Arachnoidealzotten* (s. Kap. 10.2.2). Im Wirbelkanalbereich wird der Liquor zusätzlich an den Austrittsstellen der Spinalnerven aus dem Wirbelkanal resorbiert, wo Venen- und Lymphgefäßplexus den Liquor aufnehmen.

Klinik Ist aus irgendwelchen Gründen die Liquorresorption behindert oder kann der Liquor nicht von den inneren (Ventrikel) in die äußeren Liquorräume (Subarachnoidealraum) abtransportiert werden, so kommt es zum *Liquoraufstau*, der sich in gesteigertem intrakraniellem Druck äußert. Das Krankheitsbild wird als *Hydrozephalus*[3] bezeichnet. Beim Kind führt der gesteigerte intrakranielle Druck zu einer mehr oder minder ausgeprägten Größenzunahme des Schädels, während er beim Erwachsenen, dessen Schädel nicht mehr durch Wachstum „plastisch" ist, immer Hirndruckzeichen mit Kopfschmerzen, Erbrechen etc. auslöst. Im Falle der Liquorabflußstörung vom inneren in den äußeren Liquorraum sieht man (z. B. im Computertomogramm) weit „aufgeblähte" Ventrikel (Abb. **10.3**). Häufig ist dies durch Verengung (Stenose) des Aquädukts im Mittelhirn der Fall, der als engste Stelle des Liquorzirkulationssystems hierfür prädisponiert ist.

10.1.4 Funktion des Liquors: Polster des Gehirns oder subtile Signalvermittlungsinstanz?

Nachdem man früher jahrhundertelang dem Ventrikelsystem und seinem Inhalt den eigentlichen Sitz der Geistes- und Seelentätigkeit des Menschen zugeordnet hatte, ging man in neuerer Zeit dazu über, den Liquor als unverzichtbares Flüssigkeitskissen mit Pufferfunktion für das druck- und stoßempfindliche Gehirn anzusehen. In der Tat reduziert der Liquor das tatsächliche Gewicht des Gehirns von 1500 g auf ein physikalisches Effektivgewicht von etwa 50 g, mit dem es dem Knochen aufliegt!

Auch soll der Liquor beim Embryo Ernährungsfunktion für das Gehirn haben. Daß er darüber hinaus z. B. an der Regulation des Atemzentrums beteiligt ist (Vermittlung des CO_2-Plasmaspiegels an die Medulla oblongata), ist seit längerem bekannt. In den vergangenen Jahren häufen sich jedoch zudem Hinweise darauf, daß bestimmte Neurone selektiv ihre Transmittersubstanzen (meist Peptide und Monoamine) in den Liquor abgeben können, die von anderen Neuronen, deren Dendriten direkt oder indirekt mit dem Liquor kontaktieren, dann möglicherweise rezeptiv wahrgenommen werden. Auch die Ependymzellen mit ihrer regen Sekretions- und Resorptionstätigkeit haben wohl in diesem Zusammenhang Bedeutung. So ist es wahrscheinlich, daß dem Liquor eine subtile, bis heute nicht klar verstandene Funktion in der interneuronalen, vielleicht interregionalen Nachrichtenvermittlung im Gehirn zukommt.

---

[3] hydor-kephale (gr.) = Wasser-Kopf

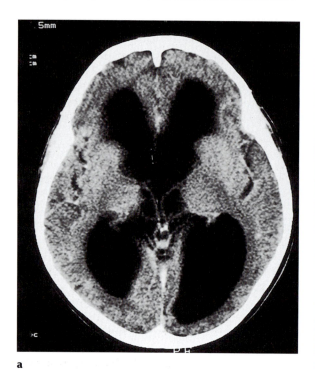
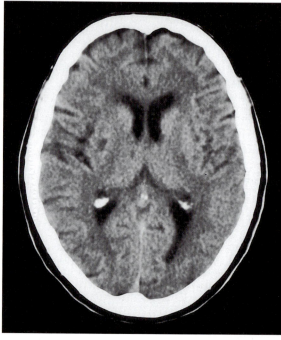

Abb. 10.3 Hydrozephalus
a Computertomogramm einer Patientin mit einer Liquorabflußstörung (lange bestehende Verengung des Aqueductus mesencephali). Beachte die massiv erweiterten Hirnventrikel auf Kosten des Hirnparenchyms. Bei der Patientin lagen klinisch massive intellektuelle Einbußen und erhebliche Gangstörungen vor.
b Zum Vergleich die Verhältnisse beim Gesunden.
(a aus Universitätsklinikum Tübingen, mit freundlicher Genehmigung von PD Dr. Petersen, Abt. Neuroradiologie; b aus Universitätsklinikum Freiburg, mit freundlicher Genehmigung von Prof. Schumacher, Abt. Neuroradiologie)

10.2 Hirnhäute (Meningen)

Wie das Rückenmark ist auch das Gehirn von drei Häuten, den *Meningen*[4], umgeben, die histogenetisch nicht aus Nerven-, sondern aus Bindegewebe bestehen, also nicht *neuroektodermaler*, wie Nerven- und Gliazellen, sondern *mesodermaler Herkunft* sind. Von außen nach innen unterscheidet man:

- *Dura mater*
- *Arachnoidea mater*
- *Pia mater.*

Die Dura mater wird auch als *harte Hirnhaut (Pachymeninx)*[5] den beiden inneren Häuten, die als *weiche Hirnhaut (Leptomeninx)*[6] zusammengefaßt werden, gegenübergestellt.

10.2.1 Dura mater

Anders als im Wirbelkanal verschmilzt die in ihrer Konsistenz zähe und derbe Dura mater im Schädelbereich mit dem Periost, *so daß hier kein Periost als einzelnes Blatt isolierbar ist*. Mikroskopisch besitzt die Dura im Schädelbereich (anders als im Wirbelkanalbereich) zwei Bindegewebsblätter, die miteinander durch Kollagenfasern verbunden sind. Zwischen den beiden Schichten kann unter pathologischen Bedingungen im Rahmen einer Blutung ein Raum entstehen („Epiduralraum", s. klinischer Hinweis in Kap. 10.2.5), der aber physiologisch *nicht* vorhanden ist. Mit einer speziellen Zellschicht, dem *Neurothel*, ist die Dura mit der darunterliegenden Arachnoidea mater verbunden. Die harte Hirnhaut legt sich dem Gehirn nur an seiner Oberfläche und nicht bis in die Sulci hinein an. Sie schiebt sich jedoch mit einem sichelförmigen, von vorne nach hinten verlaufenden Blatt als *Falx cerebri*[7] in den Interhemisphärenspalt und trennt

---

[4] meninx (gr.) = Hirnhaut
[5] pachys (gr.) = dick, derb
[6] leptos (gr.) = zart

[7] falx (lat.) = Sichel

Hirnhäute (Meningen) 10.2

so beide Großhirnhälften bindegewebig voneinander (Abb. **10.4**, 4). Mit einem ebensolchen Bindegewebsblatt schiebt sie sich auch als zeltförmiges *Tentorium cerebelli*[8] zwischen Okzipitallappen und Kleinhirn (Abb. **10.4**, 5). Die topographischen Beziehungen des Tentoriums haben große klinische Bedeutung. Dabei spielt vor allem die Lage des Mittelhirns vor der Spitze des Tentoriums („Tentoriumschlitz") eine besondere Rolle.

Klinik Bei einer *Hirnschwellung* (auf Grund von O_2-Mangel, schnell wachsenden Tumoren etc.) versucht das Gehirn an allen möglichen Stellen, dem Druck auszuweichen. Das heißt, es wird Hirnmasse entweder durch das Foramen magnum nach unten gepreßt, was als *untere Einklemmung* bezeichnet wird und die Medulla oblongata zusammen mit den Kleinhirntonsillen betrifft. Oder aber (meist zeitlich vor der unteren Einklemmung) es wird Hirnmasse in das Tentorium cerebelli gedrückt, was vor allem das Mittelhirn betrifft (sog. *obere Einklemmung*). Dieses wird gemeinsam mit basalen Temporallappenanteilen in den Tentoriumsschlitz gepreßt und versagt zusehends in seiner Funktion. Die Symptome der oberen Einklemmung sind in der Folge vor allem lichtstarre Pupillen (Verschaltung des Lichtreflexes im Mittelhirn) und Extensorenspasmen (Abklemmung kortikospinaler und kortikotegmentaler Bahnen, dadurch Enthemmung des Tractus vestibulospinalis, s. S. 112).

Die Dura weist an mehreren Stellen Aufspaltungen ihrer beiden Blätter auf. Dadurch entstehen längsverlaufende, mit Endothel ausgekleidete Hohlräume, sog. *Sinus*. Solche sind z. B. der *Sinus sagittalis superior*, der im oberen Rand der Falx cerebri, oder der *Sinus sagittalis inferior*, der im unteren Rand der Falx cerebri verläuft. In diesen Sinus, von denen es noch mehrere gibt, sammelt sich das venöse Blut aus Gehirn und Hirnhäuten, um dann hauptsächlich der V. jugularis interna zugeleitet zu werden. Sie werden in Kap. 11.4.3 eingehender besprochen.

10.2.2 Arachnoidea mater

Dieses sehr feine Blatt der Hirnhäute legt sich komplett der Innenseite der Dura an und vollzieht deren Verlauf z. B. als Falx oder Tentorium nach. Ein echter „Raum" zwischen diesen beiden Hirnhäuten („*Subduralraum*") existiert also ebensowenig wie ein „Epiduralraum", kann jedoch z. B. durch eine (meist venöse) Einblutung zwischen die beiden Hirnhautblätter artefiziell gebildet werden (*subdurales Hämatom*, s. klinischer Hinweis in Kap. 11.4.1). Die Arachnoidea mater ist mit der darunterliegenden Pia mater durch zahlreiche spinnengewebsartige Bindegewebsfasern verbunden[9].

---

[8] tentorium (lat.) = Zelt

[9] arachne (gr.) = Spinne, Spinnengewebe

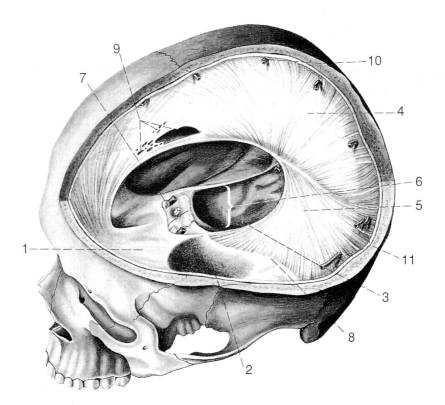

Abb. 10.4 Harte Hirnhaut (Dura mater). Schädel seitlich eröffnet, Gehirn entnommen. (Aus Sobotta [7])
1 Vordere Schädelgrube, **2** mittlere Schädelgrube, **3** hintere Schädelgrube, **4** Falx cerebri, **5** Tentorium cerebelli, **6** Incisura tentorii, **7** Sella turcica mit Hypophysenstiel, **8** Felsenbeinpyramide, **9** Lücken in der Falx cerebri (Normvariante), **10** Vv. superiores cerebri, **11** Vv. inferiores cerebri (Mündungen von Gehirnvenen in die intraduralen Sinus, s. Kap. 11).

10 Liquor-, Ventrikelsystem und Hirnhäute

Dieser Raum zwischen Arachnoidea und Pia, der als *Subarachnoidealraum* bezeichnet wird, ist identisch mit dem *äußeren Liquorraum*. Die Arachnoidea bildet kleine Ausstülpungen (*Arachnoidealzotten*) durch die Dura hindurch in die venösen Sinus und sogar z.T. bis in die Diploevenen des Schädels hinein, die dort bäumchenartig auswuchern und als *Pacchioni-Granulationen* (*Granulationes arachnoideae*) bezeichnet werden (Abb. **10.5**, *14*). Sie dienen dazu, den Liquor aus dem Subarachnoidealraum in das venöse Blutsystem abzuleiten.

Klinik Von den Pacchioni-Granulationen können die Hirnhauttumoren (*Meningeome*) ausgehen, die fast immer gutartig sind und auf Grund ihres sehr langsamen Wachstums (über viele Jahre!) faustgroß werden können, ehe sie bemerkt werden.

10.2.3 Pia mater

Die Pia legt sich als innerstes Blatt der Hirnhäute unmittelbar der Oberfläche des Gehirns an und folgt ihr bis in alle Sulci hinein. Sie umkleidet sogar die ins Gehirn eintretenden Blutgefäße mit einer Bindegewebshülle (*Spatium perivasculosum*, *Virchow-Robin-Raum*) und begleitet sie weit ins Innere des ZNS hinein.

Klinik Als **Meningitis** (Hirnhautentzündung) wird eine Entzündung der Pia mater und Arachnoidea mater bezeichnet, die meist durch Bakterien (dann im Liquor gemeinsam mit massenhaft Granulozyten nachweisbar) oder Viren ausgelöst wird. Die Erkrankung geht mit zahlreichen neurologischen Ausfallserscheinungen einher bis hin zur völligen Bewußtlosigkeit und ist immer als lebensbedrohlich einzustufen.

10.2.4 Liquorzisternen

Stellen, an denen der Subarachnoidealraum besonders weit ist, werden als *Liquorzisternen*[10] bezeichnet. Sie sind in Abb. **10.5** dargestellt; die wichtigsten: *Cisterna cerebellomedullaris (posterior)* = *Cisterna magna*, Abb. **10.5**, *9*; *Cisterna ambiens*, Abb. **10.5**, *10*; *Cisterna interpeduncularis (intercruralis)*, Abb. **10.5**, *12*; *Cisterna chiasmatica*, Abb. **10.5**, *13*; die letzten beiden werden auch als *Cisterna basalis* zusammengefaßt.

Klinik Generell können diese Räume bei einer *Hirnschwellung* (s.o.) als – allerdings ineffektiv kleiner – Ausweichraum für die sich ausdehnende Gehirnmasse dienen und dann z.B. im Computertomogramm als Zisternen nicht mehr sichtbar sein. Weiterhin findet man bei *Subarachnoidealblutungen* (S. 248) in den Zisternen Blutansammlungen, was ebenfalls im Computertomogramm diagnostiziert werden kann. Daher ist es wichtig, die Lokalisation der größten und wichtigsten Zisternen zu kennen.

---

[10] cisterna (lat.) = Wasserbehälter

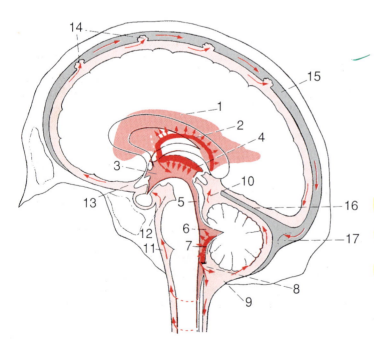

Abb. 10.5 Liquorzirkulation und Liquorzisternen des Subarachnoidealraums. Die Pfeile deuten den Liquorfluß an. (Aus Sobotta [7])
Innere Liquorräume: **1** Seitenventrikel, **2** Plexus choroideus des Seitenventrikels (reicht bis ins Unterhorn des Seitenventrikels, was bei der Perspektive dieser Abbildung nicht sichtbar wird), **3** dritter Ventrikel, **4** Plexus choroideus des dritten Ventrikels, **5** Aqueductus mesencephali, **6** vierter Ventrikel, **7** Plexus choroideus des vierten Ventrikels. *Äußere Liquorräume (hellrot):* **8** Apertura mediana des vierten Ventrikels, **9** Cisterna cerebellomedullaris = Cisterna magna (zwischen Kleinhirn und Medulla oblongata), **10** Cisterna ambiens (zwischen Kleinhirn und Mittelhirn an der Spitze des Tentoriums), **11** Cisterna pontomedullaris (zwischen Unterrand des Pons und Medulla oblongata), **12** Cisterna interpeduncularis (zwischen den beiden Hirnschenkeln), **13** Cisterna chiasmatica (um das Chiasma opticum herum). **12** und **13** werden auch als Cisterna basalis zusammengefaßt. **14** Arachnoidealzotten. *Intradurale Sinus:* **15** Sinus sagittalis superior, **16** Sinus rectus, **17** Confluens sinuum.

10.2.5 Innervation und Blutversorgung der Meningen

Die Hauptstämme der Gefäße und Nerven, die die Meningen versorgen, verlaufen in der Dura mater.

Die **Blutversorgung** der Meningen ist klinisch sehr wichtig. Sie erfolgt im Schädelbereich hauptsächlich durch drei Arterien: *A. meningea anterior*, *A. meningea media* und *A. meningea posterior*. Die größte von ihnen ist die A. meningea media, die aus der A. maxillaris stammt, durch das *Foramen spinosum* an der Schädelbasis in das Schädelinnere eintritt und sich über die gesamte laterale Konkavität des Schädels ausbreitet. Sie hinterläßt dabei einen gut sichtbaren Abdruck an der Innenseite des Schädelknochens (vgl. Abb. *2.35*, 26).

Die A. meningea anterior entsteht aus der A. ethmoidalis anterior, die meningea posterior aus der A. pharyngea ascendens. Einige hirneigene Gefäße (u.a. A. vertebralis) geben ebenfalls Duraäste ab (vor allem für die Hirnhautversorgung an der Schädelbasis). Die Aa. meningeae werden von gleichnamigen Venen begleitet, die das Blut aus den Hirnhäuten ableiten, sofern es nicht direkt in die venösen Blutleiter der Dura (*Sinus*, s. Kap. 11.4.3) abfließt.

Es ist von großer praktischer Bedeutung, daß die Blutversorgung der Hirnhäute überwiegend aus der A. carotis *externa* erfolgt und nicht, wie diejenige des Gehirns selbst, aus der A. carotis *interna*.

Klinik **Tumordiagnostik.** Oft kann man Tumoren, die am Rande des Gehirns wachsen, diagnostisch schlecht den Meningen oder dem Gehirn zuordnen. Eine Zuordnung ist jedoch äußerst wichtig für die Prognose und die Behandlung des Patienten, da meningeale Tumoren in der Regel gutartig, gehirneigene Tumoren jedoch meist bösartig sind. Zur Differentialdiagnose fertigt man im allgemeinen deshalb ein Angiogramm (Gefäßdarstellung mit Kontrastmittel im Röntgenbild) der A. carotis externa und interna an. Je nachdem, ob sich der Tumor im Röntgenbild überwiegend oder ausschließlich nach Kontrastmittelinjekton in die A. carotis externa oder aber nach Injektion in die A. carotis interna anfärbt, kann man daher auf seine Herkunft entweder von den Meningen oder dem Gehirn selbst rückschließen.

Epidurale Blutungen. Die A. meningea media ist häufig bei Schädelverletzungen, besonders im Temporalbereich, gefährdet. Wenn sie reißt, wird mit hohem (arteriellem) Druck Blut zwischen die beiden Blätter der Dura gepreßt (*epidurale Blutung*). Das führt zu einer intrakraniellen Raumforderung, die auf Grund der raschen Vergrößerung immer akut lebensbedrohlich ist.

Die **Innervation** der Hirnhäute erfolgt größtenteils über den N. trigeminus (kleinere Hirnhautanteile der hinteren Schädelgrube werden auch vom N. vagus versorgt). Sowohl harte als auch weiche Hirnhäute sind dabei äußerst schmerzempfindlich, ganz im Gegensatz zum Gehirn selbst, das praktisch keine Schmerzrezeptoren besitzt.

Klinik Es ist wichtig zu wissen, daß jeder Kopfschmerz von den Meningen ausgeht, nicht jedoch vom Gehirn selbst (keine Schmerzrezeptoren). So kommt z. B. der sehr häufige *Migränekopfschmerz* durch eine (nerval bedingte) Durchblutungsstörung der Meningen zustande: Vom Hirnstamm ausgehende Nervenfasern veranlassen die Hirnhautgefäße zur maximalen *Kontraktion* (Folge: Ischämie), der eine maximale Dilatation folgt.

10.3 Zusammenfassung

Liquor- und Ventrikelsystem

Der *Liquor cerebrospinalis* umgibt als ein Flüssigkeitskissen das Gehirn und das Rückenmark. Er unterscheidet sich in seiner physiologischen Zusammensetzung deutlich vom Blutplasma. Der Hauptanteil des Liquors befindet sich jedoch nicht um das Gehirn herum, sondern in intrazerebralen Hohlräumen, den *Ventrikeln* (Gesamtliquormenge = 150 ml). Es gibt insgesamt vier Ventrikel, die miteinander verbunden sind: Je ein *Seitenventrikel* in den beiden Großhirnhemisphären, *dritter Ventrikel* im Zwischenhirn, *vierter Ventrikel* im Rautenhirn (zwischen Medulla oblongata, Pons und Kleinhirn). Der *Aquädukt* ist eine dünne Verbindung im Mittelhirn zwischen drittem und viertem Ventrikel.

Die **Liquorproduktion** (500 ml/Tag) findet größtenteils in den *Plexus choroidei* statt, die als speziell differenzierte Gefäßkonvolute in jedem Ventrikel zu finden sind. Von den Ventrikeln (*innere Liquorräume*) wird Liquor über drei Öffnungen des vierten Ventrikels in die *äußeren Liquorräume* (= Subarachnoidealraum) transportiert, von wo aus vor allem über die zahlreichen *Arachnoidealzotten* die **Liquorresorption** ins Blut stattfindet. Liquortransport- oder -resorptionsstörungen äußern sich im Krankheitsbild des *Hydrozephalus*.

Die **Funktion** des Liquors besteht in erster Linie in der mechanischen Pufferung des sehr druck- und stoßempfindlichen Gehirns in seiner harten und kantigen knöchernen Hülle.

Hirnhäute (Meningen)

Wie das Rückenmark wird das Gehirn von drei Häuten umgeben: *Pia mater*, *Arachnoidea mater* und *Dura mater*. Die Dura mater wird als *harte Hirnhaut* der *weichen Hirnhaut* (Pia mater und Arachnoidea mater) gegenübergestellt.

Die **Dura mater** ist die äußerste, sehr zähe Hirnhaut und verschmilzt im Schädelbereich mit dem Periost. Sie schiebt als bindegewebige Duplikaturen die *Falx cerebri* zwischen beide Hemisphären und das *Tentorium cerebelli* zwischen Okzipitallappen und Kleinhirn. Weiterhin bildet sie Hohlräume (*intradurale Sinus*) aus, die als venöse Blutleiter das Blut aus den Gehirnvenen sammeln.

10 Liquor-, Ventrikelsystem und Hirnhäute

Die **Arachnoidea mater** legt sich als zarte Haut innen an die Dura an und bildet mit ihren *Arachnoidealzotten* kleine Ausstülpungen in die intraduralen Sinus, die der Liquorresorption dienen.

Die **Pia mater** liegt unmittelbar dem Gehirn auf und umkleidet es bis in die feinsten Sulci hinein.

Zwischen Pia mater und Arachnoidea mater befindet sich der *Subarachnoidealraum*, der den äußeren Liquorraum darstellt und sich an manchen Stellen zu *Liquorzisternen* erweitert. Zwischen Schädel und Dura (genauer: zwischen innerem und dem das Periost ersetzenden äußeren Durablatt) kann sich unter pathologischen Bedingungen (arterielle Blutung) ein physiologisch nicht als Hohlraum vorhandener *Epiduralraum* bilden. Zwischen Dura und Arachnoidea kann sich ebenfalls unter pathologischen Bedingungen (venöse Blutung) ein physiologisch nicht vorhandener *Subduralraum* bilden.

Wiederholungsfragen zum Liquorsystem

Wiederholungsfragen zum Liquorsystem finden sich im Rahmen der **Fallbeschreibungen** zum Gehirn in Kap. 14.4. Es empfiehlt sich, sie nach Durcharbeiten aller Gehirnkapitel zusammenhängend zu bearbeiten.

Wiederholungsfragen zu den Meningen

1. Wie heißen die drei Blätter der Hirnhaut?
2. Was versteht man unter Subarachnoidealraum, und was befindet sich darin?
3. Was sind intradurale Sinus?
4. Zwischen welchen Hirnstrukturen spannt sich das Tentorium cerebelli aus?

Lösungen

1. Dura mater, Arachnoidea mater, Pia mater.
2. Raum zwischen Arachnoidea und Pia mater, mit Liquor gefüllt. Hier laufen die großen Gefäßstämme der gehirnversorgenden Arterien.
3. Duraduplikaturen, die als venöse Blutleiter dienen. Sie sammeln das gesamte venöse Blut aus dem Gehirn und leiten es vor allem der V. jugularis interna zu.
4. Zwischen Okzipitallappen des Großhirns und Kleinhirn. Es überdeckt so auch von hinten das Mittelhirn (klinische Bedeutung bei Hirnschwellung!)

Weiterführende Literatur

Cserr, H. F.: Physiology of the choroid plexus. In: Netsky, M. G., S. Shuangshoti (eds.): The Choroid Plexus in Health and Disease, pp 175–195. Univ. Press of Virginia, Charlottesville 1975.

Felgenhauer, K.: Entzündliche Krankheiten. In: Kunze, K. (Hrsg.): Lehrbuch der Neurologie, pp 499–523. Thieme, Stuttgart – New York 1992.

Fishman, R. A.: Cerebrospinal Fluid in Diseases of the Nervous System. W. B. Saunders, Philadelphia – Tokyo 1992.

Heimer, L.: Meninges and cerebrospinal fluid. In: Heimer, L.: The Human Brain and Spinal Cord, pp 43–56. Springer, New York – Berlin 1995.

Knigge, K. M., G. E. Hofman, S. A. Josef, D. E. Scott, C. D. Sladek, J. R. Sladek: Recent advances in structure and function of the endocrine hypothalamus. In: Morgane, P. J., J. Panksepp (eds.): Physiology of the Hypothalamus, Handbook of the Hypothalamus, Vol. 2, pp 63–164. Marcel Dekker, New York – Basel 1980.

McKinnon, S. G.: Anatomy of the cerebral veins, dural sinuses, sella, meninges and cerebrospinal fluid spaces. Neuroimaging Clinics of North America 8 (1998) 101–117.

Netsky, M. G., S. Shuangshoti: Normal structure of choroid plexus. In: Netsky, M. G., S. Shuangshoti (eds.): The Choroid Plexus in Health and Disease, pp 151–161. Univ. Press of Virginia, Charlottesville 1975.

Nieuwenhuys, R., J. Voogd, Chr. van Huijzen: Das Zentralnervensystem des Menschen, pp 54–59. Springer, Berlin – Heidelberg – New York 1991.

Terenius, L., F. Nyberg: Neuropeptide-processing, -converting, and -inactivating enzymes in human cerebrospinal fluid. Int. Rev. Neurobiol. 30 (1988) 101–121.

Töndury, G., St. Kubik, B. Krisch: Hirnhäute und Hirngefäße. In: Leonhard, H., G. Töndury, K. Zilles (Hrsg.): Rauber/Kopsch, Anatomie des Menschen, Bd. 3, Nervensystem, Sinnesorgane, pp 176–236. Thieme, Suttgart – New York 1987.

Wood, J. H. (ed.): Neurobiology of Cerebrospinal Fluid, Vol. 1. Plenum Press, New York – London 1980.

Williams, P. L, R. Warwick, M. Dyson, L. H. Bannister: Gray's Anatomy, pp 1068–1086. Churchill Livingstone, Edinburgh – New York 1989.

11

Blutversorgung des Gehirns

11.1 Versorgungsprinzip

Das Gehirn wird aus vier großen extrakraniellen Arterien mit Blut versorgt:

- rechte und linke A. carotis interna
- rechte und linke A. vertebralis.

Diese ziehen nicht unabhängig und isoliert voneinander in bestimmte, ihnen zugeordnete Areale des Gehirns hinein, sondern sind durch einen großen Anastomosenkreis an der Schädelbasis, den *Circulus arteriosus cerebri (Willisi)*, miteinander verbunden. Dennoch ist es möglich, der A. carotis und der A. vertebralis relativ genau umschriebene Gehirnareale zuzuordnen, die sie versorgen, denn der Circulus arteriosus dient vor allem dazu, bei Versorgungsknappheit im Stromgebiet einer der großen zuführenden Arterien die Blutzufuhr zu entsprechenden Gehirnanteilen über Kollateralen doch noch zu sichern.

Klinik So kann die Stenose (= Lumenverengung, z.B. im Rahmen einer Arteriosklerose) einer A. carotis interna bis zu 90% und mehr (es bleiben also ≤10% des ursprünglichen Lumens!) völlig symptomlos bleiben, da die Blutversorgung im entsprechenden Stromgebiet über den Circulus arteriosus von der kontralateralen A. carotis und den beiden Vertebralarterien aus übernommen wird. Dies gilt allerdings nur, wenn die Stenose sich *langsam progredient* entwickelt, so daß sich der Kollateralkreislauf richtig ausweiten kann. Eine *plötzlich* eintretende Stenose um 90% kann nicht kompensiert werden.

Anders als z.B. Niere oder Leber hat das Gehirn keinen Hilus, in dem die Gefäße aus- und eintreten. Alle versorgenden Arterien und Venen verteilen sich an der Oberfläche des Gehirns, laufen dort in den Sulci und anderen Furchen entlang, um dann von allen Seiten aus zentripetal ins Innere des Organs einzudringen, wobei das Kapillarnetz in der grauen Substanz extrem dicht, in der weißen Substanz eher relativ weitmaschig angelegt ist. Eine weitere Besonderheit des Gehirnkreislaufs im Vergleich zur Blutversorgung anderer Organe liegt im völlig unterschiedlichen Verlauf von Venen und Arterien.

11.2 Große zuführende Gefäße

11.2.1 A. carotis interna

Die A. carotis interna entsteht bei der Teilung der A. carotis communis und zieht, *ohne einen Ast abzugeben*, bis zur Schädelbasis, die sie im *Canalis caroticus* durchläuft. Sie erscheint dann neben der Hypophyse im Sinus cavernosus (s.u.). Dort weist sie einen S-förmigen Verlauf auf (*Karotissiphon*), bevor sie sich in die

- A. cerebri anterior und
- A. cerebri media

aufteilt (Abb. **11.1**, *2, 4*), die überwiegend den Frontal-, Parietal- und Temporallappen sowie das Zwischenhirn versorgen. Vor ihrer Aufgabelung gibt die A. carotis interna neben der A. communicans posterior (s.u.) als ersten intrakraniellen Ast die *A. ophthalmica* ab, die das Auge und Teile der Nasennebenhöhlen versorgt (nicht sichtbar in Abb. **11.1**). Diese kommuniziert im Bereich des medialen Augenwinkels mit Ästen der A. facialis, die aus der A. carotis *externa* abstammt. Bei Stenosen der A. carotis interna kann über diese Anastomose ein Kollateralkreislauf erfolgen, der dem Circulus arteriosus Blut aus der A. carotis externa zuleitet.

Weiterhin gibt die A. carotis interna vor ihrer intrakraniellen Aufzweigung die folgenden Äste ab: die *A. hypophysialis superior* und *A. hypophysialis inferior* zur Hypophyse sowie die *A. choroidea anterior* (Abb. **11.1**, *5*), die trotz ihrer verhältnismäßig geringen Größe an der Versorgung zahlreicher verschiedener Zentren beteiligt ist (Plexus choroideus des Seitenventrikels, Capsula interna, Basalganglien, Hippocampus, Amygdala, Thalamus, Substantia nigra, Ncl. ruber). Da sie zur Versorgung dieser Strukturen fast immer nur *anteilig beiträgt*,

11 Blutversorgung des Gehirns

bleibt ein Verschluß dieser Arterie klinisch oft völlig unauffällig.

Das **Versorgungsgebiet der A. carotis interna** umfaßt den vollständigen Frontal- und Parietallappen, den größten Teil des Temporallappens und des Zwischenhirns, das Auge und die Hypophyse.

Klinik **Grundsätzliches.** Der *Verschluß* eines hirnversorgenden Gefäßes führt zu einem *Hirninfarkt* (*ischämischer Insult*, *Apoplex*, „*Schlaganfall*"). Eine *Einblutung* ins Hirnparenchym durch Ruptur eines hirnversorgenden Gefäßes wird *hämorrhagischer Insult* (*Hirnblutung im engere Sinne*) genannt.

Prinzipiell muß man sich, um sich die Ausfallssymptome bei dem Verschluß einer Arterie herzuleiten, klarmachen, welche *Funktion* die Zentren ausüben, deren Nähr- und Sauerstoffversorgung jetzt eingeschränkt ist.

Verschluß der A. carotis interna. Die A. carotis ist im Rahmen der *Arteriosklerose*, die sich obligatorisch im Alter mehr und mehr manifestiert, nach den Herzkranzgefäßen das am häufigsten betroffene und damit Symptome verursachende Blutgefäß. Die Ausfallssymptome bei einer unzureichenden Durchblutung der A. carotis interna betreffen entsprechend ihrem Versorgungsgebiet sehr große Teile des Gehirns. Im Vordergrund stehen jeweils kontralateral eine halbseitige Lähmung (resultierend aus der Minderversorgung des motorischen und prämotorischen Kortex), sensible Störungen wie Kribbeln und Taubheitsgefühl (Minderversorgung des sensiblen Kortex) sowie Sprachstörungen, wenn die dominante Hemisphäre von der Mangeldurchblutung betroffen ist. Auch Sehstörungen auf dem Auge der betroffenen Seite treten auf, die auf eine *Minderversorgung der Retina* zurückzuführen sind (die A. ophthalmica kommt aus der A. carotis interna).

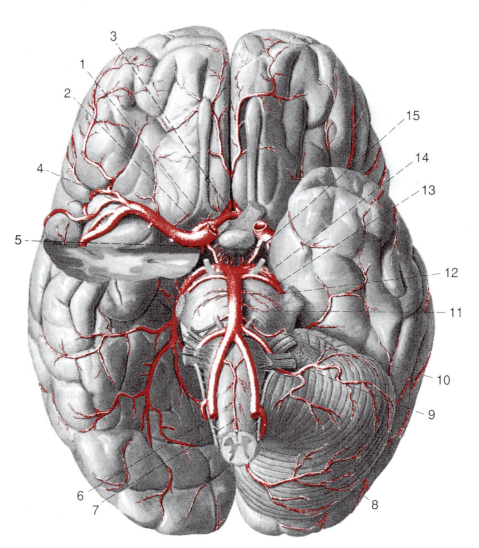

Abb. 11.1 **Arterien des Gehirns von basal** (nach Teilentfernung des rechten Temporallappens und der rechten Kleinhirnhälfte). Es sind nur die wichtigsten Gefäße bezeichnet. (Aus Sobotta [7])
Stromgebiet der A. carotis interna: **1** A. carotis interna, **2** A. cerebri anterior, **3** A. communicans anterior, **4** A. cerebri media, **5** A. choroidea anterior.
Stromgebiet der A. vertebralis: **6** A. vertebralis, **7** A. spinalis anterior, **8** A. inferior posterior cerebelli, **9** A. inferior anterior cerebelli, **10** A. labyrinthi (zum Innenohr), **11** A. basilaris mit **12** Ästen zum Pons (Aa. pontis), **13** A. superior cerebelli, **14** A. cerebri posterior, **15** A. communicans posterior.

11.2.2 A. vertebralis

Die A. vertebralis zweigt sich als erster Ast aus der A. subclavia ab und verläuft durch die Querfortsatzlöcher der zervikalen Wirbelkörper entlang der Halswirbelsäule bis nach oben zum Atlas, wo sie dann zwischen diesem und dem Okzipitalknochen in das obere Ende des Wirbelkanals eintritt. Sie hat dabei einen stark gewundenen Verlauf, um so bei den weiten Bewegungsumfängen in den oberen Zervikalwirbeln nicht überdehnt zu werden. Sie zieht anschließend lateral der Medulla oblongata durch das Foramen magnum in die Schädelhöhle hinein (Abb. 11.1, 6). Am Unterrand der Brücke vereinigt sie sich mit der A. vertebralis der Gegenseite zur

- A. basilaris (Abb. 11.1, 11).

Diese zieht in der Medianebene am Pons entlang und zweigt sich an dessen Oberrand in die beiden

- Aa. cerebri posteriores

auf (Abb. 11.1, 14). Diese sind überwiegend für die Versorgung des Okzipital- und z. T. auch des Temporallappens der jeweiligen Seite zuständig.

Blutversorgung des Hirnstamms und des Kleinhirns. Vor der Aufzweigung in die beiden Aa. cerebri posteriores geben A. vertebralis und A. basilaris wichtige Äste zur Versorgung des Hirnstamms und des Kleinhirns ab. Dabei geben die A. vertebralis die *A. inferior posterior cerebelli* (Abb. 11.1, 8) und die A. basilaris zuerst die *A. inferior anterior cerebelli* und danach – kurz vor ihrer Aufzweigung – die *A. superior cerebelli* ab (Abb. 11.1, 9 und 13). Das Kleinhirn wird also z. T. direkt aus der A. vertebralis, z. T. aus der A. basilaris versorgt. Zum Abgang der Rückenmarksarterien s. S. 93 (Abb. 11.1, 7: A. spinalis anterior).

Die Kleinhirnarterien versorgen zusätzlich den Plexus choroideus des vierten Ventrikels (A. inferior posterior cerebelli), die lateralen Anteile von Medulla oblongata und Pons (A. inferior anterior cerebelli) und das Innenohr (über die *A. labyrinthi,* die meist aus der A. inferior anterior cerebelli [seltener direkt aus der A. vertebralis] entspringt und zusammen mit dem VIII. Hirnnerv zum Innenohr gelangt).

Die medioventralen Anteile des Hirnstamms werden aus direkten kleinen Ästen der A. vertebralis (Medulla oblongata), A. basilaris (Pons) bzw. A. cerebri posterior (Mesencephalon) versorgt. Dabei ist vor allem im Medulla-oblongata-Bereich durch die beiden Aa. vertebrales eine deutliche Seitentrennung in der Versorgung vorhanden, so daß eine einseitige Durchblutungsstörung in der A. vertebralis isolierte Schäden in *einer* Hälfte dieses Hirnstammabschnittes zur Folge hat. Die lateralen und dorsalen Hirnstammanteile werden von kurzen (lateral) und langen (dorsal) Ästen der Kleinhirnarterien (Medulla oblongata, Pons und z.T. Mesencephalon) und der A. cerebri posterior (Mesencephalon) versorgt.

> **Klinik** **Mangeldurchblutung im vertebrobasilären Bereich.** Folgende Symptome stehen im Vordergrund: Schwindelgefühl und Ohrgeräusche (Minderversorgung des Innenohrbereichs und der Medulla oblongata mit den Cochlearis- und Vestibulariskernen), Gleichgewichtsstörungen (Minderversorgung des Innenohrs, der Medulla oblongata und des Kleinhirns) sowie Sehstörungen (Minderversorgung der Sehrinde, der Sehstrahlung und partiell des Corpus geniculatum laterale). Ein völliger Verschluß der A. basilaris (*Basilaristhrombose*) verläuft durch den Ausfall lebenswichtiger Zentren (Atmung, Kreislauf!) im Hirnstamm meistens tödlich.
>
> Durchblutungsstörungen im vertebrobasilären Bereich treten nicht selten dadurch auf, daß eine der beiden Vertebralarterien hypoplastisch (nur sehr klein und dünn ausgebildet) ist und die andere – durch die topographischen Beziehungen zur Halswirbelsäule – bei entsprechenden Bewegungen oder Haltungen im Hals- oder Kopfbereich komprimiert wird.
>
> Eine spezielle Form vertebrobasilärer Durchblutungsstörung ist das sog. *Subclavian-steal-Syndrom.* Es tritt bei einer Stenose der A. subclavia *vor* der Abzweigung der A. vertebralis auf. Wird durch entsprechende Muskelbewegungen die Durchblutung in der oberen Extremität gesteigert, die sonst durch die A. subclavia versorgt wird, dreht sich in der A. basilaris der Blutstrom um, und der Arm wird über A. carotis interna – Circulus arteriosus – A. basilaris und schließlich über eine Strömungsumkehr in der A. vertebralis mit Blut versorgt, was natürlich in einer entsprechenden Mangelversorgung des vertebrobasilären Versorgungsbereichs im Gehirn resultiert.
>
> **Trigeminusneuralgie.** Eine anatomische Normvariante im Verlauf der A. superior cerebelli hat große klinische Bedeutung. Wenn das Gefäß – was nicht selten ist – eine Schlinge um den N. trigeminus kurz vor seinem Eintritt in den Pons vollzieht, reizt es den Nerv durch die Gefäßpulsationen und verursacht damit das Krankheitsbild der *Trigeminusneuralgie.* Dieses ist dadurch charakterisiert, daß die Schmerzfasern des N. trigeminus selbst bei kleinsten Berührungsreizen, im Extremfall auch spontan ohne diese, entladen und kurz einschießende, massive Schmerzattacken in der entsprechenden Gesichtshälfte empfunden werden. Man kann diese Erkrankung sehr effektiv behandeln, indem man operativ die Gefäßschlinge der A. superior cerebelli vom Nerv entfernt (z. B. durch Implantation eines Kunststoffpolsters zwischen Arterie und Nerv).

11.2.3 Circulus arteriosus cerebri

Der Circulus arteriosus cerebri (Willisi) ist ein Gefäßsystem, das die drei großen Gefäße (die in der Hauptsache Zwischen- und Großhirn versorgen),

- A. cerebri anterior
- A. cerebri media
- A. cerebri posterior

11 Blutversorgung des Gehirns

über kleine *Anastomosenarterien* miteinander verbindet. So geht von beiden Aa. cerebri posteriores, die ja wiederum selbst über ihren gemeinsamen Ursprung aus der A. basilaris miteinander verbunden sind, eine *A. communicans posterior* ab (Abb. **11.1**, *15*), die die A. cerebri posterior mit der A. carotis interna verbindet, kurz bevor sich diese in A. cerebri anterior und A. cerebri media aufteilt. Die beiden Aa. cerebri anteriores sind wiederum durch die *A. communicans anterior* verbunden (Abb. **11.1**, *3*), so daß der Kreislauf geschlossen ist. Wie erwähnt, kann über dieses beim Gesunden nur wenig durchblutete Kollateralverbindungssystem der Ausfall einer der großen zuführenden Arterien von den anderen Gefäßen kompensiert werden unter der Voraussetzung, daß die Durchblutungsstörung strömungstechnisch *vor* dem Circulus arteriosus liegt und nicht plötzlich, sondern über einen Zeitraum von Wochen oder Monaten eintritt, so daß sich das Kollateralgefäßbett ausweiten kann.

Es ist klinisch von großer Bedeutung, daß alle großen gehirnversorgenden Arterien einschließlich des Circulus arteriosus *im Subarachnoidealraum* verlaufen.

Klinik Der Circulus arteriosus cerebri sowie der Beginn der großen daraus hervorgehenden Arterien ist sehr häufig der Sitz sog. *Aneurysmen*[1]. Dies sind arterielle Gefäßwandfehlbildungen, denen vor allem eine mangelhafte Ausbildung der Muskelschicht (Tunica media) zugrunde liegt, wodurch es zu einer dünnwandigen Aussackung des Gefäßes, dem eigentlichen Aneurysma, kommt. Solche Aneurysmen platzen gelegentlich spontan, vor allem aber unter Druckbelastung und führen so zu Blutungen, die fast immer *Subarachnoidealblutungen* sind. Im Gegensatz zu *epiduralen* (s. S. 243) oder *subduralen* (s. S. 253) kann man bei *subarachnoidealen* Blutungen stets Blut im Liquor nachweisen, da diese in den äußeren Liquorraum (entspricht dem Subarachnoidealraum) hinein erfolgen. Die intrakranielle Raumforderung, die solch eine Blutung verursacht, macht sie grundsätzlich lebensbedrohlich.

11.3 Die drei großen Gehirnarterien

Für die Versorgung des Groß- und Zwischenhirns sind vor allem drei große und besonders wichtige Arterien zuständig: *A. cerebri anterior, A. cerebri*

---

[1] aneurysma (gr.) = Erweiterung

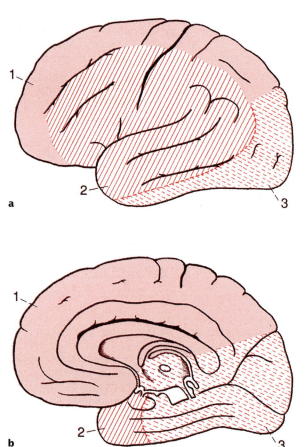
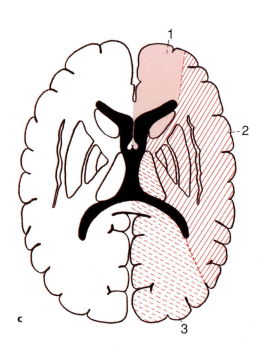

Abb. 11.2 Versorgungsgebiete der drei großen Gehirnarterien. **a:** Lateralansicht, **b:** Medialansicht, **c:** Horizontalschnitt.
1 A. cerebri anterior, **2** A. cerebri media, **3** A. cerebri posterior.

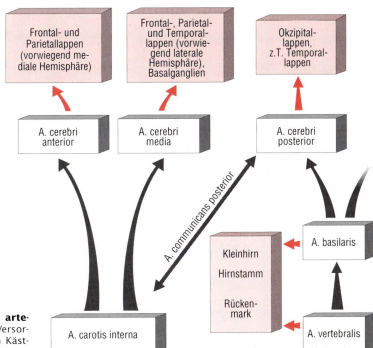

Abb. 11.3 Vereinfachtes Schema des arteriellen Gefäßsystems im Gehirn. Versorgungsgebiete in roten, Arterien in weißen Kästchen.

media und *A. cerebri posterior*. Jeder dieser Arterien ist ein relativ gut abgrenzbares Versorgungsgebiet im Zwischen- und Großhirnbereich zugeordnet (Abb. 11.2), wobei diese Gebiete fast ausschließlich von der entsprechenden Arterie versorgt werden und nur bei *langsamem* Verschluß (z. B. durch langsam progrediente Verkalkung oder Tumor) über Kollateralen der angrenzenden Arterie in den Randgebieten mitversorgt werden können.

Eine Synopsis der Gehirnarterien und ihrer Versorgungsgebiete gibt Abb. **11.3**.

11.3.1 A. cerebri anterior

Verlauf. Die A. cerebri anterior zweigt sich aus der A. carotis interna ab (Abb. **11.1**, *2*). Sie zieht über das Chiasma opticum hinweg und – nach Abgabe der A. communicans anterior – in den Interhemisphärenspalt, wo sie oberhalb des Balkens unter Abgabe zahlreicher Äste bis zur Grenze von Parietal- zu Okzipitallappen verläuft (Abb. **11.4**, *1–6*).

Der Anteil der A. cerebri anterior *vor* Abgang der A. communicans anterior (*Pars precommissuralis*) wird als *A1-Segment*, der anschließende Anteil (*Pars postcommissuralis*) als *A2-Segment* bezeichnet.

Versorgungsgebiet (Abb. **11.2a–c**, *1*). Ihr Versorgungsgebiet erstreckt sich medial über den ganzen Frontal- und Parietallappen, das Septum und die basalen Vorderhirnstrukturen. Es reicht auch über die Mantelkante hinaus auf die Konvexität der Großhirnhemisphäre, wo noch ein großer Teil des Frontal- und Parietallappens versorgt wird. An *funktionellen Zentren* durchblutet die A. cerebri anterior also einen großen Teil des präfrontalen und prämotorischen Kortex und mit einem ihrer Endäste (*A. paracentralis*) die Teile des Gyrus pre- und postcentralis, die somatotopisch für die Versorgung des Bein- und Fußbereiches zuständig sind.

Nach Abgabe der A. communicans anterior zweigt aus der A. cerebri anterior eine rückwärtig verlaufende *A. striata medialis distalis* (*A. recurrens*, *Heubner-Arterie*) ab, die im Bereich der Substantia perforata anterior ins Gehirn eintritt und z. T. den vorderen Schenkel der Capsula interna sowie den vorderen Teil des Striatums mit Blut versorgt. Da im vorderen Schenkel der Capsula interna auch kortikopontine Bahnen verlaufen (die für die Kleinhirnfunktion von großer Bedeutung sind), kann es bei Verschluß dieser Arterie zu Kleinhirnausfallsymptomen, wie z. B. Dysartrie, kommen.

Klinik Eine isolierte **Durchblutungsstörung der A. cerebri anterior** ist selten. Tritt sie auf, kann es z. B. bei einer *distalen* Stenosierung (isolierte Mangeldurchblutung des medialen Gyrus-precentralis-Bereichs) zu einer schlaffen Lähmung im Bein- und Fußbezirk der *kontralateralen Seite* (häufig verbunden mit Harninkontinenz) kommen. Durch die Minderperfusion der medialen Gyrus-postcentralis-Anteile besteht eine Sensibilitätsstörung am Bein. Wird auch z. B. bei sehr proximalen Verschlüssen der präfrontale Kortex nicht mehr durchblutet, können zusätzlich schwere Persönlichkeitsveränderungen auftreten.

11 Blutversorgung des Gehirns

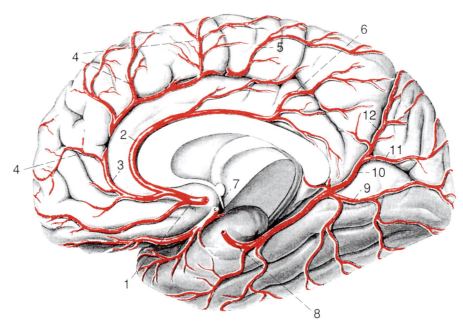

Abb. 11.4 Arterien des Gehirns von medial. (Aus Sobotta [7])
1 *A. cerebri anterior:* Sie zieht zum Corpus callosum, an dem sie als **2** A. pericallosa entlangläuft. Sie gibt eine **3** A. callosomarginalis ab, von der aus zahlreiche **4** Rr. frontales den Frontallappen versorgen. 3 endet mit **5** Rr. paracentrales an der Medialseite des Gyrus pre- und postcentralis (Lobulus paracentralis). 2 endet mit **6** Rr. precuneae. **7** *A. cerebri media*, mit Ästen vor allem zum vordersten Bereich des Temporallappens.
8 *A. cerebri posterior:* Sie zieht zwischen Mittelhirn (abpräpariert) und Temporallappen nach hinten und verzweigt sich in **9** A. occipitalis lateralis und **10** A. occipitalis medialis. 10 zweigt sich in **11** R. calcarinus (für die Sehrinde) und **12** R. parietooccipitalis auf.

11.3.2 A. cerebri media

Verlauf. Die A. cerebri media ist als Endast der A. carotis interna die stärkste der drei großen Gehirnarterien. Nach Abgabe der A. cerebri anterior wird der Verlauf der A. carotis interna durch die A. cerebri media fortgesetzt (klinisch wichtig, weil deshalb Embolien aus dem Karotisstromgebiet sich meist in die A. cerebri media hinein vollziehen). Die A. cerebri media zieht dann nach lateral zwischen Temporallappen und Inselrinde in die Fossa lateralis, wo sie sich in ihre kortikalen Endäste aufzweigt (Abb. **11.5**). Diese Äste, die sich auf der lateralen Hemisphäre ausbreiten, sind in ihrer Aus-

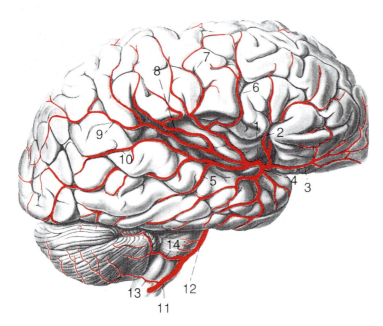

Abb. 11.5 Arterien des Gehirns von lateral. Operculum (basaler Frontal- und Parietallappen, oberer Temporallappen) zur Freilegung der A. cerebri media auseinandergedrängt. (Aus Benninghoff [1])
1 *A. cerebri media:* Sie verzweigt sich in der Fossa lateralis zwischen Temporal- und Frontallappen. Die wichtigsten Äste sind: **2** A. triangularis, **3** A. frontobasalis lateralis, **4** R. temporalis anterior, **5** R. temporalis medius, **6** A. sulci precentralis, **7** A. sulci centralis, **8** A. sulci postcentralis, **9** A. parietalis posterior, **10** R. gyri angularis.
Vertebrobasilärer Bereich: **11** A. vertebralis, **12** A. basilaris, **13** A. inferior posterior cerebelli, **14** A. inferior anterior cerebelli.

bildung variabel, doch gibt es etwa acht bis zehn davon, die (selbst wieder in ihrem Verlauf variabel) in aller Regel zu finden und deshalb in Abb. **11.5** dargestellt sind. Die nomenklatorische Kenntnis dieser Äste ist meist nicht von allzu großer Bedeutung, ein Auswendiglernen deshalb nicht sinnvoll.

Vor ihrer Aufspaltung gibt die A. cerebri media noch die *Aa. centrales anterolaterales* (*Aa. lenticulostriatae*) ab, mehrere senkrecht abzweigende Arterien, die im Striatum und Pallidum sowie einem Teil von Capsula interna und Thalamus enden (Abb. **11.6**, 3).

Der erste Teil der A. cerebri media (bis in die Fossa lateralis) wird *M1-Segment*, der zweite, sich in der Fossa lateralis verzweigende Anteil *M2-Segment* genannt.

Versorgungsgebiet (Abb. **11.2a–c**, 2). Die Aa. centrales anterolaterales versorgen das Striatum und einen Teil des Pallidums (mit einem kleinen Teil des angrenzenden Thalamus) und – was von großer klinischer Bedeutung ist – einen Großteil der Capsula interna (Abb. **11.2c**, 2). Weiterhin versorgt die A. cerebri media die Inselrinde und erhebliche Teile des Frontal-, Parietal- und Temporallappens (Abb. **11.2a,b**; 2). Darunter fallen zahlreiche wichtige funktionelle Zentren wie motorischer Kortex (Rumpf, obere Extremität und Kopf), ein Teil des prämotorischen Kortex, primärer und sekundärer somatosensibler Kortex, motorisches und sensorisches Sprachzentrum, frontales Blickzentrum und auch der Gyrus angularis (Kopplungsstelle zwischen optischem System und Sprache).

Klinik Die A. cerebri media ist von allen intrakraniellen gehirnversorgenden Arterien am häufigsten von einer Mangeldurchblutung im Rahmen der Arteriosklerose oder von einer Gefäßruptur im Rahmen des Bluthochdrucks (*arterielle Hypertonie*) betroffen.

Wird die **ganze A. cerebri media verschlossen** (klinisches Beispiel in Abb. **11.7**), kommt es *auf der kontralateralen Seite* zu einer (oft kopf- und armbetonten) Halbseitenlähmung. Dies erklärt sich einerseits durch eine Minderversorgung der entsprechenden Cap-

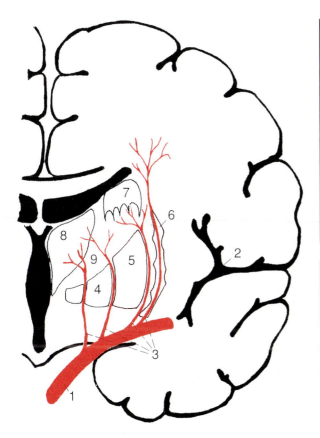

Abb. 11.6 **Blutversorgung des Capsula-interna- und Basalganglienbereichs durch die A. cerebri media.**
1 A. cerebri media, die auf ihrem Weg zur **2** Fossa lateralis die **3** Aa. centrales anterolaterales (Aa. lenticulostriatae) zu den Basalganglien und zur Capsula interna abgibt. **4** Pallidum, **5** Putamen, **6** Claustrum, **7** Ncl. caudatus, **8** Thalamus, **9** Capsula interna.

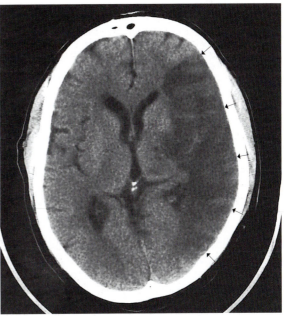

Abb. 11.7 Verschluß der A. cerebri media („*Mediainsult*").
Computertomographie (CT) des Gehirns bei komplettem Verschluß der A. cerebri media links (die Schnittbilder in der Klinik werden „seitenverkehrt" projiziert, man sieht also „von unten" auf die Schnittebene). Das außen mit Pfeilen markierte Infarktareal (vgl. mit Abb. **11.2c**, 2) grenzt sich dunkel gegen das übrige Hirnparenchym ab. Der betroffene Patient fiel durch eine innerhalb von Minuten eintretende globale (motorische und sensorische) Aphasie und eine Hemiplegie (Halbseitenlähmung) rechts auf. Stunden später verlor er durch die zunehmende Hirnschwellung das Bewußtsein (O$_2$-unterversorgtes Hirnparenchym schwillt an, beachte die verquollenen, also nicht mehr sichtbaren Sulci auf der betroffenen Seite im Vergleich zur kontralateralen Seite).
(Bild aus Universitätsklinikum Freiburg, mit freundlicher Genehmigung von Prof. Schumacher, Abt. Neuroradiologie)

11 Blutversorgung des Gehirns

sula-interna-Anteile, die die kortikofugalen Fasern führen (vgl. somatotopische Zuordnung in Abb. **9.36c**), andererseits durch eine Minderversorgung des motorischen und prämotorischen Kortex. Weiterhin kommt es zu einer halbseitigen somatosensiblen Empfindungslosigkeit (Minderversorgung der somatosensiblen Rinde) auf der kontralareralen Seite. Da auch das frontale Augenfeld von der A. cerebri media versorgt wird, kommt es zu einer Blickdeviation zur *ipsilateralen* Seite (funktionelles Überwiegen des Blickzentrums in der nichtgeschädigten, kontralateralen Hemisphäre). Ist die *dominante Hemisphäre* betroffen, kommen folgende Ausfälle hinzu: *totale Aphasie* (motorische und sensorische, da beide Sprachzentren minderversorgt sind) und auch eine *Agraphie* (= Schreibunfähigkeit, durch Minderversorgung des Gyrus angularis). Bei einem Verschluß einzelner Äste der A. cerebri media, die die ebengenannten Zentren versorgen, können diese Symptome natürlich auch isoliert auftreten.

Die Aa. centrales anterolaterales sind auf Grund ihres senkrechten Abgangs aus der A. cerebri media und den daraus resultierenden Strömungsturbulenzen für arteriosklerotische Veränderungen prädestiniert. So sind sie oft Kandidaten für einen Gefäßverschluß und bei Hochdruckpatienten besonders häufig Manifestationsort der oben erwähnten Gefäßrupturen, da die mit zunehmendem Alter immer unelastischer werdenden Gefäße den hohen Druckbelastungen dann nicht mehr gewachsen sind und reißen. Solche Blutungen führen ebenso wie ein Verschluß dieser Gefäße zu einem Gewebeuntergang im Bereich der Basalganglien und vor allem der Capsula interna, was in einer kontralateralen Halbseitenlähmung (Hemiplegie) resultiert.

11.3.3 A. cerebri posterior

Die unpaare A. basilaris teilt sich in jeweils eine linke und rechte A. cerebri posterior auf. Hämodynamisch gehört die A. cerebri posterior somit zum Versorgungsbereich des vertebrobasilären Systems.

Verlauf. Nachdem die A. cerebri posterior die A. communicans posterior als Verbindung zur A. carotis interna abgegeben hat, zieht sie zwischen Mittelhirn und Temporallappen um den Hirnstamm herum nach hinten an die mediale Hemisphärenseite, wo sie sich reich verzweigt (Abb. **11.4**, 8–12).

Man unterscheidet im Verlauf der A. cerebri posterior vier Abschnitte, die mit *P1-Segment* bis *P4-Segment* bezeichnet werden: P1 bis zum Abgang der A. communicans posterior, P2 von dort bis zum Abgang des R. temporalis inferior posterior, P3 von dort bis zum Erreichen der medialen Hemisphärenfläche, P4 von dort bis zur Aufzweigung in die Endäste.

Versorgungsbereich (Abb. **11.2a–c**, 3). *Kortikal* versorgt die A. cerebri posterior den kaudalen und basalen Bereich des Temporallappens mit dem Hippocampus sowie den gesamten Okzipitallappen mit primärer und sekundärer Sehrinde und einem erheblichen Teil der Sehstrahlung. Ein spezieller Ast, der *R. calcarinus*, ist nur für die Versorgung der primären Sehrinde zuständig. *Subkortikal* durchblutet die A. cerebri posterior vor allem den Thalamus und einen Großteil des Mittelhirns (weiterhin und nicht von so großer Bedeutung auch Teile des Hypothalamus und des Balkens sowie den Plexus choroideus des dritten Ventrikels).

Klinik Wegen der engen Relation dieses Gefäßes zum visuellen System (Versorgung des Corpus geniculatum laterale, des größten Teils der Sehstrahlung sowie primärer und sekundärer Sehrinde) hat ein **Verschluß der A. cerebri posterior** überwiegend *visuelle Ausfälle* zur Folge. Bei einem Verschluß der A. cerebri posterior kommt es entsprechend zu einer *homonymen Hemianopsie* zur Gegenseite der Schädigung (klinisches Beispiel in Abb. **11.8**). Auf Grund ihres gemeinsamen Ursprungs aus einem Gefäß können bei einem Verschluß der A. basilaris an der Bifurkationsstelle *beide* Aa. cerebri posteriores stenosiert werden, was in einer völligen Blindheit (*Amaurose*) resultiert. Der Bereich der Sehrinde, in dem die Fasern mit der visuellen Information der *Macula retinae* enden (dem zentralen Punkt des Gesichtsfeldes, der auch für das schärfste Sehen verant-

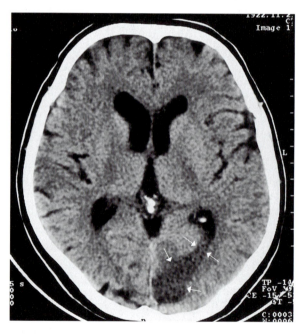

Abb. 11.8 Teilverschluß der A. cerebri posterior (*„Posteriorinsult"*).
Computertomographie des Gehirns bei Teilverschluß der A. cerebri posterior links (die Schnittbilder in der Klinik werden „seitenverkehrt" projiziert, man sieht also „von unten" auf die Schnittebene). Das mit Pfeilen markierte Infarktareal (vgl. mit Abb. **11.2c**, 3) grenzt sich dunkel gegen das übrige Hirnparenchym ab und beinhaltet einen Großteil der Sehstrahlung und primären Sehrinde. Der betroffene Patient stellte sich mit einer Hemianopsie nach rechts vor, die sich während einer Autofahrt entwickelt hatte. Beim Einfahren in die Hausgarage rammte er mit seinem Wagen die rechte Garagenwand, weil er diese nicht mehr wahrnehmen konnte.
(Bild aus Universitätsklinikum Tübingen, mit freundlicher Genehmigung von Prof. Petersen, Abt. Neuroradiologie)

wortlich ist), ist relativ gut mit Gefäßanastomosen versorgt, die aus der A. cerebri media gespeist werden. Deshalb ist bei entsprechenden Infarkten mit Hemianopsie häufig das zentrale und scharfe Sehen noch intakt. Natürlich kann die isolierte Unterversorgung einzelner Teile des Versorgungsbereichs der A. cerebri posterior auch eine *Quadrantenanopsie* (Ausfall nur eines Viertels des Gesichtsfeldes) oder nur einzelne dunkle Flecken im Gesichtsfeld (*Skotome*) zur Folge haben.

Durch eine Minderperfusion der subkortikalen Versorgungsareale sind bei Verschluß der hinteren Gehirnarterie auch Thalamusausfallsymptome wie z. B. Bewußtseinsverlust (Minderperfusion der unspezifischen Thalamuskerne) oder Schmerzsyndrome möglich (zu Thalamussyndromen vgl. im einzelnen S. 169).

11.4 Hirnvenen und intradurale Sinus

Das gesamte venöse Blut aus dem Gehirnbereich sammelt sich über die Gehirnvenen in den intraduralen venösen Sinus (s. u.), von denen aus es fast ausschließlich über die V. jugularis interna der oberen Hohlvene und damit dem Herzen zugeleitet wird.

Ein kleiner Teil des Blutes verläßt den Gehirnschädelbereich auch über die Rückenmarksvenen und über die *Vv. emissariae*, die eine Verbindung zwischen intraduralen Sinus, Diploevenen und den Kopfhautvenen darstellen.

Wie fast alle Venen des Kopfes haben auch die Gehirnvenen keine Klappen. Zudem sind ihre zarten Wände frei von Muskelgewebe und meist hauchdünn.

Man unterscheidet im Gehirn prinzipiell

- *oberflächliche Venen* (*Vv. cerebri superficiales*)
und
- *tiefe Venen* (*Vv. cerebri profundae*).

Sie unterscheiden sich dadurch, daß die oberflächlichen Venen *direkt in die intraduralen Sinus* münden, während die tiefen Venen *in die V. cerebri magna (Galeni)* ableiten, die dann ihrerseits in den *Sinus rectus* mündet (s. u.).

Klinik Prinzipiell kann jedes abführende Gefäß aus dem Gehirnbereich durch eine *Thrombose* verschlossen werden, einschließlich der großen intraduralen Sinus. Es resultiert daraus ein *Blutrückstau* in den betroffenen Gehirngebieten, deren venöser Abfluß behindert ist. Dieser Rückstau und der damit verbundene Druckanstieg führt sehr häufig wegen des zarten Wandaufbaus der venösen Gehirngefäße zu ihrem Zerreißen und damit zu intrazerebralen Blutungen. Die Symptomatik einer solchen Hirnvenenthrombose richtet sich nach den betroffenen Gehirnarealen, die u. U. eng umschrieben sein

können (z. B. motorische Rinde). Grundsätzlich kommt es bei einem Verschluß der Blutabflußwege zur *Hirnschwellung*, die in einer sog. *Einklemmung* des Gehirns enden kann (s. Kap. 10.2.1, S. 241), weshalb eine große Hirnvenenthrombose stets lebensbedrohlich ist.

Einen Überblick über die Gehirnvenen und ihre Drainageareale gibt Abb. **11.9**.

11.4.1 Oberflächliche Venen (Abb. 11.10)

Die oberflächlichen Venen leiten das Blut aus den äußeren 1–2 cm des Großhirns (Kortex und darunterliegendes Marklager) ab. Bei diesen Venen unterscheidet man

- obere Venen (*Vv. superiores cerebri*)
- mittlere Vene (*V. media superficialis cerebri*) und
- untere Venen (*Vv. inferiores cerebri*).

Die **Vv. cerebri superiores**, von denen es etwa 8–12 pro Hemisphäre gibt, drainieren das Blut der oberen *lateralen* und *medialen Hemisphäre* (vor allem Frontal- und Parietallappen), verlaufen im Subarachnoidealraum z. T. entlang großer Sulci des Endhirns und leiten das Blut direkt in den Sinus sagittalis superior (Abb. **11.10**, *1–7*). Von der Gehirnoberfäche aus müssen sie den Subarachnoidealraum durchqueren und anschließend als sog. „Brückenvenen" die Arachnoidea durchbohren, um dann vom (fiktiven) *Subduralraum* aus in den venösen Sinus zu enden.

Klinik Da die Dura gegen die Arachnoidea verschieblich ist, können diese Venen selbst bei leichteren Schädeltraumen (die zu Scherkräften zwischen Dura und Arachnoidea führen) verletzt werden, wodurch es zu meist ausgedehnten Blutungen in den Subduralspalt, sog. *subduralen Blutungen*, kommt. Diese treten auf Grund der anatomischen Verhältnisse praktisch nur als *venöse* Blutungen auf. Sie können lebensbedrohlich werden, wenn die Blutung nicht zum Stillstand kommt und auf diese Weise durch die entstehende Raumforderung in Form des sich ausweitenden Subduralraums das Gehirn so komprimiert wird, daß entsprechende Zentren in ihrer Funktion beeinträchtigt werden. Symptome können oft erst Wochen nach der eigentlichen Verletzung auftreten, da der Blutdruck in den betroffenen Gefäßen sehr gering ist, das Blut also nur langsam austritt und die Raumforderung damit nur langsam größer wird (klinisches Beispiel in Abb. **11.11**).

Die **V. media superficialis cerebri** (Abb. **11.10**, *8*) entsteht aus den *Vv. anastomotica superior* und *inferior*, die die oberen und unteren Zerebralvenen miteinander verbinden, und leitet das Blut aus der Umgebung des Sulcus lateralis direkt in den Sinus sphenoparietalis.

Die **Vv. cerebri inferiores** sammeln das Blut aus dem

11 Blutversorgung des Gehirns

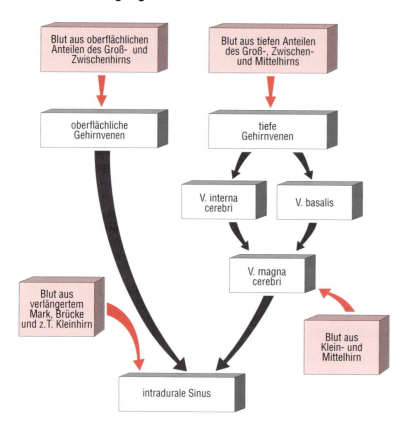

Abb. 11.9 Vereinfachtes Schema des venösen Gefäßsystems im Gehirn. Drainierende Areale in roten, Venen in weißen Kästchen.

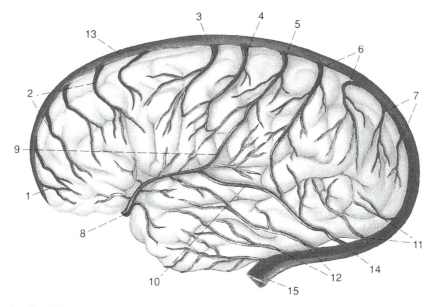

Abb. 11.10 Oberflächliche Hirnvenen. (Aus Benninghoff [1])
Obere Venen: **1** V. prefrontalis, **2** Vv. frontales, **3** V. precentralis, **4** V. centralis, **5** V. postcentralis, **6** Vv. parietales, **7** Vv. occipitales superiores.
Mittlere Venen: **8** V. media superficialis cerebri, **9** V. anastomotica superior, **10** V. anastomotica inferior.
Untere Venen: **11** Vv. occipitales inferiores, **12** Vv. temporales.
Intradurale Sinus: **13** Sinus sagittalis superior, **14** Sinus transversus, **15** Sinus sigmoideus.

basalen Hemisphärenbereich (vor allem Temporal- und Okzipitallappen). Sie verlaufen ebenfalls an der Oberfläche der Hemisphäre (Abb. 11.10, *11–12*) und leiten das Blut in die großen intraduralen Blutleiter der Schädelbasis (s. u.), vor allem in den *Sinus transversus* (Abb. 11.10, 14).

11.4 Hirnvenen und intradurale Sinus

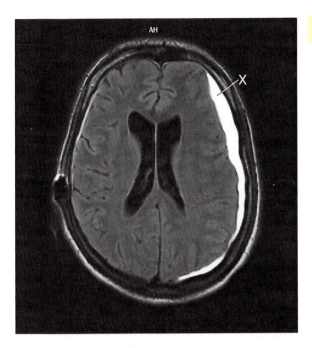

Abb. 11.11 Subdurales Hämatom.
Kernspintomographie des Kopfes bei ausgedehnter subduraler Blutung links (die Schnittbilder in der Klinik werden „seitenverkehrt" projiziert, man sieht also „von unten" auf die Schnittebene). Das Hämatom (mit **x** bezeichnet) hebt sich weiß gegen das graue, komprimierte und nach innen verdrängte Hirnparenchym ab.
(Bild aus Universitätsklinikum Freiburg, mit freundlicher Genehmigung von Prof. Schumacher, Abt. Neuroradiologie).

11.4.2 Tiefe Venen (Abb. 11.12)

Die tiefen Venen des Gehirns münden in die *V. magna cerebri* (*V. Galeni*) und drainieren vor allem das Blut aus den *subkortikalen Großhirnstrukturen* und dem *Zwischenhirn*.

Man kann bei den tiefen Gehirnvenen zwei große Gefäße hervorheben, in die alle anderen tiefen Venen einmünden und die sich dann beide zur unpaaren V. magna cerebri vereinigen:

- *V. basalis* und
- *V. interna cerebri*.

Während die V. basalis vorwiegend die ventralen subkortikalen Vorderhirnstrukturen drainiert, führt die V. interna cerebri das Blut großer Bereiche der Basalganglien und des nach hinten angrenzenden Marklagers.
Die **V. basalis** entsteht durch den Zusammenschluß der *V. anterior cerebri* und *V. media profunda cerebri* (Verlauf dieser beiden Gefäße parallel zu A. cerebri anterior und A. cerebri media) im Bereich der Substantia perforata anterior. Sie zieht von dort am Hypothalamus und Mittelhirn vorbei bis zum oberen Ende der Vierhügelplatte (Abb. 11.12, 2).
Die **V. interna cerebri** (Abb. 11.12, 3) entsteht im Bereich des Foramen interventriculare zwischen Seitenventrikel und drittem Ventrikel vor allem durch die Vereinigung dreier Venen (Abb. 11.12, 4–6): *V. choroidea superior* (Blut aus dem Plexus choroideus der Seitenventrikel und des dritten Ventrikels), *V. septi pellucidi* (Blut aus dem Marklager des Frontal- und Parietallappens) und *V. thalamostriata superior* (Blut aus Striatum, Pallidum und Teilen des Thalamus). Die V. thalamostriata (Abb. 11.12, 6) wurde schon als Grenzstruktur zwischen Ncl. caudatus und Thalamus und damit Landmarke zwischen Telencephalon und Diencephalon erwähnt.

Die Vv. basales und Vv. internae cerebri beider Seiten vereinigen sich dann zur **V. magna cerebri** (Abb. 11.12, 1). Diese mündet nach einem kurzen, nach dorsal gerichteten Verlauf in den *Sinus rectus* (s. u.).

Venöser Abfluß aus dem Hirnstamm und dem Kleinhirn. Während das Mittelhirn vorwiegend direkt in die V. magna cerebri über die V. basalis ableitet, fließt venöses Blut aus dem Pons in den Sinus petrosus, Sinus transversus oder in die Kleinhirnvenen. Die Medulla oblongata drainiert sowohl über die Rückenmarksvenen als auch über die benachbarten intraduralen Sinus. Das Kleinhirn schließlich leitet sein venöses Blut in die V. cerebri magna, den Sinus rectus (oberer Teil) sowie den Sinus petrosus superior und Sinus transversus (unterer Teil).

11.4.3 Intradurale Sinus

Wie in Kap. 10.2.1 bereits erwähnt, finden sich zwischen beiden Durablättern Hohlräume, die als venöse Blutleiter dienen und als *Sinus* bezeichnet werden. Sie sammeln das gesamte Blut aus dem Gehirnbereich, den Hirnhäuten sowie der Augenhöhle und leiten es fast ausnahmslos der V. jugularis interna zu, die im Foramen jugulare der hinteren Schädelgrube beginnt. Eine Synopsis dieser Sinus findet sich in Abb. 11.13. Der größte von ihnen ist der *Sinus sagittalis superior*, der im Oberrand der Falx cerebri verläuft (Abb. 11.13, 4). In ihrem Unterrand verläuft der *Sinus sagittalis inferior* (Abb. 11.13, 5), der zusammen mit der V. cerebri magna im *Sinus rectus* endet (Abb. 11.13, 7). Dieser wiederum fließt im *Confluens sinuum* mit dem Sinus sagittalis superior zusammen (Abb. 11.13, 16). Vom Confluens aus richtet sich nach rechts und links der *Sinus transversus*, der, die hintere Schädelgrube seitlich und hinten einrahmend, nach ventral zieht und in den S-förmig geschwungenen *Sinus sigmoideus* übergeht (Abb. 11.13, 9). Der Sinus sigmoideus endet dann im *Foramen jugulare*, in dem die V. jugularis interna beginnt (Abb. 11.13, 8). Ganz vorne an der Grenzkante zwischen vorderer und mittlerer Schädelgrube verläuft entlang den Keilbeinflügeln der *Sinus sphenoparietalis* (Abb. 11.13, 3), der in den medial davon liegenden *Sinus cavernosus* mündet. Dieser Sinus cavernosus (Abb. 11.13, 6) umgibt die in der Sella turcica liegende Hypophyse als ein großes venöses Hohlraumsystem. Von ihm aus existiert eine Verbindung zum *Sinus sigmoideus* über den *Sinus petrosus superior* und den *Sinus petrosus inferior*, die jeweils im oberen bzw. unte-

11 Blutversorgung des Gehirns

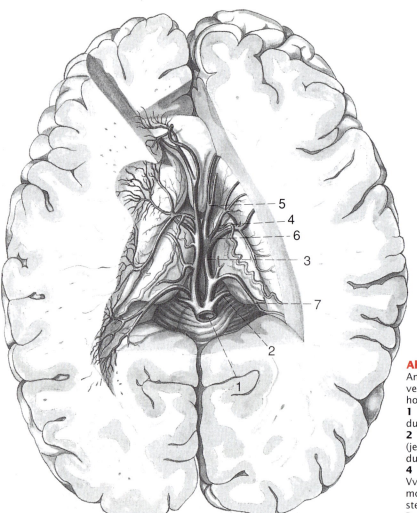

Abb. 11.12 Tiefe Hirnvenen. Ansicht nach Eröffnung der Seitenventrikel des Großhirns (Aus Benninghoff [1])
1 V. magna cerebri. Sie entsteht durch den Zusammenschluß von **2** V. basalis und **3** V. interna cerebri (jeweils beider Seiten). **3** entsteht durch den Zusammenschluß von **4** V. choroidea superior, **5** V. bzw. Vv. septi pellucidi und **6** V. thalamostriata. **7** V. communis cornus posterioris (Blut aus dem Marklager des Parietal- und Okzipitallappens).

ren Rand der Felsenbeinpyramide verlaufen (Abb. 11.13, *13* und *14*). Ein weiterer Abfluß des Sinus cavernosus ist der sich dorsal der Sella auf dem Clivus nach kaudal ausbreitende Plexus basilaris, der sein Blut ebenfalls größtenteils ins Foramen jugulare ableitet (Abb. 11.13, *15*).

Topographie des Sinus cavernosus. Dieser Sinus ist ein gekammertes Hohlraumsystem, das von den beiden Durablättern umkleidet links und rechts der Hypophyse zu finden ist (Abb. 11.13, *6*). Er erhält seine venösen Zuflüsse direkt aus basalen Hirnvenen, dem Sinus sphenoparietalis und – was von besonderer klinischer Wichtigkeit ist – aus der *V. ophthalmica superior* (Abb. 11.13, *1*), die das venöse Blut aus dem Bulbus oculi (Augapfel) transportiert und im Bereich des medialen Augenwinkels mit der *V. facialis* bzw. *V. angularis* anastomosiert. Die topographischen Beziehungen des Sinus cavernosus haben klinische Bedeutung (vgl. Abb. 11.14). Wie beschrieben, umgibt er bilateral die Hypophyse (Abb. 11.2, *2*), während sich kaudal von ihm, nur durch eine dünne Knochenplatte des Keilbeins getrennt, der Sinus sphenoidalis befindet (Abb. 11.14, *4*). Der Sinus cavernosus wird von mehreren Leitungsbahnen durchzogen, wobei die A. carotis interna – die hier einen S-förmigen Verlauf aufweist (*Karotissiphon*) – die größte ist (Abb. 11.14, *3*). Weiterhin läuft mitten durch den Sinus cavernosus der N. abducens (VI), der für die Lateralbewegung des gleichseitigen Auges verantwortlich ist. An der *lateralen Wand* des Sinus verlaufen von kranial nach kaudal der N. oculomotorius (III), der N. trochlearis (IV) und der N. ophthalmicus (erster Trigeminusast, V1) und an der *laterokaudalen Wand* (weiter vorne dann am Boden) schließlich der N. maxillaris (zweiter Trigeminusast, V2).

11.4 Hirnvenen und intradurale Sinus

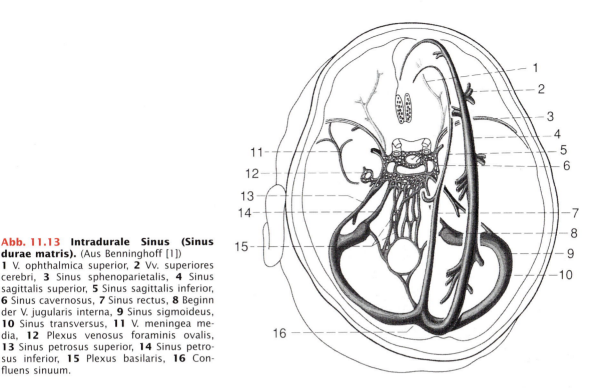

Abb. 11.13 Intradurale Sinus (Sinus durae matris). (Aus Benninghoff [1])
1 V. ophthalmica superior, **2** Vv. superiores cerebri, **3** Sinus sphenoparietalis, **4** Sinus sagittalis superior, **5** Sinus sagittalis inferior, **6** Sinus cavernosus, **7** Sinus rectus, **8** Beginn der V. jugularis interna, **9** Sinus sigmoideus, **10** Sinus transversus, **11** V. meningea media, **12** Plexus venosus foraminis ovalis, **13** Sinus petrosus superior, **14** Sinus petrosus inferior, **15** Plexus basilaris, **16** Confluens sinuum.

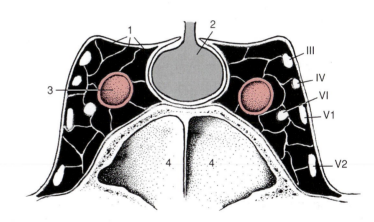

Abb. 11.14 Frontalschnitt durch den Sinus cavernosus.
1 Sinus cavernosus, **2** Hypophyse, **3** A. carotis interna, **4** Keilbeinhöhle, **III** N. oculomotorius, **IV** N. trochlearis, **V1** N. ophthalmicus, **V2** N. maxillaris, **VI** N. abducens.

Klinik **Septische Sinus-cavernosus-Thrombose.**
Durch die Nähe des Sinus cavernosus zu den Nasennebenhöhlen, insbesondere zum Sinus sphenoidalis, kann eine eitrige Nasennebenhöhlenentzündung in den Sinus cavernosus durchbrechen und dort zu einer *eitrigen* (= *septischen*) *Thrombose* führen. Das gleiche kann eintreten, wenn aus dem Gesichtsbereich über die V. angularis und die V. ophthalmica superior Erreger in den Sinus cavernosus gelangen (z.B. aus Furunkeln). Eine septische Thrombose im Sinus cavernosus führt zu einer Schädigung und damit zu einem Ausfall der dort verlaufenden Hirnnerven, wobei der N. abducens immer zuerst betroffen ist, da er direkt *im* und nicht nur *am Rand* des Sinus verläuft. Später können dann auch die anderen vier Hirnnerven (III, IV, V1, V2) ausfallen. Weiterhin kann es im Rahmen dieses Krankheitsbildes zu einer *eitrigen Meningitis* (= Hirnhautentzündung) kommen, da der Sinus cavernosus von Meningen umkleidet ist.

Sinus-cavernosus-Fistel. Kommt es zu einer Verletzung der A. carotis interna in ihrem Verlauf im Sinus cavernosus (z.B. durch ein platzendes Aneurysma), strömt pulsierend mit arteriellem Druck Blut in den venösen Sinus, so daß eine *arterio-venöse Fistel* vorliegt. Über die Verbindung mit den Augenvenen erklärt sich das Leitsymptom dieses Krankheitsbildes: eine stark zugeschwollene Augenhöhle mit wulstartigen, nicht mehr öffnungsfähigen Augenlidern und einem pulsierend nach vorne tretenden Augapfel.

11.5 Zusammenfassung

Die Blutversorgung des Gehirns erfolgt im wesentlichen aus vier großen extrakraniellen Arterien: rechts und links jeweils eine *A. carotis interna* und eine *A. vertebralis*.

A. carotis interna. Sie entsteht bei der Teilung der A. carotis communis, zieht durch den Karotiskanal ins Schädelinnere, bildet dort im Sinus cavernosus den *Karotissiphon* und gibt die *A. ophthalmica* zum Auge ab. Anschließend teilt sie sich an der Hirnbasis in die *A. cerebri anterior* und die etwas stärkere *A. cerebri media*. Das **Versorgungsgebiet** der A. carotis interna umfaßt mit den drei genannten Endästen das gesamte Auge einschließlich der Retina, den vollständigen Frontal- und Parietallappen, den größten Teil des Temporallappens und des Zwischenhirns sowie die Hypophyse. Wegen des sehr großen Versorgungsbereichs der A. carotis interna haben vollständige Verschlüsse dieses Gefäßes sehr weitreichende Folgen: von Lähmungen (motorischer Kortex) und Gefühlsstörungen (sensibler Kortex) auf der kontralateralen Körperseite, über Sprachstörungen (Broca- und/oder Wernicke-Zentrum) bis hin zu Sehverlusten oder gar Blindheit (Retina).

A. vertebralis. Sie entspringt aus der A. subclavia, zieht entlang der Halswirbelsäule nach oben und tritt durch das Foramen magnum in die Schädelhöhle ein. Dort vereinigt sie sich am Unterrand des Pons mit der A. vertebralis der Gegenseite zur *A. basilaris*. Diese zieht ventral des Hirnstamms nach rostral und teilt sich in die beiden *Aa. cerebri posteriores*, die den hinteren Teil des Groß- und Zwischenhirns versorgen. Zuvor gehen Äste zum Kleinhirn und Hirnstamm ab: *A. inferior posterior cerebelli* aus der A. vertebralis, *A. inferior anterior cerebelli* und *A. superior cerebelli* aus der A. basilaris sowie zahlreiche kleine, mediale und laterale Äste direkt zur Versorgung von Medulla oblongata, Pons und Mesencephalon. Der **Versorgungsbereich** des vertebrobasilären Systems umfaßt also den Okzipitallappen, Teile des Zwischenhirns, den gesamten Hirnstamm, das Kleinhirn, das Innenohr und den kranialen Teil des Rückenmarks. Eine Durchblutungsstörung dieser Arterien verursacht Symptome wie Schwindel (Vestibulariskerne, Innenohr), Doppelbilder und Blicklähmungen (Augenmuskelkerne und Hirnstammblickzentren), Gesichtsfeldausfälle (visueller Kortex) und cerebelläre Ataxie.

Circulus arteriosus cerebri (Willisi). Karotis- und vertebrobasiläres Gefäßsystem sind über kleine Anastomosenarterien miteinander verbunden, die zusammen den Circulus arteriosus cerebri (Willisi) bilden: zwischen den beiden Aa. cerebri anteriores die *A. communicans anterior* und zwischen der A. cerebri posterior und der A. carotis interna jeweils eine *A. communicans posterior*. Auf diese Weise sind die großen Gehirnarterien (A. cerebri anterior, A. cerebri media und A. cerebri posterior) untereinander und mit den gleichnamigen Gefäßen der Gegenseite verbunden, so daß bei Minderdurchblutung eines Gefäßes die Durchblutung ggf. durch die anderen Gefäße kompensiert werden kann.

Große Gehirnarterien. A. cerebri anterior, A. cerebri media und A. cerebri posterior sind für die Versorgung des Groß- und Zwischenhirns zuständig.

Die **A. cerebri anterior** zieht rostral um das Balkenknie herum und verläuft dann oberhalb des Balkens an der medialen Hemisphäre im Interhemisphärenspalt zu ihren **Versorgungsarealen** (Abb. 11.2, *1*), die im wesentlichen die Medialseite des Frontal- und Parietallappens und den oberen Teil der Lateralseite des Frontal- und Parietallappens umfassen (präfrontaler Kortex, prämotorischer Kortex, Bein- und Fußregion des motorischen und sensiblen Kortex). Durchblutungsstörungen fallen vor allem durch Lähmungen und Empfindungsstörungen im Beinbereich auf.

Die **A. cerebri media** setzt den Verlauf der A. carotis interna fort. Sie zieht medial des Temporallappens in die Fossa lateralis und breitet sich von dort aus vor allem an der lateralen Hemisphärenseite aus. Ihr **Versorgungsgebiet** (Abb. 11.2, *2*) umfaßt die Basalganglien mit angrenzendem Thalamus, die Capsula interna mit den absteigenden kortikonukleären und kortikospinalen Bahnen (Durchblutungsstörungen in diesem Bereich sind sehr häufig!), und die lateralen Bereiche des Temporal-, Frontal- und Parietallappens (Arm-, Hand- und Gesichtsbereich des Gyrus precentralis und postcentralis sowie Broca- und Wernicke-Sprachzentrum in der dominanten Hemisphäre). Durchblutungsstörungen der A. cerebri media sind häufig und verursachen halbseitige kontralaterale Lähmungen (die die *gesamte* kontralaterale Körperhälfte betreffen können – Capsula interna!), Sensibilitätsstörungen und ggf. Sprachstörungen.

Die **A. cerebri posterior** zieht von ventrokaudal um das Mittelhirn herum zur medialen Hemisphärenseite und dort zum hinteren Bereich des Groß- und Zwischenhirns. Das **Versorgungsgebiet** (Abb. 11.2, *3*) umfaßt den primären und sekundären visuellen Kortex mit dem Großteil der Sehbahn, den basalen Temporallappen und Teile des Zwischen- und Mittelhirns. Ein Verschluß der Arterie zeigt sich vor allem in Gesichtsfeldausfällen – wie homonyme Hemianopsie – und ggf. partiellen Thalamusausfallssymptomen.

Venöser Abfluß des Gehirnblutes. Das gesamte venöse Blut des Gehirns sammelt sich in den intraduralen Sinus und wird von dort hauptsächlich über die V. jugularis interna dem rechten Herzen zugeleitet. Bei den den intraduralen Sinus vorgeschalteten *Gehirnvenen* unterscheidet man zunächst *oberflächliche* und *tiefe Venen*. Während die oberflächlichen Gehirnvenen direkt in die intraduralen Sinus münden, leiten die tiefen Gehirnvenen ihr Blut in die *V. magna cerebri (Galeni)* ab, von wo aus es dann in den *Sinus rectus* (s. u.) gelangt. Die **oberflächlichen Gehirnvenen**, die im Subarachnoidealraum z. T. entlang der großen Sulci des Endhirns verlaufen, sammeln Blut aus dem Großhirnkortex und dem unmittelbar darunterliegenden Marklager. Um in die intraduralen Sinus zu münden, müssen diese Venen als sog. „Brückenvenen" durch den Spalt zwischen Dura und Arachnoidea hindurchziehen. Kommt es zwischen den beiden Hirnhäuten zu Scherkräften (z. B. bei Schädeltraumen), so reißen die oberflächlichen Gehirnvenen ein, und es kommt zur *Subduralblutung*. Die **tiefen Hirnvenen** sammeln das Blut aus den subkortikal gelegenen Großhirnanteilen. Bei **Thrombosen** der Gehirnvenen staut sich das Blut in die betroffenen Gehirnareale zurück, die dadurch geschädigt werden, was ebenso gefährlich werden kann wie eine arterielle Durchblutungsstörung. Die wichtigsten der **intraduralen Sinus** sind der *Sinus sagittalis superior* und der *Sinus sagittalis inferior* im Ober- bzw. Unterrand der Falx cerebri, der *Sinus rectus*, der *Sinus transversus* und der *Sinus sigmoideus*, die an der okzipitalen Schädelbasis entlang laufen, sowie der *Sinus cavernosus*, der die Hypophyse umgibt und besondere klinische Bedeutung hat. Er bekommt venöse Zuflüsse u. a. aus der *V. ophthalmica* des Auges, die am medialen Augenwinkel mit Gesichtsvenen anastomosiert (Aufsteigen von Keimen des Gesichtsunterhautgewebes in den Sinus cavernosus möglich!). *Durch* den Sinus cavernosus ziehen die A. carotis und der N. abducens (VI), *in seiner Seitenwand* laufen der N. ophthalmicus (V1), N. oculomotorius (III), N. trochlearis (IV) und N. maxillaris (V2). Diese Leitungsbahnen können bei Sinus-cavernosus-Läsionen (Vereiterungen, Thrombosen) geschädigt werden.

Wiederholungsfragen

Wiederholungsfragen zur Blutversorgung des Gehirns finden sich im Rahmen der **Fallbeispiele** zum Gehirn in Kap. 14.4. Es empfiehlt sich, sie nach Durcharbeiten aller Gehirnkapitel zusammenhängend zu bearbeiten.

Weiterführende Literatur

Adams, R. D., M. Victor: Cerebrovascular diseases. In: Adams, R. D., M. Victor: Principles of Neurology, pp 777–873. McGraw-Hill, New York – Tokyo 1997.

Duvernoy, H. M.: Cortical veins of the human brain. In: Auer, L. M., F. Loew (eds.): The Cerebral Veins, pp 3–38. Springer, Wien – New York 1983.

Huhn, A.: Klinik der venösen Abflußstörungen des Gehirns. In: Gänshirt, H. (Hrsg.): Der Hirnkreislauf, pp 651–679. Thieme, Stuttgart 1972.

Kapp, J. P., H. H. Schmidek: The Cerebral Venous System and its Disorders. Grune and Stratton, Orlando – San Diego – Tokyo 1984.

Krayenbühl, H., M. G. Yasargil: Das normale Hirngefäßsystem im angiographischen Bild. In: Gänshirt, H. (Hrsg.): Der Hirnkreislauf, pp 161–200. Thieme, Stuttgart 1972.

Lee, R. M.: Morphology of cerebral arteries. Pharmacology & Therapeutics 66 (1995) 149–173.

McKinnon, S. G.: Anatomy of the cerebral veins, dural sinuses, sella, meninges and cerebrospinal fluid spaces. Neuroimaging Clinics of North America 8 (1998) 101–117

Morris, P. P., I. S. Choi: Cerebral vascular anatomy. Neuroimaging Clinics of North America 6 (1996) 541–560

Nieuwenhuys, R., J. Voogd, C. van Huijzen: Das Zentralnervensystem des Menschen, pp 34–53. Springer, Berlin – Heidelberg – New York 1991.

Pessin, M. S., L. R. Caplan: Heterogeneity of vertebrobasilar occlusive disease. In: Kunze, K., W. H. Zangenmeister, A. Arlt (eds.): Clinical Problems of Brainstem Disorders, pp 30–37. Thieme, Stuttgart – New York 1986.

Sasaki, T., N. F. Kassell: Cerebrovascular system. In: Paxinos, G. (ed.): The Human Nervous System, pp 1135–1149. Academic Press, San Diego – New York – Tokyo 1990.

Töndury, G., St. Kubik, B. Krisch: Hirnhäute und Hirngefäße. In: Leonhard, H., G. Töndury, K. Zilles (Hrsg.): Rauber/Kopsch, Anatomie des Menschen, Bd. 3, Nervensystem, Sinnesorgane, pp 191–233. Thieme, Stuttgart – New York 1987.

12
Vegetatives Nervensystem

12.1 Funktionelle Grundlagen

Dem *somatischen* (auch *„animalischen"*) *Nervensystem*, das wir *bewußt* ansteuern können und das motorisch hauptsächlich die *quergestreifte Muskulatur* innerviert, kann man das *vegetative* (auch *autonome* oder *viszerale*) *Nervensystem* gegenüberstellen, dessen Steuerung unserem Bewußtsein weitgehend entzogen ist. Es innerviert motorisch überwiegend die *glatte Muskulatur* der Eingeweide und Gefäße sowie exokrine und endokrine Drüsen. Es steuert dabei alle vegetativen Parameter, wie z. B. Atmung, Kreislauf, Wasserhaushalt, Körpertemperatur, Stoffwechsel, Verdauung, Fortpflanzung etc. Seine Funktion dient generell der „Aufrechterhaltung des inneren Körpermilieus" (*Homöostase*) und der Anpassung der einzelnen Organfunktionen an die wechselnden Umwelterfordernisse.

Man kann das vegetative Nervensystem hinsichtlich funktioneller und struktureller Gegebenheiten in zwei meist antagonistische Teile gliedern:

- *Sympathikus*

und

- *Parasympathikus*.

Bis auf wenige Ausnahmen werden alle inneren Organe von *beiden* Anteilen des vegetativen Nervensystems in ihrer Funktion gesteuert. Während dem sympathischen Nervensystem eine energiemobilisierende und aktivitätssteigernde Funktion für den Körper zugeschrieben wird, sorgt der Parasympathikus eher für die Konservierung und den Wiederaufbau der Körperenergien. So bewirkt z. B. der Sympathikus am Herzen eine Erhöhung der Schlagfrequenz, der Erregungsleitungsgeschwindigkeit und der Kontraktionskraft, all dieses im Sinne einer *gesteigerten Herztätigkeit*. Der Parasympathikus dagegen bewirkt am Herzen eine Erniedrigung der Schlagfrequenz und eine Verlangsamung der Erregungsüberleitung, was einer *herabgesetzten Herztätigkeit* entspricht. Umgekehrt ist es z. B. im Bereich des Gastrointestinaltraktes, wo der *Parasympathikus* im Sinne des Wiederaufbaus der Körperenergien eine Aktivitätssteigerung bewirkt: gesteigerte Peristaltik, erhöhte Sekretion der exokrinen Drüsen wie Gallenblase und Pankreas. Dahingegen hat eine *Sympathikusaktivierung* im Magen-Darm-Bereich das Gegenteil zur Folge: Herabsetzung der Peristaltik und Drüsentätigkeit. Eine Übersicht über die unterschiedliche Funktion von Sympathikus und Parasympathikus auf die einzelnen Organsysteme gibt Tabelle 12.1.

Auch heute noch wird z. T. versucht, dem Sympathikus eine „Streßfunktion" zuzuschreiben, was suggeriert, daß *nur dieser* Teil des vegetativen Nervensystems in Streß- und Aufregungssituationen aktiviert wird (sog. *Flucht- und Kampfreaktion*). In den meisten Fällen werden jedoch in Streßsituationen *beide* bzw. *Teile von beiden* vegetativen Nervensystemen aktiviert. Das berühmte Magengeschwür (auf Grund gesteigerter Magensäuresekretion) des gestreßten Managers oder der Harndrang des aufgeregten Prüfungsstudenten sind anschauliche Beispiele für eine partielle Parasympathikusaktivierung in Streßsituationen. Dennoch kann die Flucht- und Abwehrreaktions-These hinsichtlich der Funktion des Sympathikus eine *didaktische Hilfe* im Sinne einer „Eselsbrücke" sein: Man muß sich nur klarmachen, welche Organsysteme in welcher Weise bei einer „Kampf- oder Fluchtreaktion" *sinnvoll* aktiviert oder inhibiert werden müssen, und kann sich so den Einfluß des Sympathikus auf die entsprechenden Organe herleiten.

Das bisher Gesagte gilt für den *efferenten* (motorischen) Teil des vegetativen Nervensystems. Der *afferente* (sensible) Teil dagegen wird *nicht* in einen sympathischen und parasympathischen Anteil gegliedert, da er weder funktionell noch strukturell eine Zweigliederung aufweist. Die gelegentlich verwendete Bezeichnung vegetativ-sensibler Bahnen als „parasympathische" oder „sympathische Afferenzen" ist deshalb grundlegend falsch. Die *vegetativen* Afferenzen haben wie die *somatosensiblen*

12 Vegetatives Nervensystem

Tabelle 12.1 Einflüsse des vegetativen Nervensystems auf wichtige Organsysteme.

Erfolgsorgan	Sympathikuswirkung	Parasympathikuswirkung
Auge		
M. dilatator pupillae	Pupillenerweiterung	– –
M. sphincter pupillae	– –	Pupillenverengung
M. ciliaris	– –	Akkommodation (Naheinstellung)
Drüsen		
Tränendrüse	– –	Sekretionssteigerung
Schweißdrüsen	Sekretionssteigerung	– –
Speicheldrüsen	Sekretionsminderung, Sekreteindickung	Sekretionssteigerung, Sekretverdünnung
Magendrüsen	– –	Sekretionssteigerung
Darmdrüsen	– –	Sekretionssteigerung
Nebennierenmark	Sekretion (v. a. Adrenalin)	– –
Herz		
Pulsfrequenz	Steigerung	Senkung
Erregungsleitungsgeschwindigkeit	Steigerung	Senkung
Kontraktionskraft	Steigerung	– –
Blutgefäße		
Gastrointestinaltrakt	Konstriktion	Dilatation
Skelettmuskulatur	Dilatation	– –
Haut	Konstriktion	– –
Herz	Dilatation	– –
Penis/Klitoris	– –	Dilatation
Lungen		
Bronchialmuskulatur	Dilatation	Konstriktion
Bronchialdrüsen	Sekretionsminderung	Sekretionssteigerung
Gastrointestinaltrakt		
Motilität	Minderung der Peristaltik	Steigerung der Peristaltik
Sphinktermuskeln	Kontraktion (Verschluß)	Dilatation (Öffnung)
Leber	Glykogenhydrolysesteigerung	– –
Fettgewebe	Triglyceridhydrolysesteigerung	– –
Pankreas		
exokrin	Sekretionsminderung	Sekretionssteigerung
endokrin (Insulin)	Sekretionsminderung	Sekretionssteigerung
Harnblase		
M. detrusor vesicae (Wandmuskulatur)	– –	Kontraktion (Blasenentleerung)
M. sphincter vesicae	Kontraktion (Blasenverschluß)	– –
Uterus		
schwanger	Kontraktion	– –
nicht schwanger	Relaxation	– –
Penis	Ejakulation	Erektion
Mm. arrectores pili	Kontraktion („Gänsehaut")	– –

Afferenzen ihr erstes Neuron in einem Spinalganglion bzw. einem Hirnnervenganglion. Das Axon dieses ersten Neurons projiziert ebenfalls großenteils in das Hinter- oder Seitenhorn des Rückenmarks bzw. in entsprechende Zentren des Hirnstamms. Die viszerosensiblen Impulse aus den Eingeweiden können z. T. bewußt werden (Magenschmerzen, Völlegefühl und dgl.), zum größten Teil werden sie aber, ohne unser Bewußtsein zu erreichen, *reflektorisch* auf parasympathische oder sympathische Zentren verschaltet (z. B. niedriger Blutdruck mit der efferenten Reaktion der Vasokonstriktion, oder starker Lichteinfall ins Auge mit der efferenten Reaktion der Pupillenverengung). In

Kap. 12.8 wird auf die viszeralen Afferenzen noch einmal Bezug genommen.

12.2 Anatomische Grundlagen

Sympathikus und Parasympathikus haben ein gemeinsames übergeordnetes vegetatives Steuerzentrum im Zwischenhirn, den

- *Hypothalamus.*

In diesem Teil des Zwischenhirns wird die sinnvolle Kooperation von Parasympathikus und Sympathikus im Sinne der Aufrechterhaltung des inneren Körpermilieus gesteuert. Er ist u. a. auch der wichtigste Teil des Gehirns, über den andere Regionen, insbesondere das

- *limbische System*

Einfluß auf das vegetative Nervensystem nehmen können.

Weiterhin finden sich vegetative Integrationszentren in der

- *Formatio reticularis des Hirnstamms*

(z. B. Kreislaufzentrum oder Brechzentrum, vgl. Kap. 6.3), von denen aus selektiv parasympathische und sympathische Zentren angesteuert werden. Allerdings steht auch die Formatio reticularis in dieser Hinsicht unter (partieller) Kontrolle des Hypothalamus und schickt ihre vegetativen Impulse großenteils über sympathische oder parasympathische Neurone in die Peripherie.

Sympathikus und Parasympathikus haben auch *eigene* Zentren, die vom Hypothalamus aus (z.T. über die Formatio reticularis) selektiv angesteuert und aktiviert bzw. gehemmt werden können. Dabei sind parasympathische Zentren ausschließlich im Hirnstamm und im sakralen Rückenmark zu finden, während sympathische Zentren nur im Seitenhorn des Thorakal- und Lumbalmarks lokalisiert sind. Von hier aus erfolgt über vegetative Nervenbahnen die parasympathische bzw. sympathische Versorgung der Eingeweide in der Peripherie. Es liegt also

- beim *Parasympathikus* eine *kraniosakrale* Verteilung und
- beim *Sympathikus* eine *thorakolumbale* Verteilung

der zentralnervösen vegetativen Neurone zugrunde.

Viszeromotorische Nervenbahnen unterscheiden sich von *somato*motorischen dadurch, daß sie nicht nur wie diese aus *einem* Neuron bestehen (Sitz im Vorderhorn des Rückenmarks bzw. im Hirnstamm), sondern aus

- *zwei hintereinandergeschalteten Neuronen.*

Die Verschaltung vom ersten vegetativen Neuron (das in den erwähnten zentralnervösen Sympathikus- oder Parasympathikuszentren liegt) auf das zweite Neuron (das in der Peripherie dann die Erfolgsorgane innerviert) geschieht in den *vegetativen Ganglien*.

Im sympathischen Nervensystem erfolgt in der Regel die Umschaltung vom ersten auf das zweite Neuron unmittelbar nach Austritt der Fasern aus dem Rückenmark. Deshalb ist hier das *erste Neuron* stets *kurz*, während das *zweite Neuron* bis zum Erfolgsorgan zieht und entsprechend *lang* ist. Dabei werden die Impulse *eines präganglionären Neurons* auf bis zu *20 postganglionäre Neurone* umgeschaltet (starke Signaldivergenz). Umgekehrt verhält es sich im parasympathischen Nervensystem. Dort erfolgt die Verschaltung vom ersten auf das zweite Neuron erst unmittelbar vor oder sogar erst in der Wand des Erfolgsorgans, weshalb das *erste parasympathische Neuron* stets *lang* und das *zweite Neuron* entsprechend *kurz* ist (Abb. 12.1). Dabei ist die Signaldivergenz zwischen erstem und zweitem parasympathischem Neuron sehr gering. Sowohl im sympathischen als auch im parasympathischen Nervensystem ist dabei das *erste Neuron* in der Regel *schwach ummarkt*, während das *zweite Neuron* nahezu *marklos* ist.

Ein weiterer anatomischer Unterschied zwischen Sympathikus und Parasympathikus liegt darin, daß die parasympathische Innervation sich schwerpunktmäßig auf die Eingeweide des Kopfes und des Rumpfes (Brust, Abdomen, Becken) beschränkt,

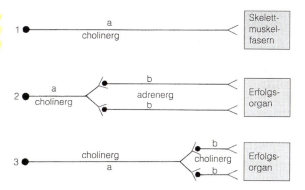

Abb. 12.1 Vergleich der peripheren Innervation durch somatisches und vegetatives Nervensystem. (Aus Benninghoff [1])
1 Somatisches Motoneuron (cholinerg). **2** Sympathische efferente Nervenbahn. Erstes Neuron (**a**) kurz und cholinerg, zweites Neuron (**b**) lang und (nor-)adrenerg. **3** Parasympathische efferente Nervenbahn. Erstes Neuron (**a**) lang und cholinerg, zweites Neuron (**b**) kurz und ebenfalls cholinerg.

während die Verteilung sympathischer Fasern im Körper ubiquitär ist, also auch die Rumpf*wand* sowie die Extremitäten einschließt. Interessanterweise wirkt die Aktivierung des Parasympathikus sehr selektiv auf einzelne Organsysteme (z. B. selektives Erschlaffen des Harnblasensphinkters, selektive Steigerung der Magenperistaltik etc.), während der Sympathikus häufig „als Ganzes" aktiviert wird („Kampf- und Fluchtreaktion" mit kombinierter Vasokonstriktion, gesteigerter Herztätigkeit, erweiterten Pupillen, Verlangsamung der Darmperistaltik etc.).

Sitz der vegetativen (autonomen) Ganglien. Man unterscheidet sympathische und parasympathische Ganglien. Die *sympathischen* Ganglien sind entsprechend dem oben Erläuterten *nahe beim Rückenmark*, die *parasympathischen nahe am Erfolgsorgan* gelegen. So bildet der Sympathikus einen ganzen Strang miteinander in Verbindung stehender Ganglien entlang der Wirbelsäule (sog. *Grenzstrang, paravertebrale Ganglien*) und weiterhin sog. *prävertebrale Ganglien*, die vor der Aorta liegen. Die Ganglien des Parasympathikus hingegen liegen mit Ausnahme derjenigen des Kopfbereiches überwiegend *intramural*. Im Schädelbereich findet man das direkt hinter dem Auge liegende *Ganglion ciliare*, das in der Fossa pterygopalatina liegende *Ganglion pterygopalatinum*, das neben der Glandula submandibularis gelegene *Ganglion submandibulare* und schließlich das retromandibulär unter der Schädelbasis gelegene *Ganglion oticum*.

Eine Synopsis der wesentlichen anatomischen Unterschiede zwischen Sympathikus und Parasympathikus gibt Tabelle 12.2. Eine Übersicht über die vegetativen Ganglien, die jeweiligen peripheren Nerven und Erfolgsorgane gibt Abb. 12.2; in den folgenden Abschnitten wird darauf näher eingegangen.

12.3 Transmitter und Rezeptoren

Sympathische und parasympathische Neurone unterscheiden sich auch hinsichtlich der Transmitter, die sie in ihren Erfolgsorganen ausschütten. Während das erste Neuron beider Anteile des vegetativen Nervensystems stets *Acetylcholin* als Transmitter hat, benutzt das zweite sympathische Neuron in der Regel *Noradrenalin* und das zweite parasympathische Neuron *Acetylcholin* als Transmitter. Eine Ausnahme bildet die sympathische Innervation der Schweißdrüsen, die ebenfalls cholinerg ist.

Ob der Sympathikus an einem glatten Muskel (z. B. Gefäß- oder Darmwandmuskel) *hemmend* (= dilatierend) oder *erregend* (= kontrahierend) wirkt, entscheidet sich nicht am Transmitter, sondern am postsynaptischen Rezeptor (vgl. S. 11). Für das sympathische Nervensystem existieren (wieder unterklassifizierbare) *Alpha-* und *Beta-Rezeptoren*. Dabei hat z. B. die Stimulation der Alpha-Rezeptoren eine erregende, die Stimulation der Beta-Rezeptoren eine hemmende Wirkung auf die glatte Muskulatur, so daß das *Mengenverhältnis* von Alpha- und Beta-Rezeptoren in einem Zielorgan darüber entscheidet, welche Wirkung die sympathischen Impulse dort haben. Ähnliches trifft für das parasympathische Nervensystem zu. Hier existieren in den Erfolgsorganen sog. *m-Rezeptoren* (*m* wie *Muscarin*, eine Substanz, die alle m-Rezeptoren unabhängig von ihrer Unterklasse erregen kann). Es gibt mehrere Klassen von m-Rezeptoren, deren Stimulation jeweils unterschiedlich auf die Zellen der Erfolgsorgane wirken (Muskel*kontraktion*, wie z. B. in der Darmwand, oder Muskel*dilatation*, wie z. B. an den Sphinktermuskeln für Enddarm und Harnblase). Man darf die cholinergen m-Rezeptoren nicht mit den cholinergen *n*-Rezeptoren (*n* wie *Nikotin*, das auf alle n-Rezeptoren erregend wirkt) verwechseln, die man in allen vegetativen Ganglien und an der motorischen Endplatte des Skelettmuskels findet.

Die meisten postganglionären vegetativen Neurone besitzen zu Acetylcholin bzw. Noradrenalin ein *Neuropeptid* (z. B. VIP, vasoaktives intestinales Polypeptid) als *Kotransmitter*, dessen Ausschüttung neben der Modulation der Noradrenalin- bzw. Acetylcholinwirkung am Rezeptor wahrscheinlich zusätzliche Effekte wie z. B. Gefäßdilatation im Erfolgsorgan möglich macht.

Tabelle 12.2 Unterschiede im Organisationsprinzip von Sympathikus und Parasympathikus.

	Sympathikus	Parasympathikus
Sitz der ersten Neurone	Thorakal- und Lumbalmark	Hirnstamm und Sakralmark
Lokalisation der Ganglien	paravertebrale Ganglienkette und prävertebrale Ganglien	Ganglien nahe am oder im Erfolgsorgan
Verteilung postganglionärer Fasern	im ganzen Körper	beschränkt auf die Eingeweide von Kopf, Brust, Abdomen und Becken
Signaldivergenz von erstem auf zweites Neuron	starke Divergenz (Verhältnis prä- zu postganglionäre Neurone bis 1:20)	geringe Divergenz (Verhältnis prä- zu postganionäre Neurone 1:1–5)
Massenentladung des Systems als Ganzes	häufig	sehr selten

Transmitter und Rezeptoren 12.3

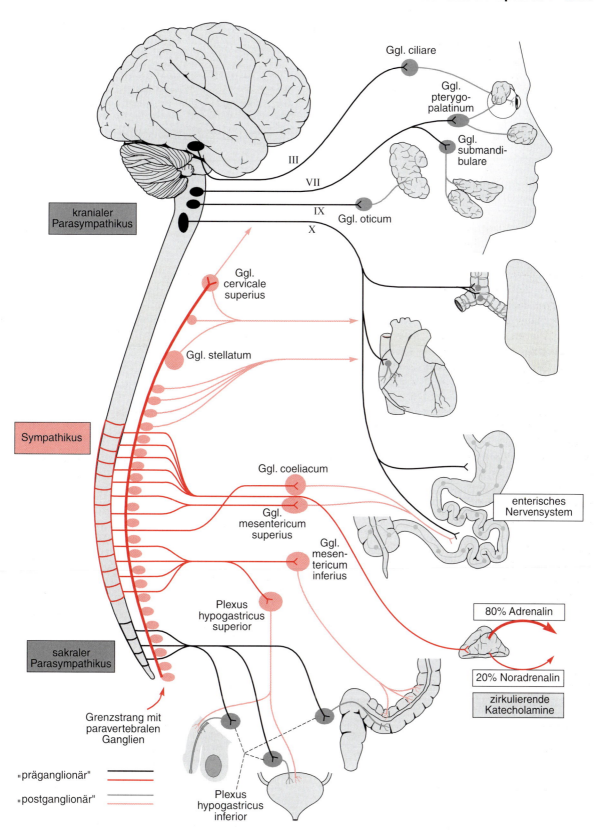

Abb. 12.2 Übersicht über das vegetative Nervensystem. Schema des Verlaufsprinzips sympathischer und parasympathischer Nervenbahnen. Es ist nur der efferente (motorische) Teil des vegetativen Nervensystems berücksichtigt. (Aus Deetjen, Speckmann [3])

12 Vegetatives Nervensystem

Klinik Die Tatsache, daß sympathisches und parasympathisches Nervensystem unterschiedliche Transmitter in den Erfolgsorganen ausschütten, macht man sich pharmakologisch zunutze, indem man Substanzen verabreicht, die selektiv die Wirkung des jeweiligen Transmitters imitieren (*Sympatho-* oder *Parasympathomimetika*) oder blockieren (*Sympatho-/Parasympatholytika*). Dadurch, daß jeweils verschiedene Rezeptorklassen an einzelnen Organen existieren, kann man auch, wenn nötig, selektiv die Sympathikuswirkung an einzelnen Organen/Organsystemen stimulieren bzw. blockieren (z.B. *Beta-1-Rezeptorenblocker*, um die erregende Wirkung des Sympathikus auf die Herzmuskulatur des Bluthochdruckpatienten zu hemmen etc.).

12.4 Vegetative (autonome) Plexus

Die Nervenfasern des vegetativen Nervensystems neigen dazu, in der Peripherie ausgedehnte Geflechte, *Plexus*, zu bilden, die sehr häufig sowohl sympathische als auch parasympathische Fasern enthalten und meistens in der Umgebung derjenigen Organe gebildet werden, in die die vegetativen Fasern danach eintreten. Im ganzen Körper, vor allem im Kopf- und Rumpfbereich, gibt es zahllose dieser Plexus, die auch alle eigens benannt sind, worauf aber in diesem Rahmen nicht näher eingegangen werden kann. Sehr viele dieser Plexus bilden sich entlang großer arterieller Gefäße (Aorta ascendens, descendens, abdominalis, A. iliaca communis etc.). Exemplarisch wird der größte von ihnen herausgegriffen: der

- *Plexus coeliacus*.

Er bildet sich an der Aorta um den Abgang des Truncus coeliacus und wird auch als *Sonnengeflecht* bezeichnet, da er sich mit seinen Fasern strahlenförmig auf die Äste des Truncus coeliacus fortsetzt. In ihm sind, wie in allen aortalen Plexus, die bereits oben erwähnten *prävertebralen Ganglien* eingelagert, die die zweiten Neurone für den Sympathikus enthalten, durch die aber auch einige parasympathische Fasern (unverschaltet) hindurchziehen (Zuflüsse aus den sympathischen *N. splanchnicus major* und *N. splanchnicus minor* sowie aus dem parasympathischen *N. vagus*). Die postganglionären Nervenfasern dieser *Ganglia coeliaca* versorgen einen Großteil des Gastrointestinaltraktes und der Oberbauchorgane und ziehen bis in den Beckenraum hinab.

Entlang der abdominalen Aorta finden sich noch weitere, kleinere Plexus (entsprechend den arteriellen Abgängen, die sie umgeben: *Plexus mesentericus superior, inferior, aorticorenalis* etc.). Sie werden in ihrer Gesamtheit zusammen mit dem Sonnengeflecht als *Pars abdominalis* des vegetativen Plexussystems bezeichnet. Ähnlich verhält es sich im Brustraum mit der *Pars thoracica*, die sich aus dem *Plexus cardiacus* (an der Herzbasis und der beginnenden Aorta, mit seinen Fasern vegetativ das Herz versorgend) und anderen Plexus zusammensetzt. Im Becken finden sich als große vegetative Plexus die *Plexus hypogastricus superior* und *inferior*, die mit ihren Fasern die Beckeneingeweide versorgen. In ihrer Gesamtheit bilden die Ganglien dieser Plexus alle prävertebralen Ganglien, die überwiegend sympathischen Fasern als Umschaltstelle vom ersten auf das zweite Neuron dienen.

12.5 Sympathikus

Der sympathische Anteil des peripheren vegetativen Nervensystems nimmt seinen Ursprung im Seitenhorn des Thorakal- und Lumbalmarks, dessen Neurone großenteils direkt neben der Wirbelsäule in den Ganglien des *Truncus sympathicus* (auch *Grenzstrang*, da er an die Wirbelsäule unmittelbar angrenzt) umgeschaltet werden. Dieser Grenzstrang mit den wichtigsten autonomen Plexus ist in Abb. **12.3** dargestellt.

Verlauf und Verschaltung des ersten sympathischen Neurons sind folgendermaßen (Abb. **12.4**, *rot*): Die axonalen Fasern der ersten sympathischen Neurone verlassen gemeinsam mit allen anderen motorischen Fasern über die Vorderwurzel das Rückenmark und werden so zu einem Teil des Spinalnervs (Abb. **12.4**, *1*). Unmittelbar danach treten sie als *R. communicans albus* (Abb. **12.4**, *2*; erscheint *weiß*, da die entsprechenden Axone ummarkt sind) in das zugehörige Grenzstrangganglion über (Abb. **12.4**, *3*). Hier können sie unverschaltet durchziehen und weiter zu einem *prävertebralen Ganglion* verlaufen, um dort umgeschaltet zu werden (Abb. **12.4**, *5*). Meist aber werden sie bereits in den Grenzstrangganglien synaptisch auf das zweite sympathische Neuron umgeschaltet, das nun entweder ebenfalls zu den periaortalen vegetativen Plexus zieht oder sich als *R. griseus* (Abb. **12.4**, *6*; erscheint *grau*, da das zweite Neuron marklos ist) wieder dem Spinalnerv anschließt, mit dem es dann in segmentaler Anordnung zu den Dermatomen in Extremitäten und Rumpfwand zieht, wo es Blutgefäße, Schweißdrüsen oder die glatten Muskeln an den Haarschaften innerviert.

Klinik Die *Hautversorgung* des Sympathikus (Schweißdrüsen, Mm. arrectores pili und Vasomotorik) ist damit ebenfalls streng segmental wie die *somatische* Dermatomversorgung. Deshalb kann es bei Rückenmarksschädigung mit Ausfall einzelner Segmente auch zum segmentalen Ausfall der Vasomotorik kommen, der sich in einer Rötung äußert, oder zu einer Störung der Schweißdrüsensekretion, die eine regional begrenzt trockene Haut zur Folge hat. Dies macht man sich diagnostisch bei der Höhenlokalisation klinisch unklarer Rückenmarksschädigungen zunutze.

Sympathikus 12.5

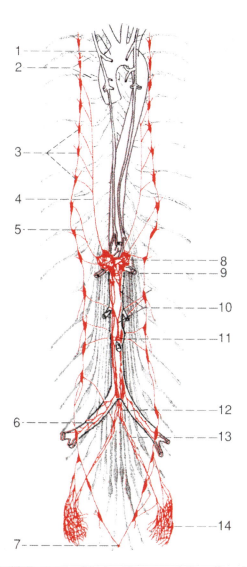

Abb. 12.3 Sympathische Plexus und Ganglien. (Aus Benninghoff [1])
1 N. vagus, **2** Spinalganglien, **3** Truncus sympathicus (paravertebrale Ganglien, Grenzstrang), **4** N. splanchnicus major, **5** N. splanchnicus minor, **6** A. iliaca communis mit Plexus iliacus, **7** Ganglion impar des Grenzstrangs, **8** Plexus coeliacus und Ganglia coeliaca (im Bereich des Ursprungs des Truncus coeliacus), **9** Plexus mesentericus superior (im Bereich des Ursprungs der A. mesenterica superior), **10** Plexus aorticus abdominalis, **11** Plexus mesentericus inferior, **12** Plexus hypogastricus superior, **13** N. hypogastricus sinister, **14** Plexus hypogastricus inferior (Plexus pelvicus).

12.5.1 Halsteil des Truncus sympathicus

Obwohl im Halsmark selbst keine vegetativen Neurone lokalisiert sind, findet man neben der zervikalen Wirbelsäule drei sympathische Ganglien des Grenzstrangs: *Ganglion cervicale superius, medium* und *inferioris*. Das Ganglion cervicale inferioris ist meist mit dem obersten Thorakalganglion

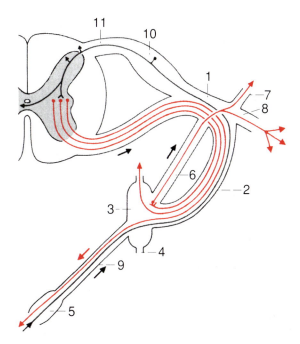

Abb. 12.4 Schema efferenter (motorischer) und afferenter (sensibler) Leitungsbahnen des sympathischen Nervensystems. (Aus Benninghoff [1])
Motorischer Anteil: **1** Spinalnerv, **2** R. communicans albus, **3** paravertebrales Grenzstrangganglion, **4** Verbindung zu anderen Grenzstrangganglien, **5** prävertebrales Ganglion, **6** R. communicans griseus, **7** R. dorsalis des Spinalnervs, **8** R. ventralis des Spinalnervs (Erläuterung siehe Text).
Sensibler Anteil: Die viszeralen Afferenzen werden mit dem **9** Eingeweidenerv durch ein prä- und paravertebrales Ganglion geleitet, erreichen den **1** Spinalnerv über den **2** R. communicans albus, durchlaufen wie somatische Afferenzen ein **10** Spinalganglion und treten über die **11** Hinterwurzel ins Rückenmark ein, wo sie (meist indirekt) auf viszeroefferente Neurone projizieren (vegetative Reflexe).

zum *Ganglion cervicothoracicum (Ganglion stellatum)* verschmolzen. In den Grenzstrangganglien werden Axone von ersten sympathischen Neuronen verschaltet, die ihren Sitz im oberen Thorakalmark haben und ihre Fortsätze über die Verbindungen zwischen den Grenzstrangganglien bis in das Ganglion cervicale superius hinein erstrecken. Von diesen Ganglien aus werden

- Kopf
- Hals
- Arm

mit sympathischen Nervenfasern versorgt. Teilweise ziehen die Fasern der zweiten Neurone mit den zervikalen Spinalnerven in die entsprechenden zervikalen Hautdermatome (s.o.). Ein größerer Teil aber begleitet als dünnes Geflecht die A. carotis mit ihren Aufzweigungen zu Kopf und Gesicht, umhüllt sie und einen Großteil ihrer Äste als *Plexus caroticus* und innerviert in der Kopfregion Schweißdrüsen, Blutgefäße, das Auge sowie die Speichel- und Tränendrüsen. Die ersten Neurone der das Auge innervierenden sympathischen Fasern liegen im oberen Thorakalmark (sog. *Centrum ciliospinale*). Die Fasern der zweiten Neurone ziehen vom Ganglion cervicale superius ausgehend mit der A. carotis interna durch den Sinus cavernosus und schließen sich dann der A. ophthalmica an. Sie ziehen in der Orbita unverschaltet durch das parasympathische Ganglion ciliare, um von dort aus zusammen mit parasympathischen Fasern ihr Erfolgsorgan zu erreichen. Sie innervieren dann die glatten *Mm. tarsales superior* und *inferior*, die die Lidspalte weiten, den *M. dilatator pupillae* sowie den ebenfalls glatten *M. orbitalis*, der den Augapfel in der Orbita nach vorne ziehen soll (seine tatsächliche funktionelle Bedeutung wird oft bezweifelt).

Ähnlich wie mit den orbitalen sympathischen Fasern ziehen auch die anderen sympathischen Fasern des Kopfbereichs unverschaltet durch ein parasympathisches Ganglion hindurch, ehe sie ihr Erfolgsorgan innervieren.

Neben den Fasern zu Kopf, Hals und oberer Extremität senden die Zervikalganglien auch postganglionäre Fasern zum Plexus cardiacus (sympathische Versorgung des Herzens).

Klinik Die Fasern, die im Ganglion cervicale superius verschaltet werden, müssen erst durch die beiden unteren Zervikalganglien ziehen. Sie sind nach ihrer Verschaltung vor allem für die sympathische Versorgung des Auges zuständig (Pupillenerweiterung, Lidspaltenerweiterung sowie möglicherweise Position des Augapfels). Wird diese sympathische Versorgung durch Zerstörung des Ganglion cervicale superius oder Ganglion cervicothoracicum (stellatum) unterbrochen (z. B. bei Operationen oder von der Lungenspitze aus nach oben wachsenden Tumoren), resultiert das charakteristische *Horner-Syndrom*. Dieses besteht aus der Trias *Miosis* (Pupillenverengung durch Lähmung des M. dilatator pupillae), *Ptosis* (Lidspaltenverengung durch Lähmung des M. tarsalis superior) und *Enophthalmus* (Zurücksinken des Augapfels in die Orbita durch Lähmung des glatten M. orbitalis). Der Enophthalmus wird allerdings sehr oft nur durch die Verengung der Lidspalte vorgetäuscht. Das Horner-Syndrom kann auch bei einer entsprechenden Läsion des Seitenhorns im oberen Thorakalmark oder im Hirnstamm bei Schädigung der zentralen ableitenden Sympathikusbahn vom Hypothalamus ins Thorakalmark (Fasciculus longitudinalis posterior) entstehen.

12.5.2 Brustteil des Truncus sympathicus

Die zwölf thorakalen Grenzstrangganglien stehen wie alle anderen sympathischen Ganglien miteinander in Verbindung und liegen in Höhe der Rippenköpfe vor den Interkostalgefäßen. Von hier aus erfolgt die Versorgung von:

- Herz (*Plexus cardiacus*)
- Ösophagus (*Plexus oesophageus*)
- Lungen (*Plexus pulmonalis*).

In den Lungen wirken die sympathischen Fasern *dilatierend* auf die glatte Bronchialmuskulatur, weshalb man in der Asthmatherapie häufig bestimmte *Sympathomimetika* (s. o.) einsetzt.

Aus den Grenzstrangganglien V–IX geht ein großer Eingeweidenerv, der *N. splanchnicus major*, hervor, der neben vegetativen Afferenzen fast nur präganglionäre Fasern enthält, die dann in den Ganglien des *Plexus coeliacus* umgeschaltet werden.

Der N. splanchnicus major zieht an der Lateralseite der Wirbelsäule nach medial abwärts und schließt sich dann der V. azygos (rechts) bzw. hemiazygos (links) an, um mit ihr gemeinsam durch das Zwerchfell zu treten und den Retroperitonealraum zu erreichen. Der N. splanchnicus major führt neben visceromotorischen auch viscerosensible (Schmerz-)Fasern aus den oberen Baucheingeweiden.

Direkt unterhalb des N. splanchnicus major tritt aus den Grenzstrangganglien X und XI der ebenfalls präganglionäre Fasern enthaltende *N. splanchnicus minor* aus, der in der Regel den gleichen Verlauf wie der N. splanchnicus major hat. Beide Nn. splanchnici versorgen über den Plexus coeliacus sympathisch einen

- Großteil des Gastrointestinaltraktes

und die damit verbundenen exokrinen Drüsen (Leber, Pankreas) sowie die Nieren. Die Nn. splanchnici minor und z. T. major versorgen auch das Nebennierenmark, das als Äquivalent eines sympathischen Ganglions aufgefaßt werden kann. Hier enden die cholinergen präganglionären sympathischen Fasern, werden aber in diesem Fall nicht auf zweite *Neurone* verschaltet, sondern terminieren an den *endokrinen Zellen* des Nebennierenmarks, die auf die ankommenden Impulse mit einer Ausschüttung von Adrenalin (80 %) und Noradrenalin (20 %) reagieren. Beide Hormone üben *über den Blutweg* die Funktion in zahlreichen Organen aus, die sonst postganglionäre sympathische Neurone ausüben.

12.5.3 Bauch- und Beckenteil des Truncus sympathicus

Bis in den sakralen Wirbelsäulenbereich hinein existieren sympathische Grenzstrangganglien. Sie werden alle mit präganglionären Fasern von Neuronen aus den Seitenhörnern im Lumbalmark (bis L2) versorgt. Von diesen Ganglien aus werden u. a. über *Nn. splanchnici lumbales* und *sacrales* die Beckeneingeweide versorgt, wobei diese Nerven zusammen mit parasympathischen Fasern im Beckenraum vegetative Nervengeflechte bilden (*Plexus hypogastricus superior* und *inferior*; Abb. **12.3**, *12–14*), von denen aus die vegetative Innervation der

- ableitenden Harnwege

und der

- Geschlechtsorgane

erfolgt, worauf unten gesondert eingegangen wird (Kap. 12.7.1 und 12.7.3).

Hinsichtlich der **Funktion** der sympathischen Fasern im abdominellen Eingeweidebereich sowie in Rumpfwand und Extremitäten wird auf Kap. 12.1 und Tabelle **12.1** verwiesen. Eine Übersicht über die sympathischen Ganglien in ihrer Zuordnung zu den Erfolgsorganen findet sich in Tabelle **12.3**.

12.6 Parasympathikus

Der Parasympathikus hat seine zentralnervösen Zentren im Hirnstamm und im Sakralmark. Im Gegensatz zum sympathischen Nervensystem sendet der Parasympathikus so einen Großteil seiner Impulse über *Hirnnerven* an die Erfolgsorgane.

12.6.1 Hirnstammzentren

Folgende Hirnnerven führen parasympathische Fasern:

- N. oculomotorius (III)
- N. facialis (VII)
- N. glossopharyngeus (IX)
- N. vagus (X).

Die parasympathischen Hirnstammzentren sind in den entsprechenden allgemein-visceromotorischen Kernen des III. (*Ncl. accessorius n. oculomotorii*), VII. (*Ncl. salivatorius superior*), IX. (*Ncl. salivatorius inferior*) und X. (*Ncl. dorsalis n. vagi*) Hirnnervs lokalisiert. Der von diesen Kernen ausgehende Verlauf der präganglionären Fasern mit den genannten Hirnnerven und deren Verschaltung in den parasympathischen Kopfganglien werden in Kap. 2.3 besprochen. Der N. vagus tritt mit seinem parasympathischen Anteil als einziger Hirnnerv weit über die Grenzen des Kopf- und Halsbereiches hinaus und versorgt mit präganglionären Fasern die Eingeweide des Brustraums (Herz, Lunge, Ösophagus) und einen großen Teil des Gastrointestinaltraktes bis hinab in den Bereich der

Tabelle 12.3	Lokalisation erster und zweiter Neurone im sympathischen Nervensystem.	
Erfolgsorgane	**Ursprung der präganglionären Fasern**	**Ursprung der postganglionären Fasern**
Auge	(C8–)Th1–Th2	Ganglion cervicale superius
Kopf und Hals	(C8–)Th1–Th4	Ganglion cervicale superius (z.T. auch medium und inferioris)
Herz	Th1–Th5	alle Zervikalganglien und obere Thorakalganglien
Lungen mit Bronchien	Th1–Th5	Ganglion cervicothoracicum (Ganglion stellatum)
Magen/Darm bis Colon transversum	Th6–Th10 (Nn. splanchnici)	Ganglion coeliacum (z.T. Ganglion mesentericum superius)
Colon descendens und Rektum	L1–L2	Ganglion mesentericum inferius
Nebennieren	Th10–L1	Nebennierenmark
Niere und Blase	Th12–L2	Ganglion coeliacum und Plexus hypogastricus superior und inferior
Genitale	Th12–L2	Plexus hypogastricus superior und inferior
Obere Extremität	Th2–Th9	Ganglion cervicothoracicum und obere Thorakalganglien
Untere Extremität	Th10–L2	Lumbal- und obere Sakralganglien

linken Kolonflexur (sog. *Cannon-Böhm-Punkt*)[1]. Diese parasympathischen Fasern werden z.T. in den unmittelbar vor den Erfolgsorganen liegenden Ganglien, großenteils aber in den intramural liegenden Ganglien verschaltet, die z.B. in der Darmwand den *Plexus submucosus* (*Meissner*) und *Plexus myentericus* (*Auerbach*) bilden (beachte aber auch die Eigenständigkeit dieser Plexus, s. Kap. 12.9).

Der Vagus bewirkt durch seine Eingeweideversorgung u.a. am Herzen eine Bradykardie und eine Verlangsamung der atrioventrikulären Überleitung der Erregung. An den Bronchien verursachen die parasympathischen Vagusfasern eine Kontraktion der glatten Muskulatur, weshalb man Asthmatikern keine parasympathisch wirksamen Medikamente (*Parasympathomimetika*) verordnen darf. Am Gastrointestinaltrakt sorgt der N. vagus vor allem für eine Förderung der Verdauung: Kontraktion der glatten Muskulatur (Steigerung der Peristaltik), Kontraktion der Gallenblase, Sekretionssteigerung der Magendrüsen (weshalb man bei therapierefraktären Magengeschwüren notfalls selektiv entsprechende Vagusanteile durchtrennen muß – *Vagotomie*), der Darmdrüsen und des Pankreas.

Zur Funktion der parasympathischen Fasern im Kopfbereich s. Tabelle **12.1** und Kap. 2.3.

12.6.2 Sakrale Zentren

Die präganglionären parasympathischen Fasern verlassen das Rückenmark mit den sakralen Spinalnerven und treten direkt danach in den *Plexus hypogastricus inferior* (*Plexus pelvicus*) ein, den sie zusammen mit den sympathischen Fasern aus den Nn. hypogastrici (Abb. **12.3**, *13*) bilden. Von hier aus versorgen sie dann über Nn. pelvici splanchnici das Colon descendens, das Rektum sowie die ableitenden Harnwege und das innere und äußere Genitale. Die vegetative Versorgung dieser drei Bereiche hat klinisch große Bedeutung und wird deshalb in Kap. 12.7 gesondert abgehandelt.

Eine Zuordnung parasympathischer Ganglien zu den zugehörigen peripheren Nerven und Erfolgsorganen findet sich zur Übersicht in Tabelle **12.4**.

---

[1] Der Ausdruck „Punkt" suggeriert eine scharfe Grenze, die jedoch nicht existiert, da sich die darminnervierenden parasympathischen Fasern aus dem N. vagus und dem Sakralmark im Bereich der linken Kolonflexur erheblich überlappen.

Tabelle 12.4	Lokalisation erster und zweiter Neurone im parasympathischen Nervensystem.		
Erfolgsorgane	**Ursprung der präganglionären Fasern**	**Peripherer Nerv**	**Ursprung der postganglionären Fasern**
Auge (M. ciliaris und M. dilatator pupillae)	Mittelhirn	N. oculomotorius (III)	Ganglion ciliare
Tränen-, Sublingual- und Submandibulardrüse	Medulla oblongata	N. facialis (VII)	Ganglion pterygopalatinum Ganglion submandibulare
Parotisdrüse	Medulla oblongata	N. glossopharyngeus (IX)	Ganglion oticum
Herz	Medulla oblongata	N. vagus (X)	Plexus cardiacus
Lungen mit Bronchien	Medulla oblongata	N. vagus (X)	Plexus pulmonalis
Magen/Darm bis Colon transversum	Medulla oblongata	N. vagus (X)	Plexus gastricus Plexus myentericus Plexus submucosus
Colon descendens und Rektum	S2–S4	Nn. pelvici splanchnici	Plexus hypogastricus (superior und inferior)
Niere und Blase	S2–S4	Nn. pelvici splanchnici	Plexus hypogastricus (superior und inferior)
Genitale	S2–S4	Nn. pelvici splanchnici	Plexus hypogastricus (superior und inferior)
Obere und untere Extremität	– –	– –	– –

12.7 Vegetative Kontrolle von Harnblase, Rektum und Genitalien

12.7.1 Harnblase

Zahlreiche Strukturen regulieren Füllung und Entleerung der Harnblase (vgl. Abb. 12.5):

- M. detrusor vesicae (Blasenwandmuskel, autonom kontraktionsfähig)
- Vegetative Nerven
  - Parasympathikus (Nn. pelvici splanchnici)
  - Sympathikus (Plexus hypogastricus inferior)
- Somatische Nerven
  - N. pudendus
- Pontines Miktionszentrum
- Übergeordnete Blasenzentren des Vorderhirns
  - frontales Blasenzentrum
  - Basalganglien
  - Hypothalamus
  - Lobulus paracentralis

Die glatte Muskulatur der Blasenwand, die als *M. detrusor vesicae* bei Kontraktion die Blase zur Entleerung bringt, ist stark dehnbar und so beschaffen, daß sie sich bei einem gewissen Dehnungsgrad *autonom*, d.h. ohne Beteiligung von Nerven, kontrahiert. Diese Stufe der Blasensteuerung spielt jedoch nur bei einer vollkommen denervierten Blase eine Rolle. Physiologischerweise steht die Entleerung der Blase unter Kontrolle des vegetativen und z.T. des somatischen Nervensystems: Der M. detrusor vesicae (Abb. 12.5, *1*) wird von parasympathischen Fasern aus dem Sakralmark (S2–S4) aktiviert, welche die Harnblase über *Nn. pelvici splanchnici* erreichen (Abb. 12.5, *2*). Der am Blasenausgang und im Anfangsteil der Urethra befindliche, ringförmige und ebenfalls glatte *M. sphincter urethrae internus* (Abb. 12.5, *3*) wird dagegen von sympathischen Fasern aus dem Thorakolumbalmark (Th12–L2) aktiviert, die über die *Nn. hypogastrici* und den *Plexus hypogastricus inferior* zur Harnblase gelangen (Abb. 12.5, *4*). Diese sympathischen Fasern wirken gleichzeitig *inhibitorisch* auf den M. detrusor vesicae und hemmen dadurch die Blasenentleerung.

- Aktivierung des *Sympathikus* unterstützt so einen *Verschluß* der Harnblase,
- Aktivierung des *Parasympathikus* sorgt über eine Erregung der Blasenwandmuskulatur für eine *Entleerung* der Harnblase.

Des weiteren wird der Verschluß des Harnabflußweges vom *somatischen Nervensystem* unterstützt, das über den N. pudendus (S2–S4, Abb. 12.5, *5*) den *M. transversus perinei profundus* (*Diaphragma urogenitale*, quergestreifte Muskulatur) innerviert, der mit gesonderten Muskelfasern die Urethra als *M. sphincter urethrae externus* umgibt (Abb. 12.5, *6*). Dieser willkürlich aktivierbare Harnröhrenverschluß befindet sich bei der Frau unmittelbar unter der Harnblase und beim Mann unter der Prostata.

Diese bis hierhin besprochene Blasen- und Harnröhreninnervation geschieht vom Rückenmark aus. Ein übergeordnetes Steuerungszentrum im Hirnstamm (sog. *pontines Miktionszentrum* der Formatio reticularis, Abb. 12.5, *8*) kontrolliert die vegetativen Harnblasenzentren im Seitenhorn des Sakral- (Parasympathikus) bzw. des Thorakolumbalmarks (Sympathikus) und *koordiniert* einen reibungslosen Ablauf der Blasenentleerung (*Miktion*). Dabei wird es wiederum von übergeordneten Zentren reguliert, insbesondere vom Hypothalamus, von Anteilen des medialen Frontallappens (v. a. Gyrus frontalis medialis und Region des vorderen Gyrus cinguli, sog. *frontales Blasenzentrum*, Abb. 12.5, *9*) und von den Basalganglien (Substantia nigra und Pallidum, Abb. 12.5, *10* und *11*). Diese übergeordneten Zentren haben v.a. hemmenden Einfluß auf die Miktion und fördern dadurch die Harnkontinenz. Auch der Lobulus paracentralis („Umschlagfalte" von Gyrus pre- zu Gyrus postcentralis an der Medialseite der Großhirnhemisphäre, Abb. 12.5, *12*) beeinflußt die Harnkontinenz, da hier zum einen die Blasenfüllung bewußt wahrgenommen wird und nur dadurch eine willkürliche Unterdrückung des Harndranges erfolgen kann; zum anderen wird von hier aus über die Pyramidenbahn der Beckenboden und damit auch der M. sphincter urethrae externus angesteuert.

Der physiologische Vorgang der Blasenentleerung beim Gesunden vollzieht sich folgendermaßen: Die zunehmende Füllung und dadurch steigende Wandspannung der Blase aktiviert über sensible Fasern (Abb. 12.5, *7*) die parasympathischen Neurone im Seitenhorn des Sakralmarks, die den M. detrusor vesicae aktivieren. Wird dieser Vorgang durch übergeordnete (supraspinale) Regulationszentren nicht unterdrückt (z.B. beim Säugling, dessen absteigende Bahnen vom Gehirn ins Rückenmark noch nicht ausgereift sind), so erfolgt bei entsprechender Füllung reflektorisch eine Detrusorkontraktion und Sphinktererschlaffung, also eine Entleerung der Harnblase. Beim gesunden Erwachsenen jedoch wird die zunehmende Blasenwandspannung nicht nur an die parasympathischen Zentren des Rückenmarks, sondern über aufsteigende Kollateralen auch an das pontine Miktionszentrum weitergegeben, das nun in Abhängigkeit von den Impulsen aus dem Frontallappen oder den Basalganglien eine Miktion zuläßt bzw. initiiert (bahnende absteigende Fasern zum sakralen parasympathischen Miktionszentrum) oder unterdrückt (hemmende absteigende Fasern zum sakralen Miktionszentrum). Das bedeutet: Auch die willkürliche Blasenentleerung läuft letztlich über Strukturen des vegetativen Nervensystems ab, die lediglich von höheren Zentren aus willkürlich *gehemmt* oder *stimuliert* werden können.

12 Vegetatives Nervensystem

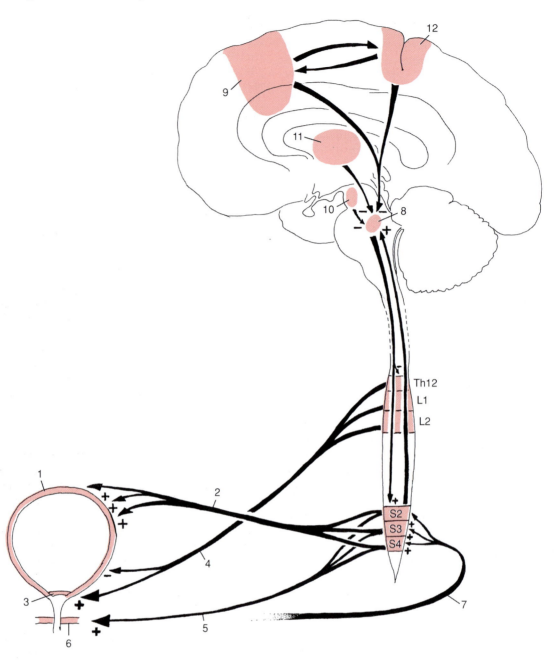

Abb. 12.5 Neuronale Steuerung der Harnblasenfunktion.
1 M. detrusor vesicae, **2** Nn. pelvici splanchnici (parasympathische Nervenfasern aus den Sakralmarksegmenten S2–S4), **3** M. sphincter vesicae (M. sphincter urethrae internus, unwillkürlich), **4** Plexus hypogastricus inferior (sympathische Nervenfasern), **5** N. pudendus (somatomotorisch), **6** M. sphincter urethrae externus (willkürlich), **7** viszerosensible Fasern, die die Blasenfüllung bzw. Blasenwandspannung an das Rückenmark vermitteln, **8** pontines Miktionszentrum in der Formatio reticularis, **9** frontales Blasenzentrum, **10** Substantia nigra, **11** Pallidum, **12** Lobulus paracentralis des Großhirns.

Klinik Störungen der Harnblasenfunktion durch Läsionen des Nervensystems (sog. *neurogene Blasenstörungen*) sind häufige und für die Betroffenen stets sehr belastende klinische Probleme. Dabei treten je nach Lokalisation einer Läsion ganz unterschiedliche Symptome auf. Ist der **N. pudendus** geschädigt, kommt es bei jeder intraabdominellen Drucksteigerung (z. B. Husten, Lachen etc.) zu einer Teilentleerung der Blase, weil der M. sphincter urethrae externus nicht reflektorisch kontrahiert werden kann (sog. *Streßinkontinenz*). Sind auch die **vegetativen Nerven** zur Blase zerstört (z. B. Tumoren im Becken, Schädigungen der Rückenmarksnerven oder der Rückenmarksegmente S2–S4 selbst), kann die Blase nur noch bei sehr starker (Über-)Füllung durch *nervenunabhängige* Muskelkontraktionen unvollständig entleert werden (sog. *Überlaufinkontinenz* bzw. *autono-*

Vegetative Kontrolle von Harnblase, Rektum und Genitalien 12.7

me Blase). Bei **Rückenmarksschädigungen oberhalb des Sakralmarkes** (z. B. Querschnittslähmung) kommt es zu einer Harninkontinenz, die durch den ungehemmten Ablauf des vegetativen Reflexbogens im Sakralmark charakterisiert ist: Jede Füllung der Harnblase führt zu einer parasympathisch-reflektorischen Detrusorkontraktion, da die regulierenden absteigenden Bahnen vom Gehirn nicht mehr intakt sind. Da aber durch Unterbrechung des Reflexbogens zum pontinen Miktionszentrum auch die sinnvolle *Koordination* der an der Blasenentleerung beteiligten Muskelstrukturen wegfällt, ist die Harnentleerung, obwohl unbeherrschbar, meist inkomplett, so daß trotz Inkontinenz immer etwas Restharn in der Blase bleibt (sog. *Sphinkter-Detrusor-Dyssynergie*). Sind die suprapontinen Instanzen (**Basalganglien, frontales Blasenzentrum**) ausgefallen, kommt es bei Blasenfüllung ebenfalls zu einer nicht mehr willkürlich unterdrückbaren Detrusorkontraktion und damit Harninkontinenz (klinisches Beispiel in Abb. **12.6**). Restharn (s. o.) besteht dabei jedoch selten, solange das pontine Miktionszentrum und seine absteigenden Bahnen intakt sind. Ist die Läsion im **Lobulus paracentralis** lokalisiert, der sowohl der sensible Kortex für das Empfinden der Blasenfüllung als auch der Motokortex für den äußeren Schließmuskel ist, bemerkt der Patient weder die Blasenfüllung noch einen Harndrang, meist auch nicht den Urinabgang selbst.

12.7.2 Rektum

Die vegetative und somatische Versorgung des Rektums hat mit derjenigen der Harnblase vieles gemeinsam. Die peristaltische Kontraktion der glatten Darmwandmuskulatur wird vom Parasympathikus stimuliert, vom Sympathikus dagegen inhibiert. Der glatte *M. sphincter ani internus* steht unter exzitatorischem Einfluß des Sympathikus und inhibitorischem Einfluß des Parasympathikus. Das bedeutet:

- Sympathikusaktivierung *unterdrückt* die Darmentleerung,
- Parasympathikusaktivierung *ermöglicht* die Darmentleerung.

Die entsprechenden vegetativen Zentren liegen in den Seitenhörnern der Lumbalmarksegmente L1 und L2 (Sympathikus) und Sakralmarksegmente S2–S4 (Parasympathikus). Der vegetative Reflexbogen ist ähnlich wie bei der Blase: Dehnung des Rektums sorgt über afferente Impulse für eine Stimulation der parasympathischen Zentren im Sakralmark und zu einer Inhibition der sympathischen Zentren im Lumbalmark, wodurch es zur *reflektorischen* Stuhlentleerung kommt. Die *willkürliche* Kontrolle über die Darmentleerung erfolgt über den quergestreiften *M. puborectalis* (Teil des M. levator ani) und den *M. sphincter ani externus*, die beide vom N. bzw. *Plexus pudendus* (S2–S4) innerviert werden. Weiterhin existieren wie bei der Harnblaseninnervation übergeordnete Zentren im Gehirn, die über absteigende Bahnen die vegetativen Zentren im Rückenmark steuern. Zumindest im Großhirn entsprechen sie lokalisatorisch den Blasenzentren des Frontalhirns (s. Kap. 12.7.1).

Bei der willkürlichen Darmentleerung (*Defäkation*) werden die Sphinktermuskeln bewußt erschlafft, der beschriebene vegetative Reflexbogen vom Gehirn aus enthemmt und zusätzlich mehr oder minder intensiv die Bauchpresse eingesetzt. Wie bei der Blaseninnervation gilt auch hier, daß die deszendierenden Bahnen aus dem Gehirn, die im Rückenmark zum einen den Reflexbogen zur vegetativ gesteuerten Darmentleerung inhibieren und zum anderen auf die Motoneurone des N. pudendus projizieren (und damit eine Beherrschung der willkürlichen Schließmuskeln ermöglichen), erst im Laufe der ersten beiden Lebensjahre ausreifen, so daß dem Säugling nur eine vegetativ gesteuerte, reflektorische Kontrolle der Darmentleerung möglich ist.

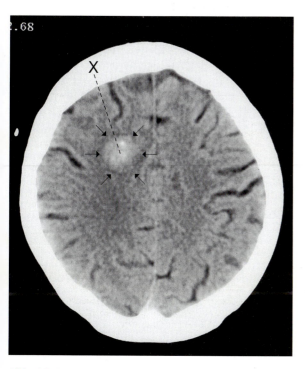

Abb. 12.6 Läsion des frontalen Blasenzentrums. Computertomographie des Schädels bei Hirnmetastase eines Bronchialkarzinoms. Die Metastase (hell, mit x gekennzeichnet) mit umgebender Hirnschwellung (Ödem, dunkel, mit Pfeilen eingegrenzt) liegt im Bereich des frontalen Blasenzentrums. *Symptomatik der Patientin*: Harn-Dranginkontinenz (plötzlich eintretender, willkürlich nicht beherrschbarer Harndrang). (Bild aus Universitätsklinikum Freiburg, mit freundlicher Genehmigung von Prof. Langer, Abt. Radiologie)

Klinik Eine Querschnittslähmung im Bereich des Lumbalmarks oder darüber hat eine Unterbrechung der kortikosakralen Bahnen zur Folge, so daß eine willkürlich

12 Vegetatives Nervensystem

steuerbare Darmentleerung wegfällt, was zu einem Stuhlverhalt führen kann. Solange das Sakralmark intakt ist, bleibt eine gewisse vegetativ gesteuerte Stuhlentleerung erhalten, die aber oft weniger effektiv ist, da die Bauchpresse auf Grund der Schädigung der absteigenden Bahnen wegfällt, sofern die Schädigung deutlich oberhalb des Lumbalmarks lokalisiert ist. Bei einer alleinigen Zerstörung des Sakralmarks oder der daraus hervorgehenden Nervenfasern kommt es auf Grund des Ausfalls der Pudendus-Motoneurone zur Stuhlinkontinenz.

12.7.3 Genitale

Von den Plexus hypogastrici aus erfolgt auch die sympathische und parasympathische Versorgung des Genitales. Dabei bewirkt der Parasympathikus von seinen Zentren in den sakralen Segmenten S2–S4 aus über die Nn. pelvici splanchnici eine Vasodilatation der Schwellkörpergefäße des Penis bzw. der Klitoris. Das bedeutet: *Eine Aktivierung der entsprechenden parasympathischen Zentren führt zur Erektion.* Fasern des Sympathikus (Th12–L2) gelangen vom Plexus hypogastricus aus beim Mann zur Samenblase, zur Prostata und zum Ductus deferens, wo sie eine Sekretion bzw. rhythmische Kontraktion der glatten Muskulatur auslösen, d.h.: *Eine Aktivierung der entsprechenden sympathischen Zentren führt zur Ejakulation.* Die entsprechenden vegetativen Sexualzentren im Lumbal- und Sakralmark wiederum werden nicht nur durch sensible Afferenzen aus den Genitalien selbst (über den N. pudendus), sondern auch von höheren Zentren, namentlich dem Hypothalamus und vom limbischen System, beeinflußt (z. B. *psychogene Erektion*).

Klinik Bei Querschnittslähmungen oberhalb des Lumbalmarks muß nicht zwangsläufig eine Impotenz entstehen. Zwar fallen alle psychischen Einflüsse auf die Sexualfunktionen weg, der eigentliche vegetative Regelkreis auf Rückenmarksebene bleibt aber erhalten, so daß männliche Patienten durchaus noch zeugungsfähig sein und Kinder haben können. Anders verhält es sich bei einer Zerstörung des *Lumbalmarks*, nach der zwar noch eine Erektion, aber keine Ejakulation mehr möglich ist. Eine Läsion des *Sakralmarks* hat beim Mann dagegen meist eine völlige Impotenz zur Folge, da auch keine Erektion mehr erfolgen kann. Allerdings existieren auch einige Fasern von sympathischen Zentren im Thorakalmark zu den Schwellkörpern, die bei Ausfall der sakralen Zentren bei einem Teil der Patienten noch eine (in der Regel psychogene) Erektion ermöglichen können.

12.8 Viszerale Afferenzen und Head-Zonen

Die viszeralen Afferenzen treten wie die somatischen über das Spinalganglion in das Hinterhorn des Rückenmarks (bzw. über Hirnnervenganglien in den Hirnstamm) ein. Die spinalen viszeralen Afferenzen enden nicht alle im sog. Seitenhorn des Rückenmarks (s. S. 85), sondern auch weiter dorsal im Hinterhorn (Laminae I und V). Sie werden häufig direkt auf Rückenmarks- oder Hirnstammebene zur Auslösung *viszeraler Reflexe* weiterverschaltet. Ein Teil von ihnen gelangt aber auch über aufsteigende Bahnen zum Bewußtsein. Dabei scheint es allerdings so zu sein, daß häufig sowohl viszerale als auch somatische Afferenzen im Hinterhorn auf

- *dasselbe weiterleitende Neuron*

projizieren, das die sensiblen Impulse dann in Richtung somatosensibler Kortex leitet. Da das Gehirn „daran gewöhnt ist", den Impulsen dieses weiterleitenden Neurons stets *somatische* und nicht *viszerale* Reize zuzuordnen (entsprechende Lernvorgänge finden im Laufe des Lebens durch den viel intensiveren somatischen Input statt), werden sehr häufig eigentlich viszerosensible Impulse als somatische *fehlinterpretiert,* und es werden Schmerzen in bestimmten somatischen Regionen beklagt, denen in der Realität Schmerzen in bestimmten Eingeweidebereichen zugrunde liegen. So ist vielen Organen, deren viszerale Afferenzen im Rückenmark auf einer bestimmten segmentalen Ebene enden, ein entsprechender Hautbezirk zuzuordnen, der im Dermatom des entsprechenden Segmentes liegt. Diese sog. *Head-Zonen* können aus Abb. **12.7** entnommen werden.

Klinik Die Head-Zonen sind klinisch sehr wichtig. Ein bekanntes Beispiel ist der bei einer Mangeldurchblutung des Herzens (*Angina pectoris* oder *Herzinfarkt*) empfundene Schmerz im Bereich der linken Brustwand, der in den linken Arm ausstrahlt. Ein anderes häufiges Beispiel ist der Schmerz in der rechten Schulter, dem eigentlich viszerale Reize aus der Gallenblase (Entzündung, Gallensteine) zugrunde liegen. Der Kliniker muß gute Kenntnisse über diese Head-Zonen haben, um nicht voreilig „somatische" Schmerzen in den entsprechenden Bereichen als harmlos abzuqualifizieren.

Eine weitere Konvergenz somatischer und viszeraler Impulse existiert am präganglionären Neuron im Seitenhorn des Rückenmarks. Hier enden neben den viszeralen auch zahlreiche somatische Afferenzen, vor allem aus der Haut und Unterhaut, die dadurch zu viszeralen Reflexen führen können (*kutaneo-viszeraler Reflex*). Auf diese Weise versucht man, die Wirkung von Hautreizen (Wärme, Druck oder auch *Akupunktur*) auf das Eingeweidesystem zu erklären.

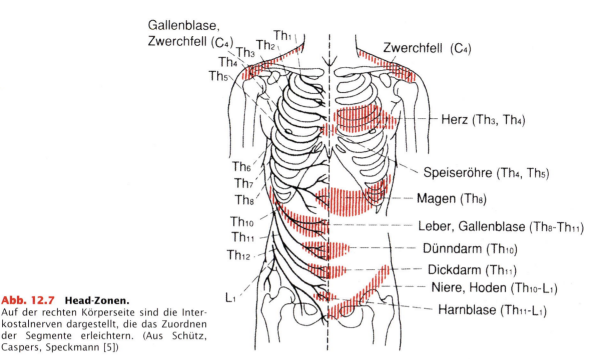

Abb. 12.7 Head-Zonen.
Auf der rechten Körperseite sind die Interkostalnerven dargestellt, die das Zuordnen der Segmente erleichtern. (Aus Schütz, Caspers, Speckmann [5])

12.9 Enterisches Nervensystem

Grundlage. In vielen inneren Organen wie Herz und Lunge gibt es intramurale Nervenzellansammlungen (*Ganglien*), die unter Einfluß des Sympathikus und Parasympathikus die Organfunktion steuern. Von diesen Ganglienorganisationen ist das komplexeste und am besten untersuchte das *enterische Nervensystem (Plexus entericus)*, das zwar unter dem Einfluß des sympathischen und parasympathischen Nervensystems steht, letztlich aber auch *unabhängig* von diesen eine autonome Funktion ausübt. Dieses in der Ösophagus-/Magen-/Darmwand befindliche Nervensystem gliedert sich in drei Geflechte:

- *Plexus submucosus* (*Meissner*) in der Tela submucosa
- *Plexus myentericus* (*Auerbach*) zwischen äußerer und innerer Schicht der Tunica muscularis
- *Plexus subserosus* zwischen Tunica muscularis und Tunica serosa.

Neben dem zentralen und dem peripheren Nervensystem mit ihren vegetativen Anteilen existiert dieses Nervensystem wie eine Art eigenständiges (mit den anderen Systemen jedoch funktionell verbundenes) „Gehirn des Magen-Darm-Traktes", das in seiner Funktion sehr komplex organisiert und in der Zahl der Neurone (ca. 100 Millionen) mit dem Rückenmark vergleichbar ist.

Struktur und Verbindungen. Man muß sich das enterische Nervensystem als ein Netzwerk einzelner Nervenzellansammlungen (Ganglien) vorstellen, die untereinander engmaschig verknüpft sind. Die Nervenzellen werden von speziellen Gliazellen umgeben, die in ihrer Struktur und Funktion eher Astrozyten als den sonst im peripheren Nervensystem vorkommenden Schwann-Zellen ähnlich sind. Die Axone der enterischen Nervenzellen sind marklos. **Afferenzen** erhalten diese Nervenzellen direkt von sensorischen Rezeptoren der Mukosa und Submukosa der Magen-/Darmwand, aber auch extrinsisch von postganglionären sympathischen und parasympathischen Fasern, die (indirekten) Einfluß auf die Funktion des Magen-Darm-Traktes ausüben. **Efferent** steuern die intramuralen Ganglien die glatten Muskelzellen der Darmwand (Plexus myentericus) und z.B. die Drüsenzellen der Mukosa (Plexus submucosus) an. Es existieren aber auch Efferenzen zu Gallenblase und Pankreas, zu vegetativen Ganglien des Sympathikus und Parasympatikus und sogar in das Rückenmark und den Hirnstamm. Die im enterischen Nervensystem freigesetzten **Transmitter** sind überwiegend Neuropeptide wie VIP (vasoaktives intestinales Polypeptid) oder Substanz P, aber auch Monoamine wie Serotonin, Stickstoffmonoxid und das auch sonst als Transmitter weitverbreitete Acetylcholin. Sehr häufig benutzen einzelne Neurone zwei oder noch mehr Transmitter.

Funktion. Die Aufgaben des enterischen Nervensystems bestehen in erster Linie in der Generierung und Koordination eines reibungslosen Ablaufes der Verdauungsvorgänge. Die wichtigste Rolle spielt dabei die Drüsentätigkeit und die (grundsätzlich auch ohne Einfluß von Sympathikus und Parasympathikus existente) Peristaltik des Magen-Darm-

Traktes. Weitere Funktionen sind die Steuerung der Schleimhautdurchblutung oder die Beeinflussung des erst in den letzten Jahren in seiner großen Bedeutung besser verstandenen Darm-assoziierten Immunsystems (GALT, MALT[2]). Wichtig ist, daß das enterische Nervensystem bei den geschilderten Funktionen nicht nur „ausführendes Organ" von Sympathikus und Parasympathikus ist, sondern auch selbst integrative Aufgaben erfüllt, die sonst im vegetativen Nervensystem nur im ZNS (Rückenmark oder Hirnstamm) ausgeführt werden. Gleichwohl steht das System unter sympathischen und parasympathischen Einflüssen, die sich aber somit immer *indirekt* auf den Darmtrakt auswirken (eine Ausnahme bietet die Sphinktermuskulatur, die z.T. *direkt* sympathisch bzw. parasympathisch innerviert ist). Eine Übersicht zum Funktionsprinzip des enterischen Nervensystems gibt Abb. 12.8.

Klinik Bei den vielen für die Funktionen des Magen-Darm-Traktes unerläßlichen Aufgaben des enterischen Nervensystems verwundert es nicht, daß Störungen in diesem System zu erheblichen Krankheitserscheinungen führen. Das System spielt eine wichtige Rolle bei verschiedenen gastrointestinalen Erkrankungen. So führt z. B. eine angeborene Verminderung von Ganglienzellen im Plexus myentericus zu schweren Peristaltikstörungen im betroffenen Darmabschnitt, so daß es zum Transportstillstand des Darminhaltes mit nachfolgender Aufdehnung der proximal davon liegenden Darmabschnitte kommt (*Morbus Hirschsprung*, *Megakolon*). Umgekehrt kann eine krankhafte Überaktivität des Systems zu massiven Durchfällen (*Diarrhöen*) führen.

Eine Störung des Darm-assoziierten Immunsystems (GALT) ist an der Entstehung chronisch entzündlicher Darmerkrankungen (*Morbus Crohn*, *Colitis ulcerosa*) beteiligt. Einer Fehlsteuerung des Immunsystems durch das enterische Nervensystem wird dabei eine wichtige Rolle zugeschrieben.

---

[2] GALT, MALT = Abkürzung für (engl.) *gut-associated lymphatic tissue* oder *mucosa-associated lymphatic tissue*

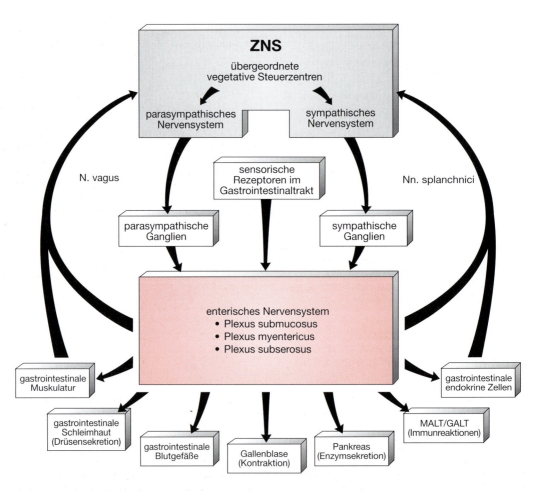

Abb. 12.8 **Funktionsprinzip des enterischen Nervensystems.**

12.10 Zusammenfassung

Allgemeiner Teil

Das *vegetative (autonome, viszerale) Nervensystem* reguliert die Funktion der inneren Organe und Gefäße und dient damit der „Aufrechterhaltung des inneren Körpermilieus". Seine Steuerung ist dem Bewußtsein weitgehend entzogen. Das autonome Nervensystem gliedert sich in zwei funktionell antagonistische und auch strukturell unterschiedliche Anteile:

- *Sympathikus* und
- *Parasympathikus*.

Nahezu alle Organsysteme werden von beiden Anteilen des vegetativen Nervensystems innerviert. Dabei kommt dem Sympathikus eine *energiemobilisierende und aktivitätssteigernde Wirkung* zu (z.B. Steigerung der Herztätigkeit), während der Parasympathikus im Dienst der *Energiekonservierung und des Wiederaufbaus der Körperenergien* steht (z.B. Steigerung der Magen-/Darmtätigkeit).

Das übergeordnete Integrations- und Steuerzentrum des vegetativen Nervensystems ist der *Hypothalamus*, der wiederum unter dem Einfluß höherer Strukturen, insbesondere des limbischen Systems, steht. Weitere, dem Hypothalamus untergeordnete vegetative Zentren liegen in der Formatio reticularis des Hirnstamms. Sympathikus und Parasympathikus haben auch eigene, dem Hypothalamus untergeordnete Zentren: der *Sympathikus* im Thorakal- und Lumbalmark, der *Parasympathikus* im Hirnstamm und im Sakralmark.

Motorische Systeme des vegetativen Nervensystems haben *zwei Neurone*, die die Impulse vom ZNS in die Peripherie leiten. Die Umschaltung vom ersten auf das zweite Neuron geschieht in den *vegetativen Ganglien*. Dabei ist beim *Sympathikus* das erste Neuron stets *kurz* und das zweite Neuron *lang* (Ganglien in ZNS-Nähe), während beim *Parasympathikus* das erste Neuron stets *lang* und das zweite Neuron *kurz* ist (Ganglien in Organnähe, meist *intramurale Ganglien*).

Vegetative Nervenfasern bilden in der Peripherie Geflechte, **Plexus**, aus (z.B. *Plexus coeliacus*), die sich meistens in der Nähe der Organe befinden, die von diesen Plexus aus dann vegetativ innerviert werden.

Transmitter. Das erste Neuron verwendet bei beiden Anteilen des vegetativen Nervensystems *Acetylcholin* als Transmitter. Das zweite *parasympathische* Neuron schüttet ebenfalls *Acetylcholin* aus, das zweite *sympathische* Neuron *Noradrenalin* (große Bedeutung in der Pharmakologie!).

Viszerale Afferenzen, Head-Zonen. Die Unterteilung in Sympathikus und Parasympathikus bezieht sich nur auf die *efferenten* vegetativen Nervenfasern. Die *afferenten* vegetativen Impulse peripherer Nerven werden (im ZNS) größtenteils *reflektorisch* auf *efferente* vegetative Systeme, z.T. aber auch auf weiterleitende Bahnen zu höheren Hirnzentren verschaltet.

Viszerale Afferenzen werden im Rückenmark z.T. auf dasselbe Neuron verschaltet, das auch *somatosensible* Impulse zum Gehirn weiterleitet. Dadurch können *viszerale Reize* als *somatische* „fehlinterpretiert" werden, so daß über *somatische* Schmerzen geklagt wird, denen tatsächlich aber *viszerale* Reize zugrunde liegen. Die Hautregionen, deren sensible Fasern im Rückenmark auf das gleiche Neuron wie jene eines inneren Organs projizieren, werden *Head-Zonen* genannt.

Spezieller Teil

Sympathikus. Kurz nach Verlassen der thorakolumbalen vegetativen Zentren im Rückenmark werden die sympathischen Nervenfasern in *vegetativen Ganglien* umgeschaltet, die fast alle entlang der Wirbelsäule liegen (*paravertebrale Ganglien*) und zusammen den *sympathischen Grenzstrang* bilden. Diese Grenzstrangganglien kann man in drei Gruppen einteilen: *Halsganglien, Brustganglien* und *lumbosakrale* bzw. *Beckenganglien*.

Von den **Halsganglien** (*Ganglion cervicale superius, medium, inferioris*) aus werden Kopf, Hals und ein Teil der Arme versorgt. Besondere klinische Bedeutung haben die im Ggl. cervicale superius verschalteten Fasern für das Auge. Sie bewirken dort eine *Pupillendilatation, Lidspaltenerweiterung* und einen *Zug des Augapfels in der Orbita nach vorne* (bei Ausfall: *Horner-Syndrom*).

Von den **Brustganglien** aus werden das Herz (*Leistungssteigerung*), die Lunge (*Bronchodilatation*) und ein Großteil des Gastrointestinaltraktes (*Minderung von Peristaltik* und *Drüsensekretion, Erhöhung des Tonus sämtlicher Sphinktermuskeln*) innerviert.

Von den **Beckenganglien** aus werden die Nieren, die Nebennieren (*Ausschüttung von Adrenalin und Noradrenalin in die Blutbahn*), und das Genitale (Wirkung s.u.) mit sympathischen Impulsen versorgt.

Parasympathikus. Da ein Teil der parasympathischen Zentren im Hirnstamm liegt, ziehen die entsprechenden vegetativen Impulse *über vier Hirnnerven* in die Peripherie: *N. oculomotorius* (III), *N. facialis* (VII), *N. glossopharyngeus* (IX) und *N. vagus* (X). Die parasympathischen Fasern werden jeweils einem der vier vegetativen Kopfganglien in Nähe des Erfolgsorgans auf ein zweites parasympathisches Neuron umgeschaltet. Die Fasern des N. vagus ziehen als einzige weit über die Kopf-Hals-Grenze hinaus und innervieren die Brust- und Baucheingeweide einschließlich des Gastrointestinaltraktes von proximal nach distal bis zur linken Kolonflexur (*Cannon-Böhm-Punkt*). Der Vagus wirkt dabei auf die Lunge (*Bronchokonstriktion* – klinische Bedeutung beim Asthma!), das Herz (*Leistungsminderung*), den Gastrointestinaltrakt (*Steigerung von Peristaltik und Drüsensekretion* sowie *Erschlaffung sämtlicher Sphinktermuskeln*).

Von den **sakralen Zentren** des Parasympathikus im Rückenmark aus werden der Harntrakt, der Darm distal der linken Kolonflexur und das Genitale versorgt. Die vegetative Versorgung dieser drei Organsysteme wird gesondert abgehandelt:

Harnblase. Das Wasserlassen wird *vegetativ* von *sympathischen* Fasern (Th12–L2) im Sinne einer *Harnverhaltung* und von *parasympathischen* Fasern (S2–S4) im Sinne einer *Blasenentleerung* kontrolliert. Das willkürlich innervierbare Diaphragma urogenitale (Teil des Beckenbodens) kann durch Abklemmung der Harnröhre die Blasenentleerung unterdrücken. Die vegetativen Zentren für die Blasenentleerung im Rückenmark unterliegen der willkürlichen Kontrolle von übergeordneten Zentren im Hirnstamm (*pontines Miktionszentrum*), Zwischenhirn (*Hypothalamus*) und Großhirn (*Basalganglien* und kortikal *frontales Blasenzentrum*). Die *vegetative* Blasenentleerung erfolgt immer dann, wenn die Blase voll ist und nicht über den willkürlichen Schließmuskel der Urethra oder eine Inhibition des spinalen parasympathischen Zentrums durch absteigende Bahnen aus dem Gehirn eine Entleerung verhindert wird.

Rektum. Hier gelten ähnliche Grundprinzipien wie bei der Harnblase. Die *vegetative* (im Prinzip *unwillkürliche*) Entleerung des Rektums erfolgt, wenn das Rektum gefüllt ist. Bei der vegetativen Kontrolle über die Enddarmentleerung führt der *Sympathikus* (L1–L2) zu einem *Stuhlverhalt*. Der *Parasympathikus* (S2–S4) bewirkt dagegen *Enddarmentleerung*. Die *willkürliche* Stuhlabsetzung erfolgt über eine Enthemmung der sonst vom Gehirn kontrollierten vegetativen Zentren des Rückenmarks und eine gleichzeitige Erschlaffung der Schließmuskeln des Beckenbodens.

Genitale. Die Vorgänge der *Erektion* und *Ejakulation* werden von Sympathikus und Parasympathikus getrennt gesteuert. Dabei führen die parasympathischen Fasern (S2–S4) zu einer *Erektion* (der Klitoris bzw. des Penis), während sympathische Fasern (Th12–L2) beim Mann zu einer *Ejakulation* führen.

Enterisches Nervensystem. Im Magen-Darm-Trakt finden sich in Form des *Plexus myentericus*, *Plexus submucosus* und *Plexus subserosus* intramurale Ansammlungen autonomer Nervenzellen (*intramurale Ganglien*), die ihre Funktion zwar z.T. unter Einfluß, z.T. aber völlig unabhängig von Sympathikus und Parasympathikus erfüllen. Sie dienen vor allem dem reibungslosen Ablauf von Peristaltik und Sekretion des Magen-Darm-Traktes.

Wiederholungsfragen

1. Welche Transmitter benutzt das sympathische, welche das parasympathische Nervensystem an seinen peripheren Synapsen?
2. Wo sind die Perikaryen des ersten sympathischen und parasympathischen Neurons im ZNS jeweils lokalisiert?
3. Welche Hirnnerven führen parasympathische Fasern? Welcher von ihnen vorsorgt parasympathisch die Brust- und Baucheingeweide?
4. Was versteht man unter dem sympathischen Grenzstrang?
5. Welche Funktion erfüllt der Sympathikus, welche der Parasympathikus am Auge, am Herzen und an der Lunge? Über welche nervalen Strukturen gelangen die entsprechenden Fasern an ihre Erfolgsorgane?
6. Welchen Einfluß haben Sympathikus und Parasympathikus auf die Vorgänge der Harn- und Stuhlentleerung?
7. Was versteht man unter Head-Zonen?

Lösungen

1. Sympathikus: erstes Neuron Acetylcholin, zweites Neuron Noradrenalin (Ausnahme: Schweißdrüseninnervation: zweites Neuron Acetylcholin; weiterhin Nebennierenmark als Äquivalent zum zweiten sympathischen Neuron: 80% Adrenalin, 20% Noradrenalin). Parasympathikus: erstes und zweites Neuron Acetylcholin.
2. Sympathikus: Thorakolumbalmark. Parasympathikus: Hirnstamm und Sakralmark.
3. N. oculomotorius (III), N. facialis (VII), N. glossopharyngeus (IX), N. vagus (X). Der N. vagus entfaltet seine parasympathischen Wirkungen nur außerhalb des Kopfbereichs, der dafür von den anderen drei parasympathischen Hirnnerven mit Impulsen versorgt wird. Der N. vagus innerviert die Brust- und Baucheingeweide bis hinab zum sog. Cannon-Böhm-„Punkt" (Bereich linke Kolonflexur).
4. Kette sympathischer Ganglien (Umschaltung von erstem auf zweites Neuron) entlang der Wirbelsäule, die untereinander in Verbindung stehen und im Halsbereich von sympathischen Axonen aus dem Thorakalmark, im Sakralbereich von sympathischen Axonen aus dem Lumbalmark versorgt werden.
5. *Auge:* Sympathikus: Pupillenerweiterung (über Fasern aus dem obersten Halsganglion, die mit der A. carotis interna bzw. A. ophthalmica das Auge erreichen), Parasympathikus: Pupillenverengung und Akkommodation (über N. oculomotorius). *Herz:* Sympathikus: Steigerung von Pulsfrequenz, Erregungsleitungsgeschwindigkeit und Kontraktionskraft (über Fasern aus den oberen thorakalen Ganglien – Plexus cardiacus), Parasympathikus: Verlangsamung der Pulsfrequenz und Erregungsüberleitung, keine Wirkung auf die Kontraktionskraft (über N. vagus). *Lunge:* Sympathikus: Bronchodilatation und Sekretionsminderung der Bronchialdrüsen (über Fasern aus dem Thorakalmark – Plexus pulmonalis), Parasympathikus: Bronchokonstriktion und Sekretionssteigerung der Bronchialdrüsen (über N. vagus).

Zusammenfassung 12.10

6. Sympathikus verhindert Harn- und Stuhlentleerung (über Fasern aus dem Lumbalmark) durch Stimulation der entsprechenden Sphinktermuskulatur. Parasympathikus fördert bzw. ermöglicht Harn- und Stuhlentleerung (über Fasern aus dem Sakralmark) durch Stimulation der glatten Wandmuskulatur von Blase und Darm.

7. Orte fortgeleiteten Schmerzes aus dem Eingeweidebereich in die Haut. Viszerale und somatische Schmerzimpulse werden im Rückenmark oft auf dasselbe Neuron umgeschaltet, das die Erregung weiter zum Gehirn leitet. So können vom Gehirn viszerale Schmerzimpulse als somatische „fehlinterpretiert" werden, was zur Schmerzwahrnehmung in einem Hautbereich führt, der tatsächlich gar keine Schmerzimpulse aussendet.

Weiterführende Literatur

Andrew, J., P. W. Nathan: Lesions of the anterior frontal lobes and disturbances of micturation and defaecation. Brain 87 (1964) 233–262.

Appenzeller, O.: The Autonomic Nervous System. Elsevier, Amsterdam – New York – Oxford 1990.

Betts, C. D., C. G. Fowler, C. J. Fowler: Sexual dysfunction in neurologic disease. In: Asbury, A. K., G. M. McKhann, W. I. McDonald: Diseases of the Nervous System, Clinical Neurobiology, pp 501–511. W. B. Saunders, Philadelphia – London 1992.

Blaivas, J. G.: The neurophysiology of micturition: a clinical study of 550 patients. J. Urol. 127 (1982) 958–963.

Cervero, F., J. E. H. Tattersall: Somatic and visceral sensory integration in the thoracic spinal cord. In: Cervero, F., J. F. B. Morrison: Visceral Sensation, Progress in Brain Research, Vol. 67, pp 189–206. Elsevier, Amsterdam – New York 1986.

Cervero, F., R. D. Foreman: Sensory innervation of the viscera. In: Loewy, A. D., K. M. Spyre (eds.): Central Regulation of Autonomic Functions, pp 104–125. Oxford Univ. Press, New York – Oxford 1990.

Fowler, C. J., C. D. Betts, C. G. Fowler: Bladder dysfunction in neurologic disease. In: Asbury A. K., G. M. McKhann, W. I. McDonald: Diseases of the Nervous System, Clinical Neurobiology, pp 512–528. W. B. Saunders, Philadelphia – London, 1992.

Goyal, R. K., I. Hirano: The enteric nervous system. New Engl. J. Med. 34 (1996) 1106–1115.

Holstege, G., J. Tan: Supraspinal control of motor neurons innervating the striate muscles of the pelvic floor including urethral and anal sphincters in the cat. Brain 110 (1987) 1323–1344.

Janig, W.: Neurobiology of visceral afferent neurons: neuroanatomy, functions, organ regulations and sensations. Biological Psychology 42 (1996) 29–51.

Johnson, R. H., D. G. Lambie: Autonomic function and dysfunction. In: Asbury, A. K., G. M. McKhann, W. I. McDonald: Diseases of the Nervous System, Clinical Neurobiology, pp 550–566. W. B. Saunders, Philadelphia – London 1992.

Rampin, O., J. Bernabe, F. Giuliano: Spinal control of penile erection. Wld J. Urol. 15 (1997) 2–13.

Sternini, C.: Organization of the peripheral nervous system: autonomic and sensory ganglia. J. Invest. Dermatol. Symposion Proceedings 2 (1997) 1–7.

Swash, M., M. M. Henry, S. J. Snooks: Unifying concept of pelvic floor disorders and incontinence. J. roy. Soc. Med. 78 (1985) 906–911.

Watson, C., N. Vijayan: The sympathetic innervation of the eyes and face: a clinicoanatomic review. Clin. Anatomy 8 (1995) 262–272.

Willis, W. D.: Visceral inputs to sensory pathways in the spinal cord. In: Cervero, F., J. F. B. Morrison: Visceral Sensation. Progress in Brain Research, Vol. 67, pp 207–225. Elsevier, Amsterdam – New York 1986.

Ziegler, M. G.: Autonomic nervous system in diseases of the spinal cord. In: Davidoff, R. A.: Handbook of the Spinal Cord, Vol. 4 and 5, pp 299–317. Marcel Dekker, New York – Basel 1987.

13
Sinnesorgane

Klassischerweise besitzt der Mensch fünf *Sinnesorgane*, was nicht bedeutet, daß er lediglich fünf *Sinne* besäße. Über die Organe für das Sehen, Hören, Riechen, Schmecken und tastende Fühlen hinaus besitzt der Körper noch zahlreiche Rezeptoren für Sinneswahrnehmungen, die ihm u.a. die Orientierung im Raum (Gleichgewichtsorgan) oder den reibungslosen Bewegungsablauf (Sinnesrezeptoren des Bewegungsapparates) u.v.m. ermöglichen.

Grundsätzlich dienen die Sinnesorgane der Wahrnehmung der Umwelt und machen uns damit ein Leben in ihr erst möglich. Man muß sich den unüberschätzbaren Wert bewußt klarmachen, den die Wahrnehmung der Sinnesreize in unserem Alltag einnimmt, um annähernd ermessen zu können, was der Verlust nur eines einzigen dieser Organe im Leben der Betroffenen verändert.

ist die *Netzhaut* (*Retina*). In ihr wird der *physikalische Reiz* des Lichtes in photochemischen Prozessen zu einem *neuronalen Reiz* umgewandelt. Das Sehorgan als Ganzes besteht jedoch aus weit mehr als nur dem Bulbus oculi. Es gehören dazu ebenfalls der *Sehnerv* (*N. opticus*), der die visuellen Impulse der Retina zu den entsprechenden Zentren im Gehirn weiterleitet, der Bewegungsapparat des Bulbus in Form der *äußeren Augenmuskeln* sowie die Umgebungsstrukturen des Auges: die *Augenlider* (*Palpebrae*), die *Bindehaut* (*Konjunktiva*), die *Augenhöhle* (*Orbita*) und die *Tränendrüsen* (*Glandulae lacrimales*). Sie alle sind langfristig für die visuelle Wahrnehmung ebenso wichtig wie der Augapfel selbst.

Bevor die Anatomie des Auges detailliert besprochen wird, ist es sinnvoll, sich zunächst einen Überblick davon zu verschaffen, was man von diesem Organ von außen bei jeder klinischen Untersuchung sehen kann (Abb. 13.1): Äußerlich ist das

13.1 Auge

Das Auge ist wohl das Sinnesorgan, mit dem sich der Mensch am unmittelbarsten identifiziert. Mit keinem anderen Organ nehmen wir die Umwelt in einer solchen Vielfalt wahr. Der direkt lichtwahrnehmende Teil im Auge, die *Netzhaut* (*Retina*), ist ebenso wie der Sehnerv ein entwicklungsgeschichtlich vorgeschobener Teil des Gehirns (s. S. 16). Da sich am Auge ein sehr weites Spektrum an z.T. häufigen Erkrankungen entwickeln kann, gibt es eine eigene ärztliche Disziplin, die sich als *Ophthalmologie*[1] nur mit diesem Teil des Körpers befaßt.

Der *Augapfel* (*Bulbus oculi*) enthält

- *lichtbrechende* und
- *lichtwahrnehmende* Anteile.

Zu den lichtbrechenden gehören *Hornhaut*, *Linse* und *Glaskörper*. Das lichtwahrnehmende Organ

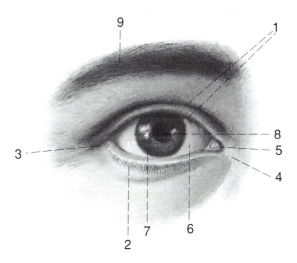

Abb. 13.1 Auge von außen. (Aus Benninghoff [1]) **1** Oberlid (Palpebra superior), **2** Unterlid (Palpebra inferior), **3** lateraler und **4** medialer Augenwinkel, **5** Caruncula lacrimalis, **6** Bindehaut (Tunica conjunctiva, durchsichtig), darunter *weiß* durchscheinend die Lederhaut (Sklera), **7** Regenbogenhaut (Iris), **8** Pupille, **9** Augenbrauen (Superciliae).

---
[1] ophthalmos (gr.) = Auge

13 Sinnesorgane

Auge von oben durch das Oberlid (Abb. **13.1**, *1*) und von unten durch das Unterlid (Abb. **13.1**, *2*) begrenzt. Die Lider tragen Wimpern (*Ciliae*) an ihren Rändern. Man unterscheidet einen lateralen von einem medialen Augenwinkel (Abb. **13.1**, *3* und *4*), wobei sich im medialen die *Caruncula lacrimalis* befindet („Tränenwärzchen", Abb. **13.1**, *5*). Das „Weiße" im Auge wird durch die *Sklera* (*Lederhaut*) gebildet, die von der durchsichtigen *Tunica conjunctiva* (*Bindehaut*; Abb. **13.1**, *6*) bedeckt ist. Das „Farbige" im Auge ist die *Iris* (Abb. **13.1**, *7*), die in ihrer Mitte ein Loch, die *Pupille*, aufweist (Abb. **13.1**, *8*). Das Auge wird überwölbt von den *Augenbrauen* (*Superciliae*, Abb. **13.1**, *9*). Die beschriebenen Umgebungsstrukturen des Auges tragen viel zu dem bei, was man den „Ausdruck des Blickes" nennt („freundlicher Blick", „böser Blick" etc.). Oft wird in diesem Zusammenhang das Auge als „Spiegel der Seele" bezeichnet.

13.1.1 Augapfel (Bulbus oculi)

13.1.1.1 Übersicht und Aufbau (Abb. 13.2)

Der Bulbus oculi hat eine annähernd kugelige Gestalt, an der man einen *vorderen* von einem *hinteren Pol* unterscheidet (Abb. **13.2**, *1* und *17*). Zwischen beiden verläuft der *Augenäquator* (*Equator bulbi*), der mit seiner Ebene senkrecht zur Bulbusachse (Abb. **13.2**, *18*) steht. Der Augapfel wiegt ca. 7,5 g und mißt im Querdurchmesser etwa 24 mm, im Längsdurchmesser etwa 21 mm. Er besitzt *innere Strukturen*, die von einer *dreischichtigen Wand* umschlossen werden. Beide werden in Kap. 13.1.1.2 und 13.1.1.3 detaillierter besprochen. Im Folgenden wird nur ein einführender Überblick über den Aufbau gegeben.

Die **Bulbuswand** setzt sich von außen nach innen zusammen aus

- *Tunica fibrosa bulbi* (*Sklera* und *Kornea*)
- *Tunica vasculosa bulbi* (= *Uvea*: *Iris*, *Corpus ciliare* und *Choroidea*)
- *Tunica interna bulbi* (*Retina*).

Die an sich kugelförmige Wand des Bulbus ist am vorderen Pol stärker gekrümmt. An dieser Stelle befindet sich die uhrglasförmige *Kornea* (*Hornhaut*; Abb. **13.2**, *31*), die lichtdurchlässig ist. Sie geht nach außen in die lichtundurchlässige *Sklera* (*Lederhaut*; Abb. **13.2**, *24*) über, die ca. fünf Sechstel des Bulbusumfangs bildet. Der Sklera lagert sich innen die gefäßhaltige *Uvea* (*Tunica vasculosa bulbi*) an, die zwei ringförmige Strukturen (Iris und Ziliarkörper, s.u.) ins Augeninnere vorschiebt und mit der *Choroidea* (Abb. **13.2**, *15*) die restliche Sklera von innen her bedeckt. Der Uvea legt sich als innerste Schicht die zweischichtige *Retina* (*Tunica interna bulbi*; Abb. **13.2**, *13*) an, die die lichtwahrnehmenden Sinneszellen enthält. Etwas medial der Bulbusachse tritt der *N. opticus* in die Augenhinterwand, der von der Retina aus seinen Ursprung nimmt und sowohl Sklera als auch Choroidea an dieser Stelle durchbohrt (Abb. **13.2**, *23*).

Im **Inneren des Auges** unterscheidet man drei anatomisch, funktionell und klinisch zu trennende Räume:

- vordere Augenkammer
- hintere Augenkammer
- Glaskörperraum.

Hinter der Hornhaut befindet sich die *Linse* (Abb. **13.2**, *27*), der sich vorne als eine Austülpung der Uvea die *Iris* (*Regenbogenhaut*; Abb. **13.2**, *2*) ringförmig anlagert. In der Mitte besitzt die Iris eine in der Größe variierbare Öffnung, die *Pupille*. Sie dient dazu, den Lichteinfall ins Auge zu kontrollieren. Zwischen Kornea und Iris befindet sich die *vordere Augenkammer*, die mit *Kammerwasser* gefüllt ist (Abb. **13.2**, *32*). Dorsal der Iris befindet sich als eine weitere, ringförmige Ausstülpung der Uvea das *Corpus ciliare* (Abb. **13.2**, *9*). Es ist über die feinen Zonulafasern mit der Linse verbunden, die diese in ihrer Position halten. Zwischen Ziliarkörper und den Zonulafasern einerseits und der Irisrückseite andererseits befindet sich die *hintere Augenkammer* (Abb. **13.2**, *29*), die ebenso wie die Vorderkammer Kammerwasser enthält. Dorsal der Linse und des Corpus ciliare schließt sich der große *Glaskörperraum* an, der mit einer gallertigen, glasig-durchsichtigen Masse gefüllt ist, die als *Corpus vitreum* (= *Glaskörper*) bezeichnet wird (Abb. **13.2**, *14*).

Die **Blutversorgung** des Auges stellt die *A. ophthalmica*, die sich im Sinus cavernosus als erster intrakranieller Ast aus der A. carotis interna abzweigt und mit dem N. opticus durch den Canalis opticus des Keilbeins in die Augenhöhle gelangt. Von ihr zweigt die *A. centralis retinae* ab, die (zusammen mit der gleichnamigen Vene) von unten her in den Sehnerv eindringt, etwa 12–15 mm bevor dieser in den Bulbus eintritt. So gelangt sie zur Retina, wo sie mit zahlreichen Endästen für die Versorgung der inneren Netzhautschichten verantwortlich ist (also nur Pars optica, nicht Pars caeca retinae, s.u.). Das venöse Blut des Auges und der Orbita gelangt über die V. ophthalmica durch den Canalis opticus in den Sinus cavernosus. Äste der A. und V. ophthalmica anastomosieren am medialen Augenwinkel mit der A. und V. angularis (Ast der A. bzw. V. facialis). Dies hat auch klinische Bedeutung (s. S. 257). Zu den sog. *Vortexvenen* der Bulbuswand s. unter „Sklera" in Kap. 13.1.1.2.

Auge 13.1

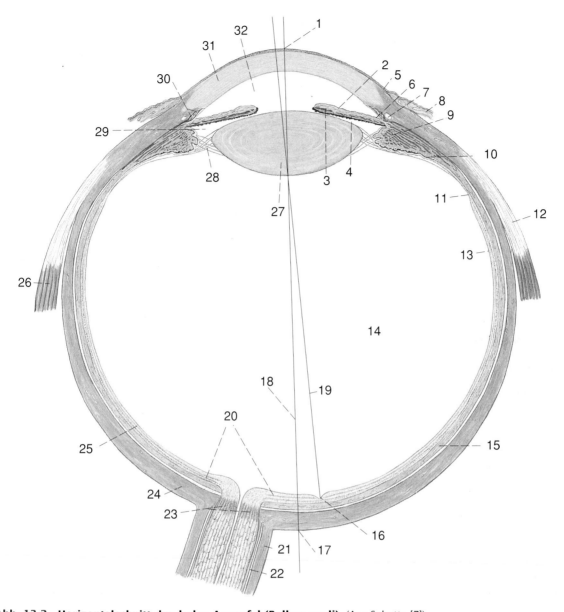

Abb. 13.2 Horizontalschnitt durch den Augapfel (Bulbus oculi). (Aus Sobotta [7])
1 Vorderer Augenpol, **2** Regenbogenhaut (Iris) mit **3** M. sphincter pupillae und **4** M. dilatator pupillae, **5** Limbus corneae (Grenze zwischen Kornea und Sklera bzw. zwischen Kornea und Konjunktiva), **6** Iridokornealwinkel, **7** Schlemm-Kanal (Sinus venosus sclerae), **8** Bindehaut (Konjunktiva), **9** Ziliarkörper mit M. ciliaris, **10** Pars caeca retinae, **11** Ora serrata (Übergang von Pars optica zu Pars caeca retinae), **12** Ansatz des M. rectus lateralis, **13** Pars optica retinae, **14** Glaskörper (Corpus vitreum), **15** Aderhaut (Choroidea), **16** Macula lutea mit Fovea centralis retinae (Stelle des schärfsten Sehens), **17** hinterer Augenpol, **18** Bulbusachse, **19** Sehachse, **20** Sehnervenpapille (Papilla n. optici, Discus n. optici = Austritt des Sehnervs), **21** Vagina externa n. optici (Dura mater), **22** Spatium intervaginale (Subarachnoidealraum), **23** Lamina cribrosa (Durchtritt der Sehnervenfasern durch die Sklera), **24** Lederhaut (Sklera), **25** Netzhaut (Retina), **26** Ansatz des M. rectus medialis, **27** Linse, **28** Zonulafasern (Fibrae zonulares), **29** hintere Augenkammer, **30** Retinaculum trabeculare (Lig. pectinatum), **31** Hornhaut (Kornea), **32** vordere Augenkammer.

13.1.1.2 Bulbuswand

Kornea (Abb. **13.2**, *31*). Die *Kornea* (Hornhaut[2]) bildet mit einem Querdurchmesser von etwa 11,5 mm den etwas stärker gebogenen vorderen Teil der Bulbuswand und geht in einer seichten Rinne, *Limbus corneae*, nach außen in die Sklera über (Abb. **13.2**, *5*). Die wichtigste **Funktion der Kornea** ist die Lichtbrechung. Durch ihre stark gekrümmte Form wirkt sie dabei als Sammellinse (Brechkraft 43 dpt, höchster Brechungsindex aller

---
[2] cornu (lat.) = Horn

13 Sinnesorgane

Augenstrukturen), um so die Lichtstrahlen auf der Retina zu bündeln und damit eine scharfe Abbildung zu ermöglichen. Ihre völlige *Lichtdurchlässigkeit* ist Voraussetzung für ihre einwandfreie Funktion. Hierfür spielen ihr Flüssigkeitsgehalt, die Architektonik der Kollagenfaserbündel und das Fehlen von Blutgefäßen eine entscheidende Rolle.

Mikroskopisch können wir an der etwa 0,5–0,8 mm dicken Kornea fünf Schichten unterscheiden (Abb. **13.3**). Vorne bzw. oberflächlich findet sich als erste Schicht (Abb. **13.3**, *1*) ein mehrschichtiges *unverhorntes* Plattenepithel (auch wenn der Begriff „Hornhaut" fälschlicherweise anderes suggeriert), an dessen Basalmembran sich dorsal die zellfreie, etwa 10 µm starke *Lamina limitans anterior* (*Bowman-Membran*; Abb. **13.3**, *2*) anschließt. Diese Membran bildet eine wichtige Barriere für Bakterien, die auch physiologischerweise immer auf der Korneaoberfläche zu finden sind. Nach hinten schließt sich als nächste und dickste Schicht die *Substantia propria* an. Ihr Bindegewebe besteht aus dichten, parallel zur Hornhautoberfläche verlaufenden Fasern und vielen, locker gelagerten Stromazellen (Abb. **13.3**, *3*). Wie erwähnt, hat die regelmäßige Anordnung der Kollagenfasern große Bedeutung für die Durchsichtigkeit der Kornea. An der Rückfläche des Korneastromas befindet sich die *Lamina limitans posterior* (*Descemet-Membran*; Abb. **13.3**, *4*). Sie bildet als eine extrem dicke Basalmembran die Grundlage des sich dorsal als fünfte Korneaschicht anschließenden einschichtigen Plattenepithels (*hinteres Hornhautepithel*; Abb. **13.3**, *5*).

Im Gegensatz zur Sklera ist die Kornea völlig *gefäßlos* (sog. *bradytrophes Gewebe*). Daher sind Hornhauttransplantationen auch noch viele Stunden nach dem Tode eines Spenders möglich. Die Ernährung der Kornea erfolgt statt durch Gefäße durch Tränenflüssigkeit (von außen) und Kammerwasser (von innen).

Die Kornea wird von zahlreichen Nervenfasern des ersten Trigeminusastes (vor allem N. nasociliaris) innerviert und ist sehr schmerzempfindlich, so daß jede Verletzung (Kratzer, Fremdkörper etc.) starke Schmerzen oder Reizgefühl verursacht.

Klinik Die Hornhaut ist durch ihre Lage prädisponiert für Verletzungen. Oberflächliche Verletzungen heilen meist innerhalb weniger Stunden bis Tage aus, da das vordere Hornhautepithel sehr schnell regeneriert. Da die Hornhaut in ihrer Ernährung sehr stark von der Tränenflüssigkeit abhängt und obendrein ihre Durchsichtigkeit nur bei entsprechendem Feuchtigkeitsgehalt gegeben ist, kann eine *Hornhautaustrocknung* (z. B. bei Sistieren des Lidschlages und/oder der Tränensekretion durch Läsion des N. facialis) zur Erblindung führen.

Sklera. Die *Sklera*[3] gibt als derbe, weiße *Lederhaut* dem Augapfel seine Form und macht ihn nach außen etwas widerstandsfähiger. Im Gegensatz zur Kornea ist die Sklera beinahe lichtundurchlässig und enthält Blutgefäße. Sie besteht überwiegend aus straffem kollagenem Bindegewebe, dem einige elastische Fasern eingelagert sind. An der Bulbusrückwand ist die Sklera als *Lamina cribrosa* (*Siebplatte*) für den Durchtritt der N.-opticus-Fasern durchlöchert.

An der Grenze zur Kornea ist das Bindegewebe in der Tiefe zum *Reticulum trabeculare* (*Lig. pectinatum*) aufgelockert, einem Fasernetzwerk, das sich zu einem trichterförmigen Gefäß in der Sklera verjüngt, dem *Sinus venosus sclerae* (*Schlemm-Kanal*, Abb. **13.2**, *7*). Dieser mündet über zahlreiche kleine Abflußgefäßchen in die intra- und episkleralen Venenplexus. Diese Einrichtung ist für die *Resorption des Kammerwassers* außerordentlich wichtig und hat deshalb große klinische Bedeutung (s. u.).

Das venöse Blut aus der Sklera und der darunterliegenden Choroidea wird in den vier großen *Vortexvenen* (*Vv. vorticosae*) gesammelt, die etwa 4 mm hinter dem Äquator die Bulbuswand nach außen hin durchbrechen, um dann dorsalwärts zu ziehen und in die V. ophthalmica zu münden.

Choroidea. Die Choroidea (*Aderhaut*) liegt als größter Anteil der mittleren Augenhaut (Uvea)

---

[3] skleros (gr.) = hart, spröde

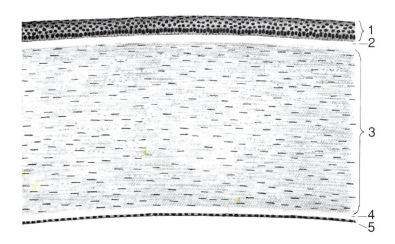

Abb. 13.3 Mikroskopische Anatomie der Kornea.
Vergrößerung 80fach. (Aus Sobotta/Histologie [8])
1 Vorderes Korneaepithel, **2** Bowman-Membran (Lamina limitans anterior), **3** Substantia propria, **4** Descemet-Membran (Lamina limitans posterior), **5** hinteres Korneaepithel.

zwischen Sklera und Pars optica der Retina (Abb. 13.2, 15). Sie ist etwa 0,2 mm dick, stark vaskularisiert und besteht aus lockerem Bindegewebe, das zahlreiche Melanozyten enthält, also pigmentiert ist.

Klinik Das Vorkommen von Melanozyten in der Aderhaut erklärt das relativ häufige Auftreten von *malignen Melanomen* in diesem Augenabschnitt.

Die Choroidea erhält ihren Blutzufluß aus der A. ophthalmica über die Aa. ciliares posteriores longi et breves. Der Blutabfluß erfolgt über die Vv. vorticosae.

Die **Funktion der Choroidea** besteht in erster Linie in der Blutversorgung der äußeren Netzhautschichten. Infolge dieser engen funktionellen Beziehung zwischen Choroidea und Retina erklärt es sich, warum bei einer Entzündung der Choroidea die Retina fast immer mitbeteiligt ist und geschädigt wird (*Chorioretinitis*). Die Aderhaut weist einen außergewöhnlich hohen Blutfluß auf, der z.T. die erwähnte Ernährungsfunktion hat, z.T. aber auch der Kühlung der Bulbuswand dient, die durch die ständig einfallenden gebündelten Lichtstrahlen erhitzt wird.

Schließlich ist noch die Pigmentierung der Choroidea funktionell wichtig, denn sie schirmt von außen durch die Sklera einfallendes Licht ab, da die letztere zwar nicht *durchsichtig*, aber doch nicht ganz *lichtundurchlässig* ist. Auf diese Weise werden die retinalen Sinneszellen wirklich nur durch die Lichtstrahlen erregt, die von vorne durch die Linse auf sie treffen.

Iris und **Ziliarkörper** sind ebenfalls Derivate der Uvea und damit der Bulbuswand. Da sie aber mit der Linse und den Augenkammern in enger funktioneller Verbindung stehen und außerdem weit ins Augeninnere hineinragen, werden sie mit den inneren Strukturen des Bulbus zusammen in Kap. 13.1.1.3 besprochen.

Retina. Die *Retina* (*Netzhaut*[4]) ist als innerste Wandschicht der licht*wahrnehmende* Teil des Auges. Hier werden die optischen Signale in neuronale, also elektrische Impulse umgewandelt, auf niedriger Ebene bereits integrierend verarbeitet und schließlich über den N. opticus den höheren visuellen Zentren im Gehirn zugeleitet. Man unterscheidet an der Netzhaut zwei Anteile:

- Pars caeca
  - Stratum pigmentosum
- Pars optica
  - Stratum pigmentosum
  - Stratum nervosum

[4] rete (lat.) = Netz

(Abb. 13.2, 10, 13). Beide gehen an der *Ora serrata* (kurz hinter dem Ziliarkörper) ineinander über (Abb. 13.2, 11). Die **Pars optica** besteht aus einem äußeren *Stratum pigmentosum* (*Pigmentepithel*) und einem inneren, Sinnes- und Nervenzellen enthaltenden *Stratum nervosum*. Die **Pars caeca** enthält nur das Pigmentepithel und legt sich mit diesem dem Ziliarkörper und der Irisrückwand an.

Das **Stratum pigmentosum** (Pigmentepithel) ist ein einschichtiges kubisches Epithel, in dessen Zellen melaninhaltige Pigmentkörnchen eingelagert sind. Das Pigmentepithel stellt die Verbindung der Netzhaut mit der Aderhaut her. Von der Aderhaut ist es durch eine dünne Basalmembran (*Bruch-Membran*) getrennt, mit der es fest verbunden ist. Mit dem Stratum nervosum ist das Pigmentepithel jedoch nur an der Sehnervenaustrittsstelle und an der Ora serrata fest verwachsen, sonst liegen die beiden Netzhautschichten nur locker aneinander. Die **Funktion** des Pigmentepithels besteht darin, die für die Netzhautversorgung wichtige adhärente Verbindung mit der Choroidea herzustellen, ohne daß dabei schädliche Substanzen aus dem Blut in die empfindliche Retina übertreten können. Außerdem verarbeitet es Stoffwechselprodukte der äußeren Netzhautschichten bis hin zur Phagozytose abgestoßener Zellmembranteile.

Das durchsichtige **Stratum nervosum** der Retina ist bis zu 0,6 mm dick und liegt dem Pigmentepithel direkt innen an. Lichtmikroskopisch kann man 9 Schichten unterscheiden (Abb. 13.4). Mit einer etwas gröberen und für die meisten Belange durchaus hinreichenden Einteilung lassen sich von außen nach innen wiederum *drei neuronale Zellschichten* voneinander trennen:

- Stratum neuroepitheliale
- Stratum ganglionare retinae
- Stratum ganglionare n. optici

(vgl. Abb. 13.4, *links*). Diese drei Nervenzellschichten entsprechen dem Sitz der ersten drei Neurone der Sehbahn.

Die lichtwahrnehmenden Zellen befinden sich in der äußersten dieser Schichten, dem **Stratum neuroepitheliale**, so daß das Licht durch alle anderen Schichten durchdringen muß, bis es auf einen Rezeptor trifft. Das Stratum neuroepitheliale besteht aus zwei Zellarten:

- hell-dunkel-wahrnehmende *Stäbchen* (Abb. 13.5, 1)
- farbwahrnehmende *Zapfen* (Abb. 13.5, 2).

Stäbchen und Zapfen nehmen die Lichtreize wahr (= *Photorezeptoren*) und wandeln sie in neuronale Reize um. Da sie als Bestandteil der Retina zum Gehirn gehören und damit *Nervenzellen* sind, die Sinnesreize wahrnehmen, werden sie auch als

13 Sinnesorgane

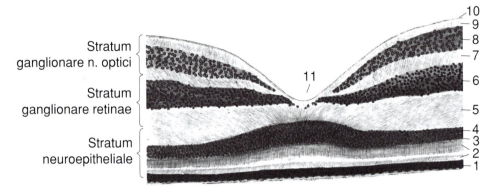

Abb. 13.4 Mikroskopische Anatomie der Retina.
Schnitt durch die Fovea centralis mit angrenzenden Retinaanteilen. Vergrößerung 100fach. Der Lichteinfall ist in der Abbildung von oben zu denken. (Aus Benninghoff [1])
1 Pigmentepithel, **2** Stäbchen und Zapfen, **3** äußere Gliagrenzmembran (Lamina limitans externa), **4** äußere Körnerschicht (Zellkerne der Stäbchen und Zapfen), **5** äußere plexiforme Schicht, **6** innere Körnerschicht (Zellkerne der bipolaren Zellen), **7** innere plexiforme Schicht, **8** Ganglienzellschicht, **9** Nervenfaserschicht, **10** innere Gliagrenzmembran (Lamina limitans interna, Abgrenzung der Retina zum Glaskörper), **11** Fovea centralis (beachte hier das Fehlen der Schichten **6–9**).

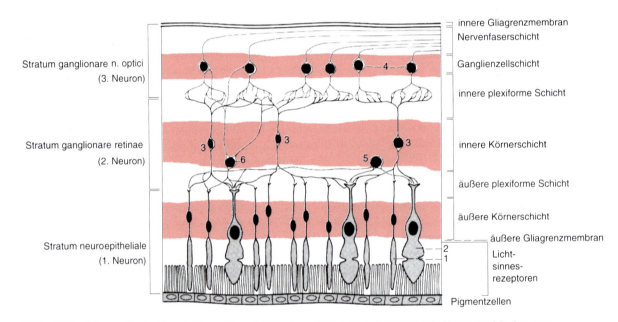

Abb. 13.5 Schematische Darstellung der wichtigsten Zellen in der Retina mit ihren Verbindungen.
(Aus Wheater, Burkitt, Daniels [10])
1 Stäbchen, **2** Zapfen. **1** und **2** geben ihre Impulse an **3** bipolare Ganglienzellen weiter, die wiederum ihre Impulse an **4** multipolare Ganglienzellen weitergeben, die mit ihren axonalen Fortsätzen die Nervenfaserschicht (und anschließend den N. opticus) bilden. In der inneren Körnerschicht finden sich weiterhin **5** Horizontalzellen und **6** amakrine Zellen.

primäre Sinneszellen (im Gegensatz z. B. zu Sinneszellen der Haut) bezeichnet. Somit sind sie auch das *erste Neuron der Sehbahn*. Die menschliche Retina enthält etwa 20mal so viele Stäbchen wie Zapfen (ca. 120 Millionen versus 6 Millionen). Ihre Verteilung in der Netzhaut ist jedoch keineswegs gleichmäßig. Während man in der Netzhaut*peripherie* vorwiegend die hell-dunkel-wahrnehmenden, sehr lichtempfindlichen Stäbchen findet, befinden sich in der *Fovea centralis*, dem zentralen Punkt der Retina und Ort des schärfsten Sehens (s. u.), ausschließlich die weniger lichtempfindlichen, aber farbwahrnehmenden Zapfen. Die Zellkerne der Stäbchen und Zapfen sind im Lichtmikroskop als *äußere Körnerschicht* sichtbar (vgl. Abb. **13.4**, *4*).

Die Photorezeptoren des Stratum neuroepitheliale geben die visuellen Impulse weiter an die vor ihnen liegenden *bipolaren Ganglienzellen*, die das *zweite Neuron der Sehbahn* sind (Abb. **13.5**, 3). Sie bilden das **Stratum ganglionare retinae** und sind im histologischen Präparat mit ihren Zellkernen als *innere Körnerschicht* identifizierbar (vgl. Abb. **13.4**, 6). Mit ihren Axonen geben sie die empfangenen Impulse an die davorliegende Zellschicht des Stratum ganglionare n. optici weiter.

Im **Stratum ganglionare n. optici** liegen als *multipolare Ganglienzellen* (Abb. **13.5**, 4) die *dritten Neurone der Sehbahn*. Sie bilden mit ihren Axonen zusammen den *N. opticus*. Dabei ziehen diese Axone in der inneren Schicht der Netzhaut (*Nervenfaserschicht*) zur *Sehnervenpapille* (*Papilla n. optici*, auch: *Discus n. optici*), um sich dort zum Sehnerv zu bündeln, der etwas medial der Netzhautmitte den Bulbus verläßt.

Der hier beschriebene Aufbau der Retina ist stark vereinfacht. Man kann die bisherigen Informationen durch zahlreiche weitere Einzelheiten ergänzen, die allerdings von begrenzter praktischer Bedeutung sind. Gleichwohl sollen für Interessierte einige weitere Details erwähnt werden. Insbesondere sollen noch einige Anmerkungen zur Aufteilung der Retina in 10 Zellschichten gemacht werden, wie man sie in vielen Darstellungen findet. Von außen nach innen:

Die **1. Schicht** ist das *Pigmentepithel* (Abb. **13.4**, *1*), seine Funktion wurde bereits erläutert.

Die **2. Schicht**, *Stratum segmentorum*[5] (Abb. **13.4**, *2*), besteht aus den nach außen gerichteten *Fortsätzen* der Stäbchen und Zapfen, den Teilen also, an denen konkret die Lichtrezeption, die Umwandlung des optischen Impulses in ein neuronales Aktionspotential, stattfindet.

Die **3. Schicht**, *Stratum limitans externum*, wird auch als *äußere Gliagrenzmembran* bezeichnet und besteht aus Fortsätzen retinaler Gliazellen (Abb. **13.4**, *3*).

Die **4. Schicht** ist das *Stratum nucleare externum* (*äußere Körnerschicht*; Abb. **13.4**, *4*), sie enthält die *Perikaryen* der Photorezeptoren.

Die **5. Schicht** (*Stratum plexiforme externum*; Abb. **13.4**, *5*), enthält die nach innen gerichteten axonalen Fortsätze der Photorezeptoren und die Dendriten der bipolaren Ganglienzellen. Hier findet über den Transmitter Glutamat die synaptische Übertragung der visuellen Impulse vom ersten auf das zweite Sehbahnneuron statt.

Die **6. Schicht** enthält als *innere Körnerschicht* (*Stratum nucleare internum*; Abb. **13.4**, *6*) nicht nur die Perikaryen der ebenfalls glutamatergen bipolaren Ganglienzellen, sondern auch die *Horizontalzellen* und die *amakrinen Zellen* (vgl. Abb. **13.5**, *5* und *6*). Beides sind inhibitorische Interneurone (Transmitter: GABA und Glycin), die an der intraretinalen Integration visueller Impulse beteiligt sind. Dabei dienen sie vor allem der Kontrastverstärkung der visuellen Information. Die Horizontalzellen bilden hemmende Synapsen in der äußeren plexiformen (5.) Schicht, während die amakrinen Zellen besonders in der inneren plexiformen (7.) Schicht ihre hemmenden synaptischen Kontakte haben. Weiterhin finden sich in der inneren Körnerschicht die Zellkörper der *Müller-Zellen*, deren Fortsätze sich in alle Retinaschichten hinein erstrecken. Müller-Zellen sind speziell differenzierte, sehr große retinale Gliazellen, die zahlreiche Funktionen erfüllen, die sonst im Gehirn von Astrozyten übernommen werden (vgl. Kap. 1.3.2, S. 6).

Die **7. Schicht** (*Stratum plexiforme internum*; Abb. **13.4**, *7*) besteht aus den Axonen der bipolaren und den Dendriten der multipolaren Ganglienzellen, die hier Synapsen bilden.

Die **8. Schicht** (*Stratum ganglionicum*; Abb. **13.4**, *8*) enthält die Perikaryen der ebenfalls glutamatergen multipolaren Ganglienzellen.

Deren innerhalb der Retina noch marklose Axone bilden die **9. Schicht**, *Stratum neurofibrarum* (*Nervenfaserschicht*; Abb. **13.4**, *9*), die außerdem die Netzhautgefäße enthält.

Die **10. Schicht** schließt als *innere Gliagrenzmembran* (*Stratum limitans internum*; Abb. **13.4**, *10*) die Retina vom Glaskörper ab.

Die Kapillaren der Netzhautgefäße reichen von der neunten Schicht aus nur bis zur inneren Körnerschicht, die Photorezeptorschicht ist also gefäßfrei und wird per diffusionem über das Pigmentepithel von der Choroidea ernährt.

Klinik Aus verschiedenen, oftmals nicht klar erkennbaren Gründen kann sich die Retina vom Pigmentepithel ablösen (*Netzhautablösung, Ablatio retinae*), da beide Blätter normalerweise nur lose aneinanderliegen. Da aber die äußeren Netzhautschichten (insbesondere das Sinnesepithel) von der Kapillarschicht der Choroidea versorgt werden, kommt es in der Regel zu ihrem sofortigen Funktionsverlust, was gleichbedeutend ist mit *sofortiger Erblindung* in den Arealen, an denen sich die Photorezeptorenschicht von ihrer Unterlage entfernt hat. Gelingt es, frühzeitig operativ durch Eindellen der Bulbuswand von außen (z. B. mittels einer Kunststoffplombe) die Verbindung zwischen beiden Netzhautblättern wiederherzustellen, kann eine endgültige, lebenslange Erblindung oftmals verhindert werden.

Der bis hierhin beschriebene Schichtenaufbau der Retina weist an zwei Stellen wesentliche Abweichungen auf. In der

- *Fovea centralis*

und in der

- *Papilla n. optici*.

In der 0,2 mm durchmessenden **Fovea centralis**, die sich in der *Macula lutea* (*gelber Fleck*) befindet, sind ausschließlich Zapfen als Photorezeptoren zu finden. Anders als in der Netzhautperipherie sind hier die Sinneszellen derart mit den nachgeschalteten Neuronen verknüpft, daß immer *eine* Rezeptorzelle ihre Erregung über *eine* bipolare Ganglienzelle an *eine* multipolare Ganglienzelle weitergibt (= keine Signalkonvergenz, dadurch maximale Reizauflösung!), was diesen Retinaort zur

- Stelle des schärfsten Sehens

---

[5] genauer: *Stratum segmentorum externorum et internorum*. Dieser neu in die anatomische Nomenklatur eingeführte Begriff ist jedoch so umständlich, so daß hier nur die abgekürzte Version (Stratum segmentorum) verwendet wird.

macht. Sie liegt im Zentrum der Retina. Die Lichtwahrnehmung wird hier darüber hinaus dadurch perfektioniert, daß sämtliche retinalen Elemente, die nicht unmittelbar der Reiz*rezeption* dienen, zur Seite verlegt sind. Das heißt, Stratum ganglionare retinae und Stratum ganglionare n. optici sind am Rande der Macula lutea deutlich aufgeworfen und fehlen völlig in der Fovea centralis (Abb. **13.4**, *11*). In der dadurch sehr dünnen Faserschicht, die noch über den Photorezeptoren liegt, befinden sich nicht einmal Kapillaren, so daß das Licht in „ungetrübter Stärke" die Sinneszellen erreichen kann. Da allerdings die Zapfen weniger lichtempfindlich sind als die Stäbchen und ihre Reizschwelle jenseits des Dämmerungslichtes bereits unterschritten ist, können wir im Halbdunkel nur mehr mit den in der Netzhautperipherie befindlichen Stäbchen sehen, die zum einen keine Farben wahrnehmen und zum anderen immer *zu mehreren* ihre Reize an *eine Ganglienzelle* weiterleiten, wodurch die Reizauflösung wesentlich schlechter ist. Das bedeutet, daß das scharfe Sehen bei schwacher Beleuchtung erheblich herabgemindert ist.

Beispielsweise verschwindet ein soeben noch deutlich wahrgenommener Stern bei Nacht, wenn man versucht, ihn mit den Augen zu fixieren, weil man beim Fixieren den entsprechenden Gegenstand durch feinste Augenbewegung in die Fovea centralis projiziert, die zu lichtunempfindlich ist, um bei nächtlichen Lichtverhältnissen noch visuelle Impulse wahrnehmen zu können.

In der **Papilla n. optici** (auch: *Discus n. optici*), die etwa 3 mm medial der Macula lutea liegt und den Beginn des N. opticus bildet, sind überhaupt keine Photorezeptoren zu finden, weshalb man diese Stelle auch den

- blinden Fleck

nennt (Abb. **13.2**, *20*). Hier ist von der Retina nur die Nervenfaserschicht zu finden. An der Sehnervenpapille treten auch die *A. centralis retinae* und die *V. centralis retinae* mit zahlreichen Ästen in den Bulbus ein und verteilen sich von dort aus in einem relativ typischen Muster am Augenhintergrund.

Augenhintergrund (Fundus oculi). Wenn man mit einem speziellen Vergrößerungsglas, dem *Augenspiegel*, durch die Pupille ins Augeninnere sieht, blickt man durch die brechenden Medien des Bulbus auf den *Augenhintergrund* (Abb. **13.6**), der rötlich gefärbt ist (Durchschimmern der Kapillaren in der Choroidea). Orte des speziellen Interesses sind üblicherweise zum einen die etwas medial der

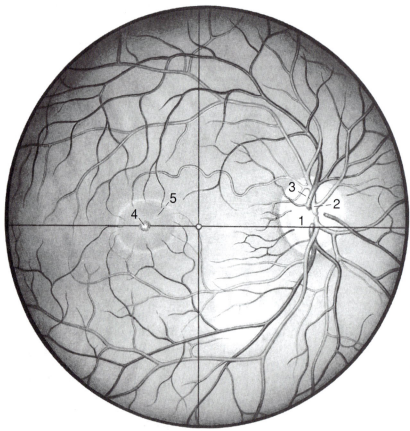

Abb. 13.6 Blick auf den Augenhintergrund (Fundus bulbi) des rechten Auges durch den Augenspiegel (Ophthalmoskop). (Aus [4]) **1** Papilla (= Discus) n. optici mit Eintritt der **2** A. centralis retinae und **3** V. centralis retinae. Die Blutgefäße breiten sich über den gesamten Augenhintergrund aus. Einzig in der **4** Fovea centralis, die in der **5** Macula lutea liegt, existieren keine Blutgefäße. Das eingezeichnete Fadenkreuz teilt den Fundus in vier Quadranten (wichtig bei der klinischen Befunderhebung).

Mitte gelegene *Sehnervenpapille* (Abb. **13.6**, *1*), die in der Regel im gleichen Niveau wie die Retina und von blaß-gelblicher Färbung ist. An der Papille treten auch zahlreiche Gefäße aus dem Augenhintergrund aus, die als Arterien und Venen unterscheidbar sind und sich zentrifugal am Augenhintergrund ausbreiten (sie verlaufen dort in der Nervenfaserschicht). Zum anderen betrachtet man die *Macula lutea* (Abb. **13.6**, *5*), die sich lateral von der Papille als gut sichtbarer rötlich-gelber Fleck auszeichnet. Hier laufen zahlreiche Gefäße zusammen, sie enden jedoch alle vor der Fovea centralis (Abb. **13.6**, *4*), *so daß dieser Bereich gefäßfrei bleibt.*

Klinik Der Augenhintergrund verändert sich bei zahlreichen ophthalmologischen, neurologischen und internistischen Erkrankungen. So zeigt z.B. bei einer *Netzhautablösung* der gesamte Augenhintergrund charakteristische Erscheinungen, bei *Hirndruck* tritt die Optikuspapille hervor, bei *Multipler Sklerose* kann sie atrophiert und blaß sein, bei *Hypertonie* verändern sich die Netzhautgefäße charakteristisch, bei *Diabetes mellitus* kann der gesamte Augenhintergrund spezifische Pathologika aufweisen, die auch Rückschlüsse auf Gefäßveränderungen im Rahmen dieser Krankheit an anderen Organen vermuten lassen. Auch wenn hier das weite Spektrum an diagnostischen Möglichkeiten des Augenspiegelns nur angerissen werden kann, soll ausdrücklich auf seine große Bedeutung in der ärztlichen Praxis hingewiesen werden.

13.1.1.3 Innere Strukturen

Iris. Die *Iris* (Regenbogenhaut[6]) ist eine Ausstülpung der Uvea in Form einer frontal gestellten Scheibe, die eine kreisförmige Öffnung, die *Pupille*, umschließt. Sie ist etwa 0,5 mm dick und besteht großenteils aus lockerem Bindegewebe, in das Melanozyten eingelagert sind (hoher Pigmentgehalt ergibt braune, weniger Pigmentgehalt ergibt grüne und fehlender Pigmentgehalt ergibt blaue „Augenfarbe"). Die Vorderseite der Iris ist mit einer flachen Epithelschicht bedeckt, die als Fortsetzung des hinteren Hornhautepithels aufzufassen ist. Die Irisrückseite ist mit dem Pigmentepithel der Pars caeca retinae überzogen (das bei fehlender Eigenpigmentierung der Iris deren Blaufärbung ausmacht).

Funktionell kann die Iris mit einer Blende an einem Fotoapparat verglichen werden: Sie reguliert den Lichteinfall in das Augeninnere. Dies bewerkstelligt sie mit Hilfe zweier glatter Muskeln, die die Pupillenöffnung erweitern bzw. verengen können. Die **Pupillenerweiterung** (*Dilatation*) wird durch den *sympathisch* innervierten *M. dilatator pu-*

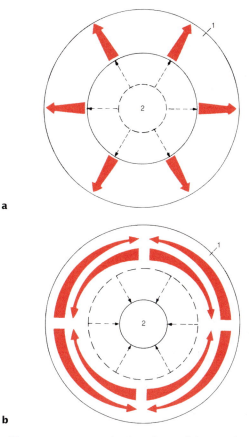

Abb. 13.7 Faserverlauf und Zugrichtung der M. dilatator pupillae (a) und M. sphincter pupillae (b) in der Iris.
1 Iris, 2 Pupille, **rote Pfeile:** Faserverlauf und Zugrichtung des jeweiligen Muskels, **gestrichelte Pfeile:** Erweiterungs- bzw. Verengungsbewegung der Pupillenöffnung.

pillae bewirkt, der einen konzentrisch (radial) gerichteten Faserverlauf hat (Abb. **13.7a**). Für die **Pupillenverengung** (*Konstriktion*) ist der *parasympathisch* innervierte *M. sphincter pupillae* verantwortlich, der einen ringförmig um die Pupillenöffnung angeordneten Faserverlauf hat (Abb. **13.7b**). Die Funktion dieser Muskeln wird reflektorisch in Abhängigkeit des Lichteinfalls in die Retina geregelt (*Pupillen-* bzw. *Lichtreflex*, s.u.).

Linse. Die Linse (*Lens*) befindet sich als bikonvexe durchsichtige Struktur direkt hinter der Pupille (Abb. **13.2**, *27*). Sie ist frei von Gefäßen und Nerven und prinzipiell passiv verformbar, d.h., ihre Brechkraft ist veränderbar. Eine stärkere Krümmung der Linse (höhere Brechkraft) ist zum Sehen in die Nähe, eine schwächere Krümmung (geringere Brechkraft) zum scharfen Sehen in die Ferne erforderlich (Abb. **13.8**). Die Oberfläche der Linse wird von einer kohlenhydratreichen *Linsenkapsel* gebildet, die vorne stärker als hinten ausgebildet ist und vorwiegend aus Kollagenfasern besteht. Im

---
[6] iris (gr.) = Regenbogen

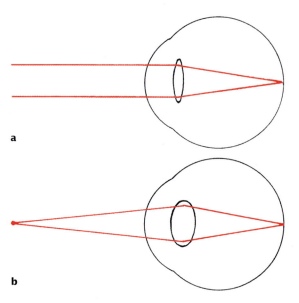

Abb. 13.8 Funktion der Linse.
a **Ferneinstellung.** Lichtstrahlen von Punkten, die mehr als 5 m vom Auge entfernt sind, fallen annäherungsweise parallel ins Auge ein. Die *schwachgekrümmte Linse* bricht die Lichtstrahlen *weniger stark* und fokussiert sie auf die Netzhaut.
b **Naheinstellung.** Lichtstrahlen von Punkten, die weniger als 5 m vom Auge entfernt sind, fallen divergierend ins Auge ein. Die *stärker gekrümmte Linse* bricht die Lichtstrahlen *stärker* und fokussiert sie auf die Netzhaut.

Inneren findet sich ein *Linsenkern (Nucleus lentis),* der nicht wesentlich verformbar ist und von einer sehr elastischen, also verformbaren *Linsenrinde (Cortex lentis)* umgeben wird. Im Lauf des Lebens verkleinert sich durch Wasserverlust die Rinde zugunsten des Kerns, so daß die Linse mit zunehmendem Alter immer weniger verformbar wird und schließlich ganz versteift, so daß man im Alter ohne Brille nur noch in der Ferne scharf sehen kann; die Linse hat dann ihre Anpassungsfähigkeit verloren *(Altersweitsichtigkeit, Presbyopie).*

Mikroskopisch besteht die Linse im Grunde aus modifizierten Epithelzellen, die an der vorderen Linsenoberfläche als prismatische Epithelien wachsen. Diese gehen am Linsenrand in flache, sich übereinanderlagernde, im Querschnitt hexagonale Zellschichten über, die *Linsenfasern* genannt werden (nicht zu verwechseln mit den *Zonulafasern,* an denen die Linse aufgehängt ist (s.u.).

Klinik Von ganz wesentlicher Bedeutung für das Sehen ist die Durchsichtigkeit der Linse, die das Resultat einer gesunden Stoffwechsellage des Gesamtorganismus und zahlreicher lokaler Prozesse ist. So kann es bei systemischen Erkrankungen (z.B. bei Diabetes mellitus) oder durch Störungen lokaler Faktoren zu Einlagerungen nicht abbaubarer Moleküle in das Linseninnere kommen, die zu einer *Linsentrübung (Katarakt, grauer Star)* führen. Diese häufige Erkrankung geht oft mit einer erheblichen Einbuße des Sehvermögens einher.

Corpus ciliare (Abb. **13.2,** 9). Der Ziliarkörper ist wie die Iris eine kontraktile, ringförmige Ausstülpung der Uvea mit einer zentralen (allerdings wesentlich größeren) Öffnung. Er dient der Aufhängung der sonst unfixierten Linse, mit der er durch die *Zonulafasern* verbunden ist. Dabei kann das Corpus ciliare über Anspannung oder Erschlaffung eine Abflachung oder stärkere Rundung der elastischen Linse bewirken, was ein variables Sehen in der Ferne und Nähe möglich macht (s.o.). Die Voraussetzung hierfür ist der ringförmige, parasympathisch innervierte *M. ciliaris,* dessen *Kontraktion* zu einer *Entspannung der Zonulafasern* führt. Zum besseren Verständnis dieses Vorgangs mache man sich klar, daß der Faserverlauf des ringförmigen Muskels in etwa dem des M. sphincter pupillae vergleichbar ist; seine Kontraktion führt also zu einer Annäherung des Ziliarkörpers an die Linse und damit zu einer Erschlaffung der Fasern. Dadurch kann sich die Linse stärker krümmen. Folglich bricht sie die Lichtstrahlen stärker, und scharfes Sehen in der Nähe wird möglich. Erschlaffung des Muskels führt zur passiven Dilatation des Ziliarkörpers und dadurch zur Anspannung der Zonulafasern, also zum umgekehrten Vorgang. Das Corpus ciliare hat darüber hinaus noch als Produzent des Kammerwassers (s.u.) besondere Bedeutung.

Klinik Ist der Bulbus oculi außergewöhnlich kurz, kann der Ziliarkörper die Brechkraft der Linse gar nicht so stark erhöhen, daß die Lichtstrahlen auf die Retina gebündelt werden. Sie werden statt dessen auf einen fiktiven Punkt *hinter* der Netzhaut fokussiert, so daß stets ein unscharfes Bild entsteht, sobald sich ein beobachteter Gegenstand nahe am Auge befindet (= *Weitsichtigkeit, Hyperopie).* Das Umgekehrte ist der Fall, wenn der Bulbus zu lang ist. Bei Blick in die Ferne kann die Linse nicht flach genug eingestellt werden, so daß die einfallenden Lichtstrahlen nicht auf die Retina, sondern auf einen Punkt *vor* ihr fokussiert werden (= *Kurzsichtigkeit, Myopie).*

Augenkammern und Kammerwasser. Zwischen Kornea und Iris- bzw. Linsenvorderfläche liegt die

- **vordere Augenkammer** (Abb. **13.2,** 32).

Man kann sich ihre Form etwa wie die eines Pilzkopfes vorstellen, wobei man sich dann den Stiel des Pilzes durch die Pupille gesteckt denken müßte.
  Zwischen Irisrückfläche und Ziliarkörpervorderfläche bzw. der vorderen Grenzschicht des Glaskörpers befindet sich die

- **hintere Augenkammer** (Abb. **13.2,** 29).

Beide Kammern kommunizieren im Bereich der Pupille miteinander. Sie sind gefüllt mit dem *Kammerwasser,* das in der hinteren Augenkammer vom Oberflächenepithel des Ziliarkörpers aktiv sezerniert wird (etwa 2 µl/min). Es gelangt dann über die Pupillenöffnung in die vordere Augenkammer, wo es im *Iridokornealwinkel* ins venöse Blutsystem resorbiert wird (über den *Schlemm-Kanal*, s. o.). Ein bestimmtes Gleichgewicht der Kammerwasserproduktion und -resorption muß stets eingehalten werden, so daß der intraokuläre Druck (normalerweise 12–20 mmHg) konstant bleibt und ein gewisses Maximum niemals überschreitet.

Klinik Eine Störung dieses Gleichgewichts (meist durch Resorptionsstörungen im Kammerwinkel, seltener durch Verwachsungen der Iris mit der Linse) führt zu einem ansteigenden intraokulären Druck, der als *Glaukom* oder *grüner Star* bezeichnet wird. In extremen Fällen kann dieser hohe Druck das Auge so schädigen (vor allem durch Komprimierung der Netzhaut), daß ein irreversibler Sehverlust eintritt.

Corpus vitreum (Glaskörper). Der Glaskörper füllt als gallertige Masse 75% des Augeninneren aus (vgl. Abb. **13.2**, *14*). Er besitzt nur unmittelbar an der Grenze zur Retina einige Zellen und Kollagenfasern, ist aber in seinem großen, zu 99% aus Wasser bestehenden Inneren völlig zellfrei und gefäßlos. **Funktionell** spielt er als lichtbrechendes Medium eine wichtige Rolle, wobei er den gleichen Brechungsindex wie das Kammerwasser hat (1,33 dpt) und somit wie alle brechenden Medien des Auges dazu beiträgt, die Lichtstrahlen auf die Retina zu fokussieren.

13.1.2 Visuelle Reflexe

Lichtreflex (Abb. **13.9**). Der *Licht-* oder *Pupillenreflex* führt dazu, daß sich die Pupille bei stärkerem Lichteinfall zunehmend verengt und bei schwächerem Lichteinfall zunehmend erweitert. Der physiologische Sinn dieses Reflexes ist der Versuch einer Konstanthaltung des Lichteinfalls ins Augeninnere mit einer möglichst gleichbleibenden Beleuchtung der Retina. (Der Pupillenreflex macht allerdings nur einen – wenn auch wichtigen – kleinen Teil an der gesamten Anpassungsfähigkeit des Auges an die Helligkeitsverhältnisse aus.) Der neuronale Reflexbogen bezieht dabei zahlreiche Strukturen mit ein. Der in der Retina wahrgenommene Lichtreiz wird über den N. opticus (später Tractus opticus; Abb. **13.9**, *2 bzw. 3*) weitergeleitet, wobei die für den Pupillenreflex zuständigen Fasern nicht wie die übrigen Sehbahnfasern im Corpus geniculatum laterale des Thalamus enden, sondern direkt zur *Prätektalregion* des Mittelhirns (Area pretectalis, Abb. **13.9**, *5*) ziehen. Dort werden die Impulse verschaltet und *doppelseitig* ins mesenzephale Tegmentum zum *Ncl. accessorius n. oculomotorii* beider Seiten weiter-

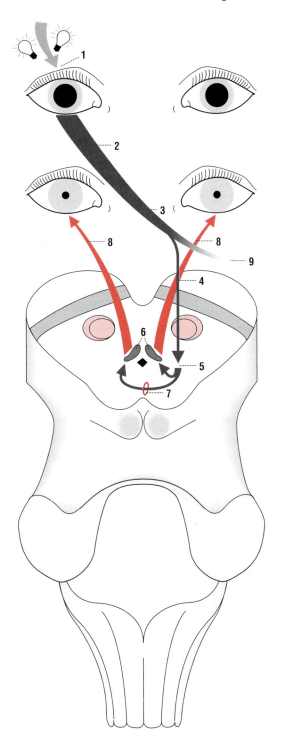

Abb. 13.9 Schema des Pupillen-(Licht-)Reflexes.
1 Lichtstrahlen fallen in ein Auge ein und werden über den **2** N. opticus/**3** Tractus opticus zentripetal weitergeleitet. Die **4** für den Pupillenreflex entscheidenden Fasern verlassen den Tractus opticus vor dem Corpus geniculatum laterale und ziehen zur **5** Area pretectalis. Dort werden sie verschaltet und zum **6** Ncl. accessorius n. oculomotorii (Edinger-Westphal) beider Seiten weitergeleitet (nach kontralateral über die **7** Commissura posterior). Von **6** aus ziehen parasympathische Fasern mit dem **8** N. oculomotorius zum Auge und bewirken eine Pupillenkonstriktion. **9** Weiterverlaufende Fasern des Tractus opticus zum Corpus geniculatum laterale.

gegeben (Abb. **13.9**, *6*). Diese Kerne führen mit ihren efferenten parasympathischen Fasern über den N. oculomotorius (Abb. **13.9**, *8*) zu einer Pupillenkonstriktion. Die doppelseitige Ansteuerung der prätektalen Kerne *einer Seite* zu den parasympathischen Okulomotoriuskernen *beider Seiten* bedingt den sog. *konsensuellen* oder *indirekten Lichtreflex*: Bei isolierter Beleuchtung eines Auges verengt sich auch die Pupille der Gegenseite.

Klinik Die Überprüfung des Lichtreflexes gehört zu jeder klinischen Routineuntersuchung. Sie eignet sich zur orientierenden Funktionsprüfung von Retina, N. opticus, Mittelhirn und III. Hirnnerv, wenn auch ein normaler Pupillenreflex eine Teilschädigung dieser Strukturen nicht ausschließt. Als *amaurotische Pupillenstarre*[7] bezeichnet man das Fehlen einer Lichtreaktion bei Belichtung des kranken Auges mit vorhandener (konsensueller) Lichtreaktion des erkrankten Auges bei Belichtung des gesunden Auges. Die Schädigung kann wegen Erhalt der konsensuellen Reaktion nur in der Licht*wahrnehmung* des betroffenen Auges oder in dessen Sehnerv liegen. Eine *reflektorische Pupillenstarre* liegt hingegen dann vor, wenn direkte und konsensuelle Reaktion ausgefallen sind, aber die Naheinstellungsreaktion erhalten ist. Dies spricht für eine Schädigung der Prätektalregion, da die Naheinstellungsreaktion (s.u.) über andere Strukturen verschaltet wird. Als *absolute Pupillenstarre* schließlich bezeichnet man ein Fehlen der direkten *und* der konsensuellen Lichtreaktion bei gleichzeitigem Fehlen der Naheinstellungsreaktion (s.u.), was auf eine entsprechende Mittelhirnläsion oder eine Schädigung des III. Hirnnervs schließen läßt.

Akkommodation. Die Akkommodation ist die *Naheinstellung* des Auges. Das lichtbrechende System des Auges muß beim Sehen in der Nähe größerer Brechkraft aufbringen, um auf der Netzhaut noch ein scharfes Bild entstehen zu lassen. Dazu verengt sich die Pupille (vgl. Fotoapparat: kleinere Blende ergibt größere Tiefenschärfe!), und die Linse nimmt eine stärkere Krümmung an (über die Konstriktion des M. ciliaris, s.o.). Die übrigen brechenden Medien des Auges (Kornea, Kammerwasser, Glaskörper) sind in ihrer Brechkraft nicht variabel.

Der Reflexkreis verläuft folgendermaßen: Ein zur Akkommodation führender Lichtreiz gelangt wie jeder andere über die Strukturen der Sehbahn (Kap. 9.10.1) in die primäre visuelle Großhirnrinde. Von dort aus gelangt der Impuls in die sekundäre Sehrinde, wo das gesehene Objekt erkannt bzw. analysiert wird. Dies ist Voraussetzung für die *Fixierung* eines Gegenstands, die wiederum Voraussetzung der *Naheinstellungsreaktion* ist. Wahrscheinlich werden von der Sehrinde aus Impulse zum einen über die Prätektalregion (Pupillenverengung, s.o.) und zum anderen über die oberen Hügel (Ziliariskontraktion) zu den Ncll. accessorii n. oculomotorii des Mittelhirns geleitet, die mit ihren parasympathischen Efferenzen über den N. oculomotorius im Auge die Kontraktion des M. ciliaris und des M. sphincter pupillae bewirken.

13.1.3 Umgebungsstrukturen und Schutzorgane des Auges

Orbita. Die Augenhöhle (*Orbita*) setzt sich aus mehreren, fest verwachsenen Knochen zusammen (s. im einzelnen Lehrbücher zum Bewegungsapparat). Bildlich ausgedrückt umschließt sie einen annäherungsweise „birnenförmigen" Raum (der Stiel der Birne würde dann dem Canalis opticus entsprechen), der nur teilweise von Bulbus, N. opticus, Tränendrüse und Augenmuskeln ausgefüllt wird. Der Rest ist mit Fettgewebe ausgepolstert, so daß die genannten Strukturen weich gelagert sind. Zum Fettgewebe ist der Bulbus durch eine sackförmige, bindegewebige Kapsel, *Tenon-Kapsel* (*Vagina bulbi*), abgegrenzt, die vom N. opticus und von den Augenmuskeln durchbohrt wird.

Wichtig sind die **topographischen Beziehungen** der Orbita. Nach oben grenzt sie an die *vordere Schädelgrube*, nach unten an die *Kieferhöhle* (*Sinus maxillaris*, Durchbruch von massiven Vereiterungen in die Orbita möglich), nach medial ist sie nur durch eine hauchdünne Wand von den *Siebbeinzellen* getrennt. Über den *Canalis opticus* und die *Fissura orbitalis superior* hat sie Verbindungen mit der Schädelhöhle, über die *Fissura orbitalis inferior* mit der Fossa pterygopalatina und über den *Ductus nasolacrimalis* mit der Nasenhöhle (Tränenabfluß, s.u.).

Glatte Augenmuskeln der Orbita. Neben den quergestreiften Augenbewegungsmuskeln (s. Kap. 13.1.4) gibt es glatte (*Müller-*)Muskelfasern in der Augenhöhle (*M. orbitalis*), die vom Orbitavorderrand nach hinten in den Bulbus einstrahlen und ihn bei Kontraktion nach vorne ziehen können. Sie sind sympathisch innerviert.

Tunica conjunctiva. Die Bindehaut (kurz: *Konjunktiva*[8]) ist durchsichtig, feucht und glatt. Sie fixiert den Bulbus in der Orbita und bedeckt als *Tunica conjunctiva bulbaris* mit Ausnahme der Kornea die gesamte Vorderfläche des Augapfels. Oben und unten bildet sie eine Umschlagfalte (*Fornix conjunctivae superior* und *inferior*) und setzt sich als *Tunica conjunctiva palpebralis* auf die hintere Lidfläche fort, die sie bis zum Lidrand bedeckt und mit der sie – anders als mit dem Bulbus – fest verwachsen ist. Im Gegensatz zur Kornea besitzt die Konjunktiva zahlreiche Gefäße, die man auf Grund ihrer Durchsichtigkeit von außen gut sehen kann.

Klinik Bei den sehr häufigen Entzündungen der Bindehaut (*Konjunktivitis*) sind diese Gefäße verstärkt durchblutet, was bei ihrer guten Sichtbarkeit die starke Rötung des Auges bei dieses Erkrankungen erklärt.

Tränendrüse. Die Tränendrüse (*Glandula lacrimalis*) liegt als etwa haselnußgroße Struktur über dem

---

[7] amauros (gr.) = dunkel; Amaurose = Blindheit

[8] conjunctio (lat.) = Verbindung

lateralen Lidwinkel in der Orbita (Abb. **13.10**, *1*). Sie wird durch die Sehne des M. levator palpebrae superioris (s. u.) in einen oberen und in einen unteren Anteil geteilt, die dorsolateral miteinander verbunden sind. Die Tränendrüse ist ein wichtiger (wenn auch nicht der einzige, s. u.) Produktionsort der **Tränenflüssigkeit**, die die vordere Bulbushälfte (mit Kornea und Konjunktiva)

- befeuchtet
- reinigt
- ernährt
- vor Austrocknung und Infektionen schützt.

Die 10–12 Ausführungsgänge der Tränendrüse münden im lateralen Fornix superior der Konjunktiva hinter dem Augenlid.

Die **Tränenflüssigkeit** fließt im medialen Augenwinkel ab, wo sich im Ober- und Unterlid je ein *Tränenpünktchen* (*Punctum lacrimale*; Abb. **13.10**, *4*) befindet. Die Pünktchen sind die Öffnungen jeweils eines *Tränenkanälchens* (*Canaliculus lacrimalis*; Abb. **13.10**, *5*), das in den *Tränensack* mündet (*Saccus lacrimalis*; Abb. **13.10**, *6*). Von hier aus führt der *Tränennasengang* (*Ductus nasolacrimalis*; Abb. **13.10**, *7*) zum Meatus nasi inferior (unterer Nasengang). Bei gesteigertem Tränenfluß kommt es über diesen Weg zu einer „laufenden Nase" (*Rhinorrhöe*).

Histologie der Tränendrüse. Mikroskopisch handelt es sich um eine rein seröse, tubuläre Drüse, die läppchenartig konfiguriert ist und auf den ersten Blick der Glandula parotis ähnelt. Sie hat jedoch im Gegensatz zu dieser weder Schaltstücke noch Sekretrohre, und ihre Drüsenendstücke weisen ein deutlich weiteres Lumen auf (tubuläre Drüse!).

Die Funktion der Glandula lacrimalis wird „unterstützt" durch zahlreiche (20–30) kleine, sog. **akzessorische Tränendrüsen,** die vor allem in der Nähe des Fornix superior conjunctivae zu finden sind (Abb. **13.11**, *5* und *8*). Sie tragen die Bezeichnung „akzessorisch" völlig zu Unrecht, denn sie stellen – ganz anders als oftmals vermutet – *den größten Teil* der Tränenflüssigkeit in Ruhe zur Verfügung. Erst bei reflektorisch verstärkter Tränensekretion (mechanischer Reiz oder emotionale Stimuli) tritt die große Tränendrüse (Glandula lacrimalis) in Aktion. So kommt es auch, daß nach operativer Entfernung der Tränendrüse der Tränenfluß in Ruhe keineswegs sistiert und das Auge nicht vom Austrocknen bedroht ist.

Augenlider (Abb. **13.11**). Die Augenlider (*Palpebrae*) gewährleisten den mechanischen Schutz des sehr verletzungsempfindlichen Auges und dienen der gleichmäßigen Verteilung der Tränenflüssigkeit auf die Horn- und Bindehaut. Bei besonders starkem Lichteinfall werden sie auch ähnlich der Pupille als Blende für das Augeninnere benutzt („Zusammenkneifen" der Lider bei sehr hellem Licht). Die Lider sind derbe, schalenförmige Bindegewebsplatten (*Tarsus superior* und *inferior*), die vorne von Haut, Hautmuskulatur (M. orbicularis oculi, s. u.) sowie hinten von Konjunktiva überzogen sind. Zahlreiche Talgdrüsen (*Glandulae tarsales*, *Meibom-Drüsen*; Abb. **13.11**, *15*) münden am hinteren Lidrand und hindern mit ihrem öligen Sekret die Tränenflüssigkeit am Übertritt über den Lidrand. Entlang dem vorderen Lidrand liegen die *Augenwimpern* (*Ciliae*; Abb. **13.11**, *12*). An den bindegewebigen Tarsi setzen auch die glatten, sympathisch innervierten *Mm. tarsales superior* und *inferior* an, die bei Kontraktion die Lidspalte erweitern können. Weiterhin befinden sich zwei willkürlich innervierbare, also quergestreifte, Muskeln im Augenlid: zum einen der zur mimischen Muskulatur gehörende *M. orbicularis oculi* (Abb. **13.11**, *19*), der sich wie ein flacher Ring um die Lidspalte herumlegt und sie bei Kontraktion verschließt. Er wird wie die gesamte mimische Muskulatur vom *N. facialis* innerviert. Zum anderen zieht parallel zum M. rectus superior (s. u.) und oberhalb von ihm der *M. levator palpebrae superioris* (Abb. **13.11**, *1*) vom Orbitahinterrand nach vorne zum Oberlid. Seine Kontraktion bewirkt eine Lidhebung. Er wird vom *N. oculomotorius* (III) innerviert.

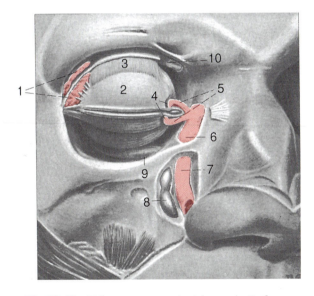

Abb. 13.10 Tränenapparat. Ansicht nach Entfernung des Septum orbitale (Bindegewebsplatte zwischen Orbitarand und Tarsus superior bzw. inferior). (Aus Benninghoff [1])

1 Tränendrüse (Glandula lacrimalis, zweigeteilt durch die – hier durchtrennte – Sehne des M. levator palpebrae superioris), **2** Bindegewebsplatte des Oberlides (Tarsus superior), **3** M. tarsalis superior, **4** Tränenpünktchen (Puncta lacrimalia), **5** Tränenkanälchen (Canaliculi lacrimales), **6** Tränensack (Saccus lacrimalis), **7** Tränennasengang (Ductus nasolacrimalis), der in den unteren Nasengang mündet, **8** Schleimhaut der Kieferhöhle, **9** M. obliquus inferior, **10** Sehne des M. obliquus superior.

13 Sinnesorgane

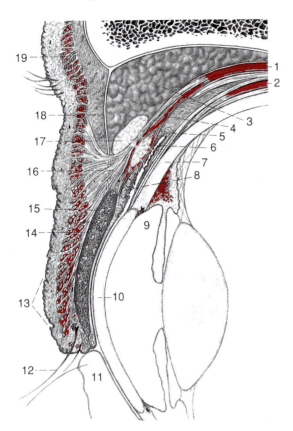

Abb. 13.11 Sagittalschnitt durch Augenlider und vorderen Augenabschnitt. (Aus Benninghoff [1])
1 M. levator palpebrae superioris (Lidheber, somatomotorisch), **2** M. rectus superior (Augenbewegungsmuskel, somatomotorisch), **3** Fettgewebe in der Orbita, **4** M. tarsalis superior (Lidheber, viszeromotorisch, sympathisch), **5** akzessorische Tränendrüsen, **6** Fornix conjunctivae superior, **7** Sklera, **8** akzessorische Tränendrüsen, **9** vordere Augenkammer, **10** Kornea, **11** unteres Augenlid (Palpebra inferior, nur im Umriß dargestellt), **12** Augenwimpern (Ciliae), **13** Oberlid (Palpebra superior), **14** Tarsus superior, **15** Meibom-Drüsen (Talgdrüsen), **16** Sehne des M. levator palpebrae superioris, der die **17** Tränendrüse in zwei Anteile spaltet, **18** Septum orbitale, **19** M. orbicularis oculi (Lidschließer, somatomotorisch).

Klinik Der Funktionsausfall der Lidheber und -schließer wird beim Ausfall der entsprechenden Hirnnerven beschrieben. Ein **herabhängendes Augenlid** (*Ptose*[9]) bedeutet zwar keine unmittelbare Bedrohung für das Auge selbst, es behindert jedoch natürlich den Lichteinfall und beeinträchtigt deshalb das Sehvermögen. Ein **fehlender Lidschluß** (Fazialisparese) führt zur Austrocknung von Kornea und Konjunktiva und muß sofort behandelt werden. Wichtig ist es, eine Ptose auf Grund einer Okulomotoriusparese von einer solchen auf Grund einer Sympathikuslähmung zu unterscheiden. Hier kann z.B. der Pupillenstatus eine Hilfe sein: Weite Pupille entspricht Parasympathikusausfall (= N. oculomotorius) mit Überwiegen des M.-dilatator-pupillae-Tonus; enge Pupille entspricht Sympathikusausfall mit Überwiegen des M.-sphincter-pupillae-Tonus.

---

[9] ptosis (gr.) = Fall

13.1.4 Augenmuskeln

Die Bulbi können willkürlich mit Hilfe von je sechs *äußeren Augenmuskeln* sehr rasch in jede Richtung hin und her bewegt werden. Diese Bewegungen sind so fein wie in fast keiner anderen Muskelgruppe des Körpers abstimmbar und regulierbar. Für jeden Bulbus existieren drei Muskelpaare (vier gerade und zwei schräge Muskeln):

- *M. rectus superior*
- *M. rectus inferior*

- *M. rectus medialis*
- *M. rectus lateralis*

- *M. obliquus superior*
- *M. obliquus inferior.*

Die Muskeln entspringen mit einer Ausnahme an der Orbitaspitze und ziehen dann nach ventral in Richtung Bulbus (Abb. **13.12**). Einzig der M. obliquus inferior (Abb. **13.12**, 6) entspringt am *vorderen* Orbitarand medial-unten und zieht nach schräg (= obliquus) hinten, um dort am Bulbus zu inserieren. In der Zugrichtung ist er damit dem M. obliquus superior (Abb. **13.12**, 5) vergleichbar, der zwar wie die geraden Augenmuskeln dorsal an der Orbitaspitze entspringt, aber statt direkt zum Bulbus zum medialen oberen Orbitarand zieht, dort an einer knorpeligen Struktur, *Trochlea* (Abb. **13.12**, 7), umbiegt und von dieser aus nach schräg hinten zum Bulbus zieht. Die vier Mm. recti entspringen von einem sehnigen Ring (*Anulus tendineus communis*; Abb. **13.12**, 8), der sich um die Öffnung des Canalis opticus herum legt, ziehen dann fächerförmig auseinander nach vorne, um dann oben, unten, medial und lateral vor dem Equator bulbi in der Sklera zu inserieren.

Die **Funktion** dieser Muskeln ist in allen Feinheiten nicht ganz einfach zu verstehen. Als für das Basiswissen meist ausreichendes Grundprinzip kann man sich die groben Zugwirkungen der Muskeln in gerader Richtung auf den Bulbus einprägen (also ohne die ggf. vorhandenen rotatorischen Wirkungskomponenten), wie sie in Abb. **13.13** als rote Pfeile dargestellt sind. Man mache sich zum besseren Verständnis der Zugwirkungen unbedingt die Verlaufsrichtung der Muskeln im einzelnen klar, es erleichtert das Merken mehr als das Auswendiglernen eines Schemas. So kann man dann z.B. verstehen, warum die Mm. recti superior und inferior den Bulbus nicht genau nach oben bzw. unten ziehen können, sondern durch ihren schräg gerichteten Verlauf den Bulbus gleichzeitig nach medial ziehen (adduzieren) müssen.

Wenn man die Zugwirkung der Augenmuskeln auf den Bulbus etwas differenzierter betrachtet, wird deutlich, daß sie durch ihren z.T. schrägen Verlauf nicht nur auf

Auge 13.1

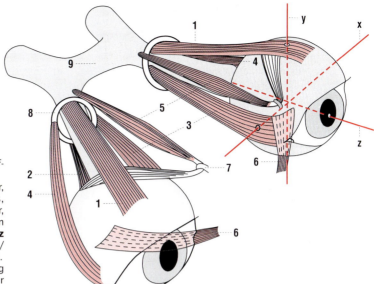

Abb. 13.12 Augenbewegungsmuskeln.
(Modifiziert nach J. P. Patten: Neurological Differential Diagnosis, Springer 1995)
1 M. rectus superior, **2** M. rectus inferior, **3** M. rectus medialis, **4** M. rectus lateralis, **5** M. obliquus superior, **6** M. obliquus inferior, **7** Trochlea, **8** Anulus tendineus communis an der Orbitaspitze, **9** Chiasma opticum. **x, y, z** Achsen für die Bulbusbewegung: **x** Hebung/Senkung, **y** Abduktion/Adduktion, **z** Rotation. Beachte, daß der Bulbus *lateral* vom Ursprung der Muskeln liegt (grundlegende Bedeutung für das Verständnis ihrer Zugwirkungen).

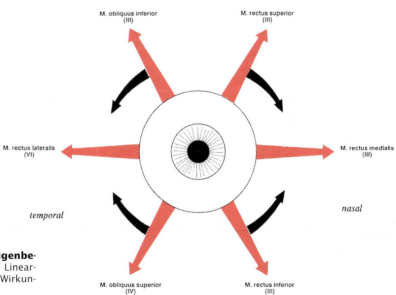

Abb. 13.13 Zugwirkungen der Augenbewegungsmuskeln auf den Bulbus. Linearwirkungen als rote Pfeile, rotatorische Wirkungen als schwarze Pfeile.

Ab- und Adduktion, Hebung und Senkung einen Einfluß haben, sondern daß sie auch eine **rotatorische Wirkungskomponente** besitzen (schwarze Pfeile in Abb. **13.13**). So ist der M. rectus superior nicht nur Heber und Adduktor, sondern auch ein leichter *Einwärtsroller* und der M. rectus inferior nicht nur Senker und Adduktor, sondern auch ein leichter *Auswärtsroller*. Die Mm. obliqui haben sogar *mehr rotatorische* als lineare Zugwirkungen, der M. obliquus superior als *Einwärtsroller*, der M. obliquus inferior als *Auswärtsroller* (vgl. Abb. **13.13**). Einzig die Mm. recti lateralis und medialis haben keine rotatorische Wirkungskomponente.

Zudem hängen die Zugwirkungen der Augenmuskeln stark von der Ausgangsstellung des Bulbus ab. Die oben genannten und auch in Abb. **13.13** dargestellten Zugrichtungen der Muskeln beziehen sich auf die sog. *Primärstellung* des Bulbus (Bulbusstellung bei Geradeausblick).

Die beschriebenen Funktionen der Muskeln ändern sich, wenn die Stellung des Bulbus sich ändert. So fällt z. B. bei Stellung des Bulbus um etwa 23° nach lateral die Adduktionswirkung der oberen und unteren Mm. recti weg, weil dann die Bulbusachse exakt mit der Verlaufsrichtung der Mm. recti superior und inferior übereinstimmt, und sie werden zu reinen Hebern bzw. Senkern.

Wegen seiner klinischen Bedeutung sei noch auf die **Funktion des M. obliquus superior** hingewiesen, der in Primärstellung des Bulbus ein leichter Abduktor, ein deutlicher Senker und der wichtigste Innenrotator ist (Abb. **13.13**). Wird das Auge *adduziert*, blickt es genau in Zugrichtung des Muskels. In dieser Bulbusstellung hat der Muskel keine Rotations- und erst recht keine Abduktionswirkung mehr, sondern er ist ein reiner (sogar der wichtigste) *Senker*. Bei der (gar nicht so seltenen) isolierten *Lähmung* des Muskels (vgl. Kap. 2.3.5) sind deshalb die Ausfallssymptome am größten beim Blick des Bulbus nach *medial unten*, weshalb der M. obliquus superior in vielen Schemata fälschlicherweise als Adduktor und Senker in Primärstellung des Bulbus dargestellt ist.

Die **Innervation** der Augenmuskeln geschieht durch die Hirnnerven III, IV und VI. Dabei versorgen:

- *N. oculomotorius (III)*:
  - M. rectus superior
  - M. rectus inferior
  - M. rectus medialis
  - M. obliquus inferior
- *N. trochlearis (IV)*:
  - M. obliquus superior
- *N. abducens (VI)*:
  - M. rectus lateralis.

Klinik Ein *Funktionsausfall* oder eine *Fehlfunktion* einzelner Augenmuskeln kann eine *muskuläre* oder *neuronale* Ursache haben. Grundsätzlich resultiert dabei eine Fehlstellung eines oder beider Augen (*Schielen, Strabismus*), was zu *Doppelbildern* führen kann, weil sich dann die Sehachsen beider Augen nicht mehr entsprechen. Funktionsausfälle mit **neuronaler Ursache** (sog. *Lähmungsschielen, Strabismus paralyticus*, bei Hirnnervenläsionen) werden in Kap. 2.3 abgehandelt. Eine Fehlfunktion **muskulärer Ursache** kann z. B. bei angeborener Anomalie (Verkürzung, Verlängerung) eines oder mehrerer Muskeln zustande kommen, was in diesem Fall zu angeborenem Schielen führt (sog. *Begleitschielen, Strabismus concomitans*). Hierbei beobachtet man in der Regel keine Doppelbilder, weil diese zentralnervös (in der Sehrinde) durch „Ausschalten" der visuellen Information eines der beiden Augen während der Entwicklung unterdrückt werden.

13.2 Ohr

Das Ohr beinhaltet zwei Sinnesorgane, das *Hör-* und das sog. *Gleichgewichtsorgan*. Es gliedert sich in

- äußeres Ohr
- Mittelohr
- Innenohr

(Abb. **13.14**). Zum **äußeren Ohr** gehören die *Ohrmuschel* (Abb. **13.14**, *1*) und der *äußere Gehörgang* (Abb. **13.14**, *11*). Das **Mittelohr** besteht primär aus der *Paukenhöhle* (*Cavum tympani*; Abb. **13.14**, *13*). Das ist ein mit den Cellulae mastoideae und dem Nasopharynx in Verbindung stehender luftgefüllter Raum, der die Gehörknöchelchen (*Hammer, Amboß, Steigbügel*) enthält und vom äußeren Gehörgang durch das *Trommelfell* getrennt ist (Abb. **13.14**, *12*). Das **Innenohr** gliedert sich in zwei miteinander in Verbindung stehende Anteile: die *Schnecke* (*Cochlea*; Abb. **13.14**, *22*), die für die Hörwahrnehmung zuständig ist, und das *Vestibularorgan* (*Sacculus, Utriculus* und *Bogengänge*; Abb. **13.14**, *23*), das als Gleichgewichtsorgan für die Lage- und Bewegungswahrnehmung insbesondere des Kopfes zuständig ist. Das Innenohr ist damit der eigentliche Ort der Hör- und Gleichgewichtswahrnehmung, während das äußere und das Mittelohr lediglich der möglichst effektiven Schallzuleitung zum Höranteil des Innenohrs dienen. Dabei werden die Schallwellen mit einem Trichter (Ohrmuschel) eingefangen und über den äußeren Gehörgang zum Trommelfell geleitet, das dadurch in Schwingung versetzt wird. Diese Schwingung wird über die Gehörknöchelchen des Mittelohrs auf das Innenohr übertragen, dessen flüssiger Inhalt (*Peri-* und *Endolymphe*) ebenfalls in Schwingung gerät. Die Schwingung von Peri- und Endolymphe wird dann von den Sinneszellen der Schnecke als Schallwahrnehmung (Töne, Geräusche) wahrgenommen. Man stellt so das äußere und das Mittelohr als *Schalleitungsapparat* dem Innenohr als *Schallwahrnehmungsorgan* gegenüber.

Mit Ausnahme der Ohrmuschel und des lateralen (äußeren) Anteils des äußeren Gehörgangs liegt das Ohr komplett in der Pars petrosa des Temporalknochens.

13.2.1 Äußeres Ohr

Ohrmuschel. Die Ohrmuschel (*Auricula*[10]) ist eine große Hautfalte, die mit Ausnahme des Ohrläppchens von einem aus elastischem Knorpel bestehenden Gerüst gestützt wird. Die charakteristische Form der Ohrmuschel ist zwar bei jedem Menschen im Detail verschieden, weist jedoch trotzdem einige Gesetzmäßigkeiten auf, die in Abb. **13.14** dargestellt sind. Der große konvexe Rand ist die *Helix* (Abb. **13.14**, *2*), ihre geschwungene Form wird weiter innen von der *Anthelix* nachvollzogen (Abb. **13.14**, *3*). Eine von vorne in die Öffnung des Gehörgangs (*Porus acusticus externus*) hereinragende Falte wird *Tragus* genannt (abpräpariert in Abb. **13.14**), dem eine von hinten unten in die Gehörgangsöffnung hineinragende Falte als *Antitragus* (Abb. **13.14**, *8*) gegenübergestellt wird. Weitere morphologische Einzelheiten der Ohrmuschel, die jedoch funktionell und praktisch von relativ geringer Bedeutung sind, können aus Abb. **13.14** entnommen werden.

Die **Funktion** der Ohrmuschel besteht in erster Linie darin, das Richtungshören zu erleichtern. Morphologische Veränderungen der Ohrmuschel

---

[10] auris (lat.) = Ohr

Ohr 13.2

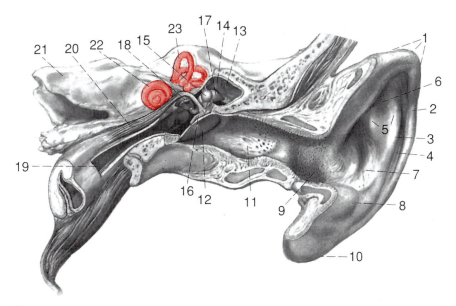

Abb. 13.14 Übersicht über äußeres, Mittel- und Innenohr. Ansicht von vorne nach Abtragung der ventralen Wand des äußeren Gehörgangs sowie der ventralen Wand des Mittelohrs. Das Innenohr ist in Projektion auf die Felsenbeinoberfläche rot dargestellt. (Aus Benninghoff [1])
1–11 Äußeres Ohr: **1** Ohrmuschel (Auricula) mit **2** Helix, **3** Anthelix, zwischen **2** und **3**: **4** Scapha, **5** Crura anthelicis, **6** Fossa triangularis, **7** Cavum conchae, **8** Antitragus (der von vorne in den **9** Porus acusticus externus hereinragende Tragus wurde mit der ventralen Wand des Gehörgangs abgetragen), **10** Ohrläppchen (Lobulus auriculae), **11** äußerer Gehörgang, **12** Trommelfell (Grenze zwischen äußerem und Mittelohr).
13–20 Mittelohr: **13** Paukenhöhle (Cavum tympani) mit **14** Recessus epitympanicus, **15–18** Gehörknöchelkette, **15** Hammer (Malleus) mit **16** Hammergriff (Manubrium mallei), **17** Amboß (Incus), **18** Steigbügel (Stapes), **19** Tuba auditiva, **20** M. tensor tympani, dessen Sehne am **16** Manubrium mallei ansetzt.
21–23 Innenohr: Das in der **21** Felsenbeinpyramide gelegene Innenohr gliedert sich in zwei Anteile: **22** kochleärer Anteil, **23** vestibulärer Anteil.

bis hin zu ihrem völligen Fehlen, die als angeborene Fehlbildungen vorkommen können, haben deshalb bisweilen Minderungen des Richtungshörens zur Folge.

Äußerer Gehörgang. Der äußere Gehörgang (*Meatus acusticus externus;* Abb. **13.14**, **11**) erstreckt sich vom Porus acusticus externus bis zum Trommelfell. Er besteht in seinem äußeren Drittel aus einer knorpeligen Rinne, während der sich nach medial anschließende innere Anteil eine knöcherne Wand besitzt (Pars tympanica des Schläfenbeins). Der gesamte Gehörgang ist mit Epidermis ausgekleidet und besitzt im äußeren, knorpeligen Anteil Talgdrüsen und Haare. Zusätzlich findet man hier die apokrinen *Zeruminaldrüsen,* die ein dünnflüssiges, gelbes, bakterizides Sekret absondern, das zusammen mit Talg und abgeschilferten Epithelien das *Zerumen (Ohrenschmalz)* bildet, welches langsam nach außen transportiert wird und der Reinigung des Gehörgangs dient. Am medialen Ende des Meatus acusticus externus ist in diesen schräg das *Trommelfell (Membrana tympani)* eingelassen, das äußeres und Mittelohr voneinander trennt. Der **Verlauf** des Gehörgangs hat besondere klinische Bedeutung. Er ist etwa 30–35 mm lang und weist am Übergang von knorpeligem zu knöchernem Anteil eine Enge auf. An dieser Stelle zeigt der bis dahin leicht nach oben gerichtete Verlauf eine deutliche Krümmung nach unten und vorne.

Klinik Durch Ziehen der Ohrmuschel nach hinten oben läßt sich der knorpelige Anteil des Gehörgangs mit dem knöchernen Anteil in eine Achse bringen, so daß dann eine direkte Sicht auf das Trommelfell möglich wird. Dies ist bei der klinischen Untersuchung des Gehörgangs und des Trommelfells von grundlegender Bedeutung.

Der äußere Gehörgang hat nicht nur die **Funktion**, die Schallwellen einfach von der Ohrmuschel zum Trommelfell weiterzuleiten (man müßte sich dann fragen, wozu er überhaupt sinnvoll wäre und das Mittelohr mit dem Trommelfell nicht einfach ganz außen beginnt), sondern er bewirkt durch seine spezielle Anatomie *Resonanzbildung* und dadurch eine deutliche *Verstärkung* der Schallwellen. Zusätzlich ermöglicht er eine Verlagerung des verletzungsempfindlichen Trommelfells ins schützende Innere des Schläfenbeins.

Topographische Beziehungen. Der äußere Gehörgang grenzt nach hinten oben an das *Antrum mastoideum* (evtl. Durchbruch einer eitrigen Entzündung der Cellulae

13 Sinnesorgane

mastoideae in den Gehörgang möglich). Nach hinten unten grenzt er an den Canalis facialis, nach vorne an das Kiefergelenk und nach vorne unten an die Glandula parotis (selten Durchbruch von Entzündungen der Parotisloge in den Gehörgang bei Kindern).

Trommelfell. Als annähernd runde, etwa 1 cm durchmessende, trichterförmige Membran schließt das Trommelfell (*Membrana tympanica*) das äußere Ohr vom Mittelohr ab. Die in ihrer Grundlage bindegewebige Membran (*Lamina propria*) wird an der medialen Oberfläche von Schleimhautepithel überzogen, das auch die gesamte Paukenhöhle auskleidet. An der lateralen Oberfläche ist sie von Epidermis bedeckt, was der epithelialen Auskleidung des äußeren Gehörgangs entspricht. Medial in das Trommelfell ist der *Hammergriff* (*Manubrium mallei*) eingelassen, der auch die trichterförmige Einsenkung nach medial bewirkt. Blickt man von außen (lateral) auf das Trommelfell (Abb. **13.15**), so erkennt man zunächst den Hammergriff, der in seinem Verlauf vom Zentrum aus nach vorne oben gerichtet ist und die *Stria mallearis* aufwirft (Abb. **13.15**, *3*). Er entspricht mit seinem unteren Ende dem *Trommelfellnabel* (*Umbo*; Abb. **13.15**, *6*). Vom Umbo ausgehend sieht man einen dreieckigen Lichtreflex (Abb. **13.15**, *5*), der mit der Basis nach vorne unten gerichtet ist. Man unterscheidet am Trommelfell einen großen, gespannten, unteren Anteil, die *Pars tensa* (Abb. **13.15**, *4*), und einen kleinen, lockeren, häufig etwas rötlicheren Anteil, der sich oberhalb des Hammergriffs als *Pars flaccida* befindet (Abb. **13.15**, *1*). Das Trommelfell wird in vier *Quadranten* unterteilt (wichtig für die klinische Untersuchung), ausgehend von einer Linie, die durch den Hammergriff verläuft und einer, die diese Linie im Umbo senkrecht schneidet (Abb. **13.15**, *I–IV*) *vorderer oberer* (*I*) und *vorderer unterer* (*II*) sowie *hinterer unterer* (*III*) und *hinterer oberer Quadrant* (*IV*).

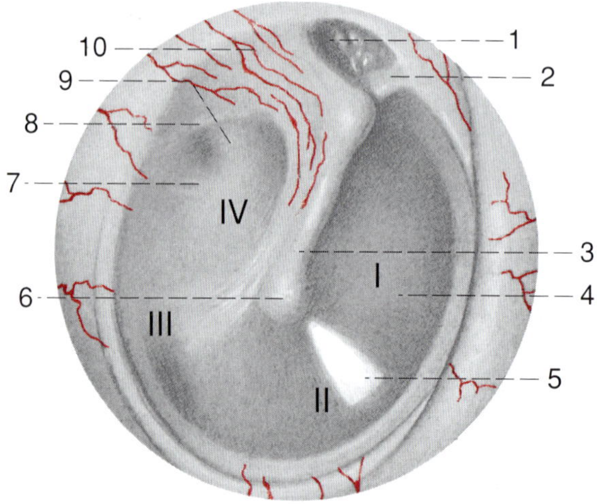

Klinik Es ist von größter Bedeutung, daß man den oben beschriebenen „Normalbefund" bei der Aufsicht auf das Trommelfell kennt (mit einem Ohrenspiegel bei jeder klinischen Untersuchung gut einsehbar). Er ändert sich relativ spezifisch bei verschiedenen Erkrankungen.

Die **Funktion** des Trommelfells ist die *Übertragung des Schalls* auf die Gehörknöchelchen. Die völlige Intaktheit der Trommelfellfläche ist für die Schallweiterleitung zwar nicht absolut, aber doch bedingt erforderlich. Ein Trommelfellriß oder -loch (*Trommelfelldefekt*) verursacht je nach Größe mäßig- bis mittelgradige Hörminderungen (bis zu etwa 30 dB). Außerdem besteht bei einem Trommelfelldefekt die Gefahr einer Keimbesiedlung und damit Entzündung des Mittelohrs. Das Trommelfell hat also auch eine *Schutzfunktion* für das Mittelohr mit seinen empfindlichen Inhaltsgebilden.

Ein Trommelfelldefekt kann z. B. als Residuum nach einer Mittelohrentzündung zurückbleiben. Früher kam dies wegen mangelnder Behandlungsmöglichkeiten noch häufiger als heute vor. Durch eine Öffnung im Trommelfell kann Flüssigkeit vom äußeren Gehörgang über die Paukenhöhle und die Tuba auditiva (s.u.) in den Rachen gelangen und geschluckt werden. So war es möglich, daß man in alten Zeiten durch Einträufeln von Gift in den äußeren Gehörgang seine Kontrahenten im Schlaf ausschalten konnte, wie es von Shakespeare in seiner Tragödie Hamlet (1. Akt, 5. Szene und 3. Akt, 2. Szene) beschrieben wird.

Abb. 13.15 Blick auf das rechte Trommelfell (Membrana tympanica) von lateral durch den Ohrenspiegel (Otoskop). (Aus Benninghoff [1])
1 Pars flaccida, **2** Plica mallearis anterior (vorderer Grenzstrang), **3** Stria mallearis, **4** Pars tensa, **5** Lichtreflex, **6** Umbo membranae tympanicae, **7** Durchschimmern des Steigbügels (nicht immer sichtbar), **8** Plica mallearis posterior (hinterer Grenzstrang), **9** Durchschimmern des Ambosses (nicht immer sichtbar), **10** Lamina vasculosa.
Anhand einer geraden Linie, die durch die **3** Stria mallearis verläuft, und einer Linie, die diese im **6** Umbo senkrecht schneidet, wird das Trommelfell für die klinische Untersuchung in vier Quadranten eingeteilt: **I** vorderer oberer Quadrant, **II** vorderer unterer Quadrant, **III** hinterer unterer Quadrant, **IV** hinterer oberer Quadrant.

13.2.2 Mittelohr

Das Mittelohr (Abb. **13.16**) besteht in erster Linie aus der *Paukenhöhle*. Im weiteren Sinne sind auch die funktionell sehr wichtigen Verbindungen der Paukenhöhle mit den Cellulae mastoideae (in Form des *Antrum mastoideum*) und mit dem Nasopharynx (in Form der *Ohrtrompete*, *Tuba auditiva*) zum Mittelohr zu zählen.

Paukenhöhle. Die Paukenhöhle (*Cavum tympani*) ist ein lufthaltiger, schmaler und hoher Hohlraum, der mit meist isoprismatischem Schleimhautepithel ausgekleidet ist, das im unteren Bereich, vor allem am Übergang zur Tuba auditiva, in respiratorisches Epithel übergeht. Die knöcherne Wand dieses Hohlraums weist verschiedene **Öffnungen** auf: nach **lateral** zum äußeren Gehörgang (durch das Trommelfell verschlossen; Abb. **13.16**, *15*), nach **medial** zum Innenohr in Form des *ovalen Fensters* (*Fenestra vestibuli*, durch eine Membran und den Steigbügelfuß verschlossen) und in Form des *runden Fensters* (*Fenestra cochleae*, durch eine Membran verschlossen). Nach **hinten** setzt sich die Paukenhöhle ins *Antrum mastoideum* (Abb. **13.16**, *10*) und nach **vorne** in die *Tuba auditiva* fort (Abb. **13.16**, *17*).

Die knöcherne Wand des Cavum tympani ist z.T. hauchdünn und kann bei eitrigen Entzündungen des Mittelohrs leicht durchsetzt werden. Wichtig sind deshalb die **topographischen Beziehungen** der Paukenhöhle: nach **oben** zur mittleren Schädelgrube (Abb. **13.16**, *9*), der der Temporallappen des Großhirns aufliegt, nach **hinten** zum Canalis facialis (Abb. **13.16**, *12*), nach **unten** zur V. jugularis interna (Abb. **13.16**, *14*), nach **vorne** zum Canalis caroticus (nicht sichtbar in Abb. **13.16**) und nach **medial** zum Innenohr, dessen untere Schneckenwindung sich ins Mittelohr als *Promontorium* vorwölbt.

Klinik Die Kenntnis dieser topographischen Verhältnisse machen es verständlich, wie es im Rahmen von eitrigen Mittelohrentzündungen mit Knochendurchbruch zu Hirnhautentzündungen, Temporallappenabszessen, Vena-jugularis-Thrombosen oder Affektionen des N. facialis kommen kann.

Der wichtigste Inhalt der Paukenhöhle sind die mit flachem Schleimhautepithel überzogenen **Gehörknöchelchen** (*Ossicula auditoria*). Man unterscheidet

- *Hammer* (*Malleus*)
- *Amboß* (*Incus*)
- *Steigbügel* (*Stapes*).

Sie sind in Abb. **13.17** dargestellt. Die Gehörknöchelchen bilden zusammen mit dem Trommelfell, dem äußeren Gehörgang und der Ohrmuschel den Schallleitungsapparat. Der *Hammergriff* (Abb. **13.17**, *1*) ist dabei mit der Pars tensa des Trommelfells verwachsen. Der *Hammerkopf* (Abb. **13.17**, *4*) ist über ein Gelenk mit dem *Amboßkörper* (Abb. **13.17**, *6*) verbunden. Der schmalere, *lange Amboßschenkel* (Abb. **13.17**, *8*) ist wiederum über ein Gelenk rechtwinklig mit dem *Steigbügelkopf* (Abb. **13.17**, *10*) verbunden. Der Stapes selbst inseriert mit der *Steigbügelplatte* (Abb. **13.17**, *11*) auf der Membran des ovalen Fensters und gibt so die Schwingung, die er über Trommelfell, Hammer und Amboß empfangen hat, an die im Innenohr befindliche *Perilymphe* (s. u.) weiter.

Warum aber sind die Gehörknöchelchen überhaupt nötig, wenn der Schall grundsätzlich doch auch über Luftschwingung auf das Innenohr übertragen werden könnte? Die **Funktion** der Gehör-

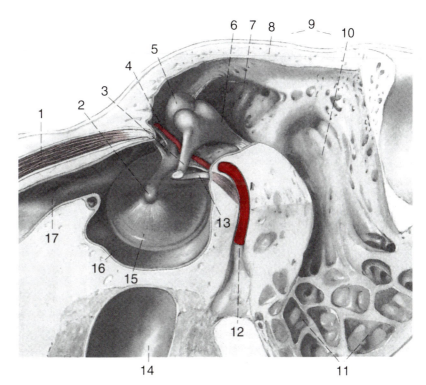

Abb. 13.16 **Sagittalschnitt durch das Mittelohr mit Blick in die Paukenhöhle von medial.** Der Betrachter kann in Höhe des Innenohrs gedacht werden und richtet seinen Blick nach lateral in die Paukenhöhle. Links im Bild ist ventral, rechts ist dorsal. (Aus Benninghoff [1])
1 M. tensor tympani (Trommelfellspanner), **2** Hammergriff (Manubrium mallei), **3** Amboß (Incus, Crus longum), **4** Chorda tympani (aus dem N. facialis), **5** Hammerkopf (Caput mallei), **6** Amboß (Incus, Crus breve), **7** Recessus epitympanicus, **8** Dach der Paukenhöhle (Tegmen tympani, Felsenbein) als Grenze zu **9** mittlerer Schädelgrube, **10** Antrum mastoideum (Verbindung der Paukenhöhle mit den **11** pneumatischen Räumen im Processus mastoideus, Cellulae mastoideae), **12** Canalis facialis mit N. facialis, **13** Sehne des M. stapedius, **14** Fossa jugularis mit V. jugularis interna, **15** Trommelfell, **16** Recessus hypotympanicus, **17** Tuba auditiva („Ohrtrompete").

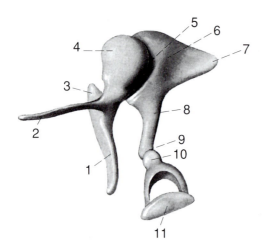

Abb. 13.17 Gehörknöchelchen der rechten Seite von medial. (Aus Benninghoff [1])
1 Hammergriff (Manubrium mallei), **2** Processus anterior, **3** Processus lateralis, **4** Hammerkopf (Caput mallei), der im **5** Hammer-Amboß-Gelenk mit dem **6** Amboßkörper (Corpus incudis) verbunden ist. **7** Kurzer Amboßschenkel (Crus breve), **8** langer Amboßschenkel (Crus longum), der im **9** Amboß-Steigbügel-Gelenk mit dem **10** Steigbügel (Stapes) verbunden ist; **11** Steigbügelplatte (Basis stapedis).

keiten die *Amplitude* der Schallschwingung deutlich verstärkt wird. Weiterhin ist die Gehörknöchelkette so konstruiert, daß sie eine *Hebelwirkung* bei der Vibration ausübt. Dies führt zu einer weiteren Steigerung der Schallamplitude. Insgesamt wird durch diese beiden Umstände (Flächendifferenz Trommelfell/ovales Fenster einerseits sowie Hebelwirkung andererseits) die Schallenergie 22fach verstärkt.

Klinik Ein **Verlust der Gehörknöchelchen**, zu dem es z. B. im Rahmen einer eitrigen Mittelohrentzündung (sehr häufig!) kommen kann, hat entsprechend ihrer Verstärkerfunktion eine Reflexion der Schallwellen am ovalen Fenster zur Folge. Dadurch entsteht ein Hörverlust von etwa 60 dB, d.h. eine hochgradige Schwerhörigkeit auf dem betroffenen Ohr.

knöchelkette ist die *möglichst verlustarme* Übertragung des Schalls vom gasförmigen Medium *Luft* des äußeren Gehörgangs auf das flüssige Medium *Perilymphe* im Innenohr. Ohne die Gehörknöchelchen käme es dabei zu einer fast vollständigen Reflexion der Schallenergie am ovalen Fenster.

Die Reflexion der Schallwellen beim Übertritt von einem Medium mit niedrigem (Luft) auf ein solches mit hohem Schalleitungswiderstand (Flüssigkeit bzw. Perilymphe) wird dadurch vermieden, daß der Schall von einer *sehr großen* schwingenden Fläche (Trommelfell) auf eine *sehr kleine* schwingende Fläche (ovales Fenster) übertragen wird, so daß dabei nach physikalischen Gesetzmäßig-

Eine weitere wichtige Aufgabe der Gehörknöchelchen besteht darin, den Schall *selektiv* auf das *ovale* Fenster weiterzuleiten, so daß nur dieses und nicht gleichzeitig das runde Fenster in Schwingung versetzt wird. Warum nicht die Membranen beider Fenster gleichzeitig ausgelenkt werden dürfen, wird klar, wenn man berücksichtigt, daß das runde nicht wie das ovale Fenster zur Schallwellen*aufnahme*, sondern zur „*Abstrahlung*" bereits von den Sinneszellen wahrgenommener Schallwellen dient (s.u.; vgl. hierzu Abb. **13.18**). Die Scala tympani und die Scala vestibuli der Cochlea des Innenohrs (s.u.) dürfen nicht gleichzeitig die gleiche Schwingung aufweisen. Das würde jedoch geschehen, wenn die Schwingung nicht *selektiv* vom Trommelfell auf das ovale Fenster übertragen würde. Das runde Fenster dient also primär als *Druckausgleicher* für das Innenohr.

Die Schallübertragung der Gehörknöchelchen wird moduliert durch die beiden **Mittelohrmuskeln**, *M. tensor tympani* und *M. stapedius*. Beide wirken synergistisch. Sie haben ihre quergestreiften Muskelbäuche in knöchernen Kanälchen und ziehen nur mit ihren Sehnen durch die Paukenhöhle. Der etwa 7 mm lange **M. stapedius** (Abb. **13.16**, *13*) verläuft entlang dem Canalis facialis, seine Sehne zieht dann von hinten in die Paukenhöhle und inseriert am Steigbügelkopf. Die Zugrichtung ist so, daß er den Stapes aus dem Vorhoffenster (ovales Fenster) etwas „herausluxiert", so daß dieser die Schwingung nicht

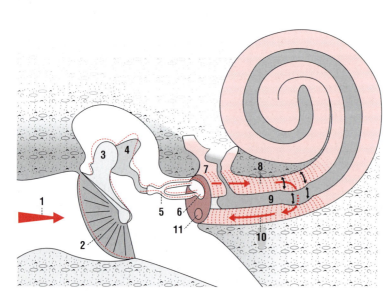

Abb. 13.18 Schema der Schallübertragung durch die Gehörknöchelchenkette auf das Innenohr und „Schallabstrahlung" am runden Fenster.
Der **1** Schall wird auf das **2** Trommelfell übertragen. Dessen Schwingung überträgt sich via **3** Hammer, **4** Amboß und **5** Steigbügel auf die Membran im **6** ovalen Fenster. Von dort aus wird der Schall über das **7** Vestibulum des Innenohrs auf die **8** Scala vestibuli der Schnecke übertragen. Über eine Auslenkung der **9** Scala media werden die Schallwellen anschließend auf die **10** Scala tympani weitergeleitet und von dort zum runden Fenster, an dessen **11** Membran sie zum Mittelohr hin verpuffen.

mehr so effektiv an die Perilymphe des Innenohrs weiterleiten kann. Eine *Herabminderung der Schallweiterleitung* ist die Folge. Der M. stapedius wird vom N. facialis innerviert. Der etwa 20 mm lange **M. tensor tympani** (Abb. **13.16**, *1*) läuft mit seinem Muskelbauch parallel zur Tuba auditiva und zieht mit seiner Sehne von vorne medial durch die Paukenhöhle zum oberen Ende des Hammergriffs. Er zieht also den Hammergriff nach medial, wodurch das Trommelfell gespannt (Herabsetzung der Schallempfindlichkeit) und die Gehörknöchelkette in das ovale Fenster stärker hineingedrückt bzw. verkantet wird, was beides zu einer *Herabminderung der Schallweiterleitung* führt. Der M. tensor tympani wird von einem Ästchen des N. mandibularis (V3) innerviert. Die beiden Mittelohrmuskeln dienen der optimalen Anpassung der Gehörknöchelfunktion an die äußeren Gegebenheiten, so daß bei schwachen akustischen Reizen die Empfindlichkeit des Ohrs durch Erschlaffung der Muskeln erhöht, bei zu starken akustischen Reizen das Innenohr durch Anspannung der Muskeln vor Überlastung geschützt werden kann. Auch kann durch bestimmte Anspannungsgrade der Mittelohrmuskeln die Leitfähigkeit der Gehörknöchelchen für *bestimmte Frequenzen* moduliert werden (z. B. Sprachverständnis bei lauten Hintergrundgeräuschen).

Durch das Cavum tympani hindurch zieht der *Plexus tympanicus*, ein Nervenfasergeflecht an der medialen Wand aus Ästen des N. glossopharyngeus, die anschließend über Umwege zur Gl. parotis ziehen (s. S. 65). Weiterhin verläuft zwischen Hammer und Amboß hindurch die *Chorda tympani* aus dem N. facialis (Abb. **13.16**, *4*), die anschließend über Umwege zu den Gll. sublingualis und submandibularis (parasympathisch) und zur Zunge (sensorisch) zieht (s. S. 62). Beide nervale Strukturen können ebenso wie die Gehörknöchelchen bei eitrigen Mittelohrentzündungen geschädigt werden.

Antrum mastoideum. Der obere und dorsale Abschnitt der Paukenhöhle geht in das *Antrum mastoideum*[11] über (Abb. **13.16**, *10*), das eine Verbindung des Mittelohrs mit den Cellulae mastoideae (luftgefüllte Hohlräume im Warzenfortsatz; Abb. **13.16**, *11*) herstellt. Dies spielt klinisch beim Übergreifen von Vereiterungen dieser Hohlräume (*Mastoiditis*) auf das Mittelohr und umgekehrt eine große Rolle.

Tuba auditiva. Die Tuba auditiva („*Ohrtrompete*"; Abb. **13.16**, *17*) verbindet die Paukenhöhle mit dem Nasopharynx. Sie ist etwa 35 mm lang, mit respiratorischem Epithel ausgekleidet und im **Verlauf** von hinten oben lateral nach vorne unten medial gerichtet. Ihre Wand ist im ersten Drittel knöchern und in den beiden pharyngealwärts gelegenen Dritteln knorpelig. Der knorpelige Anteil öffnet sich trichterförmig zum Pharynx. Die Öffnung zum Pharynx ist in Ruhe von einer Schleimhautfalte zugedeckt, jedoch öffnet sie sich beim Schlucken durch Zug an der Rachenwand (vor allem durch den M. tensor veli palatini und den M. levator veli palatini).

Die **Funktion** der Tube besteht zum einen darin, die Belüftung des Mittelohrs zu gewährleisten (um eine bakterielle Besiedelung der Paukenhöhle zu verhindern), zum anderen im Druckausgleich zwischen Mittelohr und äußerer Atmosphäre (um die optimale Schallweiterleitung zu ermöglichen). Schließlich dient sie auch der Reinigung, da Sekret aus der Paukenhöhle durch sie abfließen kann.

> **Klinik** Ist die Tubenöffnung z. B. durch starke Schwellung der Pharynxschleimhaut bei Erkältungen verlegt, verschlechtert sich zum einen innerhalb kurzer Zeit die Schallweiterleitung im Mittelohr, weil die Luft aus der Paukenhöhle resorbiert wird und kein Druckausgleich stattfinden kann (Schwingungsfähigkeit des Trommelfells herabgesetzt), zum anderen ist die Möglichkeit der Ausbreitung von Bakterien in der Paukenhöhle sehr groß (eitrige Mittelohrentzündung), da keine Belüftung stattfindet und der Sekretabfluß, der der Reinigung dient, nicht mehr gewährleistet ist.

13.2.3 Innenohr

Das Innenohr ist ein flüssigkeitsgefülltes Hohlraum- und Gangsystem, das sich zunächst in

- *knöchernes Labyrinth* und
- *membranöses (*auch: *häutiges) Labyrinth*

gliedern läßt (Abb. **13.19**). Das membranöse (häutige) Labyrinth befindet sich als das etwas komplexere Gebilde *innerhalb* des gröber vorgeformten knöchernen Labyrinthes. Es ist mit *Endolymphe* gefüllt, während der Raum zwischen häutigem und knöchernem Labyrinth *Perilymphe* enthält.

Beides sind wasserklare Flüssigkeiten, die sich in ihrer chemischen Zusammensetzung (besonders hinsichtlich der Elektrolytkonzentrationen) grundlegend unterscheiden. Dabei ist die Perilymphe z. T. ein Derivat des Liquor cerebrospinalis (der Perilymphraum kommuniziert über den *Ductus perilymphaticus* mit dem Subarachnoidealraum), jedoch wird ein Teil der Perilymphe auch im Innenohr direkt aus den Blutgefäßen filtriert. Die Endolymphe wird indessen wahrscheinlich ausschließlich in speziellen vaskulären Strukturen innerhalb des membranösen Gangsystems über Filtration gebildet.

Knöchernes Labyrinth. Wir erkennen am knöchernen Labyrinth einen *Vorhof* (*Vestibulum*; Abb. **13.19**, *2*), der über das ovale Fenster (*Fenestra vestibuli*; Abb. **13.19**, *3*) mit dem Mittelohr verbunden ist. Dieses Vestibulum öffnet sich nach einer Seite zur knöchernen *Schnecke* (*Cochlea*; Abb. **13.19**, *1*) und nach der anderen Seite zu den drei knöchernen *Bogengängen* (*Canales semicirculares*; Abb. **13.19**, *5*), die senkrecht aufeinander stehen und so in etwa den drei Raumebenen entsprechen. Man unterscheidet einen *vorderen* (*oberen*), einen *seitlichen* (*horizontalen*) und einen *hinteren* Bogengang. Zur Lage des knö-

---

[11] antrum (lat.) = Grotte, Höhle

13 Sinnesorgane

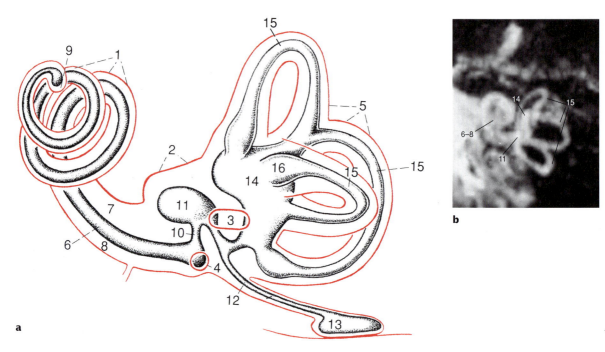

Abb. 13.19 Häutiges und knöchernes Labyrinth des Innenohrs.
a Anatomische Zeichnung des Innenohrs. Das häutige Labyrinth ist plastisch, seine knöcherne Umgebung als rote Umrißlinien dargestellt. (Modifiziert nach Firbas et al.: Neuroanatomie, W. Maudrich 1987).
b Kernspintomographie des Innenohrs (Normalbefund), Projektion wie in **a**. (Bild aus Universitätsklinikum Tübingen, mit freundlicher Genehmigung von PD Dr. Petersen, Abt. Neuroradiologie)
1–5 Knöchernes Labyrinth: **1** Cochlea, **2** Vestibulum mit **3** ovalem Fenster (Fenestra vestibuli) und **4** rundem Fenster (Fenestra cochleae), **5** Bogengänge (Canales semicirculares).
6–11 Häutiges Labyrinth: **6** Ductus cochlearis; zwischen **6** und der Wand des knöchernen Labyrinthes einerseits die **7** Scala vestibuli (beginnt basal am Vestibulum), andererseits die **8** Scala tympani (beginnt basal am runden Fenster, das zum Cavum tympani gerichtet ist), **7** und **8** gehen im **9** Helicotrema an der Schneckenspitze ineinander über. Der **6** Ductus cochlearis hat über den **10** Ductus reuniens Verbindung mit dem **11** Sacculus, von dem der **12** Ductus endolymphaticus ausgeht, der mit einem **13** Saccus endolymphaticus unter der Dura an der Schädelbasis endet. Weiterhin ist der **11** Sacculus mit dem **14** Utriculus verbunden, von dem die drei **15** Bogengänge (Ductus semicirculares) mit **16** ampullären Erweiterungen (Ampullae) ihren Ursprung nehmen.

chernen Labyrinthes in der Felsenbeinpyramide und der räumlichen Ausrichtung der Bogengänge s. Abb. **13.20**.

Membranöses Labyrinth. Innerhalb des knöchernen Vestibulums befinden sich die beiden membranösen Labyrinthanteile *Sacculus*[12] (Abb. **13.19**, *11*) und *Utriculus*[13] (Abb. **13.19**, *14*), die miteinander in Verbindung stehen und jeweils in einem bestimmten Wandabschnitt spezifische Sinnesepithelien für die Lagewahrnehmung enthalten. Der Sacculus steht mit dem innerhalb der knöchernen Schnecke verlaufenden *Ductus cochlearis* (Schneckengang; Abb. **13.19**, *6*) in Verbindung, der die spezifischen Sinneszellen für die Hörwahrnehmung enthält. Vom Utriculus gehen die drei häutigen Bogengänge ab (*Ductus semicirculares*; Abb. **13.19**, *15*), die innerhalb der entsprechend vorgeformten knöchernen Strukturen verlaufen, an denen sie durch Bindegewebsfasern fixiert sind. Am Übergang zum Utriculus bilden sie jeweils eine Verdickung (*Ampulle*; Abb. **13.19**, *16*) aus, die die spezifischen Sinneszellen für die Drehbeschleunigung des Körpers enthält (s. u.).

Vom Verbindungsgang zwischen Sacculus und Utriculus geht ein feiner *Ductus endolymphaticus* ab (Abb. **13.19**, *12*), der an die Rückfläche der Felsenbeinpyramide verläuft und dort unter der Dura mit einer kleinen Auftreibung (*Saccus endolymphaticus*; Abb. **13.19**, *13*) blind endet. Ductus und Saccus endolymphaticus dienen der Rückresorption der Endolymphflüssigkeit ins Blut. Der Verbindungsgang zwischen Sacculus und Ductus cochlearis wird *Ductus reuniens* genannt (Abb. **13.19**, *10*).

Man muß also am membranösen (häutigen) Gangsystem zwei funktionell völlig unterschiedliche Anteile unterscheiden:

- *kochleärer Anteil*
  (Ductus cochlearis: Hörwahrnehmung)

---
[12] sacculus (lat.) = Säckchen
[13] utriculus (lat.) = Schläuchlein

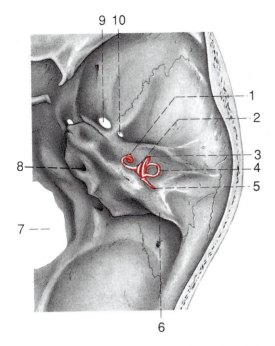

Abb. 13.20 Lage des Innenohrs im Felsenbein in Projektion auf die Oberfläche der Schädelbasis. (Aus Benninghoff [1])
1 Schnecke (Cochlea), **2** Vestibulum, **3** vorderer (oberer) Bogengang, **4** seitlicher (horizontaler) Bogengang, **5** hinterer Bogengang, **6** Felsenbeinpyramide, **7** Foramen occipitale magnum, **8** Porus acusticus internus (innere Gehörgangsöffnung), **9** Foramen ovale, **10** Foramen spinosum.

- *vestibulärer Anteil*
  (Sacculus, Utriculus und Ductus semicirculares: Lage- und Bewegungswahrnehmung)

Cochlea (Abb. **13.21**). Die zweieinhalb Windungen umfassende knöcherne *Cochlea* (Schnecke) bildet einen etwa 30 mm langen Kanal, der Perilymphe enthält und den *membranösen Schneckengang* (*Ductus cochlearis*; Abb. **13.19**, 6 und **13.21a**, 3) umgibt. Die knöcherne Achse der Schnecke wird *Modiolus* genannt (Abb. **13.21a**, 1). Er enthält den Stamm des kochleären Anteils des N. vestibulocochlearis (VIII. Hirnnerv; Abb. **13.21a**, 9) und steht dadurch mit dem *inneren Gehörgang* (Kanal zwischen Mittelohr und Schädelhöhle; Abb. **13.21a**, 10) in Verbindung. Vom Modiolus entspringt entlang dem gesamten Kanal die *Lamina spiralis ossea* (Abb. **13.21a**, 13), die dem häutigen Ductus cochlearis zur Aufhängung dient. Diese knöcherne Lamina trennt zusammen mit dem Ductus cochlearis den knöchernen Schneckenkanal in eine oberhalb liegende *Scala vestibuli*[14] und eine unterhalb liegende *Scala tympani* (Abb. **13.21a**, 2 und 4). Beide sind perilymphhaltig und haben ihre Bezeichnung deshalb, weil die Scala vestibuli an der Schneckenbasis mit dem Vestibulum in Verbindung steht, während die Scala tympani unten „blind" am runden Fenster zur Paukenhöhle (Cavum tympani) hin endet. Scala vestibuli und Scala tympani gehen am oberen Ende der Schnecke ineinander über (*Helicotrema*[15]; Abb. **13.21a**, 17). Der Verlauf der Schallwellen vollzieht sich also von der Steigbügelplatte im ovalen Fenster über das Vestibulum entlang der Scala vestibuli im äußersten Falle bis zur Schneckenspitze, läuft dann entlang der Scala tympani „zurück" und verpufft schließlich an der Membran des runden Fensters zum Mittelohr. Da aber der Ductus cochlearis mit seinen elastisch-membranösen Wänden ebenfalls durch die Schallwellen in Schwingung versetzt wird, überträgt sich in der Regel die Schwingung schon vor Erreichen des Helicotremas auf die Scala tympani und läuft von da abwärts zum runden Fenster an der Schneckenbasis (vgl. Abb. **13.18**).

An der Außenseite der Schnecke sieht man das bindegewebige *Lig. spirale* (Abb. **13.21a**, 5), das die stark vaskularisierte *Stria vascularis*, die Produktionsstätte der Endolymphe, enthält. Die obere Membran (das „Dach") des im Querschnitt annäherungsweise dreieckigen Ductus cochlearis wird *Reissner-Membran* (*Membrana vestibularis*; Abb. **13.21a**, 16) genannt, die untere Membran (der „Boden") *Lamina basilaris* (*Membrana tympani*; Abb. **13.21a**, 14). Diese Basilarmembran ist in den apikalen Schneckenwindungen wesentlich breiter und elastischer als in den basalen, was dazu führt, daß die *basalen* Membranabschnitte durch *hohe*, die *apikalen* Membranabschnitte durch *tiefe* Schallfrequenzen in Schwingung geraten (Grundlage für die tonotopische Gliederung des gesamten akustischen Systems). Auf der Basilarmembran sitzt das in Abb. **13.21b** detailliert dargestellte *Corti-Organ* (*Organum spirale*). Dieses enthält Stützzellen und die mit Stereozilien ausgestatteten Sinneszellen (Haarzellen). Man unterscheidet eine *innere* (Abb. **13.21b**, 2) von drei bis fünf *äußeren* Haarzellreihen (Abb. **13.21b**, 9), wobei beiden unterschiedliche Funktion für die Sinneswahrnehmung zukommt. An der Basis der Sinneszellen enden zahlreiche dendritische (afferente) Nervenfasern von Nervenzellen, deren Perikaryen im *Ganglion spirale* in der Schneckenachse liegen. Ihre axonalen Fortsätze bündeln sich zum kochleären Anteil des VIII. Hirnnervs. Das Corti-Organ wird überdeckt durch die dicke, gallertige *Tektorialmembran*[16] (*Membrana tectoria*; Abb.

---

[14] scala (lat.) = Treppe (von scandere = steigen)
[15] helix (gr.) = Schnecke; trema (gr.) = Loch
[16] tectum (lat.) = Dach

13 Sinnesorgane

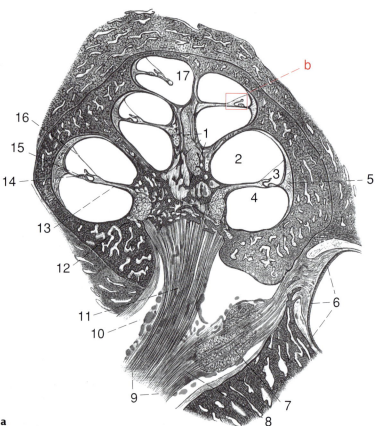

Abb. 13.21 Mikroskopische Anatomie der Schnecke (Cochlea).
a Axialer Schnitt durch die Schnecke. (Aus Toldt, Hochstetter [9])
1 Modiolus (Schneckenachse), **2** Scala vestibuli, **3** Ductus cochlearis (Schneckengang), **4** Scala tympani, **5** Lig. spirale mit Stria vascularis, **6** Sacculus, **7** Ganglion vestibulare, **8** vestibulärer Anteil des **9** N. vestibulocochlearis (VIII), **10** Meatus acusticus internus (innerer Gehörgang), **11** kochleärer Anteil des N. vestibulocochlearis, **12** Ganglion spirale, **13** Lamina spiralis ossea, **14** Lamina basilaris (Membrana tympani), **15** Organum spirale (Corti-Organ), **16** Reissner-Membran (Membrana vestibularis), **17** Helicotrema.

b Corti-Organ (Organum spirale) als Detailausschnitt aus a. Die Schneckenachse ist links zu denken. (Aus Benninghoff [1])
1 Lamina spiralis ossea, **2** innere Haarzelle, die von unten her von einer **3** inneren Phalangenzelle umgriffen und gestützt wird, **4** innere Pfeilerzelle, **5** äußere Pfeilerzelle, zwischen **4** und **5**: **6** Corti-(innerer)Tunnel, **7** Tektorialmembran, **8** Nuel-Raum, **9** äußere Haarzellen, die von unten her durch **10** äußere Phalangenzellen umgriffen und gestützt werden, **11** äußerer Tunnel, **12** Stützzellen, die sich nach außen hin auf die Stria vascularis fortsetzen, **13** Sulcus spiralis internus.

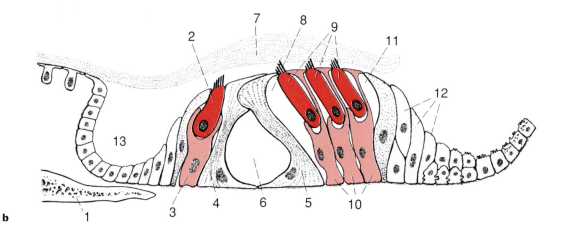

13.21b, 7). Dabei haben lediglich die „Härchen" der äußeren Haarzellen mit dieser Membran Kontakt, während die inneren Haarzellen sie nicht berühren.

Bei genauer Betrachtung erweist sich das Corti-Organ als ungeheuer differenziertes Gebilde. Es fällt zunächst ein etwas größerer Hohlraum in der Mitte, der *innere Tunnel*, auf (Abb. **13.21b**, 6). Seine der Schneckenachse zugewandte innere Wand wird von den *inneren Pfeilerzellen* (Abb. **13.21b**, 4), seine äußere Wand von den *äußeren Pfeilerzellen* begrenzt (Abb. **13.21b**, 5). Angrenzend an die inneren Pfeilerzellen befindet sich die Reihe der *inneren Haarzellen* (Abb. **13.21b**, 2), die von unten her von *inneren Phalangenzellen* gestützt werden (Abb. **13.21b**, 3). Angrenzend an die äußeren Pfeilerzellen sieht man wiederum einen Hohlraum (*Nuel-Raum*; Abb. **13.21b**, 8), dem nach außen hin die drei Reihen der *äußeren Haarzellen* folgen (Abb. **13.21b**, 9). In den mittleren Schneckenabschnitten können sich vier und in den oberen sogar fünf Reihen äußerer Haarzellen finden. Mit ihren Sinneshärchen berühren diese die Tektorialmembran (Abb. **13.21b**, 7). Die äußeren Haarzellen werden analog zu den inneren von den *äußeren Phalangenzellen* (Abb. **13.21b**, 10) umgriffen und gestützt. Nach außen grenzen die äußeren Haarzellen schließlich an den äußeren Tunnel (Abb. **13.21b**, *11*), dem sich Stützzellen anschließen (Abb. **13.21b**, *12*), die nach außen hin in das Epithel der Stria vascularis übergehen.

Funktion des Corti-Organs, Vorgang der Hörwahrnehmung (Abb. **13.22**). Die von den Gehörknöchelchen aufgenommene Schallschwingung überträgt sich am ovalen Fenster durch den Steigbügelfuß auf die Perilymphe. Die Perilymphschwingung des Innenohrvorhofs setzt sich fort in die Scala vestibuli der Cochlea und führt dabei zu einer Schwingung der Reissner-Membran (Abb. **13.22**, *1*). Auf Grund der Inkomprimierbarkeit von Flüssigkeiten (hier: Endolymphe) erfolgt eine simultane Auslenkung der Basilarmembran (Abb. **13.22**, *2*) gegen die Tektorialmembran (Abb. **13.22**, *3*), die auf der Lamina spiralis ossea fixiert und deshalb vergleichsweise unbeweglicher ist (Abb. **13.22**, *4*). Durch diese Auslenkung werden die Sinneshaare der auf der Basilarmembran befindlichen *äußeren* Haarzellen (Abb. **13.22**, *5*) abgeschert, was in diesen schließlich ein Aktionspotential auslöst. Die Aktivierung der äußeren Haarzellen führt dann über unten ausführlicher beschriebene Vorgänge zu einer Aktivierung der *inneren* Haarzellen, deren Impulse den wesentlichen Teil der akustischen Information des VIII. Hirnnervs ausmachen.

Weil die Basilarmembran in den basalen Schneckenwindungen schmaler und steifer und in den apikalen Schneckenwindungen breiter und elastischer ist, führen hohe Frequenzen zu einer starken Auslenkung der Basilarmembran in basalen und niedrige Frequenzen zu einer starken Auslenkung der Basilarmembran in apikalen Schneckenabschnitten. Das bedeutet, daß an jedem Ort des Schneckengangs nur ganz bestimmte Frequenzen wahrgenommen werden. Da jede Hörnervfaser ihre Information nur von einer einzigen (inneren) Haarzelle erhält, besteht also von vornherein eine außerordentlich scharfe Trennung bestimmter, weitergeleiteter Frequenzen ins ZNS (*Tonotopie*).

Anders also als früher vermutet, führt die Auslenkung der Basilarmembran keineswegs direkt zu einer Abscherung der Sinneshärchen der *inneren Haarzellen*, zumal diese mit ihren Zilien die Tektorialmembran nicht einmal berühren. Der adäquate Reiz der inneren Haarzellen ist vielmehr die Schwingung der Endolymphflüssigkeit, die aber ohne die äußeren Haarzellen nur bei sehr hohen Schalldruckpegeln erreicht wird. Allerdings enden 90% der afferenten Hörnervenfasern an den *inneren* und nur 10% an den *äußeren Haarzellen*. An den äußeren Haarzellen endet dafür der größte Teil der *efferenten* Fasern (also vom ZNS zum Innenohr), die ebenfalls im VIII. Hirnnerv verlaufen. Wie kommt es aber zu einer Erregung der inneren Haarzellen, wenn diese durch die normale Basilarmembranauslenkung kaum erregt werden können? Der Vorgang ist folgendermaßen: Die äußeren Haarzellen enthalten kontraktile Filamente (Aktin, Myosin), so daß sie sich bei Erregung kontrahieren können (gereizt durch die beschriebene Auslenkung der Basilarmembran mit konsekutiver Abscherung der Zilien). Die Kontraktion der Haarzellen führt zu einer *Verstärkung der Schallschwingung im Endolymphraum*, so daß die inneren Haarzellsinneshärchen auch ohne Berührung der Tektorialmembran ebenfalls in Schwingung geraten und so zu einer Erregung der Zelle führen. *Die äußeren Haarzellen erhöhen also die Empfindlichkeit des Innenohrs auf Schallreize.* Andererseits können sie wahrscheinlich

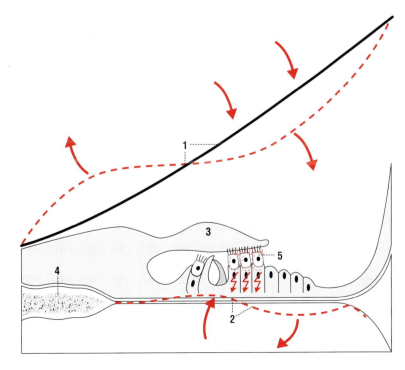

Abb. 13.22 Schema zur Wahrnehmung von Schallwellen durch die äußeren Haarzellen als Grundvoraussetzung für das Zustandekommen einer Hörwahrnehmung (Erläuterung siehe Text).
1 Reissner-Membran, **2** Basilarmembran, **3** Tektorialmembran, **4** Lamina spiralis ossea, **5** äußere Haarzellen. Die Pfeile deuten Schwingungsrichtungen an.

13 Sinnesorgane

über die beschriebenen efferenten Fasern aus dem ZNS bei *zu starken Schallreizen* das außerordentlich überlastungsempfindliche Corti-Organ schützen, indem sie durch entsprechende Kontraktionen einer allzu starken Auslenkung der Basilarmembran entgegenwirken, so daß die Endolymphe weniger stark in Schwingung versetzt und die inneren Haarzellen weniger stark gereizt werden.

Klinik Grundsätzlich resultiert bei einer Schädigung der Cochlea ein Hörverlust. Er kann durch verschiedene Ursachen ausgelöst werden, wie z.B. überstarke Schallreize (laute Musik, Preßluftbohrer oder Walkman: Zerstörung vor allem der inneren Haarzellen), chemisch-medikamentöse Reize (z.B. bestimmte Antibiotika: Zerstörung vor allem der äußeren Haarzellen) oder Durchblutungsstörungen (Schädigung aller Innenohrzellen). Dabei sind die Sinneszellen, die die hohen Schallfrequenzen wahrnehmen, wesentlich empfindlicher als diejenigen für die tieferen Frequenzen. So kommt es auch mit zunehmendem Alter zunächst zum fortschreitenden Verlust der Wahrnehmung hoher Frequenzen, während die tiefen nach wie vor gut gehört werden können.

Sacculus und Utriculus. Diese beiden Vestibularorgane sind für die *Wahrnehmung der linearen Beschleunigung* des Körpers im Raum (einschließlich Gravitation) zuständig. Sie enthalten an jeweils einer eng umschriebenen Stelle ihre Sinnesfelder, die *Maculae*[17] (Abb. 13.23). Macula sacculi und Macula utriculi sind grundsätzlich gleichartig aufgebaut, nur in senkrecht zueinander stehenden Raumebenen angeordnet, so daß bei jeder Körperlage eine Reizwahrnehmung möglich wird (die ver-

---
[17] macula (lat.) = Fleck

tikal orientierte Macula sacculi spricht auf vertikale, die horizontal ausgerichtete Macula utriculi auf horizontale Beschleunigungen an). Die hier befindlichen *Sinneszellen* (Abb. 13.23, *1*) tragen an ihrer Oberfläche 50–100 lange *Sinneshärchen* (1 Kinozilium, ansonsten Stereozilien), mit denen sie in eine der Macula aufsitzende dicke gallertige Membran einstrahlen (Abb. 13.23, *5* und *6*). Diese Membran trägt an ihrer Oberfläche einen dichten Besatz von feinen Kalziumkarbonatkristallen (*Statokonien = Otolithen*; Abb. 13.23, *7*), weshalb sie *Statokonienmembran* (auch *Otolithenmembran*) genannt wird.

Ein Reiz für die Sinneszellen entsteht so, daß bei jeder Beschleunigung des Kopfes (z. B. Aufstehen oder Autofahren) die trägen und relativ schwereren Otolithenkristalle zu einer scherkraftartigen Verschiebung der Otolithenmembran führen. Dies hat eine Ablenkung der Sinneshärchen zur Folge, so daß die Sinneszelle erregt wird.

Das Kinozilium ist an einer Seite der Sinneszelle lokalisiert. Die sich daran anschließenden Stereozilien sind orgelpfeifenartig von groß nach klein angeordnet, so daß eine morphologisch-funktionelle *Polarisierung* der Zelle entsteht (vgl. Abb. 13.23). Werden die Sinneshärchen in Richtung Kinozilium ausgelenkt, wird die Zelle erregt; erfolgt die Auslenkung in die Gegenrichtung, wird die Zelle gehemmt. Gleiches gilt für die unten zu besprechenden Sinneszellen in den Bogengängen.

Ductus semicirculares (Bogengänge). Die Bogengänge sind für die Wahrnehmung der Drehbeschleunigung des Körpers (genauer: des Kopfes) zuständig. Das eigentliche Sinnesorgan dabei liegt

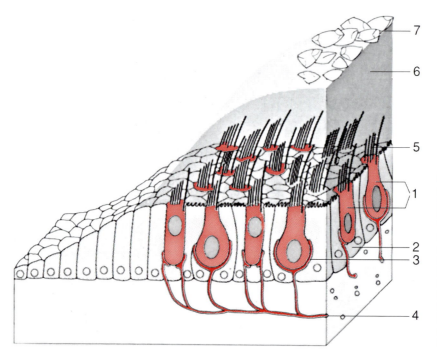

Abb. 13.23 Bau einer Macula statica (= Macula sacculi oder Macula utriculi). (Aus Wheater, Burkitt, Daniels [10])
1 Sinneszellen, die von **2** Stützzellen umgeben sind, und basal von **3** Dendriten umgriffen werden, die aus **4** sensorischen Nervenfasern des VIII. Hirnnervs stammen, Mit ihren **5** Sinneshärchen (Stereozilien) ragen die Sinneszellen in eine **6** gallertige Glykoproteinschicht hinein, der apikal **7** Statokonien (Otolithen) aufliegen.

als *Crista ampullaris* in der Ampulle des jeweiligen Ductus semicircularis. Die Cristae ampullares der drei Bogengänge sind morphologisch identisch, dabei aber topographisch so angeordnet, das jede Crista eine der drei Raumebenen in der Beschleunigungswahrnehmung abdeckt. Im Gegensatz zu den flacheren Maculae ragen die Cristae ampullares als hohe Gebilde bis zum Dach in das Ampullenlumen hinein (Abb. **13.24a**). Auf einem quer zum Verlauf des Bogengangs stehenden bindegewebigen Wulst befinden sich die Sinneszellen (Abb. **13.24b**, *1*). Die Zilien dieser Zellen (ein Kinozilium, ansonsten Stereozilien) sind wesentlich länger als diejenigen der makulären Zellen und ragen weit in eine dem Sinnesepithel aufsitzende gallertige Kuppel (*Cupula*; Abb. **13.24b**, *5*) hinein.

Da die Cupula das gleiche spezifische Gewicht wie die Endolymphe hat, unterliegt sie nicht den Einwirkungen der Schwerkraft, sondern wird nur durch Endolymphbewegungen ausgelenkt. Die Erregung der Bogengangs-Sinneszellen erfolgt bei Drehbeschleunigung in einer Raumebene, die mehr (starke Erregung) oder weniger (schwache Erregung) der Ebene des Bogengangsverlaufes entspricht. Kommt es nun zur Drehung des Kopfes und damit des Bogengangs, setzt sich die Crista ampullaris, die mit dem häutigen Labyrinth verwachsen ist, in Bewegung, während die Endolymphe auf Grund ihrer Massenträgheit noch stehenbleibt. Dies führt zur Abbiegung der elastischen Cupula und damit der Zilien, wodurch die Sinneszellen erregt werden. Wird die Drehung eine Weile in der gleichen Richtung beibehalten, wird die Massenträgheit der Endolymphe überwunden, und sie beginnt, sich mitzudrehen. Wenn die Drehung dann abrupt beendet wird, bewegt sich die Endolymphe wiederum auf Grund ihrer Massenträgheit weiter, und es kommt zur Auslenkung der Cupula zur Gegenseite. Dies führt zur Fehlwahrnehmung des Drehschwindels, wenn man nach längerer Dre-

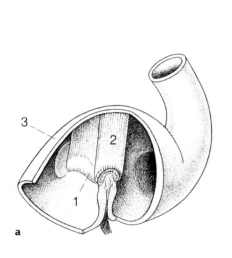

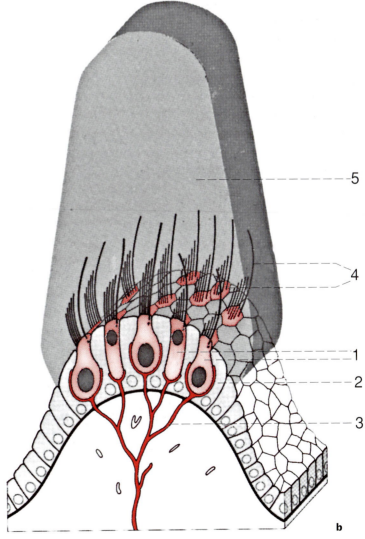

Abb. 13.24 Crista ampullaris.
a Lage der **1** Crista ampullaris mit **2** Cupula in der **3** Ampulla am Beginn des Bogengangs. (Aus Benninghoff [1])
b Schematischer Aufbau der Crista ampullaris. (Aus Wheater, Burkitt, Daniels [10])
1 Sinneszellen, die von **2** Stützzellen umgeben werden und unten von **3** Dendriten umgriffen werden, die aus sensorischen Nervenfasern des VIII. Hirnnervs stammen. Nach oben ragen die Sinneszellen mit ihren **4** Sinneshärchen in die gallertige **5** Cupula.

hung plötzlich stehenbleibt (bedingt durch die fehlende Übereinstimmung propriozeptiver, visueller und vestibulärer Reize im Hirnstamm).

Die **Funktion** der Vestibularorgane (Maculae utriculi/sacculi und Bogengänge) besteht nicht nur in der bewußten *Wahrnehmung* der Kopf- bzw. Körperlage und -bewegung (die für unsere Orientierung im Raum unerläßlich ist), sondern auch in der entsprechenden reflektorischen *Initiation von Korrekturbewegungen* des Rumpfes, der Extremitäten und der Augen, so daß der Körper beispielsweise beim Fallen sinnvoll reflektorisch abgestützt oder die Augenbewegung der Körperbewegung angeglichen werden kann (vestibulo-okulärer Reflex, s. S. 132).

Klinik Die Ausfallserscheinungen des vestibulären Systems werden auf S. 65 beschrieben (dabei macht es keinen Unterschied, ob eine Schädigung des *Vestibularisnervs* oder des *Vestibularorgans selbst* vorliegt).

13.3 Geruchsorgan

Das Geruchsorgan stellt für den Atemtrakt – ähnlich wie das Geschmacksorgan für den Verdauungsapparat – eine Art Kontrollstation für alles dar, was in das Körperinnere aufgenommen wird. „Schlechtes" kann so gleich erkannt und seine Aufnahme ggf. vermieden werden. Doch über diesen Aspekt hinaus spielt das Geruchsorgan in unserem täglichen Leben eine erhebliche Rolle. Nicht nur, daß das meiste von dem, was wir als gut schmeckend empfinden, letztlich über das Geruchsorgan wahrgenommen wird (bei einer Erkältung mit verstopfter Nase schmeckt alles weniger intensiv!), sondern es ist auch unser Gefühlsleben intensiv mit der Riechwahrnehmung verbunden. Das fängt beim schwelgenden Genießen des Duftes einer blühenden Rose an und hört beim Ekel vor dem Gestank eines verfaulenden Gegenstandes auf. Wir sollten also die Bedeutung dieses Organs für unser gewohntes Leben durchaus hoch einschätzen.

Das Geruchsorgan ist beim Menschen im Vergleich zu vielen Tieren relativ stark zurückgebildet. Die *Riechschleimhaut* als geruchswahrnehmender Teil der Nasenschleimhaut kleidet lediglich die obere Nasenmuschel und die gegenüberliegende Nasenscheidewand aus (vgl. Abb. 2.19, S. 49). Von dort aus nimmt der N. olfactorius als I. Hirnnerv seinen Ursprung.

Das mehrreihige Sinnesepithel der Riechschleimhaut ist etwas höher als das normale respiratorische Epithel und unterscheidet sich außerdem von diesem durch das Fehlen von Flimmerhärchen. Es besteht aus *Stützzellen* und den eigentlichen *Sinneszellen*. Im normalen histologischen Präparat kann man drei Reihen von Zellkernen unterscheiden: Die am weitesten zum Lumen hin gelegene Schicht gehört zu den Stützzellen, die mittlere Schicht zu den Sinneszellen und die basale Schicht zu den *Basalzellen* (die man auch zu den Stützzellen im weiteren Sinne zählen kann). Die Sinneszellen (insgesamt etwa 10 Millionen) haben einen rundlichen Zellkörper, von dem aus sich ein verjüngender Fortsatz in Richtung Nasenlumen vorstreckt, der mit feinen *Riechhärchen* (Kinozilien) das Epithel überragt. Diese Härchen dienen dazu, die verschiedensten Moleküle in der Atemluft zu binden, was zu einem Reiz der Sinneszelle führt. Die Riechrezeptoren sind *Chemorezeptoren*. Man vermutet, daß es für jede Geruchsqualität eine oder mehrere Sinneszellen geben muß, so daß insgesamt Tausende von verschiedenen Rezeptoren in der Riechschleimhaut existieren. Dabei kann sich das, was wir als einen bestimmten Geruch erkennen, durchaus aus verschiedenen Geruchsqualitäten zusammensetzen. Proximal entsendet der Zellkörper der Riechzellen einen zentralwärts gerichteten axonalen Fortsatz, der in der Lamina cribrosa durch das Siebbein tritt und in der vorderen Schädelgrube im Bulbus olfactorius endet (vgl. Abb. 2.19). Die Gesamtheit der zentral gerichteten Riechepithelfortsätze (Fila olfactoria) bildet den N. olfactorius. Da die olfaktorischen Sinneszellen also nicht wie die anderen Sinneszellen afferente Nervenfasern besitzen, an die sie die Erregung weitergeben, sondern die Impulse selbst ins ZNS leiten, werden sie als *primäre Sinneszellen* (= Nervenzellen, die unmittelbar Sinnesreize wahrnehmen und diese ins ZNS weiterleiten) bezeichnet. Sie entsprechen aber nicht in allen Eigenschaften den anderen Nervenzellen des Körpers. Im Gegensatz zu diesen können die olfaktorischen Sinneszellen z. B. zeitlebens regenerieren, haben also ihre mitotische Aktivität über die Embryonalzeit hinaus bewahrt.

13.4 Geschmacksorgan

Das Geschmacksorgan befindet sich auf der Zunge und hat wie die Riechschleimhaut zum einen Schutzfunktionen (s.o.), zum anderen die Aufgabe, uns den spezifischen Geschmack verschiedener (meist Nahrungs-)Stoffe zugänglich zu machen. Das Geschmacksorgan kann lediglich süß, sauer, salzig und bitter wahrnehmen. Alles, was darüber hinaus an „Geschmacksempfindung" existiert, was man als das „Aroma" von Speisen und Getränken schmeckt, vollzieht sich über die Riechepithelien der Nase (s.o.). Selbst die Qualität „scharf" wird nicht von *Geschmacks*-, sondern von *Schmerz*rezeptoren der Zunge wahrgenommen. Die Sinneszellen des Geschmacksorgans befinden sich in den *Zungenpapillen* (s.u.). Dabei sind sie jedoch nicht gleichmäßig über die Zungenoberfläche verteilt, sondern hauptsächlich am Rand der Zunge lokalisiert (Abb. 13.25a). Auch die vier Geschmacksqualitäten sind spezifisch verteilt. Süß nimmt man an der Zungenspitze (Abb. 13.25a, *1*), salzig an den seitlichen Zungenrändern und der Zungenspitze (Abb. 13.25a, *2*), sauer nur an den Zungen-

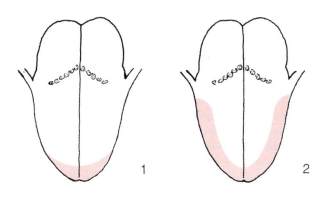
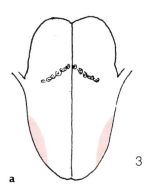
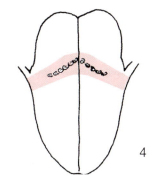
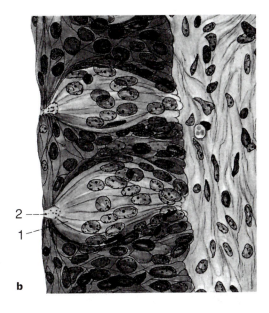

Abb. 13.25 Geschmacksorgan.
a Lokalisation der Geschmacksqualitäten auf der Zungenoberfläche.
1 süß, 2 salzig, 3 sauer, 4 bitter.
b Geschmacksknospen am seitlichen Rand einer Zungenpapille. Vergrößerung 590fach. (Aus Benninghoff [1])
1 Geschmacksknospe, 2 Geschmacksporus.

rändern (Abb. **13.25a**, 3) und bitter nur am Übergang zum Zungengrund wahr (Abb. **13.25a**, 4).

Die Geschmacks-Sinneszellen sind zu vielen in einer *Geschmacksknospe* zusammengebündelt. Mehrere dieser Geschmacksknospen befinden sich in der seitlichen Wand einer Zungenpapille (Abb. **13.25b**), insbesondere an den Papillae vallatae, foliatae und fungiformes.

Eine Geschmacksknospe besteht aus etwa 20 spindelförmigen Zellen, die zwiebelartig zusammengelagert sind und lumenwärts eine kleine Grube, den *Geschmacksporus*, umschließen (Abb. **13.25b**). In diesen ragen zahlreiche Mikrovilli der Sinneszellen hinein, die einzelne Moleküle binden können, an denen sie die Qualitäten süß, salzig etc. wahrnehmen. An der Basis der Geschmacksknospe treten Nervenfasern an die Sinneszellen heran. In dem Bereich zwischen zwei Zungenpapillen münden zahlreiche seröse Drüsen, die als „Spüldrüsen" den Geschmacksporus reinigen und für neue Geschmacksempfindungen frei machen.

Auch am tieferen Zungengrund und selbst an der Epiglottis sind Geschmacksrezeptoren zu finden (vor allem Bitterwahrnehmung), deren Impulse dann im Gegensatz zu denen der anderen Rezeptoren (s.u.) über den N. vagus weitergeleitet werden.

Die Geschmackswahrnehmung der vorderen zwei Drittel der Zunge wird über den *N. facialis* (*Chorda tympani*), die des hinteren Drittels (also vor allem Bitterwahrnehmung) über den N. glossopharyngeus dem ZNS zugeleitet.

13.5 Haut und Hautanhangsgebilde

13.5.1 Haut

13.5.1.1 Allgemeines und Funktion

Mit einer Gesamtoberfläche von 1,5–2 m² gehört die Haut (*Kutis*) zu den größten Organen des Körpers. Sie ist 1–4 mm dick (abhängig von der Körperpartie) und gliedert sich mikroskopisch in einen epithelialen (*Epidermis*) und einen bindegewebigen Anteil (*Korium*, *Dermis*). Das Korium geht ohne scharfe Grenze nach unten in das Unterhautgewebe (*Subkutis*) über. Makroskopisch ist die Haut am ganzen Körper mit Ausnahme von Hand- und Fußinnenflächen durch feine Furchen in kleine, polygonale *Felder* eingeteilt (*Felderhaut*). An den Hand- und Fußinnenflächen ist die Haut in feine, höchst individuell ausgebildete *Leisten* gegliedert (*Leistenhaut*).

Die **Funktionen** der Haut sind vielfältig. Am wichtigsten sind:

- Schutzfunktionen und
- Sinnesfunktionen.

Hinzu kommen, weniger im Vordergrund stehend,

- Kommunikationsfunktionen und
- Stoffwechselfunktionen.

Die **Schutzfunktionen** im weitesten Sinne, solche also, die dazu beitragen, die Integrität des Körpers gegenüber seiner Umwelt zu bewahren, sind z.B.:

- Schutz vor mechanischer, chemischer oder thermischer Schadeinwirkung von außen
- Schutz vor Strahleneinwirkung (durch Melaninpigmentierung)
- Schutz vor dem Eindringen von Krankheitserregern (mechanisch durch Verhornung des Epithels und dichtes Korium, chemisch durch Säureschutzmantel mittels Schweißsekretion sowie immunologisch durch antigenpräsentierende Zellen)
- Beitrag zur Regulation des Wasserhaushaltes. Dabei wird einerseits der Körper vor Flüssigkeitsverlusten durch übermäßiges Verdunsten geschützt (bereits der Verlust von 10% der Hautfläche, z.B. durch Verbrennung, kann zu lebensbedrohlichen Flüssigkeitsverlusten führen!). Andererseits kann aber durch Steigerung der Schweißsekretion die Flüssigkeitsbilanz erheblich negativiert werden.
- Regulation der Körpertemperatur (durch die Schweißsekretion zum einen und durch die Variation der Hautdurchblutung zum anderen).

Die **Sinnesfunktionen** der Haut ermöglichen das Wahrnehmen von

- mechanischen Reizen
- thermischen Reizen
- Schmerzreizen.

Nicht nur durch die Sinnesfunktion, sondern auch durch ihr Aussehen und ihren Geruch hat die Haut wichtige **Kommunikationsfunktionen** (man beachte den immensen Aufwand, mit dem die Kosmetik- und Parfümindustrie dieser Tatsache Rechnung trägt!). Pathologische Störungen innerhalb dieses Hautfunktionsbereichs (z.B. nicht beherrschbarer Körpergeruch, entstellende Gesichtsekzeme oder Akne) können somit massive psychische Beeinträchtigungen für den Betroffenen darstellen.

Schließlich hat die Haut noch wichtige **Stoffwechselfunktionen**, wobei sie für die *Bildung von Vitamin D* (unter Sonnen- bzw. UV-Einstrahlung) und für die Ausscheidung verschiedener (oft Gift-)Stoffe über die Schweißdrüsen zuständig ist.

13.5.1.2 Mikroskopische Anatomie

Mikroskopisch kann man drei Schichten unterscheiden (Abb. **13.26a**, *1–3*):

- *Epidermis*
- *Korium* (*Dermis*)
- *Subkutis*.

Dabei bilden Epidermis und Korium die Haut, *Kutis*, im engeren Sinne, die aber funktionell ohne Subkutis gar nicht zu denken ist.

Epidermis (Abb. **13.26a**, *1*). Die Epidermis weist oberflächlich eine auch makroskopisch sichtbare Gliederung in Felder oder Leisten auf (s.o.). Sie enthält keine Blutgefäße und besteht aus einem

- mehrschichtigen, verhornten Plattenepithel.

In dieses schieben sich von basal her kräftige Bindegewebspapillen aus dem Korium hinein, so daß die charakteristische wellige Struktur der Haut entsteht. Wir unterscheiden an der Epidermis fünf, z.T. nur unscharf abgrenzbare Schichten (Abb. **13.26b**):

- *Stratum basale*
- *Stratum spinosum*
- *Stratum granulosum*
- *Stratum lucidum*
- *Stratum corneum*.

Ganz basal befindet sich das *Stratum basale* (Abb. **13.26b**, *5*), eine dichtgelagerte, regelmäßig geformte Zellschicht. In der apikalen Hälfte dieser Zellen findet man Melaninpigmenteinlagerungen. Nach oben schließt sich das *Stratum spinosum* (Stachelzellschicht; Abb. **13.26b**, *6*) an, eine aus 4–8 Lagen bestehende Zellschicht, deren polyedrische, nach oben hin zusehends ellipsoide Zellen durch Desmosomen (Interzellularbrücken) miteinander verbunden sind. Auf Grund der Fixierung und Einbettung histologischer Präparate schrumpfen diese Zellen, bleiben aber durch die Desmosomen miteinander verbunden, die man dann oft als „Stacheln" (Spinae) zwischen den Zellen sehen kann. Stratum spinosum und Stratum basale werden zusammengefaßt zum *Stratum germinativum*, das als *Regenerationsschicht* durch Proliferation für die ständige „Nachlieferung" der apikal abgeschilferten Zellen zuständig ist. Das Stratum spinosum geht nach apikal in das *Stratum granulosum* (Körnerschicht; Abb. **13.26b**, *7*) über, das aus 2–5 Lagen flacher, histologisch auffällig gekörnter Zellen

Haut und Hautanhangsgebilde 13.5

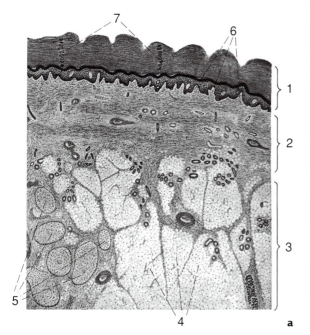

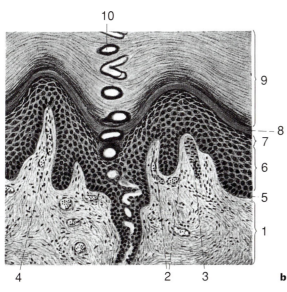

Abb. 13.26 Mikroskopische Anatomie der Haut (Haut der Hohlhand). (Aus Sobotta/Histologie [8])
a Übersicht. Vergrößerung 18fach.
1 Epidermis, **2** Korium (**1** und **2** = Kutis), **3** Subkutis, **4** Fettgewebe in der Subkutis, **5** Vater-Pacini-Körperchen (s. Kap. 13.5.2), **6** Koriumpapillen, **7** Schweißdrüsenausführungsgänge.
b Stärker vergrößerter Ausschnitt aus a. Vergrößerung 170fach.
1 Korium mit **2** Koriumpapillen, die in die Epidermis hineinragen. Dort finden sich **3** Meissner-Tastkörperchen (s. Kap. 13.5.2) und zahlreiche **4** Blutgefäße. **5–9** *Schichten der Epidermis*: **5** Stratum basale, **6** Stratum spinosum, **7** Stratum granulosum, **8** Stratum lucidum, **9** Stratum corneum. **10** Schweißdrüsenausführungsgang.

Stratum lucidum (Abb. **13.26b**, *8*), das homogen gefärbt ist und aus einigen Lagen dicht gepackter, flacher Zellen besteht, die im Übergang zur Verhornung begriffen sind. Ganz apikal schließlich befindet sich eine unterschiedlich dicke *Hornschicht* als *Stratum corneum* (Abb. **13.26b**, *9*), das aus verhornten, also abgestorbenen, kernlosen, flach miteinander verbackenen Zellen besteht. Die Hornschicht macht einen wichtigen Teil der Schutzfunktion der Haut vor äußeren Einflüssen aus und ist daher besonders dick bei mechanisch beanspruchten Körperpartien wie Handfläche und Fußsohle.

Die **Hautfarbe** wird vor allem durch die Menge der in die Basalzellen eingelagerten Melaninpigmentkörnchen (s. u.) und die Intensität der Koriumdurchblutung (Rötung, Blässe) bestimmt.

In der Epidermis finden sich außer den Epithelzellen (*Keratinozyten*) auch noch weitere zelluläre Elemente. So sind z. B. in den basalen Zellschichten die **Melanozyten** lokalisiert. Diese sich ontogenetisch aus der Neuralleiste ableitenden Zellen besitzen dendritenartige Ausläufer und sind für die Pigment-(Melanin-)Bildung zuständig. Dabei schütten sie das in Vesikel (*Melanosomen*) gespeicherte Melanin in ihre Umgebung aus, so daß es von den umliegenden Epithelzellen aufgenommen, eingelagert und im Lauf der Zeit abgebaut wird. Die Melanozyten können nach zu häufiger und zu intensiver UV-Strahlenbelastung als *malignes Melanom* entarten. Melanozyten treten praktisch nicht in der Leistenhaut (Handfläche, Fußsohle) auf, weswegen diese Stellen unpigmentiert sind.

Weitere Zellen der Epidermis sind z. B. die *Langerhans-Zellen*, große, antigenpräsentierende dendritische Zellen, die morphologisch den Melanozyten ähneln, aber als Abkömmlinge von *Makrophagen* gelten. Sie spielen eine wichtige Rolle bei der spezifischen Abwehrfunktion der Haut gegen Krankheitserreger (Abfangen des Antigens, Transport in den nächstgelegenen Lymphknoten, Antigenpräsentation, Auslösen einer Immunantwort). Klinisch spielen sie eine bedeutende Rolle bei allergischen Reaktionen der Haut.

Schließlich findet man bisweilen in der Stachelzellschicht die hellen *Merkel-Zellen*, sensible Druckrezeptoren, an denen Nervenfasern enden (*Merkel-Zell-Neuriten-Komplex*).

Korium (Dermis). Das *Korium* (*Lederhaut*; Abb. **13.26a**, *2*) gliedert sich in ein *Stratum papillare*, das direkt an die Epidermis grenzt, und ein derberes, grobfaseriges *Stratum reticulare*. Das Stratum papillare ist zellreicher und enthält mehr Kapillaren als das Stratum reticulare, das hauptsächlich aus kräftigen Kollagenfaserbündeln mit wenigen Fibrozyten besteht und die immense Stabilität des Koriums ausmacht. In den vom Stratum papillare gebildeten *Koriumpapillen* (Abb. **13.26b**, *2*) befinden sich außer Kapillaren zahlreiche freie Bin-

mit kleinen, pyknotischen Kernen besteht, was auf den allmählichen Absterbeprozeß in den Zellen hinweist. Auf das Stratum granulosum folgt das

13 Sinnesorgane

degewebszellen (Makrophagen, Mastzellen, Lymphozyten) und – besonders in der Haut der Fingerbeeren – *Meissner-Tastkörperchen* (s.u.). Diese dienen als Mechanorezeptoren, die besonders empfindlich auf Berührung reagieren.

Die Kollagenfasern des Koriums haben eine bestimmte Verlaufsrichtung und bilden dadurch die sog. *Langer-Spaltlinien* der Haut (Abb. **13.27**). Sie sind z.B. daran erkennbar, daß sich nach Einstechen mit einer runden Nadel in die Haut kein rundes Loch, sondern ein Spalt ergibt, der in Richtung der Hautspaltlinien verläuft.

Klinik Die Langer-Spaltlinien haben besondere Bedeutung in allen operativen klinischen Disziplinen. Ein Hautschnitt sollte nach Möglichkeit entlang diesen Linien erfolgen. Die Wunde klafft dann weniger, verheilt hinterher besser, und es resultieren kosmetisch schönere Narben.

Subkutis (Tela subcutanea). Die Subkutis dient der Befestigung der Haut auf der Unterlage (in der Regel die sog. *allgemeine Körperfaszie*). Sie besteht aus meist relativ lockerem Bindegewebe, das mehr oder weniger viel Fettgewebe enthält. In die Subkutis sind zahlreiche Hautanhangsgebilde wie Haarbälge, Schweiß- und Talgdrüsen eingelagert. Sie werden gesondert besprochen.

13.5.2 Sinnesorgane der Haut

Die Haut ist Sinnesorgan für mechanische, thermische und Schmerzreize. Dabei existieren für fast jede Empfindungsqualität gesonderte, oft auch morphologisch spezifische Rezeptoren (z.B. für Wärme, Kälte, Vibration, Druck, Berührung, Schmerz). Man findet als solche Rezeptoren

- *freie Nervenendigungen*
- *Nervenendigungen in Verbindung mit Haaren*
- *Nervenendigungen an korpuskulären Rezeptoren*

(vgl. Abb. **13.28**). Die Sensitivität (Empfindlichkeit) ist in den einzelnen Körperregionen sehr unterschiedlich und proportional der Dichte der Rezep-

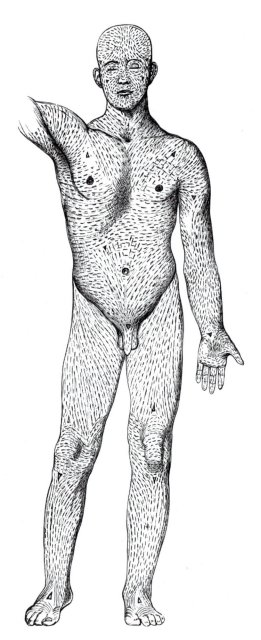

Abb. 13.27 Langer-Spaltlinien der Haut. Die Spaltlinien kommen durch den geordneten Kollagenfaserverlauf im Korium zustande und haben große klinische Bedeutung (Schnittführung im Rahmen von Operationen). (Aus Toldt, Hochstetter [9])

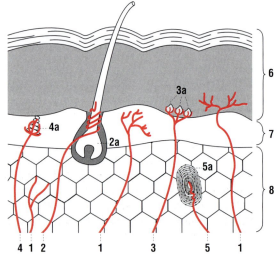

Abb. 13.28 Sinnesorgane der Haut (Erläuterung s. Text).
1 Freie Nervenendigungen in Subkutis, Korium und basaler Epidermis, **2–5** Nervenendigungen an: **2a** Haarfollikeln, **3a** Merkel-Rezeptoren, **4a** Meissner-Rezeptoren, **5a** Vater-Pacini-Rezeptoren. **6** Epidermis, **7** Korium, **8** Subkutis.

toren. Zunge, Gesicht oder Handflächen weisen eine besonders hohe Dichte auf, während man z.B. in der Haut des Rückens weit weniger afferente Nervenendigungen findet.

Sog. **freie Nervenendigungen** sind Endaufzweigungen afferenter Dendriten von Spinalganglienzellen, die größtenteils von Schwann-Zellen umgeben sind und nur mit feinen Endausläufern frei im Gewebe liegen. Man findet sie in allen Bereichen von der Subkutis über das Korium bis in die basale Epidermis hinein (Abb. **13.28**, *1*). Sie dienen als Rezeptoren für die meisten Sinnesqualitäten der Haut, vor allem aber Thermo- und Schmerzrezeption.

Zahlreiche **Nervenendigungen** enden auch an den **Haarfollikeln** (Abb. **13.28**, *2*). Die Haarfollikel sind die wohl häufigste sensible Rezeptorart der Haut. Sie reagieren empfindlich auf jede Abbiegung des Haares, sind also Berührungsrezeptoren.

Die **korpuskulären Rezeptoren** der Haut sind weit weniger zahlreich als die beiden vorhergenannten. Die aus einem Epithel-Dendriten-Komplex gebildeten *Merkel-Rezeptoren* (Abb. **13.28**, *3a*) gelten als Druckrezeptoren. Etwas häufiger findet man die *Meissner-Tastkörperchen* (Abb. **13.28**, *4a*). Sie kommen als Berührungsrezeptoren in den Papillen der Leistenhaut vor, wo es keine Haarfollikel gibt, die von afferenten Nervenfasern innerviert werden könnten. Weiterhin gibt es *Vater-Pacini-Körperchen* (Abb. **13.28**, *5a*), lamellär-zwiebelschalenartig zusammengesetzte runde Strukturen, die tief in der Subkutis lokalisiert sind und als Rezeptoren für Vibrationsempfinden gelten.

13.5.3 Hautanhangsgebilde (Abb. 13.29)

Unter Hautanhangsgebilden versteht man:

- Haare
- Hautdrüsen
  - Talgdrüsen
  - Schweißdrüsen
  - Brustdrüse
- Nägel.

Sie entstehen im Prinzip alle aus epithelialen Einstülpungen.

Haare. Sie finden sich unterschiedlich zahlreich an allen Körperhautpartien mit Ausnahme der Leistenhaut (Handfläche, Fußsohle). Ihre **Funktion** als Wärmeschutzeinrichtung spielt bei uns Menschen eher eine untergeordnete Rolle, ihre *kosmetische Bedeutung* wird dagegen z.T. überaus hoch eingeschätzt. Weiterhin dienen die Haare als Berührungsdetektoren der Haut (jede Abscherung wird von Nervenendigungen wahrgenommen, s.o.) und der Reibungsminderung an Stellen, wo Hautflächen aneinander reiben (Achselhöhle, Dammbereich).

Man unterscheidet am Haar einen frei aus der Epidermis herausragenden *Haarschaft* (Abb. **13.29a**, *1*) von einer schräg bis hinab in die Subkutis verankerten *Haarwurzel* (Abb. **13.29a**, *3*), die von *Wurzelscheiden* umgeben ist und sich unten zu einer *Haarzwiebel* (*Bulbus*; Abb. **13.29a**, *4*) verdickt. Die Haarzwiebel enthält die undifferenzierten *Matrixzellen* des Haares und Melanozyten. Die Melanozyten sterben im Alter ab, gleichzeitig nimmt die Lufteinlagerung im Haar zu, so daß das Haar ergraut. In den Bulbus hinein schiebt sich die bindegewebige *Haarpapille*. Papille, Bulbus und umgebendes Bindegewebe werden *Haarfollikel* genannt. Stratum corneum und Stratum granulosum der Epidermis senken sich um die Haarwurzel herum ein Stück weit ein, so daß der *Haartrichter* entsteht (Abb. **13.29a**, *2*). An seinem unteren Ende mündet eine Talgdrüse ein (Abb. **13.29a**, *5*; s.u.). Etwas weiter unterhalb strahlt von schräg oben her ein feiner, glatter Muskel (*M. arrector pili*; Abb. **13.29a**, *6*) in die Haarwurzel ein, der auf vegetative und psychische Reize hin das Haar zur Aufrichtung und die darüber liegende Haut zur Einziehung bringen kann (Gänsehaut!). (Vielleicht kommt über diese Verbindung auch der Ausspruch „mir stehen die Haare zu Berge" zustande ...)

Mikroskopisch entpuppen sich das Haar und seine Wurzelscheiden als äußerst komplexe Gebilde (Abb. **13.29b**). Man kann dabei folgende Schichten differenzieren: Die *Haarwurzel* (Abb. **13.29b**, *1*) grenzt sich nach außen gegen die Wurzelscheiden durch die *Haarkutikula* ab (Abb. **13.29b**, *2*). Bei den Wurzelscheiden unterscheiden wir eine (in sich wiederum dreischichtige) *innere epitheliale* (Abb. **13.29b**, *3*), eine *äußere epitheliale* (Abb. **13.29b**, *4*) und eine *bindegewebige Wurzelscheide* (nicht dargestellt in Abb. **13.29b**). Letztere ist von den vorigen durch die *Glashaut* (Abb. **13.29b**, *5*) getrennt. Die bindegewebige Wurzelscheide bildet die sich von unten her in die Haarzwiebel (Abb. **13.29b**, *6*) einstülpende *Haarpapille* (Abb. **13.29b**, *7*).

> **Klinik** Die Haarfollikel sind häufig Ort bakterieller Infektionen, die sich zu Vereiterungen ausbreiten und so das umgebende Gewebe zerstören können. Man spricht dann von einem *Furunkel*.

Talgdrüsen. Die Talgdrüsen (*Glandulae sebaceae*; Abb. **13.29a**, *5*) sind holokrine Drüsen. In der Regel münden sie in Haarfollikel, so daß ihr Sekret, der *Talg* (*Sebum*), über den Haartrichter an die Oberfläche gelangt und Haare und Haut mit einem dünnen Fettfilm überzieht, der die obersten Epidermisschichten ganz durchtränkt. Die Wasserdurchlässigkeit wird dadurch herabgesetzt, sowohl für Wasser von innen (Verdunstungsschutz) als auch von außen. An der Leistenhaut (Handfläche, Fußsohle), wo die Talgdrüsen fehlen, kann man nach längerem Aufenthalt im Wasser sehen, daß dieses durch die Epidermis eingedrungen ist und die Koriumbindegewebsfasern zum Aufquellen bringt, so daß sich die Haut in grobe Falten wirft.

13 Sinnesorgane

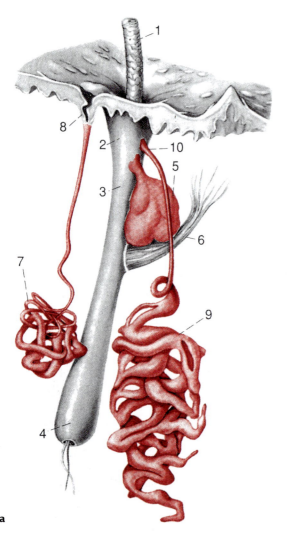

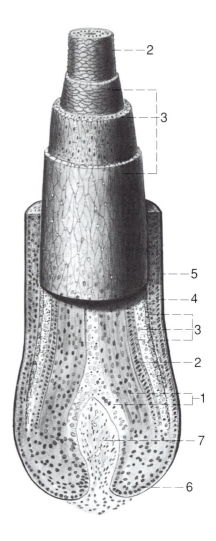

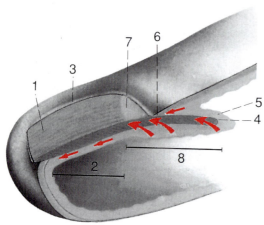

Abb. 13.29 Hautanhangsgebilde. (Aus Benninghoff [1])
a Plastisches Schema der Hautanhangsgebilde.
1–4: Haar, **1** Haarschaft, **2** Haartrichter, **3** Haarwurzel, **4** Haarzwiebel. **5** Talgdrüse, **6** M. arrector pili (glatter Muskel, sympathisch innerviert), **7** ekkrine Schweißdrüse mit **8** Mündung des Ausführungsgangs an der Hautoberfläche, **9** apokrine Schweißdrüse mit **10** Mündung ihres Ausführungsgangs in den Haartrichter.
b Mikroskopische Anatomie des Haares.
Von innen nach außen: **1** Haarwurzel, **2** Haarkutikula (Abgrenzung des Haares gegen die Wurzelscheiden), **3** innere epitheliale Wurzelscheide (dreischichtig), **4** äußere epitheliale Wurzelscheide, **5** Glashaut, **6** Haarzwiebel, **7** Haarpapille.
c Nagel (Unguis).
1 Nagelplatte, **2** Bereich des Nagelbettes, **3** Nagelfalz, **4** Nagelwurzel, **5** Nageltasche, **6** Eponychium, **7** Lunula, **8** Bereich der Nagelmatrix, die die nagelbildenden Matrixzellen enthält. Die Pfeile deuten den Wachstumsschub bei der Bildung des Nagels an.

Mikroskopisch besteht die Talgdrüse aus mehreren Schichten epithelialer Zellen, die ganz basal noch kubisch und mit kleinen Fettvakuolen sichtbar sind. Ein eigentliches Drüsenlumen existiert nicht. Durch Proliferation der basalen Zellschichten geraten die Zellen immer mehr in Richtung des kurzen Ausführungsgangs. Dabei lagern sie zunehmend größere Fettvakuolen ein, so daß ihr Inneres schließlich vollständig von diesen ausgefüllt ist und sogar der Kern verschwindet. Apikal schüttet die Zelle dann die Vakuolen in den kurzen Ausführungsgang zum Haarfollikel aus, wobei sie zugrunde geht (*holokrine Sekretion*).

Klinik Wie auch die Haarfollikel sind die Talgdrüsen nicht selten der Ort bakterieller Besiedelung. Wenn der Ausführungsgang verengt ist, kann es zum Talgaufstau kommen. Die Bakterien spalten dann enzymatisch die Lipide des Talgs, was über die Freisetzung von Fettsäuren zu einer Entzündung der Talgdrüsen und des umgebenden Gewebes führt. Das spielt in der Pathophysiologie der *Akne*, einer der häufigsten und subjektiv sehr belastenden Hauterkrankungen, eine entscheidende Rolle.

Schweißdrüsen. Man unterscheidet *ekkrine* und *apokrine Schweißdrüsen* (Abb. **13.29a**, *7* und *9*). Beide sind unverzweigte, tubuläre Einzeldrüsen, wobei die ekkrinen Schweißdrüsen ubiquitär, die apokrinen nur an bestimmten Stellen vorkommen (vor allem Achselhöhle, Genital- und Perianalgegend). Die Schweißdrüsenendstücke befinden sich in der Subkutis, und ihre oft stark gewundenen Ausführungsgänge ziehen durch das Korium. Die Gänge der ekkrinen Schweißdrüsen münden an der Hautoberfläche (Abb. **13.29a**, *8*), während diejenigen der apokrinen Drüsen meist wie die Talgdrüsen in Haarfollikel einmünden (Abb. **13.29a**, *10*).

Mikroskopisch unterscheiden sich die apokrinen von den ekkrinen Schweißdrüsen durch wesentlich (bis zu 10mal) weitere Drüsenendstücke und höhere Epithelien, was wohl auch mit dem Sezernierungsmodus zusammenhängt (apokrin: apikaler Zellteil wird bei der Sezernierung mit abgestoßen). Die Endstücke beider Schweißdrüsenarten enthalten myoepitheliale Zellen. Die Ausführungsgänge sind stark gewunden, so daß man in den histologischen Präparaten oft nur Queranschnitte findet. Sie sind meist dunkler angefärbt als die Endstücke, und ihre Zellkerne sind dichter zusammengelagert.

Die **Funktion** der Schweißdrüsen besteht in erster Linie in der Temperaturregulation. Die Verdunstung von Wasser entzieht dem Körper Wärmeenergie. Zum anderen tragen die Schweißdrüsen durch die chemische Zusammensetzung des Schweißes entscheidend zur Abwehrfunktion der Haut gegen Krankheitserreger bei (sog. „Säureschutzmantel" der Haut).

Nägel. Auch die Nägel sind Abkömmlinge der Epidermis. **Funktionell** bieten sie einerseits einen gewissen mechanischen Schutz der Finger- bzw. Zehenspitzen, zum anderen dienen sie als Werkzeug (z. B. beim Greifen kleinster Gegenstände oder beim Kratzen). Ein Nagel (Abb. **13.29c**) besteht aus einer etwa 0,5 mm dicken Hornplatte (*Nagelplatte*; Abb. **13.29c**, *1*), die auf dem *Nagelbett* ruht (Abb. **13.29c**, *2*). Nach vorne ist die Nagelplatte frei, zur Seite ist sie im *Nagelfalz* (**13.29c**, *3*), nach hinten als *Nagelwurzel* (Abb. **13.29c**, *4*) in die *Nageltasche* (Abb. **13.29c**, *5*) eingefaßt. Aus dieser Tasche schiebt sich ein dünnes Häutchen (*Eponychium*; Abb. **13.29c**, *6*) ein kleines Stück weit auf die Nagelplatte. In der hinteren Nagelwurzel und in der *Lunula*, die man als weiße Fläche vor der Nageltasche sehen kann (Abb. **13.29c**, *7*), befinden sich die *Matrixzellen* des Nagels, von denen die Nagelbildung ausgeht. Ist bei einer Erkrankung oder Verletzung des Nagels die Matrix zerstört worden, kann keine Regeneration durch Nachwachsen des Nagels mehr erfolgen.

Mamma. Die Brustdrüse ist im weiteren Sinne auch eine Anhangsdrüse der Haut. Sie kann jedoch in diesem Rahmen nicht abgehandelt werden.

13.6 Sinnesorgane des Bewegungsapparates

Zahlreiche spezialisierte Sinnesorgane des Bewegungsapparates ermöglichen uns das bewußte Wahrnehmen der Lage der Extremitäten und des Rumpfes, den reibungslosen Ablauf von Bewegungen und einen Schutz vor Überlastung der Gelenke, Bänder, Muskeln und Sehnen. Besondere Bedeutung haben

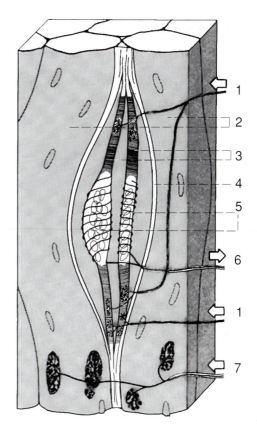

Abb. 13.30 Muskelspindel. (Aus Wheater, Burkitt, Daniels [10])
1 Gamma-Motoneuron (zu intrafusalen Muskelfasern), **2** extrafusale Skelettmuskelfasern (normale Skelettmuskelzellen), **3** intrafusale Muskelfasern (links Kernsack-, rechts Kernkettenfaser), die durch eine **4** Bindegewebskapsel von den extrafusalen Muskelfasern getrennt sind, **5** sog. anulospirale Endigungen der **6** sensiblen Nervenfaser, die die Muskeldehnungsimpulse zum Rückenmark leitet, **7** Alpha-Motoneuron (zu extrafusalen Muskelfasern).

- *Muskelspindeln*
- *Sehnenrezeptoren* (*Golgi-Rezeptoren*) und
- *Gelenksrezeptoren* (in Kapseln und Bändern).

Während die **Muskelspindeln** *Längenrezeptoren* sind, also auf die Verkürzung oder Dehnung des Muskels reagieren, sind die **Sehnenrezeptoren** *Spannungsrezeptoren*, die auch bei isometrischer Kontraktion (= keine Verkürzung bei Muskelanspannung, z.B. beim Versuch, einen unbeweglichen Gegenstand zu bewegen) Impulse abgeben. Die Muskelspindeln stehen also im Dienst der Konstanthaltung der *Muskellänge*, die Sehnenrezeptoren im Dienst der Verhinderung einer für den Muskel gefährlich hohen *Spannung*. Die **Gelenksrezeptoren** ermöglichen den *Lagesinn* und verhindern die Überlastung des Gelenks.

Die **Histologie** dieser Strukturen kann nicht im einzelnen beschrieben werden. Exemplarisch herausgegriffen werden sollen die **Muskelspindeln**, die mikroskopisch aussehen wie ein „kleiner Muskel im Muskel" (Abb. **13.30**). Es handelt sich dabei um 2–5 mm lange, spindelförmige Gebilde in der Skelettmuskulatur, die von einer Bindegewebskapsel (Abb. **13.30**, *4*) umschlossen sind und etwa 6–12 kleine quergestreifte Muskelfasern enthalten (Abb. **13.30**, *3*). Diese Muskelfasern werden als *intrafusale Fasern* bezeichnet und sind im Verlauf parallel zur Arbeitsmuskulatur des Muskels geschaltet. Je nach Anordnung der Muskelfaserkerne unterscheidet man *Kernsackfasern* (Kerne „haufenförmig" angeordnet, links in Abb. **13.30**) und *Kernkettenfasern* (Kerne „reihenförmig" angeordnet, rechts in Abb. **13.30**). Zwei Arten von Nervenfasern ziehen in die Muskelspindeln hinein: zum einen motorische (Gamma-)Fasern (Abb. **13.30**, *1*), die über motorische Endplatten die intrafusalen Muskelzellen aktivieren können (sie enden oben und unten an den Fasern, nicht in der Mitte), und zum anderen sensible Fasern (Abb. **13.30**, *6*), die die intrafusalen Muskelfasern in der Mitte umschlingen und jede Längenänderung derselben registrieren. Wird nun der Muskel gedehnt, dehnen sich die intrafusalen Muskelfasern mit, und die Rezeptoren werden aktiviert. Sie führen im Rückenmark zu einer Aktivierung der Alpha-Motoneurone und damit zu einer Kontraktion des gedehnten Muskels, so daß seine ursprüngliche Länge wieder hergestellt ist (Grundlage des Muskeleigenreflexes, vgl. Kap. 3.4.4, S. 86). Mittels der motorischen (Gamma-)Nervenfasern kann die Empfindlichkeit der Muskelspindelrezeptoren gesteigert werden. Wenn sie die intrafusalen Muskelfasern oben und unten zur Kontraktion bringen, wird die Mitte dieser Fasern gedehnt, was über die sensiblen Nervenfasern zu einer Aktivierung des Alpha-Motoneurons des Muskels führt. Im einzelnen muß diesbezüglich auf Lehrbücher der Physiologie verwiesen werden.

13.7 Zusammenfassung

13.7.1 Auge

Man unterscheidet am Sehorgan den Augapfel (Bulbus oculi) von seinen Umgebungs- und Hilfsstrukturen: Augenhöhle (Orbita), Bindehaut (Tunica conjunctiva), Tränendrüse (Glandula lacrimalis), Augenlider (Palpebrae) und Augenmuskeln.

Bulbus oculi. Er läßt sich unterteilen in die dreischichtige *Bulbuswand* und die *inneren Bulbusstrukturen*.

Die **Bulbuswand** setzt sich von außen nach innen aus der *Tunica fibrosa* (*Sklera* und *Kornea*), der *Tunica vasculosa* (= *Uvea*: *Iris*, *Corpus ciliare* und *Choroidea*) und der *Tunica interna* (*Retina*) zusammen. Der vordere, uhrglasförmige Teil der sonst kugelförmigen Bulbuswand wird von der durchsichtigen **Kornea** (Hornhaut) gebildet. Sie ist histologisch dreischichtig, gefäßfrei und stark lichtbrechend. Sie geht an ihrem Rand in die lichtundurchlässige, derbe **Sklera** (Lederhaut) über, die dem Bulbus seine Form gibt und ihn widerstandsfähiger macht. Die mittlere Bulbusschicht, **Uvea,** bildet mit zwei ringförmigen Ausläufern die Iris und das Corpus ciliare als innere Augenstrukturen (s.u.). Ansonsten bedeckt sie als stark vaskularisierte *Choroidea* (Aderhaut) die Sklera von innen her. Die innerste Bulbusschicht wird von der **Retina** (Netzhaut) gebildet, die die lichtwahrnehmenden Sinneszellen enthält. Sie ist ebenso wie der N. opticus als Teil des Zwischenhirns aufzufassen. Als *Pars optica* kleidet sie nahezu den gesamten Bulbus von innen her aus und setzt sich nach vorne als *Pars caeca* (enthält keine Sinneszellen) auf Iris und Ziliarkörper fort. Bei der Pars optica retinae läßt sich ein äußeres *Stratum pigmentosum* (einschichtiges *Pigmentepithel*) von einem inneren *Stratum nervosum* trennen, das die Sinnes- und Nervenzellen enthält und bereits einen Teil der Sehbahn bildet. Beim Stratum nervosum kann man drei Nervenzellschichten unterscheiden (*Stratum neuroepitheliale*, *Stratum ganglionare retinae* und *Stratum ganglionare n. optici*). Im Stratum neuroepitheliale befinden sich die retinalen Sinneszellen: *Stäbchen* (Helldunkel-Wahrnehmung) und *Zapfen* (Farbwahrnehmung). Diese Sinneszellen (erstes Neuron der Sehbahn) geben die optischen Reize als elektrische Impulse über die bipolaren Ganglienzellen (zweites Neuron der Sehbahn, *Stratum ganglionare retinae*) an die vor ihnen liegenden multipolaren Ganglienzellen des *Stratum ganglionare n. optici* (drittes Neuron der Sehbahn) weiter. Deren Axone bündeln sich in der *Papilla n. optici* (*Discus n. optici* = „blinder Fleck", da hier keine Sinneszellen) zum N. opticus. An der Stelle des schärfsten Sehens (*Fovea centralis* in der *Macula lutea*), die im Zentrum der Retina liegt, befinden sich nur Zapfen. Die Ernährung der äußeren Netzhautschichten (also auch der Sinneszellen) erfolgt über die Gefäße der Choroidea (deshalb Erblindung, wenn sich die neuroepitheliale Schicht von ihrer Unterlage abhebt = *Netzhautablösung*, *Ablatio retinae*).

Die **inneren Strukturen** des Augapfels sind die *Iris*, das *Corpus ciliare*, die *Linse* und der *Glaskörper*.

Die **Iris** ist eine scheibenförmige Ausstülpung der Uvea, direkt hinter der Kornea. Sie umschließt in ihrer Mitte eine Öffnung, die *Pupille*. Der Pigmentgehalt der Iris bestimmt die „Augenfarbe". Die Pupille ist in ihrer Größe variabel, was durch den in der Iris liegenden, radiär verlaufenden *M. dilatator pupillae* (Pupillenerweiterung, sympathisch innerviert) und den ringförmigen *M. sphincter pupillae* (Pupillenverengung, parasympathisch innerviert) möglich ist. Die Pupillomotorik dient der Konstanthaltung des Lichteinfalls ins Auge bei variierender Lichtstärke.

Direkt hinter der Pupille liegt die **Linse**. Ihre Brechkraft ist durch Anpassung der Linsenkrümmung variabel (*Akkommodation*). Dies wird durch Kontraktion des Ziliarkörpers (s. u.) möglich, an dem die Linse durch die *Zonulafasern* aufgehängt ist. Im Alter ist die Anpassungsfähigkeit der Linse herabgesetzt. Pathologische Einlagerung von Stoffwechselprodukten in das Linseninnere führt zur Linsentrübung (*Katarakt, grauer Star*).

Das **Corpus ciliare** umgibt als ringförmige Ausstülpung der Uvea die Linse und dient ihrer Aufhängung und Fixierung über die Zonulafasern. Wenn sein ringförmiger *M. ciliaris* (parasympathisch innerviert) sich kontrahiert, kommt es über die Erschlaffung der Zonulafasern zu einer stärkeren Linsenkrümmung.

Zwischen Linsenvorderseite, Irisvorderseite und Korneahinterseite befindet sich die *vordere Augenkammer*, die mit *Kammerwasser* gefüllt ist. Zwischen Irishinterseite, Ziliarkörpervorderseite und Linse befindet sich die *hintere Augenkammer*. Hier wird vom Ziliarkörper das Kammerwasser produziert und muß über die Pupillenöffnung in die vordere Augenkammer gelangen, wo es im *Iridokornealwinkel* in die venöse Blutbahn resorbiert wird. Das Kammerwasser erhält den intraokulären Druck aufrecht. Steigt dieser Druck (z. B. durch Resorptionsstörungen des Kammerwassers) zu stark an, entsteht ein *Glaukom* (*grüner Star*).

Es gibt zwei wichtige **visuelle Reflexe**, die man am Auge stets prüfen muß: *Lichtreflex* und *Akkommodation*. Beim **Lichtreflex** (*Pupillenreflex*) werden in der Netzhaut Lichtimpulse wahrgenommen, ins Mittelhirn geleitet und dort doppelseitig (gekreuzt und ungekreuzt) verschaltet, von wo aus dann über den N. oculomotorius (III) parasympathische Fasern zum Auge ziehen, um eine *Pupillenverengung* zu bewirken. Bei der **Akkommodation** (Naheinstellungsreaktion) werden visuelle Impulse erst in die Sehrinde und von dort zum Mittelhirn geleitet, von wo aus dann wieder über parasympathische Fasern des N. oculomotorius am Auge eine *Pupillenverengung* und *Ziliarkörperkonstriktion* bewirkt wird.

Umgebungsstrukturen des Auges. Die **Orbita** (*Augenhöhle*) umgibt als schützende knöcherne Struktur den Bulbus. Sie beinhaltet außer dem Bulbus den N. opticus, die Tränendrüse, die Augenmuskeln und reichlich Fettgewebe. Mit der **Tunica conjunctiva** (*Bindehaut*) ist der Bulbus an den Augenlidern fixiert. Diese durchsichtige Haut setzt am Übergang von Kornea zu Sklera am Bulbus an und bildet am Orbitarand Umschlagfalten (*Fornices*), mit denen sie sich auf die Innenseite der Augenlider fortsetzt. Vorne oben lateral liegt über dem Bulbus in der Orbita die haselnußgroße **Glandula lacrimalis** (*Tränendrüse*). Diese und die sog. *akzessorischen Tränendrüsen* produzieren die Tränenflüssigkeit, die die Vorderfläche des Bulbus (Kornea und Konjunktiva) befeuchtet, reinigt und z.T. ernährt. Der Abfluß der Tränenflüssigkeit geschieht am medialen Augenwinkel, von wo aus sie über den Ductus nasolacrimalis in den unteren Nasengang geleitet wird.

Vom vorderen Orbitarand entspringen oben und unten die beiden **Palpebrae** (*Augenlider*), zwei Bindegewebsplatten, die innen mit Konjunktiva, außen mit Epidermis überzogen sind. Sie enthalten Muskeln zur Schließung (M. orbicularis oculi, Innervation N. facialis) und Öffnung (M. levator palpebrae superioris, Innervation N. oculomotorius) der Lidspalte.

Augenmuskeln. Der Bulbus wird von sechs Muskeln bewegt: *M. rectus superior, M. rectus inferior, M. rectus lateralis, M. rectus medialis, M. obliquus superior* und *M. obliquus inferior*. Sie entspringen hinten an der Orbitaspitze mit Ausnahme des M. obliquus inferior, der am medioventralen unteren Orbitarand seinen Ursprung hat. Der M. obliquus superior zieht nach vorne zur Trochlea, biegt mit seiner Sehne um diese herum um und inseriert dann wie der M. obliquus inferior von schräg vorne her am Bulbus. Die Innervation erfolgt über die Hirnnerven III, IV und VI: *N. oculomotorius* (M. rectus superior, M. rectus inferior, M. rectus medialis, M. obliquus inferior), *N. trochlearis* (M. obliquus superior), *N. abducens* (M. rectus lateralis). Ein Funktionsausfall oder eine angeborene Dysfunktion dieser Muskeln führt zu Doppelbildern und/oder Schielen.

13.7.2 Ohr

Das Ohr enthält zwei Sinnesorgane: zum einen für die akustische Wahrnehmung (Hörorgan) und zum anderen für die Lage- und Bewegungswahrnehmung (sog. Gleichgewichtsorgan). Man gliedert das Ohr in *äußeres Ohr, Mittelohr* und *Innenohr*.

Äußeres Ohr. Es besteht aus *Ohrmuschel* und *äußerem Gehörgang*. Die Ohrmuschel wirkt als Schalltrichter für den äußeren Gehörgang und erleichtert das Richtungshören. Der Gehörgang hat einen gewundenen Verlauf, der im Anfangsteil wie die Ohrmuschel knorpelig, anschließend knöchern ist. In der Gehörgangswand befinden sich *Talg-* und *Zeruminaldrüsen* (Bildung des der Reinigung dienenden Ohrschmalzes, *Zerumen*).

Das (trichterförmig eingezogene) **Trommelfell** (*Membrana tympani*) trennt das äußere vom Mittelohr. Bei der Aufsicht auf das Trommelfell sieht man den durchschimmernden *Hammergriff*, der mit dem Trommelfell fest verwachsen ist. Die Funktion des Trommelfells ist die Übertragung der Schallwellen auf die Gehörknöchelkette des Mittelohrs. Weiterhin hat es Schutzfunktionen für das Mittelohr.

Mittelohr. Das mit Schleimhaut ausgekleidete Mittelohr besteht aus der *Paukenhöhle* (*Cavum tympani*) mit ihren Gehörknöchelchen sowie ihren Verbindungen zum Nasopharynx (*Tuba auditiva*) und zu den Cellulae mastoideae (*Antrum mastoideum*). Die **Gehörknöchelchen** *Hammer, Amboß* und *Steigbügel* sind gelenkig hintereinander geschaltet und übertragen den Schall von der großen Fläche des Trommelfells auf die kleine Fläche des *ovalen Fensters*, das das Mittelohr mit dem Innenohr verbindet. Eine weitere Verbindung von Mittel- zu Innenohr, das *runde Fenster*, ist nur durch eine Membran verschlossen. Die Funktion der Gehörknöchelchen ist eine möglichst verlustarme Übertragung der Schallwellen vom Medium Luft (äußerer Gehörgang) auf das Medium Perilymphe (Innenohr). Würden sie fehlen, käme es zu einer Schallreflexion am ovalen Fenster mit erheblichen Hörverlusten. Wichtig sind die **topographischen Beziehungen** der Paukenhöhle, vor allem nach oben zur mittleren Schädelgrube und nach hinten zu den Mastoidzellen (Übergreifen eitriger Entzündungen möglich). Die Paukenhöhle geht nach vorne und unten über in die **Tuba auditiva**, die eine Verbindung vom Mittelohr zum Nasopharynx herstellt und für die Belüftung des Mittelohrs sowie den Druckausgleich Außenluft – Mittelohr unentbehrlich ist.

Innenohr. Man unterscheidet *knöchernes* und *membranöses (häutiges) Labyrinth*. Das knöcherne Labyrinth ist ein grober Abdruck des häutigen Labyrinths im Felsenbein und besteht aus einem *Vestibulum*, von dem aus sich zu einer Seite hin die drei senkrecht aufeinanderstehenden *knöchernen Bogengänge* (*Canales semicirculares*) und zur anderen Seite hin die *knöcherne Schnecke* (*Cochlea*) eröffnen. Innerhalb des knöchernen Vestibulums befinden sich die beiden membranösen Labyrinthanteile *Sacculus* und *Utriculus*. Sie setzen sich vom Utriculus aus in die drei *membranösen Bogengänge* (*Ductus semicirculares*), vom Sacculus aus in den *membranösen Schneckengang* (*Ductus cochlearis*) fort. Das membranöse Labyrinth enthält *Endolymphe*, das knöcherne Labyrinth enthält *Perilymphe*, welche das häutige Labyrinth umgibt. Man faßt Sacculus, Utriculus und Bogengänge zum *vestibulären Anteil* (für die Lage- und Bewegungswahrnehmung) des Innenohrs zusammen und stellt sie dem Schneckengang als *kochleärem Anteil* (für die Hörwahrnehmung) gegenüber.

Die **Cochlea** ist in drei Etagen untergliedert (im Querschnitt gut sichtbar): oben eine *Scala vestibuli* (basal im Vestibulum am ovalen Fenster endend) und unten eine *Scala tympani* (basal am runden Fenster zum Cavum tympani hin endend), die beide durch den häutigen *Ductus cochlearis* getrennt sind. Der Ductus cochlearis enthält im gesamten Verlauf von der Schneckenbasis bis zur Schneckenspitze das *Corti-Organ* (*Organum spirale*), das die Sinneszellen (*Haarzellen*) für die Hörwahrnehmung enthält. Die Schallwellen werden von den Gehörknöchelchen des Mittelohrs über das ovale Fenster auf die Perilymphe im Vestibulum des Innenohrs übertragen. Von dort aus werden sie entlang der Scala vestibuli in Richtung Schneckenspitze und über die Scala tympani zurück zur Schneckenbasis geleitet, wo sie am membranösen runden Fenster verpuffen, damit sie nicht reflektiert werden. Beim Weg der Schallwellen zur Schneckenspitze wird die Perilymphschwingung der Scala vestibuli auf den elastischen (weil membranösen) Ductus cochlearis übertragen, so daß dessen Sinneszellen gereizt werden (hohe Töne werden basaler, tiefe Töne apikaler in der Schnecke wahrgenommen).

Sacculus und **Utriculus** enthalten die *Maculae* mit ihrer *Statokonien-(Otolithen-)Membran* als Orte der Sinneswahrnehmung für *Linearbeschleunigung* (z. B. gerades Fortbewegen, Fallen, aber auch Körperlage an sich). In den Anfangsteilen der in den drei Raumebenen gelegenen **häutigen Bogengänge**, den *Ampullen*, liegen die *Cristae ampullares*, die die Rezeptorzellen für die *Drehbeschleunigung* des Körpers bzw. Kopfes enthalten. Die Cristae werden als Inhaltsgebilde des häutigen Labyrinths von Endolymphe umgeben, die sich bei Drehbeschleunigungen auf Grund der Massenträgheit langsamer bewegt als die Crista selbst, was zu einem Reiz der ampullären Sinneszellen führt.

13.7.3 Geruchs- und Geschmacksorgan

Geruchs- und Geschmacksorgan dienen der „Qualitätskontrolle" für alle Stoffe, die über Nase und Mund ins Körperinnere aufgenommen werden.

Das **Geruchsorgan** besteht aus dem Riechepithel als einem Anteil der Nasenschleimhaut, das die obere Nasenmuschel und die gegenüberliegende Nasenscheidewand auskleidet. Es enthält *primäre Sinneszellen* (= Sinneszellen, die ihre Reize selbst ins ZNS fortleiten), deren Axone als *Fila olfactoria* (N. olfactorius, I. Hirnnerv) durch die Lamina cribrosa der Schädelbasis ins Schädelinnere gelangen.

Das **Geschmacksorgan** nimmt lediglich süß, sauer, salzig und bitter wahr. Alle anderen (aromatischen) Geschmacksqualitäten werden über die Riechschleimhaut wahrgenommen, auch wenn es sich um Speisen handelt. Die Geschmackssinneszellen lagern sich zu *Geschmacksknospen* zusammen, von denen sich jeweils mehrere am Rande der *Zungenpapillen* befinden. „Scharf" wird über die Schmerzrezeptoren der Zunge und des Gaumens wahrgenommen.

13.7.4 Haut und Hautanhangsgebilde

Haut. Die Haut (*Kutis*) läßt sich in zwei Schichten unterteilen: *Epidermis* (epithelial) und *Korium* (bindegewebig), die nach unten von der bindegewebigen *Subkutis* abgegrenzt sind, mit der sie in enger funktioneller Beziehung stehen.

Die **Epidermis** besteht aus einem mehrschichtigen, verhornten Plattenepithel, bei dem man verschiedene Schichten unterscheidet (von basal nach apikal): *Stratum germinativum* (Regenerationsschicht, bestehend aus *Stratum basale* und *Stratum spinosum*, Melanozyten und Melaninpigment enthaltend), *Stratum granulosum* (Körnerschicht, beginnendes Absterben der Zellen), *Stratum lucidum* (Übergang zur Verhornung) und ganz apikal *Stratum corneum* (Hornschicht). Man unterscheidet *Leisten*- und *Felderhaut*. Die Leistenhaut findet sich nur an Fuß- und Handflächen (Fingerabdruck) und besitzt weder Melaninpigmentierung noch Haare und Talgdrüsen (s. u.).

Das bindegewebige **Korium** (*Lederhaut*) besitzt einerseits eine lockere Schicht, die sich als *Koriumpapillen* in die Epidermis vorschiebt, und andererseits eine straffe Schicht, die die Stabilität des Koriums bewirkt (Leder!). Das Korium (vor allem die Papillen) enthält im Gegensatz zur Epidermis zahlreiche Blutgefäße.

Die **Subkutis** besteht aus meist lockerem Bindegewebe und enthält zahlreiche Fettzellen (*Unterhautfettgewebe* als Speicherfett). In der Subkutis sind zahlreiche Hautanhangsorgane lokalisiert (Haarbälge, Schweiß- und Talgdrüsenendstücke).

Die **Funktionen der Haut** sind in erster Linie:

- *Schutzfunktionen:* Schutz vor mechanischer, chemischer und thermischer Schadeinwirkung, Schutz vor dem Eindringen von Krankheitserregern, Regulation des Wasserhaushaltes und Regulation der Körpertemperatur.
- *Sinnesfunktionen:* Wahrnehmung von mechanischen, thermischen und Schmerzreizen mit jeweils spezifischen Rezeptoren.

13.7 Zusammenfassung

Hautanhangsgebilde. Darunter versteht man in erster Linie *Haare, Talgdrüsen, Schweißdrüsen* und *Nägel* (die Brustdrüse, *Mamma*, als Hautdrüse wird hier nicht besprochen).

Mit Ausnahme der Leistenhaut finden wir an allen Körperpartien **Haare**. Sie sind mit der *Haarwurzel* in der Haut bis hinab in die Subkutis verankert und ragen mit dem Haarschaft über die Epidermis hinaus. Der Haarschaft besteht aus Hornsubstanz (*Keratin*), während die Haarwurzel lebende Zellen enthält, die für die Nachbildung des Haars und seine Ernährung zuständig sind. Die Haare dienen beim Menschen weniger dem Wärmeerhalt als viel mehr der differenzierten Berührungsempfindlichkeit der Haut, da sie viele afferente Nervenendigungen besitzen.

In den die oberen Wurzelanteile umgebenden *Haartrichter* münden **Talgdrüsen**. Sie sind holokrine Drüsen, die ein dickflüssiges, fettiges Sekret produzieren, das die Hautoberfläche geschmeidig hält und vor Flüssigkeitsein- und -austritt (Verdunstung) schützt.

Bei den **Schweißdrüsen** unterscheidet man ekkrine und apokrine Drüsen. Die apokrinen kommen nur an bestimmten Stellen des Körpers vor (z.B. Achselhöhle, Perianalbereich) und unterscheiden sich in der Sekretzusammensetzung, im Sekretionsmechanismus und in der Morphologie von den ekkrinen Schweißdrüsen. Die Schweißdrüsenendstücke befinden sich in der Subkutis und senden einen langen Ausführungsgang durch Korium und Epidermis zur Hautoberfläche (ekkrine Schweißdrüsen) oder in einen Haartrichter (apokrine Schweißdrüsen). Die Schweißdrüsen dienen primär der Temperaturregulation (Wärmeabgabe durch Verdunstung).

13.7.5 Sinnesorgane des Bewegungsapparates

Die Sinnesorgane des Bewegungsapparates ermöglichen die Wahrnehmung der Lage und Bewegung der einzelnen Körperanteile und sind damit für den reibungslosen Bewegungsablauf unentbehrlich. Wir unterscheiden Rezeptoren für die Muskeln (*Muskelspindeln*, als Dehnungsrezeptoren), Sehnen (*Golgi-Organe*, als Spannungsrezeptoren) und Gelenke (in Bändern und Kapseln). Während die Muskelspindeln der Konstanthaltung der Muskellänge dienen, schützen die Sehnenorgane die Muskeln vor Überspannung, ähnlich wie die Gelenksrezeptoren die Gelenke vor Überlastung schützen.

Wiederholungsfragen

Auge/Fragen

1. Wie heißen die drei Schichten der Wand des Bulbus oculi?
2. Aus wieviel hintereinandergeschalteten Neuronen besteht die Retina? Benennen Sie die zwei verschiedenen Typen des *ersten* Neurons der Sehbahn, und geben Sie die jeweilige Funktion an.
3. Welche Funktion hat die Linse, und mit Hilfe welcher anatomischer Strukturen erfüllt sie diese Funktion?
4. Welche Gefäße ernähren die äußeren Schichten der Retina, die auch die Sinneszellen enthalten? Klinische Bedeutung bei der Netzhautablösung!
5. Zählen Sie die äußeren Augenmuskeln und ihre Innervation auf.
6. Welche Funktion haben die Tränendrüsen, und wo sind sie in etwa lokalisiert?

Auge/Lösungen

1. Tunica fibrosa (Kornea und Sklera), Tunica vasculosa (= Uvea: Iris, Corpus ciliare und Choroidea), Tunica interna (Retina).
2. Aus drei hintereinandergeschalteten Neuronen. Die ersten Neurone sind die Stäbchen (Hell-dunkel-Wahrnehmung, sehr lichtempfindlich) und Zapfen (Farbwahrnehmung, weniger lichtempfindlich).
3. Die Linse ist eines der wichtigsten brechenden Medien im Auge. Funktion: Variation der Brechkraft, so daß die einfallenden Lichtstrahlen immer auf die Retina gebündelt werden, gleich ob sie parallel (Fernsicht) oder divergierend (Nahsicht) einfallen. Sie wird durch Zug an den Zonulafasern verformt, an denen sie aufgehängt ist (Kontraktion und Dilatation des M. ciliaris).
4. Die Gefäße der Choroidea (die inneren, glaskörpernahen Retinaanteile werden aus den retinalen Gefäßen versorgt).
5. N. oculomotorius (III): Mm. rectus superior, inferior, medialis, obliquus inferior. N. trochlearis (IV): M. obliquus superior. N. abducens (VI): M. rectus lateralis.
6. Funktion: Befeuchtung, Reinigung, Ernährung, Schutz vor Austrocknung und Infektionen von Kornea und Konjunktiva. Lokalisation: Glandula lacrimalis im lateralen oberen Orbitaabschnitt; akzessorische Tränendrüsen im Bereich des Fornix conjunctivae superior.

Ohr/Fragen

7. Wie heißen und welcher Funktion dienen die Inhaltsgebilde des Mittelohrs?
8. Aus welchen funktionellen Anteilen besteht das Innenohr? Wo sind dabei Hör-, Linear- und Drehbeschleunigungswahrnehmung lokalisiert?

9. Welche Öffnungen besitzt die Paukenhöhle (zwei offene und drei geschlossene)?
10. Welche Flüssigkeit befindet sich *innerhalb*, welche *außerhalb* des häutigen Labyrinths im Innenohr?

Ohr/Lösungen

7. Hammer (Malleus), Amboß (Incus), Steigbügel (Stapes). Sie dienen der Übertragung der Schallwellen vom Trommelfell auf die Perilymphe des Innenohrs. Sie wirken schalldruckverstärkend durch Übertragung der Schallwellen von einer großen Fläche (Trommelfell) auf eine kleine Fläche (ovales Fenster). Außerdem ermöglichen sie eine selektive Schallweiterleitung auf das ovale Fenster, ohne daß die Membran im runden Fenster gleichfalls in Schwingung gerät.
8. Kochleärer und vestibulärer Anteil. Hörwahrnehmung im Corti-Organ der Cochlea, Linearbeschleunigung in Macula utriculi und Macula sacculi, Drehbeschleunigung in den Cristae ampullares der Bogengänge.
9. Offen: Antrum mastoideum zu den Cellulae mastoideae und Tuba auditiva zum Rachen. Geschlossen: Trommelfell zum äußeren Gehörgang, ovales und rundes Fenster zum Innenohr.
10. Innerhalb des häutigen Labyrinths: Endolymphe. Außerhalb des häutigen Labyrinths (innerhalb des knöchenen Labyrinths): Perilymphe.

Geschmacks- und Geruchsorgan/Fragen

11. Wo ist die Riechschleimhaut in der Nasenhöhle lokalisiert?
12. Wo werden die Qualitäten *süß*, *sauer*, *salzig* und *bitter* wahrgenommen, wo im Gegensatz dazu aromatische Geschmacksstoffe?

Geschmacks- und Geruchsorgan/Lösungen

11. Im oberen Bereich der Nasenhöhle (obere Nasenmuschel und gegenüberliegende Nasenscheidewand).
12. Süß, sauer, salzig, bitter werden auf der Zunge (vor allem am Rand und am Übergang zum Zungengrund), aromatische Geschmacksstoffe über die Riechschleimhaut wahrgenommen.

Haut/Fragen

13. Wie heißen die zwei Schichten der Haut, und wie heißt die darunter liegende Schicht?
14. Zählen Sie die wichtigsten Funktionen der Haut auf, und geben Sie mit einem Stichwort an, welche Strukturen jeweils für die Erfüllung dieser Aufgaben verantwortlich sind.

Haut/Lösungen

13. Epidermis, Korium (zusammen = Kutis), darunter: Subkutis.
14. *Schutzfunktionen:* Schutz vor mechanischer, chemischer und thermischer Schadeinwirkung (daran sind vor allem die Epidermis mit ihrer Hornschicht, aber auch das Korium mit seinen stabilen Kollagenfasern beteiligt), Schutz vor Strahleneinwirkung (Melanozyten), Schutz vor Krankheitserregern (mechanisch durch verhornendes Epithel und gut durchblutetes, dichtes Korium, chemisch durch Schweißdrüsen, immunologisch durch Langerhans-Zellen). Regulation des Wasserhaushaltes (Schweißdrüsen), Regulation der Körpertemperatur (Schweißdrüsen). *Sinnesfunktionen:* Wahrnehmung von mechanischen, thermischen und Schmerzreizen (freie Nervenendigungen, Nervenendigungen in Verbindung mit Haaren, korpuskuläre Nervenendigungen). *Stoffwechselfunktionen:* Beteiligung an der Vitamin-D-Bildung.

Weiterführende Literatur

Auge

Hubel, D. H.: Auge und Gehirn. Spektrum d. Wissenschaft, Heidelberg 1989.
Lemp, M. A., H. J. Blackman: Physiology of tears. In: Milder, D. (ed.): The Lacrimal System, pp 49–54. Appelton-Century-Crofts, Norwalk 1983.
Mafee, M. F., D. Ainbinder, E. Afshani, R. F. Mafee: The eye. Neuroimaging Clinics of North America 6 (1996) 29–59.
Man, D., K. Lam: Neurotransmitters in the vertebrate retina. Invest. Ophthalmology & Visual Science 38 (1997) 553–556.
Nesterov, A. P., E. A. Egorov: Anatomy of the optic nerve head. In: Cairns, J. E. (ed.): Glaucoma, Vol. 1, pp 297–310. Grune and Stratton, London – San Diego – Tokyo 1986.
Newman, E., A. Reichenbach: The Müller cell: a functional element of the retina. Trends Neurosci. 19 (1996) 307–312.
Rohen, J. W.: Morphologie und Embryologie des Sehorgans. In: François, J., F. Hollwich (Hrsg.): Augenheilkunde in Klinik und Praxis, Bd. 1, pp 1.1–1.56. Thieme, Stuttgart – New York 1977.
Rohen, J. W.: Anatomy of the aqueous outflow channels. In: Cairns, J. E. (ed.): Glaucoma, Vol. 1, pp 277–296. Grune and Stratton, London – San Diego – Tokyo 1986.
Schepens, C. L.: Anatomic factors of surgical importance. In: Schepens, C. L.: Retinal Detachment and Allied Diseases, Vol. 1, pp 23–36. W.B. Saunders Comp., Philadelphia – London – Tokyo 1983.
Sigelman, J.: Surgical anatomy of the retina. In: Sigelman, J.: Retinal Diseases, pp 3–65. Little Brown and Comp., Boston – Toronto 1984.
Tessier-Lavigne, M.: Phototransduction and information processing in the retina. In: Kandel E. R., J. H. Schwartz, T. M. Jessel (eds.): Principles of Neural Science, pp 400–417. Elsevier, New York – Amsterdam –Tokyo 1991.
Trevor-Roper, P. D., P. V. Curran: The Eye and it's Disorders. Blackwell Scientific Publ., London – Oxford 1984.

Werb, A.: The anatomy of the lacrimal system. In: Milder, D. (ed.): The Lacrimal System, pp 23–32. Appelton-Century-Crofts, Norwalk 1983.

Ohr

Baloh, R. W., V. Honrubia: Clinical Neurophysiology of the Vestibular System. F. A. Davis, Philadelphia 1990

Beck, C.: Anatomie und Histologie des Ohres. In: Berendes, J., R. Link, F. Zöllner (Hrsg.): Hals-Nasen-Ohren-Heilkunde in Praxis und Klinik, Bd. 5, pp 2.1–2.60. Thieme, Stuttgart 1979.

Boer, E. de: On mechanical excitation of hair-cell stereocilia in the cochlea. In: Cazals, Y., K. Horner (eds.): Auditory Physiology and Perception, pp 93–100. Pergamon Press, Oxford – New York 1992.

Engström, H., Engström, B.: The structure of the vestibular sensory epithelia. In: Gualtierotti, T. (ed.): The Vestibular System: Function and Morphology, pp 3–37. Springer, New York – Berlin 1981.

Hughes, G. B.: Textbook of Clinical Otology. Thieme, Stratton – New York 1985.

Kelly, J. P.: The sense of balance. In: Kandel, E. R., J. H. Schwartz, T. M. Jessell (eds.): Principles of Neural Science, pp 500–511. Elsevier, New York – Amsterdam – Tokyo 1991.

Lang, J.: Klinische Anatomie des Ohres. Springer, Wien – New York 1992.

Plinkert, P. K., H.-P. Zenner: Sprachverständnis und otoakustische Emissionen durch Vorverarbeitung des Schalls im Innenohr. HNO 40 (1992) 111–122.

Reiss, G., W. Walkowiak, H.-P. Zenner, P. K. Plinkert, E. Lehnhardt: Das stato-akustische Organ. Duphar, Hannover 1989.

Sadé, J., A. Ar: Middle ear and auditory tube: middle ear clearance, gas exchange, and pressure regulation. Otolaryngol. Head Neck Surg. 116 (1997) 499–524.

Ulfendahl, M.: Mechanical responses of the mammalian cochlea. Prog. Neurobiol. 53 (1997) 331–380.

Wilson, J. P.: Cochlear mechanics. In: Cazals, Y., K. Horner (eds.): Auditory Physiology and Perception, pp 71–84. Pergamon Press, Oxford – New York 1992.

Zenner, H.-P., A. H. Gitter: Transduktions- und Motorstörungen cochleärer Haarzellen bei M. Ménière und Aminoglykosidschwerhörigkeit. Laryngo-Rhino-Otol. 68 (1989) 552–556.

Geruchs- und Geschmacksorgan

Dodd, J., V. F. Castellucci: Smell and taste: the chemical senses. In: Kandel, E. R., J. H. Schwartz, T. M. Jessell (eds.): Principles of Neural Science, pp 513–529. Elsevier, New York – Amsterdam – Tokyo 1991.

Doty, R. L., C. P. Kimmelman, R. P. Lesser: Smell and taste and their disorders. In: Asbury A. K., G. M. McKhann, W. I. McDonald: Diseases of the Nervous System, Clinical Neurobiology, pp 390–403. W.B. Saunders, Philadelphia 1992.

Ehrlichman, H., L. Bastone: Olfaction and emotion. In: Serby, M. J., K. L. Chobor: Science of Olfaction, pp 410–438. Springer, New York – Berlin – Paris 1992.

Morrison, E. E., R. M. Costanzo: Morphology and plasticity of the vertebrate olfactory epithelium. In: Serby, M. J., K. L. Chobor: Science of Olfaction, pp 31–50. Springer, New York – Berlin – Paris 1992.

Haut

Baran, R., R. P. R. Dawber, G. M. Lewene: A Color Atlas of the Hair, Scalp and Nails. Wolfe Publ. Ltd., London 1991.

Ebling, F. J. G.: Function of the skin. In: Champion, R. H., J. L. Burton, F. J. G. Ebling (eds.): Textbook of Dermatology, Vol. 1, pp 125–155. Blackwell Scientific Publ., Oxford 1992.

Ebling, F. J. G., R. A. Eady, I. M. Leigh: Anatomy and organization of human skin. In: Champion, R. H., J. L. Burton, F. J. G. Ebling (eds.): Textbook of Dermatology, Vol. 1, pp 49–124. Blackwell Scientific Publ., Oxford – Berlin 1992.

Goldsmith, L. A.: Physiology, Biochemistry and Molecular Biology of the Skin. Oxford University Press, New York – Oxford 1991.

Hirobe, T.: Structure and function of melanocytes: microscopic morphology and cell biology of mouse melanocytes in the epidermis and hair follicle. Histology & Histopathology 10 (1995) 223–237.

Jakubovic, H. R., A. B. Ackermann: Structure and function of skin. Section I: Development, morphology and physiology. In: Moschella, S. L., H. J. Hurley (eds.): Dermatology, pp 1–74. W. B. Saunders Comp., Philadelphia 1985.

Lappin, M. B., I. Kimber, M. Norval: The role of dendritic cells in cutaneous immunity. Arch. Dermatol. Res. 288 (1996) 109–121.

Millington, P. F., R. Wilkinson: Skin. Cambridge University Press, Cambridge – New York 1983.

Montagna, W., A. M. Kligman, K. S. Carlisle: Atlas of Normal Human Skin. Springer, Berlin – New York 1992.

Ogawa, H.: The Merkel cell as a possible mechanoreceptor cell. Prog. Neurobiol. 49 (1996) 317–334.

Orfanos, C. E., R. Happle (eds.): Hair and Hair Diseases. Springer, Berlin – New York 1989.

Thiele, F. A. J.: The function of the atrichial (human) sweat gland. In: Stüttgen, G., H. W. Spier, E. Schwarz (eds.): Normale und pathologische Physiologie der Haut III, pp 2–121. Springer, Berlin – New York 1981.

Sinnesorgane des Bewegungsapparates

Gordon, J., C. Ghez: Muscle receptors and spinal reflexes: the stretch reflex. In: Kandel, E. R., J. H. Schwartz, T. M. Jessell: Principles of Neural Science, pp 564–580. Elsevier, New York – Amsterdam – Tokyo 1991.

Matthews, P. B. C.: Proprioceptors and the regulation of movement. In: Thowe, A. L., E. S. Inschei (eds.): Motor Coordination, Handbook of behavioral Neurobiology, Vol. 5, pp 93 ff. Plenum Press, New York – London 1981.

Matthews, P. B. C.: Muscle spindles and their motor control. Physiol. Rev. 44 (1964) 219–288.

Schmidt, R. F., M. Wisendanger: Motorische Systeme. In: Schmidt, R. F., G. Thews (Hrsg.): Physiologie des Menschen, pp 87–131. Springer, Berlin – New York 1987.

14 Fallbeispiele mit Wiederholungsfragen

Die im folgenden aufgeführten Fallbeispiele sind mit Handlungshergang, Namen und Persönlichkeiten *frei erfunden*. Auch wenn im klinischen Alltag häufig auftretende Symptomenkonstellationen aufgegriffen wurden, sind Ähnlichkeiten mit real existierenden Personen rein zufällig und unbeabsichtigt.

14.1 Spinalnerven

Lösungen s. Kap. 14.5.1, S. 337 ff.

Fall 1.1:

mittelschwer

Eine Mutter kommt mit ihrem 9jährigen Sohn Karl-August zu Ihnen und klagt darüber, daß das Kind in der Schule nicht mehr vernünftig mitarbeite, deshalb habe er jetzt Hausarrest bekommen. Sie fragen genauer nach, und es stellt sich heraus, daß Karl-August seit zwei Wochen „Probleme mit dem Schreiben" habe. Er habe eine „unmögliche Schrift", und es scheine ihr, als wolle er den Stift gar nicht recht in der Hand halten. Dabei habe er vorher stets eine solch saubere Schrift gehabt!

Bei der klinischen Untersuchung fällt Ihnen eine leichte Beugung der Fingerendgelenke bei Überstreckung der Fingergrundgelenke ebenso wie eine Unfähigkeit, kleinen Finger und Daumen zusammenzuführen, auf (*Kleinfinger-Daumen-Probe*). Auch bemerken Sie eine dezente Abflachung der Wölbung über dem Kleinfingerballen. Die Beugung der Endphalangen im Klein- und Ringfinger ist (bei Fixierung der Mittelphalanx) nur angedeutet erkennbar. Am Schluß realisieren Sie mehrere blaue Flecken an Karl-Augusts Knie, Becken und an der oberen Extremität, wobei Ihnen ein besonders großer Bluterguß im Bereich des Ellenbogens auffällt. „Ja, ja", kommentiert die Mutter, als Sie nach der Ursache der Hämatome fragen, er „tobt immer soviel herum. Ein richtiger Flegel eben!" Erst neulich (vor zwei Wochen) sei er dabei wieder vom Rad gefallen. Daher die blauen Flecken. Ihnen ist jetzt (obwohl Sie vergessen haben, den sensiblen Untersuchungsbefund zu erheben…!) alles klar, und Sie notieren sich eine Diagnose in das Krankenblatt von Karl-August.

Fragen:

a) Wie lautet diese Diagnose?
b) Bei welcher Gelegenheit ist der Nerv wahrscheinlich an welcher Stelle geschädigt worden?
c) Welche Sensibilitätsausfälle hätten sich bei der klinischen Untersuchung ergeben?
d) Wie nennt man das Leitsymptom dieser Erkrankung (leichte Beugung der Fingerendgelenke bei Überstreckung der Fingergrundgelenke)?
e) Aus welchem Faszikel des Plexus brachialis entsteht der Nerv, und die Fasern welcher Segmente führt er mit sich?
f) Welche Muskeln bzw. Muskelgruppen inner-viert der Nerv am Ober- bzw. Unterarm und der Hand? Inwiefern stehen diese mit den Ausfallssymptomen in Zusammenhang?
g) Von der Tatsache abgesehen, daß eine segmentale Schädigung in diesem Fall eher unwahrscheinlich ist: Wie können Sie eine solche gegen die Schädigung des betreffenden peripheren Nervs abgrenzen?

Fall 1.2:

relativ einfach

Bei den Dreharbeiten zu einem Kriminalfilm ist versehentlich scharfe Munition statt Platzpatronen in den Revolver des Hauptdarstellers Alf D. geraten. Beim Abputzen der Waffe an seinem Ärmel löst sich ein Schuß, und Alf wird am Oberarm schwer verletzt. Erst vier Wochen später kann der verärgerte Schauspieler nach einem Krankenhausaufenthalt wieder für die Weiterarbeit gewonnen werden. Doch muß der behandelnde Arzt bei einer abschließenden Untersuchung folgendes feststellen: Alf D. kann seinen Arm im Ellenbogen kaum noch beugen, desgleichen ist die Supination des Unterarms erheblich eingeschränkt. Die Muskulatur an der Vorderseite des Oberarms ist atrophisch, so daß man von vorne den Humerus gut tasten kann. An der Radialseite des Unterarms besteht eine deutliche Sensibilitätsstörung.

Fragen:

a) Welcher Nerv ist geschädigt, und welche Muskeln sind entsprechend ausgefallen?
b) Aus welchen Rückenmarkssegmenten bezieht er seine Fasern?
c) Aus welchem Faszikel des Plexus brachialis geht der Nerv hervor?
d) Warum sind die Beugung im Ellenbogengelenk und die Supination nicht vollständig aufgehoben?

Fall 1.3:

einfach bis mittelschwer

Verschiedene Ursachen (z.B. Verdickung des Retinaculum musculorum flexorum oder auch Druckeinwirkung bei bestimmten Arbeiten) können zu einer Verengung des Karpaltunnels führen. Dabei beobachtet man eine Atrophie des Daumenballens und folgende Ausfälle: Der Daumen kann nicht mehr abduziert und opponiert und nur noch schwach gebeugt werden, so daß das Umgreifen eines Gegenstandes mit dem Daumen nicht mehr möglich ist. Damit kann die Hand generell zum Greifen kaum mehr benutzt werden. Eine Sensibilitätsstörung findet man an der Beugeseite der drei ersten Finger und dorsal an den Fingerspitzen des zweiten, dritten und z.T. des vierten Fingers.

Fragen:

a) Welcher Nerv wird bei diesem Krankheitsbild (*Karpaltunnelsyndrom*) geschädigt?
b) Welche Muskeln sind dabei betroffen?
c) Warum resultiert nicht das charakteristische Syndrom der „Schwurhand"? Erklären Sie das Zustandekommen des Symptoms „Schwurhand".
d) Wo muß eine Läsion des Nervs lokalisiert sein, um eine Schwurhand zu erzeugen? Wären in einem solchen Falle noch weitere Sensibilitätsausfälle außer den beschriebenen zu erwarten?

Fall 1.4:

relativ schwer

Bei einer Brustoperation wird eine Patientin unter Ihrer Aufsicht als Anästhesist(in) so gelagert, daß ihre Arme im Schultergelenk stark abduziert und retrovertiert sind. Gleichzeitig befindet sich der Kopf in leichter Dorsalextensionsstellung. Als sie nach mehrstündiger Operation aus der Narkose erwacht, kann sie ihre Arme im Schultergelenk nicht mehr bewegen. Im Ellenbogengelenk kann gestreckt, aber praktisch nicht mehr gebeugt werden, und in den Hand- und Fingergelenken ist keine aktive Bewegung mehr möglich. Während Ihr für die Lagerung verantwortliche Kollege ratlos aus dem Zimmer stürzt, um neurologische Hilfe zu holen, haben Sie das Problem sofort erkannt.

Fragen:

a) Welcher Teil des peripheren Nervensystems ist bei der langdauernden Lagerung lädiert worden, und wie bringen Sie das mit dieser Lagerungsform in Zusammenhang?
b) Sind eher die kranialeren oder eher die kaudaleren Anteile der betroffenen Struktur geschädigt worden?
c) Warum ist die Beugung im Ellenbogengelenk kaum noch möglich, während die Streckung fast unbeeinträchtigt ist?
d) Aus den Fasern welcher Rückenmarkssegmente setzt sich die betroffene Struktur zusammen?
e) Welche Nerven gehen aus dieser Struktur zur Arm-, welche zur Schultergürtelmuskulatur ab?

Fall 1.5:

relativ einfach

Adelaide K. ist 13 Jahre alt und sehr sportlich. Eines morgens in der Turnstunde vollführt sie ein besonders waghalsiges Manöver am Stufenbarren, um ihren Klassenkameradinnen zu imponieren. Doch sie rutscht ab und stürzt. Im Krankenhaus stellt sich heraus, daß Adelaide einen Oberarmbruch erlitten hat. Als sie wieder in die Schule kommt, hat sie an der betroffenen Extremität folgende Ausfallssymptome: Bei gestrecktem Arm hängt die Hand schlaff herab, sie kann nicht gehoben, die Fingergelenke können nicht gestreckt werden, die Supination ist eingeschränkt, und ein kraftvoller Faustschluß ist nicht mehr möglich. Insgesamt ist die Hand also in ihrer Funktion stark eingeschränkt.

Fragen:

a) Welcher Nerv ist bei der Humerusfraktur geschädigt worden?
b) Welche Muskelgruppen sind ausgefallen, und wie nennt man das beschriebene Symptom?
c) Wo würden Sie Sensibilitätsausfälle erwarten?

d) An welcher Stelle des Oberarms würden Sie den Bruch am ehesten vermuten (unten, Mitte, oben)?
e) Welche Muskeln, die ebenfalls von diesem Nerv innerviert werden, funktionieren noch regelrecht und warum?
f) Warum ist ein kraftvoller Faustschluß nicht mehr möglich, wenn doch die Finger*beuger* nicht betroffen sind?

Fall 1.6:

einfach bis mittelschwer

Bei Ihrem letzten Judowettkampf haben Sie sich eine Schultergelenksluxation (= Ausrenkung) zugezogen. Nachdem Sie von einem zufällig anwesenden Orthopäden behandelt worden sind, scheint zunächst alles wieder in Ordnung zu sein. Doch nach kurzem bemerken Sie, daß Sie den Arm nicht mehr kraftvoll abduzieren können.

Fragen:

a) Welcher Nerv ist bei der Luxation verletzt worden, und wie steht das in Zusammenhang mit seinem Verlauf?
b) Welche Muskeln sind ausgefallen?
c) Welche Sensibilitätsstörungen erwarten Sie?
d) Aus welchem Teil des Plexus brachialis stammt der Nerv, und Fasern welcher Segmente führt er?

Fall 1.7:

mittelschwer

Heinrich K. schwingt sich an einem sonnigen Juninachmittag auf sein Motorrad und braust los, um noch rechtzeitig im Freibad einen guten Liegeplatz zu bekommen. Doch rutscht er in einer Kurve auf einer Ölspur aus und stürzt, wobei er mit dem Becken auf die Lenkstange seines Motorrads prallt. Im Krankenhaus stellt man fest, daß er sich eine Beckenfraktur zugezogen hat. Sechs Wochen später, nachdem diese Fraktur ausgeheilt ist, stellt er sich bei Ihnen als seinem Hausarzt (seiner Hausärztin) vor und beklagt, daß er seit dem Unfall das rechte Bein nicht mehr über das linke schlagen könne und auch „immer so ein taubes Gefühl" an der rechten medialen Schenkelseite oberhalb des Kniegelenks habe.

Fragen:

a) Welcher Nerv wurde geschädigt, und warum ist er bei einem Bruch des Schambeins besonders gefährdet?

b) Welche Muskelgruppe ist bei Heinrich K. ausgefallen?
c) Aus welchem Plexus stammt der Nerv, und Fasern welcher Segmente führt er?
d) Wie können Sie die genannten Störungen gegen eine Schädigung der Wurzel L3 abgrenzen?
e) Für welche der betroffenen Muskeln besteht eine Doppelinnervation mit dem N. femoralis oder N. tibialis?

Fall 1.8:

einfach bis mittelschwer

Ihre Tante Hermine S. mußte letzte Woche wegen eines Leistenbruches links operiert werden. Bei einem Besuch im Krankenhaus stellen Sie bestürzt fest, daß Ihre Tante nur noch mit großen Schwierigkeiten laufen kann. Selbst das Stehen ist stark beeinträchtigt. Treppensteigen ohne Hilfe ist überhaupt nicht mehr möglich. Sogleich machen Sie sich daran, Tante Hermine gründlich zu untersuchen, und stellen dabei fest, daß die aktive Streckung im rechten Kniegelenk fast gar nicht mehr möglich ist. Die Beugung im Hüftgelenk scheint im Gegensatz dazu tadellos in Ordnung zu sein.

Fragen:

a) Die Schädigung welches Nervs an welcher Stelle vermuten Sie?
b) Warum ist die Hüftbeugung nicht eingeschränkt?
c) Erwarten Sie auch sensible Ausfälle am betroffenen Bein? Wenn ja, wo?
d) Aus welchen Rückenmarkssegmenten stammt der Nerv?

Fall 1.9:

einfach bis mittelschwer

Das Physikum liegt gerade hinter Ihnen, und Sie machen Ihre erste Famulatur in einer Klinik. Sie sind ungeheuer aufgeregt. Gleich am ersten Vormittag sollen Sie einem Patienten eine intramuskuläre Injektion verabreichen. Als Sie vor dem Bett stehen und sich aufmerksam das entblößte Gesäß des Patienten betrachten, will ihnen die topographische Anatomie dieser Region beim besten Willen nicht mehr einfallen. Sie denken aber: „Wer wagt, gewinnt" und suchen sich mit einem etwas unguten Gefühl eine Stelle aus, die für Sie bequem zum Injizieren ist. Ihre Hand zittert etwas, als Sie die 4 cm lange Kanüle bis zum Anschlag in das Gesäß des Patienten schieben und das Medikament injizieren.

14 Fallbeispiele mit Wiederholungsfragen

Am nächsten Tag fällt Ihnen der Patient auf dem Gang durch seinen merkwürdig watschelnden Gang auf. Immer kippt das Becken nach links ab, wenn das rechte Bein Stand- und das linke Schwungbein ist. Als Sie ihn sogleich untersuchen, stellen Sie fest, daß der Patient in einem Hüftgelenk nicht mehr abduzieren kann.

Fragen:

a) Welchen Nerv haben Sie auf welcher Seite geschädigt?
b) Welche Muskeln funktionieren nicht mehr, und wie erklären Sie das Abkippen des Beckens zu einer Seite (*Trendelenburg-Zeichen*)?
c) Müssen Sie auch nach sensiblen Ausfällen fahnden?
d) Aus welchem Plexus stammt der Nerv, und Fasern welcher Segmente führt er mit sich?

Fall 1.10:

einfach bis mittelschwer

Emanuel D. hatte sich vor vier Wochen beim Fußballspielen eine Prellung des rechten Fibulaköpfchens zugezogen. Jetzt wollte er eigentlich gerne wieder mit dem Training anfangen, doch ist das nicht möglich, weil er folgende Funktionsstörungen aufweist: Beim Gehen hängt die rechte Fußspitze herab, die während der Schwungphase zur Verkürzung des Beines nötige Dorsalextension bleibt aus, und die Fußspitze schleift am Boden. Emanuel D. versucht, dies durch übermäßiges Beugen in Hüft- und Kniegelenk zu kompensieren (*Steppergang*). Dennoch bleibt er immer wieder mit dem Fuß an Stufen und Schwellen hängen, was ihm schon manche Beule durch einen Sturz beigebracht hat. Sein Fuß weist in Ruhelage eine Hebung des medialen Fußrandes auf (Supinationsstellung).

Fragen:

a) Welcher Nerv ist geschädigt worden?
b) Welche Muskeln werden von diesem Nerv versorgt?
c) Wie entsteht die Supinationsstellung des Fußes?
d) Wo erwarten Sie Sensibilitätsausfälle?
e) Warum sind am dorsalen und lateralen Unterschenkel keine Sensibilitätsausfälle zu erwarten?
f) Wo wäre eine Schädigung des Nervs lokalisiert, wenn nur im ersten Interdigitalraum des Fußes eine Sensibilitätsstörung besteht und eine Pronation des Fußes noch möglich ist?

Fall 1.11:

mittelschwer bis schwer

Ihr sehr übergewichtiger Freund Otto D. hat stärkste Schmerzen im unteren Rückenbereich, die in das Bein ausstrahlen (sog. *Lumboischialgien*), und entwickelt nach eigenen Angaben zunehmende Lähmungen vor allem am rechten Bein. Vor Jahren hatte er bereits einen Bandscheibenvorfall in Höhe LWK 4/5 (zwischen Lendenwirbelkörper 4 und 5). Sie vermuten, daß es sich wieder um die gleiche Diagnose handelt.

Fragen:

a) Welcher Spinalnerv wäre dann geschädigt?
b) Welche peripheren Nerven beziehen Anteile aus dem betroffenen Segment?
c) Mit welchen motorischen bzw. sensiblen Ausfallserscheinungen ist zu rechnen, bzw. welche Muskelgruppen und welche Hautareale werden Sie schwerpunktmäßig zur Erhärtung Ihres Verdachtes überprüfen?

Fall 1.12:

einfach bis mittelschwer

Ihr Kollege Fridolin G. ist nach einem Dauerlauf mit Ihnen im Wald recht erschöpft und will sich zuerst einmal auf einen abgesägten Baumstamm setzen, ohne aber den an dieser Stelle befindlichen, spitz abgebrochenen Ast zu sehen. Als er sich niederläßt, bohrt sich die hölzerne Spitze tief in seine linke Gesäßhälfte. Es ist nachvollziehbar, daß Fridolin sofort mit einem heftigen Schrei wieder auffährt. Sie begeben sich unverzüglich daran, Ihren Freund zu untersuchen. Dabei fällt Ihnen auf, daß er starke Schwierigkeiten beim Aufstehen aus dem Sitzen hat. Als Sie ihn bitten, auf einen niedrigen Baumstumpf zu steigen, ist er dazu nur in der Lage, wenn er mit dem rechten Bein zuerst hochsteigt.

Fragen:

a) Welche Muskelgruppe ist links ausgefallen, und die Läsion welches Nervs liegt dem zugrunde?
b) Bestehen bei Schädigung dieses Nervs auch sensible Ausfälle?
c) Glücklicherweise ist der Dorn nicht direkt an der Stelle ins Gesäß eingedrungen, wo der Nerv das Becken verläßt, denn an dieser Stelle befinden sich noch einige andere Leitungsbahnen, die dann ggf. ebenfalls zerstört worden wären. Wo tritt der Nerv aus dem Becken aus, und von welchen anderen Leitungsbahnen ist die Rede?

Fall 1.13:

relativ einfach

(aus Hildanus: „Von der Fürtrefflichkeit, Nutz und Notwendigkeit der Anatomy", 1624[1])

„… Die Ursache aber, daß den schwangeren Weibern die Schenkel oft so sind als wären sie eingeschlafen, kommt aus denselben Ursachen wie von der Kälte gesagt. Denn wenn das Gewicht des Kindes auf dem großen weißen Geäder, welches *ex osse sacro*, also aus dem Kreuzbein hinab zu den Schenkeln zieht, liegt und darauf drückt, so werden die *spiritus animales* oder Geister des Gehirns daran gehindert, zu den Schenkeln hinabzufließen …"

Fragen:

a) Wie heißt das große „weiße Geäder", welches ex osse sacro kommt?
b) Wie kommen die erwähnten „eingeschlafenen" Beine zustande?
c) Welche Anteile bzw. Areale der Beine und Füße sind „eingeschlafen", und welche peripheren Nerven wären diesen zuzuordnen?

14.2 Hirnnerven

Lösungen s. Kap. 14.5.2, S. 339 ff.

Fall 2.1:

einfach bis mittelschwer

Ihr kleiner Bruder Albert hatte vor kurzem einen schweren Fahrradunfall mit Schädelbasisverletzung, die aber gut ausgeheilt ist. Äußerlich sieht es zunächst so aus, als hätte er keine Schäden davongetragen. Dennoch fällt Ihnen seine verwaschene Sprache und eine leichte Schiefhaltung des Kopfes nach links auf. Auch der freche Junge aus der Nachbarschaft ärgert ihn deswegen, woraufhin Albert diesem als Zeichen tiefster Mißachtung seine Zunge herausstreckt. Dabei bemerken Sie, daß die Zunge deutlich zur rechten Seite abweicht. Weiterhin möchte er eigentlich noch verächtlich die Schultern zucken, was ihm aber nur auf einer Seite gelingt (auf welcher?).

Fragen:

a) Welche Nerven und Muskeln sind betroffen?
b) Wo genau und auf welcher Seite muß die Schädigung an der Schädelbasis lokalisiert sein, um solches zu bewirken?
c) Besteht aus der beobachteten Symptomatik heraus Anlaß, auch sensible Ausfälle zu vermuten?

Fall 2.2:

mittelschwer

Ein Patient hat eine Zahnarztbehandlung hinter sich, bei der eine unsachgemäße Lokalanästhesie erfolgt war. Er gibt an, er könne seinen Mund beim Kauen nicht mehr kräftig schließen. Auch sei seine Sprache so undeutlich geworden. Allerdings seien seine unerträglichen Schmerzen im rechten unteren Backenzahnbereich seitdem wie weggeblasen. Darüber sei er eigentlich sehr dankbar. Bei der Untersuchung fällt Ihnen eine Sensibilitätsstörung im Bereich des rechten Kinnareals, der angrenzenden unteren Wange und von dort bis hinauf zur Schläfe auf. Im Bereich der rechten vorderen zwei Drittel der Zunge fehlt die Berührungsempfindung.

Fragen:

a) Welcher Nerv (bzw. welcher Nervenanteil) ist betroffen?
b) Warum kann der Patient den Mund nicht mehr kräftig schließen, und warum fällt ihm bei der Mundöffnung dagegen kaum etwas auf?
c) Wie ist die undeutliche Sprache erklärbar?
d) Wie überprüfen Sie, ob noch andere Anteile des betroffenen Hirnnervs geschädigt sind?
e) Wo muß die unsachgemäße lokalanästhetische Injektion erfolgt sein?

Fall 2.3:

mittelschwer

Eine Patientin hat seit Wochen chronische Kopfschmerzen. Dazu klagt sie über einen Hörverlust auf der rechten Seite, ebenfalls über mäßiggradige Mundtrockenheit und Schwierigkeiten, den Mund ganz zu schließen: Immer laufe ihr beim Trinken die Flüssigkeit aus dem rechten Mundwinkel heraus, und sie scheue sich deshalb schon, am gemeinsamen Kaffeetrinken mit den Nachbarinnen teilzunehmen. Auch sei ihr rechtes Auge immer so trocken und brenne deshalb leicht. Sie haben den Verdacht auf einen Tumor im Bereich der Schädelbasis.

---

[1] übertragen von Prof. Dr. C. Klessen, Anatomisches Institut der Universität Tübingen

14 Fallbeispiele mit Wiederholungsfragen

Fragen:

a) Wie erklären Sie o.g. Symptome?
b) Wo sitzt der Tumor?
c) Warum klagt die Patientin nicht über Gleichgewichtsstörungen?
d) Läge eine isolierte Schädigung des N. facialis vor, käme es nicht zu einer verminderten (*Hypakusis*), sondern zu einer erhöhten Schallempfindlichkeit (*Hyperakusis*). Warum?

Fall 2.4:

mittelschwer

Ein Patient stellt sich bei Ihnen mit folgender Symptomatik vor: Schluckbeschwerden mit gelegentlichem – gerade beim Trinken – Flüssigkeitsaustritt aus der Nase, niemals jedoch Flüssigkeitseintritt in den Luftröhrenbereich. Leicht näselnde Aussprache der Vokale. Die klinische Untersuchung ergibt eine Sensibilitäts- und Geschmacksstörung im Bereich des rechten hinteren Drittels der Zunge. Sonst keine auffälligen Befunde.

Fragen:

a) Welcher Nerv ist auf welcher Seite geschädigt? Versuchen Sie, die Symptome zu erklären.
b) Wo ist die Austrittsstelle des betroffenen Nervs aus der Schädelhöhle, und wie groß schätzen Sie die Wahrscheinlichkeit ein, daß genau an dieser Stelle die Schädigung (z.B. in Form eines Tumors) lokalisiert ist?
c) Welche wichtige viszerosensible Aufgabe erfüllt der Nerv, die im vorliegenden Fall offensichtlich durch andere Mechanismen oder Strukturen übernommen wird?

Fall 2.5:

relativ einfach

Ein Fernfahrer gibt nach einem Unfall mit Verletzung der Schädelbasis Ausfallserscheinungen an, mit denen er Rentenansprüche geltend machen will. Er beklagt vor allem Riechstörungen. Verschiedene Funktionsprüfungen scheinen dies zunächst zu bestätigen: Er ist unfähig, den Geruch von Vanille oder Seife wahrzunehmen. Selbst eine unter die Nase gehaltene Flasche mit Ammoniak (scharfes, Schleimhaut reizendes Agens) behauptet er, nicht wahrzunehmen. Da Sie während der Untersuchung ein Gespräch mit dem Patienten über alltägliche Dinge begonnen haben, fragen Sie ihn abschließend, ob ihm denn das Essen noch schmecke. Er nickt heftig mit dem Kopf, und seine Augen leuchten: Seine Frau koche das beste Essen der Welt, und er freue sich jetzt schon wieder auf das versprochene Curryhuhn heute abend.

Spätestens nach dieser Bemerkung wiegen Sie nachdenklich und bedauernd den Kopf hin und her, um den schon vorbereiteten Rentenantrag zusammengeknüllt im Papierkorb verschwinden zu lassen.

Fragen:

a) Warum haben Sie Grund, dem Patienten zu mißtrauen?
b) Wo müßte, spräche er die Wahrheit, die Schädigung an der Schädelbasis lokalisiert sein?
c) Welchen Versuch können Sie unternehmen, sich ganz von der Unkorrektheit seiner Angaben zu überzeugen?

Fall 2.6:

mittelschwer bis schwer

Bei einer Messerstecherei nach einem Hardrockkonzert erleidet ein Jugendlicher eine Stichverletzung im rechten Halsbereich. Danach ergeben sich bei dem Patienten folgende Ausfälle: Schluckbeschwerden, Sprachstörungen, die vor allem die Lautbildung, weniger die Artikulation betreffen (deutliche Heiserkeit). Beim Untersuchen des Mundes fällt Ihnen als dem zuständigen Arzt (Ärztin) in der Notaufnahme auf, daß die Uvula zur linken Seite abweicht. Mit dem Kehlkopfspiegel stellen Sie eine Abweichung des rechten Stimmbandes nach rechts fest. Weiterhin hat der Patient eine deutliche Tachykardie.

Fragen:

a) Welcher Nerv ist geschädigt worden?
b) Wo ist die Schädigung lokalisiert?
c) Versuchen Sie, o.g. Symptome zu erklären.
d) Welche der genannten Störungen fiele vermutlich weg, wenn der Nerv auf der Gegenseite geschädigt worden wäre?

Fall 2.7:

relativ schwer

Nach der Operation eines Hirntumors der Schädelbasis zeigen sich bei einem Patienten folgende Ausfälle: Das linke Auge blickt unter dem schlaff herabhängenden Augenlid starr geradeaus und kann nicht bewegt werden, die Pupille ist weit und lichtstarr, das Sehvermögen des Auges ist uneingeschränkt, lediglich das Sehen in unmittelbarer

Nähe macht dem Auge Schwierigkeiten: Die Gegenstände werden unscharf. Weiterhin ergeben sich Sensibilitätsausfälle links am Oberlid, an der Stirn über den Nasenrücken bis hinab zur Nasenspitze. Die Schläfe zeigt jedoch keine sensiblen Ausfälle!

Fragen:

a) Wo genau hat der Tumor welche Leitungsbahnen gequetscht, die bei der Operation möglicherweise vollständig lädiert worden sind?
b) Warum ist die Blutversorgung des Auges nicht eingeschränkt? Nehmen Sie an, die A. ophthalmica wäre durch den Tumor dennoch in ihrem kurzen Verlauf an der Schädelbasis komprimiert worden: Warum sind trotz allem keine oder nur wenig ischämische Ausfälle[2] am Auge zu erwarten?
c) Warum bleibt der Tränenfluß am betroffenen Auge intakt, so daß keine Gefahr des Austrocknens von Horn- und Bindehaut besteht?
d) Warum ergeben sich keine Sensibilitätsausfälle im Schläfenbereich?
e) Warum ist das Nahesehen eingeschränkt, und wo werden die entsprechenden Informationen von prä- auf postganglionär umgeschaltet?
f) Wie sind das herabhängende Augenlid, die Unbeweglichkeit des Augapfels, die weite Pupille und die beschriebenen Sensibilitätsausfälle erklärbar?

Fall 2.8:

mittelschwer bis schwer

Eine Patientin kommt mit der Klage zu Ihnen, sie könne seit kurzem nicht mehr ohne Brille Zeitung lesen, was sie zunächst darauf zurückgeführt hat, daß das linke Auge jetzt genauso schlecht geworden sei, wie schon seit Jahren das rechte, bei dem sie an einem Glaukom (grüner Star) leide. Weiterhin blende sie auch stets das Licht, wenn sie aus ihrer dunklen Wohnung ins Freie tritt. Seit gestern habe sie nun auch noch Doppelbilder, die beim Blick nach links (bei festgestelltem Kopf) weniger, beim Blick nach rechts stärker werden. Durch aufmerksames Hinsehen haben Sie sofort erkannt, daß die aufgeregte Patientin mit den Augen Gegenstände nicht verfolgt und stets ihren Kopf, statt der Augen, zu bewegen sucht.

Fragen:

a) Welcher Nerv ist betroffen?
b) Handelt es sich um eine ein- oder beidseitige Schädigung?

---

[2] Ischämie = Störung der Nähr- und Sauerstoffversorgung des Gewebes

c) Versuchen Sie, die beschriebenen Symptome zu erklären.
d) Wo verläßt der betroffene Nerv welche Schädelgrube?
e) Handelt es sich um einen motorischen, um einen sensiblen oder um einen gemischten Nerv?
f) Enthält er auch vegetative Elemente? Wenn ja, welche, und wo werden sie verschaltet?

Fall 2.9:

mittelschwer

Der Versuch, eine eitrig entzündete Pustel an der Nasenwurzel mittels Druck nach außen zu entleeren, mißlingt Ihnen. Sie stehen verzweifelt vor dem Spiegel, drücken und drücken, doch es zeigt sich kein Erfolg. Sie geben auf. Tage später bekommen Sie Kopfschmerzen und Fieber, wieder einige Tage darauf stellen Sie erstaunt fest, daß Sie alles doppelt sehen, was sich beim Blick zur Seite – egal zu welcher – verstärkt. Sie erinnern sich an Ihre neuroanatomischen Studien, und schlagartig fällt Ihnen Ihre Diagnose ein!

Fragen:

a) Wie lautet sie?
b) Welcher Nerv ist betroffen, und wie konnte es zur Schädigung des Nervs kommen?
c) Handelt es sich um einen rein motorischen Nerv, oder müssen Sie auch nach sensiblen Symptomen bei sich fahnden?
d) Liegt eine ein- oder beidseitige Schädigung vor?
e) Der Ausfall welcher weiteren Nerven wäre bei Fortdauer der Erkrankung zu erwarten?

14.3 Rückenmark

Lösungen s. Kap. 14.5.3, S. 342

Fall 3.1:

mittelschwer

Zu seinem 14. Geburtstag hat Clodwig von seinem Großvater ein Mountainbike geschenkt bekommen, mit dem er am nächsten Tag stolz zur Schule radelt. Auf Mahnung seiner Mutter hin zieht er vorher pflichtbewußt und dennoch murrend den Fahrradschutzhelm auf. Was werden seine Kameraden sagen? Clodwig kommt jedoch nicht mehr dazu, an diesem Tag sein Fahrrad in der Schule vorzustellen, denn als er in die große Straße vor der Siedlung einbiegt und zum Überholen eines langsamen Mofafahrers ansetzen will, wird er von einem Auto erfaßt, das ihn zu Fall bringt. Er wird schwer verletzt ins Krankenhaus eingeliefert; dort erholt er sich dank neurochirurgischer Versorgung recht rasch wieder, allerdings hat er erhebliche Schäden davongetragen. Nicht am Kopf, denn er hatte ja einen Sturzhelm auf. An den Beinen aber zeigt sich folgendes: Das rechte Bein kann er kaum noch bewegen. Lediglich eine (abgeschwächte) Hüftbeugung ist möglich. Weiterhin ist die Sensibilität am gesamten rechten Bein stark eingeschränkt: Grobe Druck- und Tastempfindungen kann er zwar noch wahrnehmen, doch ist eine Lokalisation und Beschreibung der Berührungsqualitäten unmöglich geworden. Schmerz und Temperaturempfindung sind noch vorhanden. Am linken Bein ist in Hinsicht auf die Sensibilität genau das Umgekehrte der Fall, motorische Ausfälle ergeben sich dort nicht.

Fragen:

a) Wenn Sie von einer Rückenmarksläsion ausgehen: Wie sieht diese dann aus?
b) Auf welcher Seite ist die Schädigung anzunehmen?
c) Wie nennt man diese Art von Sensibilitätsstörung?
d) Wie heißen, wo ziehen und wo kreuzen die bei Clodwig betroffenen Rückenmarksbahnen?
e) In welcher Höhe des Rückenmarks liegt in etwa die Schädigung?
f) In welcher Höhe muß dann das Trauma in etwa auf die Wirbelsäule getroffen haben (die topographischen Verhältnisse beim Erwachsenen zugrunde gelegt)?

Fall 3.2:

mittelschwer bis schwer

Der Metzgermeister Wladimir G. kommt mit folgenden Beschwerden zu Ihnen: Seit einigen Wochen bemerke er eine zunehmende Schwäche in den Beinen. Das Laufen mache ihm Mühe, Treppensteigen sei wegen der großen Kraftanstrengung kaum noch möglich. Und noch etwas ganz Merkwürdiges habe sich vor kurzem ereignet: Beim Zerlegen einer großen Rinderhälfte sei ihm das Messer weggerutscht, und er habe sich einen großen Schnitt im Oberschenkel beigebracht. Und das Erstaunliche sei gewesen, daß er keinerlei Schmerzempfindung dabei gehabt habe. Sie vermuten zu Recht eine Schädigung des Nervensystems und machen sich sofort an die körperliche Untersuchung. Dabei stellen Sie eine geringgradig spastische, unvollständige Lähmung (Parese) beider Beine fest. An der ebenfalls paretischen ventralen Oberschenkelmuskulatur findet sich jedoch keine Spastik, und es lassen sich dort auch kaum Reflexe auslösen. Weiterhin findet sich an beiden Beinen eine starke Herabminderung der Schmerz- und Temperaturempfindung bei fast vollständig erhaltenem Berührungsempfinden.

Sie haben den Verdacht auf einen raumfordernden Prozeß (wahrscheinlich Tumor) im Wirbelkanal.

Fragen:

a) Worauf weist Sie die Tatsache einer spastischen Parese hin, d.h., handelt es sich um eine periphere (Motoneuron oder peripherer Nerv) oder zentrale Lähmung (absteigende motorische Bahnen)?
b) Von wo aus wächst der Tumor in den Wirbelkanal ein?
c) Welche Bahnen sind bereits zerstört?
d) Warum findet sich an der ventralen Oberschenkelmuskulatur eine *schlaffe* Lähmung, und warum lassen sich dort kaum Reflexe auslösen?

14.4 Gehirn

Lösungen s. Kap. 14.5.4, S. 342 ff.

Fall 4.1:

einfach bis mittelschwer

Ihre ehemalige Vermieterin Frau G. kommt Ihnen mitten in der Tübinger Fußgängerzone entgegen und läuft zunächst schnurstracks rechts an Ihnen vorbei, scheinbar ohne Sie zu bemerken. Sie stutzen kurz, laufen Ihr dann aber doch hinterher und sprechen sie an. Frau G., hocherfreut, Sie zu sehen, fragt Sie sogleich, ob Sie eigentlich inzwischen schon „Dogder" (bzw. „Dogdre"[3]) geworden seien, was Sie bejahen. Das treffe sich aber gut, denn sie brauche dringend einen Rat: Seit mehreren Wochen stoße sie ständig mit der rechten Körperhälfte an und habe deshalb schon lauter blaue Flecken. Auch die wunderschöne Vase, die Sie Ihr damals zum Abschied geschenkt hatten, habe sie auf diese Weise letzte Woche auf dem Boden im Flur zertrümmert. Da Sie zufällig eine Taschenlampe in Ihrer Manteltasche haben, leuchten Sie Ihr rechts von temporal und links von nasal in die Augen. Dabei stellen Sie fest, daß beide Pupillen völlig normal reagieren. Nun überprüfen Sie mit Ihren Fingern, die Sie von temporal in Frau G.s

---

[3] Dogder, Dogdre (schwäb.) = Arzt, Ärztin

Gesichtsfeld wandern lassen, ob sie eine Hemianopsie hat. Tatsächlich scheint auf beiden Augen das jeweils rechte Gesichtsfeld deutlich eingeschränkt zu sein. Frau G. ist die Untersuchung vor den inzwischen stehengebliebenen Passanten ein bißchen peinlich, doch sie traut sich nicht, es zu sagen, und erläutert noch, daß sie in letzter Zeit oft Kopfschmerzen habe. Als Sie jedoch mitten auf der Straße beginnen, systematisch alle Hirnnerven zu untersuchen, möchte sie doch lieber nach Hause gehen. Einige Wochen später erkundigen Sie sich telefonisch nach ihrem Befinden, um dabei zu erfahren, daß nun auch zusehends „die andere Hälfte" (wie sie sagt) ihre Sehfähigkeit verliere. Außerdem könne sie immer öfter das, was sie überhaupt noch sieht, nicht mehr richtig erkennen und sinnvoll einordnen. Nun endlich können Sie Frau G. doch überreden, in die Klinik zu gehen und ein Computertomogramm erstellen zu lassen, auf dem ein intrakranieller Tumor (etwa 2–3 cm groß) entdeckt wird.

Fragen:

a) Kann ein einziger Tumor dieser Größe die o.g. Symptome auslösen? Wenn ja, wo sitzt der Tumor? Wie groß ist die Wahrscheinlichkeit, daß die Seh*rinde* und nicht Teile der Seh*bahn* betroffen sind?
b) Welche Teile der Sehbahn sind offensichtlich erhalten? Zcichnen Sie ein Schema der Sehbahn mit den entsprechenden Verschaltungen auf.
c) Warum funktioniert der Pupillenreflex noch?
d) Warum kann Frau G. die Dinge, die sie überhaupt noch sieht, nicht mehr richtig „einordnen" bzw. „erkennen"?
e) Erläutern Sie Lokalisation und Aufgabe der sekundären Sehrinde.
f) Welche der großen Gehirnarterien versorgt den visuellen Kortex im Okzipitallappen?

Fall 4.2:

relativ schwer

Ein Patient hat eine deutliche Fazialisparese rechts (eine sog. „periphere" Fazialisparese). Außerdem klagt er über Doppelbilder, die beim Blick nach rechts stärker werden und beim Blick nach links fast verschwinden. Alle anderen Hirnnervenfunktionen sind unauffällig.

Fragen:

a) Können Sie sich vorstellen, wo genau die Schädigung lokalisiert ist?
b) Nehmen Sie an, der Patient klagt nach einigen Wochen auch über Kopfschmerzen und zeigt Symptome der Liquoraufstauung (wie z.B. Erbrechen). Würde Sie das erstaunen? Warum (nicht)?
c) Wie nennt man die Struktur des N. facialis, die geschädigt ist?
d) Wie heißen die Kerne des N. facialis im Hirnstamm?
e) Erwarten Sie außer der Paralyse des M. rectus lateralis weitere Augenmuskelbeeinträchtigungen?
f) Wie nennt man die Struktur im Gehirn, deren Reizung Erbrechen auslöst?
g) Wo wird der Liquor produziert, an welchem Ort kann er aus dem Ventrikelsystem in den Subarachnoidealraum gelangen, und wo wird er wieder resorbiert?

Fall 4.3:

einfach bis mittelschwer

An einem sonnigen Samstagnachmittag wollen Sie mit Ihrer Nachbarin Karin R. seit Monaten einmal wieder zum Joggen gehen. Eigentlich hatten Sie sich vorgenommen, sich eine andere Joggingpartnerin zu suchen, weil Karin Sie bisher immer bereits nach etwa 5 Minuten abgehängt hatte. Diesmal jedoch bemerken Sie, daß Ihre Begleiterin nur mit Mühe einige hundert Meter durchhält und dann pausieren muß. Ihre Beine seien einfach zu schwach. „Seit wann denn?" wollen Sie natürlich sofort wissen. Es gehe schon seit einigen Wochen so, behauptet Karin R. Eine Woche später hat sich ihr Zustand verschlimmert, und wiederum eine Woche später müssen Sie alleine joggen, weil Karin weder rechtes noch linkes Bein kraftvoll bewegen kann. Sie beginnen nun, der Ursache auf den Grund zu gehen, und untersuchen die Erkrankte gewissenhaft. Sie stellen eine schlaffe, inkomplette Lähmung (Parese) beider Beine fest. Es fällt Ihnen auf, daß es sich nur um motorische und keine sensiblen Ausfälle handelt. Der Patellarsehnenreflex jedoch ist auf beiden Seiten lebhaft vorhanden. Da Sie auf Grund präziser neuroanatomischer Kenntnisse längst die richtige Diagnose befürchten, überreden Sie Karin, sich ins Krankenhaus fahren zu lassen, wo mittels einer kernspintomographischen Untersuchung ein Tumor im Schädelinneren diagnostiziert wird.

Fragen:

a) Wo sitzt der Tumor Karin R.s?
b) Wie erklären Sie, daß beide Beine gleichzeitig betroffen sind?
c) Könnte ein einzelner Tumor in der gleichen funktionellen Region z.B. auch symmetrische Ausfälle beider *Arme* verursachen?

d) Beschreiben Sie die Funktion und den Verlauf (ggf. mit Kreuzung) der Bahn, die überwiegend von der Stelle der Schädigung ihren Ursprung nimmt.
e) Eine vollständige Lähmung der Beine ist nicht eingetreten. Welche Zentren könnten für eine zusätzliche Versorgung der Beinmuskulatur zuständig sein?
f) Wenn die beschriebenen Symptome nur einseitig aufgetreten wären, könnte man auch an eine Durchblutungsstörung denken. In welchem der drei großen Gehirngefäße?

Fall 4.4:

relativ einfach

Eine junge Frau leidet an Multipler Sklerose. Dies ist eine Autoimmunkrankheit, die die Oligodendrozyten des ZNS angreift und dadurch die Markscheiden zentralnervöser Neurone zerstört, wodurch diese in ihrer Funktion stark beeinträchtigt werden bzw. ausfallen. Die Erkrankung kann in Schüben verlaufen, wobei sich in den Intervallen zwischen den Schüben die entstandenen Symptome unterschiedlich gut durch Rückgang der Entzündung und Neubildung der Markscheiden erholen können. Die Patientin hat nun einen solchen Schub erlitten und stellt sich bei Ihnen mit folgenden Symptomen vor: Sie hat einen auffälligen Blickrichtungsnystagmus der Augen in alle Richtungen. Weiterhin fällt Ihnen auf, daß ihre Sprache undeutlich, z.T. verwaschen, abgehackt und verlangsamt klingt. Wortfindungsstörungen liegen dem aber nicht zugrunde, wie sie selbst versichert. Ihr Gang wirkt leicht unsicher, schränkt sie aber nicht besonders ein. Auch eine Fallneigung besteht nicht. Allerdings hat die Patientin größte Schwierigkeiten, gezielte und vor allem feinere Bewegungen korrekt auszuführen: Zum einen beginnt sie zu zittern, wenn sie einen Gegenstand in die Hand nehmen will, wobei das Zittern um so stärker wird, je näher sie dem Gegenstand mit ihrer Hand kommt. Des weiteren schießt sie mit ihren Bewegungen weit über das angestrebte Ziel hinaus, was sie durch ein Nachkorrigieren der überschießenden Bewegung wettzumachen versucht.

Fragen:

a) Wo kann eine Schädigung ganz generell sitzen, die diese Symptome bewirkt?
b) Wo ist die Schädigung *bei dieser* Patientin am wahrscheinlichsten lokalisiert?
c) Nennen Sie die Fachausdrücke für die einzelnen beschriebenen Symptome.
d) Nehmen Sie an, die beschriebenen Symptome träten nur rechts auf. In welcher Hälfte des betroffenen Organs wäre dann die Schädigung lokalisiert?
e) Multiple Sklerose kann auch durch Manifestation am II. Hirnnerv (N. opticus) Gesichtsfeldausfälle verursachen. Wie erklären Sie sich das, wo es sich doch ausdrücklich um eine *zentralnervöse* Erkrankung handelt (Oligodendroglia kommt nur im ZNS vor)?

Fall 4.5:

einfach bis mittelschwer

Adalbert G. ist seit sechs Wochen Arzt im Praktikum an der Neurologischen Klinik in Bad S. Ambulant stellt sich bei ihm ein Patient mit folgenden Symptomen vor: Der rechte Mundwinkel hängt herunter, die Lippen auf der betroffenen Seite kann er nicht fest schließen, seine Sprache ist verwaschen, und er hat Schwierigkeiten beim Trinken. Adalbert G. diagnostiziert ohne weitere Untersuchung eine Fazialisparese. In diesem Augenblick tritt sein Chef in das Untersuchungszimmer, dem Adalbert G. gleich seine Diagnose mitteilt. Der Chef fragt ihn, wo denn in etwa die Fazialisschädigung zu lokalisieren sei. Adalbert G. antwortet, dies könne man erst aus einem Computertomogramm des Schädels ersehen, er werde gleich eines anfertigen lassen. Der Patient legt bei dem Gespräch mißtrauisch die Stirn in Falten, schließt die Augen und schüttelt verständnislos den Kopf. Daraufhin fragt der Chef Adalbert G. noch eindringlicher: „Also, wissen Sie jetzt, wo die Schädigung sitzt?" Adalbert G. schlägt vor, man könne ja den Tränenfluß messen, um zu sehen, ob der gesamte N. facialis geschädigt sei. Erst als der Chef dies als Unsinn abtut, beginnt Adalbert G. nachzudenken.

Fragen:

a) Können Sie Adalbert G. weiterhelfen?
b) Welches Detail der zentralen Innervation der Fazialiskerne im Gehirn hat Adalbert während seines Studiums nicht mitbekommen? Zeichnen Sie ein entsprechendes Schema auf.
c) Bei welcher Art bzw. Lokalisation der Fazialisschädigung könnte die Registrierung des Tränenflusses Bedeutung gewinnen?
d) Wenn Sie Kap. 2.3 (Hirnnerven) schon bearbeitet haben: Erläutern Sie den Verlauf des Fazialisanteils, der die Tränendrüse innerviert, und geben Sie die entsprechenden ganglionären Verschaltungen an (beliebte Physikumsfragen).

Fall 4.6:

mittelschwer

Jacques L. ist ein französischer Patient, der seit vielen Jahren in Ihre Praxis kommt. Gestern hat er seinen 99. Geburtstag gefeiert. Leider konnten Sie trotz Einladung nicht erscheinen, da Sie soviel zu tun hatten. Heute erscheint er in Begleitung seiner Frau, die zwei Jahre jünger als er ist. Monsieur L. macht einen etwas verstörten Eindruck und gibt Ihnen wortlos die Hand. Seine Frau erläutert: „Stellen Sie sich vor – seit heute morgen spricht er *kein Wort mehr!*" Monsieur L. nickt mit dem Kopf und gestikuliert mit den Armen. Im weiteren Gespräch mit seiner Frau erfahren Sie, wie ihrem Mann gestern abend über mehrere Stunden hin zunächst häufig „die Worte fehlten", er dann immer schlechter und unverständlicher sprach, was sie aber zunächst auf seinen reichlichen Genuß von Rotwein anläßlich der Geburtstagsfeier zurückgeführt habe. Heute morgen dann habe er kein Wort mehr herausgebracht, und sie mache sich nun ernsthaft Sorgen. Sie fragen nun Monsieur L. selbst, ob seine Frau alles richtig berichtet habe. Er nickt mit dem Kopf. Sie fordern ihn auf, die Zahl vier mit den Fingern anzuzeigen, was er sofort und korrekt tut. Sie stellen nach einer eingehenderen Untersuchung, die aber keine weiteren Auffälligkeiten ergibt, die Verdachtsdiagnose einer zerebralen Durchblutungsstörung.

Fragen:

a) Wie nennt man das beschriebene Symptom?
b) An welcher Stelle des Gehirns und auf welcher Seite ist die Schädigung wahrscheinlich lokalisiert?
c) Wäre eine ähnliche Symptomatik bei einer äquivalenten Durchblutungsstörung auf der kontralateralen Seite zu erwarten?
d) Erläutern Sie die genaue Aufgabe der betroffenen Struktur.
e) Nennen Sie weitere Beispiele der Lateralisation einzelner Fähigkeiten auf eine Hemisphäre.
f) Welche Gehirnstrukturen sind an der Entstehung der Sprache beteiligt, d.h., bei der Affektion welcher Strukturen können Sprachbeeinträchtigungen resultieren?
g) Auf Grund welcher Tatsache kann man mit Sicherheit davon ausgehen, daß es sich wohl nicht um eine Schädigung der sekundären Hörrinde (Wernicke-Zentrum) handelt?
h) Welches der drei großen Hirngefäße ist für die arterielle Versorgung der betroffenen Region zuständig?

Fall 4.7:

mittelschwer

Hugo (7 Jahre) und Franz (8 Jahre) sind die beiden Buben des Oberförsters Georg Ludwig Gscheidlfinger, der sein Revier im oberbayrischen St. Josephstal hat. In Vaters Abwesenheit lieben sie es, mit dessen Jagdbüchse Cowboy und Indianer zu spielen. Als die Eltern einmal fort sind, entwenden die Kinder das Gewehr und laufen damit in den Wald. Bei einem Streit, wer schießen darf, löst sich ein Schuß. Die Kugel fährt dem kleinen Hugo in den Kopf und verläßt ihn auf der Gegenseite wieder. Nachdem Hugo bewußtlos ins Krankenhaus eingeliefert wurde, stellt man mittels radiologischer Untersuchungen fest, daß die Kugel im Gehirn keine Gefäße lädiert und auch sonst wohl keine lebenswichtigen Strukturen zerstört hat. Drei Wochen später kommt der Junge wieder nach Hause. Er zeigt folgende Ausfallsymptome: Er kann auf der *linken Seite* kaum noch sensible Qualitäten im Gesicht wahrnehmen (Zungensensibilität, Geschmacks-, Riech-, Seh- und Hörempfinden sind jedoch nicht gestört). Sonst ergeben sich am Kopf keine auffälligen Befunde. Weiterhin liegt *rechts und links* im Fußbereich sowie *rechts* im Oberschenkelbereich eine Sensibilitätsstörung vor. Motorische Ausfälle ergeben sich nicht.

Fragen:

a) An welcher Stelle des Gehirns ist die Kugel ein- und an welcher Stelle ist sie wieder ausgetreten? Beschreiben Sie die Schußbahn!
b) Erläutern Sie Lage und Funktion der betroffenen Rindenfelder.
c) Wenn die Kugel in gleicher Höhe etwa 1 cm weiter vorne in den Schädel eingetreten wäre, wie sähe dann die Symptomatik aus?

Fall 4.8:

schwer

Eine 28jährige Soziologiestudentin aus Berlin fällt dadurch auf, daß sich bei ihr zusehends ein Ruhetremor entwickelt, der zunächst geringer wird, sobald sie die zitternde Gliedmaße bewegt. Weiterhin entsteht eine zunehmende Steifheit und Unbeweglichkeit ihrer Gliedmaßen, die auch im Ruhezustand einen stark erhöhten Muskeltonus aufweisen und sich somit auch passiv kaum bewegen lassen. Auch wirkt ihre Mimik starr, so daß ihr Gesicht dem einer Puppe oder einer Maske gleicht. Das Eigentümlichste ist, daß all diese Symptome *nur auf der rechten Seite* vorherrschen. Psychisch macht sie bisweilen den Eindruck der Verlangsamung und der Antriebslosigkeit. Nach einigen Wochen stellt sie darüber hinaus zunächst eine beginnende, leichte Ataxie rechts und dann eine zunehmende Tendenz zur Streckung beider rechten Extremitäten fest, die sich bis zum „Extensorenspasmus" steigert. Sie kann auf dieser Seite auch nahezu keine willkürlichen Bewegungen mehr ausführen. Zunehmend fällt auch eine Sensibilitätsstörung im Bereich der gesamten rechten Körperhälfte auf, wohingegen Sehen, Riechen und Hören nicht betroffen zu sein scheinen. Zusehends treten auch Doppelbilder auf. Schließlich bekommt die Patientin immer stärkere Kopfschmerzen, die 6 Wochen nach dem ersten Auftreten eines Symptoms dazu führen, daß sie einen Arzt aufsucht. Dieser vermutet völlig richtig, daß es sich um ein zerebrales Leiden handeln muß. Er spiegelt den Augenhintergrund der Patientin, wo er eine stark vorgewölbte Sehnervenpapille sieht, die er zu Recht als ein Zeichen erhöhten intrakraniellen Drucks interpretiert. Nach eingehender Untersuchung läßt er zur Sicherung der Diagnose ein Computertomogramm erstellen, das verschiedene Auffälligkeiten zeigt, vor allem zwei stark erweiterte Seitenventrikel, einen ebenfalls vergrößerten dritten Ventrikel und einen Tumor.

Fragen:

a) Wo, glauben Sie, befindet sich der Tumor genau (Hirnabschnitt und Seite)?
b) Welche Strukturen hat er in welchen Teilen des entsprechenden Hirnabschnittes beeinträchtigt?
c) Was versteht man unter einer Ataxie? Warum tritt sie *rechts* auf?
d) Warum treten Sensibilitätsstörungen *rechts* auf?
e) Wie erklären Sie sich den „Extensorenspasmus"?
f) Wie erklären Sie sich die erweiterten Ventrikel?
g) Wie heißt das Syndrom, daß bei der Patientin ganz zu Beginn halbseitig aufgetreten ist? Welche Strukturen sind dabei betroffen, und welche Projektionen fallen dadurch in welchen Großhirnbereich weg? Nennen Sie auch die drei klassischen Symptome dieses Syndroms!
h) Warum sind Sehen, Riechen und Hören nicht gestört?

Fall 4.9:

einfach bis mittelschwer

Eine 45jährige Frau ruft verzweifelt in Ihrer Praxis an: „Mein Mann versteht mich überhaupt nicht mehr!" Beruhigend sprechen Sie auf die Dame ein und versichern Ihr, daß das in diesem Alter häufiger vorkomme und wahrscheinlich eine vorübergehende Erscheinung im Zuge der „midlife crisis" sei, die ihr Mann wahrscheinlich gegenwärtig durchmache. Ob er denn ...? „Nein, nein! Sie verstehen mich völlig falsch", werden Sie von der Patientin unterbrochen, „er versteht *meine Sprache* nicht mehr!" Sie fahren daraufhin sogleich zu ihm hin, um ihn zu untersuchen. Sie finden einen Patienten vor, der Sie freundlich lächelnd begrüßt, aber ohne ein Wort zu sagen. Sie sprechen ihn an: „Herr M., wie geht es Ihnen?" Er sieht Sie mit hochgezogenen Augenbrauen an, mustert Sie dann mißtrauisch, scheint Sie aber durchaus als seinen Hausarzt (Hausärztin) zu erkennen. Sie machen einen erneuten Versuch: „Herr M., können Sie mich denn verstehen?" Herr M. entgegnet daraufhin mit einem Ihnen schwer verständlichen Kommentar: „Ich kann unbeding des Helfer ... äh ... damit ich auch intolieren kann ... und antworten ... die ich auch ... z.B. auch ... äh ... ganz außer ... familgär ..." Sie stellen dabei fest, daß die Lautbildung bei dem Patienten offensichtlich nicht gestört ist. Auch der Tonfall ist so, als hätte er völlig normale Dinge erzählt. Doch scheint er auch selbst den Inhalt des Gesagten nicht verstehen zu können. Als Sie ihm jedoch verschiedene Wörter vorsagen, spricht er diese nach, wenn auch mit Fehlern. Auf die Frage, ob er deren Bedeutung verstanden habe, und ebenso auf die Aufforderung, sich einmal hinzulegen, antwortet er wieder mit einem kaum verständlichen Redeschwall. Überhaupt macht der Patient psychisch einen schwer angegriffenen Eindruck, obgleich er bei den *praktischen* Tätigkeiten des Alltags keine besonderen Auffälligkeiten zeigt.

Fragen:

a) Wo (Region und Seite) befindet sich bei dem Patienten die Schädigung, und wie heißt das entstandene Syndrom?
b) Es gibt noch ein Syndrom, das ähnlich aussieht, bei dem der Patient Aufforderungen aber meist spontan verstehen und befolgen kann und sehr viel weniger psychisch angegriffen scheint (warum?). Wie heißt dieses Syndrom, und wo ist die zugrundeliegende Schädigung dann zu lokalisieren?
c) Welche Hirnstrukturen sind an der Sprachbildung und am Sprachverständnis beteiligt? Auch wenn sich dies kaum auf einzelne Zentren reduzieren läßt, versuchen Sie eine Eingrenzung.
d) Erläutern Sie die wichtigsten Afferenzen und Efferenzen des betroffenen Hirnareals.
e) Nehmen Sie an, die Störung sei durchblutungsbedingt. Nach welcher großen Gehirnarterie müssen Sie im Angiogramm (röntgenologische Darstellung der Blutgefäße) dann suchen?

Fall 4.10:

relativ einfach

Ein Patient kommt zu Ihnen, weil er ständig überall anstößt. Tatsächlich fällt Ihnen auf, daß er, als er zur Tür hereinkommt, mit der Schulter an den Türrahmen stößt. Gleich danach rempelt er die Krankenschwester an. Erstaunlicherweise nimmt der Patient aber Dinge, auf die er direkt zugeht, ohne weiteres wahr und geht um sie herum; es scheint also lediglich das Gesichtsfeld in der Peripherie eingeschränkt zu sein. Sie leiten sogleich eine Laboruntersuchung ein, bei der als einzig auffälliger Befund der Prolaktinspiegel stark erhöht ist. Dennoch reichen die bisherigen Angaben (auch ohne das nachfolgende Computertomogramm, das einen Tumor an der Schädelbasis zeigt) aus, die richtige Diagnose zu stellen.

Fragen:

a) Wie lautet sie?
b) Wie ist der Gesichtsfeldausfall zu erklären, wie nennt man dieses Symptom, und wo ist die Schädigung des entsprechenden Nervs lokalisiert?
c) Wie ist der erhöhte Prolaktinspiegel zu erklären?
d) Durch welche Öffnung tritt der betroffene Nerv in die Schädelgrube ein?
e) Warum kann man auch ohne erhöhten Prolaktinspiegel die lokalisatorische Diagnose relativ zuverlässig stellen?

Fall 4.11:

einfach bis mittelschwer

Der 215 Pfund schwere Bruno B. ist Schwergewichtheber und kommt recht niedergeschlagen zu Ihnen. Er bemerkt bei sich seit einiger Zeit beim Gehen, inzwischen sogar manchmal auch beim Sitzen, eine ständige Fallneigung. Mit dem Laufen werde es immer schwieriger, so daß er inzwischen sehr breitbeinig gehen müsse, weshalb ihn seine Frau auch ständig ermahne, nicht soviel Alkohol zu trinken. Dabei habe er wirklich seit Wochen keinen Tropfen Alkohol mehr zu sich genommen! Eigentlich findet er das alles nicht so schlimm, aber beim Gewichtheben sei die Sache mit der Fallneigung eben doch sehr hinderlich. Sie lassen ihn einzelne feinmotorische Bewegungen durchführen, die aber weder von einem Zittern begleitet sind noch sonst irgendwie gestört erscheinen. Auch die Sprache von Herrn B. zeigt keine Auffälligkeiten. Seine Gang- und Standunsicherheit ist bei geschlossenen und geöffneten Augen gleich stark ausgeprägt.

Fragen:

a) Wo würden Sie die Schädigung vermuten? Erläutern Sie die Dreigliederung des betroffenen Organs, und schildern Sie die Aufgaben, die dem hier geschädigten Anteil zukommen.
b) In welcher Struktur des Gehirns laufen die Afferenzen und die Efferenzen des bei Herrn B. betroffenen Hirngebietes?
c) Warum ist die Feinmotorik der Extremitäten nicht beeinträchtigt, und was hatten Sie im Sinne, als Sie diese bei Herrn B. überprüft haben?
d) Welche Strukturen könnten noch für eine Gangunsicherheit verantwortlich sein?

Fall 4.12:

schwer

Herr K., ein 73jähriger Patient, der schon seit Jahren in Ihre Praxis kommt, ist starker Raucher, hat 20 kg Übergewicht und einen viel zu hohen Blutdruck (*Hypertonie*). An einem Freitag abend klingelt das Telefon, und Frau K. bittet Sie dringend, sofort ihren Mann aufzusuchen. Als Sie dort eintreffen, finden Sie den Patienten, dem es inzwischen wohl etwas besser geht (seine Frau sagt, bis eben sei er bewußtlos gewesen), im Bett halb sitzend und Sie mit schiefem Mund anlächelnd. Er nuschelt ein undeutliches „Gunnamd Frau (bzw. Herr) Dogerr", und Sie setzen sich zunächst einmal auf die Bettkante, um ihn nach einer kurzen Anamnese, die wegen seiner undeutlichen Sprache erschwert ist, neurologisch zu untersuchen. Es fällt Ihnen auf, daß der rechte Mundwinkel schlaff herabhängt (s.o) und daß die Zunge beim Herausstrecken nach rechts abweicht. Der Unterkiefer weicht bei der Öffnung nach keiner Seite ab, und die Augenlider lassen sich beidseits fest schließen und wieder öffnen. Bei der Augenuntersuchung fällt Ihnen auf, daß beide Augen im Blick stark nach links gerichtet sind. Weiterhin hält der Patient seinen Kopf leicht nach rechts geneigt mit geringgradiger Gesichtswendung nach links, und beim Schulterzucken (auf die Frage, wie es ihm jetzt gehe) kann nur die linke Schulter richtig weit in die Höhe gezogen werden. Zu Ihrer Erleichterung kann der Patient alle Extremitäten bewegen, allerdings fällt Ihnen auf, daß die grobe Kraft beim Händedruck rechts erheblich geringer ist als links und daß der Patient feine und präzisere Bewegungen mit der rechten Hand nicht durchführen kann (z.B. schreiben oder einen zerlegten Kugelschreiber wieder zusammensetzen). Statt dessen reagiert er auf entsprechende Aufforderungen mit Massenbewegungen des rechten Armes. Einen Tremor können Sie dabei aber nicht feststellen. Sie vermuten einen Schlaganfall (Hirninfarkt, Insult) und weisen den Patienten in die Neurologische Klinik ein. Anschließend fahren Sie nach Hause, wo Sie nochmals nachlesen, welche kortikonukleären Fasern kreuzen und welche nicht.

Fragen:

a) Wo ganz genau im Gehirn vermuten Sie die Schädigung?
b) Sie haben die Diagnose eines zerebralen Insultes (= Schlaganfall) gestellt. Die Wahrscheinlichkeit ist schon deshalb groß, weil Herr K. starker Raucher, Hypertoniker und sehr übergewichtig ist. Welche Arteriengruppe ist vermutlich betroffen, und aus welcher der drei großen Gehirnarterien kommt sie?
c) Welche Hirnnerven(kerne) sind auf welcher Seite betroffen, und welche zeigen keine Ausfallserscheinungen (warum?)?
d) Sie vergaßen, nach sensiblen Ausfällen zu fahnden. Das ist nicht so schlimm, denn die Diagnose läßt sich mit relativ großer Sicherheit auch so stellen. Wo aber wären sensible Ausfälle zu erwarten? Wenn keine sensiblen Ausfälle aufträten, wo könnte dann differentialdiagnostisch die Schädigung noch lokalisiert sein?
e) Wie ist die Symptomatik am rechten Arm/an der rechten Hand erklärbar? Warum ist die grobe Kraft in der rechten Hand vermindert, im Ellenbogen- und Schultergelenk aber weitgehend erhalten, und wie erklären Sie die Behinderung der Feinmotorik?
f) Warum ist keine spastische Lähmung vorhanden (evtl. zwei Gründe)?

Fall 4.13:

relativ einfach

Im Jahre 1810 treffen sich Johann Wolfgang von Goethe und Friedrich Schiller in Weimar, um bei einem Glas Rotwein ein wenig über das Prinzip der *Vereinigung von Idee und Erscheinung*, mit dem sich Goethe seit Jahren intensiv beschäftigt, zu plaudern. Sie kommen aber vom Thema ab, weil Goethe ständig an seinen Schreiber Eckermann denkt, bei dem er heute morgen eine erstaunliche Beobachtung gemacht hat. „Der Kerl", so Goethe, „setzt mich doch immer wieder auf's Neu' ins Staunen. So diktiere ich ihm denselbigen Morgen einen Brief an unseren verehrten Freund Schelling, wobei ich folgendes feststellen muß: Eckermann stockt im Schreiben, legt die Feder nieder, versucht es auf's Neue und schreibt sehr zögernd. Als ich ihn auffordere, mir die Niederschrift zu zeigen, traue ich meinen Augen nicht. Eckermann, dem sonst eine wundersam zarte und schöne Handschrift eigen ist, hat doch ohne jeden Zweifel ein Gekrakel auf das edle Papier gelegt, daß mir einen Augenblick die Sinne schwinden mochten. Ich fordere ihn sodann auf, meinen Namen ordentlich auf ein neues Blatt Pergament zu schreiben, doch es resultiert wieder nur ein unleserliches Gekritzel, was Eckermann selbst mit Bestürzen feststellt. Und da ich, mein lieber Freund, ein Verehrer und Verfechter des streng empirisch-phänomenologisch vorgehenden Experimentierens bin, bitte ich ihn sogleich, mir eine Passage aus dem ersten Akt des „Faust" vorzulesen, doch auch dieses will ihm nicht gelingen. Sein Sehen sei aber nicht getrübt, so versichert mir der Gepeinigte. Ich grüble seitdem, was wohl die Ursach' des Vorgangs sei, den ich heut morgentlich beobachtet." Schiller wiegt nachdenklich den Kopf und kann trotz seines ehemals absolvierten Studiums der Medizin keine gute Erklärung bieten.

Fragen:

a) Eckermann mag an einer vorübergehenden Durchblutungsstörung in einem bestimmten Gehirnbereich gelitten haben. Wo würden Sie diesen Bereich lokalisieren?
b) Von welchem Blutgefäß wird dieser Bereich versorgt?
c) Erläutern Sie die neuronale Verschaltung mit den beteiligten Zentren, die beim (Vor-)Lesen und Schreiben intakt sein muß.
d) Warum ist diese ganze Geschichte erstunken und erlogen?

14.5 Lösungen

Die Lösungen können z.T. nur stichwortartig angegeben werden. Im gegebenen Fall wird für ausführlichere Information auf die jeweils angegebenen Lehrbuchkapitel verwiesen.

14.5.1 Spinalnerven

Fall 1.1:

a) Ausfall des N. ulnaris.
b) Schädigung des Nervs im Sulcus n. ulnaris vermutlich beim Sturz vom Rad mit Trauma des Ellenbogens.
c) Grob: ulnares Drittel der Handinnenfläche, ulnare Hälfte des Handrückens (vgl. Abb. **2.7a**, 3; **b**, 5).
d) Krallenhand.
e) Fasciculus medialis, C8–Th1.
f) Am Oberarm: –. Am Unterarm: M. flexor carpi ulnaris, M. flexor digitorum profundus (ulnarer Anteil). An der Hand: Muskulatur des Kleinfingerballens, sämtliche Mm. interossei dorsales und palmares, Mm. lumbricales III und IV, M. adductor pollicis, M. flexor pollicis brevis (Caput profundus). Zur jeweiligen Funktion s. Kap. 2.2.7. Ausfallssymptome: Fehlhaltung der Hand (*Krallenhand*) vor allem durch Ausfall der Interossei und Lumbricales (vgl. klinischen Hinweis in Kap. 2.2.7). Dies und der Ausfall der Daumenadduktion führt zu Symptomen wie z.B. der beschriebenen Schreibstörung (Stift kann nicht mehr richtig gehalten und geführt werden). Unfähigkeit, Daumen und kleinen Finger zusammenzuführen, resultiert aus dem Ausfall des Daumenadduktors und der Kleinfingerballenmuskulatur.
g) Das klinische Bild einer segmentalen Schädigung von C8 ist dem einer Ulnarisläsion sehr ähnlich. Die Abgrenzung ist vor allem durch die sensiblen Ausfälle möglich: Bei C8 fällt auch das entsprechende Dermatom am Unteram aus (vgl. Abb. **2.1**), während bei Ulnarisläsion nur sensible Ausfälle an der Hand bestehen.

Fall 1.2:

a) N. musculocutaneus. Ausgefallene Muskeln: M. biceps brachii (Ellenbogenbeugung und Supination), M. brachialis (Ellenbogenbeugung), M. coracobrachialis (Adduktion und Anteversion im Schultergelenk).
b) C5–C7.
c) Fasciculus lateralis.
d) Beugung noch (wenn auch schwach) durch den M. brachioradialis und (geringfügig) den M. extensor carpi radialis longus möglich, die beide vom N. radialis innerviert werden. Supination noch durch den M. supinator möglich (ebenfalls N. radialis).

Fall 1.3:

a) N. medianus.
b) Daumenballenmuskulatur (M. opponens pollicis, M. flexor pollicis brevis, M. abductor pollicis brevis, *nicht* aber M. adductor pollicis: Dieser wird vom N. ulnaris versorgt).
c) Schwurhand (Abb. **2.10b**) tritt beim Versuch des Faustschlusses bei Medianusläsion auf. Sie kommt durch den Ausfall der M. flexor digitorum superficialis und M. flexor digitorum profundus (*radialer* Anteil) bei gleichzeitigem Funktionieren des *ulnaren* Anteils des M. flexor digitorum profundus (N. ulnaris) zustande (vgl. klinischen Hinweis in Kap. 2.2.9). Die Schwurhand tritt hier nicht auf, weil die Nervenläsion in Höhe des Karpalkanals erfolgt: Bis dahin sind die motorischen Fasern zu den genannten Muskeln bereits abgegangen. Durch den Karpalkanal ziehen nur noch deren Sehnen, die Muskelbäuche sind am Unterarm.
d) Die Läsion muß auf alle Fälle deutlich proximal des Handgelenks lokalisiert sein, meist in Höhe des Ellenbogens oder des Oberarms. Zusätzliche Sensibilitätsausfälle: Daumenballen, radiale zwei Drittel der Hohlhand (vgl. Tabelle **2.3**).

Fall 1.4:

a) Läsion des Plexus brachialis. Bei der Lagerung wurde der Plexus durch die starke Retroversion und Abduktion des Armes nach dorsal gezogen und gespannt. Da der Plexus durch die Skalenuslücke zieht (die bei allen Menschen unterschiedlich eng ist), wird er dabei gegen den M. scalenus medius gepreßt (vgl. zum besseren Verständnis Abb. **2.6**). Die Mm. scaleni wurden durch die Dorsalextension des Kopfes noch zusätzlich gespannt, was eine Läsion des Plexus begünstigt hat.
b) Vorwiegend Schädigung der kranialen Anteile (Versorgung der hier gelähmten Schultergürtelmuskeln vorwiegend durch C5/C6, Versorgung der noch weitgehend intakten Unterarm- und Handmuskeln vorwiegend durch C7/C8).
c) Beugung des Ellenbogengelenkes vornehmlich durch M. brachialis und M. biceps, die beide von den Segmenten C5, C6 (N. musculocutaneus) innerviert werden. Streckung des Ellenbogengelenkes dagegen ausschließlich durch den M. triceps brachii, der vorwiegend von C7, also aus den kaudaleren Plexusanteilen, innerviert wird (N. radialis).
d) C5–Th1 (wenige Fasern auch aus C4 und Th2).
e) Merke: 7 Äste zum Arm und 7 zum Schultergürtel! *Zum Arm:* N. cutaneus brachii medialis,

N. cutaneus antebrachii medialis, N. ulnaris, N. medianus, N. musculocutaneus, N. axillaris, N. radialis. *Zum Schultergürtel:* N. dorsalis scapulae, N. thoracicus longus, N. subclavius, N. suprascapularis, N. thoracodorsalis, Nn. subscapulares, Nn. pectorales.

Fall 1.5:

a) N. radialis.
b) In erster Linie die Streckermuskeln des Unterarms (Streckung in Hand- und Fingergelenken). Symptom der *Fallhand*. Weiterhin betroffen sind der M. supinator (Einschränkung der Supination) und die radiale Muskelgruppe (M. brachioradialis, Mm. extensor carpi radialis brevis und longus).
c) Sensibilitätsausfälle (grob): laterale drei Viertel der dorsalen Handfläche, Daumen ganz. Am Ober- und Unterarm keine Ausfälle, da entsprechende sensible Äste bereits vor dem oder im Radialiskanal abgehen (vgl. Tabelle 2.4). Wenn die im Kanal abgehenden Äste auch betroffen sind, dann auch Sensibilitätsausfälle an der Dorsalseite des Ober- und Unterarms.
d) Mitte, da dort Radialiskanal (vgl. Abb. 2.11).
e) M. triceps brachii (entsprechende motorische Fasern gehen bereits vor Radialiskanal ab, vgl. Tabelle 2.4).
f) Weil die Extensoren dazu nötig sind. Sie versetzen durch Extension der Hand- und Fingergrundgelenke die Fingerbeuger in Vorspannung, sonst können diese ihre Kraft nicht richtig entfalten (versuchen Sie es bei sich selbst: ohne Extension in Hand- und Fingergrundgelenken kein kraftvoller Faustschluß!).

Fall 1.6:

a) N. axillaris. Er verläuft entlang dem Collum chirurgicum auf der Schultergelenkskapsel. Besondere Gefährdung bei Schultergelenksluxationen und Humerushalsbrüchen.
b) M. deltoideus und M. teres minor (Schwäche vor allem der Abduktion und der Außenrotation, z.T. aber auch der Adduktion).
c) Hautareal am kraniolateralen Oberarmbereich (Abb. 2.7a, 8; b, 1; N. cutaneus brachii lateralis superior).
d) Fasciculus posterior, C5 und C6.

Fall 1.7:

a) N. obturatorius. Gefährdet vor allem bei Frakturen des kleinen Beckens, weil er an dessen Knochen ein Stück weit entlangläuft, bevor er nach unten zieht und durch das Foramen obturatum aus dem Becken austritt (Abb. 2.12a, 7).

b) Oberschenkeladduktoren rechts (kann rechtes Bein nicht mehr über linkes Bein schlagen).
c) Plexus lumbalis, L2–L4.
d) Läsion der Wurzel L3 kann motorisch ähnliche Symptomatik verursachen, weil sie an der Innervation sämtlicher Adduktoren wesentlich beteiligt ist (isolierte L3-Wurzelläsionen sind allerdings ziemlich selten). Sensible Ausfälle treten dann aber auch am *ventralen* Oberschenkel auf, entsprechend dem Dermatom L3 (vgl. Abb. 2.1).
e) M. pectineus (zusätzliche Innervation durch N. femoralis), M. adductor magnus (zusätzliche Innervation durch N. tibialis). Deshalb bleibt bei N.-obturatorius-Läsion stets eine gewisse Restadduktionsfähigkeit erhalten.

Fall 1.8:

a) N. femoralis. Er ist bei Operationen im Bereich des Leistenbandes und besonders des Leistenkanals gefährdet, da er in dieser Höhe unter dem Leistenband durchtritt (dennoch wird er bei diesen Operationen nur selten tatsächlich geschädigt).
b) Hüftbeugung in erster Linie durch M. iliopsoas, der zwar auch großenteils vom N. femoralis versorgt wird, die entsprechenden motorischen Äste gehen aber bereits weit vor dem Durchtritt des Nervs unter dem Leistenband ab.
c) Sensible Ausfälle am ventralen Oberschenkel (Rr. cutanei anteriores) und am ventromedialen Unterschenkel (N. saphenus), vgl. Abb. 2.13a, 2 und 4.
d) L1–L4.

Fall 1.9:

a) N. gluteus superior rechts.
b) Ausfall des M. gluteus medius, M. gluteus minimus und M. tensor fasciae latae. Gluteus medius und minimus sind *die* Abduktoren im Hüftgelenk. Sie ziehen den Trochanter major zum Beckenkamm bzw. umgekehrt und verhindern so das Abkippen des Beckens auf die kontralaterale Seite, wenn diese Spielbeinseite ist (vgl. Abb. 2.15a). Bei Ausfall dieser Muskeln resultiert entsprechend ein pathologisches Abkippen des Beckens (vgl. Abb. 2.15b).
c) Nein, N. gluteus superior ist rein motorisch.
d) Plexus sacralis, L4–S1.

Fall 1.10:

a) N. fibularis (= N. peroneus).
b) Sämtliche (Dorsal-)Extensoren des Fußes durch *N. fibularis profundus* (M. tibialis anterior, M. extensor digitorum longus, M. extensor hallucis longus, kurze Zehenstrecker am Fußrücken).

Sämtliche Pronatoren des Fußes durch *N. fibularis superficialis* (Mm. fibularis longus und brevis).
c) Durch den Ausfall der Pronatoren (Mm. fibulares) überwiegen (auch in Ruhe) funktionell die Supinatoren.
d) Fußrücken (vgl. Abb. **2.13a**, 5 und 6).
e) Weil die entsprechenden Äste bereits vor dem Verlauf des Nervs um das Fibulaköpfchen abgehen: *R. communicans fibularis* (schließt sich mit N. cutaneus surae medialis aus N. tibialis zum *N. suralis* zusammen – Sensibilität am dorsalen Unterschenkel) und *N. cutaneus surae lateralis* (Sensibilität am lateralen Unterschenkel).
f) Vermutlich in der Extensorenloge, wo dann nur der N. fibularis profundus geschädigt wäre (z. B. bei Tibiafrakturen). Er versorgt motorisch nur die Strecker des Fußes (s. unter b) und sensibel nur den Interdigitalraum I.

Fall 1.11:

a) Wenn es sich um einen nicht allzu stark lateral ausgerichteten Vorfall handelt (der dann auf die in gleicher Höhe durch das Intervertebralloch ziehende Spinalnervenwurzel drücken würde), sondern – wie meistens – um einen mehr *medio*lateralen Vorfall, so ist *die Wurzel des ein Segment tiefer austretenden Spinalnervs* geschädigt (vgl. S. 81). In diesem Falle also die Wurzel L5.
b) N. gluteus superior (L4–S1), N. gluteus inferior (L5–S2), N. fibularis (L4–S2), N. tibialis (L4–S3).
c) Überprüfung sensibel vor allem des Dermatoms von L5 (vgl. Abb. **2.1**) und der Extensoren des Fußes. Am spezifischsten für L5 ist der *M. extensor hallucis longus* (Prüfen der Dorsalextension des großen Zehes gegen Widerstand): „Kennmuskel" von L5.

Fall 1.12:

a) Die Strecker im Hüftgelenk, in erster Linie M. gluteus maximus. Läsion des N. gluteus inferior.
b) Nein, rein motorischer Nerv.
c) Durchtritt des Nervs durch das *Foramen infrapiriforme*, zusammen mit A. und V. glutea inferior, N. cutaneus femoris posterior, N. ischiadicus, N. pudendus, A. und V. pudenda interna.

Fall 1.13:

a) Plexus sacralis.
b) Druck auf die sensiblen Anteile des Plexus sacralis.
c) N. cutaneus femoris posterior (Sensibilität am dorsalen Oberschenkel), N. fibularis und N. tibialis (Sensibilität am Unterschenkel und Fuß mit Ausnahme des N.-saphenus-Bereichs).

14.5.2 Hirnnerven

Fall 2.1:

a) Ausfall des M. sternocleidomastoideus rechts (Kopfschiefhaltung nach links durch funktionelles Überwiegen des kontralateralen Muskels), des M. trapezius rechts (Schulterzucken nicht mehr möglich) und Ausfall der Zungenmuskulatur rechts (Abweichen der Zunge beim Herausstrecken nach rechts und verwaschene Sprache). Also Läsion des N. accessorius und des N. hypoglossus.
b) Schädigung an der Schädelbasis im Bereich des (rechten) Canalis hypoglossi im Foramen magnum, da hier auch direkt die Radix spinalis des N. accessorius vorbeizieht.
c) Nein, da N. accessorius und N. hypoglossus rein motorische Nerven sind (eine orientierende sensible Untersuchung ist natürlich dennoch stets angebracht, auch um die Läsion zusätzlicher Nerven auszuschließen).

Fall 2.2:

a) N. mandibularis (V3) aus N. trigeminus (V).
b) Kieferschließer werden alle vom N. mandibularis innerviert (M. masseter, M. temporalis, M. pterygoideus medialis, geringfügig trägt auch M. pterygoideus lateralis zum Kieferschluß bei). *Mundöffnung* kaum erschwert, weil die Schwerkraft den Unterkiefer von alleine nach unten zieht.
c) Neben dem in Abb. **2.22b**, 3 sichtbaren Areal des Gesichts versorgt V3 auch sensibel an der Sprachbildung beteiligte Organe wie Lippen, Zunge, Wangen. Dies ist für die normale Sprachbildung unbedingt nötig, weshalb es hier zur *undeutlichen Sprache* kommt (achten Sie beim nächsten Zahnarztbesuch mit Lokalanästhesie selbst darauf, wie man um deutliche Sprache ringen muß, wenn auf Grund einer Lokalanästhesie lediglich z. B. die Lippen auf einer Seite taub sind). Erschwerend kommt in diesem Fall eine gewisse Insuffizienz der Kieferschließer hinzu.
d) Zu prüfen wären die anderen Anteile des *N. trigeminus* (z. B. Bestreichen der Sensibilitätsareale des N. ophthalmicus [V1] oder N. maxillaris [V2]).
e) Am ehesten in der Fossa infratemporalis, da hier noch alle Anteile von V3 zusammenliegen.

Fall 2.3:

a) Durch den vermuteten Tumor Schädigung des *N. vestibulocochlearis* (Hörminderung) und des *N. facialis* (Schwierigkeiten, die Lippen zu schließen, Mundtrockenheit durch Gll.-sublingualis- und -submandibularis-Ausfall sowie trockenes Auge durch Ausfall des Lidschlusses und der Tränensekretion).

b) Im Bereich des rechten Porus oder Meatus acusticus internus (sog. *Akustikusneurinom*, relativ häufiger, gutartiger Tumor, der von den Schwann-Zellen des VIII. Hirnnervs ausgeht).

c) Diese treten fast nur bei *plötzlichem* Ausfall eines Vestibularorgans bzw. des entsprechenden Nervs auf. Bei *langsam progredientem, einseitigem* Vestibularisausfall (z.B. bei langsamem Wachstum eines gutartigen Tumors über Monate und Jahre) kann die Funktion des ausgefallenen Vestibularorgans meist voll von dem der kontralateralen Seite kompensiert werden.

d) Ausfall des vom N. facialis innervierten M. stapedius, der die Schallweiterleitung im Mittelohr herabsetzt.

Fall 2.4:

a) N. glossopharyngeus rechts. **Symptome**: *Schluckbeschwerden:* Beim Schlucken Abschluß des Naso- vom Oropharynx nicht mehr möglich, da der N. glossopharyngeus erheblich an der Innervation der entsprechenden Muskeln beteiligt ist (Plexus pharyngeus). So kann Flüssigkeit beim Schlucken nicht nur in den Ösophagus, sondern auch in die Nase gelangen. Kein Flüssigkeitseintritt in die Trachea, weil dazu der Verschluß des Kehlkopfeingangs nötig ist, der durch den N. glossopharyngeus nicht beeinflußt wird (Kehlkopfmuskeln, suprahyale Muskulatur). *Näselnde Aussprache:* Bei Aussprache der meisten Vokale wird wie beim Schlucken der Weg vom Oro- zum Nasopharynx abgeschlossen, so daß die Luft nur zum Mund entweichen kann, wo die Sprachbildung ja auch stattfindet. In diesem pathologischen Fall entweicht jedoch beim Sprechen gleichzeitig Luft aus der Nase, so daß die näselnde Aussprache entsteht. *Sensibilitäts- und Geschmacksstörung:* Das angegebene Areal entspricht dem sensiblen und sensorischen Innervationsbereich des N. glossopharyngeus.

b) Austritt des Nervs durch das Foramen jugulare zusammen mit V. jugularis, N. vagus (X) und N. accessorius (XI). Da diese beiden Nerven (X und XI) offensichtlich keine Ausfälle zeigen, ist eine Schädigung in diesem Bereich sehr unwahrscheinlich. Eher im oberen Bereich des Halses.

c) Zuleitung der vegetativen Afferenzen aus dem Glomus caroticum und Sinus caroticus (Chemo- und Pressorezeptoren) zum Gehirn. Kann hier vom N. glossopharyngeus der Gegenseite übernommen werden.

Fall 2.5:

a) Patient gibt eine Schädigung des N. olfactorius (I) vor. Dann aber müßte er schleimhautreizende Stoffe wie Ammoniak noch wahrnehmen können, da diese über den N. trigeminus (V2) wahrgenommen werden (*Schmerz*-, nicht *olfaktorischer* Reiz). Außerdem dürfte ihm dann das Essen nicht mehr schmecken, da die aromatischen Geschmacksqualitäten der Speisen (also alles, was nicht süß, sauer, salzig oder bitter ist) sämtlich über die Riechschleimhaut wahrgenommen werden.

b) Läge tatsächlich eine Riechnervläsion vor, wäre die Schädigung an der Schädelbasis im Bereich der Lamina cribrosa (vordere Schädelgrube, Durchtrittsort der Fila olfactoria) anzunehmen. Natürlich könnte auch – theoretisch – der N. maxillaris mitbetroffen sein, was die fehlende Ammoniakwahrnehmung erklären würde. Dann wäre eine größere Schädelbasisläsion anzunehmen, die von der Lamina cribrosa bis zum Foramen rotundum (Durchtrittsstelle des N. maxillaris) reicht. Auch dann allerdings dürften ihm die gut gewürzten Gerichte seiner Frau nicht mehr schmecken.

c) Überprüfen der Sensibilität im Gesichtsbereich des N. ophthalmicus und N. maxillaris (vgl. Abb. **2.22b**, *2*) und der Nasenschleimhaut.

Fall 2.6:

a) N. vagus rechts.

b) Vermutlich im mittleren bis oberen Halsbereich (an einer Stelle, wo die Rr. cardiaci und der N. laryngeus recurrens noch nicht abgegangen sind).

c) *Schluckbeschwerden:* Der Plexus pharyngeus wird etwa zur Hälfte vom N. vagus mitgebildet, der damit an der motorischen Innervation des Pharynx entscheidenden Anteil hat, d.h. also für den regelrechten Ablauf des Schluckvorganges unentbehrlich ist (betrifft vor allem Schlundschnürer und Gaumensegelheber). *Heiserkeit und Stimmbandabweichung nach rechts:* Der Vagus versorgt alle Kehlkopfmuskeln, d.h. auch die Stimmritzenspanner (Mm. vocales) und die Muskeln, die die Stellknorpel bewegen. Bei einseitigem Ausfall dieser Muskeln kann die Stimmritze nicht mehr ganz geschlossen werden, es resultiert Heiserkeit. *Uvulaabweichung nach links:* Da der linke Gaumensegelheber noch intakt ist, wird die Uvula samt Gaumensegel nach links oben gezogen. *Tachykardie:* Rechter Vagus versorgt parasympathisch den Sinusknoten des Herzens, wobei er senkend auf die Herzfrequenz wirkt. Bei Ausfall des Nervs entsprechend Frequenzsteigerung (Tachykardie) durch Überwiegen der sympathischen Impulse.

d) Tachykardie (da Sinusknoten nur vom rechten Vagus versorgt wird, s.o.). Linker Vagus innerviert nur den AV-Knoten (senkt AV-Überleitungsgeschwindigkeit).

Fall 2.7:

a) Tumor hatte im Bereich der Keilbeinflügel auf die Fissura orbitalis superior bzw. die dort durchziehenden Nerven (III, IV, V1 und VI) gedrückt, die dann bei der Operation endgültig geschädigt wurden.

b) Blutversorgung nicht eingeschränkt, weil A. ophthalmica nicht durch die Fissura orbitalis superior, sondern mit dem N. opticus durch den Canalis opticus zieht. Selbst bei Verschluß der A. ophthalmica an der Schädelbasis (wenn dieser langsam progredient erfolgt, z.B. Kompression durch einen Tumor) muß nicht unbedingt ein schwerwiegender ischämischer Ausfall am Auge resultieren, da die A. ophthalmica über die A. supratrochlearis mit der A. angularis (aus der A. facialis) anastomosiert, so daß die Blutversorgung des Auges großenteils gesichert ist.

c) Tränendrüse erhält ihre sekretorische Innervation über Fasern vom parasympathischen Ggl. pterygopalatinum (die mit dem N. zygomaticus durch die Fissura orbitalis *inferior* in die Orbita eintreten und sich erst unmittelbar vor der Tränendrüse dem N. lacrimalis anschließen).

d) Schläfe wird sensibel nicht von V1, sondern vom N. auriculotemporalis (aus V3) versorgt.

e) Nahesehen (vor allem möglich durch Kontraktion des M. ciliaris: stärkere Linsenkrümmung, vgl. auch Kap. 13.1.1.3) und Pupillenverengung sind nicht mehr möglich, da die entsprechenden parasympathischen Fasern mit dem N. oculomotorius (III) in die Orbita eintreten, um dann im Ganglion ciliare von prä- auf postganglionär umgeschaltet zu werden.

f) *Herabhängendes Augenlid:* Lähmung des M. levator palpebrae superioris (N. oculomotorius). *Unbeweglichkeit des Auges:* Lähmung aller Augenmuskeln (Nn. oculomotorius, trochlearis, abducens). *Pupille weit und lichtstarr:* Lähmung der parasympathischen Fasern, die im N. oculomotorius verlaufen, s. unter e). *Sensibilitätsausfälle:* Entsprechend dem Versorgungsgebiet des N. ophthalmicus (vgl. Abb. **2.22b**, *1*).

Fall 2.8:

a) N. oculomotorius (III), Symptomerklärung s.u.

b) Einseitige Schädigung (links). Bei beidseitiger Augenmuskellähmung könnten die Doppelbilder nicht beim Blick nach einer Seite besser werden.

c) *Lesen nur noch mit Brille möglich:* Das rechte Auge der Patientin ist zum Lesen nicht mehr zu gebrauchen (Glaukom), so daß sie, wenn sie mit dem linken Auge nicht mehr akkommodieren kann (M.-ciliaris-Lähmung), jetzt zum Lesen eine Brille tragen muß (fehlende Linsenkrümmung wird durch Vorschalten einer „Plus-Linse" kompensiert). *Blenden des Lichts:* Lähmung des M. sphincter pupillae (vgl. Fall 2.7). *Doppelbilder:* Beim linken Auge überwiegt wegen des Ausfalls von N. III der Muskeltonus der von N. IV und N. VI versorgten Mm. obliquus superior und rectus lateralis. Dadurch resultiert eine Blickabweichung nach außen unten (vgl. klinischer Hinweis in Kap. 2.3.3). So stimmen die Sehachsen beider Augen nicht mehr überein, es resultieren Doppelbilder, die beim Blick nach rechts stärker werden (da beim linken Auge der M. rectus medialis nicht mehr funktioniert und so die Sehachsenabweichung stärker wird). Beim Blick nach links werden Doppelbilder schwächer, da hierbei am betroffenen linken Auge der M. rectus lateralis in Aktion tritt, der ja nicht gelähmt ist (Innervation: VI).

d) N. III tritt durch die *Fissura orbitalis superior* aus der *mittleren Schädelgrube* in die Orbita ein.

e) Rein motorischer (viszero- und somatomotorischer) Nerv.

f) Ja, für parasympathische Innervation des M. sphincter pupillae und M. ciliaris (Verschaltung vgl. Kommentar e) bei Fall 2.7).

Fall 2.9:

a) Es liegt eine eitrig-entzündliche Veränderung im Sinus cavernosus vor (sog. *septische Sinus-cavernosus-Thrombose*). Beim versuchten Ausdrücken der Pustel wurden Eitererreger in die *venöse Blutbahn* gepreßt, die gerade im Nasenbereich Anschluß an die V. angularis hat, welche wiederum über die Anastomose mit der V. ophthalmica mit dem Sinus cavernosus in Verbindung steht. Die Erreger gelangen so in den Sinus, wo sie sich auf Grund der geringen Blutströmungsflusses gut vermehren können. Daraus resultieren auch die Kopfschmerzen, da der Sinus cavernosus ganz von Dura begrenzt ist und eine Entzündung des Sinus gleichzeitig eine lokale Entzündung der schmerzempfindlichen Dura bedeutet (vgl. Kap 11.4.3).

b) N. abducens, der als einziger Hirnnerv direkt mitten durch den Sinus verläuft.

c) Rein motorischer Nerv (M. rectus lateralis am Auge).

d) Da die Doppelbilder (Prinzip der Genese von Doppelbildern s. Kommentar zu Frage c), Fall 2.8) beim Blick *zu beiden Seiten* jeweils stärker werden, ist zu folgern, daß beide Nn. abducentes betroffen sind.

e) N. oculomotorius (III), N. trochlearis (IV), N. ophthalmicus (V1) und N. maxillaris (V2), da sie alle (von Dura bedeckt) in der Wand des Sinus cavernosus verlaufen (vgl. Abb. **11.14**). Die eitrige Entzündung greift sehr bald auch die Wandstrukturen des Sinus an.

14.5.3 Rückenmark

Fall 3.1:

a) Halbseitenläsion des Rückenmarks (s. S. 93).
b) Rechts.
c) Dissoziierte Empfindungsstörung.
d) Bei Halbseitenläsion des Rückenmarks von rechts sind betroffen (vgl. auch Kap. 3.5.1 und 3.5.2): *Pyramidenbahn* (Tractus corticospinalis lateralis) – Verlauf im Seitenstrang, Kreuzung in der Medulla oblongata; *extrapyramidale Bahnen* (vor allem Tractus rubrospinalis, vestibulospinalis und reticulospinalis) – Verlauf im Vorder- und Seitenstrang, Kreuzung im Hirnstamm; *Hinterstrangbahn* (Fasciculus gracilis) – Kreuzung erst im Hirnstamm (deshalb Ausfall der epikritischen Sensibilität am rechten Bein); *Sensible Vorderseitenstrangbahnen* (Tractus spinothalamicus anterior und lateralis) – Kreuzung auf segmentaler Ebene (deshalb protopathische Sensibilitätsstörung am *linken* Bein trotz *rechts*seitiger Schädigung). Nicht in der Symptomatik erwähnt: *Tractus spinocerebellaris anterior* und *posterior* (Verlauf im Seitenstrang, fallen symptomatisch bei Halbseitenläsion des Rückenmarks meist nicht auf, weil sie die propriozeptive Information der ipsilateralen Körperhälfte weiterleiten, die ja ohnehin gelähmt ist).
e) Wenn das Bein mit Ausnahme von geringgradig erhaltener Hüftbeugung (möglicherweise durch Fasern aus L1) nicht mehr bewegbar ist, muß die Läsion etwa in Rückenmarkshöhe L2 liegen.
f) Wirbelkanalhöhe Th9–10.

Fall 3.2:

a) Merke: Spastische Lähmung – zentrale Läsion, schlaffe Lähmung – periphere Läsion (S. 92f.)!
b) Von ventral.
c) Motorische Bahnen (Tractus corticospinalis lateralis und extrapyramidale Bahnen) und Vorderseitenstrangbahnen (Tractus spinothalamicus anterior und lateralis: Schmerz- und Temperaturempfindung); noch nicht betroffen: Hinterstrangbahn (vgl. Abb. **3.11**).
d) Am ventralen Oberschenkelbereich (etwa Segmente L2–L4) schlaffe Parese, weil dort der Tumor direkt in die Vorderhörner einwächst bzw. sie komprimiert; dadurch Schädigung des peripheren Neurons, deshalb auch keine Reflexe mehr. Kaudal davon (L4–S2, hauptsächlicher Versorgungsbereich des restlichen Beines) sind die Vorderhörner (= Motoneurone) noch intakt, aber von der Afferenz der absteigenden Bahnen abgeschnitten, so daß sich eine Spastik mit gesteigerten Reflexen (letztere oben nicht erwähnt) entwickeln kann (S. 93).

14.5.4 Gehirn

Fall 4.1:

a) Frau G. hat eine *homonyme Hemianopsie nach rechts*, was für eine Schädigung des visuellen Systems *hinter dem Chiasma opticum* spricht (Tractus opticus, Corpus geniculatum laterale, Sehstrahlung oder Sehrinde, vgl. Abb. **9.27**). Da die Hemianopsie sich später auch auf die Gegenseite ausdehnt, d.h. die visuellen Systeme beider Hirnhälften betroffen sind, liegt wahrscheinlich eine Schädigung der Sehrinde und nicht beider Sehstrahlungen oder beider Thalami vor, da die Sehrinden beider Seiten im Interhemisphärenspalt unmittelbar nebeneinander liegen (Tumor von 2–3 cm Größe kann also durchaus beide Sehrinden komprimieren/infiltrieren).
b) Teile der Sehbahn vor der Area 17 (Sehrinde) sind höchstwahrscheinlich völlig intakt. Insbesondere Nervus und Tractus opticus können nicht lädiert sein (siehe c). Zum Schema vgl. Abb. **9.27**.
c) Pupillenreflex wird nicht über die Sehrinde verschaltet (anders als Akkommodationsreflex). Die Fasern aus der Retina, die für den Pupillenreflex zuständig sind, verlaufen im Tractus opticus und ziehen kurz vor dem Thalamus über die oberen Bindearme zur prätektalen Region; von dort Verschaltung zum Ncl. accessorius n. oculomotorii (jeweils doppelseitig); von dort parasympathische Fasern zum M. sphincter pupillae (zur genauen Verschaltung des Licht- bzw. Pupillenreflexes s. S. 291).
d) Durch weiteres Tumorwachstum auch Schädigung der *sekundären Sehrinde*.
e) Lokalisation: Grenzt an primäre Sehrinde direkt an (Abb. **9.29**). Aufgabe: Interpretation, erkennendes Zuordnen der in der primären Sehrinde wahrgenommenen visuellen Impulse (vgl. Kap. 9.10.3).
f) A. cerebri posterior.

Fall 4.2:

a) Schädigung (z.B. Tumor) im Bereich *ventral* des rechten Ncl. n. abducentis im Pons, so daß die ventral aus dem Kern austretenden Abduzens-Motoneurone ebenso wie die um den Abduzenskern herumziehenden efferenten Fasern des Ncl. n. facialis, also VI. und VII. Hirnnerv, geschädigt werden. So entstehen Doppelbilder, die beim Blick nach links schwächer werden, weil dann der M. rectus lateralis der betroffenen Seite nicht in Aktion tritt, sowie eine periphere Fazialisparese. Vgl. Abb. **5.9**, *10–12*.
b) Die genannten Strukturen liegen am Boden der Rautengrube (= Boden des IV. Ventrikels). Wenn der fragliche Tumor also vom Ventrikelboden ausgeht oder weiter in diesen einwächst, kann er auch

auf das ebenfalls am Boden der Rautengrube (allerdings weiter kaudal, in der Medulla oblongata) liegende „Brechzentrum" drücken, das daraufhin mit Aktivierung des Brechreflexes reagiert. Weiterhin wird bei Verlegung des IV. Ventrikels u.U. die Liquorzirkulation unterbrochen, was zu gesteigertem intrakraniellem Druck und auf diese Weise zu Erbrechen führt.
c) Inneres Fazialisknie.
d) Ncl. n. facialis (speziell-viszeromotorisch), Ncl. solitarius (sensorisch, Geschmack), Ncl. salivatorius superior (allgemein-viszeromotorisch, parasympathisch).
e) Nein, aber nur solange Läsion auf die den VI. Hirnnerv bildenden *efferenten Fasern* des Ncl. n. abducentis beschränkt bleibt, weil sie nur diesen einen Muskel versorgen. Greift die Schädigung hingegen auf den Ncl. n. abducentis über, muß auch mit einer Schwäche des M. rectus medialis des kontralateralen Auges gerechnet werden, weil seine im Ncl. n. oculomotorii liegenden Motoneurone bei jeder horizontalen Augenbewegung vom Ncl. n. abducentis aus mitaktiviert werden. (Vgl. Abb. **6.6b** und Kap. 5.2.6)
f) Area postrema (Teil der Formatio reticularis, s. S. 129).
g) Liquorproduktion in den Plexus choroidei aller vier Ventrikel. Kommunikation des Ventrikelsystems (innerer Liquorraum) mit dem Subarachnoidealraum (äußerer Liquorraum) am kaudalen Bereich des vierten Ventrikels (Aperturae laterales, Apertura mediana). Resorption des Liquors überwiegend über die Granulationes arachnoideae (Pacchioni-Granulationen) in die intraduralen venösen Sinus, z.T. auch an den Spinalnervenaustrittspunkten Resorption über Lymphgefäßplexus.

Fall 4.3:

a) Im Interhemisphärenspalt in Höhe des Gyrus precentralis (Beinregion), vgl. klinisches Beispiel in Abb. **9.20**).
b) Da der Tumor sich im Bereich des Interhemisphärenspaltes befindet, ist anzunehmen, daß er auch auf die direkt angrenzende kontralaterale Hemisphäre drückt, wo die gleiche funktionelle Region für die kontralaterale Körperhälfte lokalisiert ist.
c) Nein, da die in b) geschilderte Situation nur für die Bein-/Fußregion der motorischen Hirnrinde zutrifft (vgl. Abb. **9.19**, *1*). Ein solcher symmetrischer Ausfall beider Arme könnte von einer Läsion ausgehen, die zwischen den beiden Hirnschenkeln (Crura cerebri, Mittelhirn) sitzt, so daß die kortikospinalen Bahnen zum Zervikalmark beider Seiten beeinträchtigt sind, da sie von den kortikospinalen Bahnen am weitesten medial liegen (vgl. Abb. **6.7**, wobei dann auch massive Hirnnervenausfälle zu diagnostizieren wären). Die Frage lautet aber: *„... in der gleichen funktionellen Region ..."*
d) *Pyramidenbahn*: Entspringt zu einem erheblichen Teil vom motorischen Kortex, zieht durch die Capsula interna, die Hirnschenkel (Crura cerebri), durch den ventralen Pons und die ventrale Medulla oblongata. Dort Kreuzung zu etwa 80% auf die Gegenseite und als Tractus corticospinalis lateralis im Seitenstrang des Rückenmarks. Ungekreuzte Fasern (ca. 20%) als Tractus corticospinalis anterior im Vorderstrang des Rückenmarks, endet bereits im Zervikalmark und kreuzt auf segmentaler Ebene. *Funktion der Pyramidenbahn*: vor allem (aber nicht ausschließlich) Steuerung der distalen Extremitätenmuskulatur (Feinmotorik), vgl. zu diesem wichtigem Thema Kap. 3.5.2 und 9.8.1 mit Abb. **9.19**.
e) Extrapyramidale Zentren (vor allem Formatio reticularis, Ncl. ruber, Ncll. vestibulares), die vor allem vom prämotorischen Kortex aus (und dabei z.T. bilateral) angesteuert werden (Kap. 9.8.2).
f) A. cerebri anterior (versorgt mit ihren Endästen den Gyrus precentralis an der Medialseite und Mantelkante der Hemisphäre).

Fall 4.4:

a) Es handelt sich vor allem um pontocerebelläre Symptome mit leichter spinocerebellärer (unsicherer Gang) und vestibulocerebellärer (Nystagmus) Beteiligung, vgl. hierzu auch Kap. 7.5. Schädigung grundsätzlich im Kleinhirn selbst oder in den zu- bzw. wegführenden Leitungsbahnen (Kleinhirnschenkel) denkbar.
b) Hier am wahrscheinlichsten *Leitungsbahnen*, da sich die Multiple Sklerose über die Oligodendrogliazerstörung (Markscheidenbildner) nur an den Leitungsbahnen manifestiert.
c) In der Reihenfolge der Beschreibung: (*Blickrichtungs-*)*Nystagmus*, *skandierende Sprache* (*Dysarthrie*), leichte *Gangataxie*, *Gliedmaßenataxie* mit *Intentionstremor* und *Hypermetrie* (dies sind Begriffe, die oft abgefragt werden, dazu gehört auch die *Dysdiadochokinese*). Vgl. Kap. 7.5.
d) Rechts. Eine Kleinhirnhälfte steuert die Motorik der *ipsilateralen Körperhälfte* (da sowohl die zuführenden Bahnen zum Kleinhirn als auch die absteigenden Bahnen derjenigen Zentren kreuzen, die vom Kleinhirn aus gesteuert werden = doppelte Kreuzung).
e) N. opticus ist wie die Retina ein Teil des Zwischenhirns (wächst embryonal aus dem Vorderhirnbläschen heraus) d.h., die hier ummarkten Fasern werden von Oligodendrozyten und nicht von Schwann-Zellen umhüllt.

Fall 4.5:

a) Ja. Adalbert hat übersehen, daß der Patient die *ganze* Sirn runzeln und *beide* Augen schließen kann, so daß keine *periphere*, sondern eine sog. *zentrale* Fazialisparese vorliegt.

b) Der Stirn-/Augenanteil des Ncl. n. facialis im Pons wird von *beiden* Großhirnhälften, der Restanteil des Kerns aber nur von der *kontralateralen* Großhirnhälfte versorgt. Daraus resultiert bei einseitiger Schädigung der entsprechenden kortikonukleären Fasern ein einseitiger Funktionsausfall der mimischen Muskulatur *mit Ausnahme* der Stirn- und Lidschließermuskeln. Zum Schema vgl. Abb. **6.8**.

c) Tränenflußmessung (mit speziellem Filterpapier, das man unter die Augenlider klemmt, sog. *Schirmer-Test*) ist dann sinnvoll, wenn man den Ort einer *peripheren* Fazialisläsion genauer bestimmen will (also hier: Läsion *vor* oder *nach* dem Abgang des N. petrosus major).

d) Abgang des *N. petrosus major* vom N. facialis in Höhe des äußeren Fazialiskies (Abb. **2.27**, *10*), dieser zieht nach oben zur Schädelbasis (Hiatus canalis n. petrosi majoris), läuft ein Stück weit auf dieser entlang nach medioventral, tritt dann durch das Foramen lacerum wieder aus und endet im *Ganglion pterygopalatinum* (in der Fossa pterygopalatina). Dort Verschaltung auf zweites parasympathisches Neuron, dessen Axone im *N. zygomaticus* durch die Fissura orbitalis inferior in die Orbita eintreten, über den *R. communicans* zum *N. lacrimalis* ziehen und mit diesem bis zur Tränendrüse verlaufen, vgl. Abb. **2.28**.

Fall 4.6:

a) Es handelt sich um eine *motorische Aphasie*.

b) Schädigung des Broca-(= motorischen)Sprachzentrums im Gyrus frontalis inferior (Abb. **9.21**). Eine Durchblutungsstörung ist deshalb wahrscheinlicher als z. B. ein Tumor, weil sich die Symptomatik relativ rasch über Stunden hin entwickelt hat (bei Tumor meist über viele Tage bis Wochen). Hinzu kommt Jacques L.s hohes Alter, das ebenfalls eine zerebrale Durchblutungsstörung wahrscheinlicher macht.

c) Nein, weil das Broca-Zentrum als solches nur auf einer (der sog. *dominanten*) Hemisphäre ausgebildet ist (beim Rechtshänder links, beim Linkshänder entweder rechts oder links).

d) „Formung" der Sprachimpulse in Hinsicht auf ihren Wortlaut und Satzbau, *nicht* direkte Aktivierung der sprachassoziierten Muskelgruppen (vgl. Kap. 9.8.3).

e) Ausgehend vom Rechtshänder (beim Linkshänder sind die Seitenverhältnisse oft umgekehrt): Wernicke-Sprachzentrum (sensorisches Sprachzentrum) findet sich nur *links*, *rechts* statt dessen in der sekundären Hörrinde mehr die Verarbeitung emotionaler und „musischer" Parameter, was auch für andere sekundäre Rindenfelder gilt (links mehr analytisch-rational, rechts mehr musisch-emotional). Gyrus angularis als für Lesen und Schreiben unentbehrliches Zentrum ist nur *links* als solches ausgebildet. Räumliches Vorstellungsvermögen entsteht in den parietalen Rindenfeldern vor allem der *rechten* Hemisphäre.

f) Sensibles Sprachzentrum (Wernicke), motorisches Sprachzentrum (Broca), Basalganglien, Kleinhirn, Thalamus, motorische Rinde, Hirnnervenkerne und die jeweiligen Verbindungsbahnen (vgl. auch Abb. **9.34a** und Kap. 9.11.4).

g) Sprachverständnis ist noch möglich (befolgt Aufforderungen sofort und korrekt).

h) A. cerebri media (Abb. **11.2a**, *2*)

Fall 4.7:

a) Eintritt in der Gesichtsregion des *rechten* Gyrus postcentralis, dann gerade Schußbahn nach kranio-medial, Austritt aus der rechten Hemisphäre im Fußbereich des Gyrus postcentralis (mediale Hemisphärenseite), unmittelbar danach Eintritt in den Gyrus postcentralis der *linken* Hemisphäre von medial im Fußbereich und Austritt aus demselben im Oberschenkelbereich (man nehme ein Lineal und versuche, die Schußlinie z. B. an Abb. **9.23**, *9* nachzuvollziehen).

b) Siehe unter a). Keine Ausfälle der Zungensensibilität, weil diese außerhalb des Gesichtsbereichs eine gesonderte Repräsentation in der sensiblen Rinde hat (Seh-, Hör-, Geschmacks- und Geruchsempfindung haben ohnehin gesonderte Rindenfelder).

c) Entsprechende Läsion des Gyrus precentralis (motorische Ausfälle). Auf Grund der ähnlichen Somatotopik von Gyrus pre- und postcentralis hätten wohl motorische Ausfälle des Gesichts (*zentrale* Fazialislähmung) sowie schlaffe Lähmungen im Bein und Fußbereich beidseits resultiert, evtl. auch kaudale Lähmungen der linken Rumpfmuskulatur (vgl. Abb. **9.19**, *1*).

Fall 4.8:

a) Tumor befindet sich im ventralen Mittelhirnabschnitt *links*.

b) Tumor wächst ausgehend vom Bereich der Substantia nigra (Hemiparkinsonsyndrom, S. 128), später übergreifend auf die ventral und dorsal davon liegenden Strukturen: kortikospinale und kortikonukleäre Bahnen (Lähmung), kortikopontine Bahn (Ataxie, S. 136), Ncl. ruber (s. unter e), efferente Fasern des Ncl. n. oculomotorius (= beginnender III. Hirnnerv – Doppelbilder, S. 107), Lemniscus medialis (Sensibilitätsstörung, S. 136). Vgl. zum besseren topographischen Verständnis der betroffenen Areale Abb. **6.1**.

c) Ataxie = Störung in der Koordination einzelner Muskelgruppen bei Bewegungsabläufen. Sie weist auf eine Funktionsstörung des Kleinhirns hin, in diesem Falle weil die kortikopontinen Bahnen z.T. geschädigt wurden. Sie tritt rechts auf, weil die betroffenen Bahnen an den ipsilateralen (also linken) Brückenkernen enden, deren Efferenzen wiederum in die kontralaterale (also rechte) Kleinhirnhälfte ziehen. Diese beeinflußt die Motorik der rechten Körperhälfte (s. dazu Kommentar zu Fall 4.4; Frage d).

d) Weil die im Lemniscus medialis laufenden Bahnen in Höhe der Medulla oblongata auf die Gegenseite kreuzen, also in Höhe der Schädigung Information der *kontralaterale* Körperhälfte führen.

e) Kortikospinale und rubrospinale Bahnen (z.T. auch retikulospinale Bahn) wirken im Rückenmark z.T. antagonistisch und ausgleichend auf die von der vestibulospinalen Bahn ausgehende starke Aktivierung der Extensorenmotoneurone. Fallen diese Bahnen aus (s. unter b), kann es durch „Enthemmung" der vestibulospinalen Bahn zum sog. Extensorenspasmus kommen (S. 112).

f) Komprimierung des bereits physiologischerweise engen Aquäduktes, dadurch Liquorrückstau in den Seiten- und im dritten Ventrikel.

g) *(Hemi-)Parkinsonsyndrom*. Resultierend aus einem Funktionsausfall der Substantia nigra. Besonders schwer wirkt sich der Ausfall der nigrostriatalen Projektion aus. Die drei klassischen Symptome sind: *(Ruhe-)Tremor, Rigor* und *Akinese* (S. 127f.).

h) Sehen, Riechen und Hören werden *nicht* im Lemniscus medialis, sondern in gesonderten Fasertrakten dem Thalamus (und anschließend dem Großhirn) zugeleitet. Seh- und Riechbahn verlaufen nicht durch das Mittelhirn, die Hörbahn verläuft mit dem Lemniscus lateralis bzw. den Colliculi inferiores so weit dorsal (und außerdem bilateral) im Mittelhirn, daß sie durch den Tumor nicht tangiert wird.

Fall 4.9:

a) Wenn Herr M. Rechtshänder ist, *links*, wenn er Linkshänder ist, möglicherweise auch *rechts* im Gyrus temporalis superior: sekundäre Hörrinde (sensorisches Sprachzentrum, Wernicke-Zentrum). Das Syndrom heißt *sensorische Aphasie*.

b) Motorische Aphasie. Schädigung in der gleichen (also *dominanten*) Hemisphäre im Gyrus frontalis inferior, motorisches Sprachzentrum (Broca). Hierbei weniger psychische Angegriffenheit, weil der Patient seine Umgebung und vor allem sich selbst noch *versteht*. Bei sensorischer Aphasie mehr oder minder ausgeprägte Isolation von der Umgebung und den eigenen Gedanken (sofern diese verbalen Charakter haben).

c) S. Antwort f) bei Fall 4.6.

d) Wichtigste Afferenzen von primärer Hörrinde und Gyrus angularis, wichtigste Efferenzen zum motorischen Sprachzentrum (Broca), vgl. Kap. 9.11.3.

e) A. cerebri media (ganz besonders die Äste, die den oberen und hinteren Anteil des Temporallappens versorgen, vgl. Abb. **11.2**, *2* und Abb. **11.5**).

Fall 4.10:

a) Hypophysentumor (sog. *Hypophysenadenom*).

b) Der in der Sella turcica wachsende Tumor drückt von kaudal auf das Chiasma opticum (liegt direkt über der Hypophyse) und komprimiert dabei die medial liegenden, also die kreuzenden Fasern, die die Impulse der medialen Netzhauthälften führen, d.h. die visuelle Information des lateralen (temporalen) Gesichtsfeldes. Man nennt dieses Symptom *bitemporale Hemianopsie* (vgl. Abb. **9.27**, *C*).

c) Es handelt sich um einen Prolaktin-bildenden Tumor (sog. *Prolaktinom*, häufigste Art des hormonaktiven Hypophysenadenoms).

d) Durch den Canalis opticus.

e) Weil an keiner anderen Stelle der Sehbahn die Fasern beider medialen Netzhauthälften so nahe beieinander liegen, daß sie gemeinsam geschädigt werden könnten, und nur eine solche Schädigung verursacht die beschriebene *bitemporale Hemianopsie* (vgl. Abb. **9.27** und klinisches Beispiel in Abb. **8.10**).

Fall 4.11:

a) Schädigung des Spino- und wahrscheinlich auch des Vestibulocerebellums, also der *medialen Kleinhirnanteile* (Wurm und Lobus flocculonodularis). Das Kleinhirn gliedert sich in Vestibulo-, Spino- und Pontocerebellum (s. S. 141f.). Aufgaben der medialen Kleinhirnanteile: Steuerung und Modulation der stützmotorischen Anteile von Haltung und Bewegung, Steuerung der Blickmotorik mit Stabilisierung des Blickes auf ein Blickziel (deswegen bei Schädigung des Vestibulocerebellums *Nystagmus*, der in der Symptombeschreibung nicht erwähnt ist). Zur Funktion der einzelnen Kleinhirnanteile vgl. Kap. 7.4.

b) Wichtigste Afferenzen und Efferenzen des *Vestibulocerebellums* im unteren Kleinhirnstiel, wichtigste Afferenzen des *Spinocerebellums* im unteren (vor allem Tractus spinocerebellaris posterior, aber auch Teile des Tractus olivocerebellaris, S. 147f.) sowie im oberen Kleinhirnstiel (Tractus spinocerebellaris anterior). Efferenzen des Spinocerebellums im oberen Kleinhirnstiel. Vgl. Kap. 7.

c) Funktion des Pontocerebellums ist unbeeinträchtigt, also kein Intentionstremor, keine Gliedmaßenataxie, skandierte Sprache, Dysmetrie, Dysdiadochokinese (vgl. Kap. 7.5).

d) Schädigung der Hinterwurzel oder der Hinterstränge („*sensible Ataxie*"), weiterhin auch Schädigung des Vestibularorgans, des Vestibularisnervs oder der Vestibulariskerne.

Fall 4.12:

a) Capsula interna *links*: Knie (*Genu*) und angrenzender Teil des hinteren Schenkels (*Crus posterius*), vgl. Abb. **9.36c**.

b) Aa. centrales anterolaterales (Aa. lenticulostriatae) aus der A. cerebri media (Abb. **11.6**).

c) Betroffen sind die kortikospinalen (Pyramidenbahn) und die kortikonukleären Bahnen. Dabei fallen folgende motorische Hirnnerven in ihrer Funktion aus (vgl. hierzu auch Tabelle **6.1** und Abb. **6.8**): *N. facialis* (kontralateral und nur der Anteil, der die mimische Muskulatur unterhalb des Auges innerviert – zentrale Fazialisparese), *N. accessorius* (ipsilateral Sternocleidomastoideus-Anteil, kontralateral Trapezius-Anteil – Kopfschiefhaltung und einseitiges Schulterzucken), *N. hypoglossus* (kontralateral – Zunge weicht zu einer Seite ab), theoretisch auch *N. abducens* und *N. trochlearis*. Die Lähmung dieser Nerven fällt aber als solche deshalb nicht auf, weil auch die kortikotegmentalen Fasern aus dem frontalen Augenfeld (S. 208) zur PPRF zerstört sind, was zu einer Bulbusabweichung beidseits in Richtung der Schädigung (hier links) führt („der Patient schaut seinen Herd an", vgl. klinischen Hinweis in Kap. 6.3.4). Keine Ausfallserscheinungen zeigen: *N. trigeminus* (motorischer Anteil – kein Abweichen des Unterkiefers beim Öffnen), *N. facialis* (Stirn- und Orbicularis-oculi-Anteil – Augenschluß möglich) und *N. oculomotorius* (Levator-palpebrae-Anteil – Augenöffnen möglich) da die jeweiligen kortikonukleären Bahnen *gekreuzt und ungekreuzt* verlaufen, die Versorgung also durch die absteigenden Bahnen der nicht geschädigten Hirnseite gewährleistet ist.

d) Bei Schädigung des Crus posterius auch sensible Ausfälle auf der *kontralateralen Seite* möglich. Wenn aber nur der Anfangsteil des Crus posterius lädiert ist, können sensible Symptome auch weitgehend fehlen (vgl. Abb. **9.36b**). Dann ist differentialdiagnostisch auch an eine Schädigung der Hirnschenkel (Crura cerebri) zu denken.

e) Schädigung der Pyramidenbahn (Parese vorwiegend der *distalen* Extremitätenmuskeln). Deshalb auch die Störung der Feinmotorik. Die *proximalen* Extremitätenmuskeln werden überwiegend von den extrapyramidalen Bahnen angesteuert. Die Bahnen vom Kortex zu den extrapyramidalen Zentren verlaufen z.T. bilateral und dabei auch partiell außerhalb der Capsula interna, so daß sie teilweise bei der Läsion verschont blieben – „Massenbewegungen" sind noch möglich.

f) Sind die pyramidalen Fasern alleine (und keine extrapyramidalen Bahnen) betroffen, kommt es in der Regel zu einer *schlaffen Parese* der distalen Extremitätenmuskeln. Das ist jedoch hier nicht anzunehmen, da auch kortikofugale Fasern zu den extrapramidalen Zentren des Hirnstamms z.T. in der Capsula interna verlaufen. Ein weiterer Grund für die fehlende Spastik wäre, daß sich eine solche nach einer Läsion der absteigenden motorischen Bahnen meistens *erst nach Tagen bis Wochen* und nicht sofort entwickelt.

Fall 4.13:

a) Gyrus angularis auf der dominanten Hemisphärenseite (also in der Regel links), vgl. Kap. 9.9.4 und klinischen Hinweis in Kap. 9.11.3.

b) A. cerebri media (vor allem einer ihrer Äste: R. gyri angularis). Vgl. klinisches Beispiel in Abb. **9.33**.

c) Retina – Sehbahn – primäre Sehrinde (Area 17) – sekundäre Sehrinde (Area 18 und 19) – Gyrus angularis – sensorisches (Wernicke-)Sprachzentrum – Basalganglien bzw. Kleinhirn – Thalamus – Motokortex – Hirnnervenkerne (vgl. auch Abb. **9.34b**). Ebenso notwendig sind natürlich die *Faserverbindungen* zwischen den genannten Zentren (ausführliche Darstellung in Kap. 9.11.3 und 9.11.4).

d) Zum einen starb Schiller bereits im Jahre 1805 (am 9. Mai im Alter von 45 Jahren), ein Gespräch zwischen ihm und Goethe 1810 in Weimar ist also schwer vorstellbar. Zum anderen war Eckermann *erst ab 1823* der Helfer und Vertraute Goethes. 1810 kannten sich beide nicht einmal. Man sieht, daß man selbst in der Neurologie ohne präzise Kenntnis der Literaturgeschichte keineswegs alle sich eröffnenden Fragen beantworten kann ...

Anhang
Tabelle der Transmittersysteme

Die wichtigsten Transmittersysteme des Gehirns und ausgewählter Bereiche des Rückenmarks.
Die vorklinisch und klinisch wichtigsten Transmitter wurden bei der Besprechung der jeweiligen Hirn- und Rückenmarkszentren in Kap. 3 bis 9 erwähnt, entsprechend sind in der Tabelle Seitenverweise aufgeführt. Weitere Transmitter mit den Lokalisationen der Neurone, die sie verwenden, sind hier aufgelistet, was aber über das Basiswissen hinausgeht, so daß sie im Text bei Besprechung der jeweiligen Hirn- und Rückenmarkszentren nicht namentlich erwähnt wurden. Der Seitenverweis steht bei diesen Transmittern/Lokalisationen in Klammern (d.h., der Verweis bezieht sich auf die Besprechung der Zentren, ohne daß der jeweilige Transmitter dort besprochen ist).

Zeichenerklärung hinter den Seitenzahlen:
Kenntnis des Transmitters:
*** ist in der jeweiligen Lokalisation auch für Basiswissen unerläßlich
** ist wichtig, diese Lokalisation ist jedoch für Basiswissen nicht unbedingt erforderlich
* ist für Basiswissen nicht erforderlich

Transmittersysteme

Neurotransmitter	Lokalisation der entsprechenden Neurone	Textreferenz (s. Seite)
Acetylcholin ([acetyl-]cholinerge Neurone)	*Rückenmark:*	
	– Vorderhorn (Motoneurone)	S. 85 ***
	– Seitenhorn (erstes sympathisches bzw. parasympathisches Neuron)	S. 264 ***
	Medulla oblongata, Pons, Mittelhirn (= Hirnstamm):	
	– Formatio reticularis (einzelne Kerne)	S. 128 f. **
	Großhirn:	
	– Striatum (intrastriatale Interneurone)	S. 189 **
	– Septum und basale Vorderhirnstrukturen	S. 195 f. **
Monoamine (monoaminerge Neurone)		
■ **Dopamin** (dopaminerge Neurone)	*Mittelhirn:*	
	– Substantia nigra	S. 126 f. ***
	– Formatio reticularis	S. 131 **
	Zwischenhirn:	
	– Hypothalamus (z.B. Ncl. arcuatus)	S. 171 **
	Großhirn:	
	– Bulbus olfactorius	(S. 195) **
■ **Serotonin** (serotoninerge Neurone)	*Medulla oblongata, Pons, Mittelhirn (= Hirnstamm):* – Formatio reticularis (Raphekerne, periaquäduktales Grau)	S. 131 **
■ **Noradrenalin** (noradrenerge Neurone)	*Medulla oblongata und Pons:* – Formatio reticularis (insbesondere Ncl. caeruleus)	S. 131 **
■ **Adrenalin** (adrenerge Neurone)	*Medulla oblongata:* – Formatio reticularis	S. 130 *
■ **Histamin** (histaminerge Neurone)	*Zwischenhirn:* – Hypothalamus (insbesondere mittlere Kerngruppe)	S. 130 *

Anhang

Transmittersysteme (1. Fortsetzung)

Neurotransmitter	Lokalisation der entsprechenden Neurone	Textreferenz (s. Seite)
Aminosäuren		
a) *in exzitatorischer Funktion:*		
■ Glutamat und Aspartat (glutamaterge/aspartaterge Neurone)	*Medulla oblongata:* – Olivenkernkomplex *Kleinhirn:* – Kleinhirnrinde (Körnerzellen) – Kleinhirnkerne *Zwischenhirn:* – Thalamus *Großhirn:* – Großhirnrinde (Neokortex) – Hippocampus – Bulbus olfactorius	S. 116 und 145 ** S. 145 *** S. 150 ** (S. 163 f.) ** S. 203 f. *** S. 196 f. ** (S. 195) **
b) *in inhibitorischer Funktion:*		
■ Gamma-Aminobuttersäure (GABA) (GABAerge Neurone)	*Rückenmark:* – Vorderhorn (Interneurone, z. B. Renshaw-Zellen) *Kleinhirn:* – Kleinhirnrinde (alle Neurone außer Körnerzellen) *Zwischenhirn:* – Thalamus – Hypothalamus *Großhirn:* – Striatum – Globus pallidus – Hippocampus (Interneurone) – basale Vorderhirnstrukturen	(S. 86) ** S. 144 f. *** (S. 162 ff.) ** (S. 169 ff.) ** S. 189 *** S. 191 *** (S. 198) ** (S. 196) **
■ Glycin (glycinerge Neurone)	*Rückenmark:* – Vorder- und Hinterhorn (Interneurone z. B. Renshaw-Zellen) *Medulla oblongata, Pons, Mittelhirn (= Hirnstamm):* – Formatio reticularis – Substantia nigra (Interneurone) *Großhirn:* – Striatum (intrastriatale Interneurone) – Großhirnrinde (Neokortex)	(S. 86) ** (S. 128 ff.) ** (S. 126 f.) ** (S. 188 f.) ** (S. 203) **
Neuropeptide (peptiderge Neurone, Auswahl)		
■ Substanz P	*Rückenmark:* – Vorder- und Hinterhorn *Medulla oblongata, Pons, Mittelhirn (= Hirnstamm):* – Formatio reticularis – Ncll. tractus solitarii *Zwischenhirn:* – Hypothalamus – Habenulakerne *Großhirn:* – Striatum – Corpus amygdaloideum	(S. 84 ff.) * (S. 128 ff.) * (S. 110) * S. 173 * (S. 177) * S. 189 * (S. 196) *
■ Endorphine/Enkephaline	*Rückenmark:* – Hinterhorn (Interneurone) *Medulla oblongata, Pons, Mittelhirn (= Hirnstamm):* – Formatio reticularis – Ncll. tractus solitarii – Ncl. spinalis n. trigemini *Zwischenhirn:* – Hypothalamus (Ncll. preoptici, paraventricularis, supraopticus) *Großhirn:* – Striatum – Septumregion – Corpus amygdaloideum – Bulbus olfactorius	S. 85 ** (S. 128 ff.) ** (S. 110) ** (S. 109) ** S. 173 ** S. 189 ** (S. 195) ** (S. 196) ** (S. 195) **

Tabelle der Transmittersysteme

Transmittersysteme (2. Fortsetzung)

Neurotransmitter	Lokalisation der entsprechenden Neurone	Textreferenz (s. Seite)
■ Dynorphin	*Medulla oblongata, Pons, Mittelhirn (= Hirnstamm):*	
	– Formatio reticularis	(S. 128 ff.) *
	– Ncl. spinalis n. trigemini	(S. 109) *
	– Ncll. tractus solitarii	(S. 110) *
	– Hörbahnkerne	(S. 218) *
	Zwischenhirn:	
	– Hypothalamus	(S. 170 ff.) *
	Großhirn:	
	– Striatum	S. 189 *
	– Großhirnrinde (präfrontaler Kortex, Gyrus cinguli, Gyrus dentatus)	(S. 200) *
■ Neurotensin	*Rückenmark:*	
	– Vorder- und Hinterhorn	(S. 84 ff.) *
	Medulla oblongata, Pons, Mittelhirn (= Hirnstamm):	
	– Formatio reticularis	(S. 128 ff.) *
	– Ncl. spinalis n. trigemini (Interneurone)	(S. 109) *
	– Ncll. tractus solitarii	(S. 110) *
	Zwischenhirn:	
	– Hypothalamus	(S. 170 ff.) *
	Großhirn:	
	– Bulbus olfactorius und Tuberculum olfactorium	(S. 195) *
	– Corpus amygdaloideum	(S. 196) *
	– Septumkerne	(S. 195) *
■ Somatostatin	*Medulla oblongata, Pons, Mittelhirn (= Hirnstamm):*	
	– Formatio reticularis	(S. 128 ff.) *
	– Ncl. ambiguus	(S. 113) *
	– Ncll. tractus solitarii	(S. 110) *
	– Hörbahnkerne	(S. 218) *
	Zwischenhirn:	
	– Hypothalamus (u. a. Ncll. preoptici)	S. 173
	Großhirn	
	– Striatum (intrastriatale Interneurone)	(S. 189) *
	– Corpus amygdaloideum	(S. 196) *
	– Hippocampus	(S. 196 f.) *
	– Septumregion	(S. 195) *
	– Tuberculum olfactorium	(S. 195) *
■ Oxytocin und Vasopressin	*Zwischenhirn:*	
	– Hypothalamus (vor allem Ncl. supraopticus, Ncl. paraventricularis, Ncl. suprachiasmaticus)	S. 170 ff. ***
	Großhirn:	
	– Septumregion	(S. 195) **
■ Vasoaktives Intestinales Polypeptid (VIP)	*Medulla oblongata, Pons, Mittelhirn (= Hirnstamm):*	
	– Formatio reticularis	(S. 128 ff.) *
	– Ncll. tractus solitarii	(S. 110) *
	Zwischenhirn:	
	– Hypothalamus (u. a. Ncl. suprachiasmaticus)	(S. 171 f.) *
	Großhirn:	
	– Striatum	(S. 189) *
	– Corpus amygdaloideum	(S. 196) *
	– Hippocampus	(S. 196 f.) *
	– Gyrus cinguli	(S. 200) *
	– Septumregion	(S. 195) *
	– Bulbus olfactorius	(S. 195) *
■ Neuropeptid Y	*Medulla oblongata, Pons, Mittelhirn (= Hirnstamm):*	
	– Formatio reticularis (insbes. Locus caeruleus)	(S. 131) *
	– Colliculus superior	(S. 124) *
	– Ncll. cochleares und weitere Hörbahnkerne	(S. 218 f.) *
	Zwischenhirn:	
	– Hypothalamus (u. a. Ncl. arcuatus)	S. 171 *
	– Retina (Auge)	(S. 285 ff.) *

Anhang

Transmittersysteme (3. Fortsetzung)		
Neurotransmitter	**Lokalisation der entsprechenden Neurone**	**Textreferenz (s. Seite)**
■ **Cholezystokinin**	*Großhirn* – Großhirnrinde (Neokortex, intrakortikale Interneurone) – Corpus amygdaloideum *Medulla oblongata, Pons, Mittelhirn (= Hirnstamm):* – Formatio reticularis – Ncll. tractus solitarii *Zwischenhirn* – Hypothalamus *Großhirn* – Großhirnrinde (Neokortex, intrakortikale Interneurone) – Gyrus cinguli (intrakortikale Interneurone) – Corpus amygdaloideum – Hippocampus – Septumregion	(S. 203 f.) * (S. 196) * (S. 128 ff.) * (S. 110) * (S. 170 f.) * (S. 203 f.) * (S. 200) * (S. 196) * (S. 200) * (S. 195) *
■ **Stickstoffmonoxid (NO)** [1]	*Rückenmark* – Vorder- und Hinterhorn *Kleinhirn:* – Kleinhirnrinde *Großhirn:* – Großhirnrinde (Neokortex) – Hippocampus – Striatum	(S. 84 ff.) * (S. 144 ff.) * (S. 203 f.) * (S. 196 ff.) * (S. 189) *

[1] der Transmitter Stickstoffmonoxid ist als solches mit seinen Besonderheiten auf S. 10 besprochen

Weiterführende Literatur

Bloom, F. E., A. Björklund, T. Hökfeld (eds.): The Primate Nervous System, Handbook of Chemical Neuroanatomy, Vol. 13. Elsevier, Amsterdam – New York 1997.

Kruk, Z. L., C. J. Pycock: Neurotransmitters and Drugs. Univ. Park Press, Baltimore 1983.

Nieuwenhuys, R.: Chemoarchitecture of the Brain. Springer, Berlin – Heidelberg – New York 1985

Paxinos, G. (ed.): The Human Nervous System, pp 1001–1132. Academic Press, San Diego – New York 1990.

Turner, A. J., H. S. Bachelard: Neurochemistry. Oxford Univ. Press, Oxford – New York 1997.

Anhang
Schlüssel zum Gegenstandskatalog für die ärztliche Vorprüfung

2 Allgemeine Anatomie und Histologie

2.2 Allgemeine Histologie
2.2.8 Nervengewebe: Kap. 1.3
2.2.8.1 Zellarten: Kap. 1.3.1
2.2.8.2 Gliederung und Gestalt der Nervenzellen: Kap. 1.3.1
2.2.8.4 Arten der Gliazellen: Kap. 1.3.2
2.2.8.5 Nervenfaser: Kap. 1.3.1
2.8 Allgemeine Anatomie des Nervensystems
2.8.1 Gliederung nach morphologischen und funktionellen Kriterien: Kap. 1.1, Kap. 2.1
2.8.2 Neuronale Gliederung des peripheren animalischen Nervensystems: Kap. 1.1, Kap. 2.1
2.8.3 Neuronale Gliederung des peripheren vegetativen Nervensystems: Kap. 12.2 bis Kap. 12.4, Kap. 12.8
2.8.4 Periphere Organisation und Projektion: Kap. 2.1, Kap. 12.8
2.8.5 Sinnesfunktion: Kap. 13
2.8.6 Nervenfaser: Kap. 1.3.1, Kap. 1.3.2.1
2.9 Haut und Hautanhangsgebilde: Kap. 13.5

3 Obere Extremität

3.5 Nerven: Kap. 2.2.5 bis Kap. 2.2.11
3.5.2 Pars supraclavicularis: Kap. 2.2.5
3.5.3 Pars infraclavicularis: Kap. 2.2.6 bis Kap. 2.2.11

4 Untere Extremität

4.5 Nerven: Kap. 2.2.12 bis Kap. 2.2.21
4.5.2 Plexus lumbalis: Kap. 2.2.12 bis Kap. 2.2.17
4.5.3 Plexus sacralis: Kap. 2.2.18 bis Kap. 2.2.21

5 Kopf und Hals

5.5 Hirnnerven: Kap. 2.3
5.5.1 Sensorische Nerven: Kap. 2.3.1, Kap. 2.3.2, Kap. 2.3.10
5.5.2 Augenmuskelnerven: Kap. 2.3.3, Kap. 2.3.5, Kap. 2.3.7
5.5.3 N. trigeminus: Kap. 2.3.6
5.5.4 N. intermediofacialis: Kap. 2.3.8
5.5.5 N. glossopharyngeus: Kap. 2.3.11
5.5.6 N. vagus: Kap. 2.3.13
5.6 Halsnerven: Kap. 2.2.4
5.7 Vegetative Innervation von Kopf und Hals: Kap. 2.3.4, Kap. 2.3.9, Kap. 2.3.12
5.7.1 Pars sympathica: Kap. 12.5.1
5.7.2 Pars parasympathica: Kap. 12.6.1

6 Leibeswand

6.2 Brustwand
6.2.6 Nerven und Gefäße: Kap. 2.2.2, Kap. 2.2.3
6.3 Bauchwand
6.3.3 Nerven und Gefäße: Kap. 2.2.2, Kap. 2.2.3, Kap. 2.2.13
6.4 Becken, Beckenwände
6.4.5 Nerven und Gefäße: Kap. 2.2.13, Kap. 2.2.18, Kap. 2.2.21, Kap. 2.2.22

7 Brusteingeweide

7.7 Nerven: Kap. 2.2.4, Kap. 2.2.13, Kap. 12.5.2

8 Bauch und Beckeneingeweide

8.12 Vegetative Nerven
8.12.1 Pars sympathica: Kap. 2.5.3, Kap. 12.7, Kap. 12.9
8.12.2 Pars parasympathica: Kap. 12.6.2, Kap 12.7, Kap. 12.9

9 Zentralnervensystem

9.1 Entwicklung: Kap. 1.7
9.2 Rückenmark: Kap. 3
9.2.1 Gestalt, Gliederung, Lage: Kap. 3.1
9.2.2 Graue Substanz: Kap. 3.3, Kap. 3.4
9.2.3 Weiße Substanz: Kap. 3.3, Kap. 3.5
9.2.4 Leitungssysteme: Kap. 3.5.1, Kap. 3.5.2
9.3 Rhombencephalon: Kap. 5 (zum Cerebellum s. GK-Punkt 9.5)
9.3.1 Äußere Form: Kap. 5.1
9.3.2 Innere Gliederung: Kap. 5.2 bis Kap. 5.4
9.4 Mesencephalon: Kap. 6
9.4.1 Gestalt, Gliederung, Lage: Kap. 6.1
9.4.2 Innere Gliederung: Kap. 6.2 bis Kap. 6.5
9.4.3 Funktionelle Anatomie: Kap. 6.2 bis Kap. 6.5
9.5 Cerebellum: Kap. 7
9.5.1 Gestalt, Gliederung: Kap. 7.1

Anhang

9.5.2	Innere Gliederung: Kap. 7.2	9.11	Gefäßversorgung: Kap. 11
9.5.3	Kleinhirnbahnen: Kap. 7.3, Kap. 7.4	9.11.1	Arterien: Kap. 11.1 bis Kap. 11.3
9.6	Diencephalon: Kap. 8	9.11.2	Venöse Abflußwege: Kap. 11.4

9.6.1   Gestalt, innere und äußere Oberfläche: Kap. 8.1

10   Sehorgan

9.6.3   Grundlagen der inneren und funktionellen Gliederung: Kap. 8.2 bis Kap. 8.6

10.1   Orbita: Kap. 13.1.3
10.2   Bulbus oculi: Kap. 13.1.1

9.6.4   Verbindungen: Kap. 8.2 bis Kap. 8.5

10.2.2   Gestalt, Gliederung, Form: Kap. 13.1.1.1
10.2.3   Bau und mikroskopische Anatomie: Kap. 13.1.1.2, Kap. 13.1.1.3

9.7   Telencephalon: Kap. 9
9.7.1   Gestalt, Gliederung: Kap. 9.1, Kap. 9.14
9.7.2   Subkortikale Kerne: Kap. 9.2
9.7.3   Großhirnrinde: Kap. 9.3 bis Kap. 9.12
9.7.4   Bahnen der Großhirnrinde: Kap. 9.13

10.2.4   N. opticus: Kap. 2.3.2
10.2.5   Bewegungsapparat des Bulbus oculi: Kap. 13.1.4
10.3   Schutzeinrichtungen des Auges: Kap. 13.1.3
10.3.3   Tränendrüse, Tränenwege: Kap. 13.1.3
10.3.4   Angewandte Anatomie: Kap. 13.1.1 bis Kap. 13.1.4

9.8   Systeme
9.8.1   Afferente Systeme, neuronale Gliederung, Umschaltorte: Kap. 3.5.1, Kap. 6.5.3, Kap. 6.5.4, Kap. 8.2.1, Kap. 9.9 bis Kap. 9.11

11   Hör- und Gleichgewichtsorgan

9.8.3   Limbisches System: Kap. 9.3 bis Kap. 9.5
9.9   Innere Liquorräume: Kap. 10.1
9.10   Hirn- und Rückenmarkshäute, äußere Liquorräume: Kap. 3.2, Kap. 10.2

11.2   Äußeres Ohr: Kap. 13.2.1
11.3   Mittelohr: Kap. 13.2.2
11.4   Innenohr: Kap. 13.2.3

Anhang
Abbildungsnachweis

Bei Abbildungen, die aus anderen Werken übernommen wurden, ist die Quelle jeweils in der Legende angegeben. Bücher, die im Urban & Schwarzenberg Verlag erschienen sind:

[1] Benninghoff, A.: Anatomie. Drenckhahn, D. und W. Zenker (Hrsg.), 13./14. (Bd. 3) und 15. Aufl. (Bd. 2). Urban & Schwarzenberg, München–Wien–Baltimore 1985 und 1994.
[2] Broser, F.: Topische und klinische Diagnostik neurologischer Krankheiten. Urban & Schwarzenberg, München–Wien–Baltimore 1975.
[3] Deetjen, P., E. Speckmann (Hrsg.): Physiologie, 2. Aufl. Urban & Schwarzenberg, München–Wien–Baltimore 1994.
[4] Pernkopf, E.: Anatomie. Platzer, W. (Hrsg.). Urban & Schwarzenberg, München–Wien–Baltimore 1987.
[5] Schütz, E., H. Caspers, E. Speckmann: Physiologie. Urban & Schwarzenberg, München–Wien–Baltimore 1982.
[6] Schirmer, M.: Neurochirurgie, 9. Aufl. Urban & Schwarzenberg, München–Wien–Baltimore 1998.
[7] Sobotta, J.: Atlas der Anatomie des Menschen, Bd. 1 und 2, 20. Aufl. Pabst, R., R. Putz (Hrsg.). Urban & Schwarzenberg, München–Wien–Baltimore 1993.
[8] Sobotta, J.: Histologie, 5. Aufl. Hrsg. und neubearbeitet von U. Welsch. Urban & Schwarzenberg, München–Wien–Baltimore 1997.
[9] Toldt, C., F. Hochstetter: Anatomischer Atlas. Krmpotic-Nemanic, J. (Hrsg.). Urban & Schwarzenberg, München–Wien–Baltimore 1979.
[10] Wheater, P., H. Burkitt, V. Daniels: Funktionelle Histologie. Urban & Schwarzenberg, München–Wien–Baltimore 1987.

Zeichner

Henriette Rintelen: Abb. 1.2, 1.9, 1.10, 1.11, 6.5, 9.19, 9.23, 9.24, 12.8
Esther Schenk-Panic: Abb. 1.8, 2.1, 3.3, 3.4, 3.5, 3.9, 3.10, 3.11, 4.5, 5.5, 5.7, 7.4b, 7.13, 8.1, 8.2, 8.4, 8.6, 8.7, 9.6, 9.11, 11.3, 11.9, 13.9, 13.18, 13.22, 13.28
Alle anderen Zeichnungen stammen vom Autor.

Register

A

Abduzenskerne
– Afferenzen 110
– Efferenzen 110
Abgestumpftheit 200
Ablatio retinae **287**, 288
Abwärtsblick 132
Acetylcholin 10, **264**
Achillessehnenreflex 45
Achsellücke, laterale 34
ACTH (adrenokortikotropes Hormon) 176, 178
adäquate Reaktionen, Initiation 138
Adduktorenreflex 40
Adenohypophyse (Hypophysenvorderlappen) 161–162, **174–175**, 178
– Hormone 174
– Releasinghormone 174
– Zellen, azidophile 175
– – basophile 175
– – chromophobe 175
Aderhaut (=Uvea) 283, **284**
– Entwicklung 16
ADH (antidiuretisches Hormon) 10, 170, 178
Adhesio interthalamica 162, 230, 238
Adipositas 171
Adiuretin s. ADH
Adrenalin 130, 265, 268
adrenokortikotropes Hormon s. ACTH
afferent 9
Afferenzen 10
– allgemein-somatosensible 106
– allgemein-viszerosensible 106
– sensorische 47, 106
– somatosensorische 47
– speziell-somatosensible 106
– speziell-viszerosensible 106
– vegetative 85, 261–262, 267
– visceromotorische 47
Aggressionsverhalten 201
Agnosie
– taktile 232
– visuelle 217
Agrammatismus 209
Agraphie 220, 232, 252
Akinese 200
– Morbus Parkinson 128
Akkommodation 52, 292
Akkommodationsreflex 125, 217
Akne 315
Akromegalie 175

Aktionspotentiale 2
Akupunktur 274
akustisches System **218–222**
Alcock-Kanal 46
Alexie 220, 232
Alkoholismus, Corpora mamillaria, Schädigung 173
Allokortex s. Neokortex
Alpha-Motoneurone 85
Alpha-Rezeptoren 11, 264
Altersweitsichtigkeit 290
Altkleinhirn 143
Alzheimer-Erkrankung 194
amakrine Zellen, Retina 286
Amaurose 252
amaurotische Pupillenstarre 292
Amboß 296, **299**
Amboßkörper 299
Amboßschenkel 299
Amboß-Steigbügel-Gelenk 300
Amine, biogene 10, 130
Aminosäuren
– exzitatorische 10
– inhibitorische 10
Ammonshorn **198**, 201, 228
Amnesie
– anterograde 199
– retrograde 199
Amygdala (=Mandelkern) s. Corpus amygdaloideum
Anästhesie 20
– Peridural-/Epiduralanästhesie 82
– Spinalanästhesie 82
Analgesie 89
Anencephalus 12
Aneurysma
– Aorta 68
– Gehirnarterien 248
Angina pectoris, Head-Zonen 274
Anosmie 49
Ansa
– cervicalis 25
– – superficialis 25
– lenticularis 187, 191
Anthelix 296–297
Anticholinergika 190
antidiuretisches Hormon (ADH) 170
Antiemetika 129
Antiepileptikum 11
Antitragus 296–297
Antrum mastoideum 297, **298**, 299, **301**
Anulus
– fibrosus 81
– tendineus communis 294

Aortenaneurysma 68
Aortenbogen, Afferenzen 114
Apertura(-ae)
– lateralis (Ventriculus quartus [Foramina Luschkae]) 98, 238
– mediana (Ventriculus quartus [Foramen Magendi]) 103, 237, **238**
Aphasie
– motorische 209, 232
– sensorische 209, 220, 233
– totale 252
Apoplex 246, 248
Apoptose 14
Apraxie 214, 232
Aquädukt 16
– Entwicklung 16
Aqueductus mesencephali 100, 123, 162, 237–**238**
Arachnoidea mater 82, 94, **241–242**, 244
Arachnoidealzotten (Granulationes arachnoideae [Pacchioni-Granulationen]) **239**, 242, 243
ARAS (aufsteigendes retikuläres aktivierendes System) 129, 168, 190, 193
– Formatio reticularis 138
– Schädigung 129
– Thalamus 178
– Thalamuskerne, unspezifische 168
Arbor vitae 143
Archicerebellum 143
Archikortex 185–186, **196–198**, 199, 201
Area
– olfactoria intermedia 195
– – lateralis 195
– – medialis 195
– postrema 238
– – Dopaminrezeptoren 129
– – Schädigung 129
– pretectalis 103–104, 123, **177**, 291
– striata 230–231
Arm
– Versorgung, motorische 27
– – sensible 27
Arteria(-ae)
– basilaris 243, 246, **247**, 250
– callosomarginalis 250
– carotis externa 243, 245
– – interna 243, **245**, 246, 250, 257
– – – Arteriosklerose 245–246
– centrales anterolaterales 251
– centralis retinae **282**, 288

R

Arteria(-ae)
- cerebri anterior 245–248, **249–250**, 258
- – – Durchblutungsstörung 249
- – – Versorgungsgebiete 248
- – media 245–247, **250–252**, 258
- – – Abrißblutung 251
- – – Arteriosklerose 251
- – – Hypertonie 251
- – – Versorgungsgebiete 248
- – posterior 246–247, 250, **252–253**, 258
- – – Verschluß 252–253
- – – Versorgungsgebiete 248
- choroidea anterior 245–246
- communicans anterior 246, **248**, 258
- – posterior 246, **248**, 258
- frontobasalis lateralis 250
- hypophysialis inferior 245
- – – superior 245
- inferior anterior cerebelli 246, **247**, 250, 258
- – – posterior cerebelli 94, 246, **247**, 250, 258
- intercostalis 94
- labyrinthi 246, **247**
- lenticulostriatae 187, 251
- maxillaris 243
- meningea anterior 243
- – – media 243
- – – posterior 243
- occipitalis lateralis 250
- – – medialis 250
- ophthalmica 245, 258
- paracentralis **249**
- pericallosa 250
- posterolateralis 94
- precunealis 250
- recurrens (Heubner) 249
- spinalis anterior 93–94, 246, **247**
- – – posterior 93–94
- striata medialis distalis 249
- subclavia, Stenose 247
- sulci centralis [Rolandica] 250
- – – postcentralis 250
- – – precentralis 250
- superior cerebelli 246, **247**, 258
- triangularis 250
- vertebralis 94, 245–246, **247**, 250, 258
Arteriosklerose
- Arteria carotis interna 245–246
- – – cerebri media 251
Assoziationsfasern 162, 203, 222, 233
Assoziationsfelder 203
- frontale 209
- Neokortex 203
Assoziationskortex 188, 193, 203
- Bewegungsentwurf 155–156
- Impulse, motorische 194
Asthma bronchiale, Nervus vagus 71
Astrozyten 6, 17
- fibrilläre 6
- Funktionen 6
- Neuroprotektion 7
- protoplasmatische 6
- Transmitter 6
ataktisches Symptom 156

Ataxie 156–157, 168, 194
- cerebelläre 156, 258
- Feinmotorik, distale 156
Atemregulation 70
- Chemorezeptoren 76
- Nervus vagus 70
- Pressorezeptoren 76
- zentrale 129–130
Atemzentrum 113, 129
- Formatio reticularis 113, 129, 138
- Kleinhirntonsillen 141
Athetose 190
Atmung
- Hypothalamus 170
- Nervus phrenicus 26
- Spinalnervenwurzeln, zervikale 27
Auerbach-Plexus 270, **275**
aufsteigendes retikuläres aktivierendes System s. ARAS
Aufwärtsblick 132
Augapfel 281, **282–290**
- Adduktion 54
- Aufbau 282
- Horizontalschnitt 283
- Wandbau 283
Auge 281–296
- Akkommodation 292
- Blutversorgung 282
- Fehlstellung 54
- Melanom, malignes 285
- Rötung 292
- Schutzorgane 292–294
- Umgebungsstrukturen 292–294
Augenäquator 282
Augenbecher, Entwicklung 16
Augenbecherstiel 16
Augenbewegungen 124
- horizontale 132–133
- – PPFR 132
- Koordination 134, 153
- Nuclei vestibulares 132
- vertikale 132–133
- willkürliche 132–133, 205
- – Ausfall 207
- – Reflexzentren, optische 133
Augenbewegungszentren 132
- Verschaltung, zentrale 132–133
Augenbläschen 12
- Entwicklung 16
Augenbrauen 281–282, **282**
Augenentwicklung, Stadien 16
Augenfarbe 289
Augenfeld
- frontales 205, **208**, 232
- – Afferenzen 208
- – Efferenzen 208
- – Zerstörung 208
- zentrales 133, **134**
Augenhintergrund **288**
- Diabetes mellitus 289
- multiple Sklerose 289
- Netzhautablösung 289
Augenhöhle 281, **292**
Augenkammer
- hintere 282–283, **290**
- vordere 282–283, **290**, 294
Augenlid(er) 281, **293**
- herabhängendes 294
Augenmuskelkerne 138
- optische Reflexzentren 132

Augenmuskelkerne
- präokulomotorische Kerne **132**
- Verbindungen, internukleäre 132
- Verschaltung, zentrale 132–133
Augenmuskeln 294–296
- Fehlfunktionen 296
- Funktion 294
- Funktionsausfall 296
- Innervation 296
Augenpol
- hinterer 283
- vorderer 283
Augenspiegel 289
Augenwimpern 293
Augenzittern s. Nystagmus
Auricula 296, **296–308**
AV-Knoten, Nervus vagus 71
AV-Überleitungsstörungen, Nervus vagus 71
axonaler Transport, Transmitter 3
Axone (=Neuriten) 2, 8
- markscheidenumhüllte 8
- Telodendron 3
- Wachstumskegel 13
Axonkegel 2

B

Babinski-Reflex 91
Bahnen
- absteigende (motorische), Rückenmark 87
- aufsteigende (sensible), Rückenmark 87–88
- epikritische 210, **212**
- extrapyramidale 90
- Großhirn 222–224
- protopathische 210, **211**
Baillarger-Streifen 204
Balken (=Corpus callosum) 98, 100, 162, 183, 185, 197, **222**, 223, 227, 233
- Kommissurenfasern 222
Balkenknie s. Genu corporis callosi
Balkenstamm s. Truncus corporis callosi
Balkenwulst s. Splenium corporis callosi
ballistisches Syndrom 191
Bandscheiben 81
Bandscheibenvorfall 81
- mediolateraler 82
Basalganglien 138, 184, **186–194**, 201
- Bewegungsentwurf 155–156
- Bewegungsimpulse 192–193
- Entwicklung 16
- extrapyramidales System 194
- Lage 187–188
- Morphologie 187–188
- Transmitter 193
- Verschaltungsprinzip 191
- Zusammenwirken 193–194
Basilaristhrombose 247
Bauchhautreflex 25
Bauchpresse, Nervus pudendus 46
Begleitschielen 296
Berührungsempfinden, Verlust 89
Beta-Motoneurone 85

355

Register

Beta-Rezeptoren 11, 264
Beta-Rezeptorenblocker 266
Betz-Riesenzellen 204
Beuger-Motoneurone, Hemmung 112
Bewegungen
– choreatisch-athetotische 126
– Nervus vestibulocochlearis 65
– vollendet ausgearbeitete 155
– Zustandekommen 155–156
Bewegungsantrieb 138, 193
– Substantia nigra 126
Bewegungsapparat, Sinnesorgane 315–316
Bewegungsarmut 191, 200
– Morbus Parkinson 128
Bewegungsentwurf
– Assoziationskortex 155–156
– Basalganglien 155–156
– Bearbeitung 155
– Modulierung 155
– Motokortex 155
Bewegungsimpulse
– Basalganglien 193
– Bearbeitung 193
– Striatum 189
– Substantia nigra 127
Bewegungskoordinationsstörungen 194
Bewegungsplan, modulierter 155
Bewegungsunruhe 168
Bewegungswahrnehmung 296
Bewußtsein 201, 221, 232
Bewußtseinsstörungen 198
Bewußtwerdung, interpretationsfreie 219, 233
Bilderkennung 125
Bindearme
– obere 124
– untere **125**, 218
Bindehaut s. Konjunktiva
biogene Amine (=Monoamine) 10, 130
Bizepssehnenreflex 32
Blasenzentrum
– frontales **209**, 271
– – Läsion 273
– kortikales 207
Blase... s. Harnblase
Blick, Fixierung 132
Blickabweichung nach medial 61
Blickbewegungen
– horizontale 132–133
– vertikale 132–133
Blickdeviation 208
Blickfolge, sakkadische 156
Blickfolgebewegungen 133, 208
Blickhypermetrie 157
Blickmotorik 154
Blickparesen 258
– horizontale 134
– kortikale 133
– vertikale 134
Blickrichtungslähmung 132
Blickrichtungsnystagmus 156
Blickstabilisierung, Nervus vestibulocochlearis 65
Blickzentrum 132
– frontales 132, 134, 208
– vertikales 134
blinder Fleck 50, 288

Blindheit 216, 258
– s.a. Erblindung
– völlige 216, 252
Blut-Hirn-Schranke 7, **8**, 239
– Neurohypophyse 174
– Schrankenstörung 8
– tight-junctions 8
– zirkumventrikuläre Organe 129
Blut-Liquor-Schranke 239
Blutungen
– epidurale 248
– subarachnoideale 248
– subdurale 248, 253
Bogengänge 296, 301, **306–308**
Bowman-Membran 284
Brachium
– colliculi inferioris (Hörbahn) 104, 123–124, 166, 218
– – superioris 104, 123
– conjunctivum 141
– pontis 105, 141
Brechzentrum
– Dopaminantagonisten 129
– Formatio reticularis 129, 138
Broca, diagonales Band 195, 200
Broca-Sprachzentrum **208**, 209, 220–221, 225, 232
– Zerstörung 209
Brodmann-Rindenfeldergliederung 186
Bronchien, Nervus vagus 71, 113
Brown-Séquard-Syndrom 93, 95
Bruch-Membran (Retina) 285
Brücke s. Pons
Brückenarm s. Brachium pontis
Brückenfuß s. Basis pontis
Brückenhaube s. Tegmentum
Brückenkerne s. Nucleus(-i) pontis
Brückenvenen 253
Bulbus
– oculi s. Augapfel
– olfactorius 49, 73–74, 98, 115, 184, **195**, 201
– – Austrittsstellen 106

Canaliculi lacrimales **293**
Canalis(-es)
– caroticus 73, 245
– carpi 33
– centralis 83
– facialis 61, 299
– hypoglossi 72
– infraorbitalis 57
– opticus 50, 73–74
– pterygoideus 63
– pudendalis 46
– semicirculares 301, **306–308**
– tympanicus 65
Cannon-Böhm-Punkt 68, 76, 270
Capsula
– externa 185, 222, 224–225, 227–231
– extrema 28, 185, 224–225, 227, 229–231
– interna 135, 162, 185, 188, 222, **223–224**, 225, 227–231, 233
– – Einblutung 224
– – Lokalisation 224

Capsula, interna
– – Schädigung 224
Caput
– mallei 299
– nuclei caudati 187, 229
Caruncula lacrimalis 281, **282**
Cauda
– equina 80
– nuclei caudati 187, 228
Cavum tympani 296, **298–301**, 302
Cellulae mastoideae 297, 299, 301
Cerebellum (=Kleinhirn) 10, 89–90, 92, 95, **141–158**, 159
– Entwicklung 15
– Stratum granulosum **144**, 145–146
– – moleculare **144**, 145–146
– – purkinjense 144–146
Cerebellumbläschen (=Kleinhirnbläschen) 10
Cerebrocerebellum 158
Chemorezeptoren
– Atemregulation 76
– Glomus caroticum 65, 113
– Kreislaufregulation 76
– Riechschleimhaut 308
Chiasma
– opticum 50, 75, 98–99, 105, 162, 167, 184, 215, 226, 233
– – Schädigung 216
Cholecystokinin 10
Chorda tympani 58, 61–63, 299, **301**, 309
Chorea 190, 201
– Huntington 190
choreatisch-athetotische Bewegungen 126
Chorioretinitis 285
Choroidea 282–283, **284–285**
– Funktion 285
Ciliae 281, 293
Cingulektomie 200
Circulus arteriosus cerebri (Willisi) 245, **247–248**, 258
Cisterna
– ambiens 242
– basalis 242
– cerebellomedullaris 242
– – posterior 242
– chiasmatica 242
– magna 242
– pontomedullaris 242
Claustrum 185, 187, **192**, 201, 224–225, 227, 229–231
Cochlea 218–219, 296, **301**, 302
– Mikroskopie 304
– Schädigung 306
Colitis ulcerosa 276
Colliculus(-i)
– facialis 110, 121
– inferiores 104, **123**, 124, **125**, 138, 218, 233
– superiores 104, **104**, **124**, 138, 229
Collum chirurgicum 34
Columna fornicis 197
Commissura
– alba 89
– – anterior 83
– – posterior 83
– anterior 162, 183, 222, 224, 226
– epithalamica 238

356

Register — R

Commissura
- – s. Commissura posterior
- fornicis 173, 197
- grisea 83
- posterior 162, 176, **177**

Confluens sinuum 242, **255**
Conjunctiva s. Konjunktiva
Conus medullaris 79
Cornea s. Kornea
Cornu
- ammonis s. Ammonshorn
- anterius s. Vorderhorn
- posterius s. Hinterhorn

Corpus(-ora)
- amygdaloideum (=Amygdala, =Mandelkern) 173, 187, 193, 195, **196**, 200, 225–227
- – Funktion 200
- callosum 99, 162, 183, 185, 197, **222–223**, 225–227, 229, 233
- ciliare 282–283, **290**
- fornicis 197
- geniculatum laterale (CGL) 50, 104, 115, 164–165, **166**, 170, 215, 233, 291
- – – Schädigung 216
- – mediale (CGM) 104, **125**, 164–165, **166**, 178, **218**, 233
- incudis 300
- mamillaria 98–99, 105, 123, 161–162, **170**, 178, 184, 190, 197, 199, 203, 227–228
- – – Alkoholmißbrauch 173
- – – Funktion 200
- – – Zerstörung 198
- pineale s. Epiphyse
- restiforme 141
- striatum 187
- trapezoideum 120, 218
- vitreum 282–283, **291**

Cortex
- cerebralis (cerebri) s. Kortex
- lentis 290

Corti-Organ **303–306**
- Funktion 305–306

CRH (Kortikotropin-Releasinghormon) 176
Crista ampullaris 307, **307**
Crohn-Krankheit 276
Crus(-ra)
- anterius (Capsula interna) 223
- anthelicis 297
- breve (Incus) 299
- cerebri 98, 123, **123, 134**, 135, 138, 228
- fornicis 197
- longum (Incus) 299
- posterius (Capsula interna) 223

Culmen 142–143
Cuneus 183, **184**
Cupula 307, **307**

Declive 143
Defäkation 273
Demenz, präsenile/senile 196
Dendriten 2, 8
depressive Erkrankungen 131
Depressorzentrum, Medulla oblongata 130
Dermatome 20–21, 47, 89
Descemet-Membran 284
Diabetes insipidus 171
Diabetes mellitus 171
- Augenhintergrund 289
- Linsentrübung 290

diagonales Band von Broca 195, 200
Diaphragma urogenitale 271
Diazepam (Valium®) 11
Diencephalon (=Zwischenhirn) 12, 97–98, 104–105, **161–178**, 179
- Entwicklung 16
- Forel-Achse 161, 225
- Frontalschnitte 225–228
- Horizontalschnitte 228–231
- Sagittalschnitt 162

Diocele 16
Discus
- nervi optici 215
- optici s.a. Sehnervenpapille

Discus(-i)
- intervertebrales 81
- nervi optici 283, 288

Diskushernien 81
L-Dopa 11, 190
- Parkinson-Syndrom 128

Dopamin 10, 127, 130
Dopaminantagonisten 131
- Brechzentrum 129

dopaminerge Zellgruppen, Formatio reticularis 131
dopaminerges System
- Parkinsonsyndrom 128
- Schizophrenie 127

Dopaminrezeptoren, Area postrema 129
Doppelbilder 52, 54, 107–108, 258, 296
- Strabismus 296

Dorsum sellae 74
Druckempfindung 88
Ductus
- cochlearis **302–303**, 304
- endolymphaticus 302
- nasolacrimalis 292–293
- perilymphaticus 301
- reuniens 302
- semicirculares 302, **306–308**

Dura mater 73, 82, 94, **240–241**, 243
Durchblutungsstörung
- Arteria cerebri anterior 251
- Meningen 243
- spinale 94
- vertebrobasiläre 247

Dynorphin 10, 189
Dysarthrie 156, 249
Dysdiadochokinese 156
dystonisches Syndrom 190

E

efferent 9
Efferenzen 10
- allgemein-viszeromotorische 106
- somatomotorische 47, 106

Efferenzen
- speziell-viszeromotorische 106
- vegetative 261, 263, 267
- viszeromotorische 47

Eigenreflexe s. Muskeleigenreflexe
Einklemmung
- obere 141, 241, 253
- untere 141, 241, 253

Ektoderm 11
elektrische Synapsen 5
Embryogenese, Nervensystem 11–13
Eminentia mediana 161, **162**, 169, 171, 174, 238
Empfindungsstörung, dissoziierte 89, 93, 95
Endhirn s. Großhirn (=Telencephalon)
Endknöpfchen, synaptische 3
Endoderm 11
Endolymphe 296, 301
Endoneuralscheide 8
Endoneurium 8
Endorphine 10, 85
Endorphinrezeptoren, ZNS 85
Enkephaline 10, 189
Enophthalmus 268
Enzephalitis, Hippocampus, Schädigung 198
Enzephalopathie, alkoholische 173
Ependym 8, 224
Ependymzellen 17
Epidermis 309
Epiduralblutung 244
Epiduralraum 82, 243
epikritische Bahn 210, **212**
epikritische Sensibilität 88–89, 95, 104, 109, 136, 210, **212**
- Verlauf 119

Epilepsie 198
epileptische Anfälle 198
Epineurium 8
Epiphyse (=Zirbeldrüse/Corpus pineale) 99–100, 104, 161–162, **176**, 177–178, 229
- Bedeutung, klinische 176

Epithalamus 16, 161, **176**, 177–178
Eponychium 314–315
Equator bulbi 282
Erb-Lähmung 29
Erblindung 287
- s.a. Blindheit
- Hornhautaustrocknung 284
- Netzhautablösung 287

Erbrechen 129
Erkrankungen, depressive 131
Erregungsausbreitung 3
Erregungsleitung, saltatorische 6
Erregungsweitergabe 3
Essen, Nervus hypoglossus 73
Extensorspasmus 112
extrapyramidale Bahnen 90–92, 95
- Funktion 92
- Muskeltonus 92
- Rückenmark 91–93

extrapyramidale Erkrankungen 194
extrapyramidale Motorik
- Nucleus ruber 125
- Substantia nigra 127

Extremität(en)
- obere, Hautnerven 30
- untere, Hautnerven 39

357

Register

F

Fallhand 35–36, 48
Fallneigung, Nervus vestibulocochlearis 65
Falx cerebri 241, 243
Fasciculus(-i)
– arcuatus 220, **221–222**
– cuneatus 88–89, 92, 95, 104, 118, 210
– gracilis 88–89, 92, 95, 104, 118
– lateralis (Plexus brachialis) 27, 29
– longitudinalis medialis 120, 124, **132**, 137–138
– – posterior 111, 120, 124, 133, **135**, 137–138, **173**
– mamillothalamicus (Vicq-d'Azur-Bündel) 167, 172, 197
– medialis telencephali **173**
– medialis (Plexus brachialis) 27, 29
– posterior (Plexus brachialis) 27, 29
– tegmentalis centralis 138
Faserkörbe, Kleinhirn 145–146
Fasern, intrafusale 315, **316**
Fazialiskerne s. Nucleus(-i) nervi facialis
Fazialisknie 61
– inneres 110, 120–121
Fazialislähmung
– periphere 63, 111, 135
– zentrale 63, 111, 135–136
Feedback 117
Fehlbelastungen, chronische, Wirbelsäule 81
Feinmotorik 207
– Pyramidenbahn 91
Felderhaut 310
Fenestra
– cochleae 299
– vestibuli 299, **301**
Fenster
– ovales 299, 302
– rundes 302
Fibra(-ae)
– arcuatae cerebri 220
– corticonigrales 127, 188
– cuneocerebellares 90
– olivospinalis 117
– pontis transversae 120
– reticulospinalis 91–92
– strinigrales 127
Filum(-a)
– olfactoria 49, 73, 184
– – Austrittsstellen 106
– – Schädelbasisverletzungen 49
– radicularia 80
– terminale 79
Fissura
– horizontalis 142
– longitudinalis cerebri 98–99, 181, 184–185
– mediana anterior 79, 83
– orbitalis inferior 55, 57, 292
– – superior 50, 54–55, 60, 73–74, 292
– posterolateralis 142
– prima 142–143
Fleck, gelber 287
Flocculus 141–142
Fluchtreflex 86–87
Flügelplatte, Neuralrohr 14–15
Flüssigkeitsaufnahme, Hypothalamus 170
Folia cerebelli 141–143
follikelstimulierendes Hormon s. FSH
Foramen(-ina)
– infraorbitale 57
– infrapiriforme 41–42, 45, 48
– interventriculare (Monroi) 162, 237
– intervertebrale 20
– ischiadicum majus 45
– – minus 45
– jugulare 65, 68, 72, 74–75, 255
– lacerum 65, 73
– Luschkae 238
– Magendi 238
– magnum 71–72, 74–75
– mandibulare 57
– mentale 57
– Monroi 238
– obturatum 38
– ovale 57, 73–74
– rotundum 73–74
– spinosum 73–74, 243
– stylomastoideum 61
– supraorbitale 55
– suprapiriforme 41
Forceps
– major 223, 230
– minor 223
Forel-Achse 100, 225
Formatio reticularis 85, 91, 95, 120, **124, 128–132**, 138, 153
– Afferenzen 128
– ARAS 138
– Atemzentrum 129, 138
– Augenbewegungen 132
– Brechzentrum 129, 138
– Efferenzen 128
– Funktionen 128
– Kreislaufzentrum **130**, 138
– mesencephale, rostrale 132–133
– motorisches Zentrum 130
– Nervensystem, vegetatives 263
– paramediane, pontine (PPFR) 132
– Schlaf/Tiefschlaf 128
– Wach-Schlaf-Zentrum 138
– Zellgruppen, dopaminerge 131
– – monoaminerge 130
– – noradrenerge 131
– – serotoninerge 131
Fornix 99–100, 104, 162, 172, **173**, 183, 200, 228–229
– conjunctivae 294
– – inferior 292
– – superior 292
Fossa
– infratemporalis 67
– interpeduncularis (intercruralis) 105, 107, 123–124, 228–229, **242**
– lateralis 225–226, 230–231
– pterygopalatina 55, 63
– rhomboidea 103–104
– triangularis 297
Fovea centralis 217, 283, **284**, 286, 288
Fremdreflexe 86
– Fluchtreflex 87
– Muskeleigenreflex 87
Frontallappen 97–98, 181, **181–182**, 201, **204–210**, 226–227, 229–232
Frontalpol 181
FSH (follikelstimulierendes Hormon) 176, 178
Fundus bulbi 268
Funiculus
– anterior (Medulla spinalis) 79
– lateralis (Medulla spinalis) 79–80, 104
– posterior (Medulla spinalis) 79, 83, 94
Furunkel 313

G

GABA (Gamma-Aminobuttersäure) 10–11, 145, 188, 192
GALT (gut-associated lymphatic tissue) 276
Gamma-Motoneurone 85
Gangataxie 89, 156
Ganglien
– intramurale 264
– motorische 9
– parasympathische 264
– paravertebrale 264–265
– Perikaryen 9
– periphere 9
– prävertebrale 264, 266
– sensible 9, 20
– sympathische 264, **267**
– vegetative 263
– – Kopfbereich 76
– viszeromotorische 19
Ganglienzellen 2
– Neuron 2
– Retina 286, **287**
Ganglion(-ia)
– cervicale inferius 267, 269
– – medium 267, 269
– – superius 267, 269
– cervicothoracicum (=stellatum) 265, **267**, 269
– ciliare 52–53, 76, 264–265
– – Schädigung 53
– cochleare s. Ganglion spirale cochleae
– coeliacum 251, 265–266, 269
– Gasseri s. Ganglion trigeminale
– geniculi 61
– inferius 65, 68–69
– mesentericum inferius 265, 269
– – superius 265
– oticum 52, **67**, 76, 264–265
– pterygopalatinum 52, 55, 62, **63–64**, 76, 264–265
– semilunare s. Ganglion trigeminale
– spirale cochleae 64, **303–304**
– stellatum s. cervicothoracicum
– submandibulare 52, **57**, 58, 62, **63–64**, 76, 264–265
– superius 65, 68–69
– thoracicum superius 269
– trigeminale (semilunare [Gasseri]) 55, 73–74
– vestibulare 64, **304**
Gate-control-Theorie, Schmerzleitung 85
Gaumensegellähmung 71

Gedächtnisausbildung 201
Gedächtnisinhalte
– motorische 199
– rational greifbare 199
– rein emotionale/vegetative 199
Gedächtniskonsolidierung 198
Gedächtnisstörungen 199
Geflechte s. Plexus
Gehirn 1
– Achsen, topographische 100
– Arterien 245–253
– – von basal 246
– – von lateral 250
– – von medial 250
– – Versorgungsgebiete 248
– Außenansicht 97–98, 100–101
– Basalansicht 97–99
– Blutgefäße 239, 245–253, 258
– Entwicklung, äußere 15
– Gliederung 97–98, 100–101
– Lateralansicht 97–98
– Medialansicht 99–100
– motorische Impulse, Verschaltung 155
– Tumordiagnostik 243
– Venen 239, 253
– – Thrombose 253
Gehörgang
– äußerer 296–297, **297**
– innerer 303
Gehörknöchelchen 296, 299
– Funktion 299–300
– Verlust 300
gelber Fleck 287
Gelenkrezeptoren 210
Genitale, Nervensystem, vegetatives 274
Gennari-Streifen (=Vicq-d'Azur-Streifen) 217, 230
Genu
– capsulae internae 223
– corporis callosi 183, 223, 230
Geruchsorgan 308
Geschmack 110
– Bewußtwerdung 110
– Empfindungsausfall 111
Geschmacksknospen 309
Geschmacksorgan 308–309
Geschmacksporus 309
Geschmacksrezeptoren 66, 308–309
Gesichtsfeld 223
– Ausfälle 176, 217, 258
– laterales 50, 215
– mediales 50
Gesichtsmuskulatur s. mimische Muskulatur
glandotrope Hormone 174
Glandula(-ae)
– lacrimales 281
– lacrimalis **292**, 293
– sebaceae 313–315
– tarsales 293
Glashaut 313–314
Glaskörper 282–283, **291**
Glaskörperraum 282
Glaukom 291
Gleichgewicht, Vestibulariskerne 111
Gleichgewichtsorgan 296
– Koordination 154

Gleichgewichtsstörungen 112, 247
Gleichgültigkeit 200
Gliagewebe 5–8
Gliagrenzmembran, innere (Retina) 287
Glianarben 7
Gliazellen 5, 17
– periphere 5–6
– zentrale 6–7
Gliedmaßenataxie s. Ataxie
Glioblasten 13
Globus
– pallidus **177**, 185–186, **191**, 225
– – Entwicklung 16
Glomeruli cerebellares 145
Glomus
– caroticum 65, 115
– – Chemorezeptoren 65, 113
– – Mechanorezeptoren 65
Glossopharyngeus s. Nervus(-i) glosso-pharyngeus (IX)
Glottis, Verschlußstellung 71
Glutamat 10, 145, 192, 203
Glycin 10
GnRH (Gonadotropin-Releasing-hormon) 176
Golgi-Rezeptoren 316
Golgi-Zellen, Kleinhirnrinde 145
Gonadotropin-Releasinghormon (GnRH) 176
Granulationes arachnoideae (Pacchioni-Granulationen) s. Arachnoidealzotten
Gratiolet-Sehstrahlung 215
graue Substanz
– Kleinhirn 143
– periaquäduktale 131
– Rückenmark 79, 83, **84–86**, 95
– ZNS 11
grauer Star 290
Grenzstrang (Truncus sympathicus) 263–265, **266–268**, 269
Griseum centrale 124
Großhirn (=Telencephalon) 97, 105, **181–233**, 234
– Bahnsysteme 222–224, 233
– Basalansicht 184
– Entwicklung 16
– Frontalschnitt 184–185
– Gliederung 201
– Horizontalschnitte 228–231
– Medialansicht 183–184
– Seitenansicht 181–182
Großhirnrinde s. Kortex
grüner Star 291
Grundplatte, Neuralrohr 14–15
Guyon-Loge 30
Gyrus(-i) 181, 201
– angularis 182, **214**, 220, 232
– – Ausfall 220–221
– calcarinus 183, 201
– cinguli 99–100, 165, 183, 197, **200**, 201–202, 225–227, 229
– – Funktion 200
– – Schädigung 200
– dentatus 183, 197, 200
– frontalis inferior 181–182, 225
– – medius 181–182
– – superior 181–182
– orbitales 184

Gyrus(-i)
– parahippocampalis 184, 197, 199–202, 229
– – Funktion 200
– – Zerstörung 198
– postcentralis 98, 136, 182–183, 201, 211, **213–214**, 232
– – Afferenzen 213
– – Efferenzen 200
– – Gliederung, somatotopische 213
– – Läsion 213
– precentralis 98, 182–183, 201, **204–207**, 232
– – Afferenzen 205
– – Efferenzen 205
– – Funktion 207
– – Gliederung, somatotopische 205
– supramarginalis 182
– temporalis(-es) inferior 182, 184
– – medius 182
– – superior 182
– – transversi 183, **219**, 227

Haare **313**, 314
Haarfollikel, Eiterungen 313
Haarkutikula 313–314
Haarpapille 313–314
Haarschaft **313**, 314
Haartrichter 313–314
Haarwurzel **313**, 314
Haarzellen
– äußere 303–306
– innere 303–306
Haarzwiebel **313**, 314
Habenulae 161, **177**, 229–231
Habenulakerne 178
Hämatom, subdurales **241**
hämorrhagischer Insult, Gehirn 246
Hahnengang 44, 48
Halbseitenlähmung 251
Halbseitenläsion, Rückenmark 93
Halsverletzungen, N. phrenicus 27
Haltemotorik 194
Hammer 296, **299**
Hammer-Amboß-Gelenk 300
Hammergriff 297, **298**, 299
Hammerkopf 299
Hand
– Versorgung, motorische 27
– – sensible 27
Harnblase
– s.a. Blasen...
– autonome 272–273
– Nervensystem, vegetatives 271
Harnblasenentleerung
– reflektorische 271
– willkürliche 271
Harnblasenstörungen, neurogene 272
Harninkontinenz 207, 249
– Nervus pudendus 46
Haube 118
Haubenbahn, zentrale (=Tractus tegmentalis centralis) 125, **137**
Haut 309–315
– Funktionen 310
– Haare 313–314

R Register

Haut
– Innervation, Interkostalnerven 24
– – sensible 20–21
– Keratinozyten 311
– Langerhans-Zellen 311
– Langer-Spaltlinien 312
– Meissner-Tastkörperchen 311–312
– Melanozyten 311
– Merkel-Zellen 311–313
– Mikroskopie 310–312
– Nervenendigungen, freie 312–313
– Schutzfunktionen 310
– Schweißdrüsen 315
– – Ausführungsgang 311
– Sinnesfunktionen 310
– Sinnesorgane 312–313
– Sinnesrezeptoren 210
– Stoffwechselfunktionen 310
– Talgdrüsen 313–315
– Vater-Pacini-Körperchen 311–313
Hautanhangsgebilde 313–315
Hautfarbe 311
Hautnerven
– Extremität, obere 30
– – untere 39
Head-Zonen **274–275**
Heiserkeit 71
– Nervus recurrens 68
Helicotrema 302–303
Helix 297
Hemianopsie 168–169, 215–217
– bitemporale 176, 215–217
– homonyme 215–217, 252
Hemiballismus 191
Hemiparese 168
Hemiparkinson 124
Hemiplegie 251
Hemisphäre(n)
– dominante 220
– Gliederung, entwicklungsgeschichtliche 185–186
– nicht-dominante 220
– Rotation 185
Hemisphärenbläschen 12
Herzfrequenz, Nervus vagus 71
Herzinfarkt, Head-Zonen 274
Herzvorhof, Afferenzen 114
Heschl-Querwindungen 183, **219**, 233
– Hörbahn 219
Heubner-Arterie 249
HHL (Hypophysenhinterlappen) s. Neurohypophyse
Hiatus nervi petrosi majoris/minoris 73–74
Hilum, Olivenkernkomplex 116, 118
Hinterhirn (=Metencephalon) 12, 97
Hinterhorn
– Rückenmark 83, **84–85**, 95
– – Impulse, nozizeptive 85
Hintersäulen s. Hinterhorn
Hinterstrang (Funiculus posterior)
– Rückenmark 79, 83, **89**, 95
– – Schädigung 89
Hinterstrangbahnen
– Kreuzung 88–89
– Verlauf 88–89
Hinterstrangkerne 118, 122
Hinterwurzel
– Rückenmark 80, 83
– – Entwicklung 14

Hippocampus 165, 186, **196–197**, 199–202, 227–228
– Afferenzen 197
– Efferenzen 197
– Frontalschnitt 199
– Funktion 198, 200
– Histologie 199
– Klinik 198
– Zerstörung 198
Hirn s. Gehirn
Hirnanhangsdrüse s. Hypophyse
Hirnbläschen 12
– Derivate 12
– Differenzierung 12
Hirnblutung 246
Hirndruck, Stauungspapille 50
Hirndruckzeichen 239
Hirnhäute 1
Hirnhaut/-häute **240–242**, 243
– harte (Dura mater) 73, 82, 94, **240–242**, 243
– Tumoren 242
– weiche (Pia mater) 82, 94, 240, **242**, 244
Hirnhautentzündung 73, 242, 257
Hirnnerven 20, 47, 49–77, 98–99
– Austrittsstellen 106
– Durchtritt durch die Schädelbasis 73–77
– Ganglien 9
– Leitungsqualität 106
– Lokalisation 106
Hirnnervenkerne 106–116
– s.a. unter den einzelnen Nucleus(-i)
– Hirnstamm 106, 108
– Leitungsqualität 106
– Lokalisation 106
– Mittelhirn 138
– motorische 108
– – Entwicklung 15
– sensible 108
– – Entwicklung 15
– sensorische 108
– somatomotorische 107, 135
– somatosensible 107
– speziell-viszeromotorische 135
– Tegmentum 125
– viszeromotorische 107
Hirnschenkel s. Crus(-ra) cerebri
Hirnschwellung 241–242
Hirnstamm 97, 228
– Bahnsysteme 135–138
– von dorsokranial 104
– Hirnnervenkerne 106, 108
– von ventrobasal 105
Hirnvenen 241, **253–255**
Hirnwasser s. Liquor cerebrospinalis
Hirschsprung-Krankheit 276
Histamin 10
Hörbahn 111, 166, **218–219**, 233
– Afferenzen 218–219
– Gliederung, tonotopische 218
– Heschl-Querwindungen 219
– Schädigung, einseitige 219
Hören, Nervus vestibulocochlearis 64–65
Hörinformation, Konvergenz 219
Hörminderung **125**, 219
Hörrinde 165–166, 204, **218–219**
– primäre **125**, 218, **219**, 227, 233

Hörrinde, primäre
– – Afferenzen 219
– – Efferenzen 219
– Schädigung 219
– sekundäre 209, 214, **219–220**, 233
– – Afferenzen 220
– – Ausfall 220
– – Efferenzen 220
Hörstörungen 247
Hörstrahlung 218, 233
Hörverlust **125**, 300, 306
Hörwahrnehmung 302, 305–306
holokrine Sekretion 314
Horizontalzellen, Retina 287
Hormone
– s.a. unter den einzelnen Hormonnamen
– glandotrope 174
Hornersyndrom 268
Hornhaut 282, **283–284**
– Austrocknung 284
– Transplantationen 284
– Verletzungen 284
Hornhaut (=Kornea), Entwicklung 16
Hortega-Zellen 8
HVL (Hypophysenvorderlappen) s. Adenohypophyse
Hydrozephalus 16, 239, 243
Hypästhesie 20
Hyperakusis 63
Hypergenitalismus 176
Hyperkinesen 190, 194, 201
Hypermetrie 156
Hyperopie 290
Hyperosmolarität, Blutplasma 170
Hyperthermie 171
Hypertonie
– arterielle 251
– Augenhintergrund 289
Hyperventilation, kompensatorische 113
Hypokinese 194, 208
hypokinetische Syndrome 201
Hypophyse 99–100, 161, **173–175**, 176, 178
– Pfortadersystem 175, 178
Hypophysenhinterlappen s. Neurohypophyse
Hypophysenstiel s. Infundibulum
Hypophysentumoren 175
– Nervus opticus 50
Hypophysenvorderlappen s. Adenohypophyse
Hyposmie 49
hypothalamo-hypophysärer Pfortaderkreislauf 175
Hypothalamus 16, 161, **169–172**, 173, 178, 228
– Afferenzen 173
– Atmung 170
– Efferenzen 173
– Faserverbindungen 173
– Flüssigkeitsaufnahme 170
– Immunologie 170
– Kerne 170–173
– – Transmitter 173
– Kerngebiete 227
– Kerngruppe, hintere 172
– – mittlere 171
– – vordere 170

360

Hypothalamus
– Kreislauf 170
– Nahrungsaufnahme 170
– Parasympathikus 263
– Psychoimmunologie 170
– Reproduktionsverhalten 170
– Sympathikus 263
Hypothermie 171

Immunologie, Hypothalamus 170
Immunsystem, Darm-assoziiertes 276
Incisura
– supraorbitalis 55
– tentorii 241
Incus 297, **299**
Indusium griseum **196**, 200
Infundibulum (=Hypophysenstiel) 99, 105, 161–162, **170**, 174, 178, 227–228
Innenohr 297, **301–308**
Innervation
– periphere 20, 47
– – Differenzierung 22–23
– radikuläre 20
– Rumpfwand 23, 47
– segmentale 20, 47
– – Differenzierung 22–23
– sensible, Haut 20
– – Rumpfwand 24
Inselrinde 185, **222**, 225–227, 229–231
Intentionstremor 126, 156
Interhemisphärenspalt 226–231
Interkostalnerven **23–25**, 47
– Hautinnervation 24
– Verlauf 24
Interneurone 10
– s.a. Zwischenneurone
Internodium 5
intrafusale Fasern 315–316
Intumescentia
– cervicalis 79
– lumbosacralis 79
Iridokornealwinkel 283, **291**
Iris 281, **282**, 289
Isokortex s. Neokortex
Isthmus gyrus cinguli 183

Kammerwasser 282, **290**
– Corpus ciliare 290
– Resorption 284
Kapselzellen 9
Karotissiphon 73, 245, 256
Karpaltunnel 33
Karpaltunnelsyndrom 34, 47
Katarakt 290
Katecholamine 265
Kehlkopfspiegeln 69
Kennmuskeln, Rückenmarkssegmente 23
Kennreflex für das Segment L5 45
Keratinozyten 311

Kiemenbogenmuskulatur, Innervation 19
Kinderlähmung 86
Kleinfingerballenatrophie, Nervus-ulnaris-Lähmung 31
Kleinfinger-Daumen-Probe, Nervus-ulnaris-Lähmung 31
Kleinhirn (=Cerebellum) 12, 97, **141–158**, 159
– Afferenzen 141, 145, **147–149**, 150, 158
– – Verschaltungsprinzip 150
– Außenansicht 142
– Cerebrocerebellum 143
– Efferenzen 141, 145, 158
– – Verschaltungsprinzip 150
– Einklemmung, obere/untere 141
– Faserkörbe 145–146
– Funktion 154–155, 158
– Funktionsstörungen 156–157
– graue Substanz 143
– Horizontalschnitt 143–144
– Kletterfasern 145–146
– Körnerzellen 145–146
– Korbzellen 145–146
– Medianschnitt 143
– Moosfasern 145–146
– Motorik 151–154
– Muskeltonus 157
– Parallelfasern 145
– Purkinje-Zellen 144–145
– Sagittalschnitt 143
– Schädigungen, Lokalisation 157
– Seitenstrangbahnen 89–90, 95
– Symptome, okulomotorische 156
Kleinhirnhemisphären 98, 143, 230
– Läsionen 157
Kleinhirnkerne 147, **150–152**
– Efferenzen 150–153
– Impulse, Weiterleitung 150
Kleinhirnrinde 11
– Anatomie, mikroskopische 144–147, 158
– Aufbau 145–147
– Faserkörbe 145–146
– GABA 145
– Glutamat 145
– Golgi-Zellen 145
– Kletterfasern 145, 147
– Körnerzellen **145**, 146
– Korbzellen **145**, 146
– Molekularschicht 145
– Moosfasern 145
– Neurone, exzitatorische 145
– Parallelfasern 145
– Projektion 150
– Purkinje-Zellen **144**, 145
– Sternzellen 145
– Verschaltungsprinzip 145–147
Kleinhirnschenkel 103
Kleinhirnstiele 103–104, 138
Kleinhirntonsillen 141–142
– Atemzentrum 141
– Kreislaufzentrum 141
Kleinhirnwurm s. Vermis cerebelli
Kletterfasern
– Afferenzen 145
– Kleinhirn 145–147
– Kleinhirnrinde 145
Klumpke-Lähmung 29

Körnerschicht
– äußere, Retina 286, **287**
– Haut 310
– innere, Retina 286, **287**
Körnerzellen
– Kleinhirn 145–146
– Kleinhirnrinde **145**
– Neokortex 204
Körperhaltung, Nervus vestibulocochlearis 65
Körperlage/-bewegung
– Bewußtwerdung 111
– Nervus vestibulocochlearis 65
Kokzygealmark 80
Kokzygealsegment 80
Kommissurenfasern 222, 233
Kompartment-Syndrom 44
Konjunktiva 281, **282**, 292
– s.a. Conjunctiva
Konjunktivitis 292
Kopf
– Ganglien, vegetative 76
– Schiefhaltung, Nervus accessorius 72
Kopfschmerz, Meningen 242
Korbzellen
– Ammonshorn 199
– Kleinhirn **145**, 146
Korium **310–312**
Koriumpapillen 311
Kornea 282, **283–284**
– Austrocknung 284
– Funktion 283
– Mikroskopie 284
– Transplantationen 284
– Verletzungen 284
Kornea (=Hornhaut), Entwicklung 16
Kornealreflex 60
– erloschener 53
Kortex 11, 98
– agranulärer 204
– auditoirischer 219
– entorhinaler 195
– granulärer 204
– gustatorischer 222
– motorischer 165, 182, 204–205
– orbitofrontaler 163
– piriformer 195
– präfrontaler 167, 209
– – Afferenzen 210
– – Efferenzen 210
– – Lokalisation 210
– – Schädigung 211
– prämotorischer 205, 207–208, 232
– sensibler 210–213
– somatosensibler 204
– somatosensorischer 165
– supplementär-motorischer 232
kortikonukleäre Bahnen **135**, 136, 138, 223
– Schädigung, einseitige 135
kortikopontine Bahnen **136**, 138
kortikospinale Bahnen **135–136**, 138
Kortikotropin (=ACTH) 176, 178
Kortikotropin-Releasinghormon (CRH) 176
Kotransmitter 10
Krallenhand 31, 47
Kraniopharyngeome 174
Kreislauf, Hypothalamus 170

Register

Kreislaufregulation
– Chemorezeptoren 76
– Pressorezeptoren 76
Kreislaufzentrum 113, 129
– Afferenzen 130
– Efferenzen 130
– Formatio reticularis 113, **130**, 138
– Kleinhirntonsillen 141
– Medulla oblongata 113
Kurzsichtigkeit 290
Kurzzeitgedächtnis 198
Kutis 309–315

L

Labyrinth
– knöchernes 301–302
– membranöses (häutiges) 301–302
Lacuna musculorum 40
Lähmung 194
– s.a. Paresen
– halbseitige 258
– kontralaterale 224
– Multiple Sklerose 8
– periphere 92–93
– schlaffe 93, 95, 249
– spastische 92–93, 95, 207–208, 224, 288
– vollständige 91
– zentrale 92–93
– – Muskeltonussteigerung 93
Lähmungsschielen 296
Lagewahrnehmung 296
Lamina
– alaris, Neuralrohr 14–15
– basalis, Neuralrohr 14–15
– basilaris 303–304
– cribrosa 49, 73–74
– – sclerae 283, **284**
– granularis externa 203
– – interna 203
– limitans anterior 284
– – externa 286
– – posterior 284
– molecularis 203
– multiformis 203
– pyramidalis externa 203
– – interna 203
– quadrigemina s. Lamina tecti
– spiralis ossea 303–305
– tecti (quadrigemina) 100, 104, **124**, 162, 229
– – s.a. Vierhügelplatte
– vasculosa 298
Langerhans-Zellen 311
Langer-Spaltlinien, Haut 312
Langzeitgedächtnis 198
Lebensbaum 143
Lederhaut
– (Epidermis) **310–311**, 312
– (Sklera) **281–284**
– – Entwicklung 16
Leistenhaut 310
Lemniscus
– lateralis 121, **125**, **137**, 138, **218**, 233
– – Schädigung 219

Lemniscus
– medialis 109, 111, 118, 120–121, 124, **136**, 138, 212, **213**
Lens **289–290**
Leptomeninx 240
Lernen, motorisches 199
Lesen 221
LH (luteotropes Hormon) 176, 178
Lichtreflex 53, 123, 177, 217, **289**, **291**
– s.a. Pupillenreflex
– indirekter 291
– konsensueller 291
Lidhebung, Nervus oculomotorius 52
Lidschluß, fehlender 63, 294
Lidspaltenverengung 268
Ligamentum(-a)
– longitudinale anterius 81
– – posterius 81
– pectinatum 283
– spirale 303, **303**, 304
limbisches System 165, 196, **200–201**, 202, 227–228
– Bestandteile 200
– Funktion 200–201
– Substantia nigra 127
Limbus corneae 283, **283**
Lingula cerebelli 104, 143
Linse 16, 282, **289–290**
– Anpassungsfähigkeit 290
– Ferneinstellung 289–290
– Funktion 289
– Naheinstellung 289–290
Linsenkapsel 289
Linsenkern 290
Linsenplakode 16
Linsenrinde 290
Linsentrübung 290
Lippenschluß, mangelnder 63
Liquor cerebrospinalis 1, 16, 79, 82, 238, 242
– Aufstau 239
– Bildung 238–239
– Embryo, Ernährungsfunktionen 239
– Funktion 239, 243
– Multiple Sklerose 239
– Produktion 243
– Resorption 239, 243
– Transmitter 239
– Zirkulation 242
– Zisternen 123, **242**
– Zusammensetzung 239
Liquorräume
– äußere 82, **237**, 242–243
– Ependymzellen 238
– innere 83, 237, 243
Lobulus(-i)
– auriculae 297
– centralis 143
– limbicus 184
– paracentralis 184, 273
– parietalis inferior 182
– – superior 182
Lobus
– anterior (Cerebellum) 142
– flocculonodularis 111, 141, 144, 148, 150, 157
– frontalis s. Frontallappen
– occipitalis s. Okzipitallappen
– parietalis s. Parietallappen

Lobus
– posterior (Cerebellum) 142
– temporalis s. Temporallappen
Locus coeruleus 128, **131**
Lokomotion 127, 154
– Nervus vestibulocochlearis 65
Lumbalmark 20, 80
– Vorderhorn 83
Lumbalpunktion 82
Lunula 314–315
luteotropes Hormon (LH) 176, 178

M

Macula
– lutea 283, 287–288
– retinae 252
– sacculi **306**
– utriculi **306**
Makroglia 6
malignes Melanom s. Melanom, malignes
Malleus 297, **299**
MALT (mucosa-associated lymphatic tissue) 276
Mamma 315
Mammakarzinom, Nervus intercostobrachialis 25
Mandelkern s. Corpus(-ora) amygdaloideum (Amygdala)
Mandelkernstrahlung, basale 196
Mantelkantentumor 198
Mantelzellen 9
Manubrium mallei 297, **298**, 299
Markscheiden 5, 8, 17
Markscheidenbildung (=Myelinisierung) 14
Massenbewegungen 91, **92**
Mastoiditis 301
Matrixzellen
– Haare 313–314
– Nagel 314–315
Meatus
– acusticus externus 297
– – internus 75, 304
Mechanorezeptoren
– Glomus caroticum 65
– Sinus caroticus 113
Medianusschlinge 33
Medulla
– oblongata 12, 79, 97–98, 100, 104–105
– – Entwicklung 14–15
– – Kreislaufzentrum 113
– – Querschnitt 118, 120
– – Strukturen 99, 104
– spinalis s. Rückenmark
Megakolon 276
Meibom-Drüse 293
Meissner-Plexus 270, **275**
Meissner-Tastkörperchen 311–312
Melanom, malignes 311
– Auge 285
Melanosomen 311
Melanotropin (MSH) 176, 178
Melanotropin-Inhibitinghormon (MIH) 176

Melanotropin-Releasinghormon (MRH) 176
Melanozyten 311
melanozytenstimulierendes Hormon s. MSH
Melatonin 176
Membran
– postsynaptische 3
– präsynaptische 3
Membrana
– tectoria 303
– tympani(ca) **298**, **303–304**
– vestibularis **303–304**
Meningen 1, **240–243**
– s.a. Arachnoidea mater
– s.a. Dura mater
– s.a. Pia mater
– Blutversorgung 243
– Durchblutungsstörung 243
– Innervation 243
– Kopfschmerz 243
Meningeome, Pacchioni-Granulationen 242
Meningitis 242
– eitrige 243, 257
Meningomyelozele 12
Merkel-Zellen 311–313
Merkfähigkeitsstörung 196
Mesencephalon (=Mittelhirn) 12, 97–98, 100, 104–105, **123–139**, 140, 229
– Entwicklung 16
Mesencephalonbläschen (=Mittelhirnbläschen) 12
Mesocele 16
Mesoderm 11
Mesoglia 8
mesolimbische Projektionen 131
Metacele 16
Metencephalon (=Hinterhirn) 12, 97
Metencephalonbläschen 12
Meynert-Achse 100
Migräne 131
MIH (Melanotropin-Inhibitinghormon) 176
Mikroglia 8, 17
Miktionszentrum, pontines 130, 271
Milchejektionshormon s. Oxytocin
mimische Muskulatur 63
– Lähmung 63, 135
Miosis 268
Mittelhirn (=Mesencephalon) 10, 12, 98, 100, 104–105, **123–139**, 140, 229
– Entwicklung 16
– Flügelplatte 123
– Gliederung 123
– Grundplatte 123
– Querschnitt 124
– Schichtengliederung 124
Mittelhirnsyndrom 112
Mittelohr 297, **298–301**
– Belüftung 301
– Schalldämpfung 63
Mittelohrentzündung 299
– Chorda tympani 301
– eitrige 301
– Gehörknöchelchen 300
– Trommelfell 298
Modiolus 303–304

Molekularschicht
– Ammonshorn 198
– Kleinhirnrinde 145
– Neokortex 203–204
Monoamine 10, 130
monoaminerge Zellgruppen, Formatio reticularis 130
Monozyten-Makrophagen-System, Mikroglia 8
Moosfasern
– Afferenzen 145
– Kleinhirn 145–146
– Kleinhirnrinde 145
Morbus s. unter den Eigennamen bzw. Eponymen
Morphium 85
Motivationsverhalten 201
Motokortex 193, 204–206, 232
– Bewegungsentwurf 154–155
– Pyramidenbahn 90
Motoneurone 14, 193
– Alpha-Motoneurone 85
– Beta-Motoneurone 85
– Gamma-Motoneurone 85
– Rückenmark 83
Motorik 9
– extrapyramidale 92, 188, 194, 232
– Kleinhirn 151–154
– pyramidale 91, 188, 194, **204**
– Regulation, zentrale 192–194, 201
– zentrale Regulation 186
motorisch 9
motorische Bahnen
– Capsula interna 223
– Rückenmark 90, 95
motorische Endplatte 4
motorische Ganglien 9
motorische Impulse
– Gehirn, Verschaltung 155
– Seitenhorn 85
motorische Innervation 24
motorische Unruhe 196
motorischer Kortex 165
– Olive 116
motorisches Zentrum, Formatio reticularis 130
MRH (Melanotropin-Releasinghormon) 176
MSH (melanozytenstimulierendes Hormon, Melanotropin) 176, 178
Müller-Muskelfasern 292
Müller-Stützzellen, Retina 287
Multiple Sklerose 7
– Augenhintergrund 289
– Liquor 239
– Nervus opticus 50
– Ophthalmoplegie, internukleäre 134
Mundtrockenheit, Nervus glossopharyngeus 67
Muscarin 264
Musculus(-i)
– arrector pili **313**, 314
– ciliaris 290
– detrusor vesicae 271
– dilatator pupillae 268, 283, 289
– levator palpebrae superioris **293**, 294
– – – – Lähmung 107
– obliquus inferior **293–294**, 295
– – superior **293–294**, 295

Musculus(-i)
– orbicularis oculi **293**, 294
– orbitalis 268, 292
– puborectalis 273
– rectus inferior **294**, 295
– – lateralis 283, **294**, 295
– – medialis **294**, 295
– – superior **294**, 295
– sphincter ani externus/internus 273
– – pupillae 289
– – urethrae externus/internus 271
– stapedius **300**
– tarsalis inferior 252, 268, 293
– – superior 268, 293
– tensor tympani 297, 299, **300**
– transversus perinei profundus 271
Muskeleigenreflexe 86, 130
– Fremdreflex 87
– gesteigerte 93
Muskelrezeptoren 210
Muskelschwäche s. Parese
Muskelspindeln 315–316
– Histologie 315–316
Muskeltonus 157
– extrapyramidale Bahnen 92
– herabgesetzter 158
– Kleinhirn 157
Mydriasis 52
Myelencephalonbläschen 12
Myelinisierung 5, 14
Myelinscheide 5
Myelocele 16
Myopie 290

N

Nagel **314–315**
Nagelbett 314, **315**
Nagelfalz 314, **315**
Nageltasche 314, **315**
Nagelwurzel 314, **315**
Naheinstellungsreaktion, Auge 292
Nahrungsaufnahme
– Hypothalamus 170
– Regulation 171
Nase
– laufende 293
– Riechschleimhaut 308
Nasendrüsen, Innervation, parasympathische 62
Nebenoliven 116, 120
– Afferenzen 116
– Efferenzen 117
– Funktion 117
Neocerebellum 143, 158
Neokortex (=Allokortex, =Isokortex) 185–186, **198**, **202–203**, 204
– Assoziationsfelder 202
– Gliederung 202
– Histologie 198, 203–204
– Körnerzellen 204
– Primärfelder 202
– Pyramidenzellen 204
– Schichtengliederung 203–204
– Sekundärfelder 202
– Verschaltungsprinzip 204
Neopallium 185
Nerven 1
– Autonomie 20

R Register

Nervenfasern 1–2
- allgemein-somatosensible 19
- allgemein-viszeromotorische 19
- allgemein-viszerosensible 19
- Einteilung nach Kaliber und Leitungsgeschwindigkeit 5
- Lamellenstruktur 6
- markarme 5
- marklose 5–6
- motorische 2
- Regeneration 5
- sensorische 20
- somatomotorische 20
- somatosensible 20
- speziell-somatosensible 19
- speziell-viszeromotorische 19
- speziell-viszerosensible 19
- viszerosensible 20

Nervenkern(e) s. Nucleus(-i)

Nervensystem
- animalisches 1
- autonomes s. Nervensystem, vegetatives
- Embryogenese 11–13
- enterisches 265, **275–277**
- – Funktion 275–276
- – Struktur 275
- – Transmitter 275
- – Verbindungen 275
- Entwicklung, regionale 14
- Entwicklungsgeschichte 17
- Funktionsprinzip 1
- Gliederung 1
- Histogenese 13–14
- Histologie 2
- peripheres (PNS) 1–2, 17, 47
- – Gliazellen 5–6
- – Struktur 8
- somatisches 1, 17, 19
- vegetatives (=viszerales) 1, 17, 19, 261–271, 274–279
- – s.a. Sympathikus bzw. Parasympathikus
- – Afferenzen 261–263, 267
- – Anatomie 263–264
- – Efferenzen 261–263, 267
- – Einflüsse auf die Organe 261–262
- – Formatio reticularis 263
- – Genitale 274
- – Harnblase 270–271
- – Head-Zonen **274–275**
- – Hypothalamus 263
- – Neurone 263
- – Rektum 273–274
- – Rezeptoren 264–266
- – Transmitter 264–266
- zentrales s. ZNS
- Zytologie 2

Nervenwasser s. Liquor cerebrospinalis

Nervenzellen, Axonkegel 2

Nervus(-i)
- abducens (VI) 60–61, 73–74, 76, 99, 106, 121, 296
- – Austrittsstellen 102
- – Kerne **110**, 115
- accessorius (XI) 71–72, 74–76, 99, 102, 121
- – Austrittsstellen 102
- – Kerne 114, **115**
- – Lähmung, zentrale 72, 114

Nervus(-i)
- alveolares superiores 57
- alveolaris 75
- – inferior **57**, 58–59
- anococcygei 46
- auricularis magnus 25, 47
- – posterior 61
- auriculotemporalis **57**, 58–59, 75
- axillaris 29, **34**, 48
- – Innervation, motorische 34
- – – sensible 34
- – Oberarmfrakturen 34
- – Schultergelenksluxation 34
- buccalis **57**, 58–59, 75
- ciliares breves 53
- clunium inferiores 23, 41
- – medii 23
- – superiores 23
- coccygeus 46
- cochlearis 64
- craniales s. Hirnnerven
- cutaneus antebrachii lateralis 32
- – – medialis **29**, 47
- – – – Injektionen, intravenöse 29
- – – posterior 36
- – brachii lateralis inferior 35
- – – – superior 34
- – – medialis 25, **29**, 47
- – – posterior 36
- – dorsalis intermedius 43
- – – medialis 43
- – femoris lateralis 36, **38**, 48
- – – posterior 23, 38, 41–42, 48
- – surae lateralis 42–43
- – – medialis 45
- digitales palmares communes 33
- – – proprii 33
- dorsalis clitoridis 46
- – penis 46
- – scapulae 28, 47
- ethmoidales 55
- facialis (VII) 57–58, 62–64, 73–74, 76, 98, 106, 121, 269, 299, 309
- – Austrittsstellen 102
- – Kerne **110**, 111, **115**
- – Lähmung 63
- femoralis 36, **40**, 41, 48
- – Ausfall, kompletter 40
- – Teilläsion 40
- – Verlauf 40
- fibularis 43–44, 48
- – communis 38, 42–43, 48
- – – Fibulafrakturen 43
- – – Läsion 43–44
- – profundus 43–44, 48
- – – Unterschenkelfraktur 44
- – superficialis 43–44, 48
- frontalis 55–56, 59, 73, 75
- genitofemoralis 36, **38**, 48
- glossopharyngeus (IX) 65–67, 73–76, 98, 102, 121, 269
- – Austrittsstellen 102
- – Kerne **113**, 115
- – Lähmung 67, 113
- gluteus inferior 38, 41, 48
- – – Injektion, intramuskuläre 41
- – superior 38, 41, 48
- – – Injektion, intramuskuläre 41
- – – Trendelenburg-Zeichen 41–42

Nervus(-i)
- hypogastricus 251
- hypoglossus (XII) 58, 72–76, 98, 102, 114, 121
- – Austrittsstellen 102
- – Kerne 114, **115**
- – Lähmung 73
- iliohypogastricus 36, **38**, 48
- ilioinguinalis 36, **38**, 48
- infraorbitalis 55, 57, 59, 75
- intercostales 20, **23**, 24–25
- – Pleuraerguß 23
- – Pleurapunktion 23
- intercostobrachialis 25, 29
- – Mammakarzinom 25
- intermedius 61, 74
- interosseus antebrachii anterior 33
- – – posterior 35
- ischiadicus 38, 42, 48
- lacrimalis **55–56**, 59, 73, 75
- laryngeus inferior 68–69, 71, 76
- – recurrens 68–70, 76
- – – Stimmbandlähmung, beidseitige 71
- – superior 68–70, 76
- lingualis **57**, 58–59, 62, 75
- mandibularis (V3) 55, **57–58**, 59, 67, 74–75
- – Funktion 57
- massetericus 57
- maxillaris (V2) **55–56**, 58–59, 74–75
- medianus 29, **32**, 33, **34**, 47
- – Läsion 34
- mentalis 57–58
- musculocutaneus 29, **32**, 33, 47
- – Schädigung 32
- mylohyoideus 57
- nasociliaris 55–56, 59, 73, 75
- obturatorius 36, **38**, 39–40, 48
- occipitalis major 23
- – minor 25, 47
- oculomotorius (III) 50–52, 73–75, 106, 269, 296
- – Austrittsstellen 102
- – Funktion 52
- – Kerne 107, **115**
- – Muskelinnervation 52
- – Schädigung 52
- – Verlauf 50, 52
- olfactorius (I) 49, 73, 75, 98, 106
- – Austrittsstellen 106
- – Kerne 115
- ophthalmicus (V1) **55–56**, 58–59, 73–75
- opticus (II) 50, 73–75, 106, 162, 215
- – Austrittsstellen 106
- – Kerne 115
- – Schädigung 216
- palatinus major 55
- – minor 55
- pectorales 29, 47
- peroneus s. Nervus(-i) fibularis
- petrosus major 61–63, 65, 67, 73–74
- – minor 65, 67, 73–74
- – profundus 63
- phrenicus 25–26, 47
- – Halsverletzungen 27
- – Reizung 27
- plantaris lateralis 45
- – medialis 45

364

Register R

Nervus(-i)
- pterygoidei 57
- pudendus 45–46, 48, 271
- – Dammverletzungen 46
- – Schädigung 272
- radialis 29, **35–36**, 48
- – Oberarmfrakturen 36
- rectalis inferior 46
- recurrens, Schädigung 68
- saphenus 40–41, 48
- splanchnici lumbales 268
- – sacrales 268
- splanchnicus major 266, **268**
- – minor 266, **268**
- stapedius 62–63
- statoacusticus s. Nervus vestibulocochlearis
- subclavius 28, 47
- subcostalis 25
- suboccipitalis 23
- subscapularis 29, 47
- supraclaviculares 25, 47
- supraorbitalis 55
- suprascapularis 28, 47
- supratrochlearis 55
- suralis 43, 45
- temporales profundi 57
- thoracicus longus 28, 47
- – – Läsion 29
- thoracodorsalis 28, 47
- – – Läsion 29
- tibialis 38, 42, **44–45**, 46, 48
- – – Schädigung 45
- transversus colli 25, 47
- trigeminus (V) 54–60, 74, 76, 95, 106, 121, 243
- – – Äste 55
- – – Ausfall 57
- – – Austrittsstellen 106
- – – Druckpunkte 60
- – – Kerne **109**, 110, **115**
- – – Läsion, periphere 59
- – – – zentrale 59
- – – Überempfindlichkeit 59
- trochlearis (IV) 53, 73–75, 98, 104, 106, 123, 296
- – – Austrittsstellen 106
- – – Bulbus 54
- – – Einwärtsrollung 54
- – – Geradeausblick 54
- – – Kerne **107**, 108, 115
- – – Schädigung 54, 108
- tympanicus 65–67
- ulnaris **29–32**, 47
- – – Funktion 31
- – – Schädigung 31
- vagus (X) 67–71, 74, 76, 98, 106, 121, 243, 264–266, 269
- – – s.a. Parasympathikus
- – – Austrittsstellen 106
- – – AV-Knoten 71
- – – Bauchteil 68
- – – Bronchien 113
- – – Brustteil 68
- – – Kerne 113, 114, **115**
- – – Lähmung 71
- – – Läsion 69
- – – Verdauung 113
- vestibularis 64

Nervus(-i)
- vestibulocochlearis (VIII) 64–65, 73–74, 76, 98, 106, 121, 304
- – – Austrittsstellen 106
- – – Kerne 1, 112, 115
- – – Schädigung 65
- zygomaticus 55, 59, 62, 64, 75
Netzhaut (=Retina) 281, 283, **285–288**
- Entwicklung 16
- laterale 50, 215
- mediale 50, 215
Netzhautablösung 287
Neukleinhirn 143
Neuralleiste 5, 12
Neuralrinne, Abschnürung 10
Neuralrohr 5
- Abschnürung 12
- Flügelplatte 14–15
- Grundplatte 14–15
- Histogenese 12
- Zellmigration 13
- Zone, intermediäre 13
- – marginale 13
- – ventrikuläre 13
Neuriten s. Axone
Neuroblasten, Proliferation 13
Neuroektoderm 12
Neuroepithel 10, 13
Neurogenese 13
neurohämale Region 174
Neurohypophyse (Hypophysenhinterlappen) 161–162, **174**, 178
- ADH 170
- Ausfall 176
- Blut-Hirn-Schranke 174
- Oxytocin 170
- Pituizyten 174
neuronale Differenzierung 13
neuronale Maturation 13
Neurone 2, 4–5
- bipolare 4, 17
- cholinerge 10, 196
- dopaminerge 10
- dritte 84
- erste 84–85
- exzitatorische, Kleinhirnrinde 145
- GABAerge 10, 188
- glutaminerge 10
- multipolare 4, 17
- Nervensystem, vegetatives 263
- pallidale 191
- parasympathische 263, 270
- postganglionäre 263
- pseudounipolare 4, 9
- sensible 14
- serotoninerge 131
- sympathische 264, 269
- Typen 4
- unipolare 4, 17
- vegetative 263
- ZNS 2
- zweite 84–85
Neuronenkreise 2
Neuropeptid Y 10
Neuropeptide 10
Neuroporus
- caudalis 10
- rostralis 10
Neuroprotektion, Astrozyten 7
Neurosekretion 174

Neurotensin 10
Neurothel 82, 240
Neurotubuli 3
Neurulation 11, **12**
Nicht-Pyramidenzellen **203**, 204
nigrostriatale Projektion 127
Nissl-Schollen, Waller-Degeneration 5
Nodulus 141–143
- flocculonodularis 143
Noradrenalin 10, 130, **264**, 265, 269
noradrenerge Zellgruppen, Formatio reticularis 131
Nucleus(-i)
- accessorius nervi accessorii 115
- – – oculomotorii (Edinger-Westphal) 107–108, 115, **121**, 124, 269, 291
- – – trigemini 124
- accumbens septi 190
- ambiguus 108, 113, 115, 120–121
- anteriores 164, 166, 178
- arcuatus 170
- basalis (Meynert) 196
- caeruleus 84
- caudatus 173, 184–187, **188–190**, 201, 225, 227–230
- centromedianus 165, 168, 189
- cochleares 65, 108, **111**, 115, 121
- cochlearis 218
- – anterior 111
- – posterior 111
- corporis mamillaris **172**
- – trapezoidei 120, 218
- cuneatus 104, 118–120, 122, 210
- – accessorius 90, 118, 120, 148
- cuneocerebellaris accessorius 148
- dentatus 125, 143–144, 157
- dorsalis nervi vagi 108, 113, 115, 118, 120–121, 269
- dorsalis (Stilling-Clarke) 84
- Edinger-Westphal s. Nucleus accessorius nervi oculomotorii
- emboliformis 144, 150, 157, 168
- fastigii 144, 150, 157
- globosus 144, 150, 157
- gracilis 104, 118, 120, 122, 210
- habenulares 176, **177**
- intermediolateralis 84–85
- interstitialis fasciculi longitudinalis medialis (Cajal) 132
- lateralis posterior 164–165
- lemnisci lateralis 218
- lentiformis 187, 228
- mediales 167
- mesencephalicus nervi oculomotorii 121
- – – trigemini **108**, 109, 115
- motorius nervi trigemini 108, **109**, 115, 121
- nervi abducentis 108, 110, 115, 120–121
- – accessorii 108, 115, 121
- – facialis 105, 108, **110**, 115, 120–121
- – – hypoglossi 108, 114–115, 120–121
- – – oculomotorii **107**, 108, 115
- – – trochlearis 107–108, 115
- olivaris accessorius medialis 116, 120
- – – posterior 116, 120
- – – inferior 116

365

R Register

Nucleus(-i), olivaris
- – – principalis 120
- – – superior 116, 218
- – paraventricularis **171**, 174, 178
- – pontinus nervi trigemini 108–109, 115
- – pontis 117–118, 120, 228
- – preopticus 171
- – prepositus hypoglossi 132
- – – perihypoglossalis 132
- – pretectales **177**
- – principalis nervi trigemini 108, 115–116, **118**, 119, 121, 210
- – proprius 84
- – pulposus 81
- – reticularis lateralis 120
- – ruber 91, 95, 116, 123–124, **125**, 150, 228
- – – Afferenzen 125
- – – Efferenzen 125
- – – Schädigung 126
- – salivatorius inferior 108, 115, 121, 269
- – – superior 108, **110**, 113, 115, 121, 269
- – – – Schädigung 111
- – spinalis nervi accessorii 108, 114–115
- – – – trigemini 108, **109**, 113–115, 120–121, 210
- – subthalamicus 161, **177**, 178, 187, **191**, 201, 227–228
- – – Ausfall 191
- – – Entwicklung 16
- – suprachiasmaticus **171**, 178
- – supraopticus 170, 171, 174, 178
- – thoracicus posterior 84
- – tractus solitarii 108, **110**, 114–115, 120–121, 133, 1013
- – tuberales 170, **171**
- – ventralis 165
- – – anterior **164–166**
- – – anterolateralis 164, 194
- – – lateralis 152, **164–166**, 178
- – – posterior **166**, 178, 210
- – – posterolateralis 165–167
- – – posteromedialis 165–167
- – vestibulares 65, 91, 95, 108, **111**, 115, 121, 147
- – – Augenbewegungen 132
- – vestibularis inferior 111
- – – lateralis 111, 120, 145
- – – medialis 111, 120
- – – superior 111
Nuel-Raum 304
Nystagmus 112, 157
- – pathologischer 65

O

Oberarmfrakturen
- – Nervus axillaris 34
- – Nervus radialis 36
Oberlid 281, **282**
Ohr **296–308**
- – äußeres **296–298**
Ohrenschmalz 296
Ohrenspiegel 298

Ohrgeräusche 247
Ohrläppchen 297
Ohrmuschel **296**, 297
Ohrtrompete **298**, **301**
okulomotorische Symptome 156, 158
Okulomotoriuskernkomplex 124
Okzipitallappen 97, 181, **183**, **214–217**, 230–231, 233
Okzipitalpol 183
Oligodendrozyten 7, 17, 50
- – Funktionen 7–8
oliväres System 116–117
Olive 105
- – Afferenzen 116
- – Efferenzen 117
- – Funktion 117
- – motorischer Kortex 116
- – Projektionen, afferente 116
- – – efferente 116
Olivenkernkomplex 116, 118, 121, 1167
- – Hilum 116, 118
Ophthalmoplegie, internukleäre 134
optische Reflexzentren 133, 138
- – Augenmuskelkerne 132
optokinetischer Reflex 133
Ora serrata 283, **285**
Orbita 281, **292**
orbitofrontaler Kortex 163
Organum spirale **303**, 304
Orientierungslosigkeit
- – örtliche 196
- – zeitliche 196
Orientierungsstörungen, räumliche 214
Ossicula auditoria 299
Otitis media s. Mittelohrentzündung
Otolithen 306
Otolithenmembran 306
Otoskop 298
ovales Fenster 302
Oxytocin 10, 170, 174, 178

P

Pacchioni-Granulationen s. Arachnoidealzotten
Pachymeninx 240
Palatomyoklonus 117
Paleocerebellum 139
Paleokortex 185–186, **195–196**, 201, 225
Pallidum 161, 177–178, 185–187, 189, **191**, 201, 225, 229–231
- – Afferenzen 190
- – Efferenzen 191
- – Funktion 191
- – Schädigung 191
Pallidumsegment
- – äußeres (laterales) 190, 227–228
- – inneres (mediales) 190, 227–228
Palliothalamus 163, **164–168**, 178
Palpebra(-ae) 281, **293**
- – inferior 281
- – superior 281
Papez-Neuronenkreis 167, 172, **197–198**, 199
Papilla
- – nervi optici (Sehnervenpapille) 50, 215, **283**, 287–288

Parallelfasern, Kleinhirnrinde 145
paramediane pontine Formatio reticularis (PPFR) 132
Parasympathikus 1, 261, **269–270**
- – s.a. Nervensystem, vegetatives
- – s.a. Nervus vagus
- – Anatomie 263–264
- – Ganglien 264
- – Genitale 274
- – Harnblase 270–271
- – Herztätigkeit 261
- – Hirnstammzentren 269
- – Hypothalamus 263
- – kranialer 263, **265**
- – Neurone 270
- – – Seitenhorn 85
- – Organisationsprinzip 264
- – Rektum 273–274
- – Rezeptoren 264–266
- – sakraler 263, **265**
- – Transmitter 264–266
Parasympatholytika 266
Parasympathomimetika 266
Parese 91, 118
- – s.a. Lähmung
- – halbseitige 169
- – schlaffe 91, 207
Parietallappen 97, **181–182**, 201, **210–214**, 230, 232
- – Läsion 214
Parkinson-Syndrom 11, 127–128, 190, 201
- – L-Dopa 128
- – kontralaterales 128
- – medikamenteninduziertes 131
Parkinsontrias 127
Parotistumoren 63
Pars
- – abdominalis (Plexus aorticus) 266
- – basilaris pontis 118, 120–121
- – caeca retinae 285
- – flaccida 298
- – infraclavicularis (Plexus brachialis) 28
- – opercularis 182
- – optica retinae 283, 285
- – orbitalis 182
- – postcommissuralis (A. cerebri anterior) 249
- – precommissuralis (A. cerebri anterior) 249
- – supraclavicularis (Plexus brachialis) 28
- – tensa 298
- – thoracica (Plexus aorticus) 266
- – triangularis 182
- – tuberalis 174
Patellarsehnenreflex 41, 86
Paukenhöhle 297, **298–301**
Pedunculus(-i)
- – cerebellaris inferior 103–104, 141–142, 156
- – – – Afferenzen 143
- – – – Efferenzen 151
- – – medius 103–105, 141–142, 156
- – – – Afferenzen 148
- – – superior 103–104, 141–142, 156
- – – – Afferenzen 149
- – – – Efferenzen 152, 153
- – cerebri 104–105, 123–124, **131**, 161

Register R

Peridural-/Epiduralanästhesie 82
Periduralraum 82
Perikard, Nervus phrenicus 26
Perikarditis 27
Perikaryen, Ganglien 9
Perikaryon (=Soma) 2
Perilymphe 296, 299–301
Perineurium 8
Peristaltik 275
Peroneuslähmung 44
Persönlichkeitsveränderungen 200, 210
Pes hippocampi 196
Pfeilerzellen
 – äußere 304
 – innere 304
Pfortaderkreislauf, hypothalamo-hypophysärer 175, 178
Phalangenzellen
 – äußere 304
 – innere 304
Photorezeptoren 285
Pia mater 82, 94, **242**, 244
Pigmentepithel, Retina 285
PIH (Prolaktin-Inhibitinghormon) 176
Pinealome 177
Pituizyten, HHL 174
Plastizität, Synapsen 5
Pleura, Nervus phrenicus 26
Pleuraerguß, Nervi intercostales 23
Pleurapunktion, Nervi intercostales 23
Pleuritis 27
plexiforme Schicht
 – äußere, Retina 286, **287**
 – innere, Retina 286, **287**
Plexus 20, 23
 – aorticorenalis 266
 – aorticus abdominalis 267
 – autonome 266
 – basilaris 256–257
 – brachialis 23, **27–29**, 47
 – – infraklavikulärer Teil 27
 – – Schädigung 29
 – – supraklavikulärer Teil 27
 – cardiacus 69, 266, **268**
 – caroticus 63, **267**
 – cervicalis 23, **25–27**, 47
 – – Nerven, motorische 25
 – – – sensible 25
 – – Struktur 26
 – – Verlauf 26
 – choroideus 162, 227–229, **238**, 243
 – – Mikroskopie 239
 – coccygeus 37, 46
 – coeliacus 69, **266**, 267
 – entericus 275
 – hypogastricus 269, **270**, 271, 274
 – – inferior 265–266, 271
 – – superior 265–267
 – intraparotideus 61
 – lumbalis 23, **36–38**, 48
 – lumbosacralis 23, **36–37**, 48
 – mesentericus inferior 267
 – – superior 69, 267
 – myentericus (Auerbach) 270, **275**
 – oesophageus 69, 268
 – pelvicus 267, **270**
 – pharyngeus 65, 68, 113
 – pudendus 37, 46
 – pulmonalis 69, 268
 – sacralis 23, 36–37, **38**, 48

 – submucosus (Meissner) 270, **275**
 – subserosus 275
 – sympathische **267**
 – tympanicus 65, 301
 – venosus foraminis ovalis 257
Plexusepithel 239
Plexuslähmungen 29
 – obere 29
 – untere 29
Plica
 – mallearis anterior 298
 – – posterior 298
PNS s. Nervensystem, peripheres
Poliomyelitis 86
Pons 97–98, 100, 103–105, 229
 – Entwicklung 14–15
 – Querschnitt 118–120, 122
Pontocerebellum 142, **143**, 158
 – Afferenzen 155
 – Efferenzen 155
 – Funktion 155
Portio
 – major n. trigemini 54
 – minor n. trigemini 55
Porus
 – acusticus externus **296**, 297
 – – internus 61, 74–75, 303
Position, Nervus vestibulocochlearis 65
Postikuslähmung 71
postsynaptische Membran 3
PPFR (paramediane pontine Formatio reticularis) 132
 – Augenbewegungen, horizontale 132
präfrontale Rinde 209–210
prämotorische Rinde 207–208
prämotorischer Kortex 232
präokulomotorische Kerne **132**
präokulomotorische Zentren **132**, 133, 138
präsynaptische Membran 3
Präzisionsbewegungen, Olive 117
Presbyopie 290
Pressorezeptoren
 – Atemregulation 76
 – Kreislaufregulation 76
Pressorzentrum 130
Primärbläschen, Gehirnentwicklung 12
Primärfelder, Neokortex 202
PRL s. Prolaktin
Projektion, spinocerebelläre 10
Projektionsfasern 222, 233
Projektionsneurone 10, 204
Prolaktin (PRL) 176, 178
Prolaktin-Inhibitinghormon (PIH) 176
Propriozeption 210
 – Verlust 89
Prosencephalon 12
Prosencephalonbläschen (=Vorderhirnbläschen) 12
Prosocele 16
protopathische Bahn 210, **211**
protopathische Sensibilität 88, 95, 109, 210, **211**
Psychoimmunologie, Hypothalamus 170
psychomotorische Reaktion 127
Ptosis 268, 294
 – Nervus oculomotorius 52
Pubertas praecox 176

Pulvinar 164–165, **168**
Punctum
 – lacrimale 293
 – nervosum 25–26, 47
Pupillen 281, **282**, 289
 – Einklemmung, obere 241
Pupillenerweiterung 289
Pupillenreflex 52, 123, 177, 217, 289, **291**
 – s.a. Lichtreflex
Pupillenstarre
 – absolute 292
 – amaurotische 292
 – reflektorische 292
Pupillenverengung 268, 289
Purkinje-Zellen, Kleinhirn **144**, 145–146
Putamen 185–186, **188–190**, 201, 225, 227–231
pyramidale Motorik 91, **204–207**, 208
 – Substantia nigra 127
Pyramiden 90, 104–105
Pyramidenbahn 90, 120, **135**, **204–207**
 – Feinmotorik 91
 – Funktion 91
 – Kontrollfunktion 91
 – Kreuzung 90, 105
 – Läsion 91, 135
 – Motokortex 90
 – Rückenmark 95
 – Schädigung, isolierte 91
 – Verlauf 90
Pyramidenzellen
 – äußere 204
 – Ammonshorn 198
 – innere 204
 – Neokortex 203–204
Pyramis vermis 143
Q
Quadrantenanopsie 215, 253
Querschnittslähmung 81, **93**
 – Blasenentleerung, reflektorische 273
 – hohe 27
 – Impotenz 274
 – Rückenmarkstumor 93
 – schlaffe 93
 – spastische 93
 – Stuhlinkontinenz 274
 – Stuhlverhalt 274

R

Radiatio optica 166, 215
Radiusperiostreflex 36
Radix
 – cranialis (N. accessorius) 72
 – – (N. hypoglossus) 114
 – dorsalis 92
 – inferior (Plexus cervicalis) 25
 – lateralis (N. medianus) 29
 – medialis (N. medianus) 29
 – motoria 54
 – sensoria 54
 – spinalis (N. accessorius) 72, 114
 – superior (Plexus cervicalis) 25
Ramus(-i)
 – anterior (N. obturatorius) 38
 – – (Nn. spinales) 23–24

R Register

Ramus(-i)
- buccales (N. facialis) 62
- calcarinus (A. occipitalis medialis) 250
- cardiaci 69–70
- – cervicales inferiores 68
- – – superiores 68
- colli (N. facialis) 25, 62
- communicans albus 266–267
- – fibularis 43
- – griseus 267
- – (N. fibularis) 42
- – (N. lacrimalis) 55
- – (N. zygomaticus) 55
- cutaneus anterior (N. femoralis) 40–41, 48
- – – (N. iliohypogastricus) 38
- – – (N. intercostalis) 24
- – lateralis (N. iliohypogastricus) 38
- – – (N. intercostalis) 24
- dorsalis (N. spinalis) 267
- – (N. ulnaris) 31
- externus 68
- facialis (N. facialis) 25
- femoralis (N. genitofemoralis) 38
- frontalis (A. callosomarginalis) 250
- ganglionares (N. maxillaris) 55, 59, 63
- genitalis (N. genitofemoralis) 38
- griseus 266
- gyri angularis 250
- inferior (N. oculomotorius) 52
- internus 68
- marginalis mandibulae (N. facialis) 62
- meningeus (N. mandibularis) 57–58, 74
- – (N. maxillaris) 55
- – (N. vagus) 68
- musculares (N. femoralis) 40–41
- oesophagei (N. vagus) 70
- palmaris (N. ulnaris) 31
- paracentrales (A. callosomarginalis) 250
- parietooccipitalis (A. occipitalis medialis) 250
- pharyngei (N. glossopharyngeus) 67
- – (N. vagus) 68–70
- phrenicoabdominalis 26
- pontini (A. basilaris) 246
- posterior (N. obturatorius) 38–39
- – (N. spinalis) 23–24
- precuneae (A. callosomarginalis) 250
- profundus (N. obturatorius) 38–39
- – (N. radialis) 35, 48
- – (N. ulnaris) 30, 32, 47
- pulmonales (N. vagus) 70
- renales 69
- sinus carotici (N. glossopharyngeus) 65, 67
- spinalis (A. intercostalis) 94
- superficialis (N. radialis) 35, 48
- – (N. ulnaris) 30–32, 47
- superior (N. oculomotorius) 50
- temporales (N. facialis) 62
- temporalis anterior 250
- – medius 250
- tentorii (N. ophthalmicus) 55
- ventralis (N. spinalis) 267
- zygomatici (N. facialis) 62

Ranvier-Schnürringe 5
- marklose 6

Raphekerne 84, 128, 131
Rathke-Tasche 173
Raumorientierung, Nervus vestibulo-cochlearis 65
Rautengrube 103–104
Rautenhirn (Rhombencephalon) 12, 97, 103
Rebound, fehlender 156
Recessus
- epitympanicus 297, 299
- infundibularis 162, 238
- laterales (Ventriculus quartus) 103–104
- pinealis 238
- supraopticus 162, 238
- suprapinealis 238

Reflexbögen 86
Reflex(e) 86
- Achillessehnenreflex 45
- Adduktorenreflex 40
- Akkommodationsreflex 125, 217
- Babinski-Reflex 91
- Bauchhautreflex 25
- Bizepssehnenreflex 32
- Blasenreflex 273
- Fluchtreflex 86–87
- Fremdreflex 86–87
- intraspinale 130
- Kennreflex für das Segment L5 45
- Kornealreflex 53, 60
- kutaneo-viszerale 274
- Lichtreflex 53, 123, 177, 217, **289**, 291
- monosynaptische 86
- Muskeleigenreflexe 86–87, 130
- optische 138
- optokinetischer 133
- Patellarsehnenreflex 41, 86
- polysynaptische 86
- Pupillenreflex 53, 123, 177, 217, 289, **291**
- Radiusperiostreflex 36
- Rückenmark 87
- Schluckreflex 128
- Tibialis-posterior-Reflex 45
- Trizepssehnenreflex 36, 45
- vegetative 178, 267
- vestibulookulärer 111, 133, 137, 154
- – Unterdrückung 154
- visuelle 291–292
- viszerale 274

Reflexzentren, optische 133
Regenbogenhaut 281–282, **289**
Regio
- entorhinalis 197, 200
- – Funktion 200

Reissner-Membran **303**, 304–305
Rektum, Nervensystem, vegetatives 273–274
Release-Inhibitinghormone 174, 178
Releasinghormone 174, 178
- Adenohypophyse 174, 176

Renshaw-Zellen 86–87
Reproduktionsverhalten, Hypothalamus 170
Retina (=Netzhaut) 246, 281–283, **285–288**
- A. carotis interna, Verschluß 246

Retina (=Netzhaut)
- Ablösung **287**, 289
- Entwicklung 16
- Mikroskopie 286
- Minderversorgung 246

Retinaculum trabeculare 283
re-uptake, Transmitter 3
Rezeptoren 1
- adrenerge 268
- Alpha-Rezeptoren 11, 264
- Beta-Rezeptoren 11, 264
- dopaminerge 131
- Gelenkrezeptoren 210
- Geschmacksrezeptoren 308–309
- Golgi-Rezeptoren 316
- korpuskuläre, Haut 312
- muskarinerge 264
- Muskelrezeptoren 210
- nikotinerge 264
- noradrenerge 268
- Riechrezeptoren 308
- Sehnenrezeptoren 210, 316
- Transmitter 3
- Vorhofrezeptoren 171

Rhinencephalon (=Riechhirn) 185, **195**, 201
Rhombencephalon (=Rautenhirn) 12, 97, 103
Rhombencephalonbläschen (=Rautenhirnbläschen) 12
Rhombocele 16
Richtungshören 219
Riechbahn 225
Riechhirn (=Rhinencephalon) 185, 195, 201
Riechminderung 49
Riechrezeptoren 308
Riechrinde **195**, 226
Riechschleimhaut 308
Riesenwuchs 175
Rigor, Morbus Parkinson 128
Rindenfelder
- Gliederung nach Brodmann 186
- Neokortex 204
- visuelle 216

Rippenfellentzündung 27
Rucksacklähmung 29
Rückenmark (=Medulla spinalis) 1, 12, 79–95, 97–98, 100
- Anteile, viszeromotorische 14
- – viszerosensible 14
- Ausfallssymptome 95
- Außenansicht 79
- Bahnen, absteigende (motorische) 87, 90, 92, 95
- – aufsteigende (sensible) 87–88, 92, 95
- extrapyramidale 91–93
- Blutversorgung 95
- Entwicklung 14
- Gestalt, äußere 79–82
- Gliederung 79–82
- graue Substanz 79, 83, **84–86**, 95
- Halbseitenläsion 93
- Hinterhorn 83, **84–85**, 95
- – Impulse, nozizeptive 85
- Hintersäulen 83
- Hinterstrang 83, **89**, 95
- Hinterwurzel 83
- Kokzygealmark 80

Register R

Rückenmark (=Medulla spinalis)
– Kokzygealsegment 80
– Lage 79–82
– Liquorräume, äußere 82
– – innere 83
– Lumbalmark 80
– Motoneurone 83
– Pyramidenbahn 95
– Querschnitt 83, 94
– Reflex(e) 87
– Säugling 79
– Sakralmark 80
– Segmente, Kennmuskeln 22
– Seitenhorn 83, **85**, 95
– Seitenstrang 83
– Spinalnerv 83
– Thorakalmark 80
– Vorderhorn 83, **85–86**, 95
– Vordersäulen 83
– Vorderseitenstrang 88, 95
– Vorderstrang 83
– Vorderwurzel 83
– weiße Substanz 79, 83, **87–93**, 95
– Zervikalmark 80
Rückenmarkshäute s. Meningen
Rückenmuskulatur, autochthone, Innervation 23
Rumpfataxie 156
Rumpfwand, Innervation 23–24, 47
rundes Fenster 302

S

Sacculus 296, **302**, 303, **306**
Saccus
– endolymphaticus 302
– lacrimalis 293
Säugling, Rückenmark 79
Sakralmark 20, 80
– Vorderhorn 83
Satellitenzellen 9
Scala
– tympani 300, 302, **303**, 304
– vestibuli 300, 302, **303**, 304
Scapha 297
Scapula alata 29, 72
Schädelbasis
– Durchtritt der Hirnnerven 73–77
– Verletzungen 49, 73
Schädelgrube
– hintere 75
– mittlere 73
– vordere 73
Schalldämpfung, Mittelohr 63
Schalleitungsapparat 297
Schiefhals 190
Schielen 296
Schilddrüsenoperationen, Nervus laryngeus recurrens 68
schizophrene Syndrome 11
Schizophrenie 198
– dopaminerge Systeme 131
Schlaf, Formatio reticularis 128
Schlafmittel 11
Schlaganfall 246
Schleifenbahn
– laterale (=Lemniscus lateralis) 137
– mediale (=Lemniscus medialis) 136

Schlemm-Kanal 283, **284**, **291**
Schleuderbewegungen 191
Schlucken
– N. glossopharyngeus 67
– N. hypoglossus 73
Schluckreflex 128
Schmerzafferenzen
– exterozeptive 84
– propriozeptive 84
– Substantia gelatinosa 88
Schmerzen 169
Schmerzleitung, Gate-control-Theorie 85
Schmerzunterdrückung, endogene 131
Schnecke 296, **301**, 303
– Mikroskopie 304
Schneckenachse 304
Schneckengang 302, 304
– membranöser 303
Schultergelenksluxation, Nervus axillaris 34
Schwann-Zellen 5, 9, 17
Schweißdrüsen 315
– apokrine **314–315**
– Ausführungsgang 311
– ekkrine **314–315**
Schwerhörigkeit
– s.a. Hörminderung
– Nervus vestibulocochlearis 65
Schwindel 65, 112, 247, 258
Schwurhand 33–34, 48
Sebum 313
Sehachsen 54, 283
– Übereinstimmung 132
Sehbahn 204, **214–216**, 232
– Kreuzung 215
– Läsion 215
– 1. Neuron 215, 286
– Schädigungen 216
– Verlauf 215–216
Sehen, Stelle des schärfsten 287
Sehnenrezeptoren 86, 210, 316
Sehnerv s. Nervus opticus
Sehnervenpapille (Papilla nervi optici) 50, 215, **283**, 287–288
Sehrinde 165, 178, 204
– primäre **216–217**, 230–232
– – Afferenzen 217
– – Efferenzen 217
– – Läsionen 217
– sekundäre **217**, 230, 232
– – Efferenzen 217
– – Läsionen 217
Sehstörungen 246
Sehstrahlung 166, 215
– Läsion 216
– Schädigung 216
– Verlauf 215
Sehverluste 258
Seitenhorn
– motorische Impulse 85
– Rückenmark 83, **85**, 95
Seitenstrang 79–80
– Rückenmark 83
Seitenstrangbahnen, Kleinhirn 89–90, 95
Seitenventrikel 185, 216, 226–227, 229, **237**, 243
Sekretion, holokrine 314

Sekundärbläschen, Gehirnentwicklung 12
Sekundärfelder, Neokortex 202
Sella turcica 241
sensibel 9
Sensibilität
– Abschwächung 20
– Ausfall 20, 169
– epikritische 88–89, 95, 104, 109, 136, 210, **212**
– – Verlauf 119
– protopathische 88, 95, 109, 210, **211**
– Verluste 22–23
Sensibilitätsstörungen 258
Sensibilitätsverluste, Multiple Sklerose 8
sensible Bahnen
– Capsula interna 223
– Rückenmark 87–88, 95
sensible Ganglien 9
sensible Innervation, Dermatome 20–21
sensorisch 9
Septum
– orbitale 294
– pellucidum 162, 183, **194–195**, 196, 225
– – Afferenzen 195
– – Efferenzen 195
Serotonin 10, 85, 130, 275
Serotoninantagonisten 131
serotoninerge Neurone 131
serotoninerge Zellgruppen, Formatio reticularis 131
Sexualfunktionen, Nervus pudendus 46
SIH (Somatotropin-Inhibitinghormon) 176
Singultus 27
Sinnesorgane, Haut 312–313
Sinnesrezeptoren, Haut 210
Sinneszellen
– primäre 49
– sekundäre 49
Sinus
– caroticus 65
– – Mechanorezeptoren 113
– cavernosus 73, **255**, 257, 259
– – N. abducens 60–61
– – N. maxillaris 54–55
– – N. oculomotorius 50
– – N. ophthalmicus 55
– – N. trochlearis 53
– – Wand, laterale 256
– – – laterokaudale 256
– intradurale 242–243, **253–257**, 259
– petrosus inferior **255**, 257
– – superior **255**, 257
– rectus 242, 253, 255, 259
– sagittalis inferior 242, 255, 259
– – superior 241–242, 255, 259
– sigmoideus **255**, 257, 259
– sphenoparietalis **255**
– transversus 254, **255**, 259
– venosus sclerae 283, **284**
Sinus-cavernosus-Fistel 257
Sinus-cavernosus-Thrombrose, septische 257
Skalenuslücke 27
skandierende Sprache 156

369

R Register

Sklera 281, **282**-**284**
– Entwicklung 16
Skotome 253
Soma (=Perikaryon) 2
somatomotorische Nervenfasern 20
somatomotorische(r) Rinde (Kortex), primäre(r) 204
somatosensible Nervenfasern 20
somatosensible(r) Rinde (Kortex) 165
– primäre(r) 211–212, **213–214**, 232
– sekundäre(r) 214, **217**, 232
Somatostatin 10
Somatotopik 86, 211
– Lokalisation 92
Somatotropin (STH) 178
Somatotropin-Inhibitinghormon (SIH) 176
Somatotropin-Releasinghormon (SRH) 176
Sonnengeflecht s. Plexus coeliacus
Spastik 93
– Neuroanatomie 93
– spinale 207
– supraspinale 207
Spatium perivasculosum 242
Sphinkter-Detrusor-Dyssynergie 273
Spielbein 42
Spina bifida (occulta) 12
Spinalanästhesie 82
spinaler Schock 93
Spinalganglien 9, 19, 80
Spinalnerven 20–48, 79–81, 83
– lumbale 20
– sakrale 20
– thorakale 20
– zervikale 20
Spinalnervenwurzeln 20
– Lumbalbereich, Topographie 81
– Schädigung 22
– zervikale, Atmung 27
Spinnengewebshaut s. Arachnoidea mater
spinocerebelläre Projektion 10
Spinocerebellum 142, **143**, 148, 158
– Afferenzen 154
– Efferenzen 154
– Funktion 154
Splenium corporis callosi 183, 223, 230
Spontannystagmus 156
sprachassoziierte Schaltkreise 221–222
Sprachbildung 232
Sprache
– Aktivierung 209
– Regulation, zentrale 218–220
– skandierende 156
Sprachstörungen 196, 246, 258
– Arteria carotis interna, Verschluß 246
Sprachverständnis 209, 221, 232
Sprachzentrum
– Afferenzen 209
– Efferenzen 209
– motorisches **208**, 209, 221–222, 225, 232
– – Schädigung 209
– sensorisches 209, 220, 233
Sprechen, Nervus hypoglossus 73
SRH (Somatotropin-Releasinghormon) 176

Stachelzellschicht, Haut 310
Stäbchen 285
Stammganglien 185, **186–193**, 195
– Verschaltungsprinzip 191
Stammhirn 97
Stand, Stabilisierung 154
Standbein 42
Stapes 297, **299**
Star
– grauer 290
– grüner 291
Statokonien 306
Stauungspapille
– Hirndruck 50
– Nervus opticus 50
Steigbügel 296–297, **299**
Steigbügelkopf 299
Steigbügelplatte 299
Steppergang 44, 48
Sternzellen, Kleinhirnrinde 145
STH (Somatotropin, Wachstumshormon) 176, 178
Stickstoffmonoxid (NO) 10, 275
Stimmbandlähmung, Nervus laryngeus recurrens 71
Stimmbildung 131
Stimmritze 69
Strabismus 296
– concomitans 296
– paralyticus 296
Stratum
– basale (Epidermis) **310**, 311
– corneum (Epidermis) 310–311
– ependymale, Neuralrohr 13
– ganglionare nervi optici 285, **286–287**
– – retinae 265, **286**, 287
– germinativum (Epidermis) 310
– granulosum (Cerebellum) **145**, 146, 158
– – (Epidermis) 310–311
– lacunosum (Cornu ammonis) 198
– limitans externum 287
– – internum 287
– lucidum (Epidermis) 310–311
– marginale, Neuralrohr 13
– moleculare (Cerebellum) **145**, 146, 158
– – (Cornu ammonis) 198–199
– nervosum (Pars optica, Retina) 285
– neuroepitheliale (Retina) 285–286
– nucleare externum (Retina) 287
– – internum (Retina) 287
– oriens (Cornu ammonis) 198–199
– palliale, Neuralrohr 13
– papillare (Korium) 311
– pigmentosum (Retina) 285
– plexiforme externum (Retina) 287
– – internum (Retina) 287
– purkinjense (Cerebellum) **144**, 145–146, 158
– pyramidale (Cornu ammonis) 198–199
– radiatum (Cornu ammonis) 198
– reticulare (Korium) 311
– segmentorum externorum (Retina) 287
– – internorum (Retina) 287
– spinosum (Epidermis) 310–311

Strecker-Motoneurone, Aktivierung 112
Stria
– mallearis 298
– medullaris 176, **177**
– olfactoria intermedia 195
– – lateralis 195
– – medialis 195
– terminalis 196, 229–230
– vascularis **303–304**
Striatum 138, **185**, 186–187, **188–189**, **191**, 201, 225
– Afferenzen 188, 190
– Bewegungsimpulse 189
– Efferenzen 189
– Funktion 189–190
– Transmitter 188–189
Stützmotorik 195
– Rumpf 154
Stuhlentleerung, reflektorische 273
Stuhlinkontinenz
– Nervus pudendus 46
– Querschnittsgelähmte 274
Stuhlverhalt, Querschnittsgelähmte 274
Subarachnoidealblutung 242, 248
Subarachnoidealraum 82, 94, 239, **242**, 243–244
Subclavian-Steal-Syndrom 247
Subduralblutung 244, 248, 253, 259
Subduralraum **241**, 243, 253
Subfornikalorgan 238
Subiculum 199
Subkommissuralorgan 238
Subkutis 290, **312**
Substantia
– gelatinosa 84
– – Schmerzafferenzen 88
– grisea periaqueductalis 124, 131
– nigra 123–124, **126–128**, 138, 189–190, 192, 201, 228
– – Afferenzen 127
– – Dopamin 127
– – Efferenzen 127
– – Funktion 127
– – limbisches System 128
– – Motorik 127
– perforata anterior 105, 184, **195**
– – posterior **195**
– propria (Kornea) 284
Substanz P 10, 189, 275
Subthalamus 16, 161, **177**, 178
Sulcus(-i)
– anterolateralis 80
– calcarinus 183–184, 201
– centralis 98, 182, 184, 197, 201
– frontalis inferior 181–182
– – superior 181–182
– hippocampi 184
– lateralis 98, 182, 184–185, 201, 216, 225, 227–229
– medianus posterior 79, 83, 104
– nervi radialis 35, 48
– – ulnaris 30, 47
– olfactorius 184
– orbitales 184
– parietooccipitalis 183–184
– postcentralis 182
– posterolateralis 80
– temporalis inferior 182

Sulcus(-i), temporalis
- – superior 182

Superciliae 281, **282**

Sympathikus 1, 261, 264, 266, 268–269
- s.a. Nervensystem, vegetatives
- Anatomie 263–264
- Flucht- und Kampfreaktion 261
- Ganglien 264
- Genitale 274
- Harnblase 271
- Hautversorgung 266
- Herztätigkeit 261
- Hypothalamus 263
- Neurone, erste 269
- – Seitenhorn 85
- – zweite 269
- Organisationsprinzip 264
- Rektum 273–274
- Rezeptoren 264–266
- Streßfunktion 261
- Transmitter 264–266

Sympatholytika 266
Sympathomimetika 266
Synapsen 3, 17
- axoaxonale 3
- axodendritische 3
- axosomatische 3
- Bau 3
- chemische 3
- elektrische 5
- Plastizität 5
- Skelettmuskelzelle s. motorische Endplatte
- ZNS 5

synaptische Endknöpfchen 3
synaptische Vesikel 3
synaptischer Spalt 3
Syndrom(e)
- ballistisches 191
- dystonische 190

Syringomyelie 89

T

Taenia ventriculi quarti 104
Talg 313
Talgdrüsen 313–315
Tanyzyten 238
Tarsus
- inferior 293
- superior 293–294

Tastempfindung 88
Taubheit, Nervus vestibulocochlearis 65
Tectum
- s. Lamina tecti (quadrigemina)
- mesencephali 124

Tegmen tympani 299
Tegmentum 118, 120, 122–124, **125–134**, 138
- Entwicklung 16
- Hirnnervenkerne 125

Tela choroidea 162
Telencephalon (=Großhirn) 11–12, 97, **181–233**, 234
- Entwicklung 12
- Horizontalschnitte 228–231

Telocele
- laterale 16
- mediale 16

Telodendron, Axon 3
Temperaturwahrnehmung 88, 210
Temporallappen 97–98, **181–182**, 201, **218–222**, 226–227, 229–231, 233
Temporalpol 182
Tentorium cerebelli 141, 241, 243
Tentoriumschlitz 112, 241
Tetraplegie 27
thalamokortikale Projektionen 204
Thalamus 16, 104, 161, **162–168**, 169, 178, 185, 189, 199, 227–231
- Afferenzen 164, 168
- ARAS 178
- Efferenzen 164, 168
- Funktionsausfall 169
- kontralateraler 118, 162–163
- Schädigung 169
- somatosensorischer 165, 167
- spezifischer **164–169**, 178
- unspezifischer 169, 178, 189, 191, 193
- Willkürmotorik 164

Thalamuskerne
- spezifische 163, 191
- unspezifische 163, 165, 167
- – ARAS 168

Thalamusstiel 163
Thalamussyndrom 169, 253
Thermanästhesie 89
Thorakalmark 80
Thrombose
- eitrige (Sinus cavernosus) 253
- Gehirnvenen 259
- Hirnvenen 253

Thyreotropin (TSH) 176, 178
Thyreotropin-Releasinghormon (TRH) 176
Thyroidea-stimulierendes Hormon (TSH) 176, 178
Tibialis-posterior-Reflex 45
Tiefensensibilität 84, 149
Tiefschlaf, Formatio reticularis 128
tight-junctions, Blut-Hirn-Schranke 8
Tonotopie 305
Tonsillae cerebelli 142
Tonus s. Muskeltonus
Torticollis spasticus 191
Tractus
- cerebelloolivaris **151**
- cerebellorubralis **152**
- cerebellothalamicus **152**
- cerebellovestibularis **151**
- corticonuclearis **134**, 205–206
- corticopontinus 117, 207
- corticospinalis 90, 95, 120, **134**, 205–206
- – anterior 90–92, 205–206
- – lateralis 90–92, 205–206
- corticotectalis 124
- cuneocerebellaris 118, 148
- dentatothalamicus **152**
- frontopontinus 134
- olfactorius 98, 106, 184, **195**, 201, 225–226
- olivocerebellaris 117, **147**
- olivospinalis 92

Tractus
- opticus 50, 75, 106, 215, 227, 233, 291
- – Austrittsstellen 106
- – Läsion 215–216
- – Schädigung 216
- reticulospinalis 91–92, 138
- rubroolivaris **125**
- rubroreticularis **125**
- rubrospinalis 91–92, 124, **125**
- spinocerebellaris anterior 89–90, 92, **149**
- – posterior 84, 89–90, 92, **147**
- – superior 90, **150**
- spinoolivaris 90, 92, 116
- spinoreticularis 88
- spinotectalis 124
- spinothalamicus 84, 95, 124, **136**, 168, 210, 1209
- – anterior **88**, 92, 211
- – lateralis **88**, 92, 211
- spinovestibularis 90
- tegmentalis centralis 110, 124–125, **137**
- temporopontinus **134**, 223
- vestibulocerebellaris **147**
- vestibulospinalis 91–92, 121
- – Enthemmung 1112

Tränenapparat 293
Tränendrüse(n) 281, 292
- akzessorische 293
- Histologie 293
- Innervation, parasympathische 62

Tränenflüssigkeit 293
Tränenkanälchen **293**
Tränennasengang **293**
Tränensack 293
Tränensekretion, mangelnde 63
Tränenwärzchen **282**
Tragus 296
Tranquilizer 11
Transmitter 3, 10–11, 85, 188–189
- Astrozyten 7
- axonaler Transport 3
- Basalganglien 192
- exzitatorische (erregende) 10–11
- gasförmige 10
- inhibitorische (hemmende) 10
- Liquor 239
- Nervensystem, enterisches 275
- – vegetatives 264–266
- re-uptake 3
- Rezeptoren 3
- Striatum 188–189
- Systeme 10–11, 17

Tremor 126
- Morbus Parkinson 128

Trendelenburg-Zeichen 41–42, 48
TRH (Thyreotropin-Releasinghormon) 176
Triceps-surae-Reflex 45
Trigeminus s. Nervus trigeminus
Trigeminuskerne
- Afferenzen 109
- Efferenzen 109
- motorische 109

Trigeminusneuralgie 59, 247
Trigonum olfactorium 163, 184

Trinken
- N. glossopharyngeus 67
- N. hypoglossus 73
Trizepssehnenreflex 36, 45
Trochlea 294
Trochlearisschädigung 108
Trommelfell 298
- Funktion 298
- Otoskopie 298
Trommelfellnabel 298
Truncothalamus 163, **168**, 178
Truncus
- coeliacus 266
- corporis callosi 223
- inferius (Plexus brachialis) 27
- medius (Plexus brachialis) 27
- superius (Plexus brachialis) 27
- sympathicus 263–265, **266**, **268–269**
- - Bauch- und Beckenteil 268–269
- - Brustteil 268
- - Halsteil 266–267
- vagalis anterior 69
- - posterior 69
TSH (Thyroidea-stimulierendes Hormon, Thyreotropin) 176, 178
Tuba auditiva 297, **298**, **301**
Tuber
- cinereum 161–162, **169**, **171**, 178
- vermis 142–143
Tuberculum
- cuneatum 104, 118
- gracile 104, 118
- olfactorium 201
Tumordiagnostik, Gehirn 243
Tunica
- conjunctiva 282
- - bulbaris 292
- - palpebralis 292
- fibrosa bulbi 282
- interna bulbi 282
- vasculosa bulbi 282

Übelkeit, Nervus vestibulocochlearis 65
Überlaufinkontinenz 272
Umbo 298
Ummarkung (=Myelinisierung) 5–6
Uncus 184
Ungeschicklichkeit 191
Unguis 314
Unterlid 281, **282**
Utriculus 296, **302**, **305–306**
Uvea (=Aderhaut) 282
- Entwicklung 16
Uvula vermis 143
Uvulaabweichung 71

Vagina externa nervi optici 283
Vagus
- s. Nervus(-i) vagus
- s. Parasympathikus
Valium® (Diazepam) 11
vasoaktives intestinales Polypeptid s. VIP

Vasopressin s. ADH
Vater-Pacini-Körperchen 12, 311–313
vegetative Reflexe 178
Velum
- medullare inferius 100, 103, 141, 143
- - superius 99–100, 141–143
Vena(-ae)
- anastomotica inferior 253–254
- - superior 253
- angularis 256, 282
- basalis 255
- centralis 254
- - retinae 282, 286
- cerebri basalis 240
- - inferiores **253**
- - profundae **255**
- - superiores **253**
- choroidea superior 240, 256
- communis cornus posterioris 256
- facialis 256
- frontales 254
- inferiores cerebri 241, **255**
- interna cerebri **255**
- jugularis interna 255
- - Thrombose 299
- magna cerebri (Galeni) 253, **255–256**, 258
- media superficialis cerebri **253**
- meningea media 257
- occipitales inferiores 254
- - superiores 254
- ophthalmica 259
- - superior 256
- parietales 254
- postcentralis 254
- precentralis 254
- prefrontalis 254
- septi pellucidi 255–256
- superiores cerebri 241
- temporales 254
- thalamostriata 256
- - superior 255
Ventrikel **237–238**, 243–244
- dritter 185, 226–231, **237**, 243
- Entwicklung 16
- Projektion auf die Gehirnoberfläche 237
- seitlicher s. Seitenventrikel
- vierter 100, **103**, **238**, 243
Verdauung, N. vagus 113
Verhalten, enthemmtes 210
verlängertes Mark s. Medulla oblongata
Vermis cerebelli 98–99, 137, 142, 157
- Läsionen 157
vertebrobasiläre Durchblutungsstörung 247
Vesikel, synaptische 3
vestibuläres System, Ausfallserscheinungen 112
Vestibulariskerne 158
- Afferenzen 111
- Efferenzen 111
- Gleichgewicht 111
Vestibularorgan 297
Vestibulocerebellum 111, **141**, 142–144, 147, 151, 157–158
- Afferenzen 154
- Efferenzen 154
- Funktion 154

vestibulookuläre Reflexe 111, 132, 137, 154
vestibulospinale Bahn, Enthemmung 112
Vestibulum **301**, 303
Vibrationsempfinden, Verlust 89
Vicq-d'Azur-Bündel (=Fasciculus mamillothalamicus) 167, 197
Vicq-d'Azur-Streifen (=Gennari-Streifen) 217, 230
Vierhügelplatte (=Lamina tecti (quadrigemina)) 100, 104, **123**, 124, 138, 162, 218, 229
- Afferenzen 124
- Efferenzen 120
- Entwicklung 16
- Funktion 124
VIP (vasoaktives intestinales Polypeptid) 10, 264, 275
Virchow-Robin-Raum 242
visuelles System **214–215**
viszerosensible Nervenfasern 20
Vorderhirn (Prosencephalon) 12
- Strukturen, basale 196
Vorderhirnbündel, mediales 173
Vorderhorn
- Gliederung, somatotopische 86
- Rückenmark 83, **85–86**, 95
Vordersäulen, Rückenmark 83
Vorderseitenstrang
- Rückenmark 88, 95
- Schädigung 89
Vorderseitenstrangbahnen 92
- Kreuzung 88
- Verlauf 88
Vorderstrang, Rückenmark 79–80, 83
Vorderwurzel
- Rückenmark 80, 83
- - Entwicklung 14
Vorhofrezeptoren 171
Vorlesen 221
Vortexvenen 282, 284

Wachreaktion 178
Wach-Schlaf-Zentrum, Formatio reticularis 138
Wachstumshormon (STH) 176
Wachzustand 189
Wahrnehmungsorgane, propriozeptive 210
Waller-Degeneration 5
- Nissl-Schollen 5
Wasserkopf s. Hydrozephalus
Wasserrückresorption 171
Weckreaktion 178
Weckzentrum 129
weiße Substanz, Rückenmark 79, 83, **87–93**, 95
Weitsichtigkeit 290
- Altersweitsichtigkeit 290
Wernicke-Mann-Lähmung 207, 224
Wernicke-Sprachzentrum 209, 220–221, 233
- Afferenzen 220

Wernicke-Sprachzentrum
 – Ausfall 220
 – Efferenzen 220
Willkürmotorik, Thalamus 164
Wirbelbogen, Schluß, unvollständiger 12
Wirbelsäule, Fehlbelastungen, chronische 81
Wortfindungsstörungen 222
Wurm s. Vermis cerebelli
Wurzelscheide
 – bindegewebige 313
 – epitheliale, äußere **313**, 314
 – – innere **313**, 314

Z

Zapfen 285
Zellen
 – amakrine, Retina 287
 – azidophile 175
 – basophile 175

Zellen
 – chromophobe 175
Zelltod, programmierter 14
zentrales Höhlengrau 131
Zentralkanal 83–84
Zentralnervensystem s. ZNS
Zerumen 297
Zeruminaldrüsen 297
Zervikalmark 20, 80
 – Vorderhorn 83
Zielbewegungen, dysmetrische, Bewegungen, ataktische 156
Zielmotorik 155
Zirbeldrüse s. Epiphyse
zirkadianer Rhythmus, Nucleus suprachiasmaticus 178
zirkumventrikuläre Organe 129, 238
Zittern
 – Morbus Parkinson 128
 – verstärktes 156
ZNS (Zentralnervensystem) 1, 17
 – Endorphinrezeptoren 85
 – Fehlbildung 12

ZNS (Zentralnervensystem)
 – Gliazellen 6–8
 – Neurone 2
 – Synapsen 5
 – Verschaltungen 9–10
Zonulafasern 282–283, 290
Zungenmuskulatur, Lähmung, Nervus hypoglossus 73
Zungenpapillen 308–309
Zwerchfell, Hochstand 27
Zwischenhirn (=Diencephalon) 12, 97–98, 104–105, **161–178**, 179
 – von dorsokranial 104
 – Entwicklung 16
 – Forel-Achse 161
 – Frontalschnitte 225–228
 – Gestalt 161
 – Gliederung 161
 – Horizontalschnitte 228–231
 – Sagittalschnitt 162
 – von ventrobasal 105
Zwischenneurone 10, 85–86
 – s.a. Interneurone
 – endorphinerge 85

Abkürzungsverzeichnis

A.; Aa.	Arteria; Arteriae (Plural)	med.	medialis
ant.	anterior	N.; Nn.	Nervus; Nervi (Plural)
ARAS	aufsteigendes retikuläres aktivierendes System	n.	nervi (Genitiv)
		Ncl.; Ncll.	Nucleus; Nuclei (Plural)
dors.	dorsalis	NS	Nervensystem
FR	Formatio reticularis	PNS	peripheres Nervensystem
GABA	Gamma-amino butyric acid (Gamma-Aminobuttersäure)	post.	posterior
		PPRF	paramedian pontine reticular formation (= paramediane pontine Formatio reticularis)
GALT	gut-associated lymphatic tissue (Darm-assoziiertes lymphatisches Gewebe)		
		prof.	profundus
Ggl.	Ganglion	R.; Rr.	Ramus; Rami (Plural)
Gl.; Gll.	Glandula; Glandulae (Plural)	sup.	superior
HHL	Hypophysenhinterlappen	superf.	superficialis
HVL	Hypophysenvorderlappen	V.; Vv.	Vena; Venae (Plural)
inf.	inferior	ventr.	ventral
lat.	lateralis	VIP	vasoaktives intestinales Polypeptid
Lig.	Ligamentum	ZNS	Zentrales Nervensystem
LWK	Lendenwirbelkörper		
M.; Mm.	Musculus; Musculi (Plural)		
MALT	mucosa-associated lymphatic tissue (Schleimhaut-assoziiertes lymphatisches Gewebe)		